实用外科临床

SHIYONG WAIKE
LINCHUANG
ZHENZHI
JINGYAO

诊治精要

董立红 等/编著

吉林科学技术出版社

图书在版编目（CIP）数据

实用外科临床诊治精要 / 董立红等编著. -- 长春：
吉林科学技术出版社, 2018.4
ISBN 978-7-5578-3844-7

Ⅰ.①实… Ⅱ.①董… Ⅲ.①外科—疾病—诊疗
Ⅳ.①R6

中国版本图书馆CIP数据核字(2018)第075536号

实用外科临床诊治精要

出 版 人　李　梁
责任编辑　孟　波　孙　默
装帧设计　李　梅
开　　本　889mm×1194mm　1/16
字　　数　1352千字
印　　张　42.25
印　　数　1-3000册
版　　次　2019年5月第1版
印　　次　2019年5月第1次印刷

出　　版　吉林出版集团
　　　　　吉林科学技术出版社
发　　行　吉林科学技术出版社
地　　址　长春市人民大街4646号
邮　　编　130021
发行部电话/传真　0431-85635177　85651759　85651628
　　　　　　　　　85677817　85600611　85670016
储运部电话　0431-84612872
编辑部电话　0431-85635186
网　　址　www.jlstp.net
印　　刷　三河市天润建兴印务有限公司

书　　号　ISBN 978-7-5578-3844-7
定　　价　228.00元
如有印装质量问题　可寄出版社调换

前　言

随着医学科学技术的发展,临床外科的诊疗水平也在逐步提高,人们对人体各系统、各器官疾病在病因和病理方面认识也逐渐明确。加之诊断方法和手术技术的不断改进,现代外科学范畴也在不断地更新变化。为了适应现代外科学的飞速发展,也为了与其他外科临床医师交流经验,我们特组织一批外科临床医师在总结自己大量临床经验的基础上,悉心钻研,对现代外科知识作了较为全面的梳理和总结,编写了《实用外科临床诊治精要》这本书。

本书首先介绍了外科总论,其次介绍胸外、普外、泌尿外、骨外科的常见病和多发病的诊断技术和治疗方法。本书编写过程中,参阅了大量相关专业文献书籍。同时注重实用性,并力求详尽准确。希望对从事外科的临床工作者提供帮助。

由于各位编者的临床经验及编书风格有所差异,加之时间仓促,疏漏或不足之处在所难免,希望诸位同道不吝指正和批评,以期再版时予以改进、提高,使之逐步完善。

目　　录

第一篇　外科总论

第二篇　胸心外科

第三篇　普通外科

第四篇　泌尿外科

第五篇　骨外科

第一篇　外科总论

第一章　围手术期处理

一、术前准备

【常规术前准备】

1.术前检查

(1)取血:查血常规、肝肾功、血型、Rh 因子、HBsAg、HIV 抗体、HCV、RPR、凝血功能。

(2)心电图、胸片。

(3)超声心动图:对于既往有心脏病、高血压或年龄大于 65 岁的老年人应常规作此项检查。

(4)肺功能、动脉血气分析:适合于有肺部疾患或高龄患者。

2.备血　大中型手术术前 1 天送血样备血,用血量多($>$2000ml)或需用特殊品种(如单采血小板者)需提前申请。

3.谈话签字　医务人员应注重与患者及其家属的沟通,并就疾病的诊断、手术的必要性、手术方式、术中术后可能出现的不良反应、并发症、意外情况及其相应处理、术后治疗及预后估计等方面做详细解释和介绍。使患者对手术治疗及可能出现的手术相关并发症有客观充分的认识。一方面,解除患者对手术治疗的恐惧心理。另一方面,应避免患者对手术治疗效果的盲目乐观,致使对可能出现的手术并发症无法接受。恶性肿瘤患者心理反应强烈,对疾病和手术存有不同程度的恐惧、不安或消沉等,尤其是肛管、直肠癌患者对于手术后腹壁结肠造口、性生活障碍等的顾虑,往往会影响手术方案的实施。因此,术前适度的说明病情,针对性的手术方式介绍,必要的心理辅导,使患者能够积极地配合治疗。对于必须行肠造口的患者,术前需详细耐心地向患者解释手术的必要性,使患者理解肠造口可能带来的生活不便及心理障碍。取得患者本人或家属(需在患者的授权下)的同意,并签署手术知情同意书。

【特殊术前准备】

1.完善检查　消化道肿瘤患者术前查 CA 系列,肝癌患者查 AFP,甲状腺患者查甲状腺功能,胃癌患者术前行胃 CT 重建,评估肿瘤与周围重要脏器及血管关系,结直肠癌患者术前未行全程结肠镜检查的,应根据病情进一步行结肠 CT 重建,了解未做结肠镜部分结肠情况,除外多原发肿瘤,避免遗漏相关治疗。根据不同疾病选择 B 超、CT、MRI、血管造影等。

2.体位锻炼　术前练习在床上大小便,甲状腺手术患者术前练习仰卧伸展颈部体位等。

3.胃肠道准备　一般手术术前 12 小时开始禁食,术前 4 小时开始禁水。结直肠手术提前 2 天行肠道准备,口服泻药、进要素饮食,术前 1 天禁食,静脉营养支持;幽门梗阻患者提前 2~3 天置胃管洗胃。

4.输血和补液　凡有水、电解质及酸碱平衡失调和贫血的,均应纠正。对于高龄有冠心病,心肌缺血表现的患者,手术前应维持血红蛋白在 10g/L 以上,以保证在围术期心脏有充分的血氧供应。

5.预防感染　术前注意预防上呼吸道感染及术野皮肤感染,下列情况需预防性应用抗生素:

（1）涉及感染病灶或切口接近感染区域的手术。

（2）肠道手术。

（3）操作时间长、创面大的手术。

（4）开放性创伤，创面已污染或有广泛软组织损伤，创伤致实施清创的间隔时间较长，或清创所需时间较长以及难以彻底清创者。

（5）癌肿手术。

（6）需要植入人工制品的手术。

（7）脏器移植手术。

6.营养支持　对于择期或限期手术的患者，术前通过口服或静脉途径提供充分的热量、蛋白质和维生素。

7.其他　手术前夜给予镇静处理，询问妇女月经史，以便安排手术时间。根据不同手术需要放置胃管和尿管。

【并发症处理】

1.高血压　术前请内科会诊，选择合适的降压药物，使血压稳定在一定水平。除急诊手术外，择期手术应在高血压控制后进行，使舒张压≤100mmHg。

2.心脏病

（1）心律失常者，如房颤或心动过缓，术前应通过有效的内科治疗，尽可能将心率控制在正常范围。

（2）急性心肌梗死患者发病后6个月内，不宜行择期手术，6个月以上且无心绞痛发作者，可在良好的监护条件下施行手术。

（3）心力衰竭患者，最好在心衰控制3～4周后再施行手术。

（4）对于长期服用阿司匹林的患者，手术前应停用阿司匹林1周后再行手术。

3.呼吸功能衰竭　哮喘和肺气肿是最常见的慢性阻塞性肺功能不全疾病。

（1）戒烟：练习深呼吸和咳嗽，增加肺通气量和排出呼吸道分泌物。

（2）应用麻黄碱、氨茶碱等支气管扩张剂以及异丙肾上腺素等雾化吸入剂。

（3）痰液稠厚的患者可用蒸气吸入或药物使痰液稀薄、易咳出。

（4）麻醉前给药应适当，以免抑制呼吸。

（5）重度肺功能不全及并发感染者，应在改善肺功能及控制感染后才能手术。

（6）急性呼吸道感染者，如为择期手术应推迟，如为急诊手术，应及时应用抗生素，尽量避免吸入麻醉。

4.肝疾病　肝炎和肝硬化是最常见的肝疾病。

（1）术前给予高糖、高蛋白饮食或少量输新鲜血、白蛋白等，改善营养状况。

（2）有胸、腹水时，应在限钠的基础上适当利尿。

（3）肝功能严重损害，表现为明显营养不良、腹水、黄疸者或急性肝炎患者，除急症抢救外，多不宜施行手术。

5.肾疾病　肾功能不全患者术前应查24小时肌酐清除率，血尿素氮，如肾功能重度损害，需在有效的透析治疗后方能施行手术。

6.糖尿病　施行大手术前应将血糖控制在轻度升高状态（5.6～11.2mmol/L）较为适宜，术前应请内分泌科会诊，协助围术期血糖的调节处理。

7.免疫性疾病、炎性肠病　白塞病、血管炎、克隆病、溃疡性结肠炎等疾病在实施外科手术前，在不影响原发病的情况下，尽可能减少激素用量、停用免疫抑制剂。而在手术过程中应适当增加激素用量，以避免因手术应激导致原发病加重。

二、术后处理

【监测生命体征】

1.施行中、小手术且病情平稳的患者,手术当日每隔 2～4 小时测定脉搏、呼吸和血压 1 次。大手术或有可能出现大出血、气管压迫者,需行持续心电、血氧、血压监测直至生命体征平稳。危重患者、特殊手术患者应送入 ICU 病房,直至平稳再转回普通病房。

2.循环监测

(1)心率:根据心排血量＝每搏量×心率,心率可以敏感地反映循环功能。心率在一定范围内增快,可以使心排血量增加。当心率过快,导致心室充盈不足,心排血量反而降低。而心率过低,心排血量同样会减少。因此,控制心率在适当范围时,心排血量可达到最佳。

(2)血压:血压与心排血量和外周血管阻力成正比。血容量减少,而相应血管收缩可使血压维持不变。因此,血压有时不能及时反映出血容量的变化和组织灌注情况。

(3)中心静脉压(CVP):中心静脉压是反映右心功能和有效循环血容量负荷的指标。CVP 的正常值为 6～12cmH$_2$O。CVP 降低主要是因为有效循环血容量不足,CVP 升高常见于右心功能不全和输液过量,左心衰影响到右心功能等。

3.心电监测:心率和心律的监测,在围术期可以发现可能影响到血流动力学变化的心率变化,以及心律失常和传导异常。心电图的变化也可以提示心肌缺血的改变。

4.呼吸监测

(1)呼吸监测通常观察患者呼吸频率、节律、呼吸运动幅度、胸腹式呼吸活动度。

(2)血氧饱和度反映血液中血红蛋白与氧结合的百分率。手术后持续血氧饱和度的监测可以及时反映机体有无低氧血症。正常 SpO$_2$ 在 95％～100％,SpO$_2$<95％表示机体有缺氧表现,SpO$_2$<90％表示机体有严重缺氧。

(3)血气分析用于判断机体氧合、酸碱平衡以及肺通气情况。动脉血 pH:7.35～7.47,PaCO$_2$:35～45mmHg,PaO$_2$:80～100mmHg。动脉血的 PaO$_2$ 是评判机体是否存在低氧血症的重要指标。PaCO$_2$>45mmHg 常有通气不足,可出现高碳酸血症并导致呼吸性酸中毒;PaCO$_2$<35mmHg 常有过度换气并导致呼吸性碱中毒。

5.肾功能监测:肾功能的监测不但可以了解肾脏本身功能在围术期的变化,而且可以通过肾灌注的情况了解机体血流动力学的变化。

(1)尿量:通常出现的问题是少尿。少尿是指尿量小于 400ml/d。应明确少尿的原因是肾前性、肾性还是肾后性。对于肾前性少尿应通过心率、血压、中心静脉压以及出入量判断是否存在灌注不足。肾后性少尿应排除尿路梗阻或损伤。

(2)尿比重:尿比重>1.020 提示肾灌注不足,考虑肾前性肾功能衰竭。尿比重<1.010 提示肾性肾功能衰竭。

【体位】

1.全麻患者尚未清醒时应平卧,头转向一侧,使口腔分泌物或呕吐物便于流出,避免误吸。

2.硬膜外麻醉患者去枕平卧 4～6 小时。

3.蛛网膜下腔麻醉患者,应平卧或头低卧位 12 小时,以防止因脑脊液外渗致头痛。

4.施行颈、胸手术后,采用高半坐卧位,便于呼吸及有效引流。

5.腹部手术后多采用低半坐卧位或斜坡卧位,减少腹壁张力。

6.腹腔内有污染的患者,病情允许时,应尽早改为半坐位或头高脚低位,避免形成膈下脓肿。

7.休克患者应取平卧位,或下肢抬高 20°,头部和躯干抬高 5°的特殊体位。

【活动和起床】

1.原则上应早期活动,有利于增加肺活量,减少肺部并发症,并减少深静脉血栓形成的发病率。

2.有休克、心力衰竭、严重感染、出血、极度衰弱等情况,以及施行过若干有特殊固定、制动要求的手术患者,则不宜早期活动。

【饮食和输液】

1.非腹部手术　一般体表或肢体的手术,全身反应较轻者,术后即可进食。手术范围较大,全身反应较大者,需待 2～4 日后方可进食。

2.腹部手术　尤其是胃肠道手术后,需禁食 24～48 小时,待肠蠕动恢复、肛门排气后,可进少量水及流质饮食,一般术后第 5～6 日开始进半流食,第 7～9 日恢复普食。禁食及少量流食期间,应通过静脉输液来提供水、电解质及营养。

【缝线拆除】

1.拆线时间　根据切口部位、局部血供情况、患者年龄决定。一般头、面、颈部 4～5 天拆线,下腹部、会阴 6～7 天拆线,胸部、上腹部、背部、臀部 7～9 日拆线,四肢 10～12 日拆线(近关节处适当延长),减张缝线 14 天拆线。青少年患者可缩短拆线时间,年老、营养不良患者可延迟拆线时间。

2.切口分类　初期完全缝合的切口可分为以下三类:

(1)清洁切口(Ⅰ类切口):指缝合的无菌切口,如甲状腺手术。

(2)可能污染切口(Ⅱ类切口):指手术时可能带有污染的缝合切口,如胃大部切除术等,皮肤不容易灭菌的部位、6 小时内的伤口经过清创术缝合、新缝合的切口再度切开者。

(3)污染切口(Ⅲ类切口):指邻近感染区或组织直接暴露于感染物的切口,如阑尾穿孔的切除术、肠梗阻坏死的手术。

3.切口愈合分级

(1)甲级愈合:用"甲"字代表,指愈合优良,无不良反应。

(2)乙级愈合:用"乙"字代表,指愈合处有炎症反应,如红肿、硬结、血肿、积液等,但未化脓。

(3)丙级愈合:用"丙"字代表,指切口化脓,需要做切开引流等处理。

【引流物的处理】

1.引流物种类　有很多种,可分别置于切口、体腔(如胸、腹腔引流管)和空腔脏器(如胃肠减压管、导尿管等)。

2.拔除时间　每日记引流量,观察颜色、性状变化,引流量减少可拔除。乳胶片引流一般术后 1～2 日拔除,烟卷式多在 4～7 日拔除,引流管根据部位及引流目的不同决定拔除时间,如胃肠减压管一般在肠道功能恢复、肛门排气后拔除。腹腔引流管通常放在手术创面、吻合口、腹腔较低位置,观察引流液的颜色、量、味道以决定拔除引流管的时间。胃造瘘、空肠造瘘术后需使用一段时间,拔除时间相对较长。

3.直肠癌手术后尿管拔除　直肠癌手术后患者应在术后 5 天开始通过间断夹闭尿管训练膀胱功能。待膀胱功能恢复后再拔除尿管,拔除尿管当天应询问患者排尿情况,如出现尿潴留,需导尿并保留尿管 2 周后再次间断夹闭尿管训练膀胱功能。如有必要可做 B 超测患者膀胱残余尿量评判膀胱功能。

【各种不适的处理】

1.疼痛　一般 24 小时内最剧烈,可用镇静止痛药,咳嗽、翻身、活动肢体时应保护好切口。

2.高血压 术后高血压通常为伤口疼痛,胃管、尿管刺激不适引起,可给予镇静、止痛药物对症处理。如患者有高血压病史,术后需静脉药物控制血压。常用静脉药物有硝普钠,主要为动静脉扩张剂。硝酸甘油,扩张静脉为主,大剂量应用也可扩张动脉。

3.发热 术后3天内发热为手术后正常反应,体温较高时可予对症处理,术后3～6日发热,要警惕感染的可能性,如手术切口、腹腔积液、吻合口瘘、肺部、泌尿系感染等。

(1)伤口换药,检查伤口有无存在感染。

(2)胸片、尿常规,除外肺部、泌尿系感染。

(3)胸腹部CT,判断是否存在胸腔积液、肺不张,腹腔积液。

(4)观察引流液的性状,除外吻合口瘘引起的腹腔感染。

根据检查结果进行针对性治疗。

4.恶心、呕吐 常见原因为麻醉反应,其他原因有急性胃扩张、胃潴留、肠梗阻、糖尿病酸中毒、尿毒症、低钾、低钠等,除应用镇静、止吐药外,应查明原因后针对治疗。

5.腹胀 早期腹胀一般是由于胃肠道蠕动受抑制,可持续胃肠减压,术后数日未排气,伴腹胀、肠鸣音消失,可能为腹膜炎或其他原因引起的肠麻痹,如腹胀伴阵发性绞痛,肠鸣音亢进,是早期肠粘连或腹内疝引起的机械性肠梗阻,必要时需二次手术。

6.呃逆 原因为神经中枢或膈肌直接受刺激引起,可压迫眶上缘,短时间吸入二氧化碳,镇静、解痉等,顽固性呃逆应警惕膈下感染的可能,应及时行CT和介入穿刺等。

7.尿潴留 手术麻醉使排尿反射抑制,切口疼痛引起膀胱和后尿道括约肌反射性痉挛,患者不习惯在床上排尿均为常见原因。下腹部热敷、轻按摩如无效,可导尿或留置尿管。

三、术后并发症的处理

1.术后出血 术后出血可发生在手术切口、空腔脏器及体腔内。术后应监测患者生命体征:心率、血压、皮肤和结膜颜色,仔细观察引流液的颜色和引流量。如患者烦躁,排除高热、心脏病等原因,心率持续增快、中心静脉压低于$0.49kPa(5cmH_2O)$,输血和足够的液体后,休克征象无好转,腹腔引流液持续增多,颜色红,提示腹腔内出血。

预防和治疗:手术时严格止血,结扎牢靠,关腹前仔细检查手术创面、吻合口,在缝合肌层和腹直肌后鞘时应避免损伤腹壁血管。对于术后出血一旦确诊,在应用止血药物等保守治疗无效时,需再次手术止血。

2.切口裂开 主要原因有患者既往长期应用激素、免疫抑制剂,营养不良,切口缝合技术有缺陷,腹内压突然增高等。通常发生于术后1周左右,表现为患者一次腹部用力时,自觉切口疼痛和突然松开,大量淡红色液体从切口流出,腹腔内容物自腹腔涌出达到皮下。

预防和治疗:在良好麻醉、腹壁松弛的条件下缝合切口,加用减张缝合,及时处理腹胀,患者咳嗽时平卧,适当的腹部加压包扎,切口裂开一旦确诊,应立即上台重新缝合。

3.切口感染 指清洁切口和可能污染的切口并发感染。表现为术后3～4日,切口疼痛加重,或减轻后又加重,并伴有体温升高、脉率加快、白细胞计数增高,体检时发现伤口局部有红、肿、热、压痛,或有波动感等典型体征。

预防和治疗:严格遵循无菌原则,手术操作轻柔仔细,严格止血,避免切口渗血,切口各层缝合避免留有无效腔,防止积液存留。加强术前术后处理,增进患者抗感染能力。对明确有感染的伤口应及时敞开切口,充分引流脓液,待创面清洁时,可考虑二期缝合。

4.应激性溃疡 泛指患者在大手术和重病的应激情况下,特别是并发休克、感染或多器官功能障碍时,胃十二指肠黏膜所出现的糜烂及溃疡性病变,主要临床表现为上消化道出血。

预防和治疗:对于大手术或严重感染患者术前静脉应用抗酸药,如发生溃疡,除继续治疗病因、补充血容量、控制感染外,应放置胃管,冰盐水加凝血酶灌注,使用抗酸药物、生长抑素等,必要时行胃镜检查或手术治疗。

5.下肢深静脉血栓形成 手术创伤或静脉输液可造成静脉壁损伤,卧床或制动使血流缓慢,手术创伤可引起反应性血液凝固性增高,高龄、肥胖、口服避孕药、髋关节或盆腔手术、恶性肿瘤及静脉曲张等患者,术后特别容易发病。

预防和治疗:预防应防止血流滞缓和血液高凝状态,卧床期间作踝关节伸屈活动,早期下床活动,给予小剂量肝素。出现血栓后可采用溶栓和抗凝疗法,必要时手术取栓治疗。

6.肺栓塞 指空气、脂肪或血栓等物质经由静脉途径至右心,再进入肺动脉并使其部分或完全阻塞,从而引起呼吸和循环障碍的一种疾患,死亡率很高。临床表现为呼吸困难、胸痛和咳嗽、咯血三大症状,三大体征为肺部啰音、肺动脉瓣区第二心音亢进和奔马律。

预防和治疗:预防包括预防下肢深静脉血栓形成和中断下腔静脉,治疗方面有抗凝、溶栓和手术疗法。

（徐　波）

第二章　外科感染

第一节　浅部化脓性感染

一、疖

疖是单个毛囊及其周围组织的急性化脓性感染。病菌以金黄色葡萄球菌为主，偶可由表皮葡萄球菌或其他病菌致病。

【诊断】

1.临床表现　皮肤红、肿、痛，范围直径不超过 2cm。化脓后其中心处先呈白色，继而破溃流脓，并出现黄白色脓栓。常发于易受摩擦和皮脂腺丰富的部位。全身多处同时或反复发生者称疖病。单一疖肿一般无明显全身症状，位于颜面部危险三角区的疖肿在受到挤压后，可引起颅内化脓性感染等严重后果；疖病常有发热、食欲缺乏等全身症状。

2.实验室检查　有发热等全身反应者应化验血常规；疖病者应查血糖、尿糖，进行脓液或血的细菌培养及药物敏感试验。

【鉴别诊断】

1.痤疮感染　病变小，顶端有点状凝脂。

2.皮脂腺囊肿　感染前已形成圆形无痛性肿物较长时间，表皮上有时可查见一开口小孔。

3.痈　病变范围大，中心部位出现多个脓栓，继而破溃、坏死。常有全身症状，区域淋巴结肿大。

【治疗原则】

以局部治疗为主，争取在早期促使炎症消退，局部化脓时及早使脓排出体外，及时消除全身症状。

1.红肿期：局部可热敷、理疗或药物外敷（如 20％鱼石脂软膏等）。

2.脓肿期：见脓点或有波动感时，用苯酚点涂脓点或用针头、刀尖剔出脓栓（勿用一般的切开法）。禁忌挤压化脓病变。

3.全身反应明显时，辅以全身抗菌药物。

二、痈

是邻近的多个毛囊及其周围组织的急性化脓性感染，或由多个疖相互融合而成。病菌以金黄色葡萄球菌为主。

【诊断】

1.临床表现　常见于糖尿病患者与身体衰弱者，好发于皮肤韧厚的颈、背部，有时也见于上唇和腹壁。

早期小片皮肤肿硬、色暗红,边界不清,其中有几个凸出点或脓点,疼痛;继而,皮肤肿硬范围增大、脓点增大、增多,中心处表面紫褐色,至破溃后呈蜂窝状。常伴有畏寒、发热、头痛、乏力等全身症状,区域淋巴结肿大、疼痛等。

2.实验室检查　血常规检查可见血白细胞及中性粒细胞计数增多。可进行脓和血的细菌培养、药物敏感试验。应注意患者有无糖尿病、低蛋白血症等。

【治疗原则】

1.全身治疗:适当休息,加强营养。

2.局部处理:湿敷或药物外敷,配合局部理疗。

3.抗生素治疗:通常首先选择抗革兰阳性球菌的抗生素。此后还可以根据临床效果或细菌学检查结果进行调整。

4.积极治疗合并的糖尿病或营养不良。

5.病变出现多个脓点、表面紫褐色或已破溃流脓,必须及时切开引流。采取十字、双十字或井字形切口,长度应超过炎症范围少许,深达筋膜,彻底清除坏死组织。如创面大,待肉芽组织健康后,可考虑植皮。

三、丹毒

丹毒是皮内淋巴管网受乙型溶血性链球菌侵袭所致。

【诊断】

1.临床表现　病变多见于下肢、面部,有时可在其他部位。发病即可有恶寒发热、头痛、全身不适等。皮肤发红、灼热、疼痛、稍微隆起,境界较清楚。病变范围扩展较大,有时可起水疱,其中心处红色稍褪,隆起也稍平复。近侧的淋巴结常肿大、有触痛。病变一般不化脓,少见组织坏死。本病可反复发作而形成局部皮肤橡皮肿。

2.实验室检查　血常规检查可见血白细胞及中性粒细胞增多。

【治疗原则】

1.抗菌药物治疗:是主要治疗手段,常用青霉素等。在全身和局部症状消失后,应继续使用5～7天。

2.局部处理:药物外敷(如50％硫酸镁、4％硼酸溶液或金黄散等中药),配合局部理疗。

3.积极治疗与丹毒相关的足癣、口腔溃疡或鼻窦炎等。

四、急性淋巴管炎和淋巴结炎

淋巴结和淋巴管炎是病菌侵入淋巴系统所致,可发生在人体各部位。浅部急性淋巴结炎的部位多在颈部、腋窝和腹股沟;浅部急性淋巴管炎在皮下结缔组织层内。急性淋巴管炎可以分为急性网状淋巴管炎和急性管状淋巴管炎两类,前者即丹毒。急性淋巴管炎和淋巴结炎致病菌有乙型溶血性链球菌、金黄色葡萄球菌等。

【诊断】

1.临床表现　急性淋巴结炎时,局部先有淋巴结肿大、疼痛和触痛,可与周围软组织分辨、表面皮肤正常。病变加重时形成肿块,疼痛和触痛加重,表面皮肤可发红发热。形成脓肿时有波动感,甚至可破溃出脓。

急性淋巴管炎时,皮下浅层急性淋巴管炎在表皮呈红色线条,有轻度触痛,扩展时红线向近心端处长;

皮下深层者无表皮红线,只可能有条形触痛区。

患者可有发热、头痛、全身不适及食欲缺乏等全身症状。

2.实验室检查 血常规检查可有血白细胞及中性粒细胞增多。

【治疗原则】

1.积极处理原发病灶。

2.局部可采用热敷、理疗或中药外敷。

3.一旦脓肿形成,应行切开引流术。

4.有全身症状时,可应用抗菌药物。

五、皮下急性蜂窝织炎

急性蜂窝织炎是指疏松结缔组织的急性感染,可发生在人体各部位。急性皮下蜂窝织炎是皮肤、黏膜受伤或有其他病变以后,皮下疏松结缔组织受病菌感染所致。病菌多为乙型溶血性链球菌,有的是金黄色葡萄球菌、大肠杆菌或其他型链球菌等。

【诊断】

1.临床表现 可有皮肤软组织损伤、药物注射不当或异物存留于软组织的病史。浅表急性蜂窝织炎,病变区皮肤出现明显的红、肿、热、痛,局部病变呈暗红色,与周围皮肤界限不清。病变区中央常因缺血而发生坏死。深在的急性蜂窝织炎常只有局部水肿和深在压痛。病变向周围蔓延较迅速,可形成脓肿,破溃流脓。常并发淋巴结炎。可伴有畏寒、发热、头痛、乏力、食欲减退等症状。严重者可有脓毒症症状。

2.实验室检查 血常规可见血白细胞及中性粒细胞计数增多。有脓性物时应行细菌涂片检查。病情较重时,应取血和脓作细菌培养和药物敏感试验。

【鉴别诊断】

1.急性咽峡炎 应与小儿颌下蜂窝织炎鉴别。两者均可引起呼吸急促和不能进食,但急性咽峡炎颌下肿胀较轻,而口咽内肿胀发红明显。

2.气性坏疽 应与产气性皮下蜂窝织炎鉴别。气性坏疽发病前创伤较重(伤及肌肉),伤肢或身躯已难运动;发病后伤口常有某种腥味,脓液涂片检查可大致区分病菌形态,作细菌培养更可确认菌种。

【治疗原则】

1.患部休息,营养支持治疗;改善全身状态,给予止痛、退热治疗。

2.局部应用药物湿敷或中药外敷,配合局部理疗。

3.抗生素治疗:通常首先选择抗革兰阳性球菌的抗生素,疑有肠道菌类感染时加甲硝唑;此后可以根据临床效果或细菌学检查结果进行调整。

4.对于病变的范围有不确定者可以先做穿刺,如果抽出脓液即行切开引流。

5.对下列情况应行广泛的切开引流:经前述治疗不能控制急性蜂窝织炎的扩散者;口底及颌下的急性蜂窝织炎经积极抗炎治疗无效或有造成窒息可能者;脓肿形成;病变处发现捻发音者。

(张 磊)

第二节　手部急性化脓性感染

手部急性化脓性感染包括甲沟炎、脓性指头炎、手掌侧化脓性腱鞘炎、滑囊炎和掌深间隙感染。前两者在临床中较多见。病菌主要是金黄色葡萄球菌。

一、甲沟炎

【诊断】

临床表现:患者常有指甲旁刺伤史或嵌甲。检查可见指甲一侧或两侧甲沟红肿、疼痛或有脓性分泌物,严重时可形成甲下脓肿或甲根部脓肿。甲沟炎反复发作者,甲沟肉芽增生,指甲嵌入肉芽组织中。病情严重者可有全身感染的症状。

【治疗原则】

1.甲沟炎炎症轻微者可用局部热敷、温热水清洗,可局部使用抗生素软膏,如莫匹罗星软膏等。

2.甲沟炎严重,形成甲下脓肿或甲根部脓肿者需切开引流、指甲部分或全部拔除,并全身应用抗生素。

二、脓性指头炎

【诊断】

1.临床表现　病史中多有指端刺伤或挤压伤史。指端肿胀、跳痛剧烈。检查可见指端触痛明显,红肿或单纯肿胀;深部感染脓肿形成时,局部组织张力高皮肤反而苍白;脓肿形成后穿刺可能有少量脓液。患者可伴有发热、全身不适等症状。

2.辅助检查　病情重者 X 线片可见末节指骨骨髓炎表现及死骨形成。

【治疗原则】

1.患手抬高、制动;局部热敷及理疗。

2.全身使用抗生素。

3.给予镇静药或镇痛药。

4.穿刺如有脓肿形成则需切开引流。当指端疼痛剧烈、皮肤苍白及组织张力高时,即便穿刺无脓亦需在手指两侧切开减压,以防指骨坏死。在指根阻滞麻醉下,在末节指侧面作纵行切口,切口远端不超过甲沟 1/2,近端不超过指节横纹,必要时在对侧也作一切口,作对口引流。

三、化脓性腱鞘炎、滑囊炎

急性化脓性腱鞘炎多为刺伤、挫裂伤及切割伤等损伤腱鞘所致,病原菌多为球菌类。腱鞘炎可并发手掌间隙感染和滑囊炎,而中指、无名指腱鞘炎可蔓延至掌中间隙感染。

【诊断】

1.临床表现　手指红肿,疼痛严重,沿腱鞘有压痛。指呈半屈曲状;手指屈伸功能受限,被动伸直时疼痛加剧。腱鞘炎蔓延导致滑囊炎时,大鱼际、小鱼际肿胀,有触痛。常伴有感染的全身症状。

2.实验室检查　血常规可见血白细胞及中性粒细胞计数增多。

【治疗原则】

1.制动,抬高患掌;局部理疗及热敷。

2.全身应用抗生素。

3.酌情给予镇静药或镇痛药。

4.当已化脓或手指软组织肿胀剧烈、张力高,有血运障碍时应及时切开引流。切口应从手指侧方作纵行切口,切口不越过手指屈曲皱褶;尺侧滑囊炎可沿小鱼际桡侧切开,桡侧滑囊炎沿大鱼际尺侧缘切开。不能等待脓肿出现才作切开引流,以避免肌腱坏死。

5.术后手指置功能位;感染控制后,立即开始作主动或被动关节活动,以防止肌腱粘连和关节僵直。

四、手掌筋膜间隙感染

由于手掌部直接损伤或手指化脓性腱鞘炎蔓延所致。

【诊断】

1.临床表现 手掌肿胀、疼痛,掌凹消失;手掌皮肤充血可不明显,而手背、指蹼红肿更为明显。检查可发现手掌压痛明显;手指呈屈曲状,被动伸直时疼痛加剧。有感染的全身中毒症状,还可能继发肘内或腋窝淋巴结肿大、触痛。

2.实验室检查 血常规可见血白细胞及中性粒细胞计数增多。

【治疗原则】

1.抬高患手,制动;局部理疗及热敷。

2.全身应用抗生素。

3.给予镇静药或镇痛药。

4.非手术治疗无效时应及早切开引流,应在全麻或臂丛神经阻滞麻醉下手术。不采用局部阻滞麻醉,因局麻加重组织肿胀且效果不佳。麻醉不良情况下难以引流彻底并可能损伤血管和神经。

5.周密设计切口,避免损伤血管和神经。掌中间隙脓肿切口选择在第2~3指间或第3~4指间指蹼纵行切口,切口不超过掌横纹。鱼际间隙脓肿的切口应在掌面肿胀有波动处(一般在屈拇肌与掌腱膜之间),不宜在"虎口"背面,以免损伤近处的小动脉。

6.术后手指置功能位;感染控制后,立即开始作主动或被动关节活动。

(张 磊)

第三节 全身化脓性感染

当前,全身性外科感染是指脓毒症和菌血症。脓毒症是有全身性炎症反应表现,如体温、循环、呼吸等明显改变的外科感染的统称。菌血症是脓毒症中的一种,即血培养检出病原菌、有明显感染症状者。

【诊断】

1.临床表现 骤起寒战,继以高热可达40~41℃,或低温,起病急、病情重,发展迅速;头痛、头晕、恶心、呕吐、腹胀,面色苍白或潮红、出冷汗,神志淡漠或烦躁、谵妄和昏迷;心率加快、脉搏细速,呼吸急促或困难;肝脾可肿大,严重者出现黄疸或皮肤出血瘀斑等。

2.实验室检查 白细胞计数明显增高,一般常可达$(20\sim30)\times10^9/L$以上,或降低、左移、幼稚型增多,出现毒性颗粒;可有不同程度的酸中毒、氮质血症、溶血、尿中出现蛋白、血细胞、酮体等,代谢失衡和肝、肾受损征象;寒战发热时抽血进行细菌培养,较易发现细菌。

【治疗原则】

应用综合性治疗,包括处理原发感染灶、抑制和杀灭致病菌和全身支持疗法。

1.原发感染灶的处理　清除坏死组织和异物、消灭无效腔、脓肿引流等;解除病因,如血流障碍、梗阻等因素;注意潜在的感染源和感染途径,拔除静脉导管等。

2.抗菌药物的应用　可先根据原发感染灶的性质及早联合应用估计有效的两种抗生素,再根据细菌培养及抗生素敏感试验结果,选用敏感抗菌药物;对真菌性脓毒症,应尽量停用广谱抗生素,使用有效的窄谱抗生素,并全身应用抗真菌药物。抗菌药物应足量、足够疗程,一般在体温下降、临床表现好转和局部病灶控制1～2周后停药。

3.支持疗法　补充血容量、输注新鲜血、纠正低蛋白血症、补充维生素等。

4.对症治疗　如控制高热、纠正电解质紊乱和维持酸碱平衡等;对心、肺、肝、肾等重要脏器受累,以及原有的并发症给予相应处理。

5.其他疗法　冬眠疗法可用于病情严重者,但对伴有心血管疾病、血容量不足或呼吸功能不足者应慎用或不用;对危重患者早期应用肾上腺皮质激素有一定效果,应在短期内大剂量冲击用药,并和抗菌药物同时应用。

(张　磊)

第四节　厌氧芽孢菌感染

一、破伤风

破伤风是常和创伤相关的一种特异性感染。除了可能发生在各种创伤后,还可能发生于不洁条件下分娩的产妇和新生儿。病菌是破伤风梭菌,为革兰阳性厌氧菌。

【诊断】

1.临床表现　潜伏期自24小时～8周或更长不等,一般为1～2周。全身型的前驱症状表现为乏力、头痛、舌根发硬、咀嚼无力、吞咽不便及头颈转动不自如等;典型症状为张口困难、牙关紧闭、咀嚼肌紧张,相继脸面、颈项、躯干、四肢肌肉痉挛,面部呈"苦笑状";全身肌肉阵发性抽搐,可呈角弓反张,喉头痉挛可导致呼吸困难甚至窒息;可有高热,各种刺激,如光线、声响、震动、注射等可诱发抽搐发作。局部型潜伏期较长,症状较轻,表现为创伤部位附近或伤肢肌肉强直痉挛,不遍及全身。

2.实验室检查　很难诊断破伤风。血常规可见血白细胞增多。

【鉴别诊断】

1.化脓性脑膜炎　虽有"角弓反张"状和颈项强直等症状,但无阵发性痉挛;有剧烈头痛、高热、喷射性呕吐、神志有时不清;脑脊液检查有压力增高、白细胞计数增多等。

2.狂犬病　有被疯狗、猫咬伤史,以吞咽肌抽搐为主。喝水不能下咽,并流大量口涎,患者听见水声或看见水,咽肌立即发生痉挛。

【治疗原则】

采取积极的综合治疗措施,包括清除毒素来源,中和游离毒素,控制和解除痉挛,保持呼吸道通畅和防治并发症等。

1.伤口处理 伤口内存留坏死组织、引流不畅者,在抗毒血清治疗后,在良好麻醉、控制痉挛下进行伤口处理、充分引流,局部可用3%过氧化氢溶液冲洗。

2.中和毒素 破伤风确诊后,应立即以破伤风抗毒素(TAT)5万U加入5%葡萄糖溶液500～1000ml静脉滴注,此外,肌内注射2万～5万U,创口周围注射1万～2万U。以后每日肌注1万U,连续5～7天。用药前应做皮肤过敏试验,如为阳性,应予脱敏注射法。如果脱敏注射法仍引起过敏反应,则改用人体破伤风免疫球蛋白(TIG)深部肌内注射(3000～6000U)。如无抗毒血清或TIG而对TAT过敏,可抽取已获破伤风自动免疫且血型相同的人血液200～400ml静脉滴注。

3.隔离患者,避免光、声等刺激 根据病情可交替使用镇静、解痉药物等。可供选用的药物有:10%水合氯醛,20～40ml/次保留灌肠,苯巴比妥钠肌注,0.1～0.2g/次,地西泮10～20mg肌内注射或静脉滴注,一般每日1次。病情较重者,可用冬眠1号合剂(由氯丙嗪、异丙嗪各50mg,哌替啶100mg及5%葡萄糖250ml配成)静脉缓慢滴入,但低血容量时忌用。痉挛发作频繁不易控制者,可用2.5%硫喷妥钠缓慢静注,每次0.25～0.5g,但要警惕发生喉头痉挛和呼吸抑制,用于已作气管切开者比较安全。肌松剂应在麻醉医师的配合和控制呼吸条件下应用。用药过程中均应警惕血压下降。

4.防治并发症 主要是呼吸道并发症,如窒息、肺部感染。对抽搐频繁、药物又不易控制的严重患者,应尽早进行气管切开,以改善通气、清除呼吸道分泌物,必要时可进行人工辅助呼吸。已并发肺部感染者,根据菌种选用抗生素。专人护理,防止发作时掉下床、骨折、咬伤舌等意外。严格无菌技术,防止交叉感染。

5.营养支持 注意营养(高热、高蛋白、高维生素)补充和水与电解质平衡的调整。必要时可采用全胃肠外营养支持。

6.抗生素 常用青霉素和甲硝唑,有利于杀灭破伤风梭菌。

破伤风是可以预防的。人工免疫有主动和被动两种方法。主动免疫法具体方法是:前后共注射3次,每次0.5ml。第一次皮下注射(现用吸附精制破伤风类毒素)后,间隔4～8周,再进行第2次皮下注射,即可获得"基础免疫力",在0.5～1年后进行第3次注射,就可获得较稳定的免疫力。有基础免疫力的伤员,伤后只需皮下注射类毒素0.5ml,不需要注射破伤风抗毒素。被动免疫法:对伤前未接受主动免疫的伤员,尽早皮下注射破伤风抗毒素(TAT)1500～3000U。对深部创伤、潜在厌氧菌感染可能的患者,可在1周后追加注射一次。

二、气性坏疽

气性坏疽是厌氧菌感染的一种,即梭状芽孢杆菌所致的肌坏死或肌炎。梭状芽孢杆菌有多种,本病主要的致病菌包括产气荚膜梭菌、水肿杆菌、腐败杆菌、溶组织杆菌等。感染常是几种细菌的混合感染。

【诊断】

1.临床表现 常有开放性创伤(特别是大血管伤、大块肌肉坏死、开放性骨折、深部穿入伤及有异物存留的非贯通伤等)史,一般潜伏期为1～4天。发病急,病情恶化快,初期受伤部位突然胀裂样疼痛,明显肿胀。伤口有血性混浊液体,带有气泡并具有恶臭味。局部皮肤颜色由水肿苍白,继而变为暗红,最后呈现紫黑色,皮下有捻发音.局部肌肉组织广泛坏死。全身中毒症状明显,高热可达40℃,呼吸脉搏持续加快,烦躁不安,严重贫血,甚至出现黄疸和意识障碍。

2.实验室检查 X线检查常显示软组织间有积气。伤口渗出物涂片染色可发现大量革兰阳性粗大杆菌.分泌物培养和厌氧培养有助于诊断。

【鉴别诊断】

1.组织间积气 可出现在食管和气管因手术、损伤或病变导致破裂逸气,体检也可出现皮下气肿,捻发音等,但不同之处是不伴有全身中毒症状;局部的水肿、疼痛、皮肤改变均不明显,随着时间的推移,气体常逐渐吸收。

2.兼性需氧菌感染 如大肠杆菌、克雷伯菌的感染也可产生一定的气体,但主要是可溶性 CO_2 气体,不易在组织间大量积聚,而且无特殊臭味。

3.厌氧性链球菌感染 也可产气,但其所造成的损害如链球菌蜂窝织炎、链球菌肌炎等,病情发展较慢,全身中毒症状较轻。及时切开减张、充分引流,应用抗生素等治疗后,预后较好。

【治疗原则】

一经诊断,需立即开始积极治疗。

1.抗生素治疗 立即给予大剂量青霉素、甲硝唑、第 3 代头孢菌素等。并根据细菌学检查及药物敏感试验结果、治疗效果调整抗生素的应用。

2.急诊清创 尽早彻底清除一切坏死组织,充分引流,解除梗阻,组织减张,改善循环,开放创面,术中术后用 3% 过氧化氢或 1:1000 的高锰酸钾溶液冲洗,或用替硝唑盐水溶液冲洗及湿敷。手术过程中,不可用止血带。在肌肉广泛坏死伴有严重脓毒血症威胁生命时,应考虑早期截肢术。

3.高压氧治疗 提高组织间含氧量,造成不适合细菌生长繁殖的环境,可提高治愈率,减轻伤残率。

4.全身支持疗法 包括输血,纠正水与电解质失调、营养支持与对症处理等。

5.血浆置换疗法 对严重感染病患,此法可清除细菌与毒素。

6.严格隔离患者 销毁一切敷料、分别处理器械和用具。

(张 磊)

第五节 手术部位感染

手术部位感染(SSI)是指围术期(个别情况在围术期以后)发生在切口或手术深部器官或腔隙的感染(如切口感染、脑脓肿、腹膜炎)。SSI 约占全部医院感染的 15%,占外科患者医院感染的 35%~40%。

【诊断】

SSI 包括切口浅部感染、切口深部感染以及器官/腔隙感染。其诊断标准分别为以下内容:

1.切口浅部感染 术后 30 天内发生、仅累及皮肤及皮下组织的感染,并至少具备下述情况之一者:切口浅层有脓性分泌物;切口浅层分泌物培养出细菌;具有下列症状之一:疼痛或压痛,肿胀、红热,因而医师将切口开放者;外科医师诊断为切口浅部感染(缝线脓点及戳孔周围感染不列为手术部位感染)。

2.切口深部感染 术后 30 天内(如有人工植入物则术后 1 年内)发生、累及切口深部筋膜及肌层的感染,并至少具备下述情况之一者:从切口深部流出脓液;切口深部自行裂开或由医师主动打开,且具备下列症状体征之一:①体温>38℃;②局部疼痛或压痛;临床或经手术或病理组织学或影像学诊断发现切口深部有脓肿;外科医师诊断为切口深部感染(感染同时累及切口浅部及深部者,应列为深部感染)。

3.器官/腔隙感染 术后 30 天内(如有人工植入物则术后 1 年内)、发生在手术曾涉及部位的器官或腔隙的感染,通过手术打开或其他手术处理,并至少具备以下情况之一者:放置于器官/腔隙的引流管有脓性引流物;器官/腔隙的液体或组织培养有致病菌;经手术或病理组织学或影像学诊断器官/腔隙有脓肿;外科医师诊断为器官/腔隙感染。

SSI 的发生与在手术过程中手术野所受污染的程度有关。目前普遍将切口分为清洁、清洁-污染、污染、污秽-感染切口 4 类。这种切口分类是决定是否需进行抗生素预防的重要依据。

SSI 的病原菌可以是内源性或外源性的,大多数是内源性的,即来自患者本身的皮肤、黏膜及空腔脏器内的细菌。最常见病原菌是葡萄球菌(金黄色葡萄球菌和凝固酶阴性葡萄球菌)和肠道杆菌科细菌(大肠杆菌、肠杆菌、克雷伯菌属等);另外,还有肠球菌、铜绿假单胞菌、厌氧菌(主要是脆弱类杆菌)等。

【治疗原则】

SSI 重点在于预防。首先是使用预防性抗生素,其主要适用于 Ⅱ 类及部分污染较轻的 Ⅲ 类切口。已有严重污染的多数 Ⅲ 类切口及 Ⅳ 类切口属治疗性抗生素应用,应在术前、术中及术后连续使用。

选择抗生素时要根据手术种类的常见病原菌、切口类别、患者有无易感因素综合考虑。原则上应选择广谱、有效(杀菌剂而非抑菌剂)、能覆盖 SSI 大多数病原菌的抗菌药物,并兼顾安全、价廉。

其他预防措施包括:作好手术前准备、使患者处于最佳状态;严格遵守手术中的无菌原则,细致操作;毛发稀疏部位无须剃毛,稠密区可以剪毛或用电动剃刀去除,必须用剃刀剃毛时(如开颅手术),应在手术开始前在手术室即时剃毛;不提倡局部用抗生素冲洗创腔或伤口;尽量缩短手术前住院时间等。

(张　磊)

第六节　外科抗生素应用原则及选择

一、外科患者抗生素使用的基本原则

外科患者使用抗生素有两个目的:一是预防可能发生的感染,二是治疗已经产生的感染。

预防性应用抗生素的具体适应证包括以下内容:

1.Ⅱ类(清洁-污染)切口及部分Ⅲ类(污染)切口手术,主要是进入胃肠道(从口咽部开始)、呼吸道、女性生殖道的手术。

2.使用人工材料或人工装置的手术,如心脏人工瓣膜置换术、人工血管移植术、人工关节置换术、腹壁切口疝大块人工材料修补术。

3.清洁大手术,手术时间长,创伤较大,或一旦感染后果严重者,如开颅手术、心脏和大血管手术、门体静脉分流术或断流术、脾切除术。

4.患者有感染高危因素如高龄、糖尿病、免疫功能低下、营养不良等。

对于气管切开、气管插管、保留尿管、中心静脉插管的患者,抗生素对预防相应的肺部感染、泌尿系感染及全身感染是无效的。预防性抗生素对大多数开放性伤口一般也是无效的。使用预防性抗生素时,应根据抗生素的抗菌谱有针对性地选择对细菌高度敏感的药物,并保证术区内组织的药物浓度大于致病菌的最低抑菌浓度(MIC)。

外科患者的治疗性抗生素是在患者有明确的外科感染的情况下使用的药物。选择致病菌敏感的药物,并保证感染部位的药物浓度大于致病菌的最低抑菌浓度(MIC)也是治疗性抗生素使用的基本原则。在未获得致病菌培养及药敏结果前,药物的使用是一种经验性、不确切的治疗;然后应根据细菌培养和药敏结果进行调整。对于轻度感染的患者,可以采用口服抗生素治疗;重症感染患者,由于其全身不良反应的影响而无法预测胃肠道吸收情况,使体内药物浓度变得不稳定,因此应该使用静脉抗生素。多数外科感染患者均需要使用静脉抗生素。抗菌药物的剂量一般按体重计算,并结合患者年龄、肝肾功能、感染部位综合考虑。

另外,应注意:当严重感染患者,经积极抗生素治疗 1 周以上,发热等感染症状未减轻,应考虑合并真菌感染的可能。

对外科感染抗生素治疗停药的一个较好指导原则是:根据临床检查确认患者有明显的临床改善,包括精神状态改善、胃肠道功能恢复、自发性利尿等,且白细胞计数正常、体温正常 48 小时或更长后,即可停药。

二、外科患者抗生素的选择及应用

每一类抗生素有不同的作用机制,一般将抗生素分为杀菌和抑菌两大类:繁殖期杀菌剂(β-内酰胺类、万古霉素),静止期杀菌剂(氨基苷类、喹诺酮类、多黏菌素);快速抑菌剂(氯霉素、红霉素、林可霉素),慢效抑菌剂(磺胺、TMP、环丝氨酸)。在未获得致病菌的病原学检查结果前,一般应根据感染部位常见致病菌的种类选择相应敏感的抗生素。对于病原菌未明的严重感染、一种抗生素不能控制的感染或多种细菌引起的混合感染,常需联合用药。联合用药应该注意药物的相互作用,两大类抗生素联合应用可能产生协同、累加、无关和拮抗四种结果:一般情况下,繁殖期杀菌剂和静止期杀菌剂合用可以产生协同作用,是最理想的配伍;快速抑菌剂和慢效抑菌剂合用可获得累加作用;繁殖期杀菌剂和快速抑菌剂合用可能产生拮抗,因此两者不能同时使用;其他形式的配合应用,一般不至于发生拮抗作用。

预防性抗生素选用时可参考以下方案:心血管、头颈、胸腹壁、四肢软组织手术和矫形手术,主要感染病原菌是葡萄球菌,一般首选第一代头孢菌素如头孢唑林、头孢拉定;进入腹、盆空腔脏器的手术,主要感染病原菌是革兰阴性杆菌,多使用二、三代头孢菌素如头孢呋辛、头孢曲松、头孢噻肟;下消化道手术、某些妇产科及经口咽部黏膜的头颈手术易有厌氧菌感染,需要同时覆盖肠道杆菌及厌氧菌,一般在第二、三代头孢菌素基础上加用针对厌氧菌的甲硝唑,或用同时具有抗厌氧菌活性的哌拉西林;肝、胆系统手术,可用能在肝、胆组织和胆汁中形成较高浓度的头孢曲松或头孢哌酮;对青霉素过敏、不宜使用头孢菌素时,针对葡萄球菌、链球菌可用克林霉素,针对革兰阴性杆菌可用氨曲南,或两者联合应用。除非有特殊适应证,万古霉素一般不作预防用药;除非药物敏感试验证明有效,喹诺酮类一般亦不宜用作预防用药(其在国内有很高的革兰阴性杆菌耐药率)。下消化道手术,除术中预防用药外,术前 1 日要分次口服不吸收或少吸收的肠道抗菌药物(如新霉素、庆大霉素、红霉素),并用口服泻剂或灌肠清洁肠道,不需术前连用数日抗菌药物。

静脉使用抗生素时,应注意不同药物的给药方式。青霉素类和头孢菌素类是杀菌作用呈时间依赖性的抗生素,用药间隔时间不能太长,根据感染程度,需要每 12 小时～每 4 小时给药一次(给药时,通常将其加入 100ml 液体 30 分钟滴入)。氨基糖苷类和喹诺酮类是杀菌作用呈浓度依赖性的抗生素,具有较长的抗菌后效应,应集中给药,前者宜将全天剂量一次给予,后者宜分两次静脉滴入。

预防性抗生素给药应在手术开始前 15～30 分钟内静脉注入,或手术前 30～60 分钟肌内注射。药物的有效浓度应该覆盖整个手术过程,若药物半衰期短,可于术中、术后追加给药;术野污染严重时亦可追加给药。预防性抗生素一般应短程使用,择期手术后不必再用。若患者有明显感染高危因素、应用假体及植入物时,可再用一次或数次。

(张　磊)

第三章 外科输血

　　输血作为一种替代性治疗,可以补充血容量、改善循环、增加携氧能力,提高血浆蛋白,增加机体免疫力和凝血功能。正确掌握输血的适应证、合理选用各种血液制品,有效防止输血可能出现的并发症,对保证外科治疗的成功、病人的安全有着重要意义。

　　成分输血时现代医学发展的必然结果,目前还在继续改进发展中,但有些不适用的血液成分如冻干血浆等已禁止使用。当前输血面临的问题是免疫问题和输血相关病毒性疾病的传播。有关免疫方面的问题常见的有溶血反应或新生儿溶血病(HDN)、输血无效(如输注血小板、浓缩红细胞)、输血相关不良反应(因HLA、血浆蛋白等引起)及气管移植发生排异等。病毒性疾病传播除了 HBV 及 HCV 外,最令人担心的是AIDS(简称艾滋病)的传染,在临床上对这两大问题还缺乏足够的认识,还有不少临床医师坚持要输全血,甚至强调要输新鲜全血,不符合现代输血观念,需要更新观念。在今后的临床输血中,自体血、血液成分的生物技术产品与血细胞代用品或基因细胞将日益被临床接受,并逐渐推广应用,异体人血的输用量将会相应减少,输血部门的工作将有更大改进。

第一节 输血的适应证、输血技术和注意事项

一、适应证

　　1.大量失血　　主要是补充血容量,用于治疗因手术、严重创伤或其他各种原因所致的低血容量休克。补充的血量、血制品种类应根据失血的多少、速度和病人的临床表现确定。凡一次失血量低于总血容量10%(500ml)者,可通过机体自身组织间液向血液循环的转移而得到代偿。当失血量达总血容量的10%~20%(500~1000ml)时,应根据有无血容量不足的临床症状及其严重程度,同时参照血红蛋白和血细胞比容(HCT)的变化选择治疗方案。病人可表现为活动时心率增快,出现体位性低血压,但血细胞比容常无改变。此时可输入适量晶体液、胶体液或少量血浆代用品。若失血量达总血容量 20%(100ml)时,除有较明显的血容量不足、血压不稳定外,还可出现血细胞比容下降。此时,除输入晶体液或胶体液补充血容量外,还应适当输入浓缩红细胞(CRBC)以提高携氧能力。原则上,失血量在 30%以下时,不输全血;超过 30%时,可输全血与浓缩红细胞各半,再配合晶体和胶体液及血浆以补充血容量。由于晶体液维持血容量作用短暂,需求量大,故应多增加胶体液或血浆蛋白量比例,以维持胶体渗透压。当失血量超过50%且大量输入库存血时,还应及时发现某些特殊成分如清蛋白(白蛋白)、血小板及凝血因子的缺乏,并给予补充。

　　2.贫血或低蛋白血症　　常因慢性失血、烧伤、红细胞破坏增加或白蛋白合成不足所致。手术前应结合检验结果输注浓缩浓细胞纠正贫血;补充血浆或白蛋白治疗低蛋白血症。

3.重症感染　全身性严重感染或脓毒症、恶性肿瘤化疗后致严重骨髓抑制继发难治性感染者,当其中性粒细胞低下和抗生素治疗效果不佳时,可考虑输入浓缩粒细胞以助控制感染。但因输粒细胞有引起巨细胞病毒感染、肺部并发症等不良反应,故使用受到限制。

4.凝血异常　输入新鲜冰冻血浆以预防和治疗因凝血异常所致的出血。根据引起凝血异常的原因补充相关的血液成分可望获得良效,如血友病者输Ⅷ因子或抗血友病因子(AHF);纤维蛋白原缺乏症者补充纤维蛋白原或冷沉淀制剂;血小板减少症或血小板功能障碍者输血小板等。

根据 2000 年卫生部输血指南建议:Hb>100g/L 不需要输血;Hb<70g/L 可输入浓缩红细胞;Hb 为70～100g/L 时,应根据患者的具体情况来决定是否输血。对于可输可不输的患者应尽量不输。

二、注意事项

输血前必须仔细核对病人和供血者姓名、血型和交叉配合单,并检查血袋是否渗漏血液颜色有无异常及保存时间。除生理盐水外,不向血液内加入任何其他药物和溶液,以免产生溶血或凝血。输血时应严密观察病人,询问有无不适症状,检查体温、脉搏、血压及尿液颜色等,发现问题及时处理。输血完毕后仍需要观察病情,及早发现延迟型输血反应。输血后血袋应保留 2h,以便必要时实验室检查。

(张　磊)

第二节　输血的并发症及其防治

输血可发生各种不良反应和并发症,严重者甚至危及生命。但是,只要严格掌握输血指征,遵守输血操作规程,大多数输血并发症是可以预防的。

一、发热反应

发热反应是最常见的早期输血并发症之一,发生率为 2%～10%。多发生于输血开始后 15min～2h 内。主要表现为畏寒、寒战和高热,体温可上升至 39～40℃,同时伴有头痛、出汗、恶心、呕吐及皮肤潮红。症状持续 30min～2h 后逐渐缓解。血压多无变化。少数反应严重者还可出现抽搐、呼吸困难、血压下降、甚至昏迷。全身麻醉时很少出现发热反应。

1.原因　主要包括:①免疫反应,常见于经产妇或多次接受输血者,因体内已有白细胞或血小板抗体,当再次输血时可与输入的白细胞或血小板发生抗原抗体反应而引起发热;②致热原,所使用的输血器具或制剂被致热原(如蛋白质、死菌或细菌的代谢产物等)污染而附着于贮血的器具内,随血输入体内后引起发热反应,目前此类反应已少见;③细菌污染和溶血,早期或轻症细菌污染和溶血可仅表现为发热。

2.治疗　发热反应出现后,应首先分析可能的病因。对于症状较轻的发热反应可先减慢输血速度,病情严重者则应停止输血。畏寒与寒战时应注意保暖,出现发热时可服用阿司匹林。伴寒战者可肌内注射异丙嗪 25mg 或哌替啶 50mg。

3.预防　应强调输血器具严格消毒、控制致热原。对于多次输血或经产妇病人应输注不含白细胞和血小板的成分血(如洗涤红细胞)。

二、过敏反应

过敏反应多发生在输血数分钟后,也可在输血中或输血后发生,发生率约为3%。表现为皮肤局限性或全身性瘙痒或荨麻疹。严重者可出现支气管痉挛、血管神经性水肿、会厌水肿,表现为咳嗽、喘鸣、呼吸困难以及腹痛、腹泻,甚至过敏性休克乃至昏迷、死亡。

1.原因　主要包括:①过敏性体质病人对血中蛋白类物质过敏,或过敏体质的供血者随血将其体内的某种抗体转移给病人,当病人再次接触该过敏原时,即可触发过敏反应,此类反应的抗体常为IgE型;②病人因多次输注血浆制品,体内产生多种抗血清免疫球蛋白抗体,尤以抗IgA抗体为主,或有些免疫功能低下的病人,体内IgA低下或缺乏,当输血时便对其中的IgA发生过敏反应。

2.治疗　当病人仅表现为局限性皮肤瘙痒或荨麻疹时,不必停止输血,可口服抗组胺药物如苯海拉明25mg,并严密观察病情发展。反应严重者应立即停止输血,皮下注射肾上腺素(1：1000,0.5～1ml)和(或)静脉滴注糖皮质激素(氢化可的松100mg加入500ml葡萄糖盐水)。合并呼吸困难者应做气管插管或切开,以防窒息。

3.预防　主要包括:①对有过敏史病人,在输血前半小时同时口服抗过敏药和静脉输注糖皮质激素;②对IgA水平低下或检出IgA抗体的病人,应输不含IgA的血液、血浆或血液制品。如必须输红细胞时,应输洗涤红细胞;③有过敏史者不宜献血;④献血员在采血前4h应禁食。

三、溶血反应

溶血反应是最严重的输血并发症。虽然很少发生,但后果严重,死亡率高。发生溶血反应病人的临床表现有较大差异,与所输的不合血型种类、输血速度与数量以及所发生溶血的程度有关。典型的症状为病人输入十几毫升血型不合的血后,立即出现沿输血静脉的红肿及疼痛、寒战、高热、呼吸困难、腰背酸痛、头痛、胸闷、心率加快乃至血压下降、休克,随之出现血红蛋白尿和溶血性黄疸。溶血反应严重者可因免疫复合物在肾小球沉积,或因发生弥散性血管内凝血(DIC)及低血压引起肾血流减少而继发少尿、无尿及急性肾功能衰竭。术中的病人由于无法主诉症状,最早征象是不明原因的血压下降和手术野渗血。延迟性溶血反应(DHTR)多发生在输血后7～14d,表现为原因不明的发热、贫血、黄疸和血红蛋白尿,一般症状并不明显。近年,延迟性溶血反应被重视主要是由于它可引起全身炎症反应综合征(SIRS),表现为体温升高或下降,心律失常,白细胞溶解及减少,血压升高或外周血管阻力下降甚至发生休克、急性呼吸窘迫综合征(ARDS),甚至致多器官功能衰竭。

1.原因　主要包括:①因误输了ABO血型不合的血液引起,是由补体介导、以红细胞破坏为主的免疫反应,其次,由于A亚型不合或Rh及其他血型不合时也可发生溶血反应,此外,溶血反应还可因供血者之间血型不合引起,常见于一次大量输血或短期内输入不同供血者的血液时;②输入有缺陷的红细胞后可引起非免疫性溶血,如血液贮存、运输不当,输入前预热过度,血液中加入高渗、低渗性溶液或对红细胞有损害作用的药物等;③受血者患自身免疫性贫血时,其血液中的自身抗体也可使输入的异体红细胞遭到破坏而诱发溶血。

2.治疗　当怀疑有溶血反应时应立即停止输血,核对受血者与供血者姓名和血型,并抽取静脉血离心后观察血浆色泽,若为粉红色即证明有溶血。尿潜血阳性及血红蛋白尿也有诊断意义。收集供血者血袋内血和受血者输血前后血样本,重新做血型鉴定、交叉配合试验及做细菌涂片和培养,以查明溶血原因。

对病人的治疗包括：①抗休克，应用晶体、胶体液及血浆以扩容，纠正低血容量性休克，输入新鲜同型血液或输浓缩血小板或凝血因子和糖皮质激素，以控制溶血性贫血；②保护肾功能，可给予 5％碳酸氢钠 250ml，静脉滴注，使尿液碱化，促使血红蛋白结晶溶解，防止肾小管阻塞，当血容量已基本补足，尿量基本正常时，应使用甘露醇等物利尿以加速游离血红蛋白排出，若有尿少、无尿，或氮质血症、高钾血症时，则应考虑行血液透析治疗；③若 DIC 明显，还应考虑肝素治疗；④血浆交换治疗，以彻底清除病人体内的异形红细胞及有害的抗原抗体复合物。

3.预防　主要包括：①加强输血、配血过程中的核查工作；②严格按照输血的规程操作，不输有缺陷的红细胞，严格把握血液预热的温度；③尽量行同型输血。

四、细菌污染反应

虽发生率不高，但后果严重。病人的反应程度依细菌污染的种类、毒力大小和输入的数量而异。若污染的细菌毒力小、数量少时，可仅有发热反应。反之，则输入后可立即出现内毒素性休克（如大肠杆菌或绿脓杆菌）和 DIC。临床表现有烦躁、寒战、高热、呼吸困难、恶心、呕吐、发绀、腹痛和休克。也可以出现血红蛋白尿、急性肾功能衰竭、肺水肿，致病人短期内死亡。

1.原因　由于采血、贮存环节中无菌技术有漏洞而致污染，革兰阴性杆菌在 4℃环境生长很快，并可产生内毒素。有时也可为革兰阳性球菌污染。

2.治疗　主要包括：①立即中止输血并将血袋内的血液离心，取血浆底层及细胞层分别行涂片染色细菌检查及细菌培养检查；②用有效的抗感染和抗休克治疗，具体措施与感染性休克的治疗相同。

3.预防　主要包括：①严格无菌制度，按无菌要求采血、贮血和输血；②血液在保存期内和输血前定期按规定检查，如发现颜色改变、透明度变浊或产气增多等任何有受污染的可能时，不得使用。

五、循环超负荷

常见于心功能低下、老年、幼儿及低蛋白血症病人，由于输血速度过快、过量而引起急性心力衰竭和肺水肿。表现为输血中或输血后突发心率加快、呼吸急促、发绀或咳吐血性泡沫痰。有颈静脉怒张、静脉压升高，肺内可闻及大量湿啰音。胸片可见肺水肿表现。

1.原因　主要包括：①输血速度过快致短时间内血容量上升超出了心脏的负荷能力；②原有心功能不全，对血容量增加承受能力小；③原有肺功能减退或低蛋白血症不能耐受血容量增加。

2.治疗　立即停止输血。吸氧，使用强心剂、利尿剂以除去过多的体液。

3.预防　对有心功能低下者要严格控制输血速度及输血量，严重贫血者以输浓缩红细胞为宜。

六、输血相关的急性肺损伤

输血相关的急性肺损伤（TRALI）的发生与年龄、性别和原发病无关，其发生机制为供血者血浆中存在白细胞凝集素或 HLA 特异性抗体所致。临床上输血相关的急性肺损伤常与肺部感染、吸入性肺炎或毒素吸收等非输血所致的急性呼吸窘迫综合征（ARDS）难以区别。输血相关的急性肺损伤也有急性呼吸困难、严重的双侧肺水肿及低氧血症，可伴有发热和低血压，后者对输液无效。这些症状常发生在输血后 1～6h 内，其诊断应首先排除心源性呼吸困难。输血相关的急性肺损伤在及时采取有效治疗（插管、输氧、机械通气等)后,48～96h 内临床和生理学改变都将明显改善。随着临床症状的好转,X 射线肺部浸润在 1～4d 内消退,少数可持续 7d。预防输血相关的急性肺损伤的措施为:不采用多次妊娠供血者的血浆作为血液制品,可减少其发生率。

七、疾病传播

病毒和细菌性疾病可经输血途径传播。病毒包括 EB 病毒、巨细胞病毒、肝炎病毒、HIV 和人类 T 细胞白血病病毒(HTLV)Ⅰ、Ⅱ型等;细菌性疾病如布氏杆菌病等。其他还有梅毒、疟疾等。其中以输血后肝炎和疟疾多见。预防措施有:①严格掌握输血适应证;②严格进行献血员体检;③在血制品生产过程中采用有效手段灭活病毒;④自体输血等。

八、免疫抑制

输血可使受血者的非特异免疫功能下降和抗原特异性免疫抑制,增加术后感染率,并可促进肿瘤生长、转移及复发,降低 5 年存活率。输血所致的免疫抑制同输血的量和成分有一定的关系。少于或等于 3 个单位的红细胞成分血对肿瘤复发影响较小,而输注异体全血或大量红细胞液则影响较大。

九、大量输血的影响

大量输血后(24h 内用库存血细胞置换病人全部血容量或数小时内输入血量超过 4000ml),可出现:①低体温(因输入大量冷藏血);②碱中毒(枸橼酸钠在肝转化成碳酸氢钠);③暂时性低血钙(大量含枸橼酸钠的血制品);④高血钾(一次输入大量库存血所致)及凝血异常(凝血因子被稀释和低体温)等变化。当临床上有出血倾向及 DIC 表现时,应输浓缩血小板。多数体温正常、无休克者可以耐受快速输血而不必补钙,提倡在监测血钙下予以补充钙剂。在合并碱中毒情况下,往往不出现高血钾,除非有肾功能障碍。此时监测血钾水平很重要。若高血钾又合并低血钙,应注意对心功能的影响。

(张　磊)

第三节　自体输血

自体输血自身输血是收集病人自身血液后在需要时进行回输。主要优点是既可节约库存血,又可减少输血反应和疾病传播,且不需检测血型和交叉配合试验。目前外科自体输血常用的有 3 种方法。

一、回收式自体输血

回收式自体输血是将收集到的创伤后体腔内积血或手术过程中的失血,经抗凝、过滤后再回输给病人。它主要适用于外伤性脾破裂、异位妊娠破裂等造成的腹腔内出血;大血管、心内直视手术及门静脉高压症等手术时的失血回输和术后 6h 内所引流血液的回输等。目前多采用血液回收机收集失血,经自动处理后祛除血浆和有害物质,可得到血细胞比容(HCT)达 50%～65% 的浓缩红细胞,然后再回输。

二、预存式自体输血

预存式自体输血适用于择期手术病人估计术中出血量较大需要输血者。对无感染且血细胞比容（HCT）＞30％的病人，可根据所需的预存血量，从择期手术前的 1 个月开始采血，每 3～4d 一次，每次 300～400ml，直到术前 3d 为止，存储采得的血液以备手术之需。术前自体血预存者必须每日补充铁剂和给予营养支持。

三、稀释式自体输血

稀释式自体输血即指麻醉前从病人一侧静脉采血，同时从另一侧静脉输入为采血量 3～4 倍的电解质溶液，或适量血浆代用品等以补充血容量。采血量取决于病人状况和术中可能的失血量，每次可采 800～1000ml，一般以血细胞比容不低于 25％、白蛋白 30g/L 以上、血红蛋白 100g/L 左右为限，采血速度约为每五分钟 200ml，采得的血液备术中回输用。手术中失血量超过 300ml 时可开始回输自体血，应先输最后采的血液。由于最先采取的血液中含红细胞和凝血因子的成分最多，宜在最后输入。

自体输血的禁忌证包括：①血液已受胃肠道内容物、消化液或尿液等污染；②血液可能受肿瘤细胞污染；③肝、肾功能不全的病人；④已有严重贫血的病人，不宜在术前采血或血液稀释法作自体输血；⑤有脓毒症或菌血症者；⑥胸、腹腔开放性损伤超过 4h 或血液在体腔中存留过久者。

（张　磊）

第四章　麻　醉

第一节　麻醉前准备和用药

一、麻醉前病情评估

所有麻醉药和麻醉方法都可影响病人生理状态的稳定性;手术创伤和出血可使病人生理功能处于应激状态;外科疾病与并存的内科疾病又有各自的病理生理改变,这些因素都将造成机体生理潜能承受巨大负担。为减轻这种负担和提高手术麻醉安全性,在手术麻醉前对全身情况和重要器官生理功能做出充分评估,并尽可能加以维护和纠正。麻醉的风险性与手术大小并非完全一致,手术越复杂麻醉的风险性越高,而有时手术并不复杂,但病人的病情和并存病却为麻醉带来许多困难。

为了提高麻醉的安全性,应在麻醉前1~2d访视病人,包括仔细阅读病历,详细了解临床诊断、病史记录及与麻醉有关的检查;询问手术麻醉史、吸烟史、药物过敏史及药物治疗情况,平时体力活动能力及目前的变化。重点检查生命体征,心、肺及呼吸道,脊柱及神经系统,并对并存病的严重程度进行评估。根据访视和检查结果,对病情和病人对麻醉及手术的耐受能力作出全面评估。

美国麻醉医师协会(ASA)将病情分为5级,对病情的判断有重要参考价值(表4-1)。一般认为,Ⅰ~Ⅱ级病人对麻醉和手术的耐受性良好,风险性较小。Ⅲ级病人的器官功能虽在代偿范围内,但对麻醉和手术的耐受能力减弱,风险性较大,如术前准备充分,尚能耐受麻醉。Ⅳ级病人因器官功能代偿不全,麻醉和手术的风险性很大,即使术前准备充分,围术期的死亡率仍很高。Ⅴ级者为濒死病人,麻醉和手术都异常危险,不宜行择期手术。急症病例注明"急"或"E",表示风险较择期手术增加。围术期的死亡率与ASA分级的关系密切,病情越重,发生呼吸循环骤停者越多,死亡率也越高。

表 4-1　ASA 病情分级和围术期死亡率

分级	标准	死亡率
Ⅰ	体格健康,发育营养良好各器官功能正常	$0.06\%\sim0.08\%$
Ⅱ	除外科疾病外,有轻度并存病,功能代偿健全	$0.27\%\sim0.40\%$
Ⅲ	并存病较严重,体力活动受限,但尚能应付日常活动	$1.82\%\sim4.30\%$
Ⅳ	并存病严重,丧失日常活动能力,经常面临生命威胁	$7.80\%\sim23.0\%$
Ⅴ	无论手术与否,生命难以维持 24h 的濒死病人	$9.4\%\sim50.7\%$

二、麻醉前准备事项

(一)改善病理生理状态

营养不良可致贫血,低蛋白血症,血容量不足,以及某些维生素缺乏,对失血和休克的耐受能力降低。低蛋白症常伴发组织水肿,降低组织抗感染能力,影响创口愈合。维生素缺乏可致营养代谢异常,术中容易出现循环功能或凝血功能异常,术后抗感染能力低下,易出现肺部感染并发症。为了增强病人对麻醉和手术的耐受性,术前应改善营养不良状态,使血红蛋白>80g/L,白蛋白>30g/L,并纠正脱水、电解质紊乱和酸碱平衡失调,使病人各器官功能处于最佳状态。25%~40%手术病人常合并内科疾病,麻醉医师应充分认识其病理生理改变,对其严重程度作出正确评价,必要时请内科专家协助诊治。尤其合并心脏病者,应改善心脏功能。有心力衰竭、房颤或心脏明显扩大者,应用洋地黄类药物治疗,手术当天应停药。长期服用 α 受体阻滞剂治疗心绞痛、心律失常和高血压者,用药直至手术当天。合并高血压者,应经过内科系统治疗以控制血压稳定,收缩压低于 180mmHg(24.0kPa)、舒张压低于 100mmHg(13.33kPa)较为安全。抗高血压药应避免用中枢性降压药或酶抑制剂如萝芙木类、胍乙啶和甲基多巴等,这些要耗竭病人体内的儿茶酚胺,影响血管的反应性收缩能力,以免麻醉期间发生顽固性低血压和心动过缓。因此,轻中度高血压病人手术前 1 周停用此类药物,其他降压药可持续用到手术当天,避免因停药而发生血压剧烈波动。合并呼吸系统疾病者,术前应检查肺功能、动脉血气分析及胸部 X 射线片;停止吸烟至少 2 周,并进行呼吸功能训练;行雾化吸入和胸部物理治疗以促进排痰;应用有效抗生素 3~5d 以控制急、慢性肺部感染。合并糖尿病者,择期手术应控制空腹血糖不高于 8.3mmol/L,尿糖低于(++),尿酮体阴性。急诊伴酮症酸中毒者,应静脉滴注胰岛素消除酮体、纠正酸中毒后手术;也可在手术过程中补充胰岛素、输液并纠正酸中毒,但麻醉的风险将明显增加。小儿有高热者,术前将体温降至 38.5℃以下才安全。

(二)精神状态准备

多数病人在手术前存在不同程度的思想顾虑,或恐惧,或紧张,或焦急等心理波动、情绪激动或彻夜失眠,导致中枢神经系统活动过度,麻醉手术耐受力明显削弱,术中或术后容易发生休克。为此,术前必须设法解除病人的思想顾虑和焦急情绪,从关怀、安慰、解释和鼓励着手,用亲切的语言向病人简单介绍手术目的、麻醉方式、手术体位,以及麻醉或手术中可能出现的不适等情况,针对存在的顾虑和疑问进行交谈和说明,以取得病人信任,争取充分合作。对过度紧张而不能自控的病人,术前数日起即开始服用适量安定类药,晚间给睡眠药,手术日晨麻醉前再给适量镇静睡眠药。对有心理障碍者,应请心理学专家协助处理。

(三)胃肠道的准备

择期手术中,除浅表小手术采用局部浸润麻醉者外,其他不论采用何种麻醉方式,均需常规排空胃,目的在防止术中或术后反流、呕吐,避免误吸、肺部感染或窒息等意外。胃排空时间正常人为 4~6h。情绪激动、恐惧、焦虑或疼痛不适等可致,胃排空显著减慢。为此,成人一般应在麻醉前至少 6h,最好 8h 开始禁饮、禁食,以保证胃排空;小儿术前也应至少禁饮、禁食 6h,但婴儿术前 4h 可喂一次葡萄糖水,以解除饥饿感、稳定情绪,而且有助于防止低血糖。有关禁饮、禁食的重要意义,必须向病儿家属交代清楚,以争取合作。但近年来倾向于在保证病人安全的前提下尽量缩短禁食、禁饮时间,以满足病人的舒适感和减轻麻醉前的应激反应。急症饱胃手术者,即使是区域阻滞或椎管内麻醉,也有发生呕吐和误吸的危险。选择全麻时,可考虑行清醒气管内插管,有利于避免或减少呕吐和误吸的发生。

(四)麻醉设备、用具及药品的准备

为使麻醉和手术安全顺利进行,防止意外事件的发生,麻醉前必须对麻醉和监测设备、麻醉用具及药

品进行充分准备和检查。无论实施何种麻醉,都必须准备麻醉机、急救设备和药品。麻醉期间除必须监测病人的生命体征,如血压、呼吸、心电图(ECG)、脉搏外,还应根据病情和医院条件,选择适当的监测项目,如脉搏血氧饱和度(SpO_2)、呼气末 CO_2 分压($ETCO_2$)、直接动脉压、中心静脉压(CVP)等。在麻醉实施前对已准备好的设备、用具和药品等,应再一次检查和核对。术中用药时,必须再核对后方可使用。

三、麻醉前用药

(一)目的

麻醉前用药的目的:①抑制皮质或皮质下,或大脑边缘系统,产生意识松懈、情绪稳定和遗忘效果,提高机体对局麻药耐受性。②提高痛阈,阻断痛刺激向中枢传导,减弱痛反应和加强镇痛,弥补某些麻醉方法本身镇痛不全的不足。③减少随意肌活动,减少氧耗量,降低基础代谢率,使麻药用量减少,麻药不良反应减少,麻醉过程平稳。④减轻自主神经应激性,减弱副交感反射兴奋性,减少儿茶酚胺释放,拮抗组胺,抑制腺体分泌活动,保证呼吸道通畅、循环系统功能稳定。

(二)药物选择

麻醉前用药应根据麻醉方法和病情来选择用药的种类、剂量、给药途径和时间。手术前晚口服催眠药或安定镇静药,以消除病人的紧张情绪,使其能充分休息。手术当日除安定药、催眠药外,加用抗胆碱药。

为使麻醉前用药达到预期目的,其剂量还要根据病情和麻醉方法做些调整。全麻病人以镇静药和抗胆碱药为主,有剧痛者加用麻醉性镇痛药不仅可缓解疼痛,许可增强全麻药的作用。椎管内麻醉病人以镇静药为主。准备选用异丙酚或硫喷妥钠行全麻者、椎管内麻醉者、术前心动过缓者、行上腹部或盆腔手术者,除有使用阿托品的禁忌证外,均应选用阿托品。冠心病及高血压病人的镇静药剂量可适当增加,而心脏瓣膜病、心功能差及病情严重者,镇静及镇痛药的剂量应酌减,抗胆碱药以东莨菪碱为宜。一般状况差、年老体弱者,恶病质及甲状腺功能低下者,对催眠镇静药及镇痛药都较敏感,用药量应减少;而年轻体壮或甲亢病人,用药量应酌增。心动过速、甲亢者、高热等应不用或少用抗胆碱药。必须时用东莨菪碱为宜。小儿分泌旺盛抗胆碱药应酌增;对吗啡耐量小,应酌减。临产妇原则上应避用镇静催眠药和麻醉性镇痛药,因可能引起新生儿呼吸抑制和活力降低。多种药物复合应用时,剂量应减少。

麻醉前常用药物如下:安定 5~10mg 或苯巴比妥钠 0.1~0.2g,阿托品 0.5mg 或东莨菪碱 0.3mg 于麻醉前 30min 肌内注射。或加哌替啶 50mg 肌内注射。

四、麻醉选择

麻醉选择的基本原则是在保证病人正常生理功能和手术无痛的条件下,根据病情特点、手术性质和要求、麻醉方法本身的优缺点、麻醉医师的理论水平和技术经验,以及设备条件等因素综合考虑,选取最佳方案。各种麻醉都有各自的优缺点,但理论上的优缺点还可因具体病情的不同,以及操作熟练程度和经验的差异,而出现效果上、程度上,甚至性质上的很大差别。病人对各种麻醉方法的具体反应也可因术前准备和术中处理是否恰当而有所不同。例如硬膜外麻醉用于休克代偿期病人,在血容量已经补足或尚未补充的 2 种不同情况下,其麻醉反应则截然不同。因此,麻醉的具体选择必须结合病情和麻醉医师的自身条件和实际经验,以及设备条件等因素进行全面分析,然后才能确定。

(一)充分估计病情

病人的病情是麻醉选择最重要的依据:①ASA Ⅰ级的病人,几乎所有的麻醉方法都能适应,可选用既能符合手术要求,又能照顾病人意愿的任何麻醉方法。②ASAⅡ级病人,只要在术前将其全身情况和器官功能能适当改善,麻醉的选择也不存在大问题。③ASAⅢ级的病人,除应在麻醉前尽可能改善其全身情况外,麻醉的选择首先要强调安全,选用对全身影响最轻、麻醉者最熟悉的麻醉方法,要防止因麻醉选择不当或处理不妥所造成的病情加重,也需防止片面满足手术要求而忽视加重病人负担的倾向。④ASAⅣ级的病人,除尽可能改善全身情况外,必须强调选用对全身影响最小的麻醉方法,如局麻、神经阻滞;如果选用全麻,必须施行浅麻醉;如果采用硬膜外麻醉,应强调在充分补液扩容的基础上,分次少量使用局麻药,切忌阻滞范围过广;手术方式也应尽可能简单,必要时可考虑分期手术,以缩短手术时间。

小儿在麻醉选择上有其特殊性。基础麻醉不仅解决不合作问题,还可使小儿安静地接受局部浸润、神经阻滞或椎管内麻醉;如果配合全麻,可做到诱导期平稳、全麻药用量显著减少。又因小儿呼吸道内径细小、腺体分泌功能旺盛,为确保呼吸道通畅,对较大手术应选气管内插管全麻。

对老年人的麻醉选择,主要取决于全身状况、老年生理改变程度和精神状态。全身情况良好、动作反应灵敏者,耐受各种麻醉的能力并不比青壮年者差,但麻醉用药量都应有所减少,只能用其最小有效剂量。相反,年龄虽不很高,但体力衰弱、精神萎靡不振者,麻醉的耐受力显著降低,以首选局麻或神经阻滞为宜,但后者的麻醉效果往往可比青壮年好,全麻宜做最后选择。

(二)了解手术对麻醉的要求

麻醉的首要任务是在保证病人安全的前提下,满足镇痛、肌肉松弛和消除内脏牵拉反应等手术要求。麻醉选择应根据手术的部位,肌松需要程度、创伤大小、时间、手术体位以及可能发生的意外等选择麻醉方法。有时手术中还需要麻醉提供控制性降压、低温,或施行术中唤醒试验等特殊要求。因此,麻醉方法的选择存在一定的复杂性。麻醉医师应熟悉各种麻醉方法的安全范围及危险所在,酌情选择,简单的手术不用复杂的麻醉。但对复杂手术的病人,单一的麻醉方法往往难以满足手术的全部要求,否则将促使病情恶化。此时,有必要采用复合麻醉,即同时或先后利用一种以上的麻醉药和麻醉方法,相互弥补短处,所得的麻醉效果已符合手术要求,而对病情的影响可达到最轻程度。但是,复合麻醉在操作管理上比较复杂,要求麻醉者有较全面的理论知识和操作管理经验,否则也未必能获得预期效果,有时反而会造成不良后果。

(三)考虑技术能力和经验

麻醉医师对某些麻醉方法的熟练掌握差别很大,医院设备、条件有各异,因此,原则上应首先采用安全性最大和操作比较熟悉的麻醉方法。遇到危重病人,或既往无经验的大手术,最好采用最熟悉而有把握的麻醉方法,有条件时在上级医师指导下进行。在开展一项新的麻醉方法时,应首先选择年青健壮病人作为对象,不宜用于老弱、危重或小儿病人。

在上述考虑的前提下,尽量满足手术医师及病人对麻醉选择的意见。当与病人意愿相违时,麻醉前应向病人解释,以取得病人的理解支持。

(王　健)

第二节　吸入麻醉药

一、概述

吸入全身麻醉药应用方便,能通过临床征象和呼气末浓度监测判断其效应,因而广泛用于全身麻醉。

(一)吸入麻醉药发展简史

1.早期临床应用的吸入麻醉药包括双乙烷、环丙烷等易燃气体,氟化学研究和工业的进步促进了氟化吸入麻醉药代替其他卤族麻醉药,从而降低沸点,增加稳定性,降低可燃性和减少毒性。

（1）氟烷,1951 年合成,1956 年应用于临床,由于具有无燃烧爆炸性、可溶性低、麻醉效能强而诱导迅速、吸入舒适以及恶心、呕吐率低等优点,迅速成为最常用的吸入麻醉药。氟烷的主要缺点是增加了心肌对儿茶酚胺的敏感性和肝脏毒性。

（2）1959 至 1966 年间,Terrel 等合成 700 余种卤族化合物,其中第 347 号是恩氟烷,第 469 号是异氟烷,第 653 号为 1993 年应用于临床的地氟烷。

（3）20 世纪 70 年代初,Travenol 实验室的 Wallin 等报道了另一种新型化合物氟化异丙基烷,1995 年作为七氟烷用于临床。

2.新型吸入麻醉药七氟烷、地氟烷与异氟烷相比,最重要的差别是血液和组织溶解度低,因而诱导、苏醒快,可用于非住院患者的麻醉。

（二）理化性质

吸入麻醉药的理化性质决定其麻醉强度、给药方法、摄取速率、分布与排除,因此也关系到全麻工具、给药方法、诱导和苏醒的快慢、全麻深度的调节,以及患者和手术室工作人员的安全等。根据吸入麻醉药在常温常压下是挥发性液体还是气体,分别称之为挥发性吸入麻醉药和气体吸入麻醉药。气体麻醉药通常以液态贮存于高压钢瓶内,挥发性麻醉药在室温时易挥发成蒸气。例如 N_2O 的沸点为 $-88℃$,室温下为气体,必须加压贮于钢瓶备用。

分配系数是指分压相等,即达到动态平衡时,麻醉药在两相中浓度的比值,血气分配系数是吸入麻醉药的一个重要性质,血气分配系数大,药物在血中的溶解度大,诱导慢,停药后苏醒期变长,血气分配系数小,则诱导、苏醒均较迅速。

常用吸入麻醉药的理化性质见表 4-2。

表 4-2　常用吸入麻醉药的理化性质

	氟烷	恩氟烷	七氟烷	异氟烷	地氟烷	氧化亚氮
分子量	197.4	184.5	200	184.5	168	44
沸点（℃）	50.2	56.5	59	48.5	23.5	−88
蒸汽压（20℃）（mmHg）	241	175	157	240	670	39000
油/气分配系数	224	98.553.9	94	19	1.4	
血/气分配系数	2.5	1.8	0.69	1.46	0.42	0.46
脂肪/血分配系数	51.1	36	48	45	27.2	2.3
肌肉/血分配系数	3.4	1.73.1	2.9	2.0	1.2	
MAC（30～60 岁）（37℃,760mmHg）（%）	0.75	1.68	1.8	1.17	6.6	105
MAC 复合 60～70%氧化亚氮（%）	0.29	0.57	0.66	0.56	2.38	
在潮湿 CO_2 吸收剂中的稳定性	不稳定	稳定	不稳定	稳定	稳定	
体内代谢程度（%）	20	2～8	1～5	0.2	0.1	0.004

（三）溶解度

在一定温度和压强下,气体在一定量溶剂中溶解的最高量称为气体的溶解度。常用定温下 1 体积溶剂中所溶解的最多体积数来表示。气体的溶解度除与气体本性、溶剂性质有关外,还与温度、压强有关。

1.麻醉药在体内不同组织的溶解度是麻醉药的重要物理特性。

2.分配系数是麻醉药分压在两相中达到平衡时的麻醉药浓度比,血/气、脑/血、肌肉/血和油/血分配系数是决定吸入麻醉药摄取、分布和排除的重要因素。

3.影响吸入麻醉药溶解度的因素

(1)麻醉药本身的影响。

(2)溶剂的影响:麻醉药溶解度由小到大排列顺序是水、血液、脂肪。麻醉药在血液中溶解的越多,其分压升高就越慢,也就是说气体的溶解度越大,麻醉起效越慢。血/气分配系数也因年龄的不同而变化。

(3)温度的影响:温度越高,溶解度越低。麻醉气体在水和油介质中的温度系数与麻醉药的溶解性有关,即麻醉药越易溶解,负性温度系数就越大。也就是说,油/气分配系数随着温度下降而增加。

吸入麻醉药的药代动力学受溶解度的影响很大。麻醉诱导与苏醒的速度多与含水组织的溶解度有关,如与血/气分配系数成正比;而油/气分配系数多与麻醉药的强度成正比。

(四)饱和蒸汽压

在一定温度下,在密闭的容器中,随着液相向气相变化,气相分子数增多,蒸气压上升,气相向液相变化,液相分子数也会上升,最后两者达到平衡形成饱和蒸汽,此时的压力就称为饱和蒸气压。当蒸气压强小于饱和压强时,为达到饱和蒸气压,液相将继续蒸发为气相。蒸汽压的高低表明了液体中的分子离开液体汽化或蒸发的能力大小,蒸汽压越高,就说明了液体越容易汽化。

(五)蒸发热

1.蒸发热是在一个特定温度下,单位质量的某种液体变成气体时所吸收的热量。

2.在一个较小的温度范围内(例如室温的变化),蒸发热可以看作是恒定的。

3.温度变化大,则蒸发热的变化也相对大。蒸发热的热量与被蒸发物质的量成正比,蒸发的速度过快,所需要的热量就大于实际能供给的热量,此时温度就下降。

二、肺泡最低有效浓度

1.肺泡气最低有效浓度(MAC)是指一个大气压下,使50%受试对象对伤害性刺激无体动反应时,肺泡气中该吸入麻醉药的浓度(与注射药物的 ED_{50} 类似)(表4-2)。MAC是衡量麻醉效能强度的指标。临床中常用1.2～1.3MAC维持麻醉,以防止切皮刺激时患者发生体动反应;常用0.4～0.5MAC防止自主清醒和记忆恢复。

2.标准MAC值可粗略相加,如0.5MAC的吸入麻醉药和0.5MAC的氧化亚氮合用,其效能等于1MAC的吸入麻醉药。

3.很多因素可升高或降低MAC。升高MAC的因素有中枢神经系统神经递质增加;体温升高;长期酗酒;高钠血症。降低MAC的因素有老年人;低体温;急性饮酒;α_2 受体激动剂;中枢神经系统神经递质减少;代谢性酸中毒;$PaO_2 < 38mmHg$;低血压(MAP<50mmHg);低钠血症;妊娠。

三、吸入麻醉药药物代谢动力学

药物药理学通常分为药物效应动力学(主要研究药物如何作用于机体)和药物代谢动力学(主要研究机体如何处置药物)。药物代谢动力学分为4个阶段:吸收、分布、代谢和排泄(消除)。

(一)吸入麻醉药的特点

1.吸入麻醉药的特点有起效快、以气体方式存在(氧化亚氮仅为气态,其他均为挥发性液体的蒸汽)和经由肺应用等。

2.起效快、气体状态和肺应用途径为吸入麻醉药的主要优点,保证了吸入麻醉药血浆药物浓度的减少与增加一样迅速、方便。

(二)吸入麻醉药的生理作用特征

1.肺内吸入麻醉药达到预期浓度(分压)后,最终与脑和脊髓麻醉分压达平衡,吸入麻醉药在中枢神经系统(CNS)建立分压而发挥麻醉作用。

2.平衡状态时,CNS 吸入麻醉药分压等于血液分压,亦等于肺泡气分压。

(三)吸入麻醉药的输送

吸入麻醉药通过多步途径从麻醉机输送至患者(表 4-3)。

表 4-3　人体组织脏器的血流量

	占体重(%)	占心排出量(%)	血流量[ml/(min·100g)]
血管丰富组织、器官	10	75	75
肌肉	50	19	3
脂肪组织	20	6	3

(四)摄取和分布

1.评价吸入麻醉药的摄取通常遵循肺泡麻醉药浓度(F_A)与吸入麻醉药浓度(F_I)的比值(F_A/F_I)。

2.增快或减慢 F_A/F_I 上升速率的因素均影响麻醉诱导的速度。增快 F_A/F_I 升速的因素有血液溶解度低,心排出量小,肺泡通气量大。减慢 F_A/F_I 升速的因素有血液溶解度高,心排出量大,肺泡通气量小。

(五)过度加压和浓度效应

1.过度加压使患者麻醉药 F_I 高于实际预期的 F_A,犹如静脉注入一次麻醉药剂量,从而加快麻醉诱导。

2.浓度效应系指一种吸入麻醉药的 F_I 愈高,则 F_A/F_I 的上升速率愈快,为加快麻醉诱导的一种方法。

(六)第二气体效应

第二气体效应为浓度效应的一种特例,指同时应用两种气体(氧化亚氮和一种强效吸入麻醉药)时,大量摄取氧化亚氮可增加吸入麻醉药的 F_A。

(七)通气效应

1.麻醉诱导时,血液溶解度低的吸入麻醉药 F_A/F_I 上升速率快,因而,增加或减少通气极少改变 F_A/F_I 的上升速率。

2.吸入麻醉药 F_I 增加,一定程度上抑制通气,肺泡通气降低,F_A/F_I 的上升速率亦减慢。该负反馈可致呼吸暂停,防止麻醉药吸入过量。

(八)灌注效应

1.与通气一样,心输出量不明显影响溶解度低的吸入麻醉药 F_A/F_I 的上升速率。

2.F_I 过高引起的心血管抑制减少麻醉药从肺内摄取,增加 F_A/F_I 的上升速率,该正反馈可导致严重的心血管抑制。

(九)吸入麻醉药排出与麻醉苏醒

1.吸入麻醉药的消除可以通过呼出、生物转化以及经皮肤、内脏表面丢失。其中以原型经肺呼出是吸入麻醉药消除的主要途径。在体内,吸入麻醉药最终可有不同程度的代谢(氟烷,15%～20%;恩氟烷,2%～5%;七氟烷,3%;异氟烷,<0.2%;地氟烷,0.1%)。当达到麻醉浓度时,因肝脏酶饱和,代谢作用很少影响肺泡浓度。

2.麻醉苏醒与麻醉诱导一样,主要取决于药物的溶解度(F_A 降低速率的主要决定因素)、肺泡通气量和心排出量。

3.麻醉结束时,决定体内麻醉药蓄积的因素有吸入麻醉药溶解度、浓度和应用时间(可延缓 F_A 的下降速率)。

4.麻醉苏醒和诱导的药物代谢动力学差异包括苏醒期间停止过度加压(不可能低于0)和苏醒开始时组织内存在一定的药物浓度(诱导开始时组织内药物浓度为0)。

四、吸入麻醉药副作用

(一)对中枢神经系统的影响

1.目前常用吸入麻醉药对脑代谢率、脑电图、脑血流量和脑血流自主调节功能的影响相似。

(1)目前常用的吸入麻醉药中,氟烷是作用最强的脑血管舒张剂。尽管伴随脑代谢率降低,吸入麻醉药仍可引起剂量依赖性脑血流量增加。

(2)吸入麻醉药为直接脑血管舒张剂,故被认为以剂量依赖方式减弱脑血流自主调节功能,其扩张血管程度的顺序是氟烷>恩氟烷>异氟烷>地氟烷>七氟烷。

(3)恩氟烷高浓度吸入时,脑电图可出现惊厥性棘波,并伴有面颈部和四肢肌肉的强直性或阵挛性抽搐。

2.颅内压(ICP)与脑血流量变化趋势一致,氟烷可显著增加 ICP,致使开颅手术期间脑膨出,但异氟烷、地氟烷和七氟烷麻醉期间,ICP 仅轻度增加。

3.氧化亚氮可扩张脑血管,增加脑血流量,升高颅内压。与氟化麻醉药降低脑代谢不同,氧化亚氮可增强脑代谢。

(二)对循环系统的影响

1.除氧化亚氮外所有吸入麻醉药引起剂量依赖性体循环血压降低。氧化亚氮可以轻度升高血压,氟烷和恩氟烷引起血压降低的原因主要是抑制了心肌收缩力,减少了心输出量,但其他吸入麻醉药在维持心输出量的同时,主要通过降低体循环阻力而使血压下降。

2.1MAC 时,七氟烷和氟烷对心率影响轻微,而异氟烷增加心率 10~15 次/分。>1MAC 时,地氟烷对心率的影响与异氟烷相似。

(1)迅速增高地氟烷吸入浓度,可短暂引起心率增快、血压增高。

(2)麻醉性镇痛药抑制吸入麻醉药诱发的心率反应,包括突然增加麻醉药吸入浓度引起的反应。

3.氟烷对心肌收缩力产生剂量依赖性抑制,其抑制作用强于异氟烷、地氟烷和七氟烷。

4.氧化亚氮单独应用或与其他吸入麻醉药合用均增加交感神经系统活动性。

5.异氟烷、地氟烷或七氟烷浓度达 1.5MAC 时,不能证实有冠状动脉窃血现象。

6.心肌缺血和心输出量似乎与心肌供氧和需氧的变化有关,而与所选的具体麻醉药无关。

7.氟烷可增高心肌的自律性,增加心肌对儿茶酚胺的敏感性,合用肾上腺素时,易导致心律失常。

8.自主神经系统

(1)异氟烷、地氟烷和七氟烷对自主神经系统反射产生相似的剂量依赖性抑制。

(2)吸入浓度突然增加时,地氟烷是唯一增加交感神经兴奋性的麻醉药,与血浆儿茶酚胺浓度增加相一致。

(三)对呼吸系统的影响

1.吸入麻醉药均降低潮气量,但呼吸频率增加,因而对每分通气量影响甚小。$PaCO_2$ 增高作为呼吸抑制的指标,可能由于手术刺激而抵消。

2.全身麻醉期间,肋间肌紧张性降低,膈肌位置改变,以及胸部血流量变化,因而,功能余气量减少。

3.对 CO_2 和低氧血症敏感性的影响

(1)吸入麻醉药均呈剂量依赖性抑制呼吸中枢对高碳酸血症的敏感性。

(2)即使 0.1MAC 亚麻醉浓度的吸入麻醉药仍会抑制呼吸化学感受器对低氧血症的敏感性。

4.对支气管平滑肌紧张性的影响

(1)最低有效浓度的吸入麻醉药全身麻醉期间,支气管收缩的最可能原因为气道的机械刺激,气道高反应性疾病患者的支气管收缩反应更明显。

(2)吸入麻醉药直接抑制及通过抑制神经反射通路而间接抑制支气管平滑肌收缩性,而使支气管平滑肌松弛。

5.对肺血管阻力的影响

(1)吸入麻醉药的肺血管舒张作用甚弱。氧化亚氮进一步增强肺动脉高压患者的肺血管阻力。

(2)动物实验中,吸入麻醉药均抑制低氧性肺血管收缩。然而,开胸手术单肺通气期间,吸入麻醉药对 PaO_2 和肺内分流分数的影响甚微。

(四)对肝脏的影响

1.氟烷通过非特异机制短暂、轻微地影响肝脏功能和通过免疫机制严重损害肝脏。

2.异氟烷、地氟烷和七氟烷维持或增加肝动脉血流量,减少或不改变门静脉血流量。氟烷减少门静脉血流量,而不代偿性增加肝动脉血流量。

(五)对神经肌肉系统的影响和恶性高热

1.烷衍生的氟化吸入麻醉药的骨骼肌松弛作用约为氟烷的 2 倍。

2.吸入麻醉药均可诱发恶性高热,但氧化亚氮诱发作用弱。

(六)对遗传的影响

1.Ames 试验用以鉴别诱变剂和致癌剂,吸入麻醉药均为阴性,不过,氟烷的代谢产物可能是阳性。

2.动物实验中,吸入麻醉药均有致畸作用,但尚未发现对人类的致畸影响。

(1)手术室工作人员长期接触微量浓度的吸入麻醉药,尤其抑制维生素 B_{12} 依赖酶的氧化亚氮,因而对她们自发流产发生率的争论一直未停止。

(2)将动物间歇暴露在微量浓度的吸入麻醉药中,没有发现对生殖的有害影响。

(3)尽管尚未证实微量浓度吸入麻醉药对胚胎发育和先天流产的影响,但仍促使应用清除系统将麻醉气体从手术室排出,以及建立职业安全和健康管理标准,该标准规定,氧化亚氮的空气含量为 25/1000000。

(七) CO_2 吸收剂对吸入麻醉药的降解

1.CO_2 吸收剂含有的 KOH 或 NaOH 降解吸入麻醉药。

(1)氟烷和七氟烷降解为 haloalkenes,对大鼠有肾毒性。

(2)地氟烷和异氟烷仅被干燥 CO_2 吸收剂降解为 CO。

(3)含 $Ca(OH)_2$ 和 $CaCl_2$ 的 CO_2 吸收剂与所有吸入麻醉药均不发生反应,从而防止麻醉药降解为化合物 A 和 CO。

2.化合物 A

(1)七氟烷经 CO_2 吸收剂降解形成化合物 A,低流量、紧闭环路通气系统,温热或干燥 CO_2 吸收剂均增加化合物 A 的产生。

(2)化合物 A 引起的肾毒性存在物种差异,七氟烷对人类肾脏损害的可能性不大。

3.CO

(1)CO₂吸收剂将地氟烷和异氟烷降解为CO。麻醉机输送的高流量气体使CO₂吸收剂变干燥时,患者CO中毒的危险可能不被察觉。

(2)地氟烷和异氟烷含有形成CO所必需的difluoromethory成分,但七氟烷或氟烷并不存在。

(八)麻醉药代谢对肝肾功能的影响

1.氟化物引起的肾毒性长期吸入七氟烷和恩氟烷,血浆氟化物浓度较高,肾脏浓缩功能相对受损。

2.代谢产物引起的肝脏功能损害氟烷肝炎

(1)氟烷的氧化代谢产物与肝细胞色素结合,作为半抗原(新抗原)诱发免疫反应。

(2)氟烷对肝线粒体功能的直接作用及氟烷致肝细胞质游离钙升高对肝线粒体功能的间接作用,也是氟烷性肝炎形成的可能机制。

(3)氟烷、恩氟烷、异氟烷和地氟烷等涉及细胞色素P450导致新抗原形成的代谢途径是相同的,因而,这些麻醉药之间存在交叉致敏的可能。

(4)首次接触氟烷后,诱发肝炎的免疫记忆至少延续28年。

(5)七氟烷并不代谢为trifluoroacetylhalide,而是代谢为hexafluoroisopropanol,其不作为新抗原。与七氟烷有关的暴发性肝坏死一般不可能由免疫机制引起。

五、临床常用吸入麻醉药

(一)恩氟烷

恩氟烷(安氟醚),1963年由Terrell合成后,于20世纪70年代应用于临床,目前在世界上已得到广泛应用。

1.理化性质 恩氟烷是一种卤化甲基乙烷,为异氟烷的异构体。化学性质稳定,临床使用浓度不燃不爆,无刺激性气味。

2.药理学作用

(1)中枢神经系统

1)对中枢神经系统的抑制与剂量相关。恩氟烷高浓度吸入时,脑电图可出现惊厥性棘波,并伴有面颈部和四肢肌肉的强直性或阵挛性抽搐。

2)可扩张脑血管、增加脑血流量,升高颅内压,降低脑代谢率。

3)恩氟烷可通过影响中枢神经系统和神经肌肉接头处的接头后膜,产生肌松作用,可与非去极化肌松药产生协同作用,新斯的明不能完全对抗。

4)有中等程度的镇痛作用。

(2)循环系统:对循环系统产生与吸入浓度相关的抑制作用。恩氟烷可抑制心肌收缩力,降低心排出量,引起血压下降。

(3)呼吸系统:临床应用的恩氟烷浓度,对呼吸道无刺激作用,不增加气道分泌。可扩张支气管,较少引起咳嗽或喉痉挛等并发症。

(4)其他:可抑制胃肠道蠕动和腺体分泌,麻醉后恶心、呕吐较少;抑制子宫平滑肌,深麻醉时增加分娩和剖宫产的出血。

3.药物代谢动力学 被吸入的恩氟烷80%以上以原形经肺排出,仅2%～5%主要经肝脏微粒体代谢,由尿排出。

4.临床应用　恩氟烷吸入麻醉适应于各部位、各年龄的手术;重症肌无力手术;嗜铬细胞瘤手术等。

5.不良反应

(1)对心肌有抑制作用。

(2)在吸入浓度过高及低 $PaCO_2$ 时可产生惊厥。

(3)深麻醉时抑制呼吸及循环。

6.禁忌证　严重的心、肝、肾脏疾病,癫痫患者,颅内压过高患者。

(二)异氟烷

异氟烷(异氟烷)自 20 世纪 70 年代问世以来,一直为"黄金标准"麻醉药。

1.理化性质　异氟烷是一种卤化甲基乙烷,稳定性高,有刺激性气味,血气分配系数较低,麻醉深度易于调节。

2.药理学作用

(1)中枢神经系统

1)异氟烷对中枢神经系统的抑制作用与吸入浓度相关。在 1MAC 以内,脑电波频率及波幅均增高;1.5MAC 出现暴发性抑制,2MAC 出现等电位波。

2)在任何麻醉深度,异氟烷对迷走神经活性的抑制都强于对交感活性的影响。

3)异氟烷可明显增强非去极化肌松药的神经肌肉阻滞作用,异氟烷麻醉时,非去极化肌松药通常仅需常用量的 1/3。

(2)循环系统

1)异氟烷对心肌的抑制小于恩氟烷及氟烷,可降低周围血管阻力,引起血压下降。

2)异氟烷舒张冠状动脉,因而冠状动脉疾病患者可出现冠状动脉窃血现象,但少见。

(3)呼吸系统

1)可产生剂量依赖性呼吸抑制,可降低通气量,增高 $PaCO_2$,且抑制对 $PaCO_2$ 升高的通气反应。

2)降低正常人的功能余气量和肺顺应性,增加呼吸道阻力。可扩张支气管,有利于慢性阻塞性肺疾病和支气管哮喘患者。

(4)其他深麻醉时可抑制子宫平滑肌;可降低成人眼内压。

3.药物代谢动力学

(1)异氟烷化学性质稳定,在体内代谢极少(<0.2%),代谢物经尿排出。

(2)主要在肝脏由肝微粒体酶催化,最终代谢为无机氟化物和三氟醋酸。

4.临床应用　适用于各种年龄、各个部位以及各种疾病的手术,包括一些其他麻醉药不宜使用的疾病,如癫痫、颅内压增高、重症肌无力、嗜铬细胞瘤、糖尿病、支气管哮喘等。

5.不良反应

(1)对呼吸道有刺激性,诱导期可出现咳嗽、屏气,故一般不用于麻醉诱导。

(2)苏醒期偶可出现肢体活动或寒战。

(3)深麻醉时可使产科手术出血增多。

6.禁忌证　不适用于产科手术。

(三)七氟烷

七氟烷(七氟醚)为完全卤化甲基异丙基烷,蒸汽压与异氟烷相似,可应用标准蒸发器。

1.理化性质　七氟烷为无色透明液体,无刺激性气味。临床使用的浓度不燃不爆,但在氧气中浓度达 11%、在 N_2O 中达到 10% 时可燃烧。其血气分配系数 0.69,化学性质不够稳定,碱石灰可吸收、分解七氟烷。

2.药理作用

(1)七氟烷可增加脑血流、升高颅内压、降低脑耗氧量。

(2)七氟烷有一定肌松作用,能增强并延长非去极化肌松药的作用。

(3)对循环系统有剂量依赖性的抑制作用,抑制心肌收缩力,降低心排出量,扩张阻力血管。

(4)七氟烷略带香味、无刺激性,可通过面罩进行麻醉诱导。随麻醉加深,呼吸抑制加重,对呼吸道无刺激性、不增加呼吸道分泌物,诱导时很少引起咳嗽。

七氟烷亦为一种强效支气管舒张剂。

(5)七氟烷与恩氟烷一样,代谢产生氟化物,但不同于恩氟烷的是不引起肾脏损害。

(6)其他吸入麻醉药的代谢产物为 trifluroacetate,而七氟烷的代谢产物为 hexafluoroisopropanol,不刺激抗体形成,亦不诱发免疫调节性肝炎。

(7)七氟烷接触干燥二氧化碳吸收剂后,并不分解为一氧化碳,而是降解为乙烯卤(化合物 A,compound A),该产物对实验兔呈剂量依赖性肾毒性。但对于患者而言,即使新鲜气流量为 1L/min 或更低时,仍无证据表明有肾脏损害。

3.药物代谢动力学　七氟烷大部分以原形从肺呼出,小部分经肝代谢。七氟烷在体内的代谢率约为 3%。

4.临床应用　适用于各种年龄、各部位的大、小手术。由于诱导迅速、无刺激性、苏醒快,尤其适用于小儿和门诊手术。

5.不良反应　以恶心、呕吐、心律失常和低血压较多见。

6.禁忌证

(1)1 个月内施用吸入全麻,有肝损害者。

(2)本人或家属对卤化麻醉药有过敏或有恶性高热因素者。

(3)肾功差者慎用。

(四)氧化亚氮

氧化亚氮(N_2O)是气体麻醉药,俗名笑气。

1.理化性质　氧化亚氮是一种无色、有甜味、无刺激性气体,化学性质稳定,麻醉作用强度低,血液和组织溶解度低,因而常与其他吸入麻醉药或麻醉性镇痛药联合应用。

2.药理作用

(1)氧化亚氮可扩张脑血管,增加脑血流量,升高颅内压。与氟化麻醉药降低脑代谢不同,氧化亚氮可增强脑代谢。

(2)麻醉作用极弱,吸入 30%～50%氧化亚氮有镇痛作用,80%以上时有麻醉作用,氧化亚氮 MAC 为 105。

(3)对心肌无直接抑制作用,对心率、心排出量、血压、静脉压、周围血管阻力等均无影响。

(4)对呼吸道无刺激性,亦不引起呼吸抑制,但术前用镇痛药的患者,硫喷妥钠诱导时产生呼吸抑制,再吸氧化亚氮时增强呼吸抑制作用。

3.药物代谢动力学　氧化亚氮在体内经肠道内细菌与维生素 B_{12} 反应生成氮气(N_2)。N_2O 在细菌中的降解是以单纯电子传递形式产生 N_2 和自由基。

4.临床应用

(1)与其他吸入麻醉药、肌松药复合可行各类手术的麻醉。

（2）对循环功能影响小，可用于严重休克或重危患者。

（3）分娩镇痛。

5.不良反应

（1）弥散性缺氧：N_2O 的吸入浓度高，体内贮存量大，停止吸入 N_2O 后的最初几分钟内，体内大量 N_2O 迅速从血液弥散至肺泡，使肺泡内氧被稀释而分压下降，造成弥散性缺氧。因此，停止 N_2O 麻醉后应继续吸纯氧 5～10 分钟。

（2）闭合空腔增大：由于氧化亚氮弥散率大于氮，氧化亚氮麻醉可以使体内含气腔隙容积增大，麻醉 3h 后容积增大最明显。

1）吸入 75％氧化亚氮，10 分钟内气胸容积增大一倍。

2）氧化亚氮在中耳内蓄积，术后患者听力下降。

（3）骨髓抑制：吸入 50％ N_2O 达 24 小时，人的骨髓就会出现巨幼细胞抑制。维生素 B_{12} 可部分对抗 N_2O 的骨髓抑制作用。

6.禁忌证　肠梗阻、空气栓塞、气胸、气脑造影等体内有闭合性空腔的患者；麻醉装置的氧化亚氮流量计、氧流量计不准确时禁用。

（王　健）

第三节　静脉麻醉药

经静脉作用于全身，主要是中枢神经系统（CNS）而产生全身麻醉的药物称为静脉麻醉药。静脉麻醉药多用于全麻诱导、麻醉维持和局麻或区域麻醉时的镇静。理想的静脉麻醉药应具有催眠、遗忘、镇痛和肌肉松弛作用，且无循环和呼吸抑制等不良反应；在体内无蓄积，代谢不依赖肝功能；代谢产物无药理活性；作用快、强、短，诱导平稳，苏醒迅速；安全范围大，不良反应少而轻；麻醉深度易于调控等特点。目前还没有一种理想的静脉麻醉药。由于药物的药理特性在不同的临床情况下其重要性不同，因而麻醉医师必须做出最佳选择以适应患者和手术的需要。

一、静脉麻醉药的一般药理学

（一）药物代谢动力学

1.静脉麻醉药的主要药理作用是产生剂量依赖性 CNS 抑制（量效曲线），表现为镇静和催眠。

2.获得稳态血药浓度时，可以认为血药浓度与受体作用部位药物浓度达到平衡。

（1）静脉麻醉药的效能是对 CNS 功能的最大抑制作用。对抑制脑电活动而言，苯二氮卓类的效能低于巴比妥类。

（2）强度是获得 CNS 最大抑制作用时所必需的药物剂量。

3.多数镇静-催眠药（氯胺酮例外）减少脑代谢（$CMRO_2$）和脑血流量（CBF），后者引起颅内压（ICP）下降。

（1）从脑电图（EEG）可以观察到：镇静剂量可引起高频活动的活化，而麻醉剂量可产生一种暴发抑制模式。

（2）多数镇静-催眠药尽管可作为抗惊厥药，但仍可偶然引起 EEG 惊厥样活动（区别于癫痫活动与肌痉挛样现象)。

4.多数镇静-催眠药(氯胺酮例外)降低眼内压,与对 ICP 和血压的影响相一致。

5.静脉麻醉药产生剂量依赖性呼吸抑制,首先呼吸暂停,随后潮气量减少。

6.静脉麻醉诱导时,许多因素促使血流动力学发生变化。这些因素包括药物,组织器官血流量,交感神经紧张性,注药速度,麻醉前用药,应用心血管药物和直接影响心脏收缩和(或)周围血管系统的因素。

7.大部分静脉镇静-催眠药缺乏内源性镇痛活性。但氯胺酮例外,具有镇痛作用。

(二)药物效应动力学

1.多数静脉麻醉药脂溶性高及脑血流量较高可解释其对 CNS 的快速作用。

2.静脉催眠药的药物效应动力学特点为快速分布,再分布到几个假设房室,随后被消除。

(1)终止静脉麻醉诱导药物 CNS 作用的主要机制为药物从血供量大的中央室(脑)再分布到血供量小而分布广的周边室(肌肉、脂肪)。

(2)多数静脉麻醉药通过肝脏代谢(一些代谢产物有活性),随后大部分水溶性代谢产物由肾脏排泄。

(3)对多数药物而言,临床药物浓度不能饱和肝脏代谢酶系统,血浆药物浓度是按指数衰减的恒比消除(一级动力学过程),因而药物消除速率减慢。

(4)长期输注使血浆药物浓度达稳态,肝脏代谢酶系统可被饱和,药物消除速率与血浆药物浓度无关(零级动力学过程)。

(5)灌注限制清除率描述主要通过肝脏摄取的药物(丙泊酚、依托咪酯、氯胺酮、咪达唑仑)的肝脏清除率。上腹部手术、年龄增加可使肝血流量减少。

3.消除半衰期($T_{1/2}B$)是指血浆药物浓度减少 50% 所需要的时间。

(1)$T_{1/2}B$ 的广泛变异反映分布容积(V_d)和(或)清除率的差异。

(2)静脉滴注某种麻醉药获得所需的临床效果的同时必须避免药物蓄积以及停止输注后 CNS 作用延长。

4.静输即时半衰期是指与药物静脉输注时间有关的血浆药物浓度减少 50% 所需的时间,对镇静-催眠药物输注后的苏醒时间起决定作用。

5.许多因素促使患者静脉镇静-催眠药的药效动力学发生变异,这些因素包括蛋白结合率,肾脏和肝脏清除效能,衰老,并存的肝脏、肾脏、心脏疾病,药物相互作用和体温。

(三)超敏(变态)反应

1.静脉麻醉药和(或)其溶剂的过敏反应虽然少见,但可致命。

2.除依托咪酯外,所有静脉麻醉诱导药物均可引起组胺释放。

3.虽然丙泊酚一般不引起组胺释放,但仍有引起致命过敏反应的报道,尤其有其他药物(多为肌松药)过敏史的患者。

4.巴比妥类可促使紫质症易感患者急性、间歇发病。据报道,苯二氮卓类、丙泊酚、依托咪酯和氯胺酮为安全药物。

二、苯二氮卓类及其拮抗药

苯二氮卓类药物具有抗焦虑、镇静和遗忘特性,临床麻醉中主要用做术前用药、静脉复合麻醉以及局部麻醉的复合用药。临床中常用的苯二氮卓类药物有地西泮、咪达唑仑和其拮抗剂氟马西尼。

(一)苯二氮卓类药物

1.理化性质

(1)地西泮不溶于水,配方中含有丙二醇,有刺激性,静脉注射可致疼痛和静脉炎。

(2)咪达唑仑是一种水溶性苯二氮卓类药物,pH 为 3.5,静脉或肌内注射刺激轻微。处于生理 pH 环境中时,出现分子内重排,理化特性改变,脂溶性更高。

2.药理学作用

(1)苯二氮卓类药物与苯二氮卓受体结合,促进 GABA 与 GABAA 受体的结合而使 Cl⁻ 通道开放的频率增加,使更多的 Cl⁻ 内流,产生超极化和突触后神经元的功能性抑制。

(2)苯二氮卓类降低 CMRO$_2$ 和 CBF,类似于巴比妥类和丙泊酚,但没有证据表明此类药物对人类具有脑保护活性。

1)与其他化合物相比,咪达唑仑不产生等电位 EEG。

2)与其他镇静-催眠药一样,苯二氮卓类为强效抗惊厥药,常用于治疗癫痫持续状态。

3)有中枢性肌松作用,可缓解局部病变引起的骨骼肌反应性痉挛、脑性瘫痪、手足抽动症以及僵人综合征引起的肌痉挛和风湿性疼痛。

4)不产生明显镇痛作用。

(3)苯二氮卓类产生剂量依赖性呼吸抑制,慢性呼吸疾病患者更为严重,与麻醉性镇痛药合用时出现协同抑制效应。

(4)咪达唑仑和安定大剂量用于麻醉诱导时,均降低周围血管阻力和全身血压(血容量不足可加重),但封顶效应显示影响达一定程度时,动脉血压很难进一步变化。

3.药物代谢动力学

(1)苯二氮卓类经由氧化和与葡萄糖醛酸结合而在肝内代谢,氧化反应易受肝功能障碍和 H$_2$ 受体拮抗剂等合用药物的影响。

1)静脉注射咪达唑仑和地西泮后 2~3 分钟中枢神经系统的作用达峰值。

2)咪达唑仑的肝清除率为地西泮的 10 倍。地西泮的消除半衰期为 25~50 小时,而咪达唑仑的消除半衰期为地西泮的 1/10,仅为 2~3 小时,因此,仅咪达唑仑可用于静脉持续输注。

3)地西泮的代谢产物有药理活性,能延长其残余镇静效应。而咪达唑仑的主要代谢产物 1-羟基咪达唑仑有一定 CNS 抑制作用。

4)地西泮的消除半衰期随着年龄的增长而延长,因而老年人应用时应减少剂量,延长用药间隔。肥胖患者应用苯二氮卓类药物初始剂量要加大,但清除率无显著性差异。

4.临床应用

(1)麻醉前用药,可有效消除焦虑和恐惧。地西泮 5~10mg 口服,咪达唑仑肌内注射 5~10mg,静脉注射 2.5mg,或口服均有效。小儿还可采用直肠注入,剂量为 0.3mg/kg。

(2)全麻诱导和维持

1)地西泮静脉注射可用于全麻诱导,对心血管影响轻微,但因其起效慢,效果不确切,现已不常用。

2)咪达唑仑复合丙泊酚、麻醉性镇痛药以及肌松药,是目前临床上常用的全麻诱导方法之一。全麻诱导时其用量为 0.05~0.2mg/kg,年老、体弱及危重患者应适当减少剂量。咪达唑仑可采用分次静脉注射或持续静脉输注的方式用于静脉复合或静吸复合全麻的维持。

(3)局麻和部位麻醉时作为辅助用药,可产生镇静、松弛、遗忘作用,并可提高局麻药的惊厥阈。

(4)可用于控制肌痉挛和抽搐以及心脏电复律治疗。

(5)ICU 患者镇静:咪达唑仑可用于需机械通气治疗的患者,保持患者镇静,控制躁动。

5.不良反应

(1)中枢神经反应:小剂量连续应用可致头昏、乏力、嗜睡及淡漠等,大剂量可致共济失调。

(2)静脉注射速度过快时易发生呼吸及循环抑制。地西泮静脉注射时可发生血栓性静脉炎。

（3）剂量过大时可引起急性中毒，出现昏迷及呼吸、循环衰竭，可用苯二氮卓受体阻断药氟马西尼救治。

（4）长期服用可产生耐受性及依赖性。

（5）可通过胎盘屏障，有致畸作用。

6.禁忌证　精神分裂症、抑郁症和妊娠妇女禁用。

（二）氟马西尼

1.理化性质　氟马西尼是苯二氮卓受体阻断药，为可溶于水的白色粉末。

2.药理学作用

（1）与所有其他镇静-催眠药相比，苯二氮卓类有特异性拮抗剂，氟马西尼对 CNS 苯二氮卓类受体有高度亲和力，但内源性活性轻微。

1）苯二氮卓类激动剂存在时，氟马西尼起竞争性拮抗剂的作用。

2）对巴比妥类及羟丁酸钠引起的中枢抑制则无拮抗作用。

3）静脉注射单次剂量氟马西尼后，由于消除缓慢的激动剂的残余作用，苯二氮卓类 CNS 效应可重新出现。

（2）氟马西尼对呼吸和循环无明显影响。

1）氟马西尼并不完全拮抗苯二氮卓类药引起的呼吸抑制作用。

2）对巴比妥类和麻醉性镇痛药引起的呼吸抑制无拮抗作用。

3.药物代谢动力学

（1）氟马西尼静脉注射后 5 分钟，血药浓度达峰值，消除半衰期为 48～70 分钟，短与常用的苯二氮卓类药物，故必要时应重复使用。

（2）氟马西尼在肝脏内迅速代谢为无活性的代谢物，仅 0.12% 以原形从尿中排出。

4.临床应用

（1）麻醉后拮抗苯二氮卓类药的残余作用，促使手术后早期清醒。首次剂量 0.1～0.2mg 静脉注射，以后 0.1mg/min，直至患者清醒或总量达 1mg。

（2）用于苯二氮卓类药物过量中毒的诊断与救治。每次 0.1mg，每分钟 1 次，直至苏醒或总量达 2mg。

（3）用于 ICU 患者。

5.不良反应　氟马西尼常见的不良反应有恶心、呕吐、烦躁和焦虑不安。有癫痫病史者可诱发癫痫发作，长期应用苯二氮卓类药的患者使用氟马西尼可诱发戒断症状。

6.禁忌证　应用三环抗抑郁药过量和应用苯二氮卓类药治疗癫痫或颅内高压的患者禁用。

三、巴比妥类药物

巴比妥类药主要产生中枢神经系统抑制作用，小剂量镇静，中剂量催眠，大剂量抗惊厥或引起麻醉，过量则呈呼吸、循环抑制状态。硫喷妥钠、硫戊巴比妥钠和甲己炔巴比妥均为巴比妥类药物。

硫喷妥钠和硫戊巴比妥钠均为硫喷妥类静脉麻醉药，它们的药理性能和作用强度基本相同。甲己炔巴比妥是一种 oxybarbiturate，其作用强度大于硫喷妥类，药理作用与硫喷妥钠基本相似。

（一）理化性质

这些药物为外消旋混合物，呈碱性，2.5% 硫喷妥钠的 pH＞9，加入酸性溶液（林格液）时，将产生沉淀。

（二）药理学作用

1.巴比妥类麻醉药作用于中枢神经系统 GABA 受体，增强 GABA 的抑制活性。

2.脑电图呈等电位时,巴比妥类降低脑代谢率最高达 55%,同时伴有相应的脑血流减少和颅内压降低。

(1)硫喷妥钠 4～6mg/(kg·h)持续静脉输注可维持等电位脑电图。

(2)尽管颅脑损伤后常用巴比妥类控制颅内压,但治疗结果的研究发现其并不优于其他抗颅内高压治疗方法。

(3)巴比妥类不用于心搏骤停患者的复苏治疗。

(4)巴比妥类可改善大脑对不完全缺血的耐受性,颈动脉内膜切除术、深度控制性降压或体外循环期间,常用于脑保护。中度低温(33～34℃)可提供良好的脑保护作用,而并不延长苏醒时间。

(5)巴比妥类具有强效抗惊厥活性,但甲己炔巴比妥用于癫痫患者可诱发癫痫发作。

3.巴比妥类产生剂量依赖性呼吸抑制,减慢呼吸频率和减少潮气量,甚至出现呼吸暂停。支气管痉挛和喉痉挛通常为麻醉不完善时气道管理的结果。

4.巴比妥类的心血管作用包括血压下降(静脉回流减少、直接心肌抑制)和代偿性心率增快。容量不足可加重低血压。

(三)药物代谢动力学

1.单次静脉注射后能快速产生意识消失,然后通过药物再分布又快速苏醒。

2.主要在肝脏代谢,甲己炔巴比妥的清除率高于硫喷妥钠。甲己炔巴比妥在肝内代谢为无活性产物,硫喷妥钠代谢为半衰期较长的活性代谢产物戊巴比妥。

(1)老年人中央室容积较普通成人低,硫喷妥钠从血流灌注丰富的组织再分布于肌肉组织亦较慢,因而,老年人用药需减量 30%～40%。

(2)硫喷妥钠即时半衰期长、苏醒慢,很少用于麻醉维持。

(四)临床应用

1.硫喷妥钠目前主要用于全麻诱导、抗惊厥和脑保护。

(1)全麻诱导:成人诱导剂量为静脉注射 3～5mg/kg。

(2)短小手术麻醉:可用于切开引流、烧伤换药及心脏电复律等短小手术。但有镇痛不全,易发呼吸抑制和喉痉挛等危险,现已少用。

(3)控制痉挛和惊厥:可快速控制局麻药中毒、破伤风、癫痫和高热引起的痉挛或惊厥。

(4)颅脑手术:可抑制脑代谢,减少脑耗氧量,降低颅内压,对缺氧性脑损害有一定的防治作用。

2.甲己炔巴比妥成人诱导剂量为 1.5mg/kg 静脉注射,阵挛样肌颤和呃逆等其他兴奋性活动的发生率高,目前已基本不用。

(五)不良反应

1.变态反应或类变态反应:硫喷妥钠偶可致过敏样的反应(荨麻疹、面部水肿、低血压)。

2.巴比妥类药物可引起卟啉症患者急性发作。

3.硫喷妥钠误注入动脉,可导致小动脉和毛细血管内结晶形成,引起强烈的血管收缩、血栓形成,甚至组织坏死。处理方法为动脉应用罂粟碱、臂丛神经阻滞和肝素化。

4.应用甲己炔巴比妥时肌痉挛和呃逆较常见。

(六)禁忌证

1.呼吸道梗阻或难以保证呼吸道通畅的患者。

2.支气管哮喘者。

3.卟啉症(紫质症)者。

4.严重失代偿性心血管疾病和其他心血管功能不稳定的患者,如未经处理的休克、脱水等。

5.营养不良、贫血、电解质紊乱、氮质血症者。

6.肾上腺皮质功能不全或长期使用肾上腺皮质激素者。

四、丙泊酚

丙泊酚又名异丙酚,因其起效迅速、作用时间短,苏醒快而完全,持续输注无蓄积等特点,是目前最常用的静脉麻醉药。

(一)理化性质

丙泊酚为一种烷基酚化合物,不溶于水,具有高度脂溶性。丙泊酚溶液中含有 1%(w/v)丙泊酚、10%大豆油、1.2%纯化卵磷脂及 2.25%甘油,使用前需振荡均匀,不可与其他药物混合静脉注射。

(二)药理学作用

1.丙泊酚主要是通过与 γ-氨基丁酸(GABA)A 受体的 β 亚基结合,增强 GABA 介导的氯电流,从而产生镇静催眠作用。

2.诱导剂量的丙泊酚经一次臂脑循环既可使意识消失,90～100 秒作用达峰,持续 5～10 分钟,苏醒快而完全。

3.丙泊酚降低 CMRO$_2$、CBF 和 ICP,但亦降低全身血压,从而显著减少脑灌注压。

(1)丙泊酚引起的皮质 EEG 变化与硫喷妥钠相似。

(2)丙泊酚诱导麻醉,偶可伴随兴奋性活动(非癫痫样肌阵挛)。

(3)该药为一种抗惊厥药,癫痫发作时,抗惊厥治疗期丙泊酚短于甲己炔巴比妥。丙泊酚有效终止癫痫持续状态。

(4)丙泊酚与脑电双频谱指数呈血药浓度依赖性相关,BIS 随镇静的加深和意识消失逐渐下降。

4.丙泊酚产生剂量依赖性呼吸抑制,表现为呼吸频率减慢、潮气量减少,甚至呼吸暂停。

(1)呼吸暂停的发生率和持续时间与使用剂量、注射速度及术前药有关。麻醉诱导后,25%～35%患者出现呼吸暂停,并且其所致的呼吸暂停时间可达 30 秒以上。

(2)丙泊酚静脉持续输注期间,呼吸中枢对 CO$_2$ 的反应性减弱。

(3)慢性阻塞性肺疾病患者可出现支气管舒张。

(4)丙泊酚不抑制低氧性肺血管收缩。

5.丙泊酚对心血管系统的抑制作用呈剂量依赖性。

(1)丙泊酚的心血管抑制作用强于硫喷妥钠,反映周围血管阻力降低(动静脉舒张)和直接心肌抑制。

(2)对心率的影响很小,抑制压力感受器反射。

6.丙泊酚具有止吐特性,丙泊酚麻醉后呕吐发生率低,10～20mg 亚麻醉剂量用于治疗术后早期的恶心、呕吐。假设的止吐机制包括抗多巴胺活性以及对化学感受器触发区和迷走神经核的抑制作用。

7.丙泊酚抑制麻醉性镇痛药引起的瘙痒,可以缓解胆汁淤积性瘙痒。

(三)药物代谢动力学

丙泊酚静脉注射后达峰效应的时间为 90 秒,分布广泛呈三室模型。

1.丙泊酚通过肝代谢从中央室迅速清除,持续静脉输注 8 小时,即时半衰期<40 分钟。即使延长输注时间,苏醒仍迅速、完全。

(1)在肝经羟化反应和与葡萄糖醛酸结合反应,迅速代谢为水溶性的化合物,由肾脏排出。

(2)清除率(1.5～2.5L/min)大于肝血流,提示丙泊酚有肝外消除途径(肺),有助于其清除,对肝移植手术无肝期尤为重要。

(四)临床应用

1.普遍用于麻醉诱导、麻醉维持及镇静。成人诱导剂量为 1.5～2.5mg/kg 静脉注射,推荐静脉输注速率:催眠,100～200μg/(kg·min);镇静,25～75μg/(kg·min)。在老年人、危重患者或与其他麻醉药合用时应减量。

2.适用于门诊患者的胃、肠镜诊断性检查、人工流产等短小手术的麻醉。

3.ICU 患者的镇静。

(五)不良反应

1.诱导时可出现呼吸与循环系统抑制,呈剂量相关性,持续时间短暂,及时予以辅助呼吸,不致产生严重后果。

2.过敏反应:临床发生率低,既往对双丙基类药物敏感者可能发生丙泊酚过敏。

3.静脉注射时,可产生局部注射疼痛。注入手背静脉,疼痛发生率高,注入大静脉或预注 1% 利多卡因可显著减少疼痛。

4.丙泊酚输注综合征较为罕见,但可危及患者生命。多发生在危重患者(多为儿童)长时间大剂量输注后。其临床表现有急性顽固性心动过缓以致心脏停搏,伴以下一项或多项:代谢性酸中毒(碱缺失＞10mmol/L)、横纹肌溶解、高脂血症和肝大或脂肪肝。其他表现还伴有急性心力衰竭的心肌病、骨骼肌病、高钾血症和脂血症。

(六)禁忌证

对丙泊酚过敏者;严重循环功能不全者;妊娠与哺乳期妇女;高血脂患者;有精神病、癫痫病史者。对有药物过敏史、大豆、鸡蛋清过敏者应慎用。

五、依托咪酯

依托咪酯为非巴比妥类静脉麻醉药,具有麻醉效能强、起效快、作用时间短、血流动力学稳定,呼吸抑制小,苏醒迅速的特点,被广泛应用于麻醉诱导、维持和患者镇静。

(一)理化性质

依托咪酯是一种羟化咪唑,仅其右旋异构体具有麻醉作用,结构上与其他任何静脉麻醉药无关,但如咪达唑仑一样,生理 pH 时分子内重排,产生增高脂溶性的闭环结构。该药物用丙烯乙二醇配方,注射疼痛发生率高,且偶致静脉炎。

(二)药理学作用

1.依托咪酯通过与抑制性神经递质 γ-氨基丁酸(GABA)相互作用而产生催眠作用。

2.不产生镇痛作用,常与阿片类药合用。

3.与巴比妥类相似,依托咪酯降低 $CMRO_2$、CBF 和 ICP,但血流动力学稳定,从而维持充足的脑灌注压。

(1)依托咪酯为一种抗惊厥剂,可有效终止癫痫持续状态,但是依托咪酯也可诱发癫痫样脑电活动。

(2)依托咪酯可显著增高体感诱发电位振幅,信号质量差时,有助于分析体感诱发电位。

4.产生剂量依赖性呼吸频率和潮气量降低,可出现一过性呼吸暂停,其呼吸抑制作用较丙泊酚及巴比妥酸盐弱。不引起组胺释放,适用于气道高反应性疾病患者。

5.依托咪酯对心血管系统影响很小,不影响交感神经张力或压力感受器功能,不抑制血流动力学对疼痛的反应,推荐用于心血管疾病高危患者的麻醉诱导。

6.依托咪酯对肾上腺皮质功能有一定的抑制作用。

(三)药物代谢动力学

1.静脉注射后约 1 分钟,脑内浓度达峰值,3 分钟后达最大效应,其初始分布半衰期为 2.9 分钟,再分布半衰期为 29 分钟,消除半衰期为 2.9~5.3h。

2.依托咪酯主要在肝内经酯酶水解为无活性的代谢产物。

(四)临床应用

依托咪酯主要用于麻醉诱导及人工流产等门诊诊断性检查与小手术麻醉,用于麻醉维持须与麻醉性镇痛药、肌松药复合应用。常用诱导剂量为 0.2~0.4mg/kg,年老体弱和危重患者应减量。麻醉维持,$100\mu g/(kg\cdot min)$ 静脉输注。

(五)不良反应

1.诱导时常出现肌阵挛,主要原因是抑制和兴奋丘脑皮质束的平衡发生改变。

2.应用依托咪酯后,呕吐发生率高,尤其合用麻醉性镇痛药时。

3.静脉注射时,可产生局部注射疼痛,多发生在小静脉,预注 1% 利多卡因可显著减少疼痛。

4.抑制肾上腺皮质功能,单次应用后其抑制作用可持续数小时,反复使用后进一步加重。

(六)禁忌证

1.肾上腺皮质功能不全、免疫功能低下、卟啉症(紫质症)和器官移植术后的患者不应使用。

2.严重创伤、脓毒性休克患者慎用。

六、氯胺酮及右氯胺酮

氯胺酮是目前临床所用的静脉全麻药中可产生较强镇痛作用的药物。对于某些短小手术,单独使用氯胺酮即可满足手术要求。

(一)理化性质

氯胺酮是一种苯环利定类药,为白色结晶,易溶于水,水溶液 pH 值为 3.5~5.5,pKa7.5。临床所用氯胺酮为外消旋合剂,但 S(+)氯胺酮即右氯胺酮与 NMDA 受体结合部位的亲和力为外消旋合剂的 4 倍,具有更强的麻醉和镇痛特性。

(二)药理学作用

1.氯胺酮的中枢神经系统(CNS)作用主要与其对 N-甲基-D-门冬氨酸(NMDA)受体的拮抗作用有关。氯胺酮抑制神经元钠离子通道(适度的局麻药活性)和钙离子通道(脑血管舒张)。

2.S(+)氯胺酮对 NMDA、阿片受体、M 胆碱受体的亲和力比 R(-)的高 3~4 倍、2~4 倍和 2 倍,而对 5-HT 的抑制仅 R(-)的一半,且右氯胺酮可作用于阿片类的 μ 受体,产生部分镇痛作用。

3.氯胺酮产生剂量依赖性 CNS 抑制,产生一种所谓的分离麻醉状态,其特征为显著镇痛和遗忘。镇痛浓度较催眠浓度低,因此镇痛作用持续到苏醒后。

4.S(+)氯胺酮的镇痛作用是 R(-)氯胺酮的 3 倍,催眠作用是 R(-)氯胺酮的 1.5 倍。在镇痛等效剂量下,S(+)氯胺酮比消旋氯胺酮和 R(-)氯胺酮拟精神不良反应发生率低,造成的注意力不集中和记忆力障碍程度也最轻,并且恢复快。

5.氯胺酮增加 $CMRO_2$、CBF 和 ICP,但可通过肺过度通气和预先应用苯二氮卓类药抑制。合用苯二氮卓类、巴比妥类或丙泊酚时,氯胺酮麻醉苏醒期少有拟精神病反应。咪达唑仑可降低右氯胺酮的致幻觉作用。

6.氯胺酮可激活癫痫患者的致癫痫灶,但不具有抗惊厥活性。

7.临床剂量的氯胺酮可对呼吸频率和潮气量产生轻度抑制,但影响较小。若剂量过大,尤其是与麻醉性镇痛药复合应用时,则可引起显著的呼吸抑制,甚至呼吸暂停。

(1)可通过拟交感神经效应舒张支气管,常被推荐用做麻醉诱导。

(2)增加口腔分泌物,可能诱发喉痉挛。

8.氯胺酮有显著的心血管兴奋效应,临床表现为血压增高、心率增快和肺动脉压增高,很可能是由于此药对交感神经系统的直接兴奋。此药不宜用于冠心病患者。氯胺酮具有内在心肌抑制作用,仅儿茶酚胺耗竭的危重患者表现显著。右氯胺酮的心血管兴奋性与外消旋合剂相似。

(三)药物代谢动力学

1.静脉注射诱导剂量后 1 分钟,肌内注射后 5 分钟,血药浓度可达峰值。

2.氯胺酮在肝内代谢为去甲氯胺酮,其作用强度为氯胺酮的 1/3 至 1/5。

3.等剂量的右氯胺酮血药浓度较消旋氯胺酮低 2～3 倍,其肝脏生物转化作用更为迅速,代谢物由肾排出。

4.多次重复给药或静滴可导致蓄积。

(四)临床应用

1.氯胺酮主要适用于短小手术、烧伤清创,以及麻醉诱导、静脉复合麻醉与小儿麻醉,亦可用于小儿镇静与疼痛治疗。先天性心脏病尤其是右向左分流的先天性心脏病患者常用氯胺酮麻醉诱导。

2.可经静脉注射、肌内注射、口服途径给药。

(1)静脉注射 0.5～2mg/kg 或肌内注射 4～6mg/kg 施行麻醉诱导,作用持续 10～20 分钟。小儿可口服 6mg/kg。

(2)2～4mg/kg 肌内注射或 0.2～0.8mg/kg 静脉注射,用于镇静与镇痛。

(3)静脉注射 0.15～0.25mg/kg 亚麻醉剂量的氯胺酮,可用于超前镇痛,

3.用于神经病理性疼痛的治疗。

(五)不良反应

1.精神运动反应:氯胺酮会导致苏醒期出现精神激动和梦幻现象,如谵妄、狂躁、肢体乱动等,成人较儿童更易发生,合用苯二氮卓类药物或异丙酚可明显减轻。

2.口腔分泌物显著增多,术前应用抗胆碱药物。

3.可产生随意的肌阵挛运动,特别是有刺激存在时,肌张力通常增高。

4.可增高眼内压与颅内压。

5.暂时失明:主要见于本身存在眼内压升高的患者,一般持续 30～60 分钟,可自行恢复。

(六)禁忌证

1.禁用于严重高血压、肺心病、肺动脉高压、颅内压升高、心功能不全、甲状腺功能亢进、精神病等患者。

2.咽喉口腔手术,气管内插管或气管镜检查时严禁单独使用此药。

七、右美托咪定

右美托咪定(DEX)是高度选择性的 α_2 肾上腺素能受体激动剂,具有镇静、抗焦虑、催眠、镇痛和解交感

作用。该药不良反应少,主要用于 ICU 机械通气患者的短时镇静,还用于术中镇静和辅助镇痛,以及诊断性操作的镇静。

(一)理化性质

右美托咪定是美托咪定的右旋异构体,为一种新型的 α_2 肾上腺素能受体激动剂,对 α_2 受体的选择性较 α_1 受体高 1600 倍,可在水中完全溶解。

(二)药理学作用

1.右美托咪定通过作用于脑干蓝斑核的 α_2 受体,产生镇静、催眠作用,还通过作用于蓝斑和脊髓内的 α_2 受体产生镇痛作用。

(1)右美托咪定可减少蓝斑投射到腹外侧视前核的活动,使结节乳头核的 GABA 能神经递质和促生长激素神经肽释放增加,从而使皮层和皮层下投射区组胺的释放减少。

(2)可抑制 L 型及 P 型钙通道的离子电导,增强电压门控钙离子激活的钾通道电导。

2.右美托咪定具有"可唤醒镇静药"的特性,逐渐成为神经外科麻醉和危重监护病房的辅助药和镇静药。

3.可增强丙泊酚、挥发性麻醉药、苯二氮卓类药和阿片类药对中枢神经系统的作用。

4.右美托咪定对呼吸的抑制作用轻微,当血药浓度达到明显镇静作用时,可使每分通气量减少,但二氧化碳通气反应曲线的斜率可维持在正常范围内。

5.对心血管系统的主要作用是减慢心率,降低全身血管阻力,间接降低心肌收缩力、心输出量和血压。单次静脉注射右美托咪定时,血流动力学可出现双相变化。

6.肌内注射或静脉给药时可出现严重的心动过缓(<40 次/分),偶可发生窦性停搏,通常可自行缓解,给予抗胆碱药物治疗有效。

(三)药物代谢动力学

1.右美托咪定分布迅速、绝大部分在肝脏代谢,经尿和粪便排泄。

2.右美托咪定的血浆蛋白结合率为 94%,其全血与血浆药物浓度比值为 0.66。

3.右美托咪定的分布半衰期约为 5 分钟,消除半衰期为 2~3 小时。其药代动力学参数不受年龄、体重或肾衰竭的影响,但与患者身高有关。

(四)临床应用

右美托咪定不仅用于 ICU 机械通气患者的短时镇静,还用于术中镇静和辅助镇痛,以及诊断性操作的镇静。其不宜单独用于麻醉诱导和维持,但可作为麻醉辅助用药,减少镇静、催眠和阿片类药的用量。

1.右美托咪定用于术后机械通气患者的镇静时优于丙泊酚,可改善 PaO_2/FiO_2 的比值。负荷剂量 $0.5\sim1.0\mu g/kg$,后继续以 $0.1\sim1\mu g/(kg\cdot h)$ 的速度输注可维持充分的镇静。持续输注时间应少于 24 小时。缓慢注射可减少严重心动过缓和其他血流动力学紊乱的发生。

2.右美托咪定作为麻醉前用药,其静脉剂量为 $0.33\sim0.67\mu g/kg$,于术前 15min 给药,也可术前 45~90 分钟肌内注射给药,剂量为 $2.5\mu g/kg$,可有效减轻低血压和心动过缓等心血管不良反应,并可减少吸入麻醉药的用量,减轻气管插管时的血流动力学反应。

3.静脉输注右美托咪定可用于麻醉维持,其负荷剂量为 $170ng/(kg\cdot min)$,10min 输完,然后以 $10ng/(kg\cdot min)$ 速度持续输注,可减少吸入麻醉药和镇痛药的用量,但应注意可能出现低血压和心动过缓。

4.短小手术的镇静右美托咪定 $2\mu g/kg$ 肌内注射,或以 $0.7\mu g/(kg\cdot min)$ 平均速度输注时可维持 BIS 指数在 70~80 之间,停止输注后,其镇静恢复时间长于丙泊酚,但术后 1 小时阿片类药物的用量较低。

(五)不良反应

1.主要的不良反应是低血压,心动过缓,甚至心脏停搏,阿托品可改善心动过缓。

2.可引起口干,主要为唾液分泌减少所致。

(六)禁忌证
心脏传导阻滞,严重心功能不良者慎用。

(苏海文)

第四节 局部麻醉药

局部麻醉药(简称局麻药)能可逆地阻断神经冲动的发生和传导,使其相应的分布区域暂时失去感觉,尤其是痛觉,运动和自主神经功能消失,从而为外科手术创造了手术条件。其临床应用极为广泛,临床麻醉中,局麻药的用法有多种,包括直接注入组织、表面应用和静脉注射,可产生临床效应的部位有椎管内、周围神经、黏膜、皮肤、心脏和气道。

一、局麻药作用机制

(一)神经解剖
1.周围神经是包含传入和传出纤维的混合神经,可分为髓鞘神经纤维(直径>1μm)和无髓鞘神经纤维(直径<1μm)。

2.若干单条神经汇聚为神经束,由神经束膜包绕。

3.围绕髓鞘神经纤维和无髓鞘神经纤维的保护层为阻止局麻药浸入的重要屏障。

4.神经纤维根据直径、传导速率、有无髓鞘和功能进行分类。一般而言,有髓鞘和神经纤维直径大者,传导速率快。

(二)神经传导的电生理
1.离子通过半透膜的不均衡性为神经元静息电位的电生理基础,为发动和维持电冲动提供了必需的势能。

2.神经膜静息电位平均为$-60\sim-70$mV,内负外正。细胞内钾离子浓度为细胞外的10倍,从而维持了细胞内外的钾离子梯度。

3.相对于静息电位主要依靠细胞内外钾离子的不均衡分布,动作电位的产生主要由于电压依从性钠通道的激活。

4.动作电位产生和扩布后,由于细胞内外钠离子均衡性增加、时间控制性钠离子传导减弱和电压控制性钾离子传导增强,则出现复极化。

(三)局麻药作用的分子机制
1.受体调节学说:局麻药通过阻止钠离子内流,与钠通道直接相互作用而发挥局部麻醉作用,此为局麻药作用机制的最恰当解释。关于局麻药如何阻止钠离子内流的学说目前公认的是受体学说,即局麻药直接作用细胞膜电压门控钠通道,从而抑制钠内流,阻断动作电位的产生。而且局麻药主要是可逆地阻断钠通道的内口,而不是外口,并且与钠通道上一个或更多的受体结合。

局麻药阻滞钠离子内流的作用具有使用依赖性,也就是频率依赖性,神经组织受到的刺激频率越高,开放的通道数目越多,受阻滞就越明显,局麻药作用也越强。也就是说局麻药的作用与神经状态有关,局麻药对静息状态下的神经作用较弱,增加电刺激频率则使局麻药的作用加强。

2.局麻药通过改变围绕钠通道的膜脂质,从而间接影响钠通道,或直接与其蛋白结构相互作用而发挥效应。

3.钠通道阻滞减弱了神经元动作电位的形成和扩布。

(四)周围神经阻滞机制

1.局麻药通过数种机制阻滞周围神经功能,包括钠通道阻滞和由此产生的神经元动作电位形成和扩布减弱等。

2.临床上可观察到感觉阻滞差别,如温觉丧失后,尖锐痛觉丧失,其后为轻微触觉丧失。

(1)曾错误地认为感觉阻滞顺序可反映无髓鞘神经纤维传导温觉的敏感性强于髓鞘神经纤维传导触觉的敏感性。

(2)对感觉阻滞差别的解释非常复杂,主要与局麻药接触神经纤维的长度、膜刺激频率和局麻药特性有关。相对于粗神经纤维,细神经纤维仅需与局麻药接触一小段(<1cm),即可出现感觉阻滞。

(五)神经根阻滞机制

1.局麻药阻滞脊髓后角的离子通道,如钠、钾、钙通道。

2.除阻滞离子通道外,局麻药还可影响痛觉通路和伤害性神经递质的突触后效应。

二、药理学和药效动力学

(一)化学特性及其与药物活性和效能的关系

1.临床常用的局麻药主要由芳香基团、中间链和氨基团这三部分组成,芳香基团为苯核,是局麻药亲脂疏水性的主要结构,这部分结构不同,也就决定了不同脂溶性的局麻药。中间链长 0.6~0.9nm,由酯键或酰胺键组成,这部分决定了局麻药的代谢途径并影响其作用强度,在一定范围内,链增长则麻醉强度也增加。氨基大部分为叔胺,少部分为仲胺;氨基团决定了局麻药的亲水疏脂性,主要影响药物分子的解离度。

2.根据中间链的不同,局麻药可分为酯类局麻药和酰胺类局麻药两大类,中间链为酯键者为酯类局麻药,常用的有普鲁卡因、氯普鲁卡因和丁卡因;中间链为酰胺键者为酰胺类局麻药,常用的有利多卡因、布比卡因、丙胺卡因、罗哌卡因和依替卡因等。

按局麻药作用时效分为:①短效局麻药:有普鲁卡因、氯普鲁卡因;②中效局麻药:有利多卡因、甲哌卡因和丙胺卡因;③长效局麻药:有丁卡因、布比卡因、罗哌卡因和依替卡因。

3.临床应用的局麻药多为弱碱性的叔胺或仲胺,胺基不溶于水且不稳定,为了临床应用,必须与酸结合形成可溶于水的盐。在水溶液中盐可解离为带电荷、可溶于水的阳离子和不带电荷、可溶于脂的碱基。碱基与阳离子的比例取决于局麻药本身的 pKa 与其周围的 pH。pKa 为各局麻药所固有。

大多数的局麻药的 pKa 处于 7.5~9.0 之间。pH 升高,碱基浓度增加,增强局麻药透过神经膜的能力。这就可以解释为什么酸中毒的患者使用局麻药时作用较差,尤其是作用较弱的局麻药。将局麻药的 pH 和 pKa 结合起来,可决定局麻药每一形式的存在数量。

4.脂溶性的大小与局麻药的作用强度相关,脂溶性高其麻醉作用强度也大。增加局麻药的脂溶性,可增强局麻药通透神经膜和其他脂溶性隔室的能力,麻醉作用强度就增加,但减缓了局麻药的起效速度。

5.蛋白结合影响局麻药活性,蛋白结合率越高,药物作用时间越长,因为局麻药仅非蛋白结合形式方有药理活性。

6.局麻药的分子结构决定其理化性质和药理性质,立体异构体不同,其在麻醉效能、药代动力学和全身毒性方面也有所不同。

（二）局麻药混合应用

1.局麻药混合应用旨在利用不同药物的优缺点相互补偿，以便于获得较好的临床效果。一般将起效快的短效局麻药与起效慢的长效局麻药混合应用，临床中多先注入起效快的药物，而后在适当时机注入长效药物。例如利多卡因与丁卡因、布比卡因或罗哌卡因合用于硬膜外阻滞。

2.局麻药混合应用其全身毒性是叠加的。

（三）局麻药的快速耐药性

1.系指反复注射相同剂量的局麻药之后，出现神经阻滞效能减弱，时效缩短，连续硬膜外阻滞时甚至有缩小阻滞节段范围的趋势。尤其当上次局麻药消退的第一次体征出现后 15 分钟才追加局麻药，更容易出现快速耐药性。反复注药的次数越多，就越容易出现。

2.快速耐药性与局麻药的 pKa 直接相关，如 pKa 接近于 7.4 的局麻药（如甲哌卡因）更易于出现。

3.可能与注射部位的局部组织反应有关，例如组织水肿和纤维蛋白沉淀可阻碍药物的弥散。

4.局麻药的快速耐药性可被用药间隔时间影响。及时追加局麻药、混合使用局麻药可有效延缓快速耐药性的发生。痛觉尚未恢复即追加用药，则不易引起快速耐药。

（四）增强局麻药活性的附加药物

1.局麻药中加入适量肾上腺素，肾上腺素的收缩血管作用可以减慢局麻药在作用部位的吸收，降低血内局麻药的浓度，延长局麻药的作用时间，增强神经阻滞效能，减少全身的不良反应。

肾上腺素与脊髓和大脑内的 α2 肾上腺素受体相互作用，可产生镇痛效应。肾上腺素加入局麻药液中，也可发挥镇痛效应。

肾上腺素的效果取决于局麻药种类、局部麻醉方法和肾上腺素用量。

2.阿片类药加入局麻药液中，用于硬膜外和蛛网膜下腔阻滞，可产生协同镇痛和麻醉作用，而不增加毒性反应。

（1）周围阿片受体使注入关节腔内和手术切口周围的阿片类药—局麻药合液发挥镇痛效应。

（2）阿片类药局麻药混合液不增强周围神经阻滞效果。

3.可乐定等 α_2 肾上腺素受体激动剂系通过激活脊髓后角突触后 α_2 受体，而产生协同镇痛效应。可乐定还直接抑制周围神经（A 和 C 神经纤维）传导。

三、局麻药的药代动力学

（一）局麻药从神经组织和体内的清除，决定其时效和潜在毒性。

1.局麻药的血药浓度决定了其毒性大小。

2.吸收入血少的局麻药临床安全范围广。

（二）影响局麻药吸收的因素

影响局麻药吸收的因素包括剂量大小，注药的部位，是否加用血管收缩药。还有理化特性，如脂溶性、血浆蛋白结合率等。在不同部位注射局麻药后，局麻药吸收速率按下列顺序递减：肋间＞骶管＞硬膜外＞臂丛＞蛛网膜下隙＞皮下浸润；在同一部位注药时，局麻药的吸收速率与该部位血流灌注是否充足有关。大多数局麻药加入血管收缩药后可明显降低吸收速率，比如利多卡因、甲哌卡因等。

（三）分布

1.局麻药吸收后的局部分布取决于各药理化性质、组织血液灌注量、局麻药在房室间的分配系数和蛋白结合率。时效较短的局麻药（如利多卡因、普鲁卡因）在体内呈二室模式分布；时效较长、脂溶性较高的局麻药(如丁卡因、布比卡因)则属于三室模式。

2.局麻药毒性反应主要表现为中枢神经系统和心血管系统毒性。

(四)消除

1.酯类局麻药主要通过血浆胆碱酯酶清除,也有小部分以原形排出。

2.酰胺类局麻药主要通过肝微粒体酶、酰胺酶分解。不同局麻药在肝脏内代谢速率各不相同,代谢产物主要经肾脏排出,还有小部分通过胆汁排出。

(五)临床药代动力学

1.掌握局麻药药代动力学知识,有助于了解局麻药最高麻醉浓度(C_{max}),减少了应用中毒剂量的可能。

2.一些特定情况下,药代动力学难以预测,因为生理和病理生理特点可影响局麻药的药代动力学。

四、局麻药的临床应用

局麻药临床上主要用于局部麻醉和镇痛,静脉局部麻醉,周围神经阻滞(单次注射或持续输注),表面麻醉和抑制气管插管的不良反应。局麻药的浓度、剂量与用法(表 4-4)。

表 4-4　局麻药的浓度、剂量与用法

局麻药	浓度(%)	用	法	起效作用时效(小时)	推荐单次最大剂量(mg)
酰胺类					
布比卡因	0.25	局部浸润	快	2~8	175/225+肾上腺素
	0.25~0.5	神经阻滞	慢	4~12	175/225+肾上腺素
	0.5~0.75	硬膜外麻醉	中	2~5	175/225+肾上腺素
	0.5~0.75	脊麻	快	1~4	20
利多卡因	0.5~1	局部浸润	快	2~8	300/500+肾上腺素
	0.25~0.5	静脉局部麻醉	快	0.5~1	300
	1~1.5	神经阻滞	快	1~3	300/500+肾上腺素
	1.5~2	硬膜外麻醉	快	1~2	300/500+肾上腺素
	1.5~2	脊麻	快	0.5~1	100
	4	表面麻醉	快	0.5~1	300
甲哌卡因	0.5~1	局部浸润	快	1~4	400/500+肾上腺素
	1~1.5	神经阻滞	快	2~4	400/500+肾上腺素
	1.5~2	硬膜外麻醉	快	1~3	400/500+肾上腺素
	2~4	脊麻	快	1~2	100
丙胺卡因	0.25~0.5	静脉局部麻醉	快	0.5~1	600
罗哌卡因	0.2~0.5	局部浸润	快	2~6	200
	0.5~1	神经阻滞	慢	5~8	250
	0.5~1	硬膜外麻醉	中	2~6	200
酯类					
氯普鲁卡因	2~3	硬膜外麻醉	快	0.5~1	800/1000+肾上腺素

续表

局麻药	浓度（%）	用	法	起效作用时效（小时）	推荐单次最大剂量（mg）
丁卡因	2	表面麻醉	快	0.5～1	20
	0.5	脊麻	快	2～6	20

五、局麻药的毒性

（一）中枢神经系统毒性反应

1.局麻药易于通过血-脑屏障，全身性吸收或误注入血管后，即可产生中枢神经系统毒性反应，多表现为先兴奋后抑制。

2.局麻药的中枢神经系统毒性反应很可能与局麻药种类有关（表4-5），毒性反应征象呈剂量依赖性（表4-6）。

3.增加中枢神经系统毒性反应的因素有血浆蛋白结合率降低、酸中毒、血管收缩和肾上腺素加入局麻药液引起的循环高动力。

4.减少中枢神经系统毒性反应的因素有应用巴比妥类、苯二氮卓类等药物和肾上腺素加入局麻药液导致局麻药吸收减少。

5.局麻药用于硬膜外阻滞，中枢神经系统毒性反应的发生率估计为 3/10,000；而用于周围神经阻滞，其发生率则为 11/10,000。

表 4-5　中枢神经系统毒性的相对强度

	中枢神经系统毒性的相对强度	心血管毒性/中枢神经系统毒性
布比卡因	4.0	2.0
左旋布比卡因	2.9	2.0
氯普鲁卡因	0.3	3.7
利多卡因	1.0	7.1
甲哌卡因	1.4	7.1
丙胺卡因	0.3	3.1
罗哌卡因	2.9	2.2
丁卡因	2.0	

表 4-6　利多卡因的剂量依赖性全身效应

血浆浓度（$\mu g/ml$）	效应
1～5	镇痛
5～10	头晕、耳鸣、舌麻
10～15	惊厥、意识消失
15～25	昏迷、呼吸停止
＞25	心血管抑制

（二）心血管毒性反应

1.一般而言，局麻药产生心血管毒性反应所需剂量大于中枢神经系统毒性反应。

2.低脂溶性、低效能局麻药，如利多卡因，引起的心血管毒性症状为低血压、心动过缓和低氧血症；高脂溶性、高效能局麻药，如布比卡因，引起的毒性症状为室性心律失常和致死性室颤，且难以复苏。

3.局麻药均呈剂量依赖性阻滞钠通道，进而阻滞心脏传导系统。

4.布比卡因与利多卡因相比，其与静息和失活钠通道的亲和力更强，因而心脏毒性反应更严重。

5.心脏收缩期，局麻药与钠通道结合；心脏舒张期，局麻药与钠通道离解。

（1）心脏舒张期，布比卡因从钠通道的离解速度较利多卡因显著为慢。

（2）心脏舒张期，布比卡因离解缓慢，以至于心率在60～180次/分时，钠通道无充足时间完全恢复，心脏阻滞作用增强。

（3）利多卡因在心脏舒张期从钠通道充分离解，极少出现蓄积性传导阻滞。

6.布比卡因抑制环腺苷酸（cAMP）产生，而肾上腺素的复苏效果由cAMP调节，因而，布比卡因逾量引起的心血管意外，复苏需用大剂量肾上腺素。

（三）局麻药毒性反应的处理

1.预防局麻药毒性反应，关键在于防止或尽量减少局麻药吸收入血和提高机体的耐受性，包括：使用安全剂量；局麻药中加入血管收缩药；注药时注意回抽；警惕毒性反应先兆，如突然入睡、多语、烦躁、肌肉抽搐等；麻醉前尽量纠正患者的病理状态，如低血容量、高热、心衰、贫血以及酸中毒等，术中避免缺氧和二氧化碳蓄积。

2.局麻药毒性反应的处理主要为支持疗法，包括立即停止注入局麻药；吸氧；辅助呼吸，如有必要，行气管插管和控制呼吸；用硫喷妥钠、咪达唑仑、异丙酚等控制惊厥。

（四）局麻药的神经毒性

1.临床常用局麻药应用高浓度或时间过长时，可能产生浓度依赖性周围神经损伤。尽管动物研究已经证实所有局麻药均显示与浓度相关的对周围神经纤维的损害，但临床常用的局麻药浓度对周围神经是安全的，且引起神经组织损害的浓度通常多需大于数倍的临床使用浓度。若在神经或神经束内直接注射麻醉药，则可引起神经功能或结构上的改变，这并非单纯药物本身所致，而与物理因素（压力）有关。利多卡因和丁卡因具有典型的浓度依赖性神经毒性，理论上，临床常用浓度也可引起神经毒性反应。

2.相对于周围神经，脊髓和神经根更易于损伤。有研究显示，脊髓和神经根直接接触局麻药后更易诱发损伤，表现为神经组织病理学、生理学或行为、临床改变，包括疼痛、运动或感觉缺陷以及肠道和膀胱功能障碍。有临床流行病学研究显示脊髓麻醉后患者术后神经损伤的发病率小于0.7%，但局麻药椎管内阻滞后发生神经根和脊髓功能损伤的临床报道也不少，尤其在某些原发病情况下，如原有神经系统疾病、脊髓外伤或炎症等，神经细胞对麻醉药比较敏感，容易诱发或加重神经并发症。因而局麻药的潜在神经毒性应引起足够重视。

（五）脊麻后短暂神经症状（TNS）

1.短暂神经症状系指腰部和下肢疼痛或感觉异常，所有局麻药用于脊麻后均可出现（表4-7）。

2.短暂神经症状的可能病因有：浓度依赖性神经毒性；患者体位；过早下床；穿刺损伤；神经缺血和药物分布不均。

表 4-7　脊麻后短暂神经症状（TNS）的发生率

局麻药	制剂	手术	TNS 的大致发生率
利多卡因	2%～5%重比重液	膀胱切开取石术	30%～40%
	0.5%～5%重比重液	膝关节镜检查	20%～30%
	5%重比重液	仰卧位或非特定手术	5%～10%
布比卡因	等比重或重比重液	膀胱切开取石或其他手术	少见
丁卡因	重比重液	一般手术	少见
	重比重液＋去氧肾上腺素	下肢或会阴部手术	12%
普鲁卡因	5%重比重液	膝关节镜检查	6%
	5%等比重液	仰卧位或其他手术	1%
甲哌卡因	4%重比重液	膀胱切开取石或其他手术	30%～40%
	1.5%等比重液	膝关节镜检查	少见
罗哌卡因	0.25%重比重液	仰卧位志愿者	少见

（六）局麻药的变态反应

1.酯类局麻药引起的变态反应较酰胺类多见。合成的局麻药是低分子量物质，并不足以成为抗原或半抗原，但当它或它的降解产物和血浆蛋白等物质结合，可转变为抗原，这在酯类局麻药较多见。酰胺类局麻药制剂中的防腐剂其代谢产物对羟基苯甲酸甲酯的分子结构与对氨苯甲酸相似，也有可能引起过敏反应。

2.酰胺类局麻药的变态反应罕见。

3.局麻药皮试假阳性者达40%，因此不能仅以皮试为依据。患者主诉有局麻药过敏史，应先与毒性反应或血管收缩药的反应相鉴别。同类局麻药，由于结构相似而可能出现交叉变态反应，因此对酯类局麻药过敏者可改用酰胺类局麻药。

六、常用局麻药

（一）酯类局麻药

1.普鲁卡因

(1)普鲁卡因局麻时效短，一般仅能维持45～60分钟；pKa高，在生理pH范围呈高离解状态，其扩散和穿透力都较差，故不适用于表面麻醉。

(2)具有扩血管作用，能从注射部位迅速吸收，而表面麻醉的效能差。

(3)静脉应用小剂量时中枢神经系统表现为抑制状态，呈嗜睡、对痛觉迟钝等，镇静镇痛，故可与静脉全麻药、吸入全麻药或阿片类药合用，施行普鲁卡因静脉复合或静吸复合全麻。

(4)普鲁卡因经血浆假性胆碱酯酶水解，代谢速度快，半衰期短，约10分钟，代谢产物多由肾脏排泄。与琥珀胆碱作用于相同的酶，故普鲁卡因与琥珀胆碱复合静脉点滴时，可延长琥珀胆碱的肌松作用。

(5)抗胆碱酯酶药可抑制普鲁卡因降解，从而增加普鲁卡因毒性。先天性血浆胆碱酯酶异常的患者，也将使普鲁卡因代谢发生障碍。

(6)0.25%～1.0%普鲁卡因适用于局部浸润麻醉，其他神经阻滞可用1.5%～2.0%溶液，一次极量为1g。在行局部浸润或神经阻滞时，可加入1∶200,000～1∶300,000肾上腺素。静脉复合麻醉则可用

1.0%～1.9%溶液。

（7）偶可见普鲁卡因导致过敏性休克，使用前应做皮试。

2.丁卡因

（1）丁卡因又名丁卡因，为长效局麻药，起效时间为10～15分钟，时效可达3小时以上。

（2）麻醉效能为普鲁卡因的10倍，毒性为普鲁卡因的10～12倍，而其水解速度较普鲁卡因慢2/3。

（3）脂溶性高，穿透性强，与神经组织结合快而牢固，表面麻醉效果较好。眼科常以1%等渗液行角膜表面麻醉；鼻腔黏膜和气管表面麻醉常用2%溶液；硬膜外麻醉可用0.2%～0.3%溶液，一次用量不超过40～60mg，目前常与利多卡因合用，分别含有0.1%～0.2%丁卡因与1.0%～1.5%利多卡因，具有起效快、时效长的优点。一般不单独用于浸润麻醉。

（4）丁卡因毒性大，麻醉指数小，应严格掌握剂量。只要无禁忌，均应加入肾上腺素以延缓药物的吸收。

3.氯普鲁卡因

（1）氯普鲁卡因与普鲁卡因相似。在血内水解的速度较普鲁卡因快4倍，故其毒性低，时效短，时效为30～60分钟。

（2）不适用于表面麻醉。1%溶液可用于局部浸润麻醉，一次极量为800～1000mg，加用肾上腺素后时效可达70～80分钟。2%～3%溶液适用于硬膜外阻滞和其他神经阻滞，具有代谢快，新生儿、胎儿血药浓度低的优点，适用于产科麻醉。

（3）禁用于蛛网膜下阻滞。当氯普鲁卡因与丁哌卡因或依替卡因混合应用时，后者有可能抑制氯普鲁卡因的代谢，其所引起的神经毒性，可能与干扰神经的能量供求平衡有关。

（二）酰胺类局麻药

1.利多卡因

（1）利多卡因为中效局麻药，具有起效快，弥散广，穿透性强，无明显扩血管作用的优点。其毒性随药物浓度增加而增大，在相同浓度下，0.5%利多卡因与普鲁卡因相似；1%溶液则较后者大40%；2%溶液则增加2倍。

（2）口咽和气管表面麻醉可用4%溶液，幼儿则用2%溶液；0.5%～1.0%溶液用于局部浸润麻醉；1%～2%溶液用于神经阻滞，起效约需5～15分钟，时效约为60～120分钟；硬膜外和骶管阻滞则用1%～2%溶液，出现镇痛作用约需5分钟左右，时效为90～120分钟。

（3）神经阻滞和硬膜外阻滞时，成人一次极量为400mg，加用肾上腺素时极量可达500mg。硬膜外阻滞用量为400mg时，血药浓度为2～4μg/ml；出现中毒症状时，血药浓度已超过5μg/ml；出现惊厥症状时，血药浓度已达10μg/ml以上。

2.布比卡因

（1）布比卡因为长效局麻药，镇痛作用时间比利多卡因长2～3倍，比丁卡因长25%。临床常用浓度为0.25%～0.75%，成人安全剂量为150mg，极量为225mg。胎儿/母血的浓度比率为0.30～0.44，故对产妇的应用较为安全。

（2）0.25～0.5%溶液用于神经阻滞，若0.5%溶液用于硬膜外阻滞，则运动神经阻滞效果不够满意，起效时间为18分钟，时效可达400分钟；0.75%溶液用于硬膜外阻滞，起效时间稍可缩短，运动神经阻滞更趋于完善，适用于外科大手术。0.125%溶液适用于分娩时镇痛或术后镇痛，对运动的阻滞较轻。

3.罗哌卡因

（1）罗哌卡因与布比卡因、甲哌卡因结构相似。pKa与布比卡因相似，但脂溶性比布比卡因低。

（2）在低浓度下，对 A-β 纤维的阻滞较布比卡因弱，但对 A-β 和 C 纤维的阻滞较布比卡因强；在较高浓度下，则两者呈相似的阻滞效应。低浓度罗哌卡因对感觉和运动神经的阻滞有较大差异，因此可能为临床镇痛而较少影响运动神经提供了方便。

（3）等剂量硬膜外给药时，对感觉神经的阻滞罗哌卡因与布比卡因无显著差别，但罗哌卡因对运动神经阻滞起效慢、阻滞效能弱、时效短。

（4）利多卡因、布比卡因和罗哌卡因致惊厥剂量之比为 5：1：2，致死量之比为 9：1：2。

（5）适用于局部浸润阻滞、神经阻滞和硬膜外阻滞，浓度可用 0.25%、0.5%、0.75% 和 1%。0.5% 溶液用于产科阻滞或镇痛，可避免运动神经阻滞。起效时间 5～15 分钟，感觉时间阻滞可大于 4～6 小时，加用肾上腺素不能延长运动神经阻滞时效。

4.甲哌卡因

（1）甲哌卡因的麻醉效能和毒性均与利多卡因相似，但维持时间较长（2h 以上），有微弱的直接收缩血管作用。以肝内代谢为主，仅 1%～6% 原形出现于尿液，极少量从粪便排泄。

（2）其 pKa 很接近生理 pH，故注射后能离解出较大比率的不带电荷的脂溶性碱基，与利多卡因相比，其血药浓度高 50%，胎儿/母体比率为 0.65～0.70，产科麻醉应避用。

（3）2% 溶液加 1：200000 肾上腺素行硬膜外阻滞，起效稍慢于利多卡因，为 6.2 分钟，麻醉时效较利多卡因长 20%。若不加肾上腺素，则时效短，局麻效能差。

5.依替卡因

（1）依替卡因为利多卡因衍生物，其蛋白结合率较利多卡因增加 50%，脂溶性增加 50%。其优点为起效快、时效长。麻醉效能为利多卡因的 2～3 倍，皮下注射毒性为利多卡因的 2 倍，静脉内注射毒性为 4 倍。

（2）0.5% 溶液适用于神经阻滞，0.5～1.0 溶液适用于硬膜外阻滞，成人一次用量 300mg，起效时间为 4 分钟，时效可达 147～170 分钟。其对运动神经的阻滞较感觉神经更为显著，适用于要求有满意肌松的腹部手术。

（3）注射初，少数患者有短暂的不适或疼痛感，这可能与其 pH 低（3.0～4.5）有关。蛛网膜下阻滞应禁用。

6.丙胺卡因

（1）丙胺卡因的结构与利多卡因很相似，易于分解，故毒性较为少见。

（2）适用于局部浸润麻醉、神经阻滞和硬膜外阻滞。起效时间较利多卡因慢。按麻醉时效与阻滞效能比较，其 3% 溶液相当于 2% 利多卡因加肾上腺素。局部浸润麻醉用 0.5% 溶液，2%～3% 则用于硬膜外阻滞，成人安全剂量为 400mg。

七、未来新型局麻药应具备的特点

（一）全身毒性低

1.罗哌卡因和左旋布比卡因的单一光学异构体制剂对大脑和心肌组织的亲和力降低。

2.人类局麻药毒性反应的发生率低于 30%～40%。

（二）局麻药时效延长

1.局麻药包裹于脂质体、微球体或多聚体，可延缓降解和释放。

此类局麻药可用于浸润性镇痛和急、慢性疼痛治疗时用于周围神经阻滞。

（苏海文）

第五节 椎管内麻醉

椎管内麻醉是将局麻药注入椎管内的不同腔隙,使脊神经所支配的相应区域产生麻醉作用,有蛛网膜下腔阻滞和硬膜外阻滞两种方法,后者还包括骶管阻滞。

一、椎管内麻醉的解剖和生理

(一)椎管内麻醉的解剖基础

1.椎管的骨结构 脊椎由7节颈椎、12节胸椎、5节腰椎、融合成一块的5节骶椎以及4节尾椎组成。成人脊椎呈现4个弯曲,颈曲和腰曲向前,胸曲和骶曲向后。典型椎骨包括椎体及椎弓两个主要部分,椎弓根上下有切迹,相邻的切迹围成椎间孔,供脊神经通过,位于上、下两棘突之间的间隙是椎管内麻醉的必经之路。

2.椎管外软组织 相邻两节椎骨的椎弓由三条韧带相互连接,从内向外的顺序是:黄韧带、棘间韧带及棘上韧带。

3.脊髓及脊神经 脊髓上端从枕骨大孔开始,在胚胎期充满整个椎管腔,至新生儿和婴幼儿终止于第3腰椎或第4腰椎,平均长度为42~45cm。93%成人其末端终止于L_2,终止于L_1及L_3各占3%。出生时脊髓末端在L_3,到2岁时,其末端接近成人达L_2。为避免损伤脊髓,穿刺间隙成人低于$L_{2~3}$,小儿应在$L_{4~5}$。脊神经有31对,包括8对颈神经、12对胸神经、5对腰神经、5对骶神经和1对尾神经。每条脊神经由前、后根合并而成。后根司感觉,前根司运动。

4.椎管内腔和间隙 脊髓容纳在椎管内,为脊膜所包裹。脊膜从内向外分三层,即软膜、蛛网膜和硬脊膜。硬脊膜从枕大孔以下开始分为内、外两层。外层与椎管内壁的骨膜和黄韧带融合在一起,内层形成包裹脊髓的硬脊膜囊,抵止于第2骶椎。因此通常所说的硬脊膜实际是硬脊膜的内层。软膜覆盖脊髓表面与蛛网膜之间形成蛛网膜下腔。硬脊膜与蛛网膜几乎贴在一起两层之间的潜在腔隙即硬膜下间隙,而硬脊膜内、外两层之间的间隙为硬膜外间隙。蛛网膜下腔位于软膜和蛛网膜之间,上至脑室,下至S_2。腔内含有脊髓、神经、脑脊液和血管。脑脊液为无色透明的液体,其比重为1.003~1.009。

(二)椎管内麻醉的生理学基础

1.蛛网膜下腔阻滞的生理 蛛网膜下腔阻滞是通过脊神经根阻滞,离开椎管的脊神经根未被神经外膜覆盖,暴露在含局麻药的脑脊液中,通过背根进入中枢神经系统的传入冲动及通过前根离开中枢神经系统的传出冲动均被阻滞。因此,脊麻并不是局麻药作用于脊髓的化学横断面,而是通过脑脊液阻滞脊髓的前根神经和后根神经,导致感觉、交感神经及运动神经被阻滞。

2.硬膜外阻滞的作用机制 局麻药注入硬膜外间隙后,沿硬膜外间隙进行上下扩散,部分经过毛细血管进入静脉;一些药物渗出椎间孔,产生椎旁神经阻滞,并沿神经束膜及软膜下分布,阻滞脊神经根及周围神经;有些药物也可经根蛛网膜下腔,从而阻滞脊神经根;尚有一些药物直接透过硬膜及蛛网膜,进入脑脊液中。所以目前多数意见认为,硬膜外阻滞时,局麻药经多种途径发生作用,其中以椎旁阻滞、经根蛛网膜绒毛阻滞脊神经根以及局麻药通过硬膜进入蛛网膜下腔产生"延迟"的脊麻为主要作用方式。

3.椎管内麻醉对机体的影响

(1)对循环系统的影响:局麻药阻滞胸腰段(胸1~腰2)交感神经血管收缩纤维,产生血管扩张,继而发生一系列循环动力学改变,其程度与交感神经节前纤维被阻滞的平面高低相一致。表现为外周血管张力、心率、心排出量及血压均有一定程度的下降。外周血管阻力下降系由大量的容量血管扩张所致。心率减慢系由迷走神经兴奋性相对增强及静脉血回流减少,右房压下降,导致静脉心脏反射所致;当高平面阻滞时,更由于心脏加速神经纤维(cardioaccelerate fiber 胸1～胸4)被抑制而使心动过缓加重。

(2)对呼吸系统的影响:椎管内麻醉对呼吸功能的影响,取决于阻滞平面的高度,尤以运动神经阻滞范围更为重要。高平面蛛网膜下腔阻滞或上胸段硬膜外阻滞时,运动神经阻滞导致肋间肌麻痹,影响呼吸肌收缩,可使呼吸受到不同程度的抑制,表现为胸式呼吸减弱甚至消失,但只要膈神经未被麻痹,就仍能保持基本的肺通气量。如腹肌也被麻痹,则深呼吸受到影响,呼吸储备能力明显减弱,临床多表现不能大声讲话,甚至可能出现鼻翼翕动及发绀。一般麻醉平面低于胸8不影响呼吸功能,若平面高达C_3阻滞膈神经时,导致呼吸停止。

(3)对胃肠道的影响:椎管内麻醉另一易受影响的系统为胃肠道。由于交感神经被阻滞,迷走神经兴奋性增强,胃肠蠕动亢进,容易产生恶心呕吐。椎管内麻醉下导致的低血压也是恶心、呕吐的原因之一。

(4)对肾脏的影响:肾功能有较好的生理储备,椎管内麻醉虽然引起肾血流减少,但没有临床意义。椎管内麻醉使膀胱内括约肌收缩及膀胱逼尿肌松弛,使膀胱排尿功能受抑制导致尿潴留,患者常常需要使用尿管。

二、蛛网膜下间隙阻滞

将局麻药注入蛛网膜下腔,使脊神经根、背根神经节及脊髓表面部分产生不同程度的阻滞,常简称为脊麻。

【适应证和禁忌证】

(一)适应证

1.下腹部手术。

2.肛门及会阴部手术。

3.盆腔手术包括一些妇产科及泌尿外科手术。

4.下肢手术包括下肢骨、血管、截肢及皮肤移植手术,止痛效果可比硬膜外阻滞更完全,且可避免止血带不适。

(二)禁忌证

1.精神病、严重神经症以及小儿等不能合作的患者。

2.严重低血容量的患者此类患者在脊麻发生作用后,可能发生血压骤降甚至心搏骤停,故术前访视患者时,应切实重视失血、脱水及营养不良等有关情况,特别应衡量血容量状态,并仔细检查,以防意外。

3.凝血功能异常的患者凝血功能异常者,穿刺部位易出血,导致血肿形成及蛛网膜下腔出血,重者可致截瘫。

4.穿刺部位有感染的患者穿刺部位有炎症或感染者,脊麻有可能将致病菌带入蛛网膜下腔引起急性脑脊膜炎的危险。

5.中枢神经系统疾病特别是脊髓或脊神经根病变者,麻醉后有可能后遗长期麻痹,疑有颅内高压患者也应列为禁忌。

6.脊椎外伤或有严重腰背痛病史者,禁用脊麻。有下肢麻木、脊椎畸形患者,解剖结构异常者,也应慎用脊麻。

7.败血症患者,尤其是伴有糖尿病,结核和艾滋病等。

【蛛网膜下腔穿刺技术】

(一)穿刺前准备

1.麻醉前用药 应让患者保持清醒状态,以利于进行阻滞平面的调节。一般成人麻醉前半小时肌内注射苯巴比妥钠 0.1g 或咪达唑仑 3～5mg。

2.麻醉用具 蛛网膜下腔阻滞用一次性脊麻穿刺包,包括:22G 或 25G 蛛网膜下腔穿刺针,1ml 和 5ml 注射器,消毒和铺巾用具,以及局麻药等。尽可能选择细的穿刺针,24～25G 较理想,以减少手术后头痛的发生率。

(二)穿刺体位

蛛网膜下腔穿刺体位,一般可取侧卧位或坐位,以前者最常用。侧卧位时,双膝屈曲紧贴胸部,下颌往胸部靠近,使脊椎最大限度地拉开以便穿刺。女性通常髋部比双肩宽,侧卧时,脊椎的水平倾向于头低位;反之男性的双肩宽于髋部,脊椎的水平倾向于头高位。穿刺时可通过调节手术床来纠正脊椎的水平位。

(三)穿刺部位和消毒范围

蛛网膜下腔常选用腰 3～4 棘突间隙,此处的蛛网膜下腔最宽。确定穿刺点的方法是:取两侧髂嵴的最高点作连线,与脊柱相交处,即为第 4 腰椎或腰 3～4 棘突间隙。穿刺前须严格消毒皮肤,消毒范围应上至肩胛下角,下至尾椎,两侧至腋后线。消毒后穿刺点处需铺孔巾或无菌单。

(四)穿刺方法

1.直入法 用左手拇、示两指固定穿刺点皮肤。将穿刺针在棘突间隙中点,与患者背部垂直,针尖稍向头侧作缓慢刺入,并仔细体会针尖处的阻力变化。当针穿过黄韧带时,有阻力突然消失"落空"感觉,继续推进常有第二个"落空"感觉,提示已穿破硬膜与蛛网膜而进入蛛网膜下腔。如果进针较快,常将黄韧带和硬膜一并刺穿,则往往只有一次"落空"感觉。此时拔出针芯,有脑脊液慢慢流出。穿刺针越细,黄韧带的突破感和硬膜的阻力感消失越不明显,脑脊液流出也就越慢。连接装有局麻药的注射器,回抽脑脊液通畅,注入局麻药。

2.旁正中入法 改良旁开正中线于棘突间隙中点旁开 0.5～1.0cm 处作局部浸润。穿刺针与皮肤成 30°角对准棘突间孔刺入,经黄韧带及硬脊膜而达蛛网膜下腔。本法可避开棘上及棘间韧带,特别适用于韧带钙化的老年患者或脊椎畸形或棘突间隙不清楚的肥胖患者。

【常用药物】

(一)局麻药

与脑脊液的比重相比,可将局麻药分为低比重、等比重和重比重三类。低比重局麻药由于比较难控制阻滞平面,目前较少使用。常用 0.5% 布比卡因 10～15mg,或 0.5%～0.75% 罗哌卡因 15mg,也可用 0.5% 丁卡因 10～15mg,推荐局麻药用 5%～10% 葡萄糖液稀释为重比重溶液。局麻药的作用时间从短至长依次为:普鲁卡因、利多卡因、布比卡因、丁卡因。

(二)血管收缩药

血管收缩药可减少局麻药血管吸收,使更多的局麻药物浸润至神经中,从而使麻醉时间延长。常用的血管收缩药有麻黄碱(1:1000)200～500μg(0.2～0.5ml)或去氧肾上腺素(1:100)2～5mg(0.2～0.5ml)加入局麻药中。

【影响阻滞平面的因素】

许多因素影响蛛网膜下腔阻滞平面,其中最重要的因素是局麻药的剂量及比重,椎管的形状以及注药时患者的体位。患者体位和局麻药的比重是调节麻醉平面的两主要因素,局麻药注入脑脊液中后,重比重液向低处移动,轻比重液向高处移动,等比重液即停留在注药点附近。

（一）局麻药容量

局麻药的容量越大,在脑脊液中扩散范围越大,阻滞平面则越广。重比重药物尤为明显。

（二）局麻药剂量

局麻药剂量越大,阻滞平面越广,反之阻滞平面越窄。

（三）注药速度

注药速度缓慢,阻滞平面不易上升;当注药速度过快时或采用脑脊液稀释局麻药时,容易产生脑脊液湍流,加速药液的扩散,阻滞平面增宽。一般注药速度 1ml/3～5s。

（四）局麻药的特性

不同局麻药,其扩散性能不同,阻滞平面固定时间不同。如利多卡因扩散性能强,平面易扩散。普鲁卡因平面固定时间约 5 分钟,丁卡因约 5～10 分钟,布比卡因甚至长达 15～20 分钟平面才固定。

（五）局麻药比重

重比重液一般配成含 5% 葡萄糖的局麻药,使其相对密度达到 1.024～1.026,而高于脑脊液,注药后向低的方向扩散。等比重液一般用脑脊液配制,在脑脊液中扩散受体位影响较小,如加大剂量,对延长阻滞时间的作用大于对阻滞平面的扩散作用。轻比重液用注射用水配制,但由于难以控制平面,目前较少应用。腰椎前凸和胸椎后凸影响重比重局麻药向头端扩散。

（六）体位

是影响阻滞平面的重要因素。结合局麻药比重,利用体位调节平面需要在平面固定之前进行。如超过时间（15min 左右）,平面已固定,则调节体位对平面影响不大。

（七）穿刺部位

脊柱有四个生理弯曲,平卧时腰 3 位置最高,如果经腰 2～3 间隙穿刺注药,药液将沿着脊柱的坡度向胸段移动,使麻醉平面偏高;如果经腰 3～4 或腰 4～5 间隙穿刺注药,药液会向骶段移动,使麻醉平面偏低。

（八）疾病

腹腔内压腹内压增高如妊娠妇女、腹水患者,下腔静脉受压使硬膜外静脉血流量增加,脑脊液的容量减少,药液在蛛网膜下腔容易扩散。

【操作注意事项】

（一）穿刺针进入蛛网膜下腔而无脑脊液流出

应等待 30 秒然后轻轻旋转穿刺针,如仍无脑脊液流出,可用注射器注入 0.5ml 生理盐水以确保穿刺针无堵塞。缓慢稍退针或进针,并同时回抽脑脊液,一旦有脑脊液抽出即刻停止退或进针。否则需重新穿刺。

（二）穿刺针有血液流出

穿刺针有血液流出,如血呈粉红色并能自行停止,一般没问题。如果出血呈持续性,表明穿刺针尖位于硬膜外腔静脉内,只需稍稍推进穿刺针进入蛛网膜下腔便可。

（三）穿刺针进入蛛网膜下腔出现异感

患者述说尖锐的针刺或异感,表明穿刺针偏离中线,刺激脊神经根,需退针,重新定位穿刺。

（四）穿刺部位疼痛

表明穿刺针进入韧带旁的肌肉组织。退针后,往中线再穿刺或再行局部麻醉。

（五）穿刺困难

穿刺中无论如何改变穿刺针的方向,始终遇到骨骼,应重新正确定位,或可改为旁正中或更换间隙穿刺。

【麻醉中及麻醉后并发症处理】

(一)血压下降和心率减慢

蛛网膜下腔阻滞平面超过胸4后常出现血压下降,多数在注药后15～30分钟发生,同时伴心率缓慢,严重者可因脑供血不足而出现恶心呕吐、面色苍白、躁动不安等症状。其主要原因是由于交感神经节前神经纤维被阻滞,使小动脉扩张,外周阻力下降,静脉回心血量减少,心排出量降低所致。心率减慢是由于交感神经部分被阻滞,迷走神经呈相对亢进所致。血压下降的程度,主要取决于阻滞平面的高低,但与患者心血管功能代偿状态以及是否伴有高血压、血容量不足或酸血症等有密切关系。处理:①补充血容量,输注500～1000ml晶体或胶体液;②给予血管活性药物(麻黄碱、间羟胺等),直到血压回升为止;③心动过缓者可静注阿托品0.3～0.5mg。

(二)呼吸抑制

因胸段脊神经阻滞引起肋间肌麻痹,可出现呼吸抑制表现为胸式呼吸微弱,腹式呼吸增强,严重时患者潮气量减少,咳嗽无力,不能发声,甚至发绀,应迅速有效吸氧,必要时面罩加压呼吸。如果发生全脊麻而引起呼吸停止,血压骤降或心搏骤停,应立即进行抢救,支持呼吸和维持循环功能。

(三)恶心呕吐

脊麻中恶心呕吐发生率高达13％～42％。诱因:①血压降低,脑供血减少,导致脑缺氧,兴奋呕吐中枢;②迷走神经功能亢进,胃肠蠕动增加;③手术牵引内脏。一旦出现恶心呕吐,应检查是否有麻醉平面过高及血压下降,并采取相应措施;或暂停手术以减少迷走刺激;一般多能获得良好效果。若仍不能制止呕吐,可考虑使用甲氧氯普胺、氟哌利多及抗五羟色胺止吐剂。

(四)脊麻后头痛

由于脑脊液通过硬膜穿刺孔不断丢失,使脑脊液压力降低所致,发生率在3％～30％。典型的症状为直立位头痛,而平卧后则好转。疼痛多为枕部、顶部,偶尔也伴有耳鸣、畏光。女性的发生率高于男性,发生率与年龄成反比,与穿刺针的直径成正比。直入法引起的脑脊液漏出多于旁入法,头痛发生率也高于旁入法。

治疗脊麻后头痛的措施包括:

1.镇静、卧床休息及补液　80％～85％脊麻后头痛患者,5天内可自愈。补液的目的是增加脑脊液的量,使其生成量多于漏出量,脑脊液的压力可逐渐恢复正常。据报道脊麻后头痛的患者,50％的人症状轻微,不影响日常生活,35％的人有不适,需卧床休息,15％的人症状严重,甚至不能坐起来进食。

2.一般治疗　①饮用大量含咖啡因的饮料,如茶、咖啡、可口可乐等;②维生素C 500mg和氢化可的松50mg加入5％葡萄液500ml静脉滴注,连续2～3天;③必要时静脉输注低渗盐水;④口服解热镇痛药,咖啡因。

3.硬膜外生理盐水输注　硬膜外输注生理盐水也可用于治疗脊麻后头痛,单次注射生理盐水并不能维持较高的硬膜外压力,而可防止持续脑脊液外漏。

4.硬膜外充填血　经上述保守治疗24小时后仍无效,可使用硬膜外充填血疗法。通过硬膜外充填血以封住脊膜的穿刺孔,防止脑脊液外漏。置针于原穿刺点附近的硬膜外间隙,无菌注入10～20ml自体血,这种方法有效率达90％～95％。如疼痛在24小时后未减轻,可重复使用。如经2次处理仍无效,应重新考虑诊断。硬膜外充填血可能会引起背痛等不适,但与其有关的严重并发症尚未见报道。

5.背痛　脊麻后严重的背痛少见。穿刺时骨膜损伤、肌肉血肿、韧带损伤及反射性肌肉痉挛均可导致背痛。手术时间长和截石位手术因肌肉松弛可能导致腰部韧带劳损。尽管住院患者脊麻后背痛发生率低,而门诊年青患者脊麻后背痛发生率高达32％～55％,其中约有3％患者诉背痛剧烈。处理办法包括休息、局部理疗及口服止痛药,如背痛由肌肉痉挛所致,可在痛点行局麻药注射封闭治疗。通常脊麻后背痛较短暂,经保守治疗后48h可缓解。

6.神经损伤 比较少见。在同一部位多次腰穿容易损伤,尤其当进针方向偏外侧时,可刺伤脊神经根。脊神经被刺伤后表现为1或2根脊神经根炎的症状,除非有蛛网膜下腔出血,一般不会出现广泛性脊神经受累。最常见神经损伤包括:

(1)短暂性神经综合征(TNS):发病率4%～33%,可能与下列因素有关:①局麻药的脊神经毒性,利多卡因刺激神经根引起的神经根炎,浓度高和剂量大则危险增加。②穿刺损伤。③神经缺血。④手术体位使坐骨神经过度牵拉。⑤穿刺针尖位置或添加葡萄糖使局麻药分布不均。临床表现:TNS称为亚临床神经毒性的表现,在麻后4～5h出现腰背痛向臀部、小腿放射或感觉异常,通常为中等度或剧烈疼痛,查体无明显运动和反射异常,持续3～5d,一周之内可恢复。无后遗运动感觉损害,脊髓与神经根影像学检查和电生理无变化。应用激素、营养神经药、氨丁三醇或非甾体抗炎药(NSAIDs)治疗有效。

(2)马尾综合征相关危险因素包括:①患者原有疾病,脊髓炎症、肿瘤等。②穿刺或导管损伤。③高血压、动脉硬化、脑梗及糖尿病等。④局麻药的浓度过高或局麻药的神经毒性。⑤脊髓动脉缺血。⑥椎管狭窄、椎间盘突出。临床表现:以$S_{2～4}$损伤引起的症状为主,如膀胱、直肠功能受损和会阴部知觉障碍,严重者大小便失禁;当L_5S_1受累时可表现为鞍型感觉障碍;进一步发展可能导致下肢特别是膝以下部位的运动障碍,膝反射、跟腱反射等也可减弱或消失。

发现周围神经损伤,需要积极防治,预防:①按指南正规操作,减少穿刺针与操作不当引起的损伤。②预防感染,严格无菌技术。③控制适当的局麻药浓度和剂量。④严格掌握适应证和禁忌证。如老年病患者伴发高血压、动脉硬化、糖尿病和椎管狭窄及椎间盘突出,有明显下肢疼痛与麻木,或肌力减弱,均应慎用或不用椎管内麻醉。治疗:①药物治疗包括大剂量甲泼尼龙冲击疗法。②维生素B_1和甲钴胺等。③止痛:消炎镇痛药和三环抗抑郁药和神经阻滞。④高压氧治疗、康复治疗:包括电刺激、穴位电刺激、激光、自动运动和被动运动疗法等。

7.化学或细菌性污染 局麻药被细菌、清洁剂或其他化学物质污染可引起神经损伤。用清洁剂或消毒液清洗脊麻针头,可导致无菌性脑膜炎。严格无菌技术和使用一次性脊麻用具即可避免无菌性脑膜炎和细菌性脑膜炎。

8.持久性的神经损害 极罕见。多由于误注入药液引起化学性刺激或细菌感染导致的脑膜炎、蛛网膜炎、脊髓炎和马尾综合征。阻滞时较长时间的低血压,也可能脊髓前根动脉损伤或严重低血压,可能导致脊髓供血不足,诱发脊髓前动脉综合征。

三、硬膜外间隙阻滞

将局麻药注入硬脊膜外间隙,阻滞脊神经根,使其支配的区域产生暂时性麻痹,称为硬膜外间隙阻滞。

【适应证和禁忌证】

(一)适应证

1.外科手术 因硬膜外穿刺上至颈段、下至腰段,通过给药可阻滞这些脊神经所支配的相应区域,理论上讲,硬膜外阻滞可用于除头部以外的任何手术。但从安全角度考虑,硬膜外阻滞主要用于腹部及以下的手术,包括泌尿、妇产及盆腔和下肢手术。颈部、上肢及胸部虽可应用,但风险较大和管理复杂。胸部、上腹部手术,目前已不主张单独应用硬膜外阻滞,可用硬膜外阻滞复合全麻。

2.镇痛 包括产科镇痛、术后镇痛及一些慢性疼痛和癌痛的镇痛可用硬膜外阻滞。

(二)禁忌证

1.低血容量:由于失血、血浆或体液丢失导致的低血容量,机体常常通过全身血管收缩来代偿以维持正常的血压,一旦给予硬膜外阻滞,其交感阻滞作用使血管扩张,迅速导致严重的低血压。

2.穿刺部位感染,可能使感染播散。

3.菌血症,可能导致硬膜外脓肿。

4.凝血障碍和抗凝治疗,血小板低于 75000/mm3,容易引起硬膜外腔出血、硬膜外腔血肿。

5.颅高压及中枢神经疾病。

6.脊椎解剖异常和椎管内疾病。

【硬膜外间隙阻滞穿刺技术】

(一)穿刺前准备

麻醉前可给予巴比妥类或苯二氮卓类药物;也可用阿托品,以防心率减慢,术前有剧烈疼痛者适量使用镇痛药。准备好常规硬膜外穿刺用具。

(二)穿刺体位及穿刺部位

穿刺体位有侧卧位及坐位两种,临床上主要采用侧卧位,具体要求与蛛网膜阻滞法相同。穿刺点应根据手术部位选定,一般取支配手术范围中央的相应棘突间隙。

(三)操作方法

1.穿刺方法　硬膜外间隙穿刺术有直入法和旁正中法两种。颈椎、胸椎上段及腰椎的棘突相互平行,多主张用直入法,穿刺困难时可用旁正中法。胸椎的中下段棘突呈叠瓦状,间隙狭窄,老年人棘上韧带钙化、脊柱弯曲受限制者,宜用旁正中法。穿透黄韧带有阻力骤失感,即提示已进入硬膜外间隙。由于硬膜外静脉、脊髓动脉、脊神经根均位于硬膜外间隙的外侧,而且硬膜外的外侧间隙较狭窄,此法容易损伤这些组织,因此,穿刺针必须尽可能正确对准硬膜外间隙后正中部位。

2.确定穿刺针进入硬膜外间隙的方法　①黄韧带突破感:由于黄韧带比较坚韧及硬膜外间隙为一个潜在的间隙,硬膜外穿刺针进入黄韧带的一瞬间会有一种突破感。②黄韧带阻力消失穿刺针抵达黄韧带后,用注射器抽取 2～3ml 生理盐水并含有一个小气泡,与穿刺针连接,缓慢进针并轻推注射器,可见气泡压缩,也不能推入液体。继续进针直到阻力消失,针筒内的小气泡变形,且无阻力地推入液体,表明已进入硬膜外间隙。但禁止注入空气。③硬膜外间隙负压:可用悬滴法和玻管法进行测试,硬膜外穿刺针抵达黄韧带时,在穿刺针的尾端悬垂一滴生理盐水或连接内有液体的细玻璃管,当进入硬膜外间隙时,可见尾端的盐水被吸入或波管内液柱内移,约80%的患者有负压现象。

3.放置硬膜外导管　先测量皮肤至硬膜外间隙的距离,然后用左手固定针的位置,右手安置导管约15cm。然后左手退针,右手继续送入导管,调整导管深度留置硬膜外间隙内约 3～4cm 并固定导管。

【常用药物】

用于硬膜外阻滞的局麻药应该具备弥散性强、穿透性强、毒性小,且起效时间短,维持时间长等特点。目前常用的局麻药有利多卡因、丁卡因、罗哌卡因及布比卡因。利多卡因作用快,5～12 分钟即可发挥作用,在组织内浸透扩散能力强,所以阻滞完善,效果好,常用 1%～2% 浓度,作用持续时间为 1～1.5 小时,成年人一次最大用量为 400mg。丁卡因常用浓度为 0.25%～0.33%,10～15 分钟起效,维持时间达 3～4 小时,一次最大用量为 60mg。罗哌卡因常用浓度为 0.5%～1%,5～15 分钟起效,维持时间达 2～4 小时。布比卡因常用浓度为 0.5%～0.75%,4～10 分钟起效,可维持 4～6 小时,但肌肉松弛效果只有 0.75% 溶液才满意。

决定硬膜外阻滞范围的最主要因素是药物的容量,而决定阻滞深度及作用持续时间的主要因素则是药物的浓度。根据穿刺部位和手术要求的不同,应对局麻药的浓度作不同的选择。可用一种局麻药,也可用两种局麻药混合,最常用的混合液是利多卡因(1%～1.6%)布比卡因(0.375%～0.5%)或丁卡因

（0.15％～0.3％），以达到阻滞作用起效快、持续时间长和降低局麻药毒性的目的。

【硬膜外阻滞的管理】

（一）影响阻滞平面的因素

1.穿刺部位　胸部硬膜外间隙比腰部的硬膜外间隙小，因此胸部硬膜外间隙药物剂量比较小，其阻滞范围与穿刺间隙密切相关。腰部硬膜外间隙间隙较大，注药后往头尾两端扩散，尤其 L_5 和 S_1 间隙，由于神经较粗，阻滞作用出现的时间延长或不完全。

2.局麻药剂量　通常需要 1～2ml 容量的局麻药阻断一个椎间隙。药物剂量随其浓度不同而不同。一般较大剂量的低浓度局麻药能产生较广平面的浅部感觉阻滞，但运动和深部感觉阻滞作用较弱。而高浓度局麻药则肌松较好。持续硬膜外阻滞法，追加剂量通常为初始剂量的一半，追加时间为阻滞平面减退两个节段时，追加注药量可增加其沿纵轴扩散范围。容量愈大，注速愈快，阻滞范围愈广，反之，则阻滞范围窄，但临床实践证明，快速注药对扩大阻滞范围的作用有限。

3.导管的位置和方向　导管向头侧时，药物易向头侧扩散；向尾侧时，则可多向尾侧扩散 1～2 个节段，但仍以向头侧扩散为主。如果导管偏于一侧，可出现单侧麻醉，偶尔导管置入椎间孔，则只能阻滞几个脊神经根。

4.患者的情况　①年龄、身高和体重：随着年龄的增长，硬膜外间隙变窄，婴幼儿、老年人硬膜外间隙小，用药量须减少。身高与剂量相关，身材较矮的患者约需 1ml 容量的局麻药可阻滞一个节段，身材较高的患者需 1.5～2ml 阻滞一个节段。体重与局麻药的剂量关系并不密切。②妊娠妇女：由于腹间隙内压升高，妊娠后期下腔静脉受压，增加了硬膜外静脉丛的血流量，硬膜外间隙变窄，药物容易扩散，用药剂量需略减少。③腹腔内肿瘤、腹水患者也需减少用药量。④某些病理因素，如脱水、血容量不足等，可加速药物扩散，用药应格外慎重。

5.体位　体位与药物的关系目前尚未找到科学依据。但临床实践表明，由于药物比重的关系，坐位时低腰部与尾部的神经容易阻滞。侧卧位时，下侧的神经容易阻滞。

6.血管收缩药　局麻药中加入血管收缩药减少局麻药的吸收，降低局麻药的毒性反应，并能延长阻滞时间，但布比卡因中加入肾上腺素并不延长作用时间。控制肾上腺素浓度小于 1：400000～1：500000（2.0～2.5μg/ml）。禁忌证：①糖尿病，动脉粥样硬化，肿瘤化疗患者。②神经损伤，感染或其他病理性改变。③术中体位，器械牵拉挤压神经。④严重内环境紊乱，如酸碱平衡失衡等。

7.局麻药 pH　局麻药大多偏酸性 pH 在 3.5～5.5 之间。在酸性溶液中，局麻药的理化性质稳定并不利于细菌的生长。但由于局麻药的作用原理是以非离子形式进入神经细胞膜，在酸性环境中，局麻药大多以离子形式存在，药理作用较弱。

8.阿片类药物　局麻药中加入芬太尼 50～100μg，通过对脊髓背角阿片类受体的作用，加快局麻药的起效时间，增强局麻药的阻滞作用，延长局麻药的作用。

（二）术中管理

硬膜外间隙注入局麻药 5～10 分钟内，在穿刺部位的上下各 2、3 节段的皮肤支配区可出现感觉迟钝；20 分钟内阻滞范围可扩大到所预期的范围，麻醉也趋完全。针刺皮肤测痛可得知阻滞的范围和效果。除感觉神经被阻滞外，交感神经、运动神经也会阻滞，由此可引起一系列生理扰乱。同脊麻一样，最常见的是血压下降、呼吸抑制和恶心呕吐。因此术中应注意麻醉平面，密切观察病情变化，及时进行处理。

【并发症】

（一）局麻药全身中毒反应

由于硬膜外阻滞通常需大剂量的局麻药（5～8 倍的脊麻剂量），容易导致全身中毒反应，尤其是局麻药误入血管内更甚。局麻药通过稳定注药部位附近的神经纤维的兴奋性膜电位,从而影响神经传导,产生麻醉作用。如果给予大剂量的局麻药,尤其是注药过快或误入血管内时,其血浆浓度达到毒性水平,其他部位(如大脑、心肌)的兴奋性膜电位也受影响,即会引发局麻药的毒性反应。

大脑比心脏对局麻药更敏感,所以局麻药早期中毒症状与中枢神经系统有关。患者可能首先感觉舌头麻木、头晕、耳鸣,有些患者表现为精神错乱,企图坐起来并要拔掉静脉输液针,这些患者往往被误认为癔症发作。随着毒性的增加,患者可以有肌颤,肌颤往往是抽搐的前兆,病情进一步发展,患者可出现典型的癫痫样抽搐。如果血药浓度继续升高,患者迅速出现缺氧、发绀和酸中毒,随之而来的是深昏迷和呼吸停止。

如果血药浓度非常高,可能出现心血管毒性反应。局麻药可直接抑制心肌的传导和收缩,对血管运动中枢及血管床的作用可能导致严重的血管扩张,表现为低血压、心率减慢,最后可能导致心脏停搏。相当多的证据表明,脂溶性、蛋白结合率高的局麻药,如布比卡因可能引起严重的心律失常,甚至是心室纤颤,这可能与其影响心肌细胞离子通道的特征有关。

(二)误入蛛网膜下腔

硬膜外阻滞的局麻药用量远高于脊麻的用药量,如果局麻药误入蛛网膜下腔,可能导致阻滞平面异常升高或全脊麻。

1.症状和体征　全脊麻的主要特征是注药后迅速发展的广泛的感觉和运动神经阻滞。由于交感神经被阻滞,低血压是最常见的表现。如果颈 3、颈 4 和颈 5 受累,可能出现膈肌麻痹,加上肋间肌麻痹,可能导致呼吸衰竭甚至呼吸停止。随着低血压及缺氧,患者可能很快意识不清、昏迷。如用药量过大,症状典型,诊断不难,但须与引起低血压和昏迷的其他原因进行鉴别开来,如迷走—迷走昏厥。当用药量较少时(如产科镇痛),可能仅出现异常高平面的麻醉,这往往就是误入蛛网膜下腔的表现。

2.处理　全脊麻的处理原则是维持患者循环及呼吸功能。患者神志消失,应行气管插管人工通气,加速输液以及滴注血管收缩药升高血压。若能维持循环功能稳定,30 分钟后患者可清醒。全脊麻持续时间与使用的局麻药有关,利多卡因可持续 1～1.5 小时,而布比卡因持续 1.5～3.0 小时。尽管全脊麻来势凶猛,影响患者的生命安全,但只要诊断和处理及时,大多数患者均能恢复。

3.预防措施

(1)预防穿破硬膜:硬膜外阻滞是一种盲探性穿刺,所以要求熟悉有关椎管解剖,操作应轻巧从容,用具应仔细挑选,弃掉不合用的穿刺针及过硬的导管。对于那些多次接受硬膜外阻滞、硬膜外间隙有粘连者或脊柱畸形有穿刺困难者,不宜反复穿刺以免穿破硬膜。老年人、小儿的硬膜穿破率比青壮年高,所以穿刺时尤其要小心。一旦穿破硬膜,最好改换其他麻醉方法,如全麻或神经阻滞。

(2)应用试验剂量:强调注入全量局麻药前先注入试验剂量,观察 5～10 分钟有无脊麻表现,改变体位后若须再次注药也应再次注入试验剂量。首次试验剂量不应大于 3～5ml。麻醉中若患者发生躁动可能使导管移位而刺入蛛网膜下腔。有报道硬膜外阻滞开始时为正常的节段性阻滞,以后再次注药时出现全脊麻,经导管抽出脑脊液,说明在麻醉维持期间导管还会穿破硬膜进入蛛网膜下腔。

(三)误入硬膜下间隙

局麻药误入硬膜和蛛网膜之间的间隙,即硬膜下间隙阻滞。由于硬膜下间隙为一潜在间隙,小量的局麻药进入即可在其中广泛弥散,出现异常的高平面阻滞,但起效时间比脊麻慢,因硬膜下间隙与颅内蛛网膜下腔不通,除非出现严重的缺氧,一般不至于引起意识消失。颈部硬膜外阻滞时误入的机会更多些。

(四)导管折断

这是连续硬膜外阻滞的并发症之一,发生率约为 0.057％～0.2％。其原因为:①穿刺针割断:遇导管尖端越过穿刺针斜面后不能继续进入时,正确的处理方法是将穿刺针连同导管一并拔出,然后再穿刺,若错误地将导管拔出,已进入硬膜外间隙的部分可被锐利的穿刺针斜面切断。②导管质地较差:导管质地或多次使用后易变硬变脆,近来使用的大多为一次性导管可防止导管折断。如果导管需要留置,应采用聚四氯乙烯为原料的导管,即便如此留置导管也不宜超过 72 小时,若需继续保留者应每 3 天更换一次导管。导管穿出皮肤的部位,应用棉纤维衬垫,避免导管在此处呈锐角弯曲。

处理:传统的原则是体内存留异物应尽可能取出,但遗留的导管残端不易定位,即使采用不透 X 线的材料制管,在 X 线片上也很难与骨质分辨,致手术常遭失败。而残留导管一般不会引起并发症,无活性的聚四乙烯导管取出时,会造成较大创伤,所以实无必要进行椎板切除手术以寻找导管。大量临床经验证明即使进行此类手术也很难找到导管。最好的办法是向患者家属说明,同时应继续观察。如果术毕即发生断管,且导管断端在皮下,可在局麻下作小切口取出。

(五)拔管困难

不可用力硬拔。应采用以下方法:①告知患者放松,侧卧位,头颈部和双下肢尽量向前屈曲,试行拔管,用力适可而止。②导管周围肌肉注入 1％利多卡因后试行拔管。③也可从导管内插入钢丝(钢丝尖端不可进入硬膜外间隙)试行拔管。④必要时使用镇静药或全麻肌松(喉罩通气)状态下拔管。

(六)异常广泛阻滞

注入常规剂量局麻药后,出现异常广泛的脊神经阻滞现象,但不是全脊麻。因阻滞范围虽广,但仍为节段性,骶神经支配区域,甚至低腰部仍保持正常。临床特点是高平面阻滞总是延缓地发生,多出现在注完首量局麻药后 20～30min,常有前驱症状如胸闷、呼吸困难、说话无声及烦躁不安,继而发展至通气严重不足,甚至呼吸停止,血压可能大幅度下降或无多大变化。脊神经阻滞常达 12～15 节段,但仍为节段性。

异常广泛的脊神经阻滞有两种常见的原因,包括前述的硬膜下间隙阻滞以及异常的硬膜外间隙广泛阻滞。硬膜外间隙异常广泛阻滞与某些病理生理因素有关,下腔静脉回流不畅(足月妊娠及腹部巨大肿块等),硬膜外间隙静脉丛怒张,老年动脉硬化患者由于退行性病变及椎间孔闭锁,均使硬膜外有效容积减少,常用量局麻药阻滞平面扩大。足月妊娠比正常情况时麻醉平面扩大 30％,老年动脉硬化患者扩大 25％～42％。若未充分认识此类患者的特点,按正常人使用药量,会造成相对逾量而出现广泛的阻滞。预防的要点是对这类患者要相应减少局麻药用量,有时减至正常人用量的 1/3～1/2。

(七)硬膜穿破和头痛

硬膜穿破是硬膜外阻滞最常见的意外和并发症。据报道,其发生率高达 1％。硬膜穿破除了会引起阻滞平面过高及全脊麻外,最常见的还是头痛。由于穿刺针孔较大,穿刺后头痛的发生率较高。头痛与患者体位有关,即直立位头痛加剧而平卧后好转,所以容易诊断。头痛常出现于穿刺后 6～72h,头痛的原因与脑脊液漏入硬膜外间隙有关。一旦出现头痛,应认真对待,因这种头痛可使日常生活受累,甚至可能导致颅

尽管有许多不同的方法处理穿刺后头痛,但毫无疑问,最有效的方法是硬膜外注入自体血进行充填治疗,一旦诊断为穿刺后头痛,应尽快行硬膜外血充填治疗,治疗越早效果越好。抽取自体血 10～15ml,注入硬膜外腔,不需要在血中加入抗凝剂,因靠凝血块来堵塞穿刺孔。操作时注意无菌技术,有效率达 90％。

(八)神经损伤

硬膜外阻滞后出现持久的神经损伤比较罕见。引起神经损伤的四个主要原因为:操作损伤、脊髓前动脉栓塞、粘连性蛛网膜炎及椎管内占位性病变引起的脊髓压迫。

1.操作损伤　通常由穿刺针及硬膜外导管所致。患者往往在穿刺时就感觉疼痛,神经纤维的损伤可能导致持久的神经病变,但大多数患者的症状,如截瘫、疼痛、麻木,均可在数周内缓解。损伤的严重程度与

损伤部位有关，胸段及颈段的脊髓损伤最严重。

损伤可能伤及脊神经根和脊髓。脊髓损伤早期与神经根损伤的鉴别之点为：①神经根损伤当时有"触电"或痛感，而脊髓损伤时为剧痛，偶伴一过性意识障碍；②神经根损伤以感觉障碍为主，有典型"根痛"，很少有运动障碍；③神经根损伤后感觉缺失仅限于1～2根脊神经支配的皮区，与穿刺点棘突的平面一致，而脊髓损伤的感觉障碍与穿刺点不在同一平面，颈部低一节段，上胸部低二节段，下胸部低三节段。

神经根损伤根痛以伤后3d内最剧，然后逐渐减轻，2周内多数患者症状缓解或消失，遗留片状麻木区数月以上，采用对症治疗，预后较好。而脊髓损伤后果严重，若早期采取积极治疗，可能不出现截瘫，或即使有截瘫，恰当治疗也可以使大部分功能恢复。治疗措施包括脱水治疗，以减轻水肿对脊髓内血管的压迫及减少神经元的损害，皮质类固醇能防止溶酶体破坏，减轻脊髓损伤后的自体溶解，应尽早应用。

2.脊髓前动脉栓塞　脊髓前动脉栓塞可迅速引起永久性的无痛性截瘫，因脊髓前侧角受累（缺血性坏死），故表现以运动功能障碍为主的神经症状。脊髓前动脉实际上是一根终末动脉，易遭缺血性损害。诱发脊髓前动脉栓塞的因素有：严重的低血压、钳夹主动脉、局麻药中肾上腺素浓度过高，引起血管持久痉挛及原有血管病变者（如糖尿病）。

3.粘连性蛛网膜炎　粘连性蛛网膜炎是严重的并发症，患者不仅有截瘫，而且有慢性疼痛。通常由误注药物入硬膜外间隙所致，如氯化钙、氯化钾、硫喷妥钠及各种去污剂误注入硬膜外间隙会并发粘连性蛛网膜炎。其他药物的神经毒性：晚期癌性疼痛患者椎管内长期、大剂量应用吗啡，需注意其神经毒性损害。瑞芬太尼因含甘氨酸对神经有毒性，不可用于硬膜外或鞘内给药。实验研究证明右美托咪定注入硬膜外间隙对局部神经髓鞘有损害。如氯胺酮含氯化苄甲乙氧胺等杀菌或防腐剂，可引起神经损伤。粘连性蛛网膜炎的症状是逐渐出现的，先有疼痛及感觉异常，以后逐渐加重，进而感觉丧失。运动功能改变从无力开始，最后发展到完全性弛缓性瘫痪。尸检可以见到脑脊膜上慢性增生性反应，脊髓纤维束及脊神经腹根退化性改变，硬膜外间隙及蛛网膜下腔粘连闭锁。

4.脊髓压迫　引起脊髓压迫的原因为硬膜外血肿及硬膜外脓肿，其主要临床表现为严重的背痛。硬膜外血肿的起病快于硬膜外脓肿，两者均需尽早手术减压。

(1)硬膜外血肿：硬膜外间隙有丰富的静脉丛，穿刺出血率约为2%～6%，但形成血肿出现并发症者，其发生率仅0.0013%～0.006%。形成血肿的直接原因是穿刺针尤其是置入导管的损伤，促使出血的因素有患者凝血机制障碍及抗凝血治疗。硬膜外血肿虽罕见，但在硬膜外阻滞并发截瘫的原因中占首位。

临床表现：开始时背痛，短时间后出现肌无力及括约肌功能障碍，最后发展到完全性截瘫。诊断主要依靠脊髓受压迫所表现的临床症状及体征，椎管造影、CT或磁共振对于明确诊断很有帮助。

预后取决于早期诊断和及时手术，手术延迟者常致永久残疾，故争取时机尽快手术减压为治疗的关键（8小时内术后效果较好）。预防硬膜外血肿的措施有：有凝血障碍及正在使用抗凝治疗的患者应避免椎管内麻醉；穿刺及置管时应轻柔，切忌反复穿刺；万一发生硬膜外腔出血，可用生理盐水多次冲洗，待血色回流变淡后，改用其他麻醉。

(2)硬膜外脓肿：为硬膜外间隙感染所致。其临床表现为：经过1～3天或更长的潜伏期后出现头痛、畏寒及白细胞增多等全身征象。局部重要症状是背痛，其部位常与脓肿发生的部位一致，疼痛很剧烈，咳嗽、弯颈及屈腿时加剧，并有叩击痛。大约在4～7天出现神经症状，开始为神经根受刺激出现的放射状疼痛，继而肌无力，最终截瘫。与硬膜外血肿一样，预后取决于手术的早晚，凡手术延迟者可致终身瘫痪。硬膜外脓肿的治疗效果较差，应强调预防为主，麻醉用具及药品应严格无菌，遵守无菌操作规程。凡局部有感染或有全身性感染疾病者（败血症），应禁行硬膜外阻滞。

【骶管阻滞】

硬膜外间隙在骶管的延续部分是骶管间隙，该间隙末端终止于骶裂孔。骶管阻滞是经骶裂孔穿刺进入骶管后将局麻药注入该间隙产生该部脊神经阻滞。

（一）适应证

包括：①肛门会阴部手术。②小儿下腹部及腹股沟手术。③连续骶管阻滞可用于术后镇痛。④疼痛治疗，如椎间盘突出压迫神经引起下肢急慢性疼痛。可从骶管注入局麻药和激素。

（二）解剖和穿刺方法

确定骶裂孔的骨性标志是位于骶裂孔两侧的骶骨角（S_3 的下关节突），骶裂孔为骶尾韧带覆盖。骶管间隙内有脂肪、骶神经、静脉丛及硬膜囊。硬膜囊的终止平面相当于 S_2 下缘。针尖穿过骶尾韧带进入骶管时有突破感，针穿过骶尾韧带进入骶管间隙后进针角度与构成骶管的骨板相平行约与皮肤呈角 $70°\sim80°$ 针尖深度不超过 S_2 水平。新生儿硬膜囊终止水平在 S_4，因此进针深度更浅。穿刺成功后与硬膜为阻滞一样要确认穿刺针在硬膜外间隙内，避免针已穿破硬膜进入蛛网膜下间隙或针尖在静脉内。

（三）注意事项

①严格无菌操作，以免感染。②穿刺针位于正中线，并不可太深，以免损伤血管或穿破硬膜。③试验剂量 $3\sim5ml$。④预防局麻药进入蛛网膜下间隙或误注入血管。⑤骶管先天畸形较多，容量差异也大，一般 $15\sim20ml$。阻滞范围很难预测。

四、腰硬联合麻醉

蛛网膜下间隙和硬膜外间隙联合阻滞简称腰硬联合麻醉。腰硬联合麻醉（CSEA）是脊麻与硬膜外麻醉融为一体的麻醉方法，优先用脊麻方法的优点是起效快、阻滞作用完全、肌松满意，应用硬膜外阻滞后阻滞时间不受限制并可行术后镇痛，同时减少局麻药的用药量和不良反应，降低并发症的发生率。CSEA 已广泛应用于下腹部及下肢手术麻醉及镇痛，尤其是剖宫产手术。但 CSEA 也不可避免地存在脊麻和硬膜外麻醉的缺点。

【实施方法】

（一）穿刺针

常用的为蛛网膜下腔与硬膜外腔联合阻滞套管针，其硬膜外穿刺针为 17G，距其头端 $1\sim2cm$ 处有一侧孔，蛛网膜下腔穿刺针可由此通过。蛛网膜下腔穿刺针为 $25\sim27G$ 的笔尖式穿刺针。

（二）穿刺方法

穿刺间隙为 $L_{2\sim3}$ 或 $L_{3\sim4}$。先用硬膜外穿刺针行硬膜外腔穿刺后，再经硬膜外穿刺针置入 25 或 26G 的蛛网膜下腔穿刺针，穿破硬膜时有轻轻的突破感，拔出针芯后有脑脊液缓慢流出。蛛网膜下腔穿刺针的侧孔一般朝向患者头端，有利于脑脊液的流出。在蛛网膜下腔内注入局麻药后，拔出蛛网膜下腔的穿刺针。然后置入硬膜外导管，留置导管 $3\sim4cm$，退针、固定导管。患者平卧测试和调整阻滞平面，同时注意监测血流动力学变化，低血压和心动过缓者应及时处理。待蛛网膜下腔阻滞作用开始消退，如手术需要，经硬膜外导管注入局麻药行硬膜外阻滞。

（三）用药方法

由于蛛网膜下间隙阻滞作用开始消退时，开始硬膜外间隙注药。因此，无法观察硬膜外试验剂量及其效应，一般采用分次注药方法或持续注药方法（$4\sim6ml/h$）。同时严密观察是否有全脊麻的征象，及局麻药毒性反应。联合穿刺时，硬膜外导管可能误入蛛网膜下腔，通常有脑脊液从导管内流出。因此每次硬膜外腔注药时，须回抽无脑脊液后再注药。并且蛛网膜下间隙与硬膜外间隙的局麻药用药剂量均较小，阻滞平面容易扩散，可能有一部分局麻药经硬膜孔渗入蛛网膜下腔，以及硬膜外间隙的压力改变后，局麻药易在蛛网膜下间隙扩散。

【注意事项】

包括：①硬膜外导管可能会误入蛛网膜下间隙，有脑脊液从导管内流出。因此每次硬膜外间隙注药时，须回抽无脑脊液后再注药。②蛛网膜下间隙与硬膜外间隙的局麻药用药剂量均较小，但阻滞平面容易扩散。可能有一部分局麻药经硬膜破孔渗入蛛网膜下间隙（称为渗漏效应），以及注入局麻药后硬膜外间隙的压力改变，使蛛网膜下间隙的脑脊液容积相应减少，局麻药在蛛网膜下间隙容易扩散（称为容量效应）。多数研究认为容量效应是腰硬联合麻醉平面容易扩散的主要原因。③实施 CSEA 在蛛网膜下间隙注入局麻药后，如出现硬膜外导管置入困难，会导致蛛网膜下间隙注药后恢复仰卧体位延迟。如果患者侧卧头低位，重比重液将向头侧移动，使阻滞平面过高，可能发生严重低血压，应严密监测并及时处理。如侧卧头高位，重比重液将向尾侧移动，使阻滞平面较低。④穿刺成功后，患者转平卧位测试和调整阻滞平面，同时注意监测血流动力学变化，低血压和心动过缓应及时处理。脊麻布比卡因剂量一般 12mg 左右，最多用至 15mg。待蛛网膜下间隙阻滞作用固定，根据手术需要，经硬膜外导管注入局麻药行硬膜外阻滞。

【风险和并发症】

（一）阻滞平面异常广泛

CSEA 的阻滞范围较一般腰麻或硬膜外阻滞范围广，其原因：①注入硬膜外腔的局麻药经硬脊膜破损处渗入蛛网膜下腔；②硬膜外腔的负压消失，促使脑脊液中局麻药扩散；③硬膜外腔注入局麻药液容积增大，挤压硬脊膜，使腰骶部蛛网膜下腔压力增加，促使局麻药向头端扩散，阻滞平面可增加 3～4 个节段；④脑脊液从硬脊膜针孔溢出，使硬膜外腔的局麻药稀释、容量增加及阻滞平面升高；⑤局麻药在蛛网膜下腔因体位改变而向上扩散；⑥为补救腰麻平面不足，经硬膜外导管注入局麻药量过多。

临床上应尽量避免此类情况的发生，建议对策：①如蛛网膜下腔阻滞平面能满足整个手术需要，则术中硬膜外腔不需用药，仅作为术后镇痛；②硬膜外腔注药应在腰麻平面完全固定后再给予；③避免硬膜外腔一次注入大量局麻药，应分次给予。每次注药后都应测试阻滞平面，根据阻滞平面的高低决定是否继续注药及药量；④密切监测患者的生命体征，必要时加快血容量补充并适当应用升压药。

（二）循环呼吸系统并发症

主要与麻醉平面过高有关。蛛网膜下腔注入局麻药后，如阻滞平面过高，交感神经受到广泛阻滞，易引起低血压，严重者导致心搏骤停。当腰麻平面过高，尤其是肋间肌和膈肌出现麻痹时，将引起患者严重的呼吸抑制甚至呼吸停止。这种情况多因腰麻作用已开始，而硬膜外置管困难，阻滞平面已经升高，麻醉医师又没能及时发现所致。对老年、全身状况较差或有相对血容量不足的患者后果更为严重。因此，在 CSEA 操作过程中，一定要加强生命体征监测，合理应用局麻药，及时调控腰麻平面。若硬膜外腔置管困难，应及时放弃硬膜外置管并拔除硬膜外穿刺针。

（三）神经并发症

1.马尾综合征（CES）　主要表现为不同程度的大便失禁及尿道括约肌麻痹、会阴部感觉缺失和下肢运动能力减弱。引起该综合征的原因包括：①局麻药对鞘内神经直接毒性，与注入局麻药的剂量、浓度、种类及加入的高渗葡萄糖液和血管收缩药有关。术后镇痛在硬膜外腔导管部位局麻药持续作用。国外有大量蛛网膜下腔应用 5%利多卡因后引起马尾综合征的报道。②压迫型损伤：如硬膜外血肿或脓肿；③操作时损伤。预防措施：①最小有效剂量的局麻药；②最低局麻药有效浓度，局麻药注入蛛网膜下腔前应适当稀释；③注入蛛网膜下腔的葡萄糖液的终浓度不得超过 8%。

2.短暂神经症（TNS）　表现为以臀部为中心向下肢扩散的钝痛或放射痛，部分患者同时伴有背部的疼痛，活动后疼痛可减轻，体格检查和影像学检查无神经学阳性改变。症状常出现在腰麻后的 12～36h，

2 天～2 周内可缓解,非甾类抗炎药能有效缓解 TNS 引起的疼痛。病因尚不清楚,可能与注入蛛网膜下腔的局麻药剂量和浓度、穿刺时神经损伤以及手术体位等因素相关。

3.穿刺时直接的神经根或脊髓损伤　应严格遵守操作规范,避免反复穿刺,硬膜外穿刺针刺到神经根或脊髓应立即放弃椎管内阻滞。

4.硬脊膜穿破后头痛　腰硬联合麻醉因其独特的优点目前在临床上得到广泛应用,但仍要注意其可能的风险及并发症。因此,在操作时强调严格掌握适应证及操作规范,术中加强麻醉管理和监测,合理应用局麻药,及时发现和治疗并发症。

(苏海文)

第六节　全身麻醉

一、静脉全身麻醉

静脉全身麻醉是指将药物经静脉注入,通过血液循环作用于中枢神经系统而产生全身麻醉作用,静脉麻醉下患者安静入睡、对外界刺激反应减弱或消失、应激反应降低。静脉麻醉有许多独特的优点,最突出的就是不需要经气道给药和无气体污染。国内在 20 世纪 90 年代前,长达 40 多年普遍应用静脉普鲁卡因复合麻醉。80 年代末期越来越多的新型静脉麻醉药产生,如短效的静脉麻醉药(丙泊酚)、麻醉性镇痛药(瑞芬太尼)和肌肉松弛药(罗库溴铵)等;以及新的静脉麻醉给药方法和技术的诞生,如计算机辅助静脉自动给药系统,使静脉麻醉发生了划时代的变化。

静脉麻醉的给药方式包括单次给药、间断给药和连续给药,后者又包括人工设置和计算机设置给药速度。理想的静脉麻醉的给药方式应该是起效快、维持平稳、恢复迅速。本节将分别介绍气管插管和不用气管插管的静脉麻醉方法。

【不用气管插管的静脉麻醉】

(一)适应证

用于不要求肌肉松弛的短小手术、门诊和日间诊疗手术(手术时间一般在 30min 以内),如体表肿块切除、活检,无痛人流、取卵、无胃痛肠镜等。必要时可应用声门上装置控制气道。给药方式和用药种类包括分次注入和持续输注(恒速、变速和靶控输注)。可仅用一种麻醉药,也可联合应用两种或两种以上药物。联合用药的优点是:①麻醉效果增强(协同作用);②各种药物的用量减少;③不良反应降低;④达到全麻镇静、镇痛和控制应激反应等目的。

(二)注意事项

1.麻醉前禁食禁饮,使用适当的术前药。

2.严格掌握适应证和禁忌证,根据手术选择作用时间适宜的药物和给药方案。

3.注意药物间的相互作用,选择药物以满足手术为主。

4.保持呼吸、循环稳定。

5.严密的监测并备有急救措施。

(三)常用静脉麻醉

1.丙泊酚静脉麻醉

(1)适应证:短小手术与特殊检查麻醉及部位麻醉的辅助用药。

（2）禁忌证：①休克和血容量不足；②心肺功能不全者慎用；③脂肪代谢异常者；④对丙泊酚过敏患者。

（3）用法：①短小手术麻醉先单次静注丙泊酚 1～3mg/kg，随后 2～6mg/(kg·h) 静脉维持，剂量和速度根据患者反应确定，常需辅以麻醉性镇痛药；②椎管内麻醉辅助镇静，一般用丙泊酚 0.5mg/kg 负荷，然后以 0.5mg/(kg·h) 持续输注，当输注速度超过 2mg/(kg·h) 时，可使记忆消失；靶控输注浓度从 1～1.5μg/ml 开始以 0.5μg/ml 增减调节；③作为颈丛阻滞前预处理，可抑制阻滞迷走神经和颈动脉压力感受器所致的心率增快、血压升高。

（4）注意事项和意外处理：①剂量依赖性呼吸和循环功能抑制，也与注药速度有关；②注射痛，给丙泊酚前先静注利多卡因 20mg 可基本消除；③偶见诱导过程中癫痫样抽动；④罕见小便颜色变化；⑤丙泊酚几无镇痛作用，椎管内麻醉辅助镇静时应保证镇痛效果良好，否则患者可能因镇痛不全而躁动不安。

2.氯胺酮静脉麻醉

（1）适应证：①简短手术或诊断性检查；②基础麻醉；③辅助麻醉；④支气管哮喘患者。

（2）禁忌证：①血压超过 160/100mmHg，禁用于脑血管意外、颅高压、眼压增高、开放性眼球损伤患者；②心功能不全；③甲亢、嗜铬细胞瘤；④饱胃或麻醉前未禁食者；⑤癫痫、精神分裂症。

（3）用法：①缓慢静注 2mg/kg，可维持麻醉效果 5～15 分钟，追加剂量为首剂 1/2 至全量，可重复 2～3 次，总量不超过 6mg/kg；②小儿基础麻醉 4～6mg/kg 臀肌内注射，1～5 分钟起效，持续 15～30 分钟，追加量为首剂量的 1/2 左右；③弥补神经阻滞和硬膜外阻滞作用不全，0.2～0.5mg/kg 静注。

（4）注意事项及意外处理：①呼吸抑制与注药速度过快有关，常为一过性，托颌提颏、面罩吸氧即可恢复；②肌肉不自主运动一般不需要治疗，如有抽动，可静注咪达唑仑治疗；③唾液分泌物刺激咽喉部有时可引发喉痉挛，严重者面罩给氧或气管插管，术前应常规使用足量阿托品；④血压增高、心率加快对高血压、冠心病等患者可能造成心脑血管意外；⑤停药 10 分钟初醒，30～60 分钟完全清醒，苏醒期延长与用药量过大、体内蓄积有关；⑥精神症状多见于青少年患者，一般持续 5～30 分钟，最长可达数小时表现为幻觉、谵妄、兴奋、躁动或定向障碍等，静注咪达唑仑可缓解，预先使用咪达唑仑可预防精神症状的发生。

3.依托咪酯静脉麻醉

（1）适应证：①短小手术；②特殊检查：内镜、心脏电复律等。

（2）禁忌证：①免疫抑制、脓毒血症及紫质症及器官移植患者；②重症糖尿病和高钾血症。

（3）用法：单次静注 0.2～0.4mg/kg，注射时间 15～60 秒，年老、体弱和危重患者药量酌减。

（4）注意事项及意外处理：①注射痛和局部静脉炎，预注芬太尼或利多卡因可减少疼痛；②肌震颤或肌阵挛，与药物总量和速度太快有关，静注小量氟哌利多或芬太尼可减少发生率；③防治术后恶心、呕吐。

4.硫喷妥钠静脉麻醉

（1）适应证：短小浅表手术或操作，如切口引流、骨折脱臼复位、血管造影、心脏电复律、烧伤换药等，以前也用于小儿基础麻醉。

（2）禁忌证：①饱胃患者；②严重心血管和呼吸系统疾病；③严重肝肾功能不全；④早产儿、新生儿、妊娠、分娩、剖宫产；⑤全身情况低下，如营养不良、严重贫血、低血浆蛋白、恶病质；酸中毒、水、电解质紊乱、严重糖尿病、高龄等；⑥涉及上、下呼吸道的操作，包括口、鼻、咽喉、气管及食管手术或操作；⑦肾上腺皮质功能不全，长期服用肾上腺皮质激素；⑧紫质症、先天性卟啉代谢紊乱。

（3）用法：①2.5% 溶液，5ml/10 秒注射，眼睑反射消失、眼球固定后开始手术操作，据患者反应追加 2～3ml，青壮年总量<1g。②控制抽搐、痉挛、局麻药中毒反应、破伤风、癫痫、高热惊厥等，2.5% 溶液 3～4ml 静脉缓慢注射，效果不佳 2 分钟后可重复。

（4）注意事项及意外处理：①注药速度过快易引起呼吸、循环抑制，应立即给氧、静注麻黄碱 10～

30mg；②注药后前胸、颈、面等部位有时可出现红斑，一般很快消失；③有时出现肌张力亢进和肢体不自主活动、咳嗽、喷嚏、呃逆或喉痉挛，术前用吗啡和阿托品有预防作用；④喉痉挛严重者面罩吸氧，紧急时静注琥珀胆碱气管插管。⑤目前除控制惊厥外，临床已少用硫喷妥钠静脉麻醉。

5.靶控输注（TCI）静脉麻醉　根据药代动力学参数（有些药代参数也考虑了患者年龄、体重、体表面积、肝肾功能等协变量）的影响编程，计算对某一特定患者获得或维持某一目标浓度所需要的药物输注速度，并控制、驱动输液泵输注，以达到并维持相应麻醉药的血浆或效应器部位浓度，获得满意的临床麻醉状态，称为靶控输注。

（1）TCI的基本结构：根据不同药物的药代动力学特点和大量循证医学数据编制的、获得目标浓度并控制微量输注泵的计算机软件。通过相关的信息传递协议（例如RS232接口、连接线）等辅助装置，应用计算机控制的微量输注泵给予患者静脉药物。

（2）药物TCI浓度：95％患者入睡的丙泊酚浓度为$5.4\mu g/ml$，但不使用气管插管时，建议起始浓度为$2\sim3\mu g/ml$；联合用药（阿片类药、咪达唑仑等）时，丙泊酚靶浓度显著降低。

（3）TCI麻醉注意事项：①靶控浓度只是理论上的浓度，临床实测浓度与TCI系统预测浓度完全吻合是不可能的，可接受的实测—预测浓度误差是30％～40％；②理论上，只要药代学符合线性特点（即药物剂量加倍浓度亦加倍），均可以选择靶控输注给药，但临床应用需谨慎。根据其药代学特点，芬太尼、硫喷妥纳不适合靶控输注，恒速输注瑞芬太尼达稳态时间很短，大部分情况下不需要靶控输注。③参考数据，实际应用根据合并用药及麻醉医生的经验设定初始浓度。④TCI给药开始阶段，存在药物超射现象，即短时间给予较大剂量药物以使患者快速达到血药浓度，但对于危重、体弱、老年患者，建议靶控输注开始时，采用浓度逐步递增的方法给药，以减少不良反应；⑤美国FDA尚未批准TCI临床应用，但在亚洲、欧洲等地可合法使用。

6.静脉麻醉药联合应用

（1）咪达唑仑＋芬太尼：咪达唑仑2～5mg（0.04～0.1mg/kg）缓慢静注，患者入睡后给予芬太尼25～75μg，有潜在呼吸抑制的危险。

（2）咪达唑仑＋瑞芬太尼：瑞芬太尼0.05～0.1μg/（kg.min）用于不插管静脉麻醉与咪达唑仑2～5mg联合应用可提供有效镇静和镇痛。咪达唑仑剂量依赖性增强瑞芬太尼的呼吸抑制作用。

（3）咪达唑仑＋氯胺酮：咪达唑仑0.1～0.5mg/kg静注，患者入睡后给氯胺酮0.25～0.5mg/kg。

（4）咪达唑仑＋丙泊酚＋阿片类：咪唑唑仑1～3mg＋丙泊酚0.5～1.0mg/kg负荷量，继以25～50μg/（kg·min）持续输注＋芬太尼负荷量1～2μg/kg，具体根据患者反应、循环和呼吸功能而定。

（5）丙泊酚＋氯胺酮：1％丙泊酚缓慢推注直至患者入睡，继以氯胺酮0.5～1mg/kg静脉注射，随后缓慢静注或持续输注丙泊酚维持麻醉状态。

7.监测

（1）呼吸：密切观察胸部活动度、呼吸频率、心前区听诊及储气囊的运动情况。

（2）氧合：常规使用脉搏血氧饱和度仪监测。

（3）循环：监测血压、心率和心电图。

（4）镇静水平：手术要求不同镇静水平。目前常用的镇静评分方法有White和Ramsay评分系统、镇静/警醒评分（OAA/S）。

（5）脑电图：双频指数（BIS）预测结果与OAA/S评分吻合相当好，可作为客观指标评价意识状态，防止镇静过度，帮助调整镇静催眠剂量。

（6）急救措施：建立静脉通路、给氧、吸引器、通气道、面罩、喉罩、呼吸囊、咽喉镜、气管内导管、心肺复苏药品等。

8.药物过量的拮抗

(1)常用拮抗药物:①氟马西尼:选择性拮抗苯二氮䓬受体。剂量 0.1~0.2mg,最大 1mg。对通气和心血管系统无不良影响。②纳洛酮:0.2~0.4mg(最大 400μg)静脉注射可特异性拮抗阿片类产生的嗜睡、镇静和欣快反应。不推荐常规预防性应用。

(2)拮抗注意事项:①氟马西尼拮抗苯二氮䓬类药物时最常见的不良反应是头晕(2%~13%)和恶心(2%~12%),拮抗时可发生"再镇静",偶可诱发心律失常或癫痫/惊厥,有癫痫病史者避免使用。②纳洛酮的不良反应包括疼痛、高血压、肺水肿,甚至室性心动过速和室颤,因而嗜铬细胞瘤、嗜铬组织肿瘤或心功能受损患者应避免使用。

【气管插管或放置喉罩的静脉麻醉】

创伤较大的、时间较长的、需要应用肌松药的手术多需要在给予肌松药后,行气管插管或放置喉罩,并给予机械通气支持。此类麻醉也称为全凭静脉麻醉(TIVA),和以上提及的小手术不同,由于此类手术往往刺激较大,故药物使用品种更多,剂量更大。因此需要更好地理解药物的作用原理和药物相互间的作用,以尽可能地减少药物的不良反应。

(一)麻醉诱导

麻醉诱导是气管插管或喉罩全身麻醉的开始,通过开放的静脉通路,顺序给予静脉药物,以使患者短时间内失去意识,肌肉松弛,对疼痛应激无反应。无论采用单次给药,连续给药还是 TCI 的给药模式,诱导都需要注意到:患者从清醒进入麻醉状态,生理条件会发生巨大的变化。

如果药物用量不足,可能产生肌松不完善、插管时有意识、应激反应强烈等不良事件;但给予药物过量,同样会时患者循环波动,引起相关但不良反应。同时,多个静脉麻醉药物联合使用,可以减少单一药物的不良反应,但不同药物的达峰时间各不相同,这就要求给药时机需要保证药物峰浓度出现在刺激最强的插管时刻,其后至切皮应激较小的情况下,循环也不会受到过大的抑制。表 4-8 给出一些静脉常用麻醉药物的峰效应分布容积和作用达峰时间。根据药物稳态分布容积可以大概计算出给予药的总量,达峰时间则可以指导插管时机。常用阿片类药物和肌松药的稳态分布容积和达峰时间可参考有关章节。麻醉医生在计划诱导方案时,需要结合镇静药、镇痛药和肌松药的达峰时间及药物药代药效学特点,以使患者循环和内环境平稳。

表 4-8 药物达峰分布容积和作用达峰时间

药物	达峰分布容积(L/kg)	达峰时间(min)
丙泊酚	2~10	2.0
依托咪酯	2.5~4.5	2.0
咪达唑仑	1.1~1.7	2.0

(二)麻醉维持

麻醉维持需要根据手术和患者的状态不同,调节连续输注或 TCI 给药的参数。相对于吸入麻醉药,静脉给药会有一定时间的延后效应,这需要麻醉医生实施静脉麻醉时可以预判相关的时机。

和麻醉诱导一样,全凭静脉麻醉维持目前多采用复合给药,如丙泊酚＋瑞芬太尼 0.2~2.0pg/(kg·min)＋肌松药或丙泊酚＋阿芬太尼＋肌松药。

由于肌松药的作用,患者多处于制动状态,但药物给予不当时易引起术中知晓。除了改进用药方案外,有条件时进行镇静深度测定有助于减少术中知晓的发生。

手术结束前,很多医生会习惯性地提前停止药物输注,以期患者尽早苏醒拔管。但目前临床常使用的药物瑞芬太尼和丙泊酚停药后药物代谢很快,这就会造成患者切口闭合前醒来或转运途中苏醒,特别是瑞芬太尼快速代谢,若没有良好的镇痛措施,会使患者立即处于剧痛中,影响患者术后恢复质量。针对这一情况,临床上可以提前15分钟使用镇痛泵或术毕前20～40分钟,给予小剂量阿片类药物或NSAIDs药物;或采用逐步降低镇静镇痛药浓度,维持在最低镇静镇痛水平,转运后停药。

二、吸入麻醉

将麻醉气体吸入肺内,经肺泡进入血液循环,到达中枢神经系统而产生麻醉的方法。全身吸入麻醉具有患者舒适药物可控性强,能满足全身各部位手术需要等优点。

【吸入麻醉方法的分类】

(一)无重复吸入法

是指系统中所有呼出气体均被排出的一种麻醉方法,这种麻醉方法也就是传统所称的开放麻醉,现在几乎不采用。

(二)部分重复吸入法

是指系统中部分呼出混合气仍保留在系统中的一种吸入麻醉方法,这种麻醉方法是当今最普遍采用的麻醉方法。根据新鲜气体量(FGF)大小又将这种麻醉方法分为高流量(3～6L/min),中流量(1～3L/min),低流量(1L/min以下),最低流量(0.5L/min以下)。前者也就是传统意义上的半开放麻醉,其更接近于开放麻醉,而后者也就是传统意义上的半紧闭麻醉,更接近于完全紧闭麻醉。

(三)完全重复吸入法

是指系统中没有呼出气排出的一种麻醉方法,这种麻醉方法也就是传统意义上的全紧闭麻醉,即现在所指的定量麻醉。循环回路中的气流经过CO_2吸收装置,可防止CO_2重复吸入,但其他气体可被部分或全部重复吸入,重复吸入的程度取决于回路的布局和新鲜气流量。循环回路系统根据新鲜气流量/分钟通气量的不同,可分半开放型、半紧闭型和紧闭型。在临床麻醉中,三种技术均有应用。

大多数医生麻醉诱导时使用高流量的新鲜气流,此时循环回路为半开放型;若新鲜气流量超过分钟通气量,则无气流被重复利用。麻醉维持时,一般会降低新鲜气流量,若流量低于分钟通气量,则部分气流重复吸入,此时称之为"半紧闭麻醉"。重复利用的气流量与新鲜气流量有关,仍有部分气流进入废气回吸收系统。继续降低流量,直至新鲜气流量提供的氧等于代谢需氧量水平(即患者摄氧量水平),此时的循环麻醉回路系统称为"循环紧闭麻醉"。这种情况下,回路内气流重复呼吸,无或几无多余气流进入废气回收系统。

【吸入麻醉的实施和管理】

(一)吸入麻醉诱导

1.肺活量法　预先作呼吸回路的预充,使回路内气体达到设定的吸入麻醉药物浓度,患者(通常大于6岁)在呼出肺内残余气体后,做一次肺活量吸入8%的七氟烷(氧流量6～8L/min),并且屏气,患者在20～40s内意识消失。肺活量法诱导速度最快,且平稳。缺点是需要患者的合作,不适合效能强的吸入麻醉药(如氟烷)。

2.浓度递增诱导法　适用于成人或合作患儿。麻醉机为手动模式,置APL阀于开放位,调节吸入氧浓度,新鲜气流量6～8L/min,选择合适的面罩给患者吸氧,嘱其平静呼吸。起始刻度为0.5%,患者每呼吸3次后增加吸入浓度0.5%,直至达到需要的镇静或麻醉深度(如能满足外周静脉穿刺或气管插管)。在患者意识消失后注意保持呼吸道通畅,适度辅助呼吸(吸气压力$<20cmH_2O$,避免过度通气)。适合于效能强的吸入麻醉药(如氟烷),以及外周静脉开放困难,静脉麻醉诱导可能造成循环剧烈波动和预测为气管插管困难的成年患者。

3.潮气量法　一般使用高浓度七氟烷进行诱导或用于术中快速加深麻醉。新鲜气体流量8～10L/min,七氟烷浓度8%(诱导前管道预充七氟烷起效更快)。逐渐降低收入浓度,同时行辅助或控制呼吸。潮气量法诱导速度快,过程平稳,较少发生呛咳、屏气和喉痉挛等不良反应,是吸入诱导最常用的方法。

(二)影响吸入麻醉药诱导的因素

①血气分配系数小,组织溶解度低,缩短诱导时间;②新鲜气流量越大、吸入浓度越高,分钟通气量越大,麻醉诱导越快;③同时应用高浓度和低浓度气体,低浓度气体在肺泡浓度和血中浓度上升速率加快,即第二气体效应;④当肺循环血流快或心输出量大时,吸入麻醉药肺泡内分压上升缓慢;⑤联合使用静脉麻醉药、阿片类药或麻醉辅助药(如右美托咪定、咪达唑仑等)也能缩短诱导时间。

(三)吸入麻醉维持

单独使用吸入麻醉药,其浓度通常要达到1.3～1.4MAC,方可满足抑制手术应激的需要。临床常联合应用其他麻醉药。在没有脑电监测麻醉镇静深度条件下,吸入麻醉药复合麻醉性镇痛药和肌松药时,一般采用中流量气体(1～2L/min),麻醉药物吸入浓度设定为1.0～1.5MAC。

(四)苏醒期管理

包括:①适时关闭吸入麻醉,通常在手术结束前10～15nun关闭挥发罐。随后以丙泊酚2～8mg/(kg・h)输注维持适宜的麻醉深度。该法可达到苏醒期平稳,患者无躁动,恶心呕吐发生率减少的目的。②完善术后镇痛。③拮抗肌松。④适当深麻醉下拔管,即在患者意识尚未完全恢复时拔管。优点是拔管过程中循环功能稳定,不诱发恶心呕吐,不会引起心、脑血管并发症。深麻醉下拔管主要标准是自主呼吸、通气功能恢复良好,循环稳定。

【低流量麻醉】

(一)低流量麻醉的分类

1.部分重复吸收系统　指系统中部分呼出混合气仍保留于系统的吸入麻醉方法,有3个特点:①CO_2吸收剂将呼出气中的CO_2滤除;②新鲜气流量低于分钟通气量、高于氧摄取量;③新鲜气流中的麻醉气体浓度高于吸入气中浓度(诱导、维持阶段),是目前最普遍的吸入麻醉方法。根据新鲜气体流量又分为高流量(3～6L/min)、低流量($<1L/min$)和最低流量($<0.5L/min$)。

2.完全重复吸入系统　指系统中没有呼出气体排出,特点是:①O_2新鲜气流量等于O_2摄取量;②N_2O新鲜气流量等于N_2O摄取量;③吸入麻醉药用量等于摄取量。这样的吸入麻醉方式即全紧闭麻醉或现在所指的定量麻醉。

(二)低流量麻醉实施

常规检查麻醉机,回路漏气量应$<50ml/min$。起始阶段,持续1～20分钟,高流量新鲜气流约4～6L/min去氮。七氟烷设置6%～8%,快速达到麻醉深度,随后调回所需浓度。整个回路系统中充入所需气体成分,新鲜气体流量必须满足个体摄氧量的需求。随后将流量减少到小于1L/min,维持过程中应保持一定的麻醉深度并保证安全的氧浓度。当新鲜气流量非常接近患者氧摄取量时必须监测气道压、分钟通气量、吸入气氧浓度、吸入气麻醉药浓度等呼吸参数以及常规生命体征监测包括$P_{ET}CO_2$。

定量吸入麻醉需专用的Drager PhsioFlex麻醉机实施。吸入麻醉药通过伺服反馈进入麻醉回路而非通过挥发罐调节;输入回路的新鲜气流量也是通过伺服反馈自动控制。因此,定量吸入麻醉将颠覆传统理念,通过计算机伺服反馈控制。

（三）优点和注意事项

1.优点　减少麻醉气体消耗,降低费用;减少环境污染;提高吸入气体的温度和湿度,改善控制呼吸的特性。

2.注意事项　当机体因手术、失血等影响而引起代谢改变时,有可能导致缺氧、高碳酸血症或麻醉过深。因此实施麻醉时,必须严密监测。当流量低于 1L/min 时,必须增大挥发罐浓度,因为此时实际输出浓度比刻度值小。维持期调整挥发罐浓度,为加快平衡可暂时开大新鲜气体流量。麻醉维持时,如怀疑缺氧,可停止吸入麻醉药并开放回路予纯氧通气。麻醉时间较长者在手术结束前保持低流量关闭挥发罐,麻醉还可维持 10～20 分钟。拔管前应增加气流量 4～5L/min,将麻醉气体洗出。为安全起见,低流量麻醉期间必须严密监测生命体征以及各项相关的呼吸参数。

三、静吸复合麻醉

静吸复合麻醉常用药物有:①静脉麻醉药:咪达唑仑、丙泊酚、依托咪酯。②吸入麻醉药:氧化亚氮(N_2O)、异氟烷、七氟烷和地氟烷。

麻醉方法包括:①静脉诱导＋静吸复合维持。②吸入诱导＋静吸复合维持。③静吸复合诱导＋静吸复合维持。

【实施方法】

遵循全麻四要素,即镇静、镇痛、肌松和抑制应激反应。严格掌握所使用的静脉麻醉药和吸入麻醉药的禁忌证。药物的浓度和剂量应个体化、协调配合。有麻醉气体和氧浓度监测系统。

（一）麻醉诱导

1.静脉麻醉诱导　诱导迅速、平稳,临床最常使用。

2.静吸复合诱导　诱导前将面罩轻柔的罩于患者面部,经静脉注入静脉麻醉药或镇静催眠药,静脉麻醉药可采用丙泊酚 1.0～1.5mg/kg 或咪达唑仑 0.03～0.06mg/kg,患者意识消失后经面罩持续吸入麻醉药(常用 N_2O,七氟烷)。该法可减少刺激性吸入麻醉药所致的不良反应,使麻醉诱导更为平稳。

3.吸入麻醉诱导　不宜采用静脉麻醉、难于开放静脉通路的小儿或不愿接受清醒静脉穿刺小儿的麻醉诱导,吸入麻醉可维持自主呼吸。通常采用浓度递增法、潮气量法或肺活量法。

4.小儿吸入诱导方法　小儿诱导期间较成人更容易缺氧,也常出现躁动、喉痉挛和喉水肿等并发症。诱导期要求平稳、快速,无疼痛等不良刺激。小儿吸入诱导常用七氟烷,呼吸回路预充麻醉气体能够加快诱导速度;诱导方法采用肺活量法或潮气量法,不能配合的小儿使用后者,意识消失后置入口咽通气道辅助通气并及时开放静脉。

5.气管插管　需辅助小剂量的阿片类药(芬太尼 1.5μg/kg 或舒芬太尼 0.1～0.2μg/kg)和非去极化肌松药。

（二）麻醉维持

1.常用方法　①吸入麻醉药-阿片类药-静脉麻醉药;②N_2O-O_2-阿片类药-静脉麻醉药;③吸入麻醉药-N_2O-O_2-阿片类药物。

2.吸入方法　①间断吸入:麻醉减浅或不宜/不能迅速用静脉全麻药加深时,短时间吸入挥发性麻醉药;②持续吸入:维持低浓度吸入挥发性全麻药,静脉麻醉药的用量适当减少。

3.吸入麻醉药浓度　①异氟烷 1.0%～2.5%;②七氟烷 1.5%～2%;③地氟烷 2.5%～8.5%。④合并使用 N_2O 的浓度为 50%～60%。

4.静脉麻醉给药　持续输注丙泊酚、咪达唑仑或靶控输注。给药速度丙泊酚 $2\sim3mg/(kg\cdot h)$ 开始，根据手术刺激强度以 $1\sim2mg/(kg\cdot h)$ 增减。靶控浓度从 $2\mu g/ml$ 开始，以 $0.5\mu g/ml$ 增减；咪达唑仑 $0.03\sim0.06mg/(kg\cdot h)$，靶控浓度从 $600ng/kg$ 开始，以 $200ng/ml$ 增减，老年人减半。

5.注意事项　①需要时可加用肌松药和镇痛药；②无论何种复合方法，吸入氧浓度不得＜25％新鲜气体，流量大于 $500ml/min$；③根据临床表现调节药物浓度，协调配合；④手术强刺激时可适当增加某一组分或所有组分浓度或速度；⑤应强调麻醉深度监测的重要性。⑥为确保患者安全，实施静吸复合麻醉时必须行气管内插管。

（三）麻醉深度判断

麻醉深度监测可以减少因麻醉医师根据患者心率、血压变异等经验性地增减药物而致的术中知晓，是取得良好的静吸复合麻醉效果的重要保障。

（四）静吸复合麻醉苏醒期

1.手术结束前 $10\sim15$ 分钟先停止吸入麻醉药，并手控呼吸，尽量洗出肺内挥发性麻醉药，此时可维持使用丙泊酚 $2\sim8mg/(kg\cdot h)$。

2.麻醉变浅，应密切观察患者，注意预防血流动力学急剧变化等不良反应。

3.肺内残留的挥发性麻醉药及苏醒期疼痛可能增加术后躁动，可以右美托咪定术前或术中应用，加之充分的术后镇痛可能有所帮助。

4.肌松拮抗药可在前次给药后 $30\sim45min$ 给予，若有肌松监测，则应在肌松恢复 $20\sim30％$ 时给予。

5.使用 N_2O 麻醉时，术后保证充分氧供，严防弥散性缺氧。

6.拔管条件：自主呼吸恢复、节律规则、呼吸频率正常、吸入空气时 $SpO_2>95％$、$P_{ET}CO_2<40mmHg$ 且曲线正常、循环功能稳定。满足上述条件也可在"深麻醉"下拔管，拔管后应置入通气道防止舌后坠等呼吸道梗阻的发生。

7.相对于 TIVA，吸入麻醉或静吸复合麻醉术后疼痛较轻，但仍应重视疼痛的处理，以减少因疼痛所致的恢复延迟。

（王　健）

第七节　喉罩和气管内插管

1981 年 Archie Brain 发明喉罩（LMA），操作简单、迅速建立人工气道（紧急通气）、置管成功率高（未训练87％，总成功率99.81％），因其具有安全、微创、舒适、基本避免咽喉及气管黏膜损伤、心血管反应小和通气有效及管理方便等许多优点，现已广泛应用于临床麻醉。

气管内插管术是借助各种器械将特制的气管导管经口腔或鼻腔插入到患者气管或支气管内以维持气道开放的方法，可用于全身麻醉、心肺复苏、新生儿窒息、各种原因引起的气道塌陷或梗阻，以及各种需要机械通气治疗的患者，是麻醉医师必须掌握的一项基本操作技术。气管内插管不仅为围术期呼吸管理提供安全保障，而且可为危重患者的生命救治创造有利条件。

一、喉罩的临床应用

【喉罩的类型和结构】

(一)普通型喉罩

普通型喉罩(CLMA)由医用硅橡胶制成。由通气管、通气罩和充气管三部分组成。通气管近端开口处有连接管,可与麻醉机或呼吸机相连接。远端开口进入通气罩,开口上方垂直方向有两条平行,有弹性的索条(栅栏),可预防会厌软骨堵塞开口。通气管开口与通气罩背面以30°角附着,有利于气管导管置入。通气管后部弯曲处有一纵形黑线,有助于定位和识别通气导管的扭曲。通气罩椭圆形,近端较宽且圆,远端则较狭窄。通气罩由充气气囊和后板两部分组成,后板较硬,凹面似盾状,气囊位于后板的边缘,通过往充气管注气使气囊膨胀。充气后,罩的前面(面向喉的一面)呈凹陷,可紧贴喉部。充气管有指示气囊,并有单向阀。普通喉罩共有1,1.5,2,2.5,3,4,5,6等8种型号,6号供100kg以上患者。

普通单管型喉罩有二种:①普通型(经典型 ClassicLMA,C-LMA)、②SLIPA 喉罩。

(二)特制型喉罩

1.气道食管双管型喉罩

(1)ProSeal LMA。

(2)Supreme LMA。

(3)i-gel 喉罩。

(4)美迪斯喉罩。

2.可曲型喉罩。

3.插管型喉罩。

4.可视喉罩。

C-LMA、F-LMA、P-LMA、S-LMA、I-LMA、Guardian LMA 为罩囊充气,SLIPA 喉罩、i-gel 喉罩为免充气喉罩。

【适应证和禁忌证】

(一)适应证

1.常规用于各科手术 尤其适用于体表手术(如乳房手术),最好手术时间不太长(2 小时左右)。也可用于内腔镜手术(如腹腔镜胆囊手术、宫腔镜和膀胱镜手术等)。要求①维持气道通畅;②可进行正压通气;③不影响外科手术野;④防止口腔内容物的误吸;⑤防止胃内容物反流、误吸。

2.处理困难气道 麻醉患者发生气管插管困难约占 1%～3%,插管失败率大约在 0.05%～0.2%。"无法插管、无法通气"的情况非常少(大约 0.01% 的患者),但一旦发生将会酿成悲剧。在处理困难气道中,喉罩起了很重要的作用。

3.需要气道保护而不能气管插管的患者 如颈椎不稳定全麻患者及危重患者影像学检查等。

4.苏醒期和术后早期应用 ①早期拔管后辅助呼,使苏醒更为平稳;②协助纤维支气管镜检查;③术后的短期呼吸支持;④呼吸抑制急救。

(二)禁忌证

1.绝对禁忌 ①未禁食及胃排空延迟患者;②有反流和误吸危险:如食管裂孔疝、妊娠、肠梗阻、急腹症、胸腔损伤、严重外伤患者和有胃内容物反流史;③气管受压和气管软化患者麻醉后可能发生的呼吸道梗阻;④肥胖、口咽病变及 COPD;⑤张口度小,喉罩不能通过者。

2.相对禁忌　①肺顺应性低或气道阻力高的患者：如急性支气管痉挛,肺水肿或肺纤维化,胸腔损伤,重度或病态肥胖;此类患者通常正压通气(22～30cmH₂O),常发生通气罩和声门周围漏气和麻醉气体进入胃内;②咽喉部病变:咽喉部脓肿、血肿、水肿、组织损伤和肿瘤的患者。喉部病变可能导致上呼吸道梗阻;③出血性体质的患者也是应用喉罩的禁忌证,出血对主气道造成的危害与气管插管并无很大区别,因为两者的操作过程均可能使患者引起大量出血;④呼吸道不易接近或某些特殊体位:如采用俯卧、侧卧和需麻醉医师远离手术台时。因 LMA 移位或脱出及呕吐和反流时,不能立即进行气管插管和其他处理;⑤喉罩放置如果影响到手术区域或者是手术可能影响喉罩功能,例如耳鼻喉科、颈部以及口腔科手术等。

【使用喉罩前准备和麻醉诱导方法】

(一)使用喉罩前准备

1.询问病史　与喉罩应用有关的病史包括:①禁食时间、抑制胃动力药物的应用;②有无疼痛及疼痛的程度;③手术部位、手术体位和手术时间等;④气道异常是否影响喉罩插入和通气。

2.喉罩选择和准备

(1)型号选择:目前喉罩选择以体重作为参考(表 4-9)。

表 4-9　喉罩型号选择

型号	适用对象	标准注气量(ml)
1	＜5kg 婴儿	4
1.5	5～10kg 婴幼儿	7
2	10～20kg 幼儿	10
2.5	20～30kg 儿童	14
3	30kg 体形小成人	20
4	50～70kg 的成人	30
5	70kg 以上的体形大成人	40
6	100kg 以上成人	50

(2)使用前检测:①检查通气管的弯曲度,将通气管弯曲到 180°时不应有打折梗阻,但弯曲不应超过180°,避免对喉罩的损伤;②用手指轻轻地检查通气罩腹侧及栏栅,确保完好;③用注射器将通气罩内气体完全抽尽,使通气罩壁变扁平,相互贴紧。然后再慢慢注入气体,检查活瓣功能是否完好和充气管、充气小囊是否漏气;④将通气罩充气高出最大允许量的 50%气体,并保持其过度充气状态,观察通气罩是否有泄漏现象,喉罩的形态是否正常和喉罩壁是否均匀;⑤润滑剂主要涂于通气罩的背侧。

(二)麻醉诱导方法

1.面罩给氧　有效的面罩给氧为吸入 10L/min 的新鲜气流量,自主呼吸 3 分钟(有肺部疾患的需要更长时间);或 6 次达到肺活量的深呼吸;使呼气末氧氧浓度达到 90%～95%。

2.表面麻醉和喉上神经阻滞(必要时实施)

(1)口咽喉部应用表面麻醉能够减少置管时的反应。诱导前实施表面麻醉一般通过喷雾或漱口。表面麻醉可以改善喉罩置管条件。

(2)喉上神经阻滞对清醒患者有预防喉罩置入时咳嗽和喉痉挛。

3.麻醉诱导

(1)丙泊酚:成人静注剂量为 1.5～2mg/kg,小儿为 3～4mg/kg。但应根据患者的情况来调整。丙泊酚的靶控输注浓度成人为 3～5μg/ml。

（2）七氟烷：喉罩七氟烷的吸入最低肺泡有效浓度（MAC）分别为 1.7%，联合使用 N_2O 时，吸入浓度应减低。

（3）氯胺酮：2～3mg/kg，合用咪达唑仑 0.05mg/kg 或依托咪酯 0.3mg/kg。使用肌松药能够提供更好的置管条件。

（4）肌松药：如不保留自主呼吸可用肌松药，同时使喉罩更易置入并正确到位。常用肌松药少于气管插管的剂量，一般为 1 倍 ED_{95} 的剂量即可满足要求。

（5）麻醉深度：临床标志下颌松弛，反应丧失，BIS≤50。

【喉罩置入技术】

（一）喉罩置管步骤

操作步骤如下：

1.第 1 步　用非操作手托患者后枕部，颈部屈向胸部，伸展头部，示指向前，拇指向后，拿住通气管与罩的结合处，执笔式握住喉罩，腕关节和指关节部分屈曲，采取写字时的手势，这样能够更灵活地控制喉罩的运动。

2.第 2、3 步　用手指将口唇分开，以免牙齿阻挡喉罩进入。将通气罩贴向硬腭，在进一步置入口咽部时，必须托住枕部伸展头部。影响置管的因素包括：患者牙齿的位置、张口度、舌的位置和大小、硬腭的形状以及喉罩气囊的大小。从口腔正中将涂了润滑剂的气囊放入口中并紧贴硬腭。通气罩的末端抵在门牙后沿着硬腭的弧度置管；或笔直将整个通气罩插入口中，再调整入位。小心防止气囊在口中发生皱褶。在进一步推送喉罩时，必须检查口唇是否卡在导管和牙齿之间。

3.第 4 步　当患者的头、颈和通气罩的位置正确后，把喉罩沿着硬腭和咽部的弧度向前推进。用中指抵住腭部，轻施压力，并轻轻转动调整位置。当喉罩无法再向前推进时，抽出手指，并给通气罩注气，为了防止移动喉罩，应握住通气管末端，直到手指退出口腔。

喉罩置入过程：①没有口腔后壁的阻力；②通气罩可顺利地滑入咽喉近端；③感受到咽喉部远端特征性的阻力，通常喉罩置入的解剖位置是正确的。来自口腔后部的阻力通常提示通气罩远端有折叠（多数情况）或置入鼻咽部（很少发生）。如阻力来自咽喉近端，有可能是舌或会厌入口发生阻塞。如果没有特征性的阻力出现，可能喉罩没有插到足够的深度。

如果通气罩置入正确，在通气罩充气时，导管可以从口中向外伸出 1cm。如果通气罩是部分充气或在置入前已充气，这一现象不明显。

（二）通气罩充气和喉罩固定

1.通气罩充气　①充气"恰当密闭容量"是指通气罩充气后能保持呼吸道和胃肠道密闭所需要的最小的气体容量。通过给通气罩充气后再放气时出现口咽部轻微漏气后再充气，至漏气正好消失得到呼吸道密闭且可进行正压通气。一般成人 3 号喉罩充气 15～20ml，最多 35ml，4 号喉罩为 22～30ml，最多 60ml。胃肠道的适当密闭容量为最大推荐容量的 22%。少充气或过度充气都会引起临床问题：②过度充气：过度充气牵涉对呼吸道和消化道的密闭效果；增加咽喉部的发病率；干扰部分外科视野；扭曲局部解剖；降低食管括约肌张力；激活气道防御反射。

2.密闭效果　①呼吸道的密闭效果：最有效的呼吸道密闭容量是最大推荐容量的三分之一或三分之二。当充气量超过这一范围时，会少量增加封闭效果但有时却会产生减小。如果通气罩持续充气超过最大推荐容量时，最终会从咽部溢出；②消化道的封闭效果：最有效的消化道密闭是给予比呼吸道密闭更高容积的气体。当充气量超过最大推荐量时，胃胀气的风险性增高；③咽痛和吞咽困难的发病率：会随着通气罩容积的增大而增加。可能与通气罩压迫黏膜有关；④干扰外科手术野：如果通气罩过度充气，其近端接近扁桃体,将会干扰扁桃体手术;⑤局部解剖变异:如果通气罩过度充气会压迫颈静脉;颈内静脉置管困难;外科误诊;病理解剖学上的移位⑥减少食管括约肌张力:通气罩容量不会影响食管下括约肌张力,但可以减少食管上括约肌的收缩性;⑦气道防御反射,通气罩注入常用容量的气体一般不会影响;⑧充气不足:通气罩充气不足可能使气道的密闭不充分;易发生胃胀气和反流误吸。

当通气罩压力降到 22mmHg 时,自主呼吸的潮气量没有影响,但完全放气后将会减少潮气量。当通气罩密闭压力小于 10~15cmH$_2$O 时,将不能使用正压通气。小于 15cmH$_2$O 时,通气罩对气道漏气的防御作用将丧失。通气罩容量小于最大推荐容量的 1/4 时,就不能封闭食管上括约肌。通气罩应该充气至最大推荐容量 2/3,然后调整至恰当密闭容量。通气罩充气量不应该超过最大充气容量,也不应该小于最大推荐容量四分之一。

通气罩内压:N$_2$O 容易扩散进入硅酮材料制成喉罩的通气罩中,引起麻醉维持期间通气罩压力逐渐升高。体外试验时发现,将通气罩暴露在含 66%N$_2$O 的氧中仅 5 分钟,通气罩压上升超过 220%。100 例患者使用普通型喉罩的患者吸入 66%N$_2$O,手术结束时,通气罩压从最初的 45mmHg 上升到 100.3mmHg。因此 N$_2$O 麻醉期间必须间歇抽出部分通气罩内气体,避免使用 N$_2$O 防止通气罩内压升高。降低术后喉痛等并发症的发生率。

3.防咬装置　理想的防咬装置是:①防止导管闭合和牙齿损伤;②便于放置和取出;③对患者没有刺激和损伤;④不影响喉罩的位置和功能。最常用的是圆柱形纱布。将其放在臼齿之间的合适位置,露出足够的长度用于带子或胶布固定。最新生产的喉罩,通气管在适当位置质较硬可防咬。

4.喉罩固定　一次性喉罩和气道食管双通型喉罩都相似。理想的固定应很好地满足患者和外科手术的要求。高强度的粘胶带也应用于麻醉医师不能接近头颈或是侧卧位和俯卧位的手术。胶带应该有 2~3cm 宽,一端粘于上颌骨上然后绕住导管和防咬装置的下方伸出在撕断前固定于另一侧的上颌骨。导管的近端应固定于离颏前下方 5cm 处。再用一条胶布对称地压喉罩通气管,并固定在两侧的下颌。重要的是不能完全包裹导管,应留出一部分导管用于观察液体反流情况。

【置管存在问题和注意事项】

(一)存在问题

1.置入和充气失败

(1)置入原因:包括:①麻醉深度不够;②技术操作失误;③解剖结构异常。

(2)充气失败原因:包括:①充气管被咬或在喉罩栅栏条上打折;②充气管被牙撕裂;③充气管活瓣被异物堵塞。

(3)处理:加深麻醉解和除置入时的机械原因,或用需用其他方法置入。

2.通气失败

(1)气道阻塞:包括:①气道异物阻塞;②被咬闭;③通气罩疝。

(2)气道损伤:包括:①通气罩和咽喉部的位置不符;②通气罩与声门位置不正确;③通气罩在咽部受压;④严重的会厌软骨返折;⑤声门关闭;⑥肺顺应性降低。⑦口咽部损伤和异常:唇、牙齿、软腭、腭垂、扁桃体、咽喉、会厌软骨、杓状软骨和声带等的损伤或结构异常。

(二)置管注意事项

1.优选标准技术　失败后,换用其他方法。

2.适当麻醉深度　抑制气道保护性反应。

3.调整通气罩容积　①增加(或较少见的减少)通气罩容积可以改善密闭效果;②通气罩充气后边缘柔软,便于进入咽喉部;③如通气罩错位,充气和放气后,通气罩可能到位;④如远端通气罩位于声门入口,放气可以改善气流;⑤机械性故障:如通气罩的远端向后发生折叠,充气和放气可能松开折叠。

4.调整头颈部位置 置入失败和气道梗阻引起的通气失败也可采用嗅花位纠正。喉罩封闭不佳可用颏.胸位纠正。

5.提颏或推下颌 通过提高会厌软骨以及增加咽的前后径纠正置入失败。提起和(或)减少声带的压力纠正因气道梗阻引起的通气失败。

6.压迫颈前部 适当压迫颈前部的方法可使通气罩紧贴舌周组织并插入咽部周围的间隙,可纠正因密闭不佳引起的通气失败。

7.退回或推进通气罩 ①退回:喉罩太小能进入咽的深部并使近端的通气罩与声门入口相对。置入容易但出现气道梗阻,导管在口腔外很短时,将导管退回几厘米会有所改善。然后应考虑更罩;②推换大一号的喉进:置入深度不够或喉罩太大,远端通气罩可能处于声门入口或进入声门。再堆进或更换小一号喉罩。喉罩在置入时如遇阻力,不应强行用力以免引起损伤;③退回和推进:退回和推进通气罩大约5cm,常用于纠正发生会厌折叠时,成功率很高。

8.重置喉罩 重置喉罩纠正置入失败通气失败。

9.更换不同类型的喉罩 不同的喉罩有很多不同点,应依据失败的原因选择备用喉罩。

【喉罩通气管理】
通气方式
1.自主呼吸
(1)优点:①对喉罩密闭压的要求较低;②吸入麻醉时能自主调节麻醉深度;③胃内充气的危险性下降。
(2)缺点:①有效气体交换的效果不足;②不能使用肌松药;③阿片类等药物使用的剂量受限制;④长时间手术易发生呼吸疲劳。在气道通畅的情况下与面罩自主呼吸的做功相似,但低氧发生率低于面罩通气。

2.正压通气
(1)优点:①保证气体交换;②允许使用肌松药和大剂量阿片类药物;③避免呼吸肌疲劳。
(2)缺点:①口咽部漏气,影响通气效果;②食管漏气,胃胀气。气道食管双管型喉罩提高喉罩的通气效果,气道内压不宜超过$20cmH_2O$。

3.长期使用喉罩 一般认为不宜超过2h。随麻醉时间延长而误吸率升高。但长时间麻醉采用喉罩也有一定优点:①有利于保留自主呼吸,呼吸做功减少;②患者对喉罩耐受好,允许不用肌松药实施正压辅助通气;③不干扰气道纤毛活动,减少术后肺部感染。有报道认为喉罩麻醉2~4h内是安全的,4~8h仍属安全的,超过8h有待研究。大于22小时可能引起咽喉部损伤。但长时间喉罩通气应采用气道食管双管型喉罩并插入胃管,定时吸引,以减小胃内容量。喉罩通气罩内压不可太高。插管型喉罩不适宜长时间的麻醉。

4.拔除喉罩 清醒拔喉罩的气道梗阻发生率低。但屏气、咳嗽、喉痉挛、低氧血症和咬合的发生率较高。深麻醉下拔喉罩可以避免气道反射性活动对喉部的刺激,减少误吸。儿童在深麻醉下拔喉罩的咳嗽和低氧血症发生率较低。清醒拔喉罩引起反流的发生率较低。对于成人和大于6岁的儿童,首选清醒拔喉罩,小于6岁的儿童两者兼可。当面罩通气困难、咽喉部有血污染、无牙患者清醒拔管可能更为合适。喉罩位置不好或有上呼吸道感染适宜于深麻醉下拔喉罩。

【并发症】
(一)反流误吸
普通型喉罩不能有效防止胃内容物误吸。应用LMA患者的胃内容物反流发生率可高达33%,但具有临床意义的误吸发生率仅为 1/9000～1/220000。据某些医院报告 2000 例普通型喉罩应用于腹腔镜手术麻醉,并发误吸 3 例,但无不良后果。气道食管双管型喉罩可预防反流误吸的发生。对误吸风险较大的人群,使用喉罩应慎重。

(二)喉罩移位

喉部受压、拖拉喉罩导管、通气罩充气过度等原因均可能导致喉罩移位,表现为喉罩向外突出和气道不通畅。处理可将喉罩推回原位或者拔出后重新插入。如果胃管尚在位,气道食管双管喉罩很容易重新恢复到正常位置。

(三)气道梗阻

原因为 LMA 位置不当通气罩折叠、会厌下垂部分遮盖、声门通气罩充气过度。也可是通气罩旋转、通气导管扭折、异物、喉痉挛和声门闭合等引起。喉罩通气导管被咬、扭曲、异物可能引起通气导管阻塞。扁桃体手术时常发生开口器压迫喉罩通气导管导致阻塞。螺纹钢丝加固的可曲型喉罩和气道食管双管型喉罩较少发生导管阻塞。如不能解除应立即拔出喉罩后重新置入。

(四)通气罩周围漏气

通气罩周围漏气可造成通气不足,发生率大约为 8%～20%,多由通气罩型号、位置或充气量不合适所致。头颈部移动或通气罩内充气减少使通气罩密闭性下降。临床表现为无气道压升高的情况下出现明显漏气。喉罩应用于肺顺应性降低或气道阻力增高的患者时,由于平台压的增高,会引起漏气造成通气不足,当气道峰压大于 $30cmH_2O$ 时不适合使用喉罩。按原因分别处理,将头颈部恢复至原始位置,通气罩加注气体,调整喉罩位置,拔出喉罩后重新插入。

(五)胃胀气

正压通气时气道内压力超过下咽部的密闭压,气体经食管进入胃引起胃胀气,发生率在<3% 左右。反复吞咽活动也可能引起胃胀气。气道食管双管型喉罩发生气道部分阻塞时也可能引起胃胀气。处理包括调整喉罩位置,降低吸气峰压,改用自主呼吸,以防止胃胀气加剧。反复吞咽活动者可加深麻醉深度。必要时在喉罩置入后插入胃管减压,插胃管失败者应改用气道食管双管型喉罩或气管内插管。

(六)气道损伤

咽痛、声音嘶哑和吞咽困难等可由于插入时损伤和黏膜肌肉的持续受压,与操作的熟练程度、LMA 大小、通气罩注入空气的多少有关(囊内压不高于 $60cmH_2O$)。对张口度过小(<2.5～3.0cm)的患者、有声门上部或下咽部的损伤、扁桃体重度肥大以及明显的喉或气管的偏移等咽喉部病变患者都不宜选用。

二、气管插管术

【适应证和禁忌证】

(一)适应证

1.绝对适应证　用于不采用气管内插管就无法保证患者安全的手术或抢救过程中保证气道通畅和控制通气,主要有:①全麻颅内手术;②胸腔和心血管手术;③俯卧或坐位等特殊体位的全麻手术;④可能影响呼吸道通畅的手术(如头面部和颈部全麻大手术);⑤有呕吐误吸危险的患者(如饱胃、肠梗阻);⑥术中需施行特殊处理的患者(如低温麻醉、控制性降压等);⑦术中需使用肌松药的全麻手术;⑧严重肥胖患者全麻手术;⑨急诊科抢救患者(如:心搏骤停、颅脑损伤、复合伤、呼吸功能衰竭、心血管意外等)。

2.相对适应证　取决于麻醉医师的技术经验和设备条件,为方便麻醉管理提高安全而选用(如时间长于 2h 的任何全麻手术,头面部和颈部全麻中小手术等)。

（二）禁忌证

1.绝对禁忌证　有些情况除紧急抢救外,不能施行气管内插管,否则可能引起危及生命的后果,如:喉头水肿、急性喉炎、喉头黏膜膜下血肿等。

2.相对禁忌证　严重气管畸形或移位,应慎重气管内插管,避免插管失败时反复操作造成喉头和气管损伤;凝血功能障碍并有出血倾向者,插管创伤可能诱发上呼吸道出血或血肿,造成急性气道梗阻而危及生命;胸主动脉瘤压迫气管者,可能因插管反应导致动脉瘤破裂者,如需插管,动作需轻柔、熟练,避免呛咳、挣扎造成意外;鼻道不通畅、鼻咽部纤维血管瘤、鼻息肉或有反复鼻出血者,禁用经鼻气管内插管;对插管基本知识和技能未掌握者,设备不完善也不能盲目施行气管内插管。

【气管内插管的解剖基础和器械】

（一）解剖基础

解剖学上以喉部环状软骨下缘为界,将呼吸道分为上、下呼吸道。上呼吸道包括鼻、鼻窦、鼻泪管、鼻咽部、咽部、耳咽管、喉部;下呼吸道包括气管、支气管、毛细支气管、肺以及肺门、纵隔、胸膜、胸廓等结构。气管内插管主要经过的解剖结构有:鼻腔/口腔、咽部、喉部、气管、支气管。

喉位于颈4～6椎体水平,是气管的入口,由9块软骨及其附近的韧带和9条肌肉组成。软骨中3块成单,即环状软骨、会厌软骨和甲状软骨;3块成双,即杓状软骨、小角状软骨和楔状软骨。环状软骨是气管上端第一软骨,是分割喉腔和气管的界限,位置相当于颈6水平,环状软骨的前面与甲状软骨前下缘之间有膜状韧带相连,为环甲膜,常用作紧急气道处理的途径。

喉腔是会厌至环状软骨下缘之间的腔隙,平均长4～6cm。双侧声带之间的裂隙形成声门裂,其前2/3由膜状组织构成,后1/3由杓状软骨声带突组成。声门裂是气管内插管的必经之处,在成人和较大儿童是整个呼吸道最狭窄的部位,而婴幼儿呼吸道最狭窄部位则位于环状软骨。

气管相当于颈7～胸5椎体水平,全长约10～14cm,上端起始于环状软骨,下端于隆突处分为左右支气管。右总支气管约2cm,与气管构成20～25°角,内径较粗;左总支气管较细长,约5cm,与气管成40～50°角;因此气管内插管易进入右总支气管。

自口腔(或鼻腔)至气管之间可划为三条解剖轴线,彼此相交成角:口轴线即从口腔(或鼻腔)至咽后壁的连线;咽轴线即从咽后壁至喉头的连线;喉轴线即从喉头至气管上段的连线。气管内插管时,为达到显露声门的目的需使这三条轴线重叠,若三条轴线不能重叠,无法显露声门,则可发生气管内插管困难。

（二）常用器具

1.喉镜

（1）一般喉镜:喉镜为最常用的气管内插管器械,主要用途是显露声门并进行照明。喉镜有多种类型,镜片有弯形和直形两种,其头端或上翘或笔直,镜片与镜柄间连接也有锐、直、钝三种不同角度。临床上最常用的喉镜为弯形Macintosh镜片,与镜柄呈90°角连接。

（2）杠杆喉镜:杠杆喉镜特别设计了一个装铰链的头端,可由镜柄末端的控制杆操作,头端可上翘70°,通过挑起会厌改善喉部视野,便于插管。如McCoy喉镜,属于Macintosh喉镜的改良型,能提供更好的适应性和可控性,尤其在喉部显露困难者(张口度减小、头颈部活动受限)。具体应用时,通过操作者向后抬起喉镜以提升会厌,并可减少牙齿的损伤。插管期间如果必要可利用杠杆控制末端位置变化(70°范围),以抬起会厌、改善声门暴露效果。

2.气管导管　标准的气管导管,管腔内径(ID)从2.5～11mm(±0.2mm),每间隔0.5mm设定为不同型号,不同型号导管的最小长度均有统一规定。

（1）管径和长度的选择:一般男性成人应选用ID为7.5～8.5mm、长度(门齿至气管中段的距离)为

25cm 的导管;女性成人应选用 ID 为 6.5～7.5mm、长度也为 25cm 的导管;儿童的气管导管内径需根据年龄和发育大小来选择,或根据以下公式进行推算:导管内径(mm)＝年龄(岁)/4＋4;导管长度(cm)＝年龄(岁)/2＋12。必须注意的是,经鼻气管内插管选用导管的管径应较经口腔插管小 0.5～1mm ID,长度则较经口腔插管长 1～2cm。

(2)充气套囊的使用:目前大多采用高容量低压型充气套囊,容量可达 30ml 以上,能耐受 30mmHg 以下的囊内压。套囊注气应以刚好不漏气为佳,一般不超过 8ml,压力一般不超过 20～25cmH$_2$O,气囊内压过高可能压迫气管黏膜造成气管损伤。

(3)种类及用途:可根据手术需要选择不同种类的气管导管:①异形气管导管:外露的近端向下或向上弯曲,能最大限度地暴露手术野,常用于颅脑、颌面及颈部手术中;②钢丝螺纹导管:弯曲后不变形,用于头位常需变动的手术中,可避免导管发生折叠、闭塞;③特制的喉显微手术导管:较标准型导管管径小,可最大限度地减少导管妨碍手术操作视野;④激光手术导管:在制作材料中含有箔、不锈钢、铝等金属成分,使导管耐受激光烧灼,避免在喉、气管激光手术中发生导管熔化、断裂及气道燃烧;⑤喉切除术导管:可直接经气管造口插入气管,外露的近端向下弯曲,置于手术野外,可避免影响喉部手术操作;⑥气管切开术导管:长度较短,直接经气管切口处插入气管,其远端开口呈圆形,可减少气管黏膜的损伤。

3.其他插管用辅助器具　常用的有导管芯、插管钳、牙垫(口塞)、局麻喷雾器、面罩、口/鼻咽通气道、吸痰管和吸引器等。

【气管内插管术的分类】

根据插管途径分类、插管前的麻醉方法分类和是否显露声门分类。其中临床常规的插管方法是明视经口腔插管法,其他方法应该按照手术途径需要和患者情况酌情选用。

【气管内插管的途径】

(一)经口腔插管法

是借助喉镜在直视下显露声门后,将气管导管经口腔插入气管内的方法,是临床最常用的气管内插管法,可以在全麻肌松药作用下实施操作,也可以在镇静状态下或清醒气管内表面麻醉下完成。

1.导管的选择　插管前必须准备好合适型号的气管导管,需常规准备预计型号的导管以及大一号和小一号导管各一根,在喉镜下直视声门大小,再最后选定内径最适合的导管用于插管;小儿如使用不带气囊的导管,在 20～25cmH$_2$O 气道压力下不出现漏气,可以认为是恰当内径的导管,如果在气道压力<10cmH$_2$O时即出现漏气,提示需要更换较大 1 号的导管。

2.插管时的头位　插管前安置适当的头位,以使口腔、咽和喉三轴线重叠成一条轴线。经典的头位称为"嗅物位"(snifhng 体位):头垫高 10cm,肩部贴于手术台面,这样可使颈椎呈伸直位,颈部肌肉松弛,门齿与声门之间的距离缩短,咽轴线与喉轴线重叠成一线;在此基础上再后伸寰枕关节,利用喉镜将舌根上提,即可使口腔与咽轴线、喉轴线三条轴线重叠成一线而显露声门。

3.置入喉镜的方法　喉镜片有直型与弯型两种,两种喉镜的操作法略有不同。最常用的是弯型喉镜,具体操作者站在患者头端,患者头位置于相当于操作者剑突水平。将右手拇指深入患者口腔内的下臼齿部位,握住下颌向前推并向上提起下颌,尽可能张开患者口腔,同时拨开口唇;左手握住喉镜镜柄靠近镜片的位置,将喉镜片轻轻地从患者口腔右侧进入,用镜片的凸缘将舌推向左侧,避免碰到嘴唇、牙齿和牙龈,对于有松动牙齿的患者应当使用一些保护牙齿的措施(如:套上护牙套或垫好纱布);喉镜显露声门必须逐步深入,连续观察口腔结构,首先看到腭垂,继续深入可看到会厌的游离边缘,继而为双侧杓状软骨突的间隙,最后把弯曲的镜片头端置入会厌谷(舌与会厌之间的空间),上提喉镜,即可看到声门裂;在颈部轻压环状软骨或甲状软骨可以更好地显露声门。必须注意的是:应使用"上提"喉镜的力量来达到显露声门的目的，切忌以上门齿作为喉镜片的着力点，用"撬"的力量去显露声门，易造成门齿脱落损伤。直型喉镜片操作方法不同于弯型喉镜片之处在于：看到会厌边缘后，继续推进喉镜，将镜片远端置于会厌的喉面之下，然后上提喉镜，用镜片挑起会厌的方式显露声门。

4.气管导管插入方法　右手握毛笔的手势持气管导管，从口腔右侧进入，导管斜口端对准声门裂，在直视下将导管插入声门裂；如果患者自主呼吸尚未消失或有所恢复，应在患者吸气末（声带外展使声门裂达最大时）顺势将导管送入声门；如果使用导管芯，在导管斜口进入声门 1cm 时，要及时抽出导管芯。

5.气管导管插入的深度　成人气管导管前端的位置应该相当于气管的中段位，在气管隆嵴之上约 4～5cm 处。一般导管套囊进入声门下即可。但导管的位置容易受头位的影响，颈过伸位时可向咽喉方向移动约 1.9cm，颈过屈位时可向隆突方向移动，颈侧转时也可向咽喉方向移动约 0.7cm。一般导管插入气管内的深度以导管顶端至切牙的长度计算，成年男性为 23cm，成年女性约 21～22cm，经鼻插管的深度以导管顶端至鼻孔的长度计算，成人按照经口插管的长度加 3cm。导管过深会导致支气管内插管，过浅套囊从喉头脱出或卡在喉头上造成损伤。小儿气管长度随年龄而变化，导管更容易受头位的影响。尽管小儿插管深度可根据年龄用公式计算（经口插管深度：12＋年龄/2；经鼻插管深度：15＋年龄/2），但是最可靠的方法是听诊双侧肺以及喉头的呼吸音以确定导管的合适位置。具体做法是：一边听诊双侧肺呼吸音，一边往外退气管导管，直到恰好双侧呼吸音对称，再听诊喉头有无漏气声，如果只听到一侧肺呼吸音表明导管插入过深（支气管内插管），如果喉头有漏气声提示导管有脱出声门可能。

6.套囊充气与导管固定　一般成人均选择有套囊的导管，小儿可能使用无套囊导管。恰当的导管内径非常重要，如导管过粗，可能损伤喉或气管，导致术后声嘶、喉或气管狭窄等并发症；如导管过细，套囊充气不足或无套囊则出现严重漏气，套囊内注入大量气体则形成高压套囊而造成气管壁压迫影响毛细血管血流灌注；过细的导管还会增加气管导管阻力，从而增加呼吸做功。导管插入气管后，退出喉镜，充气导管的套囊，确定导管在气管内后，将导管固定在嘴角边，并立即加深麻醉。必须注意的是：插管后一定要仔细听诊双侧呼吸音，观察呼气末二氧化碳波形，警惕导管误插入食管或导管插入过深或过浅，固定导管后还要再次检查导管深度、有否扭曲或受压，必要时可以使用纤维支气管镜确认导管位置。

7.确诊导管在气道内的方法　可以采用手控通气，通过呼吸囊挤压气体入气管导管，同时观察胸廓活动和听诊，必须达到三个指标都正常：①观察胸廓起伏活动，双侧应均匀一致；②听诊腋窝下和剑突上的肺呼吸音，双侧应完全一致；③观察呼气末二氧化碳数值和波形（$PETCO_2$），应该显示正常的数值和波形。

（二）经鼻腔插管法

气管导管经鼻腔插入气管内，适用于某些特殊情况，如：颈椎不稳定、颌面骨折、颈部异常、颞下颌关节病变、口咽感染或口底肿物、拟行口腔或颌面手术需要不受妨碍的术野时；需长期留置气管导管时；也常用于处理困难气道时实施盲探或纤支镜引导下的经鼻插管。经鼻腔插管操作较经口腔插管的难度大，创伤也较大，可引起鼻腔或鼻咽部黏膜损伤和鼻出血；有明视经鼻腔插管法和盲探经鼻腔插管法两种方法；其中明视经鼻腔插管法可借助插管喉镜在直视下暴露声门，也可使用纤支镜明视下插管。

1.插管前准备　气管插管前应准备好插管用具，包括：喉镜、插管钳、气管导管、固定胶布、滴鼻用 1% 麻黄碱溶液；插管前检查患者鼻孔通畅程度，先对通气相对更通畅的一侧鼻腔行局麻药鼻腔内表面麻醉并滴入几滴 1% 麻黄碱液体，使鼻腔黏膜麻醉和血管收缩；选择比口腔插管小 0.5～1mm ID 的导管，导管前端涂以滑润油。

2.明视经鼻腔喉镜下插管法　如果只是因为外科手术区域问题决定经鼻插管，可常规麻醉诱导，使用插管喉镜在直视下暴露声门行经鼻气管内插管，基本方法（包括插管时头位、置入喉镜）与明视经口腔插管法相同，只是置入导管的方式不同于经口腔插管法，具体操作步骤如下：①麻醉诱导面罩通气后，按照导管沿下鼻道推进的操作手法将导管经鼻腔插入,即将导管与面部作垂直的方向插入鼻孔,沿鼻底部出后鼻孔至咽腔,过鼻后孔时会有一个突破感,切忌将导管向头顶方向推进;②当导管进入口咽部后开始用喉镜显露声门,方法与经口腔插管相同;③用左手持喉镜显露声门后,右手继续推进导管入声门,如导管达会厌上方不能直接推进声门,可用插管钳夹持导管前端将导管送入声门,由助手协助推动导管会更方便导管置入,一般成人导管插入气管内的深度为4～5cm;④插管后导管位置的检查同经口腔插管法,然后将导管固定在患者的鼻面部。

3.盲探经鼻腔插管法　适用于张口度小,无法置入喉镜的患者,基本方法:①采用清醒插管或半清醒,尽可能保留较大通气量的自主呼吸;②依靠导管内的呼吸气流声音判断导管斜口端与声门之间的位置和距离;导管口越是正对声门,气流声音越响;越偏离声门,声音越轻或全无。此时术者一边用左手调整患者头位并触诊患者颈前区的皮肤以了解导管前端的位置;一边用右手调整导管前端的位置,同时用耳倾听气流声响,当调整至声响最强的部位时,缓缓推进导管入声门;③推进导管中如遇阻挡,同时呼吸气流声中断,提示导管前端已触及梨状窝或误入食管或进入舌根会厌间隙,有时还可在颈前区皮肤感触到导管端,此时应稍退出导管并调整头位后再试插。

4.明视经鼻腔纤支镜下插管法　由于鼻咽部弧度使纤支镜插入角度自然朝向声门,因而比经口插管容易,具体步骤:①通过纤支镜的工作通道或用硬膜外导管经纤支镜工作通道对咽喉和气管内实施表面麻醉,或使用喷雾器和滴管行咽喉声门上表面麻醉同时经环甲膜穿刺行气管内表面麻醉;②可酌情给予吸入2%～5%七氟烷或微泵输注丙泊酚150～250μg/(kg·min)复合瑞芬太尼0.05～0.15μg/(kg·min)或右美托咪定1μg/kg静脉输注10分钟;③将适当型号的气管导管套在纤支镜上,先将纤支镜经鼻腔沿下鼻道推进至声门,可参照鼻翼至耳垂的距离相当于鼻孔至咽后腔的距离来估计推进程度,调整纤支镜角度,边调整边推进,始终将声门置于镜下视野的正中,直至纤支镜进入气管可见到气管软骨环,并推进见到气管隆嵴处,沿纤支镜将气管导管推入气管;4.9mm以上口径的纤支镜一般不会发生镜干进入气管而导管无法推进的情况,但小口径纤支镜送导管时必须小心;④将气管导管推进入气管后,退出纤支镜,连接麻醉机呼吸回路,导管位置的检查同经口腔插管法,然后将导管固定在患者的鼻面部。

5.经鼻腔插管的禁忌证　经鼻插管与经口插管不同,容易造成鼻腔或鼻咽部黏膜损伤出血,鼻腔内细菌入血可能导致菌血症,在有脑脊液漏者容易导致颅内感染,在颅底有薄弱部位者可能发生导管插入颅内的危险,因此经鼻插管禁用于颅底骨折、脑脊液漏、正在使用抗凝药、出血倾向、鼻腔闭锁、鼻骨骨折、菌血症倾向(如心脏置换或瓣膜病可能并发细菌性心内膜炎)等患者。

(三)经气管造口插管法

有紧急气管造口插管、择期气管造口插管和术中气管切开插管三种情况:择期气管造口术后,一般均已放置气管套管,有塑料和金属两种,金属套管选择比经口腔气管内插管的气管导管大0.5mmID以减少通气时漏气,多数塑料套管的内径与气管导管的内径一致,外径略粗一些,插管时应将气管导管替换气管套管;紧急气管造口插管时气管导管必须及时经气管造口插入,或由经口腔气管内插管换成经气管造口插管;术中气管切开插管,必须将气管导管从经口腔或鼻腔气管内插管换成经气管切开口插管。

1.择期气管造口术后的插管步骤　①吸干净喉咽部和气管内分泌物,纯氧充分通气,给予镇静剂和气管内表面麻醉有利于减轻患者痛苦;②静脉或吸入麻醉诱导,如果使用的是不带套囊的气管套管,可将一根较细的气管导管插入气管套管内同时用较大的氧流量行控制通气;如果使用的是带套囊的气管套管,则将麻醉机呼吸回路直接连接套管即可行控制通气;③达足够麻醉深度和肌肉松弛程度后,拔出气管套管,经气管造口处插入适当型号的气管导管。

2.紧急气管造口术的插管步骤　①一些严重呼吸困难患者需在经口腔气管内插管后行气管造口术;在

插管失败的情况下,喉罩通气可以作为一种紧急的通气手段;在极度插管困难和喉罩置入困难的情况下,使用面罩通气完成气管造口术也是一种选择。②在患者肩下放置一个垫肩,头后仰充分暴露颈部手术区,气管造口一般位于第二和第三气管软骨环之间,气管造口步骤见外科气管切开术。③气管壁切开后,由手术医师将一根无菌气管导管经气管壁切口插入气管内。

3.术中气管切开插管　一般已行气管内插管,手术医师切开气管壁时,麻醉医师应将气管导管缓慢向外拉,但切不能将导管完全拔出,而应使导管的末端恰好位于气管造口的上缘,由手术医师将另一根无菌气管导管经气管切开口插入气管后,麻醉医师方可将经口气管导管完全拔出。

4.注意事项　①经气管造口插入气管导管后,必须听诊证实通气时两肺呼吸音对称,并通过 $P_{ET}CO_2$ 监测确认气管导管进入气管内;②从气管造口到气管隆嵴的长度较从前切牙到气管隆嵴的长度短得多,气管导管容易插入过深,手术操作也可能将导管推入一侧支气管内,因此术中必须反复检查双肺呼吸音、连续监测 $P_{ET}CO_2$ 和气道阻力,如气道阻力明显增大提示单侧肺通气或导管扭曲、受压、阻塞等;③对于近期行气管造口术(一周之内)的患者,经气管造口插管时应警惕造口周围组织塌陷的危险,必须在有经验的外科医师在场并准备好所有手术器械条件下进行经造口气管内插管,同时麻醉医师也应做好经口气管内插管的准备;④最紧急的意外是无法把气管导管及时插入气管造口、误插入皮下组织或纵隔内,导致通气障碍和严重低氧血症,处理方法是:已有气管内插管者,不要把气管导管过早完全拔出,一旦在经气管造口插入气管导管过程中发生障碍,仍然可以将导管向前推进超越气管造口处而维持正常通气;无气管内插管者,可暂时将小号的气管导管经气管造口插入气管内维持通气,待危机解除后再换成正常型号的气管导管,或紧急经口腔气管内插管。

【气管内插管的麻醉方法】

在全麻达到一定深度后进行气管内插管操作,使用这种插管方法患者比较舒服,心血管应激反应轻,但需要操作者拥有熟练的插管技术并具备呼吸管理技能。

(一)插管前准备

麻醉前必须对患者气道进行全面评估以明确是否可以安全地接受麻醉状态下的插管;诱导前应强调常规应用面罩施行纯氧吸入"去氮"操作至少3分钟,以提高体内氧的储备量和肺内氧浓度,纠正潜在的低氧血症,缓冲插管"无通气期"的缺氧,延长插管期呼吸停止的时限,提高插管的安全性;对于麻醉前评估存在"困难气道"危险因素的患者,严禁采用快速诱导插管,以免一旦失去对气道的控制可能导致灾难性后果。

(二)诱导药物的选择

麻醉诱导方案大多数采取联合用药,以使患者达到能耐受插管的状态,并尽可能减轻药物或插管引起的心血管反应。一般首选快速起效的静脉麻醉药实施快速诱导插管法,最常用的有丙泊酚或依托咪酯,复合麻醉性镇痛药(芬太尼或瑞芬太尼)、咪达唑仑、氯胺酮等。预计有困难气道需保留自主呼吸下插管的患者常选择慢诱导插管法,可以使用吸入麻醉药诱导,过去主张使用低浓度吸入麻醉(0.5MAC起始),然后每3～4次呼吸增加一定浓度,直到麻醉深度满足静脉置管或呼吸道处理的需要;但随着吸入麻醉药七氟烷的临床应用,上述方法已被逐渐代替,目前主张使用高氧流量(8L/min以上)高浓度(8%吸入浓度)的七氟烷经面罩吸入诱导,此法尤其适用于小儿。对于不合作的成人或小儿可在麻醉诱导前肌注氯胺酮、口服由黏膜吸收的芬太尼或咪达唑仑镇静。

(三)肌松药的使用

尽管麻醉插管可以在静脉或吸入麻醉下完成,但大多数麻醉医师都使用肌松药以提供更好的插管条件,因为没有足够肌松程度的插管较困难且有诱发气道痉挛的危险。去极化肌松药氯琥珀胆碱,由于其不良反应较多现已很少使用,近年来常规使用中短效非去极化肌松药进行气管内插管,其中罗库溴铵起效快,2 倍 ED_{95} 的剂量 60～90s 内完成气管内插管操作,尤其是特异性拮抗药布瑞亭的问世,使得罗库溴铵用于气管内插管更得到青睐,但环糊精价格昂贵,很难常规广泛使用。对于麻醉前评估存在潜在的困难气道者,除非有禁忌证(如:高钾血症)存在,否则仍然使用氯琥珀胆碱。

(四)插管期间的气道管理

在麻醉诱导期间保证患者气道通畅至关重要,从静脉麻醉或吸入麻醉诱导开始直至置入喉镜实施插管操作之前均应该持续有效的面罩通气,如发生面罩通气困难,应立即使用声门上气道工具(如:口咽或鼻咽通气道、喉罩等)维持气道通畅,只有在确保能够维持面罩通气时才能使用肌松药。麻醉医师必须严格掌握插管操作的时机。对于饱胃或存在误吸风险的患者,可不遵守这一规则而施行快速序贯诱导法,即注入静脉麻醉药、麻醉性镇痛药和琥珀胆碱后不等待肌束颤动消失就直接插管。

(五)插管期间循环功能监测

由于麻醉药对于循环功能有明显抑制作用,因此整个麻醉诱导期都要严密观察生命指征(BP,ECG,SpO_2)。休克、心肺功能不全或大出血患者应避免使用对循环抑制作用强的丙泊酚诱导,可选择对循环抑制作用较弱的依托咪酯,尽可能避免发生低血压。

(六)清醒插管法

1.适应证　患者在清醒状态下,使用咽喉气管内表面麻醉施行气管内插管操作。适应证包括:①存在全麻诱导期胃内容物反流误吸危险者(如消化道梗阻、急诊创伤或临产妇等饱胃患者);②口腔或咽腔有炎症水肿;③气道梗阻(如咯血,大量脓痰、颈部肿块压迫气管等);④存在全麻诱导期面罩通气困难危险因素者;⑤存在各种可能导致插管困难的危险因素或既往有困难气管内插管史的患者(④和⑤详见困难气道技术);⑥老年、休克等血流动力学不稳定麻醉风险极大者。禁忌证主要有:小儿(新生儿例外),高度紧张或神志不清或估计无法合作者,局麻药过敏者,频发支气管哮喘者。

2.插管前准备　插管前要对患者做好适当的解释,重点说明采用清醒插管的必要性及需配合的事项,尽量争取患者的理解合作。使用适当的麻醉前用药,可以不用镇静剂或麻醉性镇痛剂,但应该使用抗胆碱能药物阿托品或东莨菪碱以减少呼吸道分泌物,有利于提供清醒插管时清晰的视野。为减轻气管导管进入气道时的呛咳、憋气等反应,插管前必须进行完善的上呼吸道黏膜表面麻醉,主要方法有:咽喉及声门上黏膜表面麻醉、气管内黏膜表面麻醉。也可行喉上神经阻滞,但随着各种新型气道工具的问世,这种方法目前已很少用。

3.气道表面麻醉　全面完善的咽喉气管黏膜表面麻醉是保证清醒插管成功的关键,最常用的局麻药是 2%～4% 利多卡因或 1% 丁卡因,但必须控制使用量以免局麻药吸收过快造成中毒反应,成人 2% 利多卡因总量不应超过 4ml,1% 丁卡因总量不超过 6ml,小儿一般使用 2% 利多卡因总量不超过 4mg/kg。

(1)咽喉黏膜表面麻醉:掌握循序渐进和分 3 次喷雾的程序,先喷舌背后半部及软腭 2～3 次;隔 1～2 分钟后,嘱患者张口发"啊"声,作咽后壁及喉部喷雾;再隔 1～2 分钟后,用喉镜片轻提舌根,将喷雾器头对准喉头和声门,在患者深吸气时作喷雾;三次喷雾所用局麻药总量不超过 2～3ml。

(2)气管黏膜表面麻醉:有经环甲膜穿刺注药法和经声门注药法两种方法。①经环甲膜穿刺注药法操作步骤:在完成咽喉黏膜表面麻醉后,患者取头后仰位,用示指和中指在甲状软骨与环状软骨之间摸出环甲膜,用 22G 穿刺针从环甲膜的正中线做穿刺,按垂直方向刺过环甲膜进入气管内至有明显落空感,并有畅通空气回抽,嘱患者深呼吸,在呼气末快速注射局麻药,气管内注药时患者往往都有呛咳,这样有利于局麻药在气管内播散但容易使针尖刺伤气管后壁黏膜,因此必须注意环甲膜穿刺进针深度不要过深并在注药后迅速退针。此法禁用于凝血功能障碍或怀疑声门下有病灶(如肿瘤)的患者;②经声门注药法操作步骤：在完成咽喉黏膜表面麻醉后，术者用左手持喉镜轻轻显露声门，右手持连接喉气管喷洒导管的注射器，在直视下将导管经声门送入气管直至近隆突处；然后边退出注射器边缓慢注射局麻药，喉气管喷洒导管前端有很多小孔能均匀喷洒局麻药于气管壁，可获得从气管隆嵴至声门下及会厌喉面黏膜完美的表面麻醉；本法的优点在于避免环甲膜穿刺注药所引起的呛咳和支气管痉挛等不良反应，但不适用于喉镜显露声门困难的困难气道患者。

（3）鼻腔黏膜表面麻醉：用于经鼻清醒插管时，最好用兼有局部血管收缩作用的可卡因，4%～5%浓度1ml滴鼻，再用可卡因棉片填塞鼻后腔；也可用0.5%～1%丁卡因与3%麻黄碱混合液，按上法施行表面麻醉；也可用局麻药作鼻腔直接喷雾。

4.清醒插管技术　清醒插管经口或经鼻选择取决于鼻腔或口腔的条件、操作者的经验及可使用的设备条件。主要包括：直接喉镜下经口腔气管内插管、间接喉镜指引下经口腔气管内插管、经口腔盲探气管内插管、经鼻腔盲探气管内插管、逆行气管内插管、光导纤维支气管镜引导插管等。

（1）清醒镇静插管法：在清醒插管实施过程中，患者难免出现紧张和恐惧，易诱发恶心呕吐和呛咳等反应，偶尔患者因痛苦难忍而拒绝接受插管。如果在清醒插管时辅以静脉适量应用神经安定类药物或麻醉性镇痛药，可以使得患者在镇静、镇痛、镇吐和遗忘状态下接受气管内插管，这种插管方法与单纯清醒插管有区别，故称之为"清醒镇静插管法"或"神经安定镇痛遗忘插管法"。

半清醒插管法的用药：①芬太尼：是最常用的麻醉性镇痛药，其起效较慢（5分钟），个体差异也较大（50～500μg），应该从小剂量开始缓慢增加，直到效果满意才置入喉镜；芬太尼有呼吸遗忘作用，常需呼唤提醒患者呼吸以确保足够的通气量；使用芬太尼的最大优势是可以用纳洛酮拮抗呼吸抑制；有误吸风险而选择清醒插管的患者慎用；②瑞芬太尼：是由非特异性酯酶代谢的强效、超短效阿片样受体激动剂，其作用特点是起效迅速、消失极快且与用药总量和时间无关，阿片样作用不需要药物逆转；小剂量瑞芬太尼0.05～0.15μg/(kg·min)静脉输注有良好的镇静镇痛作用；瑞芬太尼复合丙泊酚联合输注有协同镇静效应；但是有剂量依赖性的低血压、心动过缓和呼吸抑制作用，使用时必须严密监测呼吸循环功能；③氟哌利多：可以提供镇静而无呼吸抑制作用，氟哌利多与芬太尼组成氟芬合剂（氟哌利多5mg＋芬太尼0.1mg）分2～3次静脉注射，每次间隔5min，可使患者处于闭目安静、镇痛、降低恶心呕吐敏感性和遗忘，而同时又能被随时唤醒、并能高度配合半清醒状态；④咪达唑仑：起效和消除均较快，尤其是具有顺行性遗忘作用，在成人0.5mg就可以产生充分的遗忘效应，0.03～0.05mg/kg复合芬太尼0.05～0.1mg能维持可靠的镇静效果，因而是最受青睐的镇静药；缺点在于与麻醉性镇痛药合用可以加重呼吸抑制，经常表现为呼吸暂停，并且会引起意识丧失，不能言语交谈，因而不能保证患者在插管时对指令具有反应的能力，过量时可以用氟马西尼逆转；⑤丙泊酚：起效迅速，苏醒快而完全；丙泊酚镇静、麻醉深度与血浆浓度密切相关，轻度镇静、深度镇静和麻醉所需的血浆浓度分别是0.5～1.0mg/L，1.0～1.5mg/L，3～16mg/L，可使用静注0.2～0.7mg/kg负荷量后以0.3～4mg/(kg·h)维持镇静作用；但该药有明显呼吸抑制作用，且与剂量和输注速度相关，多呈一过性呼吸抑制。⑥右美托咪定：选择性α_2肾上腺素受体激动剂，通过激动突触前膜α_2受体，抑制去甲肾上腺素的释放，终止疼痛信号的传导；与脊髓内α_2受体结合产生镇痛作用时，可导致镇静及焦虑缓解，因而具有抗交感、镇静和镇痛作用；取1μg/kg药液稀释成10ml，以1ml/min速率静脉输注；优点是能很好地保留自主呼吸，缺点是通过激动突触后膜受体抑制交感神经活性引起剂量依赖性的血压下降和心率减慢。

（2）清醒镇静插管法的缺点：①插管操作耗时较长；②在全身情况差的患者可能引起循环抑制；③容易引起呼吸抑制或呼吸暂停；④镇静药、阿片类药以及喉气管表面麻醉都降低气道保护性反射，因而可能增加饱胃患者反流误吸的风险。因此必须严格控制用药量并严密监测患者生命体征；对于饱胃患者更应严格掌握指征,或选用纤支镜引导下清醒插管。

【气管导管拔管术】

全麻手术结束后需要恢复患者自主呼吸,拔出气管导管。正确的拔管必须严格掌握拔管的指征和时机,谨慎操作,以避免可能发生的拔管后窒息意外事故。关于拔管的时机,有两种观点,一种认为应该在肌松药作用消除并且患者有满意的自主呼吸频率和潮气量后,在较深的麻醉状态下拔管;而另一种观点认为应当在患者接近完全清醒时拔管。持清醒前拔管观点的人认为,清醒拔管不良反应大且易发生喉痉挛,而清醒前拔管的好处是可以减少导管刺激引起的咳嗽,从而减少喉、气管损伤,并有较少的不良反应。但是插管时通气满意并不意味着肌肉有足够力量维持气道通畅,如果患者存在面罩通气困难、插管困难、误吸风险或外科手术可能导致的气道水肿等情况,深麻醉下拔管可能造成拔管后对气道失去控制的状态,而且在患者拔管后的清醒过程中,也可能会发生喉痉挛和咳嗽。事实上,喉痉挛最容易发生的是深麻醉和清醒之间的浅麻醉状态下,现代麻醉技术已经完全能做到在足够的镇痛、镇静状态下的清醒,因而愈来愈多的人倾向于清醒拔管的时机。

(一)全麻后拔管指征

手术结束停止麻醉后,满足下列条件时方可以安全拔管:患者神志恢复,有指令性动作,循环功能稳定;自主呼吸恢复,呼吸频率达 14～20 次/分,吸空气时,$SpO_2 > 95\%$;肌松药残余作用消失,呼吸运动正常,两侧呼吸音对称,胸、腹式呼吸运动平稳;必要时测定潮气量(V_T)、$P_{ET}CO_2$、动脉血气分析,吸入空气 10min 后,PaO_2 和 $PaCO_2$ 在正常范围内或接近术前水平。

(二)拔管操作时注意事项

采用无菌吸引管行气管内吸引,每次吸引前后都应该吸氧,尽可能减少刺激,避免发生持续呛咳和发绀,拔出导管前先将套囊放气,并在导管内插入输氧管,以利于肺充氧。传统的拔管操作是先将吸引管留置在气管导管前端之外,然后边吸引边缓慢拔管,现已不用,因为此举对预防误吸无效,且可能擦伤声带、诱发喉痉挛等并发症;在小儿更会降低肺泡内氧浓度,因此小儿应该由助手行正压通气几次然后拔管。当导管拔出遇到困难时不能硬拔,应该仔细分析原因,常见的原因有:套囊未放气、患者将导管咬住,甚至在颌面口腔手术中可能发生缝线误将导管缝牢等。拔出气管导管后应继续面罩吸氧,并再次吸引口、鼻、咽腔分泌物。拔管后即刻可能出现呛咳或喉痉挛,在拔管前 1～2 分钟静脉注射利多卡因 50～100mg,有助于减轻呛咳和喉痉挛但可能会延长苏醒时间;一旦发生喉痉挛,应在保证通气的基础上吸氧并加深麻醉,多数患者能够迅速解除喉痉挛,如无效可予以小剂量琥珀胆碱(1～2mg/kg)静脉注射快速解除喉痉挛。饱胃患者必须完全清醒,头低位偏向一侧拔管。

(三)延迟拔管指征

包括:①术前有明显呼吸功能障碍,或手术和麻醉对呼吸功能有明显影响者;②手术时间过长或手术创伤严重者;③术前或术中循环功能不稳定者;④苏醒延迟,难以保证呼吸道通畅者;⑤老年情况较差的手术患者。

【气管内插管并发症及防治】

气管内插管可能引发多种并发症,可发生在插管期间、插管后和拔管期的任何时候。

(一)气管内插管即刻并发症

是指在气管内插管操作期间或完成插管后当时就发生的并发症。

1.组织损伤　由于气管内插管操作时,喉镜片或导管对组织的挤压、摩擦造成的损伤,主要原因为:操作粗暴、患者存在喉镜显露或气管内插管困难而反复尝试气管内插管;主要发生对牙齿、呼吸道黏膜的损伤,如牙齿碎裂、松动、脱落,口、鼻及咽部黏膜出血血肿,喉及声带水肿等。处理:以预防为主,注意操作规范,放置面罩吸氧前,先检查牙齿,对缺牙、牙齿松动等做好记录,松动的牙齿用一细线扎好用胶布固定在面颊上,以免脱落进入气道。应该术前气道评估,对于估计有插管困难的患者不要盲目采取强行插管。

2.插管后呛咳 发生在气管导管插入声门和气管时,轻微的呛咳引起短暂的血压升高和心动过速,剧烈的呛咳可能引起胸壁肌肉强直和支气管痉挛而导致通气量不足,原因主要为麻醉过浅、表面麻醉不完善或插管过深至导管触及气管隆嵴所致。处理:轻微呛咳不需特殊处理,加深麻醉或静脉注射小剂量利多卡因即可;胸壁肌肉强直可用肌松药解除,并继以控制呼吸;支气管痉挛可加深吸入麻醉,必要时予以激素;如果系导管触及隆突而引起,则将气管导管退出致气管的中段部位。

3.心血管反应 为气管插管应激反应,表现为喉镜和插管操作期间发生血压升高和心动过速反应,严重者可诱发心律失常。这是一种多突触反射,呼吸道受到刺激后,神经末梢产生的感受性信号通过迷走神经和舌咽神经纤维传入中枢,经脑干和脊髓整合处理后,大量的神经冲动由心加速神经和交感神经纤维传出,从而引起全身性自主神经反应,其中包括:交感神经末梢去甲肾上腺素的释放和肾上腺髓质肾上腺素的分泌。一般正常患者能很好地耐受气管内插管时的心血管反应,但在心血管和脑血管疾病患者,此不良反应则可能带来一系列严重的并发症,如:心肌缺血、心肌梗死、严重心律失常(如多源性室性期前收缩和室性心动过速等)、急性心功能衰竭、动脉瘤破裂等。预防和处理:①插管时必须达到足够的麻醉深度,插管前适量应用麻醉性镇痛药(最常用的药物是芬太尼);②尽量缩短喉镜操作时间;③呼吸道表面麻醉可显著减轻插管引起的心血管反应;④在放置喉镜前静注利多卡因 1mg/kg 可有效抑制喉部反射,显著减轻插管引起的心血管反应,可能与利多卡因加深全麻和抑制气管反射的作用有关;⑤在气管内插管操作前适量应用一些血管活性药物。所有的预防措施中最重要的是插管时足够的麻醉深度和注意喉镜操作轻柔。

4.气管导管误入食管 尽管在气管内插管完成后采用切实有效的措施可迅速发现和立即纠正这种失误,但仍有少部分意外食管内插管未能被及时发现而发生严重缺氧继而演变为心搏骤停、脑损伤或者死亡,处理成功的关键在于能否迅速做出识别。气管导管误插入食管的第一征象是施行正压控制通气时患者胸廓不抬起、两肺听不到呼吸音、胃泡区出现气过水声,胃区呈连续不断的隆起。目前认为,监测呼气末 CO_2($P_{ET}CO_2$)是判断气管导管在气管内的最有效和最可靠的方法,有时食管插管可短暂出现 $P_{ET}CO_2$ 波形,但在 5 次呼吸后其波形快速下降,直至消失,因此插管后 $P_{ET}CO_2$ 监测必须持续进行,如果多次呼吸均出现 $P_{ET}CO_2$ 记录波形方可确认气管导管正确插入气管内。某些情况下,如严重支气管痉挛或无 CO_2 输送至肺时(如心搏骤停),$P_{ET}CO_2$ 监测也不能够准确判断气管导管的正确位置,需要结合其他征象综合判断。脉搏血氧饱和度(SpO_2)反映患者氧合的状态,通常要滞后 30~60 秒才出现变化,发绀的出现则更要滞后。一旦发现气管导管误入食管,必须立即拔出导管,实施面罩正压通气,积极供氧排除二氧化碳后再重新插管。

5.喉痉挛和支气管痉挛 喉痉挛是一种由迷走神经介导的保护性反射,是由于喉部横纹肌突然的痉挛性收缩导致的双侧声带内收而声门紧闭。轻度喉痉挛可表现为轻微吸气性喘鸣,重度可造成完全性上气道梗阻。喉痉挛本身具有保护性意义可防止异物进入气管与支气管,但持续不解除的喉痉挛可导致低氧血症、高碳酸血症、负压性肺水肿,甚至更严重的后果。支气管痉挛原因类似于喉痉挛,是由于各种刺激诱发的支气管和细支气管平滑肌持续性收缩所致,表现为呼气相哮鸣音及呼气相延长;在婴儿多与细支气管炎有关,在儿童和成人多与哮喘病史有关。喉痉挛和支气管痉挛可以发生在气管插管任何阶段,麻醉深度不足、气道分泌物、气道异物及气道内操作包括气管内插管、喉气管内镜检查等均可以成为诱因,尤其易发生在气道高敏患者。

预防原则:如术前肺部听诊有明显的哮鸣音,择期手术应延迟。患者应接受 1~2 周的吸入性支气管扩张药,吸入性激素或口服激素治疗;如症状轻微而手术必须进行,应在术前 30 分钟给患者吸入支气管扩张药作为预防性治疗。

麻醉诱导期发生喉痉挛的处理原则：注意气管内插管轻柔操作，保持气道内无唾液、血液等可减少喉痉挛的发生，气管内插管前喉气管内喷洒利多卡因行表面麻醉是预防喉痉挛的有效措施，但必须在达到足够的麻醉深度时进行，在麻醉深度不足时喷洒液对气道的刺激反而可能诱发喉痉挛。一旦发生，首选措施是面罩纯氧正压辅助通气，如麻醉深度不够，在面罩辅助通气的同时加深麻醉，如以上措施没有迅速起效，小剂量氯化琥珀胆碱（1～2mg/kg）静注可快速解除喉痉挛，但在小儿有可能诱发心率减慢。在紧急处理的同时必须明确病因，必要时直接喉镜下去除病因。

术中发生支气管痉挛的处理原则：对于无气管内插管的患者，实施面罩纯氧正压辅助通气，同时增加吸入麻醉药浓度或静脉注射丙泊酚以尽快加深麻醉深度；如果以上措施不能改善患者情况，则应静脉注射丙泊酚和肌松药，实施气管内插管。对于有气管内插管的患者，纯氧正压机械通气下提高吸入麻醉气体浓度以加深麻醉，并通过呼吸环路应用支气管扩张剂。预防和治疗支气管痉挛的药物有：①β_2受体兴奋性喷雾剂（沙丁胺醇、硫酸沙丁胺醇等），具有快速短效的扩张支气管功能；左旋沙丁胺醇喷雾剂是近几年开始使用的制剂，其作用与沙丁胺醇一样，优点是对心率影响小；②吸入性激素类，作用缓慢但持续时间长；③口服β_2受体兴奋剂，扩张支气管效能可以持续12h；④激素制剂：如口服氢化可的松龙及静脉注射甲泼尼龙等；⑤皮下注射的药物有硫酸叔丁喘宁及肾上腺素；⑥在严重病例，静脉注射肾上腺素（0.5～1μg/kg）是最快和最有效的药物。

拔管后喉痉挛或支气管痉挛的处理原则：关键在于掌握正确的拔管时机，原则上是越清醒越好，但不能有拔管时躁动；其他措施包括，拔管前患者的潮气量和每分通气量应恢复或大于正常；在较深的麻醉状态下尽可能吸出咽喉部和气管内分泌物或血液；拔管时尽量减少对气道的刺激；清醒拔管时患者肌张力完全恢复可以用力将残留的分泌物或血液咳出。一旦发生喉痉挛，首选措施是面罩纯氧正压辅助通气，大多数患者可以缓解，如没有迅速起效，小剂量琥珀胆碱（1～2mg/kg）静注可快速解除喉痉挛，但在小儿有可能诱发心率减慢；在紧急处理的同时必须明确病因，必要时直接喉镜下去除病因；在尚未足够清醒的患者，可以用静脉麻醉药重新气管内插管，彻底清理呼吸道分泌物或血液，尽可能洗脱吸入麻醉药残留，待患者完全清醒后拔管多不会再次发生喉痉挛。如果在拔管后或在麻醉复苏室发生支气管痉挛，应该在面罩纯氧通气的同时给予雾化吸入支气管扩张剂，如不能维持正常的SpO_2或伴有明显二氧化碳蓄积，应立即气管内插管并做进一步处理。

6.误吸胃内容物　容易诱发胃内容物反流和误吸的因素很多，常见的原因有部分呼吸道梗阻、面罩通气时气体入胃、麻醉药的药理作用、喉防御反射尚未恢复前拔管等。妊娠妇女、肥胖、饱胃以及胃肠道梗阻的患者是发生误吸的高危人群，气管内插管时常使用清醒插管或快速诱导插管法来降低误吸的风险，Sellik手法（即左手插入喉镜片提起会厌后，右手将甲状软骨往脊柱方向压迫，以压扁食管上口）也是有用的防止措施，但可能将部分呼吸道梗阻变成完全性呼吸道梗阻，对于有呕吐高危情况的患者采用清醒插管不是可取的方法。误吸也可以发生在拔管时，由于积聚在咽喉部的分泌物、血液或患者的呕吐物进入呼吸道而致，尤其在幼儿、老年人或麻醉未完全苏醒患者，气道反射功能未恢复易发生误吸，拔管前要充分吸净口腔及导管内分泌物，以防误吸。

7.颅内压升高　气管内插管可引起颅内压升高，对已有颅内高压者可能造成危险，最常见的原因是由于插入直接喉镜和气管内插管操作引起，其他包括：去极化肌松药琥珀胆碱的肌束颤动、芬太尼引起的胸壁僵硬、插管时无通气时间过长导致高碳酸血症和缺氧、麻醉深度不足时导管进入气道诱发咳嗽等。预防措施包括：①面罩通气充足的"给氧去氮"，弥补插管时无通气导致的缺氧；②足够的麻醉深度减轻插管时应激反应；③达到完全肌肉松弛后再插管避免咳嗽；④插管前给静注利多卡因或利多卡因气雾剂喉部喷雾预防插管反应;⑤高危患者麻醉诱导选择不增加脑血流和颅内压的药物,如丙泊酚或依托咪酯;麻醉性镇痛药芬太尼、非去极化肌松药等。

（二）导管留存气管期间并发症

1.气管导管扭曲、折叠和滑脱　气管导管通常固定方法是将导管和牙垫一起用胶布缠绕粘贴在患者面颊部,但因外科医生手术操作、患者体位变动、麻醉过浅致患者躁动、呛咳等都可能会引起气管导管扭曲、折叠和滑脱,如未及时发现可造成通气不足甚至无通气的严重后果。对于非平卧位的患者,可使用带钢丝的气管导管以减少导管扭曲和折叠的发生;对于头面部手术患者可采用"绕颈式固定法"固定导管,即在气管导管平门牙水平用线绳扎牢,然后将线绳绕至颈后扎紧,也可使用缝线将导管固定于门牙或缝于口角固定。如发生导管脱出应立即采用面罩通气,重新气管内插管;对于经气管造口插管的患者导管滑脱是极其危险的情况,可能因造口周围组织塌陷而无法迅速经造口处重新插入导管,此时唯一有效的措施是面罩通气的同时与外科医师联合尽可能迅速扩大气管切开口重新插入气管导管。

2.气管黏膜缺血损伤　导管气囊充气压力过大、导管滞留时间过长和经常移动导管都可能因为对气管壁的压迫和摩擦造成气管黏膜的缺血损伤,经气管导管吸痰时负压过大也可造成黏膜损伤,严重者可能形成气管壁缺血性黏膜溃疡或坏死,因此应当注意气囊充气不要过大及导管位置固定牢固。目前大多采用高容量低压型充气套囊,容量可达 30ml 以上,能耐受 30mmHg 以下的囊内压。套囊注气应以刚好不漏气为佳,一般不超过 8ml,压力不超过 20～25cmH_2O。

3.导管误入　一侧主支气管插管后没有仔细检查导管位置,或手术中由于外科医生手术操作或患者体位变动、固定胶布被分泌物弄湿或脱落,都可能将导管滑入气道过深。摆放手术体位过程中可能会随着患者头部的俯仰而改变位置。气管导管端部在完全后仰到完全弯曲颈部的过程中可向气管前平均移动 3.8cm(最大可有 6cm)。因此,改变体位后应常规听诊检查两肺呼吸音,当发现支气管插管时,应当退出气管导管及充分的肺充气以扩张肺不张区域。导管误入一侧主支气管可造成单侧肺通气,通气不足的后果除了低氧血症还有吸入麻醉药吸收受影响而使得麻醉过浅,在严重肺部疾病患者还可能造成肺部大泡破裂气胸;这种情况易发生于头面部手术,导管被手术铺巾遮盖或颈部手术经气管造口插管时,前者不易被发现,后者导管位于手术野易受干扰。因此,术中要严密监测气道压、$P_{ET}CO_2$ 和 $PaCO_2$,若发现导管固定胶布被分泌物弄湿或导管露在口外的刻度较插管后即刻增加,均应重新核对导管深度,必要时将导管向外拔至气管内重新牢靠固定。

4.神经损伤　导管或气囊压迫也可能造成喉部神经损伤,主要受影响神经是喉返神经、舌下神经及舌神经,大多数是暂时性的,几天内可以完全恢复。

（三）拔管后即刻或延迟性并发症

一般发生在麻醉恢复期,气管导管拔出后即刻或几小时内。

1.咽喉痛　是气管内插管后最常见的并发症。导管套囊压迫气管黏膜时间过长或插管时损伤喉部黏膜都容易引起咽喉痛的发生,一般在 72h 内可缓解,不需要特殊处理。

2.舌后坠　是拔管后经常发生的并发症。主要原因是麻醉药的残留或肌松药残余作用,咬肌和下颌关节松弛,使舌根后坠,尤其易发生于体重超重者或短脖子体型及小儿;舌后坠可阻塞咽喉通气道,造成呼吸道部分或完全梗阻。处理措施:手法托起下颌或放置口咽通气道,使舌根不紧贴咽后壁。

3.喉头水肿和声带水肿　可因插管操作粗暴、困难插管、导管多次移位损伤黏膜或导管过粗引起,也可因长时间留置导管引起,据报道喉水肿和黏膜溃疡可发生在几乎所有气管内插管 4 天以上的患者,是拔管后再插管的主要原因,女性多于男性。成人喉头水肿一般只表现为声嘶喉痛,2～3 天可自愈,但婴幼儿气管管腔狭窄,易发生窒息;一般于拔管后 30 分钟出现喉鸣音,主要为吸气相,2～3h 后可出现呼吸困难;水肿同样也可发生在腭垂、杓状软骨后、声门上或声带；严重者可发展成声带肉芽肿或溃疡，一般位于声带后联合，因为此处受到气管导管压力最大。处理原则包括吸氧、雾化保湿气道、静脉注射地塞米松或甲泼尼龙减轻水肿，必要时气管切开。

4.低氧血症　多由于麻醉药和肌松药的残余作用，患者通气功能尚未完全恢复或呼吸遗忘引起，也可发生于舌后坠、喉头水肿、喉痉挛、支气管痉挛等造成通气障碍；大多数患者给予面罩吸氧或鼻导管吸氧，氧流量 3L/min，呼唤患者用力呼吸 1～5min 后均能够改善；拔管后应密切观察患者呼吸运动、频率和幅度、SpO_2、皮肤颜色等，必要时观察血气分析指标。

5.负压性肺水肿　又称为"拔管后肺水肿"或"阻塞后肺水肿"，是一种非心源性的肺水肿，发生在麻醉复苏期，据报道发生率<0.1％，易发生于年轻人。常发生于上气道梗阻时，患者用力呼吸，此时胸腔负压可由正常的$-2～-5cmH_2O$增加至$-50～-100cmH_2O$，使肺毛细血管开放的数量和流入的血流量均增多，滤过面积和滤过系数增加；低氧血症引起肺血管收缩，使肺毛细血管静水压升高，结果是液体从肺血管向间质的转移超过了淋巴转运能力，导致肺间质内水分积聚，单侧或双侧肺均可发生肺水肿。呼吸道梗阻突然解除后，肺静脉回流增加，可能反而会进一步加重肺水肿。拔管后发生负压性肺水肿的最常见原因是喉痉挛，其他危险因素有：肥胖、鼾症、鼻咽部填塞等。临床特点：数分钟内突发呼吸困难、心动过速、低氧血症、高碳酸血症、粉红色泡沫痰等，加上有上气道梗阻表现。处理措施：绝大多数需要再次气管内插管，气管内插管的目的是解除气道梗阻，保证通气氧合，必要时可予以短效肌松药解除喉痉挛有利于控制通气；行纯氧持续气道内正压或呼气末正压通气，给予利尿剂或血管活性药物，一般预后良好，处理后能及时消退水肿，不需要长时间气管内插管呼吸支持。但是也必须警惕可能会继发胃内容物误吸、ARDS、心衰、肺栓塞等严重致命的并发症。

6.声音嘶哑　由于气管导管套囊压迫喉返神经导致的损伤，单侧喉返神经损伤表现为声音嘶哑，双侧损伤可引起吸气相呼吸困难和气道阻塞，较少见；也有可能是插管时操作不当导致杓状软骨脱位，表现为持续性声音嘶哑、咽喉痛及吞咽痛。有怀疑时应该请耳鼻喉科专家会诊明确原因，喉返神经损伤可以通过神经传导检查确诊，杓状软骨脱位需要特定的 CT 检查才能明确诊断；一般多为暂时性损伤，极少数需手术治疗或闭合复位。

7.气管炎症　导管摩擦可导致气道黏膜充血水肿，引起术后咽喉炎、气管炎，表现为咽喉不适感、咳痰等；一般能够自愈，必要时可使用抗感染治疗。

8.气管损伤　多发生于长时间气管内插管后，据报道发生率在单腔气管导管为 0.005％，双腔 0.05％～0.19％。其中，最常见的是气管裂伤，其他罕见的有：气管假膜形成、气管周围脓肿等。常见原因是气管导管送入气道过程中擦伤气管黏膜，最容易受伤部位在气管后壁；其次原因是气囊充气压力过大（一般认为>30mmH_2O），造成气管黏膜缺血损伤；也有认为是插管时酸性胃内容物带入气道，损伤气管黏膜造成；少见气管黏膜先天性缺陷。气管裂伤的临床症状轻者表现为皮下气肿，严重者可发生纵隔气肿或气胸；最初出现的症状为颈部或胸部捻发感，重者发展为呼吸困难，SpO_2下降，发绀，甚至危及生命；轻度皮下气肿可以自行吸收，严重纵隔气肿必须及时行引流挽救生命。气管假膜系损伤的黏膜遭遇细菌、病毒或霉菌感染而形成环绕气管壁的纤维样组织，临床表现主要是进行性呼吸困难，吸气性喘鸣，可伴有发热，严重者造成气管腔狭窄，如果不及时处理，会导致严重呼吸困难甚至致死；目前最有效的处理方法仍然是硬质支气管镜下取出假膜，可以完全治愈。气管周围脓肿最初的表现可以是气管导管漏气，严重者发生脓毒血症或气管塌陷，处理方法只有手术切开引流，预后极差。预防措施：选择恰当型号的气管导管，插管时注意操作手法，对于困难气道的气管内插管选择合适的插管工具，尽量避免使用创伤性插管方式，控制气囊压力<30mmH_2O，并间歇性抽掉气囊内气体以解除对气道黏膜的压迫。

9.气道狭窄 气道狭窄病因有先天性和获得性之分,先天性主要是气管发育异常,而获得性气道狭窄最常见的原因就是长时间不适当的气管内插管。尤其是 20 世纪 60 年代以后,气道狭窄发病率迅速增加,原因主要是随着医学的进步,低体重新生儿成活率提高,重症监护病房中呼吸支持的患者成活率提高。气道狭窄的病理发展过程分三期:Ⅰ期,初始损伤期:气管内插管压迫黏膜,缺血、坏死、纤毛运动减弱、感染;Ⅱ期,创伤后愈合期:炎症、肉芽组织增生;Ⅲ期,瘢痕组织形成期:组织收缩和再塑形。临床表现主要为:气急、呼吸困难,在体力活动或呼吸道内分泌物增多时加重;随着狭窄程度加重,呈现进行性呼吸困难,吸气时出现喘鸣;狭窄程度严重者吸气时锁骨上窝、肋间软组织、上腹部同时凹陷(三凹征)。气管切开术是治疗气道狭窄的第一步,目的是提供通畅的呼吸通道,但如果不进一步处理患者会终身带气管套管,面临经常气道感染或可能发生套管意外的危险。其他治疗措施有:气管镜清除肉芽组织或切开气管在直视下刮除肉芽组织;腔内气道扩张成形技术;环形中心切除病变行对端吻合术;气管狭窄部位放置支撑体或支撑架等;但这些都仅适用于狭窄范围较为局限,正常气管有足够长度的患者。严重气道狭窄必须施行气管重建手术。

(王 健)

第五章 腹腔镜技术在腹部外科的应用

腹腔镜技术诞生于 20 世纪初,但直至 20 世纪 80 年代后期才真正成为外科手术工具。1985 年,Filipi、Mall 和 Roosma 曾尝试用诊断性腹腔镜实施腹腔镜胆囊切除术,但因暴露困难而放弃。1985～1987 年,德国的 Muhe 使用所谓的"胆囊镜"(即改良的直肠镜)实施了近百例腹腔镜胆囊切除术,并发表于德文医学杂志。1986 年,摄像晶片技术(CCD)成功地装备于腹腔镜,使手术人员共睹监视器、相互密切配合成为可能。1987 年 3 月,法国里昂的 Mouret 在施行妇科腹腔镜手术时成功地联合实施了腹腔镜胆囊切除术。此后,巴黎外科医生 Dubois 经过动物实验并应用于临床。与此同时,法国的 Perissat、英国的 Cuschieri、美国的 McKernan、Saye、Berci、Reddick 和 Olsen(使用 KTP 激光)各自相对独立地探索实践了这一新技术。1989 年,Dubois 在美国外科年会上报告了 36 例腹腔镜胆囊切除术,轰动外科界。之后,该项新技术暴风骤雨般席卷全球。1990 年,在亚洲,先后由日本的山川达郎、中国香港的钟尚志、中国台湾的黄清水以及印度的 Udwadia 等各自率先开展了腹腔镜胆囊切除术。我国内地于 1991 年 1 月 29 日由钟尚志医生在广州医学院第一附属医院表演了首例腹腔镜胆囊切除术,2 月 19 日云南曲靖地区第二医院苟祖武院长独立施行了此项新手术,同年,全国近 20 家医院相继开展。目前,全国已有数千家医院开展了腹腔镜手术百万余例。因此,以腹腔镜胆囊切除术启动的现代腹腔镜外科可谓欧洲发芽、美国开花、全球结果。

现代腹腔镜外科手术主要涉及普外科、妇科、泌尿外科三个学科,还涉及小儿科、血管外科、骨科、腹部成形科的部分手术。20 年来,腹腔镜外科先锋们已将 20 世纪腹部外科手术图谱中描述的近乎所有的腹腔内手术进行了全方位的探索。目前,腹腔镜外科正在腹部外科沿着由全腹腔镜式到腹腔镜辅助式再到手助腹腔镜式分三个阶段稳步发展。全腹腔镜式手术指的是完全在腹腔镜下进行操作的一类腹腔镜手术,大多为一些单纯切除类或单纯重建类的手术。在普外科主要有腹腔镜胆囊切除术、肝囊肿开窗引流术、阑尾切除术、探查活检术、腹盆腔粘连松解术、胃肠穿孔修补术、食管裂孔疝修补胃底折叠术、Heller-Dor 手术、腹股沟疝修补术、胆肠或胃肠短路内引流术、胆总管切开探查取石术、胃肠造瘘术、急性胰腺炎被膜切开减张引流术、胰岛细胞瘤切除术、肝转移癌射频消融术等。在妇产科主要有腹腔镜附件切除术、卵巢肿物或卵巢切除术、子宫肌瘤切除术、筋膜内子宫次全切除术、输卵管造口成形术等。在泌尿科主要有精索静脉曲张高位闭合术、输尿管切开取石术、肾上腺切除术、萎缩肾切除术、肾盂成形术等。此外,在整形外科有腹壁膨胀吸脂后进行的腹腔镜腹壁紧缩成形术、垂直式胃减容术、袖状胃切除术、胃束带术等。腹腔镜辅助式手术是指需要腹腔镜技术与开腹手术结合起来共同完成整个操作过程的腹腔镜手术,它大多用于既需切除也要重建且标本较大的胃肠道手术,如腹腔镜全胃或胃大部切除术、小肠切除术、结直肠切除术,以及腹腔镜辅助的阴式子宫全切术等。手助式腹腔镜手术是将术者一只手通过精选的 7cm 切口伸入腹腔协助腹腔镜下进行高难度操作的一类腹腔镜手术,它主要适用于难度高、风险大的实质性脏器(肝、脾、胰、肾)实施腹腔镜手术。手助腹腔镜技术不仅使外科医生重拾手的"第二眼睛"功能,大大增强其信心,而且使之重新拥有紧急处置能力,有力提高了复杂手术的安全性。下面仅对普外科腹腔镜领域业已定型和经探索有普及价值的手术做一介绍。

一、腹腔镜探查诊断术

腹腔镜作为诊断腹腔疾病的手段最早可追溯至 1901 年。此后,由于技术进步缓慢难以迅速有效地解决腹部问题而受到普外医生的冷落,仅在妇科得到有限的应用。直到 20 世纪 80 年代末高科技武装起来的现代腹腔镜,在探查诊断腹部外科疾病中显示出比传统开腹探查术明显的优越性。

现代腹腔镜探查诊断术主要应用于急腹症、腹部创伤、慢性腹痛、腹腔肿瘤四个方面。

1.急腹症　腹腔镜探查不仅能对那些临床和基本辅助检查不能明确病情(病因、部位、病变程度)者及时准确地做出诊断,而且还能进行相应的治疗处理。如对反应迟钝的老年病人的异位阑尾炎、表现不典型的消化道穿孔(膈下无游离气体的胃十二指肠穿孔等)以及肠梗阻原因(粘连、疝、扭转等)难以明确者,均可以在腹腔镜探查确诊后施行腹腔镜阑尾切除术、胃肠穿孔缝合修补术以及腹腔粘连松解术等;即使由于病情复杂或术者技术水平受限不能在腹腔镜下完成治疗,也可为开腹手术提供最佳手术入路。Salky 报告 121 例急性腹痛病人 98% 经腹腔镜明确诊断,只有 2 例需要开腹探查进一步诊治。在腹腔镜诊断明确的 119 例中,45 例(38%)不需治疗,53 例(44%)实施了腹腔镜手术,21 例(18%)施行了开腹手术。

2.腹部创伤　腹腔镜探查术仅适于有腹膜炎体征、腹腔内疑有活动出血或脏器损伤以及保守治疗过程中病情反复而血流动力学稳定的腹部外伤病人。对严重的复合性损伤、生命体征不稳者,则属禁忌。George 等曾用腹腔镜探查了 150 例腹部外伤病人,其中 84 例(56%)有内脏损伤或出血但均不需手术治疗,37 例(25%)决定保守治疗者仅有 1 例需开腹手术,29 例(19%)确实需要开腹探查手术。

3.慢性腹痛　对于经临床、生化、影像学检查等各种非手术手段而难以确诊的慢性腹痛,腹腔镜探查术不但能直接观察、采取活检,而且还能应用腹腔镜超声直接扫查病变及其毗邻脏器的内部结构,从而提供更加客观有力的诊断依据。在 Salky 报道的 265 例慢性腹痛病人中,201 例(76%)经腹腔镜明确病因,其中 128 例进一步施行了腹腔镜手术;64 例(24%)腹腔镜探查阴性,其中 1 例假阴性在腹腔镜探查术后 1 个月因腹痛不止最后确诊为空肠淋巴瘤。以较常发生于年轻女性的慢性右下腹痛为例,腹腔镜探查可以直接观察阑尾的位置、周围有无粘连、阑尾增粗还是细长迂曲、阑尾系膜是否水肿增厚等慢性阑尾炎的客观证据,还可探查并证实盆腔及回盲肠有无盆腔炎、附件炎、附件囊肿或肿瘤、Meckel 憩室炎、克罗恩病、肠系膜淋巴结炎、游动盲肠以及回盲部结核等,并可在确诊后进行手术或非手术治疗。此外,因腹腔镜手术引起腹腔粘连少而轻,对育龄妇女具有独特优点。

4.腹腔肿瘤　腹腔镜探查与超声诊断技术的联合应用,对于那些临床估计已失去根治机会的中晚期恶性肿瘤病人,比起传统的"开-关术"无疑将大大减轻病人的创痛,同样可以切取活检、明确诊断和分期。德国 Hunerbein 报告腹腔镜对 389 例胃肠道癌诊断分期的结果,其中 158 例因加用腹腔镜超声提高了分期水平。全组 111 例单用腹腔镜诊断出腹腔内肿瘤播散或不可切除的病变,腹腔镜超声新发现 30 例有肝转移(9 例)、远处淋巴转移(15 例)或不可切除的肿瘤(6 例)。术前影像学诊断有腹腔转移的病人中,经腹腔镜探查,5 例为良性病变,加用腹腔镜超声又发现 12 例良性病变。在 131 例胃癌病人中,腹腔镜诊断远处转移的准确率为 68%,高于腹部超声(63%)和 CT(58%)。腹腔镜探查使得 45% 的病人改变了治疗方案,仅有 5% 的病人需要转为开腹手术,与腹腔镜探查有关的并发症为 4%。

二、腹腔镜胆囊切除术

腹腔镜胆囊切除术(LC)作为有症状胆囊疾病(结石、息肉、胆囊炎等)的首选治疗手段已得到世界范围的公认。LC的手术指征伴随着该项技术的不断成熟、不断规范化而逐步扩大。在开展初期的一些相对禁忌证(如急性胆囊炎、胆囊萎缩、腹部手术后腹腔粘连、肥胖等)逐步变成适应证。对一名训练有素、成熟的腹腔镜外科医生而言,凡是有开腹切除胆囊指征者,绝大多数也是LC的手术适应证。能够辩证掌握腹腔镜胆囊切除术的手术指征,并能在腹腔镜手术中及时明智地中转开腹以避免发生并发症后的被迫中转是一名腹腔镜外科医生成熟的标志。此外,LC技术也在不断进步,如缝合打结技术不仅提高了LC的安全系数,而且可使LC的中转开腹率降至1%以下,被迫中转开腹率降至0.1%以下;微型(或针式)腹腔镜技术(器械直径2～3.5mm)可用来完成1/3左右的LC。非气腹技术使得大多数(90%以上)并发心肺疾病不能耐受气腹的病人也能享受到腹腔镜胆囊切除术的微创优越性。目前,除了经典式腹腔镜胆囊切除术外,还诞生了一些技术含量更高的改良式腹腔镜胆囊切除术(常规结扎法替代钛夹处理胆囊管与胆囊动脉)、根治性腹腔镜胆囊切除术(针对疑似或早期的胆囊癌病人)、腹腔镜胆囊次全切除术、腹腔镜残余胆囊切除术(因保胆取石、胆囊造瘘术后或胆囊次全切除胆囊颈管残留过多者),以及单孔腹腔镜胆囊切除术和经自然腔道内镜(NOTES)胆囊切除术。

腹腔镜胆囊切除术由于其失去立体视觉变成平面视觉、失去手指直接触觉变成遥控长杆器械等内在缺陷而在开展初期走过一段弯路。其胆管损伤发生率曾一度高于开腹手术,但随着各项技术的不断完善及规范化培训的加强,腹腔镜专科医生的胆管损伤率已降至开腹手术的水平(0.2%～0.3%),有些可达到0.1%以下。根据1999年3月第二次全国文献调查资料,360家医院报道了138788例腹腔镜胆囊切除术(LC),男女之比为1:2.6,年龄为4～92岁。术中胆管损伤发生率0.36%(0～2.2%),动脉出血发生率0.3%,腹内脏器损伤的发生率0.15%。中转开腹率2.3%,术中因严重并发症被迫中转者占29%。术后胆漏、出血、残余结石、胰腺炎的发生率分别为0.32%、0.24%、0.24%、0.86%。围手术期死亡率为0.08%,在22例死亡病人中15例是手术并发症直接引起的。

目前,LC已经成为普外科腹腔镜领域的基础手术,而且在各种腹腔镜手术培训中作为教学示范、培养训练腹腔镜外科医生的经典内容。

三、腹腔镜阑尾切除术

由于腹腔镜阑尾切除术(LA)较传统的开腹阑尾切除术在减轻切口创伤方面的优点并不突出,加上多需使用全身麻醉,手术费用大增,使得LA的应用受到很大限制。因此,目前国内外均主张对诊断明确的阑尾炎,特别是男性病人不常规施行腹腔镜阑尾切除术。LA手术指征主要是:

(1)怀疑阑尾炎的右下腹痛病人,特别是尚未生育的女性。在腹腔镜探查全腹腔后,发现阑尾异常者实施LA。

(2)病态肥胖的阑尾炎病人。此类病人开腹手术切口较大,且术后切口裂开,感染的机会较大,而LA则可避免切口裂开,有效地减少切口感染等并发症的发生。

(3)经常出差或到医疗条件差的地方去工作的慢性阑尾炎病人。

(4)需要施行其他腹腔镜手术的慢性阑尾炎病人。此时的LA常常作为附加手术,其中以腹腔镜胆囊、阑尾联合切除术最为常见。

对于腹腔镜探查后所发现的阑尾炎病情,无论是单纯性、化脓性、坏疽性,还是伴穿孔、阑尾周围脓肿等,均应本着安全有效的治疗原则,根据术者的腹腔镜手术技能量力而行。阑尾根部一般结扎处理较为稳妥,阑尾残端点式电灼即可,不需荷包包埋。

四、腹腔镜腹股沟疝修补术

腹腔镜腹股沟疝修补术(LIH)曾因耗材(补片和疝修补钉合器)费用大增和近期疗效与开放手术(特别是局麻下的无张力疝修补术)比较并不太突出而发展应用迟缓。泰国 Tanphiphat 等对比分析了 60 例 LIH 和 60 例开放式疝修补术,结果表明,LIH 除了术后切口疼痛和恢复日常活动的时间优于开放手术外,病人住院日和恢复工作的时间均无明显优势,而且手术费用增加不少。因此,多数学者曾主张 LIH 仅适合于腹股沟复发疝、双侧疝,以及病人要求 LIH 的腹股沟疝。

腹腔镜开展早期施行的术式(单纯夹闭内环、腹腔内直接钉补片)现已基本淘汰,而代之以设计更加合理、技术要求较高的经腹腔前腹膜间隙(TAPP)补片修补法和完全前腹膜间隙(TEP)补片修补法。圣弗朗西斯医院的 Ellner 报告了 2001 年 10 月～2005 年 8 月在门诊实施的不固定补片的全腹膜外(TEP)腹腔镜腹股沟疝修补术。经腹腔镜解剖出腹膜前间隙并将疝囊经内环口彻底还纳复位后,将预先修剪好的聚丙烯补片直接置入,既未钉合、也未缝合固定补片,所有病人术后 3 小时离院。362 例病人中,321 例(89%)为原发性腹股沟疝(单侧 215 例,双侧 106 例),41 例(11%)为复发疝(单侧 26 例,双侧 15 例)。平均年龄 46 岁,男女之比为 3∶1,平均手术时间 31 分钟(12～55 分钟)。术中 14%的病人分破腹膜发生腹腔充气,导致 3.5%的病人改行经腹腔腹膜前修补(TAPP)。术后并发症有尿潴留(0.6%)、戳口感染(0.6%)、手术区淤血(1.2%)、戳口积脓(0.6%)。所有病人无需住院,无再次手术。在 93%的术后随访病人中,96.5%的病人恢复正常活动,术前不适明显改善。80%的病人手术 3 天后无需服用止痛药。复发 1 例,复发率为 0.2%。作者认为,不固定补片的全腹膜外腹腔镜疝修补术是一种复发率低、损伤神经机会少的安全术式。病人术后恢复日常活动早,使用镇痛剂少。近年来,我国和印度等发展中国家的一些学者探索了硬膜外麻醉下实施不固定补片的 TEP,初步结果显示,它不仅可以确保手术质量,而且可以大大节省住院费用(主要是全身麻醉费和疝钉耗材费)。

综上所述,我们主张根据腹股沟疝的分期采取相应的修补方式。对在腹腔镜探查时意外发现的隐性疝和儿童疝,腹腔镜下单纯夹闭或缝扎内环即可;对Ⅰ期斜疝(临床上偶可看到)、Ⅱ期斜疝(临床上很易看到,尚未坠入阴囊的不完全性疝)施行不固定补片的 TEP 或经腹腔前腹膜间隙小补片修补法;对直疝、Ⅲ期斜疝(坠入阴囊的完全性疝)、复发疝和双侧疝实施标准的 TEP 或 TAPP。

五、腹腔镜胆总管切开探查术

腹腔镜胆总管切开探查术(LCBDE)正在逐步取代大部分开腹胆总管切开探查术成为诊治胆管结石的重要手段之一。

胆囊结石并发胆管结石的发生率一般为 10%～15%。在有症状的胆囊结石病人施行胆囊切除时,并存胆管结石的可能性 60 岁以下为 8%～15%,60 岁以上为 15%～60%。因此,在 LC 时代,如何诊断胆管内有无结石,如何进一步治疗是个焦点问题。

诊断方面除了依据临床上有无黄疸、胰腺炎病史,腹部 B 超胆总管是否增宽,胆囊内是否有直径<3mm 的细小结石,以及肝功能酶学 ALT、AST、GGT、AKP、LDH 有无升高这些基本资料外,还应有 MRCP(磁共振胰胆管显影)、腹腔镜术中超声或直接胆道造影(术前 ERCP 或术中胆道造影),以进一步证实确有胆管并存结石,方可施行胆总管探查术。

具体治疗方案的选择则要根据胆囊管的粗细,以及胆总管内的结石大小、数目、有无嵌顿等病情做出相应的决策。

1.腹腔镜经胆囊管纤细胆道镜取石术　主要应用于胆总管增宽,结石直径介于 3~8mm,没有结石嵌顿,无临床症状,胆囊管较粗者。先沿导丝引入球囊导管将胆囊管扩张至 8mm,并持续支撑 5 分钟,然后选择 8~10F 的纤细胆道镜导入 2.2mm 的取石篮,取净胆管内结石。

2.腹腔镜胆总管切开、术中胆道镜取石、T 管引流术　主要适用于胆总管内结石直径大于 8mm,结石数目较少者。由于此方法适用范围广,只要具有腹腔镜缝合打结技术加上 LC 设备器械和普通胆道镜即可实施,所以,目前它在国内外开展最为广泛。我们自 1993 年开始施行腹腔镜胆总管切开探查 T 管引流术。在严格掌握指征、精心设计手术步骤的实践中探索出一些独特的手术技巧。①用转关节抓钳作为胆道取石钳,在胆道镜直视下取石前先"盲取"以节省手术时间。②"三针缝合法探查胆总管",即切开胆总管前壁约 12mm 后先在切口上端缝合一针并打结,留 2cm 线头以便抓取牵引;胆总管切口下端缝合一针后从线尾的活结襻中穿过,接着在胆总管切口中部缝而不扎,待取石后胆道镜探查时收紧该"8"字缝合线,可以最大限度地减少胆道内生理盐水的溢出,以方便胆管内充盈和胆道镜检查和取石。牵引起最上端缝线插入 T 管并将之挤向上端,首先收紧最下端缝线打结,剪线后再收紧胆总管切口中部的缝扎线打外科结,最后达到牢靠固定 T 管的目的。

3.腹腔镜胆总管切开探查一期缝合术　其优点是可以显著降低术后胆道感染和伤口感染,术后住院时间由 T 管引流术的 16~18 天缩短至 6~9 天,无 T 管相关并发症。但因适用范围较小,未在临床上广泛应用。近年来,随着腹腔镜胆总管探查术的成熟与普及,国内外关于胆总管探查一期缝合的报道逐渐增多,但主要适用于胆道探查阴性或单颗结石、胆总管无明显炎症、胆汁清亮的病人。适用范围小,且在理论上仍无法避免因胆道探查术后十二指肠乳头水肿或 Oddi 括约肌痉挛造成围手术期胆道高压而致胆汁渗漏的风险。为此,分别有人采用:①胆道内置支架引流、胆总管一期缝合。因支架固定性较好,一般不会自行脱落,多需术后 1 个月复查时在十二指肠镜下取出支架。②经胆囊管放置减压引流管、胆总管一期缝合。腹腔镜胆道探查术后切除胆囊,经胆囊管置入导丝,直接或扩张后引入胆道引流管至胆总管,或放置 C 形管通过胆总管下端进入十二指肠,而胆总管切开处一期缝合。经胆囊管可有效引流胆汁,降低术后胆管压力,术后第 4 天即可夹管出院,住院时间大大缩短,约术后 11~21 天拔管。③预置鼻胆管引流管、胆总管一期缝合。对胆囊结石继发胆总管结石病人,LC 前行 ERCP、EST 取石,顺便放置鼻胆管引流。此法术前经鼻胆管引流减黄,可改善病人的全身状况,提高手术耐受力;鼻胆管还可指导术中胆道探查,术后可有效引流胆汁、减轻术后胆道压力,保证胆总管一期缝合的安全,无放置 T 管相关并发症,且术后可继续经鼻胆管造影检查了解胆总管情况。

上述方法可以处理 90% 以上的胆总管结石。对于那些不能采用上述治疗者,如胆总管结石嵌顿、结石数目过多、胆总管下端狭窄等,则应酌情选择 LC 术前或术后 EST 取石,以及开腹手术。

随着纤维治疗内镜的不断发展与普及应用,腹腔镜胆总管切开探查取石术治疗胆管结石的病例数有所减少。通过十二指肠镜下的 EST 技术先碎取、清除胆管内结石,将胆囊胆管并存结石处理成单纯胆囊结石,然后由腹腔镜胆囊切除术解决胆囊结石。这种"软、硬"兼施式的联合内镜技术将成为治疗胆石症的首选方式,也是胆道微创外科的发展趋势。

六、腹腔镜胆总管囊肿切除术与腹腔镜胆肠吻合内引流术

1995 年,Farello 等首次报告了 1 例为 6 岁女孩实施腹腔镜胆总管囊肿切除肝管空肠 Roux-en-Y 吻合术治疗其先天性胆总管囊肿。之后仅有数篇个案报道,平均手术时间为 10 小时。国内文献最早的报告来

自 2001 年李龙等报道的 5 例,2005 年他们报告截至 2003 年 10 月为 48 例。加上近 5 年来另外 4 家医院报告的病例数,可供统计分析者共计 70 例,其中成人胆总管囊肿仅有 9 例,女性约为男性的 2 倍多。报道中有明确分型的 60 例中,囊肿型 50 例,梭型 9 例,胰内囊肿型 1 例(中转开腹)。转为手助腹腔镜完成手术 1 例,中转开腹手术 5 例(中转开腹率 7%)。报道的近期并发症主要有胆漏 3 例,粘连性肠梗阻 2 例。目前国内外共报告 100 余例,以儿童居多。平均手术时间 4~6 小时,中转开腹率约 5%~10%,术后平均住院日 5 天。

腹腔镜胆肠吻合内引流术有腹腔镜胆囊空肠吻合术、腹腔镜胆管空肠吻合术、腹腔镜胆管十二指肠吻合术。主要用来治疗胆总管囊肿及胆管下端良、恶性狭窄和晚期胰腺癌等疾病。就胆肠吻合技术而言,胆管空肠或胆管十二指肠吻合均使用手工缝合,胆囊空肠吻合则除了手缝吻合外,还有线形钉合器或圆形吻合器进行胆肠重建。

1992 年,Rhodes 等率先报道了 2 例腹腔镜胆囊空肠吻合。1996 年,Tinoco 等报告了 25 例腹腔镜胆管十二指肠吻合术,平均手术时间为 115 分钟,平均住院 4 天,没有发生手术并发症。1999 年,Rothlin 等报告了对 14 例无法切除的晚期胰头癌病人施行腹腔镜肝管-空肠 Roux-en-Y 吻合术,并与 14 例开腹手术进行了对比分析。平均手术时间 129 分钟,平均住院日 9 天(开腹组 21 天),止痛药较开腹手术组明显减少。

近 5 年来,国内也陆续有数例至数十例的腹腔镜胆肠吻合术的报道。2002 年,陈安平等报告了 6 例腹腔镜胆总管十二指肠吻合术治疗无肝内胆管狭窄、球囊扩张或支撑失败、胆总管明显扩张(>25mm)且其下端狭窄段过长(>15mm)的胆管结石病人。其中男性 2 例,女性 4 例,平均年龄为 51 岁(37~65 岁)。手术时间 152~236 分钟,术后 1~5 天每天引流量为 20~300ml。术后 3~7 天拔除引流管,7~15 天出院。2005 年,秦明放报告 32 例腹腔镜辅助的胆肠吻合术治疗晚期胰腺癌(胰头癌 28 例,胰体癌 6 例)。其中男性 22 例,女性 10 例,平均年龄为(65±4.6)岁。手术时间 70~200 分钟,失血量 30~120ml。术后 3~5 天排气,平均住院(8.1±0.7)天(6~13 天)。综合另外 3 篇,迄今报道共约 50 例腹腔镜胆肠内引流的应用报告。

七、腹腔镜胃肠手术

在现代腹腔镜外科的发展初期,胃肠外科的腹腔镜手术主要有胃肠穿孔修补术、选择性迷走神经切断术、肠粘连松解术、胃肠憩室切除术、胃管状造瘘术、胃及小肠良性肿瘤切除术以及胃大部切除术等。但这些手术数量有限,推广普及起来较为困难。究其主要原因是:①技术难度较大。胃肠外科属单纯切除或单纯重建的手术较少,而切除且需重建的手术则较多。②手术耗材昂贵。使用腹腔镜手术专用器械(如钉合器等)较之传统的手术方法费用高,一般要增加数千元,甚至数万元。③手术时间较长。一般而言,胃肠外科的多数腹腔镜手术较传统的开腹手术时间要长,无疑也使麻醉时间延长。为克服上述不利因素,对一些复杂、费用高而又耗时的手术多改良为腹腔镜小切口(5cm 以下)辅助的胃肠手术。

近十年来,腹腔镜胃肠外科发展迅速,特别是胃肠恶性肿瘤的腹腔镜手术治疗方面。根据胃癌病期和根治规范,腹腔镜胃癌根治术可分为腹腔镜胃癌局部切除术(LWR)、腹腔镜远端胃大部切除术＋D1 淋巴清扫术(LADG＋D1)、腹腔镜远端胃大部切除术＋D2 淋巴清扫术(LADG＋D2)、腹腔镜近端胃大部切除术(LAPG)和腹腔镜全胃切除术(LATG)。根据日本内镜外科学会的调查,1991 年至 2001 年共施行腹腔镜胃癌手术 4552 例,其中 75% 为 LADG＋D1,23% 为 LADG＋D2。我国和其他国家或地区以进展期胃癌病人为主,大多需要实施 LADG＋D2,技术难度的增加,在一定程度上也限制了腹腔镜胃癌根治术的应用。

尽管如此,腹腔镜胃癌根治术还是在贲门周围、脾门区的淋巴清扫中显示出较大的技术优势。目前,腹腔镜胃癌根治术的主要适应证是Ⅰ、Ⅱ、Ⅲa期胃癌病人。

腹腔镜胃癌根治术的近期疗效主要体现在肿瘤根治的有效性和微创优越性两个方面。许多学者比较了腹腔镜胃癌根治术与开腹胃癌根治术所切除的淋巴结数目无显著性差异。意大利学者 Huscher 等仔细分析了 LADG 与开腹手术中清扫的总淋巴结数(LADG54 比 OG53)、胃周淋巴结数(LADG36 比 OG36)和第二站淋巴结数(LADG17 比 OG17),各组无明显差别。

关于腹腔镜胃癌根治术微创优越性,许多学者总结并比较了腹腔镜胃癌根治术与开腹手术后发现,前者出血量少、术后疼痛轻、术后胃肠功能恢复快、术后住院时间短,对全身免疫功能影响小,充分体现了腹腔镜的微创优势。

腹腔镜胃癌根治术的术后并发症发生率与开腹手术相近(2%～14%),主要有十二指肠残端瘘、吻合口梗阻、肠梗阻、切口感染等。

腹腔镜胃癌根治术的远期疗效有待于前瞻性随机对照的大宗临床病例研究。Kitano 曾总结十年间 LADG 治疗的 116 例早期胃癌,随访所有病例除 1 例死于脑出血,其余均存活,无戳口转移(PSM)。2005 年 4 月,他收集 18 个外科中心 1993 至 2002 年 1491 例 LADG 治疗早期胃癌的临床资料,手术并发症 12%、无死亡率、复发率 0.4%、5 年生存率 99.2%。腹腔镜根治术治疗进展期胃癌的报道和例数均较少,Huscher 前瞻性随机对照比较了腹腔镜(17 例)与开腹(20 例)手术治疗进展期胃癌的 5 年生存率,随访 5 年生存率无显著性差别,总生存率分别为 58.9%、55.7%,无病生存率分别为 57.3%、54.8%,两组病例的肿瘤复发率也无差别,他认为 LADG＋D2 治疗进展期胃癌与开腹手术同样安全有效。有学者报告腹腔镜胃癌根治术 105 例,其中全胃切除 7 例,近端胃大部切除术 30 例,远端胃大部切除术 68 例。平均手术时间 5 小时左右,平均失血量约 200ml,平均淋巴清扫数 30 余枚。大多数病人术后 3 天下床活动、恢复胃肠功能,术后 5 天开始进食。

开展腹腔镜胃癌根治术的初期,PSM 发生率较高。在注意穿刺孔保护和重视无瘤技术后,PSM 在腹腔镜胃癌根治术后的发生率明显下降,基本与开腹胃癌根治术的切口种植转移率相似,因此,大多学者认为 PSM 并不是腹腔镜外科的特有并发症。

针对较小的胃黏膜病变,有人尝试胃腔内腹腔镜手术切除胃后壁的黏膜下肿物,从而为胃镜不能处理的一些病变提供了新的治疗手段。

八、腹腔镜结直肠手术

在腹腔镜外科发展初期,腹腔镜结直肠手术的主要适应证是癌前病变、直肠脱垂等结直肠良性疾病等。这些手术约占当时腹腔镜结直肠手术总数的 1/3。

随着腹腔镜技术和手术装备不断进步,腹腔镜切除结直肠恶性肿瘤在争议中迅速取得进展。越来越多的对比资料表明,对训练有素的腹腔镜外科医生而言,在技术方面如所要切除的肠段长度、淋巴清扫情况、手术并发症和死亡率,腹腔镜手术与开腹手术无明显差异,而手术后止痛剂用量、术后恢复期较开腹手术明显减少。有人研究总结了 514 例腹腔镜结直肠癌根治术,中转开腹 14 例(2.7%),成功 500 例。其中男性 308 例,女性 192 例,平均年龄 64.2 岁(26～96 岁)。500 例中,发生并发症 85 例(17%),其中 42 例为需要再次手术的严重并发症。直肠癌的严重并发症高于结肠癌,为 11.4%(34/298)比 4.0%(8/202)。3 例分别因为败血症和肝功能衰竭而死亡(0.6%)。腹腔镜手术和开腹手术相比,3 年无病态生存率各期均无明显差别,Ⅰ期为 94.2% 比 93.9%,Ⅱ期为 79.7% 比 73.4%、Ⅲ期为 57.2% 比 56.7%,总计为 75.8% 比 70.3%。

欧美国家数个多中心性前瞻性随机试验(RCT)研究不但证明其近期效果好,创伤小,并发症少;胃肠功能恢复快,进食早;恢复正常活动快;住院时间短;淋巴结清扫数目和切缘与开腹手术相似;而且证明了人们更为关注的远期疗效——5年生存率和无病生存率与开腹手术相同。Lujan 等将 122 例腹腔镜结直肠癌手术病人与开腹手术病人按照不同肿瘤分期进行比较,显示腹腔镜组总体 5 年生存率高于开腹组。主要原因为Ⅲ期病人中,腹腔镜组 5 年生存率较开腹组高出 9%～12%。Lacy 等对 111 例腹腔镜结直肠癌手术和 108 例开腹手术进行前瞻性对比研究,结果表明,Ⅰ、Ⅱ期病人中,两种术式的 5 年生存率无明显差异,而Ⅲ期病人中,腹腔镜组的 5 年生存率明显高于开腹组。分析原因为腹腔镜手术病人的应激反应轻,免疫功能干扰小,而癌肿的复发、转移与机体免疫功能又密切相关。Ⅲ期病人免疫储备有限,易于复发、转移,故免疫功能对其影响更大。

直肠全系膜切除(TME)因可降低肿瘤局部复发率,提高生存率,有利于保护盆腔自主神经丛,而成为治疗中下段直肠癌手术的"金标准"。腹腔镜直肠癌 TME 手术,不仅同样可取得良好疗效,而且在遵循TME"直视、锐性、间隙、完整"的原则方面更具独特优势。①对盆腔筋膜脏、壁层之间疏松结缔组织间隙的判断和入路的选择更为准确;②腹腔镜可进入狭窄的小骨盆并放大局部视野,对盆腔自主神经丛的识别和保护更为确切;③超声刀沿盆腔筋膜间隙锐性解剖,更能完整地切除含脏层筋膜的直肠系膜。

以上各方面的优势使得腹腔镜手术正在逐步成为手术治疗结直肠癌的首选术式。

九、腹腔镜抗反流手术

胃食管反流病是一种继发性胃食管运动障性疾病,泛指反流性食管炎、食管裂孔疝、巴瑞特食管(癌前病变)和食管源性胸痛。此病在人群中的患病率可达 7%～9%,多见于 40～70 岁,主要表现为经常性的反酸、烧心和胸痛,有些病人的表现酷似"心绞痛"样发作。病情严重时可引起夜间呛咳致醒,只能半坐半卧而眠,严重影响生活质量。近年来的临床研究发现,该病与哮喘病密切相关,大约一半的哮喘病人患有胃食管反流病。

腹腔镜胃底折叠术治疗胃食管反流在欧美国家已成为继腹腔镜胆囊切除术之后第二种普及定型的常规手术。在我国,由于长期以来病人在消化内科治疗无效时被转往胸外科开胸手术,巨大的创痛和心肺干扰使许多病人望而却步。我们在 1995 年率先在国内开展了腹腔镜抗反流手术,迄今为止已成功实施 200余例,手术时间由最初的 3 小时左右减至 1 小时,手术失血 10～20ml 以内。随访 3 个月至 10 年,95%的病例反流症状明显缓解,无需继续服药。我们探索过的腹腔镜胃底折叠术有 Nissen 360°全包绕、Toupet 200°～270°后包绕。现已定型为标准化的 Toupet 胃底折叠术。手术技术创新方面有自行研制发明的"7"字半自动牵肝器、"风筝"纱布(纱布缝一吊带牵拉食管)、三叶钳穿置硅胶管牵肝、自制针线技术、独特的进出针技术、连续缝合间断打结技术、器械挫线和超声刀断线技术等。在十余年的实践中,我们体会到腹腔镜抗反流手术不仅因手术入路更合理而大大减轻了手术创伤和心肺干扰,而且手术安全性和有效性也得到了有力的技术保障。

腹腔镜抗反流手术治疗胃食管反流病的应用指征为:①内科药物系统规范治疗 3～6 个月无效的病人;②不能坚持服药的病人;③伴有食管裂孔疝的病人。

针对伴有食管裂孔疝的胃食管反流病病人,在实施胃底折叠术之前要先缝合修补扩大的食管裂孔。如果裂孔大于 5cm,还应使用食管裂孔疝专用补片(Bard 公司生产),否则其复发率将可增加 10 倍。Johnson 等收集了 729 例腹腔镜抗反流手术的资料,平均随访 20 个月,使用补片者复发率为 1.9%,未使用补片者复发率为 10.7%。

十、腹腔镜 Heller-Dor 手术（贲门肌切开＋食管前胃底折叠术）

贲门失弛缓症是一种贲门括约肌不松弛和食管体部不蠕动为主要特征的原发性食管动力紊乱性疾病。该病主要表现为吞咽困难、反食和胸痛，久病者伴有体重减轻甚至营养不良，严重影响病人的生活质量。虽然病因尚未十分明了，但将近 60％的病人有精神和心理创伤史。该病的年发病率为(0.5～1.0)/10万，我国预计每年大约有 1 万人罹患此病。

在腹腔镜手术治疗贲门失弛缓症得以广泛认同之前，由于经胸手术创伤巨大、心肺干扰重，且解除食管下段梗阻的同时难以实施抗反流手术而多半出现胃食管反流病。使大多数病人只能接受疗效难以持久的球囊扩张疗法和内镜下注射肉毒碱。随着微创外科技术的涌现和不断发展，腹腔镜贲门肌切开迅速取代了开胸或剖腹手术。目前，腹腔镜 Heller-Dor 手术（贲门肌切开＋食管前胃底折叠术）业已成为治疗此病的首选疗法，90％的病人疗效优良。因为它不仅可以有效地解除食管下段梗阻，而且有效地防范了胃食管反流病的发生。因此，腹腔镜 Heller-Dor 手术与传统的开腹手术相比，具有善于在狭小间隙内操作的突出优点，与经胸手术比更具有"技术路线最合理、整体创伤最小、便于同时抗反流"三大优势。

我们自 2003 年开展腹腔镜 Heller-Dor 手术，现已施行 60 余例，手术时间 60～90 分钟，手术失血量 5～20ml，大多数病人手术次日即可下床活动并可进食，随访 1 个月到 7 年，95％疗效优良。另有 3 例弥漫性食管痉挛和 2 例伴有食管裂孔疝的病人实施了 Heller-Toupet 手术。

十一、腹腔镜减肥手术

腹腔镜减肥手术主要有腹腔镜胃束带植入术、垂直式缩胃术、袖状胃切除术及胃肠短路术。基本设计理念就是旷置绝大多数胃和(或)部分空肠，通过减少食量和(或)减少营养物质的吸收而达到减轻体重的目的，前三种主要适用于体重指数(BMI)不超过 40kg/m² 的病态肥胖症。BMI 超过 40kg/m² 者，一般需行胃肠短路术。

腹腔镜胃束带植入术是在胃食管接合部下方 2～3cm 处游离后拉入可以注入生理盐水的胃束带，套好后再在胃底前壁缝合固定 2～3 针。将胃束带上的硅胶管与埋在皮下的注水泵连接。术后 1 周在 X 线透视下向注水泵内注入适量的生理盐水，以调节胃束带的松紧度。

腹腔镜垂直式缩胃术是先在胃中部用圆形吻合器切出一个洞，再用线形钉合切割器向上垂直切开胃底体部，使 2/3 的胃近端管状化，只剩下 1/3 的胃继续发挥作用。

腹腔镜袖状胃切除术是在胃的大弯侧用线形钉合切割器纵行切除大部分胃，使残余的胃成袖状。最初是为极度肥胖的病人设计的初期减肥手术方案，以便在减轻部分体重后再做二期的胃肠短路手术，但在实施后却发现绝大多数病人减肥效果良好而不需再做二期手术。

腹腔镜胃肠短路术则是先横断胃底，再将残余胃底与空肠行 Roux-en-Y 吻合术。临床实践中发现该手术对伴有 2 型糖尿病的肥胖症病人还有意料之外的疗效。

十二、腹腔镜肝脏手术

现代腹腔镜外科发展初期应用于肝脏外科的腹腔镜手术主要有肝囊肿开窗引流术、肝脓肿引流术、肝包虫内囊摘除术、肝外伤的诊治、肝良性肿瘤切除术、肝癌微波固化或冷冻术、肝动脉结扎和(或)留管埋植化疗泵,以及早期肝癌切除术。

1991年,Reich成功实施了首例腹腔镜肝切除3年后我国也开展了该手术。截至2001年底10年间,全世界报告的腹腔镜肝切除病例仅约200例。近5年多来,腹腔镜肝切除的范围已由肝边缘浅表病变的局部切除扩大到半肝乃至更大范围的规则性切除。目前,全世界腹腔镜肝切除数已有数千例,我国也有上千例。腹腔镜肝切除术主要有肝部分切除、左肝外侧段切除、左半肝切除、右半肝切除等。

腹腔镜肝切除术的适应证为:①病变位于Couinaud Ⅱ、Ⅲ、Ⅳa、Ⅴ、Ⅵ段的病人;②病变大小不影响第一和第二肝门的解剖(良性病变直径不超过15cm,恶性肿瘤直径不超过10cm);③肝功能Child-pugh B级以上,其他脏器无严重的器质性病变且有足够的剩余肝脏。

腹腔镜肝切除术的禁忌证为:①病变累及下腔静脉或肝静脉根部;②肝癌合并肝内转移、门静脉癌栓、肝门淋巴结转移或肿瘤边界不清;③病变过大影响第一和第二肝门暴露和分离;④肝功能Child-pugh C级或其他重要脏器功能不全。

十三、腹腔镜脾脏手术

腹腔镜脾脏手术主要包括脾囊肿开窗引流术、脾外伤的诊治以及脾切除术。近年来,随着腹腔镜技术和装备的不断改进,有人基于脾脏的免疫功能及其在免疫防御中的重要性开展了保脾的腹腔镜脾部分切除术。

腹腔镜脾囊肿开窗术适用于位于脾脏表面的孤立性较大囊肿。

腹腔镜脾切除术的主要应用指征为:需行脾切除治疗的血液病(如ITP等)、脾良性占位性病变(如脾错构瘤、多发囊肿等)、无法保脾的脾外伤。腹腔镜脾切除术的技术难点之一就是切除之标本难以取出,因而使其适应证范围大为受限。所以,正常大小或略大,重约500g的脾是选择腹腔镜手术切除的最好指征。取脾的两个技术要点是脾蒂留长一点以便于抓持,在离断脾膈韧带之前先将脾脏装入强力尼龙标本袋内。

腹腔镜脾部分切除术的适应证为脾肿大、脾囊肿、良性肿瘤(错构瘤、纤维瘤、神经鞘瘤)、卵巢癌脾转移、脾梗死、长入脾脏的胰腺囊肿。

十四、腹腔镜胰腺手术

腹腔镜外科发展初期开展的腹腔镜胰腺手术主要有水肿型胰腺炎的被膜切开减张术、出血坏死型胰腺炎的坏死组织清除及腹腔引流术、胰包虫内囊摘除术、胰腺假性囊肿内引流术、胰岛细胞移植术、胰岛细胞瘤切除术,这些手术大多属于小宗报道,未形成规模。

腹腔镜胰体尾切除术、胰十二指肠切除术近十年来在探索中不断取得进展,全世界已有数百例的报告,我国报道的也有数十例。前者在一些发达的腔镜外科中心逐渐规范化定型为首选术式;后者也有较快的发展,既有经典的Child术式,也有保留幽门的腹腔镜胰十二指肠切除术。从现有的资料看,腹腔镜胰腺切除术的并发症发生率、手术死亡率与开腹手术相近,说明技术上安全可行,而且具有微创优越性。其手术指征主要有胰体尾部良、恶性病变和壶腹癌、低位胆管癌、十二指肠癌、胰头癌等。

腹部外科的腹腔镜手术在现代腹腔镜外科中占有重要的地位。21世纪腹腔镜手术无论是种类还是数量都将替代一半以上的开腹手术,成为许多腹部外科疾病的首选治疗手段。在发展腹腔镜外科手术的过程中,遵循以下三项应用总则和十项应用细则至关重要。

1.腹腔镜外科三项应用总则为

(1)辩证地选择手术指征:充分考虑切口创伤与手术本身内在创伤的比值,首选单纯切除或重建类手术,再选切除、重建并存类手术。

(2)正确认识中转开腹手术:能在发生严重并发症之前及时、果断地掌握中转时机是一名腹腔镜外科医生成熟的标志。

(3)综合考虑病人利益和社会经济效益:这两方面不但体现了所选腹腔镜手术项目的应用价值,而且还决定其推广应用的前景。

2.腹腔镜手术的十项应用细则为

(1)镜视轴枢原则:以腹腔镜、靶目标和监视器构成整台手术的中轴线。人员站位和穿刺孔均应围绕着该中轴线设计、实施。

(2)平肘站位原则:调节手术台使病人造气腹后前腹壁的高度与术者90°屈肘持平,可最大限度地减轻术者操作时的疲劳程度,最符合人体工程学基本原理。

(3)上肢等长原则:手术台上的各种缆线(冲吸管线、电刀线、光缆、摄像缆线等)固定点以上的长度与术者上肢等长,大致等于术者身高减去100cm。

(4)三角分布原则:腹腔镜与术者左、右手操作孔尽可能地分布成倒的平面等边三角形,其他辅助操作孔围绕着该核心三角根据手术需要灵活布孔。

(5)60°交角原则:指术者左、右手器械在靶目标内配合操作时的交角越接近60°就越符合人体工程学原理。

(6)自下而上原则:由于腹腔镜手术的视觉入路与传统开腹手术的视角中心发生90°的转移,因此,腹腔镜手术多从靶目标的正下方开始向其前下和后下方解剖游离,而开腹手术则多自靶目标的正前方开始向其前下和前上方分离解剖。

(7)梯度凝固原则:使用电刀、超声刀等电外科设备凝切管状组织结构时采用6-8-10的凝切手法,可使其断端形成较长的蛋白凝固梯度,尽可能地减少术中和术后因管腔内压力变化导致的断端凝痂脱落而发生手术并发症的危险性。

(8)血供守恒原则:当某一靶目标的主供血管较常人细小时,应高度警惕其侧支、变异支或穿通支血管的存在。

(9)阶段递进原则:开展腹腔镜手术时应本着由易到难、由简到繁、循序渐进的原则逐步进行。切忌在基本功不扎实时的"大跃进",否则会放"卫星"不成而成"流星"。

(10)全面优化原则:即充分考虑病人的实际病情、术者拥有的技能和各种客观的物质条件,为每一位病人优化设计理念与手术目的、优化麻醉与手术方式、优化应用程序。

(陈　勇)

第二篇 胸心外科

第六章 胸部外伤

第一节 创伤性窒息

【临床表现】

1.症状 患者头、颈、胸及上肢范围的皮下组织、口腔黏膜及眼结膜均有出血性瘀点或瘀斑,严重时皮肤和眼结膜呈紫红色并浮肿,故有人称之"外伤性紫绀"或"挤压伤紫绀综合征"。眼球深部组织内有出血时可致眼球外凸,视网膜血管破裂时可致视力障碍甚至失明。

2.体征 颅内轻微的点状出血和脑水肿产生缺氧,可引起一过性意识障碍、头昏、头胀、烦燥不安,少数有四肢抽搐、肌张力增高和腱反射亢进等现象,瞳孔可扩大或缩小。若发生颅内血肿则引起偏瘫和昏迷。

【诊断】

根据受伤史和特征性的临床表现,诊断并不困难。

【治疗】

强调全面检查和处理。

1.对单纯创伤性窒息者仅需在严密观察下给予对症治疗,半卧位休息、保持呼吸道通畅、吸氧、适当止痛和镇静以及应用抗生素预防感染等。一般应限制静脉输液量和速度。

2.对皮肤黏膜的出血点或淤血斑,无需特殊处理,2~3周可自行吸收消退。

3.对于合并损伤应采取相应的急救和治疗措施,包括防治休克、血气胸的处理,及时的开颅或剖腹手术等。创伤性窒息本身并不引起严重后果,其预后取决于胸内、颅脑及其他脏器损伤的严重程度。

(张 扬)

第二节 肺爆震伤

【临床表现】

因伤情轻重不同而有所差异。

1.症状 轻者仅有短暂的胸痛、胸闷或憋气感。稍重者伤后1~3d内出现咳嗽、咯血或血丝痰,少数有呼吸困难。

2.体征 严重者可出现明显的呼吸困难、发绀、血性泡沫痰等,听诊可闻及变化不定的散在性湿啰音或捻发音,常伴休克。

【辅助检查】

1.X线检查肺内可见肺纹理增粗、斑片状阴影、透光度减低以至大片状密影,亦可有肺不张和血气胸的表现。

2.血气检查可出现轻重不等的异常结果。

【诊断与鉴别诊断】

1.查体除肺内啰音外可有肺实变体征和血气胸体征。

2.常伴有其他脏器损伤的表现。

3.结合临床表现和相关辅助检查进行诊断。

4.根据爆炸伤由临床表现和 X 线检查,肺爆震伤容易确诊,但应注意其外轻内重、迅速发展和常有合并伤的特点,慎勿误诊和漏诊。

【治疗】

1.肺爆震伤的救治在于维护呼吸和循环功能,包括保持呼吸道通畅、给氧,必要时行气管切开和人工呼吸器辅助呼吸以及输血补液抗休克。

2.有血气胸者尽早作胸腔闭式引流。给予止血药物。

3.应用足量的抗生素预防感染。对合并其他器官损伤进行相应的处理。

(张　扬)

第三节　肋骨骨折

【临床表现】

1.症状　受伤处疼痛,深呼吸、咳嗽或变动体位时加重。伤后数日有痰中带血,提示有肺损伤。呼吸浅促,常无呼吸困难,发绀。

2.体征　骨折处有压痛及挤压痛,可触及骨折断端或骨擦感,合并气胸、血胸或血气胸时有相应症状和体征。出现反常呼吸运动,为多根多处肋骨骨折。

【辅助检查】

胸部 X 线摄片有肋骨骨折征象,同时可了解胸膜腔及肺内情况。

【诊断】

1.有胸部外伤史。

2.伤侧胸痛,深呼吸或咳嗽加重,偶有痰中带血。

3.局部有压痛及挤压痛,可触及骨折断端或骨擦感。

4.多根多处肋骨骨折,该处胸壁下陷,出现患部反常呼吸运动。

5.结合临床表现和相关辅助检查进行诊断。

【治疗】

1.止痛　服用止痛药、用1%普鲁卡因肋间神经阻滞或封闭骨折处。

2.局部固定制动　①闭合性单根肋骨骨折,可采用多头胸带、弹性胸带或半环式宽胶布重叠固定;②闭合性多根多处肋骨骨折,可采用沙袋或纱布垫环状弹力包裹来稳住浮动胸壁或嘱病人卧于伤侧。

3.保护呼吸功能　必要时给氧,鼓励病人咳嗽排痰或定期叹气(吹气)或深呼吸。如血气分析表明换气功能不全和(或)缺氧者,则应用呼吸机辅助呼吸。

4.纠正休克。

5.清创处理　按清创处理原则进行。对开放性肋骨骨折清创时间可延长至 24～48h,视伤口污染情况而定。

6.防治感染　①应用抗生素;②预防破伤风,开放性肋骨骨折常规应用破伤风抗毒血清。

7.对症支持治疗。

8.处理合并损伤。

（张　扬）

第四节　外伤性气胸

【临床表现】

1.闭合性气胸

(1)症状:小量气胸、肺压缩<30%,可无明显症状。肺压缩>30%,可有胸闷、气短或呼吸困难等症状。

(2)体征:肺压缩<30%,可无明显体征。肺压缩>30%,伤侧呼吸运动减弱,气管、心浊音界向健侧移位。伤侧胸部叩诊呈鼓音,呼吸音减弱或消失。当合并血气胸时,上方叩诊鼓音,下方叩诊浊音。

2.开放性气胸

(1)症状:气急、心悸和呼吸困难,甚至紫绀或休克。

(2)体征:呼吸急促,胸壁有开放性伤口,并可听到空气随呼吸自由出入胸膜腔的吮吸声。气管、心浊音界移向健侧。伤侧胸部叩诊鼓音,呼吸音消失。

3.张力性气胸

(1)症状:呼吸极度困难,进行性加重,紫绀,甚至休克。

(2)体征:烦躁不安,紫绀,甚至昏迷。颈静脉、四肢静脉怒张,伤侧胸部饱满,肋间增宽,呼吸运动减弱,可有皮下气肿。气管、心浊音界向健侧明显移位。伤侧胸部叩诊高度鼓音,呼吸音消失。

【辅助检查】

X线检查显示患侧有胸膜腔积气、肺萎陷及纵隔移位征象。

【诊断】

1.有胸外伤史。

2.闭合性气胸:肺压缩<30%者,可有轻度呼吸增快或无明显症状。肺压缩>30%者,可有胸闷、气促。伤侧叩诊鼓音,呼吸音减弱或消失。

3.开放性气胸:呼吸困难更显著,可有发绀休克。胸壁有开放性伤口,可听到空气经伤口进出的声音,胸膜腔与外界相通。

4.张力性气胸:极度呼吸困难,甚至紫绀和休克。纵隔移位极显著,80%以上有皮下气肿。

5.胸腔穿刺抽到气体,张力性气胸有高压气体向外冲出。

6.结合临床表现和相关辅助检查进行诊断。

【治疗】

1.闭合性气胸:如肺压缩<30%,无明显症状者,可不予处理,鼓励病人作膨肺动作,胸腔积气1~2周后可自行吸收。若肺压缩>30%,先自患侧第二肋锁骨中线行胸腔穿刺抽气。如抽气后,症状一度减轻但不久又加重,应行胸腔闭式引流。应用抗生素预防感染。

2.开放性气胸:应立即用急救包或灭菌纱布,在病人呼气末封闭胸壁伤口,再用绷带或胶布包扎固定,使之变为闭合性气胸。当病情基本稳定后,尽早作清创缝合,安放胸腔闭式引流。如胸腔内脏器官有严重损伤,应尽早剖胸探查处理。失血多者应输血,常规给予抗生素和 TAT。

3.张力性气胸:应紧急处理,立即减压,在伤侧第二肋间锁骨中线处插管作胸腔闭式引流。在现场抢救,可用粗针头从伤侧第二肋间锁骨中线处(肋骨上缘)刺入胸腔,使气体排出,用消毒橡皮管连接水封瓶使其持续排气。但这粗针头应及时更换成胸腔引流管引流,以防肺膨胀后损伤肺脏。

4.如引流管不断排出大量气体,要考虑为气管或支气管断裂之可能,作进一步检查处理。

5.合并血胸者,应行下胸部闭式引流术或作相应的处理。

(张　扬)

第五节　外伤性血胸

【临床表现】

1.小量血胸　无明显症状和体征。

2.中等量以上血胸

(1)症状:有失血性休克表现,面色苍白、四肢湿冷、贫血、脉快弱、低血压同时合并有胸闷、胸痛、气促、发绀、咯血。

(2)体征:肋间饱满,呼吸运动受限,气管纵隔偏向健侧,伤侧胸部叩诊浊音或实音,呼吸音减弱或消失。如血气胸,则上胸部叩诊鼓音,下胸部叩诊浊音或实音。

【辅助检查】

X 线检查伤侧肺野为液体阴影所掩盖,纵隔向健侧移位,有血、气胸者可见液平面。

【诊断】

1.有胸部外伤史。

2.中等量以上血胸,可出现血压下降、脉搏细速和呼吸困难等低血容量休克,以及胸腔积液的表现。

3.胸腔穿刺抽出血液。

4.结合临床表现和相关辅助检查进行诊断。

【治疗】

1.小量血胸　密切观察病情变化,适当给予抗生素预防感染。

2.中量或大量血胸(非进行性)　补充血容量、应用抗生素,早期作胸腔闭式引流,便于观察有无进行性出血,可有效地排净胸内积血,促使肺复张。胸穿抽血后向胸内注入抗生素。

3.进行性血胸　做好输血准备,补充血容量,及时剖胎胸探查,寻找出血部位,作相应处理。应用抗生素预防感染。

4.凝固性血胸　通常在出血停止后 1 周内剖胸,清除积血和血块,以防感染或机化。应用抗生素预防感染。

5.机化性血胸　在伤后 4～6 周行纤维膜(板)剥除术。应用抗生素预防感染。

6.血胸并发脓胸　按脓胸处理,尽早作胸腔闭式引流。全身应用足量抗生素。

7.对症支持治疗。

(张　扬)

第七章　胸外科常见手术并发症

第一节　胸腔积液

胸腔积液是胸外科手术后常见并发症之一。根据积液性状可分为血性、乳糜性、脓性以及浆液性，其中前三种胸腔积液临床上分别表现为血胸、乳糜胸和脓胸，将在相应章节讨论，本节所涉及的内容仅局限于浆液性胸腔积液，也可以称为单纯性胸腔积液。与其他几种胸腔积液相比，单纯性胸腔积液临床经过相对平稳。但如果处理不及时，不仅造成体液丢失、延长住院时间，还可引起胸腔感染、吻合口瘘及支气管胸膜瘘等并发症，导致严重的临床后果。

【发病机制】

胸膜腔是存在于脏层和壁层胸膜之间的一个潜在腔隙。生理状态下，胸膜腔内存有 13～15ml 的少量浆液，其产生和吸收处于平衡状态。开胸手术后胸腔渗液明显增多，使正常的生理平衡遭到破坏，是并发胸腔积液的主要原因。

手术导致渗液增加的原因和机制包括有以下几个方面。

1.胸膜受损、毛细血管通透性增加。手术直接损伤胸膜，术中空气、血液或其他理化因素，均可对胸膜产生损伤。胸膜受损后会释放出各种酶、补体、生物活性物质以及免疫复合物，这些物质沉积在胸膜血管和淋巴管上，均可使胸膜毛细血管通透性增加。

2.手术虽经严密止血，仍会有一些难以彻底控制的小出血和渗血，如隆突下淋巴结剥离面渗血，肋间血管、肋骨断端以及胸腔粘连面的渗血。

3.恶性肿瘤病例手术游离及淋巴结清扫的范围广，胸内细小的淋巴管受到破坏，术后创面及淋巴管渗液量增多。

4.术中胸腔污染以及术后肺部感染，均可产生炎性渗出，形成感染性渗液。

5.营养不良、贫血、低蛋白血症等使血浆胶体渗透压降低，造成漏出性胸腔积液。

6.肺不张或胸腔内残腔存在，胸腔负压增大，促进渗液产生。

除此之外，胸腔引流管放置位置不当、阻塞致术后引流不畅或拔管的时间过早等因素也可致术后胸腔积液的发生。

【临床表现】

（一）症状

少量的胸腔积液往往没有症状，随着积液量的增加可以出现以下症状。

1.胸痛　积液初期表现为胸部刺痛，随呼吸或咳嗽时加重。当积液量增加，脏层、壁层胸膜间距加大，胸痛往往可以减轻或变为钝痛。

2.胸闷、气促或呼吸困难　症状轻重与积液量的多少及其增长速度有关。急性大量积液时,由于呼吸活动受限、纵隔移位以及回心血量减少等,可表现有严重的呼吸困难。

3.发热　胸腔积液吸收可引起发热,多表现为低热,午后和夜间较为明显,经对症处理大多可缓解,少有持续性高热。

4.咳嗽　胸腔积液刺激胸膜可引起反射性咳嗽,多为轻微干咳。

胸腔积液的上述症状多不具有特异性,且往往被开胸术后的不适症状所掩盖或混淆。临床医师应重视患者的不适主诉,认真查找相关原因,以免延误病情。

(二)体征

少量积液仅表现为患侧呼吸动度及呼吸音减弱。中等以上积液则可出现患侧胸廓饱满,局部叩浊音或实音,听诊呼吸音消失,部分病例可有局限性胸壁水肿。

【辅助检查】

1.X 线检查　少量积液时,立位透视或胸片上可见患侧肋膈角变钝,卧位时肋膈角则变清晰,可与胸膜肥厚相鉴别。中等量积液时,立位透视或胸片可见中下肺野外高内低的弧形密度增高阴影,密度均匀,也可表现有液气平面。大量胸腔积液表现为患侧大片密度增高阴影,并伴有纵隔向健侧移位。包裹性胸腔积液表现为一处或多处大小、形态不一的高密度阴影,常伴有液气平面形成。

2.CT 检查　CT 对胸腔积液诊断的敏感性和定位的准确性均明显高于普通 X 线检查,并且对鉴别积液性质也有一定帮助。游离积液在仰卧位时呈现为贴近后胸壁的弧形低密度影;包裹性积液则表现为局限性水样密度阴影,密度均匀。

3.B 超检查　B 超检查胸腔积液呈低回声或无回声,有纤维素沉积时可见散在回声光点及分隔、条索等征象。超声检查经济、方便,不仅可确定诊断,临床上更多情况下是用于胸腔积液的定位,指导穿刺和引流。

4.实验室检查　不同原因导致的胸腔积液可呈现为不同的性状。低蛋白血症、肺不张等引起的积液多为漏出液,实验室检查为外观清澈透明,无色或淡黄色,pH>7.4,蛋白含量<30g/L,细胞计数<100×10^6/L。其他原因引起者多为渗出液,pH 7.2,蛋白含量>30g/L,细胞计数>500×10^6/L。渗血引起者外观呈淡红色,镜下以红细胞为主;小淋巴管渗出引起者外观淡黄色,镜下以淋巴细胞为主;合并感染的积液外观浑浊,镜下有大量中性粒细胞。

【处理】

单纯性胸腔积液为常见并发症,经积极治疗大多预后良好。但如处理不及时,个别病例可演变为脓胸、吻合口瘘等严重并发症。因此,对胸腔积液的治疗应强调早期诊断、及时处理。

治疗目的是排出积液,消灭残腔,促进肺尽早复张。可根据情况选择以下治疗手段。

(一)一般治疗

一般治疗包括纠正低蛋白血症、改善一般状况、鼓励患者咳嗽排痰以及相关病因治疗等。

(二)胸腔穿刺术

开胸术后并发的胸腔积液基本为中等量以下,多数病例可通过 1~2 次胸腔穿刺而治愈。与一般胸腔穿刺相比,术后胸腔积液病例的穿刺治疗应特别强调定位的准确性。这一方面是由于手术造成的胸腔粘连常使积液呈包裹趋势,难以确定常规的穿刺部位;另一方面,术后胸内脏器位置的改变、食管贲门癌手术胃移植入胸腔等,将增加穿刺误伤的机会。因此,穿刺前应根据 X 线、CT 等确定穿刺部位,也可在 B 超引导下进行。除非大量积液,每次穿刺应尽量抽吸干净,以尽快使受压的肺膨胀,促进胸膜腔的粘连。反复穿刺是提高治疗效果的关键,间隔时间不宜过长,应每日或隔日穿刺一次。每次穿刺前应行 X 线或 B 超检查,重新了解积液情况、确定穿刺部位。积液黏稠、有感染迹象的病例,可于抽净积液后用生理盐水或抗菌药物冲洗。

(三)胸腔闭式引流术

胸腔闭式引流术是治疗胸腔积液的有效手段,可迅速引流积液、消除残腔,保持肺呈持续膨胀状态,避免胸腔粘连形成。主要适用于大量胸腔积液、反复胸腔穿刺效果不理想以及合并有感染的病例。以往多采用粗管引流,虽引流效果好,但患者痛苦大、产生副损伤的几率较高。现在采用细管引流者越来越多,特别是对于积液不很黏稠的病例,应用更为广泛。细管引流使用管理得当能取得与粗管同样的治疗效果,并发症及患者痛苦明显减少,在单纯性胸腔积液的治疗方面具有良好的应用前景。

(四)胸腔内药物注入

胸腔内注入粘连剂、免疫调节剂、抗肿瘤制剂等药物,通过物理或化学的刺激作用,可引起胸膜的强烈反应,产生粘连,使胸膜腔闭锁,以减少胸腔积液的产生。胸腔注药会产生疼痛、发热甚至胸腔感染等不良反应,因此一般不作为常规治疗措施,应严格掌握适应证。临床主要适用于渗液量较大、置管引流后引流液持续存在且无明显减少趋势的病例。

操作方法:距胸壁10～15cm处夹闭引流管,严格无菌条件下,用注射器于夹闭处近端刺入引流管将药物注入胸腔。保持引流管夹闭状态,令患者变换体位,以使药物与胸膜充分接触。6小时后开放引流管,观察并记录引流量。

常用注射药物及剂量具体如下。

1.50%葡萄糖液　100ml直接注入。

2.四环素　20～30mg/kg溶于生理盐水100ml。

3.滑石粉　剂量为成人1次3～5g,最大不超过10g,小儿应适当减量。可在每5g滑石粉中掺入3g碘化麝香草酚成碘化滑石粉,可增强滑石粉作用,且不会引起过度纤维化。

4.鸦胆子注射液　60～100ml直接注入。

(五)胸腔镜治疗

对经上述治疗仍不能治愈的胸腔积液可考虑采用胸腔镜进行处理,特别是影像学显示呈明显的多处分隔状态、穿刺引流效果不好的病例,应及早采用胸腔镜治疗。在胸腔镜下可以对胸腔积液、血凝块、坏死组织、纤维素沉着等进行清理,打通分隔,利于引流,促进肺膨胀。还可于镜下将药物直接喷洒于胸膜面,减少粘连。

【预防】

(一)重视术前准备

胸外科患者常伴有肺部急慢性疾病、高龄、吸烟史等,易造成呼吸道分泌物增多,产生阻塞和积聚而形成肺不张。术前准备可明显起到稀释痰液,减少肺内分泌物和痰液潴留,改善肺功能,防止术后肺不张,减少胸腔积液可能存在的空间等作用,对减少胸腔积液具有一定意义。措施包括训练深呼吸、咳嗽排痰,严格戒烟2周以上,雾化吸入,应用平喘剂、抗菌药物等。

(二)术中仔细操作,严密止血

术中操作时要注意仔细操作,力争将术后的胸腔引流液减少到最低限度。手术操作要轻柔细致,尽量减少因手术刺激而出现的渗出,避免胸壁内细小淋巴管受到破坏造成淋巴液漏出,减少粘连剥离出现的渗血。要妥善处理手术中分离的创面,在切除肿瘤及清扫周围淋巴结时,应妥善结扎细小血管和淋巴管的创面。如对侧纵隔胸膜未被肿瘤侵犯,应予以保留,避免渗血、渗液进入对侧胸腔;已有破裂者,手术结束时应吸除对侧胸腔的积液、积气。食管手术将移植胃留置于纵隔内,有助于减少渗血、渗液的发生。创面喷涂生物蛋白胶或用止血纱布覆盖,也可起到一定作用。关胸前要仔细检查,应从胸膜顶到肋床胸膜创面、膈肌创面、纵隔面、肺表面及胸胃表面等反复检查逐一止血。认真处理肋骨断端,防止肋间血管渗血,骨断端有渗血者应用骨蜡填充止血。

(三)加强胸腔引流管的管理,正确掌握拔管指征

要将胸腔引流管尽可能安置在膈肌的圆顶水平,一般放置在后外侧切口第 7 或第 8 肋间腋后线的位置上。引流管的侧孔不能太多,一个为宜,且侧孔不能太大,侧孔的方向应朝向后胸壁以免被肺组织堵塞而引流不畅。手术结束拔除气管插管前,麻醉师要充分吸痰,不仅可以避免肺不张以减少术后胸腔积液的空间,还能够验证引流管是否有效。术后病情平稳后尽早取半卧位,使胸腔引流管口处在最低位,保证通畅的胸腔闭式引流,促进肺的复张,使胸腔积液、积气顺畅排出。术后最初 12 小时内,引流管的水柱随呼吸而上下波动。如水柱无波动或波动小,则可能是引流管被血块或纤维素堵塞,应挤压引流管,排除阻塞物,保证引流通畅。鼓励患者咳嗽咳痰、定时深呼吸,必要时可用手部按压患者胸部切口或使用镇痛药,减少患者的疼痛,使患者能有效地咳嗽排痰,促进肺的复张,消除胸内残腔,利于积液的排出。

正确掌握拔管的时机对减少术后胸腔积液发生率至关重要。关于拔管指征教科书往往以引流时间作为主要指标,多主张于术后 48～72 小时去除。一般情况下,术后 2～3 日引流量多在 100ml 以上。此时,如过早拔除引流管必将导致积液的形成。在临床上大多数学者认为,术后 72 小时内拔管者发生胸腔积液的几率明显高于术后 72 小时后拔管者。因此,不应对引流时间做硬性限制,而应将引流量多少作为是否去除引流管的主要依据。正确的拔管指征应包括以下几项条件。

1.24 小时引流量不超过 100ml。

2.引流液无感染迹象。

3.引流管液面波动无明显异常改变。

4.X 线检查胸腔无积液、积气征象。

(张　扬)

第二节　肺不张

肺不张是指各种原因引起的肺无气或肺内气量减少,伴肺泡关闭、萎陷的一种疾病。根据发病急缓,肺不张可分为急性和慢性两种。开胸手术后并发的肺不张多发生于术后 2～5 日,属急性肺不张。肺不张导致通气血流比例失调,严重影响呼吸功能,造成术后呼吸功能不全,甚至出现呼吸困难、呼吸窘迫综合征,影响术后病情的恢复。

【病因】

开胸术后并发肺不张的原因可有以下几种情况。

1.阻塞性肺不张　阻塞性肺不张是胸外科手术后肺不张的最常见类型。由于支气管的梗阻气体不能进入肺泡,导致梗阻远端的肺泡内气体吸收或分泌物不能有效地排出从而导致肺不张。根据发生原因不同,支气管梗阻可分为非器质性和器质性两种。非器质性梗阻较为常见,开胸术后并发的肺不张大多数属于此种情况,主要是因为分泌物阻塞所致。主要致病因素包括以下几种。

(1)术后切口疼痛,患者不主动深呼吸及用力咳嗽,导致支气管内尤其是肺段支气管内痰液黏稠不能有效排出。

(2)术中关闭胸腔前未充分吸痰膨肺,呼吸道内分泌物潴留、血液或坏死脱落组织存留形成栓子堵塞

支气管。

（3）气管插管时间偏长，气管导管气囊压迫引起局部黏膜充血水肿、渗出甚至坏死脱落，纤毛失去功能，导致分泌物聚积不能有效排出。

（4）术前长期吸烟、合并慢性支气管炎、年老体弱的患者，术后支气管分泌物量多黏稠。支气管的器质性梗阻多见于气管、支气管成形术后。发生于术后近期者多是由于手术造成的支气管扭曲、成角，如气管吻合术后的颈部前屈造成气管成角，隆突成形术后、支气管袖式肺叶切除术后支气管成角或扭曲等。术后远期发生者主要是因为吻合口部位的肉芽组织增生及瘢痕形成，以相对细小的支气管、段支气管成形者及支气管断裂修补者较为多见。个别情况下，由于肺叶发育较好，术后发生肺叶扭转，也可造成支气管的器质性梗阻。

2.压缩性肺不张　压缩性肺不张临床上也比较常见。当各种病理因素导致胸膜腔负压消失或高于大气压时，肺组织就会发生萎陷而造成肺不张。大量的胸腔积液、气胸、血胸、脓胸、乳糜胸、膈疝、纵隔疝、扩张的胸腔胃等，都是造成压迫性肺不张的原因。

3.神经反射性肺不张　肺组织的膨胀与收缩受迷走神经、交感神经、肋间神经和膈神经的制约。这些神经若受到强烈刺激或破坏将造成肺不张。例如，肺切除术中肺迷走神经的损伤、胸部手术中膈神经的损伤等均可导致神经反射性的肺收缩而造成肺不张。神经反射性肺不张无肺组织受压迫或支气管阻塞。

4.肺泡表面活性物质异常　肺泡表面活性物质对维持肺泡稳定性具有重要作用，各种原因引起的肺泡表面活性物质减少都可产生肺不张。严重的肺部感染、急性肺水肿、术中或术后误吸、术中肺过度挤压、严重的电解质紊乱等都是导致肺泡表面活性物质异常的原因。

【临床表现】

（一）症状

较小范围的肺不张可以没有明显的临床症状。随着肺不张范围的扩大，逐渐表现有呼吸急促、心率加快、发热等。若引起严重通气/血流比例失调，则可出现缺氧、发绀等症状。

（二）体征

典型的肺不张可有患侧胸廓塌陷、呼吸动度减少、气管向患侧移位、叩诊浊音、呼吸音减弱、管状呼吸音等表现。

【辅助检查】

1.X 线检查　X 线检查是诊断肺不张的可靠手段，主要表现为肺体积减小和密度增高，亚段及以下的肺不张可因有其他侧支的通气而体积缩小不明显。叶段性肺不张一般呈钝三角形，宽而钝的面朝向肋膈胸膜面，尖端指向肺门，有扇形、三角形、带状、圆形等。由于不张肺的牵拉，其相邻的叶间裂、肺门、纵隔向患侧移位，膈肌升高，肋间隙变窄。也可表现有周围健康肺代偿性气肿。

2.CT 检查　CT 诊断肺不张的优势在于对较小范围的肺不张分辨率更高，且能发现支气管的外压、变形、阻塞、新生物等。三维成像技术还可以立体地显示气管支气管的情况。

3.纤维支气管镜检查　纤维支气管镜可以发现支气管的受压、扭曲、狭窄、阻塞、异物存留、痰栓、血凝块等，了解气管支气管成形术后吻合口的情况，并可以取活检或细胞学检查。

【处理】

（一）基本治疗

胸部手术后肺不张治疗的关键是清除气管支气管分泌物，保持呼吸道的通畅。有效的咳嗽排痰是达到这一治疗要求的基本措施。临床上常用的促进咳嗽排痰的方法有下列几种。

1.手法协助咳痰　术后应鼓励并帮助患者间断进行深吸气，用力咳嗽咳痰。定期用双手按住伤口两侧并限制腹部活动的幅度,以减轻切口的疼痛并增大腹压,嘱患者深吸一口气后用力咳嗽。定时帮助患者拍背,以使痰液松动易于咳出。拍背的方向为自下而上、自周边向中心。时常更换体位,可减少痰液的积聚,有利于分泌物的排除。

2.超声雾化吸入　可以使痰液稀释,有利于咳出。雾化液中加入氯化铵、氨溴索、糜蛋白酶等药物可提高治疗效果。

3.环甲膜穿刺　对于因惧怕疼痛而不主动咳嗽的患者,可行环甲膜穿刺气管内滴药,诱发强烈有效咳嗽,促进排痰。方法为患者仰卧位,头后仰,局部消毒后术者用示指、中指固定环状软骨两侧,以一穿刺针垂直刺入环甲膜。由于环甲膜后为中空的气管,刺穿后有落空感,术者会觉得阻力突然消失。接着回抽,如有空气抽出,则穿刺成功。注入生理盐水 2~5ml 后迅速拔出穿刺针。

4.鼻导管气管吸痰　鼻导管吸痰不仅可直接吸出气管内痰液,还可刺激呼吸道产生有效咳嗽,适用于痰液黏稠及咳痰无力的患者。操作方法:将消毒的 14~18 号导管经鼻孔放入鼻咽部,患者头稍后仰,嘱患者深吸气,于声门开放时将导管迅速放入气管内。导管放入气管后,患者可发生剧烈咳嗽,不能发声。开始放置时,应将吸痰管末端捏紧,进入气管后再释放负压,开始吸痰。负压标准成人为 120~300mmHg,儿童 80~120mmHg,婴儿 50~80mmHg。吸痰时动作要轻柔,一边提拉回抽,一边左右旋转,每次时间不超过 15 秒。吸痰过程中要严密观察患者生命体征,不稳定时及时停止。

(二)纤维支气管镜吸痰

纤维支气管镜吸痰是治疗术后肺不张最常使用的方法,与其他方法相比具有以下明显的优越性。

1.清理呼吸道彻底,治疗效果好。纤维支气管镜可深入到段甚至亚段支气管,一般的分泌物、痰液、血块可被纤维支气管镜吸取,对于干结的痰痂及血凝块,可以借助纤维支气管镜的刷检刷或活检钳捣碎吸出或直接钳夹取出,或者用支气管镜擦拭松动后,用吸力吸住带出,可迅速改善症状。

2.操作安全,创伤轻微。应用鼻导管吸痰、气管插管或气管切开,其下管及吸痰均有盲目性,由于分泌物黏稠、坠积,仅可吸出气管中的部分分泌物,而不能去除痰栓、血凝块及坏死物,且易造成鼻腔、咽喉部、气管黏膜损伤,食管癌颈部吻合口瘘,支气管胸膜瘘。纤维支气管镜于直视下操作,可避免上述损伤的产生。

3.采集病灶部位的分泌物做细菌学检查和药物敏感试验,更为准确可靠,为选择敏感有效抗生素提供依据。据报道,经纤维支气管镜所做痰菌培养的特异性为 80%~100%,敏感性为 70%~90%,准确性明显高于喉口取痰。

4.可经鼻或口腔进镜,操作简便、快捷,可反复进行。

5.在治疗同时,可以进一步帮助明确肺不张的原因。

虽然多数情况下纤维支气管镜治疗是安全的,但个别在治疗过程中可出现出血、窒息、喉头水肿、支气管痉挛、呼吸心跳骤停等严重并发症。因此操作中应注意:①应麻醉彻底,切勿强行插入。同时,要加强术前谈话,消除患者的紧张情绪。②选用合适管径的纤维支气管镜,管径过大使患者通气下降,也不利于氧气进入下呼吸道。操作过程中充分供氧,以高频呼吸机供氧效果更佳,血氧饱和度维持在 85% 以上,心率增加不超过 10 次/分较为安全。当血氧饱和度≤80%时应暂停操作,待血氧饱和度≥95%时再继续,防止因缺氧引起并发症。③操作熟练,吸引时负压不宜过大,一般为 100mmHg。时间不宜过长,采用间隙吸引,以避免缺氧及黏膜损伤水肿。通常一次操作时间应在 5 分钟以内。④每次灌洗量不宜太大,灌洗液停留支气管内时间不要太长,边灌边洗,以避免灌洗液流入肺泡或其他支气管。

(三)呼吸机辅助治疗

绝大多数术后肺不张经上述治疗均可获得良好的临床效果,对个别经反复处理肺仍不复张的病例,可考虑采用呼吸机辅助治疗。通过呼气末正压(PEEP)和持续性气道正压(CPAP)支持,多可获得满意效果。

【预防】

(一)术前

1.呼吸训练　胸部手术患者术前应做腹式深呼吸训练,练习有效咳嗽,以保证术后有效咳痰。

2.减少呼吸道分泌物　吸烟者应在术前至少停止吸烟2周;合并有急性上呼吸道感染、肺部感染的患者应尽可能在感染控制后手术。

(二)术中

1.手术操作应轻柔,尽量减少对肺组织、支气管的挤压;熟练操作,尽量缩短开胸手术的时间;肺部感染性手术时,应使用双腔气管插管或先行处理支气管,以免分泌物灌入健侧肺。

2.气管支气管成形或吻合手术中应注意断端修剪整齐,吻合平整,避免支气管成角、扭曲。支气管断裂修复前应尽量吸净患侧肺内分泌物。

3.麻醉师应及时清理口腔及呼吸道分泌物,防止误吸。

(三)术后

1.全麻结束时,应吸净气管、支气管及口腔内的分泌物,并使肺完全膨胀后再拔除气管插管。

2.保持胸腔闭式引流管通畅,定期协助患者做有效的咳嗽、变换体位或做物理疗法,协助咳痰,促使肺膨胀。尽早离床活动对肺功能的恢复有良好的帮助。

3.保持胃肠减压通畅,取半卧位,防止胃液反流误吸。

4.有效控制肺部感染,及时处理肺水肿等其他肺部并发症。部太锐利可能损伤奇静脉。遇此不必紧张,因为奇静脉紧贴椎体,只要用手指将奇静脉向后压在椎体上即可控制出血,于破口上下分别结扎即可止血,不会造成大出血。

5.不要把胸导管游离出来单独结扎,这样反而会增加损伤机会。结扎线选用7号为宜,太细有可能造成对胸导管的切割。

（张　扬）

第三节　术后出血

术后出血是外科手术后常见的并发症,胸外科手术创伤大、解剖范围广、涉及重要结构多,发生术后出血的风险相对更大。胸部手术后的出血可表现为切口出血、胸腔内出血、消化道出血几种形式,其发生原因、临床表现、处理措施及预后均有各自特点,下面分别予以讨论。

一、切口出血

【病因】

胸部手术切口长,常需横断胸壁多块肌肉,特别是胸科手术最常使用的后外侧切口,要同时切断前锯肌、背阔肌甚至部分骶脊肌。这些肌肉宽大肥厚,血运丰富,处理不好极易造成出血。肌肉断端止血不牢靠,术后肌肉收缩可导致电凝痂或线结脱落。关胸时缝合肌肉方法不当,也是造成术后切口出血的重要原因,包括肌肉对位不齐、缝线结扎不紧、针距过大以及未能做到全层缝合等。

【临床表现】

单纯皮肤或皮下出血时,一般仅表现皮肤缝线处渗血或切口渗血,出血颜色较为鲜红,局部压迫常可达到良好止血效果。深层肌肉出血病例,可见切口处皮肤不平整,有肌肉回缩高起的痕迹,提示存在有肌肉缝合对位不良或缝线断裂。局部可见皮肤淤斑、青紫,严重病例可表现为术侧胸壁大范围肿胀、瘀斑、青紫。

【处理】

皮肤及皮下组织的出血病例,通过局部加压多可达到止血效果。如压迫止血无效,可拆除局部缝线,重新缝合。深层肌肉出血病例,多需拆除局部缝线,清除积血或血块,出血处严密止血,并重新缝合肌肉。

【预防】

1.开胸时要严密止血,横断肌肉时较明显的血管应单独进行电凝止血,必要时可采取结扎止血。

2.关胸前应对肌肉断端再进行仔细检查,因为开胸器对肌肉的挤压和牵拉可能会使止血痂或线结脱落。

3.缝合肌肉时要做到层次分明,对位整齐,全层缝合,严防漏缝。缝合针距不可过大,线结要收紧、牢靠,使缝合达到密封和止血双重效果。

二、胸腔内出血

【病因】

1.胸膜腔渗血　胸膜腔渗血是胸部手术后胸腔内出血最为常见的原因,多发生于胸膜腔有明显粘连的病例。单纯膜状粘连仅有少许渗血,容易止血,一般不会造成严重的出血。胼胝样粘连常在脏壁层胸膜间有新生血管形成,分离和止血较为困难,造成术后渗血的机会较多。束带样粘连内多有血管存在,离断时未做妥善处理也可造成出血。膈肌部位,尤其是肋膈角部位的胸膜粘连往往较重,电凝止血时膈肌受刺激收缩会明显影响止血效果,加之术后呼吸运动易导致电凝痂或线结脱落,是术后出血的易发部位。肺部炎性疾病如支气管扩张、慢性肺脓肿等常与胸壁有广泛粘连并有新生血管形成,术中术后渗血均较严重。脓胸行胸膜纤维板剥脱患者,广泛的脏壁层剥离面更增加术后渗血机会。外科手术患者经术前检查大多不存在全身凝血机制的障碍,但术后出血患者如失血量过大或大量输入库存血,可使凝血因子缺乏,导致继发性凝血机制障碍,从而使出血进一步加重。

2.手术创面出血　胸部手术创面相对较大,加之胸腔负压作用,术后会有少量渗血、渗液发生。正常情况下,渗血主要发生于术后数小时以内,渗血量在200～300ml,之后将逐渐减少。若创面止血不彻底,或是电凝血痂或结扎线结脱落,将会造成术后活动性出血。不同手术发生创面出血的部位和原因有一定差别,临床表现也各有特点。食管手术后的创面出血主要来源于食管固有动脉和支气管动脉,如术中结扎不牢固或出血时经局部压迫暂时止血后未做进一步处理,术后可因血压回升或搬动患者等诱因而发生重新出血。此种原因导致的出血常常较为凶猛,保守治疗多难奏效。食管固有动脉由胸主动脉直接分支至食管,在进行食管的主动脉侧游离时应尽量避免大块结扎,以免其内的动脉回缩滑脱,应做仔细分离清楚显露各动脉分支,予以单独结扎。食管癌手术行隆突下淋巴结清扫时可损伤支气管动脉而造成出血,部位一般在隆突的前壁,应注意在此处做妥善结扎。肺切除术后的创面出血可有两种情况,一是离断支气管时不重视支气管动脉的处理,未单独结扎或仅电凝止血,导致电凝血痂或线结脱落出血,另一种情况是肺裂断面处理不妥而导致断面渗血。

3.大血管出血　肺动静脉、奇静脉、纵隔肿瘤的供应血管等较粗大血管如术中处理不牢靠,术后可发生脱落出血,此种情况临床虽不多见,但出血迅猛,死亡率较高,应引起高度重视。

4.胸壁肋间血管出血　肋间血管损伤也是术后胸腔内出血的常见原因,多发生于开胸切断肋骨、关胸时使用合拢器或缝合线刺破肋间血管,个别情况如肋骨断端不整齐术后摩擦也可造成肋间血管损伤,胸骨正中切口关胸时钢针刺破胸廓内血管也可引起术后出血。因此,关胸前应对肋骨断端及缝合线针眼处进行认真检查,如有出血应做妥善处理,肋骨断端要修剪整齐,有条件时最好同时行内固定术。

【临床表现】

1.胸腔引流管的观察 胸部手术后常规放置胸腔闭式引流管,密切观察引流液的性状及数量,对判断是否存在胸腔内出血及出血量具有重要帮助。不同手术因创面大小不同,术后胸腔引流量可以有较大差别。通常情况下,手术结束后前 4 小时引流量相对较多,但应在 300ml 以内。之后引流量会逐渐减少,引流液颜色也会逐渐变淡,术后48~72 小时将减至 100ml 以下。如手术结束 4 小时后引流量仍超过 100ml/h,且引流液颜色较深、明显呈血性改变,则强烈提示胸腔内存在活动性出血。有些因素可能影响胸腔引流管的引流效果,使其引流量不能真实反映胸腔内出血状况,临床上应注意加以鉴别。特别是当引流量与全身失血症状不相符合时,应认真查找原因,除外相关影响因素,以免延误诊断造成严重不良后果。临床上影响引流效果的情况常见有以下几种。

(1)引流管堵塞:活动性出血因短时间出血量大,极易形成凝血块而阻塞引流管。术后应注意观察引流管液面波动情况,一般液面波动幅度应在 3~5cm,如波动过小应注意排除堵塞可能。同时应定时挤压引流管,尤其是怀疑有活动性出血时,应至少 30 分钟挤压一次引流管,以保证其通畅。

(2)体位:患者取仰卧位时,引流管不能位于胸腔最低位置,常会导致胸腔内积血。因此,术后患者清醒、生命体征平稳后应及时取半卧位。

(3)对侧胸腔积血:发生于术中损伤对侧纵隔胸膜的病例,胸部 X 线或 B 超可帮助确诊。

2.全身表现 根据出血量、出血速度及患者体质可有不同表现。出血量在 500ml 以下时症状往往不明显,随着出血量的增加,患者可表现出口渴、心慌、表情淡漠甚至嗜睡等症状,查体可有面色、结膜苍白,心率增快,血压下降,脉压减小,皮肤湿冷以及少尿等休克表现。

3.实验室检查 血常规显示血红蛋白、血细胞比容及红细胞计数均有降低,连续监测动态观察呈持续降低者更有意义。对胸腔引流液的常规检查也有重要意义,一般胸腔引流液血红蛋白在 50g/L 以下,血细胞比容为 5%~20%,若超过上述数值则提示有活动性出血存在。

【处理】

1.保守治疗 保守治疗是术后出血患者的基本治疗,创面渗血、细小血管破裂引起的出血大多经保守治疗可得到满意的控制,对于出血较多,需开胸手术止血的病例,保守治疗也是重要的辅助治疗措施。

(1)建立通畅液路,维持足够血容量。

(2)输血:应准备足够血源,根据出血量和血常规检查结果决定输血量及输血类型。如血细胞比容<35%应输浓缩红细胞,>35%应输全血或血浆,30%~35%应给予全血。

(3)应用止血药物:血凝酶为酸性止血剂,含凝血酶和凝血酶样物质,可直接作用于内外源性凝血系统而形成凝血活酶,促进凝血酶的形成而起到止血作用,用量每次 1~2kU,4~6 小时可重复使用;维生素 C、卡巴克络、糖皮质激素等有降低毛细血管脆性和通透性的作用,可用于血管因素所致的出血;肝功能不良者可用维生素 K_1;创面广泛渗血者应用纤维蛋白原效果较好,每次用量 3g,4~6 小时可重复;输血满1000ml 给钙剂 1~2g,以后每输 800ml 全血补钙剂 1g;抗纤溶药物如氨基己酸、氨甲苯酸、氨甲环酸等仅用于纤溶亢进所致的出血。

2.手术治疗

(1)手术指证:一般认为下列情况提示胸腔内有明显的活动性出血,应积极行开胸探查止血术。①手术结束不久,患者在手术台放平体位后即有大量血液自引流管涌出,短时间引流量超过 200ml,且能除外为冲洗液存留者;②术后胸腔引流量每小时超过 150ml,持续 3 小时以上,且引流量无减少趋势者;③心率逐渐增快,血压持续下降,经输血补液后血压不回升或回升后又迅速下降者;④血红蛋白、红细胞计数、血细胞比容呈持续性下降者;⑤胸腔引流量虽不大,但临床有休克表现,查体纵隔移位、患侧呼吸音低、X 线胸片有胸腔积液征象者。

(2)二次手术的注意事项:一般经原切口开胸探查,迅速取出积于胸腔内的凝血块,吸除血性积血,观察有无血管喷射状出血,若有应立即用手指压住或捏住,控制出血后再做妥善处理。若无明显喷射状出血则应对切口、肋间血管、肋骨断端、粘连分离面、清扫纵隔淋巴结床、食管床、大血管结扎处等逐处探查。出血部位常有较多凝血块聚集,对寻找出血点有一定意义。针对以下不同出血情况,采用相应方法予以处理。①胸主动脉食管支、支气管动脉、奇静脉、膈肌血管及胃壁血管等血管断裂出血者,应行结扎或缝扎;肋骨断端刺破肋间血管者,应用咬骨钳将断端咬整齐,出血的肋间血管予以缝扎。②对胸膜腔渗血者,应用电凝广泛烧灼出血点直到肉眼看不到渗血为止,对条索状粘连带出血者,应予以缝扎。③手术创面渗血者可用电凝止血,隆突下等清扫部位的淋巴结营养血管出血可予结扎或电凝止血,经上述处理仍有少量出血者,可局部应用凝血酶、明胶海绵、止血纱布或生物蛋白胶止血。④对于肺断面出血者,较大的应行褥式缝合,较小的可喷洒生物蛋白胶。⑤如未找到明显出血部位而呈现整个创面广泛渗血者,应考虑存在全身凝血机制异常。此时应做相应血液学检查,如血小板计数<100×10^9/L,凝血酶原时间比正常对照延长或缩短 3 秒以上,纤维蛋白原<1.5g/L,提示有 DIC 存在可能,应及时进行抗纤溶治疗及输注新鲜血小板。如创面渗血仍无法控制,可暂时用于纱垫填塞压迫,待凝血功能改善后二期取出。

【预防】

开胸术后并发胸腔内出血主要原因是手术创伤,与术中操作不当及止血不彻底有关。极少因凝血功能异常引起。开胸手术在胸腔内操作的各个部位都有发生出血的可能,故手术应仔细认真,按常规操作,关胸前应严密止血,检查各个可疑出血部位,对广泛牢固的胸壁粘连者,分离后发生较大面积渗血时,可用电灼器直接电凝止血,如不满意可用明胶海绵、生物胶等止血。清扫纵隔淋巴结后需认真以电灼器电凝止血淋巴结床,如不满意以生物胶喷涂、明胶海绵填实。游离食管时应熟悉食管血供解剖,食管床出血常见于食管下段主动脉分支及食管中段支气管动脉分支的出血。术中游离食管时,应对食管固有动脉单一进行结扎,边结扎边游离是最好的预防措施。支气管动脉分支出血的预防主要是重视食管前方的游离结扎及清扫隆突下淋巴结时的妥善止血。对肺断面出血的预防主要是缝合肺断面时应采用褥式交锁缝合,必要时采用钳闭器以减少肺断面出血和漏气的可能性。支气管动脉出血的预防在于切断支气管前应单独游离结扎支气管动脉。肋间血管出血多见于肋骨切断时的损伤、关胸时关胸器损伤,故开胸切断肋骨后应游离断端肋间血管单独结扎或环绕肋骨缝扎。使用关胸器时动作要轻柔,去除后观察置关胸器处有无活动性渗血。预防大血管如肺血管、奇静脉等结扎线脱落必须十分重视,在处理大血管时要求残端要足够长,结扎后呈荷花瓣翻开方为牢靠。关胸时应待血压回升较高时严密观察有无活动性出血 5 分钟,以减少术后出血的可能性。

三、消化道出血

胸部手术后并发的消化道出血一般为上消化道出血。临床常见有两种情况:一种是食管贲门癌切除术后吻合口出血,另一种为胃的应激性溃疡出血。

(一)吻合口出血

【发生原因】

食管贲门癌切除术后吻合口出血多是由于缝合方法不当、止血措施不到位或器械使用不规范而造成。

手工吻合时缝合过稀、打结不紧、做胃壁开口时黏膜下止血不彻底、打结时用力过大过猛撕裂食管肌层和胃壁的血管是吻合口出血的重要原因。器械吻合发生出血的原因可以有以下情况。

术者使用吻合器时对绿色安全窗调节不当，或仅以能松开安全开关阀为指征，很可能发生钛钉缝闭过紧或过松。过紧时，尚未击发前可能部分组织已被切断，致使不能钉合全层组织；过松时，钛钉回弯脚未紧扣倒位形成"B"形，成"Ⅱ"形致渗漏、出血。吻合口胃壁大弯侧未避开较大动脉（内径＞1mm）供血管，而钛钉对该血管无嵌闭止血功能。较大血管从缝钉之间间隙区绕行经过，未在缝闭区中。因为吻合器质量问题，造成组织切割不全，临床偶有发生，也是导致吻合口出血的原因之一。吻合口溃疡及吻合口周围感染可因消化液和炎性分泌物反复刺激而引起出血，但多发生于术后1周以上。贲门或胃残端也可发生出血，临床上很难与吻合口出血鉴别，只有借助于胃镜检查方能加以区分。

【临床表现】

吻合口出血多发生于术后1～2日，主要表现为胃肠减压液的性状和数量异常。食管贲门术后不可避免地会发生消化道创面出血，所以早期胃肠减压液多呈血性表现。正常情况下，随着渗血停止，减压液中的血液成分应逐渐减少，12～24小时后即不再呈现血性。如术后胃管内持续有鲜血引出，或血性胃液较多且血性成分不见减少，则应考虑有吻合口出血。大量出血时可有心慌、皮肤湿冷、表情淡漠、脉搏增快及血压下降等休克表现。

【处理】

1.全身治疗　除输血输液、应用止血药物等一般措施外，应同时静脉输注西咪替丁、奥美拉唑等抑制胃酸分泌的药物，以减少胃酸对吻合口的腐蚀。

2.局部治疗　局部治疗是非常有效的止血措施，多数吻合口出血可通过局部治疗而得到控制。方法是冰生理盐水100ml＋去甲肾上腺素4～8mg或凝血酶1000U胃管注入，每4～6小时重复一次。也可以采用口服的方法，药物更容易作用于出血部位，疗效更为显著，但应注意吞咽对吻合口愈合的影响，应尽量采取小口慢咽的方法，以减少对吻合口的牵拉。经上述处理出血仍不能控制的病例，可考虑胃镜直视下于出血点处喷洒孟氏液或其他止血药物10～20ml，常能取得满意的治疗效果。

3.手术治疗　对于保守治疗无效、出血量大、短时间内发生休克的患者应及时行手术止血。再次剖胸止血指征是：①胃管中持续有大量血性液体引流出，连续3小时引流量每小时大于150ml，经保守治疗无好转者，特别是在引流液为鲜红色时，应考虑为小动脉出血，不易止住；②胃管内液体引流量少或无液体引流出，但患者为急性失血表现，并且不能以胸管的引流量来解释时；③X线胸片检查示胸胃阴影明显增大。再次剖胸手术一般取原切口，进胸后剖开膨胀的胃，清除凝血块，冲净积血，从胃腔探查吻合口，在出血部位做贯穿全层的缝合即可。

【预防】

注意以下几点有助于预防吻合口出血的发生。

1.对胃吻合部位的选择，除考虑胃是否扭转，吻合口的张力外，还应选择一个相对无血管区，如此区域有较大血管，应先做血管的缝扎，同时食管残端的营养血管支应单独结扎，特别是与迷走神经伴行的动静脉，避免嵌入吻合口内。

2.吻合厚度要适中，避免过紧切割，吻合前应仔细检查吻合器钉底座，弹簧刻度是否正确，尽量修剪食管残端多余组织，吻合时直视检查胃与食管的距离，做到松紧适度，避免切割不全及过分挤压。

3.吻合完毕在退出吻合器后即应检查吻合口内环黏膜对合情况及腔外缝钉排列完整性，并确认吻合口近口端食管腔内、远端胃腔有无活动性出血，如发现吻合口出血，在出血区加全层缝合1～3针，即可达止血效果，也可弥补组织对合不严的缺陷吻合口内壁出血。

4.如吻合口需要做浆肌层加固缝合,操作时应避免刺破黏膜及黏膜下的血管。

5.在手术结束关闭胸腔前应检查胃是否膨胀及胃管引流情况。

6.用残端缝合器关闭残端,应先确定好钉合部位,如残端组织已受挤压,只能再向其远端移动钉合部位,因为已受挤压的胃黏膜已移位于胃腔,容易出血。

(二)应激性溃疡

【定义及发生率】

应激性溃疡也称为急性胃黏膜病变或急性胃黏膜糜烂等,是指在严重创伤、烧伤、大手术等情况下机体处于应激状态下发生的胃黏膜的充血、点状出血、浅溃疡样病变。病变多见于胃底、胃体黏膜,随着病变的发展,可扩展至胃窦、十二指肠,甚至食管下段。多数情况下不发生明显出血,随着原发病的好转而自愈,只有少数病例进一步发展为上消化道出血。开胸手术后的应激性溃疡出血的发生率并不高,文献报告其发生率在0.22%～6.5%,死亡率在20%～50%。

【发病因素】

下列情况是应激性溃疡的高发因素,应引起注意。

1.年龄大于70岁。

2.术前合并呼吸功能不全。

3.二次开胸。

4.术后出现较严重的心肺并发症,如呼吸衰竭、肺炎、肺不张,以及明显影响心搏量的心律失常等。

5.围手术期较大量应用皮质激素及术前长期应用复方降压片。

6.术中或术后肺通气少,血氧分压浓度降低。

7.手术时间长,创伤重。

【临床表现及诊断】

应激性溃疡多发生于术后6～10日,其主要临床表现为柏油样便,呕血相对少见,很少有上腹部疼痛。动态观察血红蛋白可提高早期诊断率,如术后血红蛋白持续下降,经输血回升后再次回落,排除其他内出血时,应高度怀疑本病存在,应及时行内镜检查确定诊断。胃镜检查可见胃黏膜广泛糜烂、多发溃疡,与胃十二指肠溃疡、急性胃炎及门静脉高压胃底静脉破裂出血等不难区别。

【处理】

1.保守治疗　手术后应激性溃疡大出血是一种严重的并发症,应采用有效的综合保守治疗措施,尽可能去除诱发因素,及时纠正因失血引起的各种生理紊乱,控制感染,除使用输血、输液及抗生素等治疗外,主要采取以下措施:①放置胃管,引流冲洗:选用直径较粗的胃管,充分引流胃内的胃液及凝血块。可用等渗盐水冲洗,直至胃液清亮。如pH值过低,可给予等渗NaHCO$_3$冲洗。用去甲肾上腺素等血管收缩药物或冰水洗胃会加重胃黏膜损害,不宜采用。②药物应用:胃管内给予胃黏膜保护剂,如氢氧化铝、硫酸铝,每次注入凝血酶1万～2万U,局部止血。静脉内应用H$_2$受体拮抗药如雷尼替丁或法莫替丁,抑制胃酸分泌,减轻H$^+$对黏膜的损害,静脉内注射质子泵抑制剂奥美拉唑,抑制H$^+$分泌入胃。生长抑素是内源性胃肠道多肽,抑制胃酸分泌,保护胃黏膜免受应激损害,能有效控制应激性溃疡出血。前列腺素可抑制基础胃酸分泌,促进黏膜细胞分泌黏液,使黏膜表面血流增加,HCO$_3^-$渗出量增加,减少黏膜损害,有较好的效果。③介入治疗:具有创伤小、疗效好等优点,可选择性给栓塞高度可疑的出血动脉或神经垂体素灌注。

2.手术治疗　对于出血量大且急剧者,日输血达1000ml,血红蛋白持续下降,血压不稳,或止血后又反复出血者,可考虑采取手术治疗。通常应用的手术方式有出血点缝扎止血,迷走神经切断术,胃大部切除术,全胃切除术等。但胸外科手术的创伤加上溃疡出血导致患者体质虚弱,大多患者无法耐受二次手术,术后再出血和多器官功能障碍综合征是影响死亡率的主要因素。特别是食管贲门癌术后移植胃行消化道重建的病例,如再做胃切除将使消化道重建十分困难,此时选择手术治疗更应慎重。

【预防】

防止术后并发症是预防应激性溃疡的重要环节,而对高危病例预防应用 H_2 受体拮抗药是减少并发症的重要措施。一般认为以下患者术后应给予 H_2 受体拮抗药:①既往有消化性溃疡或肝硬化病史者;②高龄患者;③手术或心肺转流时间过长者;④术后合并脏器功能不全者;⑤术后重症感染者;⑥大剂量应用激素者;⑦手术前后精神过度紧张者。

(张　扬)

第八章　冠心病

一、概述

冠心病是冠状动脉粥样硬化性心脏病的简称,是中、老年人的一种常见病。冠心病发病率存在着地区和性别差异,在欧美国家已成为第1位的致死病因,在我国患病率也呈上升的趋势。我国近期公布的冠心病事件标化发病率男性为1/10万~83/10万,女性为0/10~113/10万。冠心病在我国慢性病死亡率为第2位,仅次于脑卒中。

二、发病机制

冠状动脉粥样硬化导致冠状动脉管腔狭窄或完全堵塞,引起心肌缺血,心肌储备力降低。如果心脏负荷加重,心肌需氧量增加超过狭窄病变的冠状动脉供血、供氧能力,就会产生心绞痛,严重者发生心肌梗死。心肌梗死后如果心肌损伤不可逆,则会发生室间隔穿孔、急性二尖瓣关闭不全、室壁瘤等严重并发症。

三、诊断要点

1.典型的心绞痛症状表现为心前区剧痛,并且向左侧肩背或左臂放射,持续数分钟或数小时,也可伴有胸闷、心悸、气短、大汗等表现。严重者出现心肌梗死、心律失常、心源性休克及猝死。

2.心电图和胸片:普通心电图检查可有心律失常和心肌缺血,表现为S-T段下移,急性心肌梗死时出现S-T段弓背抬高的心肌损伤的表现,陈旧性心肌梗死时出现病理性Q波。部分病人的静息心电图是正常的,运动试验则出现心肌缺血等阳性表现。心律失常多由于心肌缺血引起,常表现为房性和室性期前收缩、短阵室性心动过速、心房纤颤及房室传导阻滞等。X线胸片可以观察主动脉有无纡曲、钙化现象,心力衰竭的病人有肺瘀血和心脏扩大的表现。

3.超声心动图:可以观察心肌缺血引起的节段性室壁运动异常,心室的收缩和舒张顺应性变化,测定射血分数,以及室间隔穿孔、乳头肌断裂和左心室附壁血栓的诊断。

4.放射性核素显像学:核医学检查在冠心病诊断中占有重要性地位,通过心肌断层灌注显像包括单光子发射显像(SPECT)和正电子发射显像(PET)检查,可以了解病人的心肌血流储备功能,心肌缺血、坏死的部位和范围,有助于冬眠心肌和坏死心肌的鉴别,这对于冠心病的治疗决策有指导意义。

5.冠状动脉和左室造影:冠状动脉造影可以确定病变的具体部位、程度和范围,病变远端的血流状况和侧支循环情况。冠状动脉按照管腔直径的大小分为4级,管腔直径减少<25%为1级,26%~50%为2级,51%~75%为3级,>75%为4级。左心室造影是冠状动脉造影的有机组成部分,通过左心室造影可以对左心室的收缩、舒张运动以及节段性功能异常作出评价;左心室造影测定的射血分数较超声心动图的准确。

四、手术适应证及禁忌证

冠状动脉的治疗方法主要有药物治疗、介入治疗和冠状动脉旁路移植(CABG)手术治疗,简称为冠脉搭桥手术。无症状或症状轻的单支和双支病变应选择药物或介入治疗;严重的、非左主干单支病变介入治疗效果优于手术治疗,而左主干单支病变应行手术治疗;中等受损的双支病变介入治疗与手术治疗效果相似;严重的双支和3支病变手术治疗最有效。无明显症状的3支病变,如果核医学运动试验提示左心室功能受损,应行手术治疗,如果左心室功能正常,内科医生多主张保守治疗,外科医生倾向于手术治疗。对于冠状动脉弥漫性粥样硬化,末梢血管纤细,无法实施外科手术的病人,应用激光心肌血管重建(TMIR)术,可作为治疗冠心病的一种辅助治疗方法。

1.手术适应证

(1)有心绞痛,特别是不稳定型心绞痛,药物治疗无效者。

(2)对于1、2支病变狭窄严重,管径狭窄＞50%并且在重要位置不能进入介入治疗的病人,只要狭窄远端通畅管径＞1.0mm,即使心绞痛症状不重也应手术治疗,如左主干或相当于左主干的高位前降支和高位回旋支狭窄。

(3)冠状动脉3支病变,经内科治疗心绞痛不能缓解,应择期手术;心电图和心肌酶学检查提示心肌缺血不能改善或心内膜下心肌梗死的病人,应急诊手术。

(4)经溶栓或介入治疗无效后,心肌梗死不超过6h者应争取急诊手术。心肌梗死已超过6h或心肌梗死溶栓术后仍有狭窄,应在6～8周后择期手术。

(5)心肌梗死后心肌破裂、心脏压塞、室间隔穿孔、乳头肌缺血坏死引起二尖瓣关闭不全,应在全身情况稳定后手术,如不能达到稳定应急诊手术。

(6)陈旧性大面积心肌梗死而无心绞痛症状的病人,如同位素检查提示有较多的存活心肌和冬眠心肌,亦应手术治疗。

(7)经皮穿刺冠状动脉腔内成形术(PTCA)失败应及时手术;PTCA时穿破冠状动脉导致出血,或斑块剥脱堵塞远端管腔,心电图有持续缺血波形成或心绞痛加重,严重者血压下降、顽固性心律失常,则应急诊手术。

(8)PTCA或外科手术后1支以上血管桥发生阻塞＞50%,或动脉粥样硬化病变扩张到其他冠状动脉主要分支,应行2次手术治疗。

2.手术禁忌证

(1)冠状动脉弥漫性病变,病变远端血管管腔＜1mm。

(2)左心室功能低下,左心室射血分数＜20%,或左心室舒张末压＞20mmHg者。

(3)严重的肺、肝、肾等多脏器功能不全。

(4)高血压、糖尿病和全身感染存在,药物不能控制者。

五、术前准备

术前对病人全身状况、心功能以及冠状动脉病变做出全面评价,设计好手术方案。充分改善心功能,纠正心律失常,预防感染。做好病人术前的精神准备和心理治疗。

1.停用阿司匹林等抗凝药物至少 1 周,对于不稳定心绞痛或应用 IABP 的病人,可换用小分子量的肝素至术前 4h。

2.术前适当应用镇静药物、β 受体阻滞剂、降压药以及冠状动脉扩张等药物,控制血压在正常范围,心率维持在 60～80 次/min,减轻病人的思想负担和心肌氧耗,避免精神紧张诱发急性心肌梗死。

3.术前必须戒烟,预防呼吸道感染,练习深呼吸和咳嗽动作,进行呼吸功能测定和动脉血气分析。

4.心功能不全的病人给予强心、利尿治疗。

5.糖尿病的病人术前空腹血糖应控制在 7.5mmol/L 以下,术前可改用静脉胰岛素控制血糖。

6.怀疑有颈动脉狭窄的应行颈动脉超声或造影检查,确诊有颈动脉狭窄,应同期或分期手术。需要放置 IABP 的病人,应行腹部血管超声检查,以除外腹主动脉和髂动脉的病变。

7.了解双下肢大隐静脉有无曲张,避免下肢静脉输液;如选用桡动脉应做 Allen 试验,避免在该处抽血做血气检查;糖尿病病史长者,应预测乳内动脉条件,严重者不用乳内动脉。

六、手术方法及注意事项

1.冠脉搭桥材料的准备

(1)大隐静脉

①大隐静脉仍是目前最常用且易于取材的血管,便于做序贯式吻合,口径大、吻合操作容易。10 年通畅率为 50％～70％,不如动脉材料好。

②大隐静脉的制备于内踝上方纵行切开皮肤,游离大隐静脉远端,向近心端延长切口至所需的长度。操作要轻柔,尽量避免直接按触静脉。用 1 号线结扎静脉分支,结扎时不宜过分靠近主干以免造成狭窄,也不可过远易致血栓形成。静脉取下后由远端注入含罂粟碱的肝素盐水(罂粟碱 30mg、肝素 0.4ml 加入生理盐水中),使血管扩张检查有无破口,但注水的压力不能过大以免损伤静脉内膜。

(2)乳内动脉

①乳内动脉内径约 2～3mm,与冠状动脉内径近似,其远端与冠状动脉病变远端做吻合,可形成良好的旁路通道,改善心肌的血供。与大隐静脉血管桥相比,乳内动脉做为血管桥的优点有:

a.带蒂的乳内动脉能根据生理需要调节血流量。

b.乳内动脉内皮能产生较多的前列腺素,能扩张血管和抗血小板聚集。

c.乳内动脉只有远端 1 个吻合口,不需做近端吻合,并且乳内动脉不易扭曲、打折。

d.乳内动脉发生粥样硬化机会少,远期通畅率高,10 年通畅率为 90％。因此行冠状动脉搭桥术时首选乳内动脉,一般选用左乳内动脉做左前降支血管桥,右乳内动脉做右主干血管桥。由于乳内动脉长度有限,常与大隐静脉联合应用。胸骨后有粘连或者锁骨下动脉根部有病变者,不能应用乳内动脉。

②手术要点游离乳内动脉时,必须将伴行静脉、胸内筋膜及其邻近组织一起分离,呈一索条状组织。先在第 4～5 肋软骨平面,平行于乳内动脉两侧、距胸骨缘约 1.5～2cm 开始游离。上至第 1 肋,下至第 6 肋间隙,游离肋间分支时,近端用钛夹夹闭,远端用电凝止血。在全身肝素化之后切断远端,将浸有罂粟碱溶液的纱布包绕血管蒂,防止乳内动脉痉挛。

(3)桡动脉

①桡动脉以其制备方便,中、远期通畅率比静脉好等优点,近年来已成为冠脉搭桥术中仅次于乳内动脉的搭桥材料。一般认为在使用乳内动脉对左前降支再血管后,对其他冠状动脉分支使用桡动脉是合理

的选择。另外,采用桡动脉省去了腿部切口,病人可及早下床活动,相应减少了术后并发症和住院时间。

②手术要点:自腕关节线上 2cm 至肘窝以远 3cm 做弧形皮肤切口,分离前臂筋膜,显露桡动脉并将其连同伴行静脉和少量脂肪组织一并游离,分支以钛夹夹闭。强调严格避免夹镊桡动脉本身及少用电灼,避免电灼器的局部热效应及由此所致的血管痉挛和损伤。全程游离后结扎离断近端,观察逆向回血是否良好,以无创血管夹夹闭远端,用特制无创针头自近端向腔内注射少许肝素化罂粟碱液体,检查有无遗漏分支并加以处理。结扎离断桡动脉远端,将离体桡动脉放入肝素化罂粟碱液中备用。

(4)胃网膜动脉

①胃网膜右动脉-冠状动脉搭桥术远期效果优于大隐静脉,但其长度有限,管腔直径仅为 1.5～2mm,而且需同时开腹手术。故目前一般作为再次冠状动脉搭桥血管材料,主要用作右冠状动脉主要分支、回旋支及后降支的血管桥。

②将胸部正中切口向腹白线延长 5～7cm,在胃大弯中部开始,向两端游离出胃网膜右动脉血管蒂,近端至胃、十二指肠起始部,注意保存十二指肠上动脉。应待全身肝素化后切断远端,腹内止血要彻底,防止术后腹腔内出血。血管蒂一般经胃后方从小网膜囊引出,再经肝左叶前方,穿过相应的膈顶进入心包腔。

2.冠状动脉旁路移植吻合

(1)远端吻合

①吻合部位的选定:左冠状动脉远端吻合多选定前降支、回旋支的钝缘支以及对角支的狭窄以远的部位;右冠状动脉选择位于后降支分叉前的部位,或者后降支狭窄部位的远端。一般搭桥的顺序是先做钝缘支、对角支,再做右冠状动脉,最后做前降支。如果行序贯吻合,先吻合最远端,两个吻合口之间最好相距 2.0cm 左右以免血管桥扭血。

②常规升主动脉、右心室插管建立体外循环,在并行循环下探查冠状动脉病变的位置,选定好吻合的部位。这样可以避免心脏停跳后难以确实病变的部位,并且能节省阻断循环时间。

③用冠脉刀挑开拟行吻合的血管前壁,然后用 Potts 钝角和锐角剪刀扩大切口至 5～8mm。若切口处的近端或远端溢血较多,相应的加强左心、右心引流。也可用生理盐水向吻合口喷射以冲开血液,或用氧气吹散血液。

④将血管桥剪成斜面,必要时足跟部剪开 2～3mm,用 7-0 的 prolene 线与冠状动脉切口吻合。吻合方法有多种,因术者的习惯而异。可以自 2 点逆时针方向或自 10 点顺时针方向连续吻合;或者在足跟或足尖部褥式缝合 1 针后,向两侧连续缝合;也可以单针间断缝合一周。

⑤缝线穿过血管桥壁时由外向里进针,穿过冠状动脉脉壁时由里向外出针。针距应均匀约 0.5～1mm,不宜过宽或过窄。缝合时避免钳夹血管内膜,足尖处要防止缝到冠状动脉后壁。

(2)近端吻合

①远端吻合完可以复温,开放升主动脉,上侧壁钳。如果升主动脉壁钙化或过短不宜夹侧壁钳,应在主动脉开放前做近端吻合。

②选好近端吻合的位置,右冠状动脉桥吻合口稍偏右,左冠状动脉各支桥吻合口偏左侧,自上而下依次为钝缘支桥、对角支桥。吻合口不宜过高或过低以便开放循环后放置侧壁钳。切开外膜,用尖刀在主动脉壁上切开适当的切口,再用 4.0～5.0mm 打孔器打孔。

③将心腔和血管桥充盈并保持一定的张力,以便确定血管桥的长度,并以适当的角度切断。这样可避免血管桥过长易打折,过短张力大易出血。

④用 5-0 的 prolene 线连续缝合一周,缝线应均匀,针距约 1.0mm。大隐静脉进针边距为 2.0mm,主动脉进针边距约 4～5mm。

3.注意事项

(1)术中首先要探查清楚冠状动脉病变情况,设计好手术方案。

(2)血管桥应做好标志,防止方向置反引起血流阻塞。

(3)吻合到冠状动脉切口两端时,应将探针置入冠状动脉内,以利于显露并防止缝线挂住后壁。

(4)吻合口有漏血应加针缝合,漏血严重或多处漏血,不宜盲目补针,必要时拆除缝合线重新吻合。

(5)体外循环辅助:辅助循环有利于心功能恢复,在完成近端血管吻合开放主动脉钳后,辅助循环时间约为主动脉阻断时间的 1/3～1/2。辅助循环期间尽量保持心脏空跳,避免左心室过胀。在循环稳定、体温正常及酸碱、电解质平衡的基础上,逐渐停机。如果较长时间的辅助循环后,心肌收缩力量仍差,应给予正性肌力药物如多巴胺、多巴酚丁胺和肾上腺素治疗。用药后仍无法停机,应行主动脉球囊反搏治疗(IABP)。

七、术后管理

冠脉动脉旁路移植术后监护治疗的原则是维持心肌氧的供、需平衡,维持良好的肺功能,避免低氧血症,预防低心排和心律失常,减少并有效治疗主后并发症。

1.镇静、保温　术后镇静、止痛能减轻病人术后应激反应引起的高血压、心率增快,从而减少心肌的氧耗。常用镇静药物有吗啡 0.1～0.2mg/kg,静脉滴入;异丙酚 5～15ml/h 静脉泵入;地西泮应慎用,每次 2.5～5mg 静脉滴入。术后早期维持适当的体温(37℃)也有助于减轻应激反应的程度。

2.呼吸管理　常规辅助呼吸,如血氧分压低,可加用 $5cmH_2O$ 的 PEEP 辅助呼吸。拔除气管插管后,加强呼吸系统管理,协助病人翻身、叩背,必要时应用气管扩张剂、祛痰药,指导病人主动咳嗽、咳痰,防止发生肺不张。

3.维持循环稳定

(1)术后常规静脉泵入硝酸甘油,剂量为 $0.1～2.0\mu g \cdot kg^{-1} \cdot min^{-1}$,以扩张冠状动脉和外周血管。如结合使用镇静药物,血压、心率控制不满意,可加用钙通道阻滞剂尼卡地平 $0.1～1.5\mu g \cdot kg^{-1} \cdot min^{-1}$;或β受体阻滞剂美托洛尔静脉注入,每次 5mg,总量 10～15mg;艾司洛尔每次 20mg;或阿替洛尔 6.25～12.5mg,2～3 次/d。

(2)适当补充晶体、胶体,维持有效血容量。术后中心静脉压(CVP)维持在 6～12mmHg,肺毛细血管楔压(PCWP)在 10～15mmHg,血细胞比容＞30%,血红蛋白100g/L 以上。

(3)低心排的处理冠状动脉旁路移植术后出现低心排,应先除外心肌梗死、低血容量、酸中毒以及心脏压塞等因素后,可选用正性肌力药物治疗。应用正性肌力药物指征为:收缩压＜90mmHg 或平均动脉压＜70mmHg,PCWP＞16mmHg,心脏指数 CI＜2.2L · min-1.m-2,SvO_2＜65%。常用正性肌力药物有多巴胺 $2～10\mu g \cdot kg^{-1} \cdot min^{-1}$,多巴酚丁胺 $2～10\mu g \cdot kg^{-1} \cdot min^{-1}$,肾上腺素 $0.1～1.0\mu g \cdot kg^{-1} \cdot min^{-1}$。药物治疗效果不佳者,应行主动脉球囊反搏治疗(IABP)。应用 IABP 的适应证为:

①术前心功能Ⅳ级,循环不稳。

②术后撤离体外循环机困难,应用大剂量正性肌力药物血压仍不稳定。

③围手术期心肌梗死药物治疗无效。

④术后顽固性心律失常。

(4)心律失常的防治:应严密监测心电图,维持电解质平衡,纠正低氧血症、酸中毒及低钾血症。冠状动脉旁路移植术后常见心律失常有房性早搏、心房颤动、室上性心动过速、室性早搏、室性心动过速以及心室颤动。出现室性心律失常时，首选利多卡因 $1\sim2mg/kg$ 静脉注射，然后以 $1\sim4mg/min$ 维持。效果不好时用乙胺碘呋酮 Smg/kg 静脉注入。对于频发的房性期前收缩、心房颤动和室上性心动过速，可选用毛花甙丙或乙胺碘呋酮，乙胺碘呋酮每次 $75\sim150mg$ 静脉注射，然后每天 $600mg$ 维持。$2\sim3d$ 后改为口服 $200mg$，3 次/d，3d 后逐渐减量至停药。

（5）预防围手术期心肌梗死：围手术期心肌梗死发生率为 $2.5\%\sim5\%$，与病人血管条件差、手术失误和术后循环不稳定等因素有关。心电图表现为 ST 段弓背抬高，与 T 波升支融合呈单向曲线，出现新的 Q 波；结合心肌酶明显升高可以确诊。如果梗死面积小、程度轻，可继续观察并以硝酸甘油、肝素静脉输入治疗。如果影响心功能、引起血压下降，应给予正性肌力药物，必要时用主动脉内气囊反搏治疗。如果由于手术技术引起吻合口不通畅，应重新行 CABG 术。

4.术后抗凝　冠心病术后血管桥早期阻塞与血栓形成有关，因此术后早期抗凝有利于吻合血管通畅。一般拔除气管插管后开始口服阿司匹林 $0.1\sim0.3g$，$1\sim3d$，双嘧达莫（潘生丁）$25\sim50mg$，3 次/d。行冠状动脉内膜剥脱术或血管条件差、术后有心肌缺血的病人，术后渗血减少后尽早用肝素抗凝，$0.5mg/kg$ 静脉滴注，1 次/6h，进食后改服阿司匹林和双嘧达莫。如果病人同时行瓣膜置换术，只需服用华法林药物抗凝。

5.预防感染　冠心病人如果脂肪多、伤口止血不彻底以及缝合不严密，若再合并伤口污染、糖尿病，容易引起胸部切口或下肢切口感染，严重者导致败血症、感染性心内膜炎。因此术后预防性应用高效广谱抗生素 $5\sim7d$，及时更换切口敷料，注意无菌操作。

6.血糖控制、营养支持

（1）冠心病病人多伴有糖尿病，术后高血糖影响病人水、电解质和酸碱代谢平衡以及切口愈合，因而需注意监测、控制血糖。早期每天早、中、晚查空腹及餐后血糖，必要时查快速血糖。血糖的控制首选胰岛素，选择静脉或皮下注射，能进食后改口服降糖药物。

（2）冠心病病人术后如果得不到有效的营养支持，则影响病人术后的恢复，严重者引起胃肠道菌群失调和感染。因此病人拔除气管插管后 $2\sim3h$ 即可以少量进食，24h 后过渡为正常饮食。对于气管插管时间长等情况而不能进食的病人，从术后第 3 天起开始静脉给予脂肪乳、氨基酸，糖的补充根据血糖水平而决定。同时做好胃肠内营养支持。

八、预后

冠状动脉旁路移植手术能有效解除心绞痛，改善生活质量，效果肯定。国内外先进水平医院的死亡率已低于 3%。评价冠脉搭桥术后疗效的简要指标如下：

1.手术存活率　多中心大组病例统计，术后 1 个月内存活率为 $94\%\sim99\%$，1 年为 $95\%\sim98\%$，5 年为 $80\%\sim92\%$，10 年为 $64\%\sim82\%$，15 年以上为 60%。影响死亡的因素有：心肌再血管化程度，再血管化越完善则效果越好；左心室射血功能，术前射血分数低于 30%，左心室舒张末压>18mmHg，手术死亡率高可达 50%；3 支病变手术死亡率约为 2 支病变的 2 倍。

2.血管桥通畅率　严重的内皮细胞损伤带来的血小板沉积和血栓形成是大隐静脉桥术后早期闭塞的主要原因。移植 1 年后的静脉桥有的出现弥漫性内膜增生，约 20% 发生狭窄；5 年后静脉桥内可出现明显的粥样硬化灶，狭窄发生率约 25%；10 年后血管桥的通畅率约为 $55\%\sim70\%$。乳内动脉桥的通畅率明显高于大隐静脉者，乳内动脉移植的通畅率可高达 90%。

3.症状缓解率　若心肌再血管化完善，则症状缓解明显，心绞痛大约 $75\%\sim90\%$ 可得到缓解，$30\%\sim35\%$ 完全消失。心绞痛复发是术后心肌缺血最常见的征象。早期心绞痛复发通常是由于心肌再血管化不完善或早期血管桥闭塞所致,晚期复发通常反映血管桥狭窄或闭塞,或自身冠状动脉病变的进展或两者均存在。

4.心电图改善率　冠脉搭桥术后 64%～86%心电图负荷试验可得到改善,这是手术取得疗效的客观指标。术后 6 周至半年,运动试验对早期血管桥闭塞的诊断很有价值。特别是运动试验由阴性转为阳性者,常可视做血管桥闭塞或自身冠状动脉病变进展而导致心肌缺血的可靠征象。

（张永乐）

第三篇　普通外科

第九章　甲状腺疾病

第一节　甲状舌骨囊肿

【临床表现】

1.症状

(1)甲状舌骨囊肿为先天发育异常所致,多出现于5岁以前。

(2)囊肿易并发感染,感染破溃或手术切开后形成瘘。

(3)未发生感染时,一般无自觉症状,并发感染时,出现红肿热痛,破溃或切开引流后,形成甲状舌管瘘,可反复发作经久不愈。

2.体征

(1)囊肿多位于颈部正中舌骨下甲状软骨部位,呈圆形,表面光滑、边界清楚。

(2)囊肿不能上下移动或左右移动,但可随吞咽或伸舌运动而上下移动,有时可触及一条索带自囊肿连向舌骨。

(3)形成瘘管后,在瘘口深部可扪及向上潜行的索状组织通向舌骨。

【辅助检查】

1.必查项目　行术前常规检查:血、尿、大便常规,出凝血时间,肝、肾功能,胸部X线透视或摄片、心电图。形成瘘管者,可行瘘管造影,以明确瘘管的方向与深度。

2.一般检查项目　B超、甲状腺扫描等,以同甲状腺疾病鉴别。

【诊断与鉴别诊断】

根据病史及体格检查,诊断多无困难。需与锥体叶甲状腺瘤、腮裂囊肿、颈淋巴结结核鉴别。

【治疗】

1.宜早期手术。手术应切除全部囊肿与瘘管,并应切除囊肿附着处部分舌骨,以免术后复发。

2.对并发急性感染者,应先切开引流和抗感染治疗,待炎症消退后再行手术。

【疗效标准】

1.治愈　囊肿及瘘管全部切除,症状消失、无并发症或并发症已愈。

2.好转　囊肿未切除但症状改善,或囊肿切除后留有并发症。

3.未愈　囊肿未切除、症状无改善。

【出院标准】

治愈或好转,或感染已控制,可在门诊继续治疗者。

(吴纯东)

第二节　单纯性甲状腺肿

【概述】

单纯性甲状腺肿是由于某种原因阻碍甲状腺激素合成而导致代偿性甲状腺肿大,一般无甲状腺功能异常,任何年龄均可患病,女性多于男性。根据发病的流行情况,可分为地方性和散发性甲状腺肿2种。前者流行于离海较远,海拔较高的山区,是一种多见于世界各地的地方性多发病,我国西南、西北、华北等地均有分布,又称"地方性甲状腺肿",主要因为碘的摄入不足,无法合成足够量的甲状腺素,反馈性引起垂体促甲状腺激素(TSH)分泌增高并刺激甲状腺增生和代偿性增大;后者散发于全国各地,由先天性甲状腺激素合成障碍或致甲状腺肿物质等所致。有些青春发育期、妊娠期或绝经期的妇女,由于对甲状腺素的需要量暂时性增高,也可发生轻度弥漫性甲状腺肿,称为生理性甲状腺肿。

【临床表现】

早期症状不明显,甲状腺呈对称、弥漫性肿大,腺体表面光滑,质地柔软,随吞咽上下移动。以后继续发展,在肿大腺体的一侧或两侧逐渐形成结节,可为单个结节或多个大小不等的结节,称为结节性甲状腺肿。当发生囊肿样变的结节内并发囊内出血时,可引起结节迅速增大。

单纯性甲状腺肿体积较大时可有压迫症状:压迫气管可致气管弯曲、移位和气道狭窄影响呼吸,压迫食管可致吞咽困难,压迫喉返神经引起声嘶,病程较长、体积融大的甲状腺肿可向胸骨后延伸生长形成胸骨后甲状腺肿,既可压迫气管和食管,也可压迫上腔静脉而出现面部、上肢肿胀及颈胸部表浅静脉扩张。

甲状腺功能多数正常或有轻度减低。基础代谢率正常或少数偏低;血清学检查甲状腺功能,T_4基本正常或稍低,T_3略高;甲状腺摄^{131}I率通常高于正常,但高峰时间很少提前出现;超声扫描为甲状腺弥漫性肿大或结节性肿大。

【诊断与鉴别诊断】

1.诊断　主要根据患者有甲状腺肿大而临床或实验室检查甲状腺功能基本正常。地方性甲状腺肿地区的流行病史有助于本病的诊断。

2.鉴别诊断

(1)慢性淋巴细胞性甲状腺炎:也可仅表现为甲状腺肿大,但甲状腺球蛋白抗体与微粒体抗体常明显增高,可资鉴别。

(2)甲状腺癌:单纯性甲状腺肿出现结节时,特别当结节内出血,迅速增大,放射性核素扫描时表现为冷结节,可能会误诊为甲状腺癌,应加以鉴别。必要时可作甲状腺针刺活检。

(3)甲状腺功能亢进:单纯性甲状腺肿伴神经官能症患者,应与甲状腺功能亢进鉴别,甲状腺功能亢进患者常有心慌、兴奋、多汗、怕热及甲状腺功能 T3、T4 增高。

(4)亚急性甲状腺炎:甲状腺肿如发生出血、疼痛,应与亚急性甲状腺炎鉴别,后者多表现为甲状腺突然肿胀、发硬、吞咽困难及疼痛,病人可有发热、血沉增快,发病前1~2周有上呼吸道感染史。

(5)位于甲状腺峡部的结节或囊肿,可误诊为甲状腺舌管囊肿。胸骨后或胸内甲状腺肿有时不易与纵隔肿瘤鉴别。

【治疗】

1.生理性甲状臃肿,宜多食含碘丰富的食物如海带、紫菜等。

2.对 20 岁以下的弥漫性单纯甲状腺肿病人可给予小剂量甲状腺素,以抑制促甲状腺激素分泌,缓解甲状腺的增生和肿大。常用剂量为甲状腺素片 40mg,每日 2 次,或左旋甲状腺素钠 50～100μg,每日 1 次;3～6 个月为一疗程。

3.有以下情况时,应及时施行甲状腺大部切除术:①因气管、食管或喉返神经受压引起临床症状者;②胸骨后甲状腺肿;③巨大甲状腺肿影响生活和工作者;④结节性甲状腺肿继发甲状腺功能亢进者;⑤结节性甲状腺肿疑有恶变者。

（吴纯东）

第三节　甲状腺亢进

临床上,甲状腺功能亢进(简称甲亢)可区分为原发性、继发性和高功能腺瘤三类,以便于治疗方法的选择。①原发性甲亢:最常见,多发于近海地区。腺体的肿大和功能亢进的综合征同时出现,腺肿多为弥漫性,两侧常对称。患者多有眼球突出,故亦称突眼性甲状腺肿。有时伴有胫前黏液性水肿;②继发性甲亢:较少见,多发于单纯性甲状腺肿的流行地区,由结节性甲状腺肿转变而来。结节性腺肿已存在多年,以后才继发功能亢进的综合征。患者多无眼球突出,也无胫前黏液性水肿;③高功能腺瘤:实际上是继发性甲亢的一种特殊型,少见,腺体内有单个的自主性高功能结节,放射性碘扫描检查显示结节的聚[131]碘量增加,称为热结节。患者都无眼球突出,也无胫前黏液性水肿。

【病因】

原发性甲亢的病因迄今尚未完全阐明。许多研究采用不同的测定方法,发现在 95％ 的甲亢患者血液中有几种与促甲状腺激素类似的物质,都能促使动物和人甲状腺释放甲状腺激素,而其作用缓慢而持久。它们都属于 G 类的特异性免疫球蛋白(IgG),并不来自垂体前叶,而来自患者的淋巴细胞。它们统称为 TSH 受体抗体(TRAb),包括两类:一类称为甲状腺刺激抗体(TSAb),或称甲状腺刺激免疫球蛋白(TSI),这些物质都能与甲状腺滤泡壁细胞膜上的促甲状腺激素受体相结合,从而激活细胞膜上的腺苷酸环化酶,引起甲状腺激素的合成和分泌增加,但不受 T_3、T_4 反馈抑制,因而使 T_3、T_4 持续增加,导致甲状腺功能亢进。未治的原发性甲亢病人 TSAb 阳性率达 95％ 以上。另一类称为甲状腺刺激阻断抗体(TSB-Ab),或称 TSH 结合抑制免疫球蛋白(TBII),能抑制 TSH 与其受体结合,阻断 TSH 的作用,从而使甲状腺功能下降。这样,在这两类 TRAb 活性和比率的相互作用下,导致甲状腺的功能亢进。因此,原发性甲亢是一种自身免疫性疾病;产生此种自身抗体的抗原(属 HLA-DR3 抗原),就是甲状腺滤泡壁细胞膜上的促甲状腺激素受体。

至于继发性甲亢和高功能腺瘤的发病原因,也未完全明确;血液中 TSH 受体抗体等的浓度不高。它们是结节本身自主的分泌,不受促甲状腺激素的调节,而是结节内的滤泡群无抑制地分泌 T_3/T_4 激素,因此反而抑制了垂体前叶分泌促甲状腺激素,以致结节周围的甲状腺组织功能被抑制而呈萎缩状态。

【病理】

腺体内血管增多、扩张,淋巴细胞浸润。滤泡壁细胞多呈高柱状,且发生增生,形成突入滤泡腔内的乳头状体。但滤泡腔内的胶体含量反而减少,这说明大部已变为甲状腺激素而释放入血中。

【临床表现及病理生理基础】

女性患者较男性为多,男女之比约为 1∶4。原发性甲亢患者,近 70％ 为 20～40 岁;继发性甲亢和高功能腺瘤的患者,年龄较高,多在 40 岁以上。主要症状可归纳为下列五方面,其中除眼睛症状外,都与甲状腺功能的亢进有关;而除基础代谢率增高外,其他四方面的症状可能不全存在。

1.甲状腺方面 体积略肿大,一般不引起压迫症状。由于腺体的血管扩张和血流加速,扪诊时可有震颤,听诊时可有杂音,尤其在甲状腺上动脉进入上极处更为明显。利用放射性碘的测定,估计进入正常甲状腺的血流量每分钟为50~60ml;在严重功能亢进的甲状腺,可增至每分钟1000ml以上。

2.自主神经系统方面 表现为交感神经功能的过度兴奋,尤其在原发性甲亢更为显著。患者多言,性情急躁,易激动,且常失眠。两手常有细而速的颤动;在严重病例,舌和足亦有颤动。患者常有热感,容易出汗,皮肤常较温暖,这都说明血管舒缩功能的异常兴奋。

3.眼睛方面 典型的是双侧眼球突出、眼裂增宽和瞳孔散大。个别患者突眼严重,上下眼睑闭合困难,甚至不能盖住角膜;病人视力减退,怕光、复视,眼部胀痛、流泪。但突眼的严重程度与甲亢的严重程度并无关系。

突眼的病理特征是眼球后纤维、脂肪组织增多,眼肌间质水肿,有显著的淋巴细胞浸润和亲水性黏多糖和透明质酸沉积。突眼病人多伴有TSAb阳性,但也有阴性者,因而引起突眼的原因仍未明了。近年认为眼球后组织内存在有特异性抗原,在病人血清中已发现有眶内成纤维细胞结合抗体水平的升高。突眼就是这种特异性免疫球蛋白不断作用于眼球后组织抗原的后果,使球后成纤维细胞活性增强,黏多糖分泌增多,进而使球后脂肪组织增多、眼肌间质水肿。因此,突眼是与甲亢不同的另一种自身免疫性疾病。

至于眼裂增宽和瞳孔散大,一般认为是由于丘脑下部颈交感神经中枢的过度兴奋引起的。上、下睑板肌和瞳孔开大肌均为由交感神经支配的平滑肌,二肌的紧张性收缩会引起眼裂增宽和瞳孔散大。

其他不常出现的眼征:①眼向下看时,上眼睑不随眼球下闭,在角膜上方露出巩膜一条;②凝视时极少瞬眼;③两眼集合能力甚差。

4.循环系统方面 由于代谢的全面增高以及交感神经的过度兴奋,以致心动强而有力,心率加速;脉率每分钟常达100次以上,在睡眠时亦然。多数患者诉有心悸和胸部不适感。日久,左心逐渐扩张并肥大,且伴有收缩期杂音。在严重病例(多为继发性甲亢)出现心律失常,而以心房颤动为最常见。最后发生心力衰竭。

此外,由于心排血量增多,因而收缩期血压升高;由于周围血管舒张,因而舒张期血压降低,于是脉压增大。

5.基础代谢方面 基础代谢率显著增高,其程度与临床症状的严重程度平行。轻度甲亢的基础代谢率多在+20%~30%;中度的,在+30%~60%;严重病例常增至+60%以上。

患者形容消瘦,体重减轻,易感疲乏,工作效率减低,但食欲多亢进。

除上述的主要症状外,有时出现停经、阳痿(内分泌紊乱)和腹泻(肠蠕动增加)等症状。个别患者伴有周期性肌麻痹(钾代谢障碍)。

需要提及,极个别患者伴有局限性胫前黏液性水肿,常与严重突眼同时或先后发生。临床表现为双侧小腿前方下段和足背的皮肤呈暗红色、粗糙、变韧,形成大小不同的片状结节,含有黏多糖沉积。发病机制不明,一般认为和突眼相似,亦是自身免疫性疾病。

【诊断】

有典型症状的病例易于诊断。但对于甲状腺不肿大、无突眼症状的早期或轻度的病例,则心搏、多汗等症状常被误诊为心血管系统神经综合征。在后者,脉率在睡眠时不加速,基础代谢率正常。

测定甲状腺功能状态有三种方法,即基础代谢率、甲状腺吸[131]I率以及应用放射免疫法测定血清中T_4、T_3的含量。

基础代谢率可简单地根据脉压和脉率计算,在清晨空腹静卧时反复进行测定。常用的计算公式有二:

基础代谢率(%)=(脉率+脉压)-111

基础代谢率(％)＝0.75×[脉率＋(0.74×脉压)]－72

这种计算在半数以上的患者有误差，误差率可达10％；也不适用于心律失常的患者。

近年来，在诊断上采用放射性碘摄取试验。给正常入[131]I，则在24小时内能被甲状腺摄取30％～40％，其他的60％～70％在48小时内经尿排出。功能亢进的甲状腺能摄取70％～80％的[131]I；而功能减退的甲状腺，其摄取量多低于20％。一般都用示踪量，在服后2小时及24小时进行测定。如果在2小时甲状腺所摄取的[131]I为人体总量的25％以上，或在24小时为人体总量的50％以上，且吸[131]I高峰提前出现，都表示甲状腺功能亢进。但需要说明，摄取的速度和积聚的程度并不能反映甲亢的严重程度。

对诊断有肯定价值的，是测定血清中T_4和T_3的含量。甲亢发生的早期，T_3的上升较早而快，约4倍于正常值；而T_4则较缓，仅2.5倍，故T_3的测定是诊断甲亢的敏感依据。在诊断有困难时，可进行促甲状腺激素释放激素(TRH)兴奋试验；如果为阴性，也就是在静脉注射TRH后，促甲状腺激素不增高(垂体分泌受抑制)，则更有诊断意义。

【治疗】

首先应使患者充分安静，避免情绪激动。并发有心力衰竭时需卧床休息。饮食方面应予高热能和富于维生素的食物。酒、烟、茶等刺激品均属禁忌。

近年，主要的治疗方法可归纳为下列三种，都限于减低亢进的甲状腺功能。应该根据年龄、病情轻重、属原发性或继发性、有无并发症和妊娠，以及各种疗法本身的特点，审慎选择。

1.抗甲状腺药物治疗　主要有丙硫氧嘧啶和甲巯咪唑(他巴唑)或卡比马唑(甲亢平)等。抗甲状腺药作用是通过抑制过氧化物酶，阻止甲状腺内的无机碘转变成有机碘，亦即阻止无机碘与酪氨酸的合成。此组药物还可抑制免疫球蛋白的生成，使血液中甲状腺刺激抗体下降。服药后，除眼球突出症状外，其他症状都能减轻或逐渐消失；但服用较久后，由于垂体前叶的代偿作用，增加了促甲状腺激素的分泌，乃发生甲状腺的肿大和动脉性充血。

初用剂量为丙硫氧嘧啶每日200～400mg，他巴唑或甲亢平每日20～40mg。3～4周后，如果疗效显著，即基础代谢率下降、体重增加，剂量可以减少。同时给予干甲状腺片，每日30～60mg，以避免甲状腺的肿大和充血。维持剂量为丙硫氧嘧啶每日100～200mg，他巴唑或甲亢平每日10～20mg，继续服用6～12～18个月。对原发性甲亢，有效的病例占50％～60％；对继发性甲亢或高功能腺瘤，有效的病例约占33％。抗甲状腺药治疗的缺点是：①疗程太长，复发率高；②使甲状腺肿大、充血，引起腺体与周围组织的粘连，增加手术操作上的困难；③发生过敏和中毒反应，如药物热、皮炎、荨麻疹、关节痛以及可致命的粒细胞缺乏(发生率约0.3％)。因此，在服用抗甲状腺药时，每周须检查白细胞计数；如降至$3×10^9/L$以下，中性粒细胞计数降至0.45时，要立即停药。

总的说来，抗甲状腺药不能根治甲亢，也不能代替手术。根据统计，单纯以抗甲状腺药治疗的病例，约有50％不能恢复工作；而经手术治疗的，只有5％。因此，如果应用抗甲状腺药治疗4～5个月后疗效不能巩固，应即考虑手术治疗。一般认为，抗甲状腺药的临床适应证宜限于：①病程较短、病情较轻的原发性甲亢；②20岁以下青少年和儿童，抗甲状腺药不致引起持久性的甲状腺功能减低，对生长、发育的影响很少；③伴有其他严重疾患而不宜施行手术的病例；④手术后复发的病例；⑤作手术前准备。抗甲状腺药在临床上的禁忌证为：①有压迫气管症状的患者，或是胸骨后甲状腺肿的病例；②高度突眼的病例；③妊娠和哺乳的妇女。抗甲状腺药可通过胎盘或与乳汁一同排出，有损胎儿或婴儿甲状腺的功能。

需要提出，应用大量碘剂对亢进的甲状腺功能亦有抑制作用，其原理是：大量碘剂能抑制蛋白水解酶作用，从而使甲状腺激素不能与甲状腺球蛋白解离。从腺体组织上来观察，碘的作用是：①浓积甲状腺滤泡内的胶体，亦即减少甲状腺球蛋白的分解；②稳定功能亢进的滤泡壁细胞，使高柱状细胞恢复到正常的立方形,乳头状体变平;③减少甲状腺的血循环,使腺体内充血减少。患者服碘剂 2～3 周后,基础代谢率即下降,症状减轻,甲状腺体缩小、变硬,血管震颤减小。但由于碘剂只能抑制甲状腺激素的释放,而不能抑制其合成,用碘剂后甲状腺内激素的储量增多,因而一旦停服碘剂后,贮存于甲状腺滤泡内的甲状腺球蛋白大量分解,以致甲亢症状又复出现,且常加重。因此,碘剂不应用来治疗甲亢,仅可作手术前准备用。

2.**放射性碘治疗** 都应用半衰期为 8 日的^{131}I。功能亢进的甲状腺能摄取 70%～80%进入体内的^{131}I,并先集中地储积在腺体内功能最亢进的部分。^{131}I 在甲状腺内放出 β 射线,其有效射程为 2mm,因此不致损伤甲状腺的邻近组织,仅能破坏功能亢进的甲状腺组织,从而减少甲状腺激素的合成和分泌;同时还可减少腺内淋巴细胞、减少免疫球蛋白的生成。^{131}I 治疗的优点是:用极小的量即可达到良好的疗效。根据国内资料,78%的病例可获得完全缓解。

估计^{131}I 的治疗剂量应根据甲状腺体的大小或重量、基础代谢率的高低、病类属原发性或继发性、病人的年龄等因素。腺体小和年轻者,剂量可较小;基础代谢率高者,剂量要较大;对继发性甲亢或高功能腺瘤,剂量也应较大。通常剂量为每克甲状腺组织投^{131}I 2.6～3.7MBq(70～100μCi),空腹 1 次口服。60%～70%患者在 1 次用药后 4～6 周内都有明显缓解,而 30%～40%患者需要在 3～4 个月后第 2 次用药。对正在服用普通碘剂的患者,治疗前 2—4 周应停服碘剂,也不进含碘食物。

^{131}I 治疗原发性甲亢的疗效良好,对继发性甲亢则不甚显著。鉴于:①虽谨慎投用^{131}I 的剂量,仍不能完全避免引起甲状腺功能减退,约在 10%的患者会发生持久性黏液性水肿;②不能完全排除^{131}I 的致癌作用,患者在应用^{131}I 20～25 年后有可能发生白血病或甲状腺癌。因此,^{131}I 治疗的主要临床适应证为:①伴有其他严重疾患而不宜施行手术的病例;②手术后复发的病例;③年龄在 40 岁以上的原发性甲亢。不可应用在:①妊娠和哺乳的妇女。^{131}I 能进入胎儿体内或与乳汁一同排出,有损胎儿或婴儿甲状腺功能;②轻度甲亢患者,^{131}I 治疗引起持久性黏液性水肿的可能性大;③青春期前后的年轻患者,以避免对性腺的损害。

3.**手术治疗** 除了①青少年患者;②病情较轻者和③伴有其他严重疾患的病例不宜于手术治疗外,手术治疗仍为目前有效的方法,尤其对于较严重的病例。对于继发性甲亢和高功能腺瘤,应用抗甲状腺药或^{131}I 治疗的效果都不甚显著,同时还有恶变的可能存在,更宜以手术治疗为主。已并发左心扩大、心律失常、甚至发生心力衰竭者,更应手术,始能获愈。企图完全治愈上述心脏症状,然后再行手术的办法,是本末倒置,反而导致病情恶化。手术方法为甲状腺大部切除术。手术后除眼球突出症状外,其他症状都能消失或减轻,工作效率增加。根据统计,手术治愈率达 90%～95%,而手术死亡率已降至 1%以下。

至于妊娠妇女,鉴于甲状腺功能亢进对妊娠可造成不良影响,引起流产、早产、胎儿宫内死亡、妊娠高血压综合征(简称妊高征)等,而妊娠又可能加重甲状腺功能亢进,因此,在妊娠早期、中期,即前 4～6 个月,仍应考虑手术治疗;到晚期,甲状腺功能亢进与妊娠间的相互影响已不大,则可待分娩后再行手术。

(吴纯东)

第四节　甲状腺炎

一、亚急性甲状腺炎

【临床表现】

1.**症状** 发病前 1～2 周有上呼吸道感染史,甲状腺突然肿胀、发硬、吞咽困难及疼痛,并向患侧耳颞处放射。始于甲状腺的一侧,很快向腺体其他部位扩展。可有发热、血沉增快。病程约 3 个月。

2.体征

（1）一般情况：发热。

（2）甲状腺肿大的特点：突然肿胀、发硬、吞咽困难及疼痛，并向患侧耳颞处放射。始于甲状腺的一侧，很快向腺体其他部位扩展。

【辅助检查】

基础代谢率略高，甲状腺摄取^{131}I量显著降低。

【诊断与鉴别诊断】

根据病史、体格检查及辅助检查，多可明确诊断。须与慢性淋巴细胞性甲状腺炎，单纯性甲状腺肿相鉴别。

【治疗原则】

严禁手术治疗。泼尼松每日4次，每次5mg，2周后减量，全程1～2个月；同时加用甲状腺干制剂或左甲状腺素钠，效果较好。停药后如果复发，则予放射治疗，效果较持久。抗生素治疗无效。

二、慢性淋巴细胞性甲状腺炎

【临床表现】

1.症状　无痛性弥漫性甲状腺肿，对称、质硬、表面光滑，多伴甲状腺功能减退的症状，腺肿较大时可有压迫症状。

2.体征　无痛性弥漫性甲状腺肿大，对称、质硬、表面光滑，腺肿较大时可有压迫症状。

【辅助检查】

1.必查项目　基础代谢率，甲状腺摄^{131}I率测定，血清中抗甲状腺抗体测定。

2.一般检查项目　穿刺活检。

【诊断与鉴别诊断】

根据病史、体格检查及辅助检查如基础代谢率低，甲状腺摄^{131}I量减少，血清中多种抗甲状腺抗体阳性，多可明确诊断。疑难时行穿刺活检。

【鉴别诊断】

亚急性甲状腺炎，单纯性甲状腺肿。

【治疗原则】

1.非手术治疗　可长期用甲状腺干制剂或左甲状腺素钠治疗。

2.手术治疗　适用于甲状腺肿大并有压迫症状或临床不能排除甲状腺癌，应先行局部切除快速病理检查后再定手术方式。

（吴纯东）

第五节　甲状腺肿瘤

甲状腺肿瘤分良性和恶性两类。良性中多为腺瘤；恶性中多为癌，肉瘤极少见。

一、甲状腺腺瘤

分滤泡状和乳头状囊性腺瘤两种,前者较常见。切面呈淡黄色或深红色,具有完整的包膜。

患者多为女性,年龄常在 40 岁以下。一般均为甲状腺体内呈圆形或椭圆形的单发结节,位置常近甲状腺峡。结节质较软,表面光滑,随吞咽上下移动,生长缓慢。大部分患者无任何不适感。乳头状囊性腺瘤有时可因囊壁血管破裂而发生囊内出血,此时肿瘤体积可在短期内迅速增大,局部出现胀痛。核素扫描一般为温结节,囊性变时可表现为冷结节。

由于甲状腺腺瘤有癌变的危险(癌变率可高达 10%),且有引起甲状腺功能亢进的可能(发生率约为 20%),应早期切除。要注意的是,在切除腺瘤时应将腺瘤连同其包膜和周围 1cm 宽的正常甲状腺组织整块切除,必要时连同切除同侧大部腺体。切除后即行冷冻切片检查;如检查结果有癌变,则应按甲状腺癌处理。

二、甲状腺癌

并不少见,占全身恶性肿瘤的 0.2%(男性)~1%(女性)。国内普查报道,其发病率为 11.44/10 万,其中男 5.98/10 万,女 14.56/10 万。病理方面可分为四种:

1.乳头状腺癌　约占 60%,恶性较低。一般为单发病灶,多无包膜,主要转移至颈淋巴结;有时原发癌很微小(直径<1cm),未被觉察,但颈部转移的淋巴结已很大。患者常是年轻人。

2.滤泡状腺癌　约占 20%,中度恶性。病灶多为单发;有包膜,但不完整,有癌细胞浸润。手术时约有 15%患者已有血行转移,颈淋巴结转移较少。患者多为中年人。

Hurthle 细胞癌是特殊类型的滤泡状腺癌;癌细胞较大,胞质丰富,嗜酸性,可被伊红染料染成红色,内含很多微小颗粒。占滤泡状腺癌的 3%~9%,不吸收放射性碘,预后较差。

3.未分化癌　约占 10%,按其细胞形态又可分为小细胞和巨细胞两型,恶性程度甚高。很早转移至颈淋巴结,也经血行转移至骨和肺。患者常为老年人。

4.髓样癌　约占 5%。细胞排列呈巢状、带状或束状,无乳头或滤泡结构,其间质内有淀粉样物沉着。髓样癌发生于滤泡上皮以外的滤泡旁细胞(C 细胞),分泌大量降钙素。组织学上虽呈未分化状态,但其生物学特性则与未分化癌不同。恶性程度中等。较早出现颈淋巴结转移,晚期可有血行转移。

5.恶性淋巴瘤　约占 5%,肿块多无包膜,由异常淋巴细胞广泛浸润。多见于老年妇女,恶性程度高。

【临床表现】

甲状腺结节明显增大,质变硬,腺体在吞咽时的上下移动性减少。这三个症状如果在短时期内迅速出现,则多为未分化癌;如果是逐渐出现,而患者的年龄在 40 岁以下,则腺癌的可能性很大。颈淋巴结的转移在未分化癌很早,在腺癌多较晚。晚期出现波及至耳、枕部和肩的疼痛,声音嘶哑,继之发生压迫症状如呼吸困难、吞咽困难和明显的 Horner 综合征。远处转移主要至扁骨(颅骨、椎骨、胸骨、盆骨等)和肺。

在髓样癌,5%~10%有明显家族史,是常染色体显性遗传,多为双侧肿瘤。由于肿瘤本身可产生激素样活性物质(5-羟色胺和降钙素),因此,在临床上可出现腹泻、心悸、脸面潮红和血钙降低等症状。血清降钙素多增高。此外,还可伴有其他内分泌腺的增生,如嗜铬细胞瘤、甲状旁腺增生等。

【诊断与鉴别诊断】

约 80%的甲状腺癌为分化较好的腺癌,早期予以手术治疗,5 年生存率可高达 75%以上,这说明甲状腺癌早期确诊的重要性。诊断方面提出下列三点。

1.病史方面要警惕下列情况：①地方性甲状腺肿非流行地区的儿童甲状腺结节；②成年男性甲状腺内的单发结节；③多年存在的甲状腺结节，短期内明显增大；④儿童期曾接受颈部放射治疗者，应予重视。

2.甲状腺结节有时很小，不易触及；体检时要认真做好扪诊。一般来说，多个结节多为良性病变，而单个的孤立结节中有4％～5％为甲状腺癌。进一步明确单个结节的性质：①应首选B型超声探测来区别结节的囊肿性或实体性。实体性结节并呈强烈不规则反射，则恶性的可能更大；②实体性结节应常规行核素扫描检查，如果为冷结节，则有10％～20％可能为癌肿。

X线检查，包括CT、MRI，主要用于甲状腺癌转移的发现、定位和诊断。在甲状腺内发现沙粒样钙化灶，则提示有恶性的可能。

3.近年多行针吸细胞学检查，方法简单易行。以20ml注射器，配以细针，直径为0.7～0.9mm。一般不需局部麻醉，直接刺入结节内，即将注射器塞向外拉，在注射器腔内造成负压，然后在结节内以2～3个不同方向进行穿刺吸取。需要注意的是，在拔出穿刺针前，一定要让注射器塞慢慢地向前退至原处，以消除注射器腔内的负压，这样，在拔出穿刺针时不会将结节周围组织的细胞群混着被吸入，又避免了已吸入的结节细胞群自穿刺针腔内进入注射器腔内。检查这样吸取的细胞群才有诊断价值，诊断正确率可高达80％以上，但最终确诊应由病理切片检查来决定。

4.采用放射免疫法测定血清中甲状腺球蛋白(Tg)，在分化型腺癌其水平明显增高。特别在手术后的监护和随访中，如果Tg水平超过$10\mu g/L$，就应怀疑癌的复发或有转移。

鉴别诊断方面要与下列三种甲状腺疾病鉴别：

1.亚急性甲状腺炎　由于在数日内发生甲状腺肿胀，可以引起误诊。要注意病史中多有上呼吸道感染。值得注意的是，血清中T_4、T_3浓度增加，但放射性碘的摄取量却显著降低，这种分离现象很有诊断价值。试用小剂量泼尼松后，颈部疼痛很快缓解，甲状腺肿胀接着消失，也是值得推荐的鉴别方法。

2.慢性淋巴细胞性甲状腺炎　由于甲状腺肿大，质又较硬，可以误诊为甲状腺癌。此病多发生在女性，病程较长，甲状腺肿大呈弥漫性、对称，表面光滑。试用左甲状腺素后腺体常可明显缩小。

3.乳突状囊性腺癌　由于囊内出血，短期内甲状腺腺体迅速增大，特别是平时忽略了有甲状腺结节存在，更易引起误诊。追问病史常有重体力劳动或剧烈咳嗽史。

【治疗】

以手术为主，而手术的范围和疗效与肿瘤的病理类型有关：①乳头状腺癌：如果颈淋巴结没有转移，癌肿尚局限在一侧的腺体内，应将患侧腺体连同甲状腺峡全部切除、对侧腺体大部切除；如果癌肿已侵及左右两叶，就需将两侧腺体、连同峡部全部切除。切除时要尽量不损伤喉返神经；至少要保留一侧的甲状旁腺。临床实践证明，对没有颈淋巴结转移的乳头状腺癌一般不需同时清除患侧颈淋巴结，五年治愈率可达80％以上。即使在日后随访中再出现颈淋巴结转移，再行清除手术仍能达到较好疗效。但如已有颈淋巴结转移，则应在切除原发癌的同时清除患侧的颈淋巴结；②滤泡状腺癌：即使癌肿尚局限在一侧腺体内，也应行两侧腺体、连同峡部全部切除。但如颈淋巴结已有转移，大都也已有远处血行转移，因此，即使彻底清除颈淋巴结，也多不能增高手术疗效；③未分化癌：发展甚快，发病后2～3个月即出现压迫症状或远处转移；强行手术切除不但无益，且可加速癌细胞的血行扩散。因此，临床上有怀疑时，可先行针吸细胞学检查或做活检以证实；治疗以放射为主；④髓样癌：由于其生物学特性不同于未分化癌，积极采用手术切除两侧腺体连同峡部，同时清除患侧或双侧颈淋巴结，仍有较好疗效；⑤恶性淋巴瘤：以放射治疗为首选。

需要指出的是，在施行甲状腺腺体全部切除时，最好施行所谓甲状腺囊内切除，也就是说要尽量保留腺体背面的囊壁。囊壁上面残留的腺体组织可用锐缘的刮匙刮去，这样可避免损伤喉返神经，也能保护甲状旁腺。文献统计,行囊内腺体全部切除时,双侧喉返神经麻痹的发生率仅为0.2%(囊外切除约为2%),手足搐搦的发生率也降至1%(囊外切除约为10%)。要知道,喉返神经麻痹和手足搐搦的术后处理远比甲状腺腺癌复发的处理困难得多。

关于颈淋巴结的清除,近年都主张行改良的功能性颈淋巴结清除术,也就是保留胸锁乳突肌、颈内静脉和副神经,而清除颈前、颈后三角中的淋巴脂肪组织。但若病期较晚,颈淋巴结受侵的范围广泛,则仍宜行传统的颈淋巴结清除术。

在内分泌治疗方面,由于分化型乳头状腺癌和滤泡状腺癌均有 TSH 受体,TSH 可通过其受体影响分化型腺癌的生长和功能,因此病人在手术后均应终身服用甲状腺素片,以抑制 TSH 的分泌。国内一般用干甲状腺片,每日90~120mg,也可选用左甲状腺素,每日100~200μg。要定期测定血浆 T_4 和 TSH 来调整用药剂量。

应用放射性碘治疗甲状腺癌,其疗效完全视癌细胞摄取放射性碘的多少而定;而癌细胞摄取放射性碘的多少,多与其分化程度成正比。未分化癌已失去甲状腺细胞的构造和性质,摄取放射性碘量极少,因此疗效不良;对髓样癌,放射性碘也无效。分化程度高的乳头状腺癌和滤泡状腺癌,摄取放射性碘量较高,疗效较好,特别适用于手术后40岁以上的高危病人、多发性乳头状癌灶、包膜有明显侵犯的滤泡状腺癌以及已有远处转移者。

如果已有远处转移,对局部可以全部切除的腺癌,不但应将患侧的腺体全部切除、患侧的颈淋巴结加以清除,同时还应切除对侧的全部腺体。这样才可用放射性碘来治疗远处转移。腺癌的远处转移,只能在切除全部甲状腺后才能摄取放射性碘。但如果远处转移摄取放射性碘量极微,则在切除全部甲状腺后,由于垂体前叶促甲状腺激素的分泌增多,反而促使远处转移的迅速发展。对这种试用放射性碘无效的病例,应早期给予足够量左甲状腺素,远处转移可因此缩小,至少不再继续迅速发展。

晚期腺癌多穿破甲状腺固有膜,广泛地侵入邻近组织和器官,一般已不能手术治疗。仅在引起严重的呼吸困难时,可切除压迫气管的癌肿部分,以减轻患者的痛苦。如已发生窒息的威胁,应即行气管切开。

(岳在连)

第六节　甲状腺手术要点

【术前检查】

对于具有手术适应证的单纯性甲状腺肿或甲状腺功能亢进的患者,可做下列五项主要的术前检查。

1.测定基础代谢率,在有增高的病例须定期复查。

2.喉镜检查,确定声带的功能。需要提及,一侧喉返神经受压,可以在呼吸或发音时没有明显的临床症状。

3.检查心脏有无扩大、杂音及心律失常等,并做心电图检查。

4.检查神经肌肉的应激性是否增高,做耳前叩击试验、上臂压迫试验。测定血钙和血磷的含量。

5.有胸骨后甲状腺肿时,应摄颈部 X 线片,并让患者同时咽下显影剂,以确定气管和食管的受压程度,并可确定甲状腺肿在胸骨后的范围。如有严重压迫气管症状存在时,应在 X 线透视下检查气管壁有否软化:让患者闭口捏鼻,同时用力呼气以增加气管内压力和用力吸气以降低气管内压力。如果气管壁有软化,则在呼气时软化的气管段即扩大,在吸气时软化的气管段即变窄。此检查能预告患者术后有无窒息的危险。

【术前准备】

对单纯性甲状腺肿病例,不需特殊的术前准备,也不需给予碘剂。

对甲亢病例,术前必须有充分准备。首先要消除患者过度紧张及精神刺激,给予热量充足、富含维生素饮食。主要的准备是口服碘剂——复方碘溶液(Lugol 溶液)。由于碘剂逐渐地抑制了甲状腺激素的释放,术后就不使循环系统受到突然的变化,避免了术后发生严重并发症即甲状腺危象。自 1923 年 Plummer 提倡用碘剂做术前准备后,甲状腺功能亢进的手术死亡率由 10%左右降至 1%以下。

复方碘溶液的处方为:碘酊 5g,碘化钾 10g,加蒸馏水 100ml。每滴溶液含无机碘 6.5mg,已远较人体每日所需的碘量(0.1～0.2mg)为高。通常剂量是每日 3 次,每次 5～10 滴;对不能耐受碘剂的患者,最好由每日 3 次,每次 3 滴开始,逐日每次增加 1 滴,至每次 16 滴为止,然后维持此剂量。一般经 2～3 周后,基础代谢率即下降至＋20%以下,体重增加,脉率降至每分钟 100 次以下,脉压亦恢复正常,其他症状也多显著减轻;而甲状腺体缩小、变硬,血管震颤减小。基础代谢率一接近正常,即应施行手术。如果错过这个时间,即使继续服用碘剂,在多数病例基础代谢率又复上升,症状亦复出现,甚至加重。因此,必须严格掌握这个适当的手术时间。

需要说明,适当的手术时间诚然一般以基础代谢率的接近正常与否来决定,但亦不宜完全以此为标准,应同时参考全身情况,尤其是循环系统情况的改善。脉率降低、脉压恢复正常,常是适当的手术时间的重要标志。

对于服用碘剂后症状不显著减轻者,可改服或在服用碘剂的同时加服抗甲状腺药。由于抗甲状腺药能引起甲状腺肿大、充血,故一俟基础代谢率接近正常,即应停服,但仍需继续服用碘剂 1 周,始行手术。

对于常规服用碘剂或合并应用抗甲状腺药不能耐受或不起显著作用的病例,可与碘剂合用普萘洛尔(心得安)(β-受体阻滞药)。剂量为每 6 小时给药 1 次,口服,每次 20～40mg,一般在 4～7 日后脉率即降至正常水平,激动、两手颤动、心悸等症状好转,可以施行手术。要注意的是:最末一次口服普萘洛尔要在术前 1～2 小时;术前不用阿托品,以免心动过速;术后需继续口服普萘洛尔 4～7 日。

近年,有人主张完全单用普萘洛尔做甲亢的术前准备,优点是:一方面可缩短术前准备时间,另方面并不影响甲状腺功能,术后立即能了解甲状腺残留部分的功能状态。但多数学者认为,应用普萘洛尔的适应证仍应限于上述病例,也就是对碘剂不起显著作用的病例,且仍应与碘剂联合应用。完全单用普萘洛尔仅适用于高功能腺瘤病人的术前准备。

【手术原则】

一般都施行一期的双侧甲状腺大部切除术。手术原则和主要步骤如下。

1.实践证明,局部麻醉在绝大多数病例效果良好,且可随时了解声带功能,避免损伤喉返神经。即使在较紧张的甲亢患者,如果在术前解除患者顾虑,并加强镇静药的应用,也多可在局部麻醉下顺利进行手术。但如果气管严重受压,或在较大的胸骨后甲状腺肿时,为了保证手术中呼吸道通畅,从而也减轻了心脏的负荷,则应考虑行气管内麻醉。

2.离胸骨上缘两横指处做切口。横切或分开舌骨下诸肌,进入甲状腺外层被膜和固有膜间的间隙,即可分离出甲状腺腺体。一般先处理甲状腺上动、静脉,要紧靠甲状腺上极,分别结扎、切断其前、后分支,这样不致损伤喉上神经的外支。接着分别结扎、切断甲状腺中静脉和甲状腺下静脉,然后再处理甲状腺下动脉。要尽量离开腺体背面,靠近颈总动脉结扎甲状腺下动脉主干,这样不但可避免损伤喉返神经,且使甲状腺下动脉的分支仍与喉部、气管、咽部、食管的动脉分支相互保持着吻合,不致影响切除后甲状腺腺体残留部分和甲状旁腺的血液供应。

3.应按甲状腺功能情况,来决定切除腺体的多少。一般要切除 70%～90%,必须保留腺体的背面部分,每侧残留部分大约如拇指的末节,这样既可避免复发,又不致发生黏液性水肿,并能避免损伤喉返神经和甲状旁腺。甲状腺峡亦需切除。

4.切口两侧应置通畅引流 24～48 小时,以便及时引流出渗血;颈部的空间小,少量的积血即可压迫气管。

在甲亢患者,手术后应继续口服复方碘溶液,仍为每日 3 次,每次 5～10 滴;或由每日 3 次,每次 16 滴开始,逐日每次减少 1 滴,至情况平稳为止。同时给予干甲状腺片,每日 30～60mg,以抑制垂体前叶的兴奋,避免发生眼球突出或其恶化。

总结起来,施行甲状腺大部切除术时必须做到三点:①严格止血;②保护甲状旁腺;③避免损伤喉返神经。轻柔的操作和熟悉甲状腺的局部解剖,是达到良好手术效果的重要因素。

近年提出以腔镜进行甲状腺手术,这种手术不是一种真正意义上的微创方法,而是一种美容手术。一般经胸前壁或腋窝径路,持续灌注 CO_2 制造操作空间(压力控制在 6mmHg),然后放置腔镜及器械,应用超声刀在颈阔肌深面进行钝性分离,施行甲状腺手术。术者必须掌握熟练的技术,所需时间较常规手术为长,视野显露也欠清晰,而出血量并不减少,术中喉返神经和甲状旁腺损伤的发生率也不低于常规手术;对甲状腺功能亢进者,术中很难掌握切除腺体的多少,唯一的优点是在颈前不留瘢痕。这种手术仅限于较小的良性腺瘤或囊肿,不宜于甲状腺大部切除术。

【手术中意外与术后并发症】

常见的有下列八种:

1.术后再出血　甲状腺上动脉或较粗静脉的结扎线结脱落,以及腺体切面的严重渗血(多由于未结扎甲状腺下动脉),均是造成术后再出血的常见原因。一般在术后 24～48 小时内,患者颈部迅速肿大、紧张、呼吸困难,甚至发生窒息。因此,术后应常规地将拆线所需的无菌器械置于病床旁,必要时可采取紧急措施:拆除缝线,敞开切口,去除血肿,结扎出血的血管。

2.喉上神经损伤　并不少见,常被忽视。如果将甲状腺上动脉和其伴行的静脉离甲状腺上极较远地、不细加分离地、连着其周围组织一起结扎,就有可能将喉上神经的外支结扎在内,引起环甲肌麻痹,以致患者的声带松弛、声调降低。分离向上伸延很高的甲状腺上极时,有时可损伤喉上神经的内支;由于喉黏膜的感觉丧失,患者失去喉部的反射性咳嗽,进食时,特别在饮水时,就可引起误咽。

3.喉返神经损伤　手术时最易损伤喉返神经的地区,即所谓危险地区,是在甲状腺体背面,自喉返神经与甲状腺下动脉分支交叉处到环状软骨下缘、喉返神经进入喉内的一段。喉返神经分前支和后支,前支支配声带的内收肌,后支支配声带的外展肌。分支处的高低常不一定,在 2/3 病例分支处低,位于此危险地区的下方;在 1/3 病例分支处高,位于此危险地区内或其上方。所以,如果分支处高,则损伤多累及喉返神经的全支,使声带处于中间地位(内收与外展之间)。如果分支处低,则前、后支可分别受损:前支的损伤引起内收肌麻痹,而使声带外展;后支的损伤引起外展肌麻痹,而使声带内收。由于这个事实,可以解释在喉返神经损伤时临床上可出现不同表现。一侧喉返神经的损伤:可在呼吸或发音时无明显的临床表现(后支损伤),但大都则引起声音嘶哑(全支或前支损伤)。两侧喉返神经的损伤,可造成严重的呼吸困难,甚至窒息(两侧后支损伤),但大都使患者失音(两侧全支或前支损伤)。

引起喉返神经轻重不等的麻痹多由于术中直接的损伤:切断、扎住、挫夹、牵拉,很少由于术后血肿的压迫或附近瘢痕组织的牵引。术中直接的损伤按操作步骤叙述,常发生在:①分离上极时,如果过度深及腺体的背面内侧,有可能损伤喉返神经进入喉部之前的部分;②分离腺体背面或解剖甲状腺下动脉时,如果将腺体过度拉向或推向内侧,可以拉伤喉返神经;③分离下极时,如果过度深及腺体的背面内侧,可以损伤喉返神经;④分离、结扎甲状腺下动脉时,如果不远离腺体的背面、不靠近颈总动脉,可以挫伤或扎住喉返神经;⑤在预定的切除面上,用血管钳夹住内层被膜做标记时,如果过度深入腺体背面,可以夹伤喉返神经;⑥在切除面上止血时,如果血管钳或贯穿结扎太深入切除面内侧的腺组织中,可以夹伤或扎住喉返神经;⑦缝合切除面的内层被膜时,如果太深入腺体背面,可能扎住喉返神经。由于血肿压迫或瘢痕组织牵引所引起的喉返神经麻痹,都在术后数日才出现临床症状,预后一般良好。由于术中挫夹、牵拉所引起的喉返神经麻痹,也常能于术后 3～6 个月内恢复功能。但切断或扎住喉返神经,则引起永久性麻痹,其发生率约为 1%。一侧喉返神经损伤所致的声带外展,引起声音嘶哑,渐可由健侧声带过度向患侧内收而有所代偿;两侧后支损伤所致的两侧声带内收,发生严重呼吸困难,多需行气管切开。

为了保护喉返神经,手术时必须注意到上述 7 点术中常发生的直接损伤;特别要做到:①靠近颈总动脉、远离腺体的背面,分离、结扎甲状腺下动脉的主干;②切除甲状腺时应保留腺体背面部分的完整。熟悉喉返神经的解剖位置,在局部麻醉下施行手术并重复检查患者的发音,都有助于避免喉返神经的损伤。

4.手足搐搦　　手术时甲状旁腺误被一并切除,或受挫伤,或其血液供应受累,都可以引起甲状旁腺功能的不足,发生手足搐搦。

症状多在手术后 1～2 日出现。轻者仅有面部或手足的强直感或麻木感,常伴有心前重压感;重者发生面肌及手足搐搦,一种带疼痛的持续性痉挛,每日可发作数次,每次 10～20 分钟,甚至数小时。严重病例还伴有喉和膈肌痉挛,可引起窒息而致死亡。晚期常继发双眼白内障。

在不出现搐搦的间歇期间,神经肌肉的应激性显著增高。如果在患者耳前叩击面神经,颜面肌肉即发生短促的痉挛(Chvostek 征);如果用力压迫患者的上臂神经,即引起手搐搦(Trousseau 征)。重要的是测定血中钙和磷的含量:血钙多降至 2.0mmol/L 以下,在严重病例可降至 1.3～1.5mmol/L;血磷则升至 1.9mmol/L 或更高。同时,尿中钙和磷的排出量都减少。

手术后发生的手足搐搦多数是较轻而暂时的,这可能由于甲状旁腺的损伤较轻,易于恢复;也可能由于未被切除或未受损伤的甲状旁腺逐渐肥大,起了代偿作用。严重的、持久的手足搐搦病例较少见;据近年资料统计,其发生率约为 0.3%。

治疗方面,给予苯巴比妥、氯氮草(利眠宁)等镇静药。口服乳酸钙或葡萄糖酸钙,同时给予维生素 D₃ 以促进钙自肠道吸收和钙在组织中蓄积。搐搦发作时,立即静注 10%氯化钙溶液 10～20ml。

最有效的治疗是服用双氢速甾醇(dihydrotachysterol 或 AT10)。双氢速甾醇是油剂,有提高血中钙含量的特殊作用;作用缓慢,但较持久,口服 2～3 日后始发生作用,一般可维持 6～7 日之久。仅适用于较严重的病例。开始剂量较高,每日 5～7ml,连服 3～4 日后,即测定血中钙含量;一俟钙含量正常,即应减至每周 3～6ml。剂量过大,可致血钙过度升高至 3.8～4.5mmol/L,即可发生钙盐在肾脏及心肌中的沉积,而引起严重损害。因此,服用双氢速甾醇时必须定期测定血钙含量;如果血钙已超过 2.7mmol/L,临床上出现食欲减退、恶心、腹泻、失眠等症状,应即将双氢速甾醇剂量减少。月经期前 1 周中、妊娠和哺乳期间,剂量需适当增加。

近年施行同种异体甲状旁腺移植,获得较好疗效。可将甲状旁腺切成薄片,种植于病人的前臂肌肉内;更好的是以带血管的胚胎甲状腺和甲状旁腺移植于病人的股三角区。

为了保护甲状旁腺,减少术后手足搐搦的发生,手术时必须做到:①切除甲状腺体时,应保留腺体背面部分的完整;②结扎甲状腺下动脉应在其主干,使其分支与喉部、气管、咽部、食管的动脉分支相互保持着吻合,以保证甲状旁腺的血液供应。

5.甲状腺危象　　都在甲状腺功能亢进手术后 12～36 小时内发生。临床表现为高热、脉率快速而弱、大汗、不安、谵妄以至昏迷,常伴有呕吐、腹泻。如不积极治疗,患者往往迅速死亡。

发病机制迄今尚未肯定。过去认为,甲状腺危象是手术时过度挤压了甲状腺组织,促使大量甲状腺激素突然进入血液中的结果。但甲亢患者服甲状腺激素后一般不引起危象,危象患者血液中甲状腺激素的含量不一定高,因此不能简单地认为甲状腺危象是单纯由于甲状腺激素在血液中过多所致。近年则认为:甲状腺危象与垂体-肾上腺皮质轴应激反应减弱有关。甲亢时肾上腺皮质激素的合成、分泌和分解代谢加速,久之使肾上腺皮质功能减退,而手术创伤的应激即诱发危象。

治疗方面,首先给予镇静药。静脉输入大量葡萄糖溶液。氧气吸入,以减轻组织的缺氧。退热可行冰袋降温,必要时可应用丙嗪类药物。口服丙硫氧嘧啶,首剂为 600mg;或口服复方碘溶液,首剂为 3～5ml,紧急时给 1～2g 碘化钠加入等渗盐水中静脉滴注。近年来多用 β 受体阻滞药或抗交感神经药,常用的有:普萘洛尔 5mg 加入 5％葡萄糖溶液 100ml 静滴,或口服 40～80mg,每 6 小时 1 次。利血平 2mg 肌注,每 6 小时 1 次。同时给予大量皮质激素。

做好术前充分准备,待基础代谢率接近正常、循环系统情况改善后始行手术,以及术后继续给予碘剂,都是预防甲状腺危象的重要措施。

6.甲状腺功能减退　多因甲状腺组织切除过多所引起,也可能由于残留腺体的血液供应不足所致。临床上出现轻重不等的黏液性水肿症状:皮肤和皮下组织水肿,面部尤甚,按之不留凹痕,且较干燥;毛发疏落。患者常感疲乏,性情淡漠,智力较迟钝,动作缓慢,性欲减退;此外,脉率慢、体温低、基础代谢率降低。

虽然术后持久性黏液性水肿甚少见,但仍需重视其预防措施:①行甲状腺大部切除术时,每侧的残留部分要大如拇指末节;②结扎甲状腺下动脉必须在其主干,使其分支与喉部、气管、咽部、食管的动脉分支相互保持着吻合,以保证残留腺体的血液供应。需要指出,对流行地区的单纯性甲状腺肿,其腺组织的功能价值多较低,在施行手术切除时,更应重视这两个措施。

治疗方面给予干甲状腺片。

7.术后复发　复发率为 4％～5％,多见于年轻患者,或在妊娠和闭经期妇女。单纯性甲状腺肿的复发常出现在术后 6～10 年,甲亢复发多在术后 2～5 年。造成复发的常见原因是:未予切除的甲状腺峡或锥状叶;切除得不够,腺体残留太多;甲状腺下动脉未予结扎等。因此,切除两侧大部腺体,同时切除甲状腺峡和锥状叶,并结扎两侧甲状腺下动脉,都是预防复发的有效措施。特别对年轻患者,术后口服干甲状腺片每日 30～60mg,连服 6～12 个月,以抑制促甲状腺激素的分泌,对预防复发有一定的作用。

复发甲状腺肿的再次手术常带来难以估计的困难,易损伤喉返神经和甲状旁腺,因此,仅在引起严重的压迫症状时才考虑手术。对复发的甲亢,一般以非手术疗法为主。

8.术后恶性突眼　原发性甲亢手术后,轻度突眼一般在 1 年内可逐渐好转;但在少数病例,眼球突出不但不减退,竟更恶化。患者流泪,畏光,眼内灼痛;部分眼球肌由于水肿、肥厚发生运动障碍,乃引起复视。由于眼睑肿胀,不能盖住角膜,以致角膜干燥受损,发生溃疡;又由于视神经受到牵拉,逐渐引起视神经萎缩,甚至造成失明。

治疗方面,首先保护眼睛。戴黑眼镜,用 0.5％醋酸可的松溶液滴眼;每晚睡前用抗生素眼膏敷眼,并用胶布闭合眼睑,以避免角膜的过度暴露。其次是给予大量泼尼松,每日 100～120mg,分 3～4 次口服;见效后逐渐减少剂量。口服干甲状腺片或皮下注射奥曲肽,亦有良效。可辅以球后或垂体的深度 X 线照射。如果上述治疗均无效,则宜及时施行双侧眼眶减压术:经额部、硬膜外广泛切除眼眶顶部骨层,十字切开眼眶骨膜。

(岳在连)

第十章　乳腺疾病

第一节　乳腺纤维囊性增生症

本病常见于中年女性,是乳腺实质的良性增生,其病理形态复杂,增生可发生于腺管周围并伴有大小不等的囊肿形成,或腺管内表现为不同程度的乳头状增生,伴乳管囊性扩张;也有发生于小叶实质者,主要为乳管及腺泡上皮增生。

【病因】

本病系体内女性激素代谢障碍,尤其是雌、孕激素比例失调,使乳腺实质增生过度和复旧不全。部分乳腺实质成分中女性激素受体的质和量异常,使乳房各部分的增生程度参差不齐。

【临床表现】

本病突出的临床表现是乳房胀痛和肿块,特点是部分患者具有周期性。疼痛与月经周期有关,往往在月经前疼痛加重,月经来潮后减轻或消失,有时整个月经周期都有疼痛。体检发现一侧或双侧乳腺有弥漫性增厚,可局限于乳腺的一部分,也可分散于整个乳腺,肿块呈颗粒状、结节状或片状,大小不一,质韧而不硬,增厚区与周围乳腺组织分界不明显。少数患者可有乳头溢液。本病病程较长,发展缓慢。

【诊断】

根据以上临床表现,本病的诊断并不困难。本病有无恶变尚有争论,但重要的是乳腺癌与本病有同时存在的可能,为了及早发现可能存在的乳腺癌,应嘱患者每隔2~3个月到医院复查。局限性乳腺增生病肿块明显时,要与乳腺癌相区别。后者肿块更明确,质地偏硬,与周围乳腺有较明显区别,有时有腋窝淋巴结肿大。

【治疗】

本病的治疗主要是对症治疗,可用中药或中成药调理,包括疏肝理气、调和冲任及调整卵巢功能。对局限性乳腺囊性增生病,应在月经后1周至10天内复查,若肿块变软、缩小或消退,则可予以观察并继续中药治疗。若肿块无明显消退者,或在观察过程中,局部病灶有可疑恶性病变时,应予切除并作快速病理检查。如果有不典型上皮增生,则可结合其他因素决定手术范围,如有对侧乳腺癌或有乳腺癌家族史等高危因素者,以及年龄大,肿块周围乳腺组织增生也较明显者,可作单纯乳房切除术。

(吴纯东)

第二节　急性乳腺炎

急性乳腺炎一般指急性哺乳期乳腺炎,是乳腺的急性化脓性感染,患者多为哺乳期的女性,尤以初产妇更为多见,往往发生在产后 3～4 周。

【病因】

急性乳腺炎的发病,有以下两方面原因:①乳汁淤积。乳汁是理想的培养基,乳汁淤积将有利于入侵细菌的生长繁殖。②细菌入侵。乳头破损或皲裂,使细菌沿淋巴管入侵是感染的主要途径。细菌也可直接侵入乳管,上行至腺小叶而致感染。多数发生于初产妇,缺乏哺乳的经验。也可发生于断奶时,6 个月以后的婴儿已长牙,易致乳头损伤。

【临床表现】

本病主要表现为乳房疼痛、局部充血水肿、发热,随着炎症反应的进展,患者可有寒战、高热、脉搏加快,常有患侧腋窝淋巴结肿大、压痛,白细胞计数明显增高等。一般起病 1～3 天,呈蜂窝织炎样表现,5～7 天后可形成脓肿,脓肿可以是单房或多房性。乳房脓肿根据不同部位可分为:表浅脓肿、乳晕下脓肿、深部脓肿、乳房后脓肿。脓肿可向外溃破,深部脓肿还可穿至乳房与胸肌间的疏松组织中,形成乳房后脓肿,感染严重者,可并发脓毒症。

【治疗】

1.炎症早期　消除感染、排空乳汁。早期呈蜂窝织炎表现时不宜手术,应予静脉点滴抗生素治疗。呈蜂窝织炎表现而未形成脓肿之前,应用抗菌药可获得良好的结果。因主要病原菌为金黄色葡萄球菌,可不必等待细菌培养的结果,应用青霉素治疗,或用耐青霉素酶的苯唑西林钠(新青霉素Ⅱ),每次 1g,每日 4 次肌注或静滴。若患者对青霉素过敏,则应用红霉素。

2.脓肿形成后　仍仅以抗菌药治疗,则可致更多的乳腺组织受破坏。此时超声有助于诊断脓肿是否形成,亦可在波动感最明显区域进行穿刺,抽到脓液表示脓肿已形成,脓液应做细菌培养及药物敏感试验。以后可根据细菌培养结果指导选用抗菌药。抗菌药可被分泌至乳汁,因此如四环素、氨基糖苷类、磺胺药和甲硝唑等药物应避免使用,因其能影响婴儿,而以应用青霉素、头孢菌素和红霉素为安全。

脓肿形成后,主要治疗措施是及时作脓肿切开引流,治疗过程中应停止哺乳,并行退奶处理。手术时要有良好的麻醉。为避免损伤乳管而形成乳瘘,应做放射状切开,乳晕下脓肿应沿乳晕边缘做弧形切口,深部脓肿或乳房后脓肿可沿乳房下缘做弧形切口,经乳房后间隙引流之。切开后以手指轻轻分离脓肿的多房间隔,以利引流。脓腔较大时,可在脓腔的最低部位另加切口做对口引流。

【预防】

急性哺乳期乳腺炎的预防关键在于避免乳汁淤积,防止乳头损伤,并保持其清洁。应加强孕期卫生宣教,指导产妇经常用温水、肥皂洗净两侧乳头。如有乳头内陷,可经常挤捏、提拉矫正之。要养成定时哺乳、婴儿不含乳头而睡等良好习惯。每次哺乳应将乳汁吸净.如有淤积,可按摩或用吸乳器排尽乳汁。哺乳后应清洗乳头。乳头有破损或皲裂要及时治疗。注意婴儿口腔卫生。

(岳在连)

第三节　乳腺良性病变

一、浆细胞性乳腺炎

由于乳晕下导管有阻塞，引起导管扩张，管壁上皮萎缩，管内积聚的类脂质及上皮细胞碎屑腐蚀管壁后，在管壁周围的脂肪组织内见有片状的浆细胞浸润。浆细胞性乳腺炎在发展的不同阶段还有不同命名，如乳腺导管扩张症、粉刺性乳腺炎、化学性乳腺炎等。

本病常见于绝经前后，病程较长，可反复发作。早期可有一侧或双侧乳头浆液性排液，有时在乳头或乳晕下形成边界不清的小结节。病变发展时局部可出现红、肿、痛等症状，并在乳晕周围或乳腺实质出现肿块，亦可出现皮肤粘连、乳头回缩、局部水肿以及腋淋巴结肿大等征象，易误诊为乳腺癌。有时肿块逐步软化形成脓肿，穿破后形成久不愈合的瘘管。

在乳头排液时可以作手术切除扩张的导管。局部炎症明显时应用抗生素治疗，避免切开引流。脓肿形成后常自行穿破，形成瘘管，可经久不愈。此时应作手术治疗，切除瘘管及其周围组织。

二、乳腺囊性增生病

乳腺囊性增生病是妇女中常见的乳腺疾病。本病的命名学很混乱，又名小叶增生、乳腺结构不良症、纤维囊性病等，以往曾称为慢性囊性乳腺炎，实际上本病无炎症性改变，因而不宜应用。本病的特点是乳腺组成成分的增生，在结构、数量及组织形态上表现出异常，故称为乳腺囊性增生病或乳腺结构不良症。

【病因和病理】

本病常见于30～50岁的妇女，与卵巢功能失调有关。月经周期内乳腺同样受体内激素的改变而有周期性的变化，当体内激素比例失去平衡，雌激素水平升高与黄体素比例失调，使乳腺增生后复旧不全，引起乳腺组织增生。

标本切面呈黄白色，质韧，无包膜。切面有时见有很多散在的小囊，实际上是囊状扩张的大小导管，囊壁大多光滑，内有黄绿色或棕色黏稠液体。有时有黄白色乳酪样的物质自乳管口溢出。如为弥漫性囊性病，则称Schimmelbusch病。单个张力较大的青色囊肿称蓝顶囊肿。

【临床表现】

常有一侧或两侧乳房胀痛，轻者如针刺样，可累及到肩部、上肢或胸背部。一般在月经来潮前明显，月经来潮后疼痛减轻或消失。检查时在乳房内有散在的圆形结节，大小不等，质韧，有时有触痛。结节与周围乳腺组织的界限不清，不与皮肤或胸肌粘连，有时表现为边界不清的增厚区。病灶位于乳房外上方较多，也可影响到整个乳房。少数病人可有乳头溢液，常为棕色、浆液性或血性液体。病程有时很长，但停经后症状常自动消失或减轻。

【治疗】

囊性增生病绝大部分可以用非手术治疗，用乳罩托起乳房，中药疏肝理气及调和冲任等方法可缓解疼痛。绝经前期疼痛明显时，可在月经来潮前服用甲基睾丸素，每日3次，每次5mg；亦可口服孕酮，每日5～10mg，在月经前服7～10天。近年来应用维生素E治疗，亦有缓解疼痛的作用。对病灶局限于乳房一部分,月经后仍有明显肿块等症状者也可应用手术治疗。

囊性增生病与乳腺癌的关系尚不明确。流行病学研究提示囊性增生病病人以后发生乳腺癌的机会为正常人群的2~4倍。非增生性疾病,不增加危险性者有腺病、纤维变性、囊性病、导管扩张、乳腺炎、纤维腺瘤、轻度小叶增生;单纯增生性病变,增加1.5~2.0倍危险性;有中度或高度增生,乳头状瘤伴纤维血管核心不典型增生,增加4.0~5.0倍的危险性。小叶或导管的不典型增生,囊性增生病本身是否会恶变与其导管上皮增生程度有关。单纯性的囊性增生病很少有恶变,如果伴有上皮不典型增生,特别是重度者,则恶变的可能性较大,属于癌前期病变。

三、乳腺导管内乳头状瘤

乳腺导管内乳头状瘤多见于40~45岁经产妇,主要症状是乳头溢出血性液体,而无疼痛。75%的病变在乳晕下的输乳管内,由于乳头状瘤小而软,因而临床检查时常不易触及,有时则可在乳晕下方触及小结节,无皮肤粘连。轻压乳晕区或挤压乳头时,有血性排液,可以帮助定位。发生于小导管的乳头状瘤常位于乳腺的边缘部位,常是多发性的,亦称为乳头状瘤病。管内乳头状瘤的体积常很小,肉眼可见导管内壁有带蒂的米粒或绿豆大小的乳头状结节突入管腔,富于薄壁血管,极易出血。位于中、小导管的乳头状瘤常伴有小叶增生,切面呈半透明颗粒状,黄白相间,有时与癌不易区别。位于输乳管的乳头状瘤很少发生恶变,中小导管的乳头状瘤有恶变的可能。乳头状瘤应作手术切除,对输乳管的乳头状瘤如能摸到肿块,则定位较容易。如未扪及结节,则可沿乳晕部顺时针方向按压,明确出血的乳管开口后,用细钢丝插入该乳管,沿钢丝方向作放射状切口,或沿乳晕作弧形切口,然后将该导管及其周围乳腺组织切除。小导管乳头状瘤常是多发性,有恶变倾向,应考虑作局部广泛切除,必要时行单纯乳房切除。近年应用乳腺纤维导管镜,有助于术前诊断及术时定位。

四、乳腺纤维腺瘤、巨纤维腺瘤

纤维腺瘤、巨纤维腺瘤及分叶状肿瘤同属乳腺纤维上皮型肿瘤。乳腺纤维腺瘤是青少年女性中常见的肿瘤,发病年龄以20~30岁最多。临床上大多是单发的,但15%~20%的患者可以多发。纤维腺瘤的发生与体内雌激素水平增高有关,肿瘤很少发生于月经来潮前及绝经后。纤维腺瘤的大小不一,大都呈卵圆形,有时为分叶状,表面光滑,实质,有弹性,与周围组织分界清楚,不与皮肤或胸肌粘连,容易推动,活动度大。腋淋巴结常无肿大。纤维腺瘤生长缓慢,可以数年没有变化,但在妊娠、哺乳期或绝经前期可以突然迅速增长。纤维腺瘤直径超过7cm以上者称巨纤维腺瘤。纤维腺瘤很少发生恶变,但巨纤维腺瘤可恶变成为分叶状肿瘤。纤维腺瘤虽是良性肿瘤,但还是应该手术切除,以防止其继续生长,并可明确诊断。肿瘤较小而应用局麻注射后常使肿瘤不易扪及,因此最好在肋间神经阻滞下进行手术。肿块位于乳房下方时,可作乳房下皱褶处弧形切口。多发性肿瘤或反复发生者术后可以用男性激素或中草药治疗。经怀孕或哺乳后很少再发生。巨纤维腺瘤的治疗同纤维腺瘤。

五、乳腺分叶状肿瘤

本病与纤维腺瘤、巨纤维腺瘤同属乳腺纤维上皮型肿瘤,以往文献上将巨纤维腺瘤及分叶状肿瘤分别命名为良性分叶状囊肉瘤及恶性分叶状囊肉瘤,这样使命名较为混乱。复旦大学肿瘤医院将此类肿瘤的良性者称巨纤维腺瘤,而分叶状囊肉瘤专指恶性而言,近年来 WHO 又将此类肿瘤统一命名为分叶状肿瘤。分叶状肿瘤的发病年龄为 21～70 岁,病程较长,生长缓慢,瘤体有时很大,边界清楚,呈结节分叶状,质地韧如橡皮,部分区域可以呈囊性。表面皮肤有时由于瘤体张力大而呈菲薄,呈光滑水肿状,有时表面有静脉曲张,很少有淋巴结转移,淋巴结转移率约为 4％～5％。病理切片根据间质细胞的不典型程度、核分裂数等将肿瘤分为高度分化、中度分化及分化差三类。治疗方法主要是手术切除。由于淋巴结转移少,手术范围可以作局部广泛切除,肿瘤较大者可作单纯乳房连同胸大肌筋膜切除。如有肿大淋巴结者,则可予一并切除,预后与手术方式及肿瘤分化程度有关。局部切除的复发率较高,复发后再作彻底切除有时仍可获得较好的效果;中度及高度恶性肿瘤易有血道转移,化疗及放疗的效果尚难评价。

（岳在连）

第四节　乳腺恶性肿瘤

一、乳腺癌

乳腺癌是女性中常见的恶性肿瘤,世界上乳腺癌的发病率及死亡率有明显的地区差异。欧美国家高于亚非拉国家。在我国京、津、沪及沿海一些大城市的发病率较高,上海市的发病率居全国之首。2005 年上海市女性乳腺癌发病率为 60.1/10 万,标准发病率为 37.7/10 万,为全部恶性肿瘤中的 6.3％,占女性恶性肿瘤中的 16％,是女性恶性肿瘤中的第一位。

【病因】

乳腺癌大都发生在 40～60 岁,绝经期前后的妇女。病因尚未完全明了,但与下列因素有关:①内分泌因素。已证实雌激素中雌醇与雌二醇对乳腺癌的发病有明显关系;孕酮可刺激肿瘤的生长,但亦可抑制垂体促性腺激素,因而被认为既有致癌又有抑癌的作用。催乳素在乳腺癌的发病过程中有促进作用。临床上月经初潮早于 12 岁,停经迟于 55 岁者的发病率较高;第 1 胎足月生产年龄迟于 35 岁者发病率明显高于初产在 20 岁以前者;未婚、未育者的发病率高于已婚、已育者;②饮食与肥胖影响组织内脂溶性雌激素的浓度,流行病学研究脂肪的摄取与乳腺癌的发病率之间有明显的正相关,尤其在绝经后的妇女;③放射线照射以及乳汁因子与乳腺癌的发病率亦有关。此外,直系家属中有绝经前乳腺癌病人,其姐妹及女儿发生乳腺癌的机会较正常人群高 3～8 倍。有良性乳腺肿瘤史者发病机会亦较正常人群高。

【临床表现】

乳腺癌最常见的第一个症状是乳腺内无痛性肿块,大多是病人自己在无意中发现的。10％～15％的肿块可能伴有疼痛,肿块发生于乳房外上象限较多,肿块质地较硬,边界不清,逐步增大,如肿块侵犯 Cooper 韧带(连接腺体与皮肤间的纤维束)使之收缩,常引起肿块表面皮肤出现凹陷,即称为酒窝征。肿块侵犯乳管使之收缩可引起乳头凹陷,肿块继续增大,与皮肤广泛粘连,皮肤可因淋巴的滞留而引起水肿,由于皮肤毛囊与皮下组织粘连较紧密,在皮肤水肿时毛囊处即形成很多点状小孔,使皮肤呈橘皮状。癌细胞沿皮下淋巴网广泛扩散到乳房及其周围皮肤,形成小结节,称为卫星结节。晚期时肿瘤可以浸润胸肌及胸壁,而呈固定,乳房亦因肿块的浸润收缩而变形。肿瘤广泛浸润皮肤后融合成暗红色,弥漫成片,甚至可蔓延到背部及对侧胸部皮肤,形成盔甲样,可引起呼吸困难。皮肤破溃,形成溃疡,常有恶臭,容易出血,或向外生长形成菜花样肿瘤。

有 5%～10% 病人的第一症状是乳头溢液、乳头糜烂或乳头回缩。少数病人在原发灶被发现前已有腋淋巴结转移或其他全身性的血道转移。癌细胞可沿淋巴管自原发灶转移到同侧腋下淋巴结,堵塞主要淋巴管后可使上臂淋巴回流障碍而引起上肢水肿。肿大淋巴结压迫腋静脉可引起上肢青紫色肿胀。臂丛神经受侵或被肿大淋巴结压迫可引起手臂及肩部酸痛。

锁骨上淋巴结转移可继发于腋淋巴结转移之后或直接自原发灶转移造成。一旦锁骨上淋巴结转移,则癌细胞有可能经胸导管或右侧颈部淋巴管进而侵入静脉,引起血道转移。癌细胞亦可以直接侵犯静脉引起远处转移,常见的有骨、肺、肝等处。骨转移中最常见是脊柱、骨盆及股骨,可引起疼痛或行走障碍,肺转移可引起咳嗽、痰血、胸水;肝转移可引起肝肿大、黄疸等。有 10% 的病人可有脑转移。

【乳腺癌的分期】

恶性肿瘤局部发展累及的范围与区域性及远处转移的程度对治疗及治愈率、生存率有直接的影响,治疗前进行准确及合理的临床分期对设计治疗计划及其治疗效果可作出正确的评价。乳腺癌的分期仍以国际 TNM 分期为主,UICC 1997 年的分期已被广泛应用。

T—原发肿瘤累及范围

T_x:原发灶无法确定(治疗前已被切除)

T_0:原发癌未扪及

Tis:原位癌(导管内癌,小叶原位癌,乳头 Paget 病)

T_1:原位灶最大径<2cm

T_{1mic}:微小浸润性癌,最大径≤0.1cm

T_{1a}:肿瘤最大径>0.1cm,≤0.5cm

T_{1b}:肿瘤最大径>0.5cm,≤1.0cm

T_{1c}:肿瘤最大径>1.0cm,≤2.0cm

T_2:肿瘤最大径>2.0cm,≤5.0cm

T_3:肿瘤最大径>5.0cm

T_4:肿瘤不论大小,直接侵犯胸壁或皮肤(胸壁包括肋骨、肋间肌及前锯肌)

T_{4a}:肿瘤直接侵犯胸壁

T_{4b}:肿瘤侵犯乳房皮肤,引起皮肤水肿(包括橘皮样变),溃破,卫星结节

T_{4c}:T_{4a} 与 T_{4b} 并存

T_{4d}:炎性乳腺癌

N—区域淋巴结

N_x:区域淋巴结无法估计(例如曾经切除)

N_0:区域淋巴结无转移

N_1:区域淋巴结肿大,可以活动

N_2:区域淋巴结相互融合,或与其他组织固定

N_3:同侧内乳区淋巴结转移

M—远处转移

M_x:不能肯定有无远处转移

M_0:无远处转移

M_1:有远处转移(包括锁骨上淋巴结转移)

注:①乳头 Paget 病如乳房内扪及肿瘤者按肿瘤的大小分类;②胸壁侵犯不包括胸肌的侵犯;③锁骨上

淋巴结转移以往被视为 N_3，1997 时列入 M，但单纯锁骨上淋巴结转移者的预后不同于其他内脏部位的转移，因而 2002 年时又将其列为 N_3；④内乳淋巴结在术前常不易扪及。

【病理分型】

国内将乳腺癌的病理分型如下。

(一)非浸润性癌

1.导管内癌　癌细胞局限于导管内，未突破管壁基底膜。

2.小叶原位癌　发生于小叶内，未突破末梢腺管或腺泡基底膜。

3.乳头 Paget 病　乳头或乳晕区表皮内有散在或成巢的癌细胞。

(二)早期浸润性癌

1.导管癌早期浸润　导管内癌细胞突破管壁基底膜，开始生芽，向间质浸润。

2.小叶癌早期浸润　癌细胞突破末梢腺管或腺泡壁基底膜，开始向小叶间质浸润，但仍局限于小叶内。

(三)浸润性特殊型癌

1.乳头状癌　癌实质主要呈乳头状结构，其浸润往往出现于乳头增生的基底部。

2.髓样癌伴大量淋巴细胞浸润　癌细胞密集成片，间质少，癌边界清楚，癌巢周围有厚层淋巴细胞浸润。

3.小管癌(高分化腺癌)　细胞呈立方或柱状，形成比较规则的单层腺管，浸润于基质中，引起纤维组织反应。

4.腺样囊性癌　由基底细胞样细胞形成大小不一的片状或小梁，中有圆形腔隙。

5.黏液腺癌　癌实质中上皮黏液成分占半量以上，黏液大部分在细胞外，偶在细胞内，呈印戒样细胞。

6.大汗腺癌　癌细胞大，呈柱状，可形成小巢、腺泡或小乳头。主、间质常明显分离。

7.鳞状细胞癌　可见细胞间桥、角化。

8.乳头湿疹样癌　起源于乳头的大导管，癌细胞呈泡状，在乳头或乳晕表皮内浸润，几乎常伴有导管癌。

(四)浸润性非特殊型癌

1.浸润性小叶癌　小叶癌明显向小叶外浸润，易发生双侧癌。

2.浸润性导管癌　导管癌明显向实质浸润，是乳腺癌中最常见的一种病理类型。

3.硬癌　癌细胞排列成细条索，很少形成腺样结构，纤维间质成分占 2/3 以上，致密。

4.单纯癌　介于硬癌与髓样癌之间，癌实质与纤维间质的比例近似。癌细胞形状呈不规则条索或小梁，也有腺样结构。

5.髓样癌　癌细胞排列成片状或巢状，密集，纤维间质成分少于 1/3，无大量淋巴细胞浸润。

6.腺癌　癌实质中，腺管状结构占半数以上。

(五)其他罕见癌

有分泌型(幼年性)癌，富脂质癌(分泌型癌)、纤维腺瘤癌变、乳头状瘤病癌变，化生性癌以及鳞状细胞癌等。

【临床检查和诊断】

乳腺是浅表的器官，易于发现，体格检查时病人取坐位或卧位，应脱去上衣，以便作双侧比较。

1.视诊　应仔细检查观察：

(1)双侧乳房是否对称、大小、形状，有无块物突出或静脉扩张。

(2)乳头位置及有无内陷或抬高，乳房肿块引起乳头抬高，常是良性肿瘤的表现；如伴乳头凹陷则以恶性可能大。此外,观察乳头有无脱屑、糜烂、湿疹样改变。

(3)乳房皮肤的改变,有无红肿、水肿凹陷、酒窝症以及静脉扩张等。检查时嘱病人两手高举过头,凹陷部位可能更明显。

2.扣诊 由于月经来潮前乳腺组织常肿胀,因而最好在月经来潮后进行检查。乳腺组织的质地与哺乳有关,未经哺乳的乳腺质地如橡皮状,较均匀;曾哺乳过的乳腺常可能触及小结节状腺体组织;停经后乳腺组织萎缩,乳房可被脂肪组织代替,扣诊时呈柔软,均质感。

一般在平卧时较易检查,并与坐位时检查作比较。平卧时,肩部略抬高,检查外半侧时应将患侧上肢上举过头,让乳腺组织平坦于胸壁;检查内半侧时手可置于身旁,检查时用手指掌面平坦而轻柔地进行扣诊,不能用手抓捏,以免将正常乳腺组织误认为肿块。应先检查健侧,再检查患侧乳房。检查时应有顺序地扣诊乳腺的各个象限及向腋窝突出的乳腺尾部。再检查乳头部有无异常以及有无液体排出。检查动作要轻柔,以防止挤压而引起癌细胞的播散。最后检查腋窝、锁骨下、锁骨上区有无肿大淋巴结。

检查乳房肿块时要注意:

(1)肿块的部位,50%以上的乳腺肿瘤发生在乳腺的外上方。

(2)肿块的形状、质地、光滑度与活动度。

(3)肿瘤与皮肤有无粘连,可用手托起乳房,有粘连时局部皮肤常随肿瘤移动,或用两手指轻轻夹住肿瘤两侧稍提起,观察皮肤与肿瘤是否有粘连。

(4)肿瘤与胸肌筋膜或胸肌有无粘连。病员先下垂双手,使胸肌松弛,检查肿瘤的活动度。然后嘱两手用力叉腰挺胸,使胸肌收缩,作同样检查,比较肿瘤的活动度。如果胸肌收缩时活动度减低,说明肿瘤与胸肌筋膜或胸肌有粘连。

(5)有乳头排液时应注意排液的性质、色泽。如未明确扣及乳房内肿块者,应在乳晕旁按顺时针方向仔细检查有无结节扣及或乳头排液。排液应作涂片细胞学检查。

(6)检查腋淋巴结,检查者的右手前臂托着病员的右前臂,让其右手轻松地放在检查者的前臂上,这样腋窝可以完全松弛。然而检查者用左手检查患者右侧腋部,可以扣及腋窝的最高位淋巴结,然后自上而下检查胸大肌缘及肩胛下区的淋巴结。同法检查对侧腋淋巴结,如果扣及肿大淋巴结时要注意其大小、数目、质地、活动度以及与周围组织粘连等情况。

(7)检查锁骨上淋巴结,注意胸锁乳突肌外侧缘及颈后三角有无肿大淋巴结。

3.其他辅助检查方法 与病理检查比较,临床检查有一定的误差,即使有丰富临床经验的医师对原发灶检查的正确率约为70%~80%。临床检查腋窝淋巴结约有30%假阴性和30%~40%假阳性,故尚需其他辅助诊断方法配合,以提高诊断的正确率。常用的辅助诊断方法有:

(1)乳腺 X 线摄片检查:常用的为钼靶 X 线摄片,适用于观察软组织的结构。恶性肿瘤的图像呈形态不规则、分叶和毛刺状的阴影,其密度较一般腺体的密度为高,肿块周围常有透明晕,肿块的大小常较临床触及的为小。30%的恶性病灶表现为成堆的细砂粒样的小钙化点。此外,位于乳晕下的肿块引起乳头内陷在 X 线片上可表现为漏斗征。X 线片的其他表现有导管阴影增粗增多,血管影增粗、皮肤增厚等。

X 线检查也可用作乳腺癌高发人群中的普查,使能发现早期病灶。早期病变常表现为成堆细砂粒样钙化点或小结节状,临床一般未能扣及肿块,可在定位下活检以明确诊断。

(2)B 型超声波检查:可以显示乳腺的各层结构、肿块的形态及其质地。恶性肿瘤的形态不规则,回声不均匀,而良性肿瘤常呈均匀实质改变。复旦大学肿瘤医院应用超声波诊断乳腺恶性肿瘤的正确率达87%。超声波检查对判断肿瘤是实质性还是囊性较 X 线摄片为好,但对肿瘤直径在 1cm 以下时的鉴别能力较差。

(3)乳腺磁共振及CT检查:较乳腺X线摄片更能明确乳腺内的结构,腋下及纵隔内有无肿大淋巴结。

(4)脱落细胞学检查及空心针活检:如有乳头排液,可将液体作涂片检查,一般用苏木-伊红或巴氏染色。有乳头糜烂或湿疹样改变时,可作印片细胞学检查。

不能明确肿瘤性质时,可用6.5或7号细针穿刺肿块,抽吸组织液作涂片细胞学检查,其正确率可达85%左右。但对直径小于1cm的肿块,检查成功率较小。然而细胞学检查不能代替组织学类型,对诊断有一定的局限性。近年应用空芯针活检应用较粗的包括内针芯及外套管的活检针,依靠外套管的锋利边缘,获得肿瘤组织,术前可以明确肿瘤性质及作各种预后指标的检测。

切除活组织病理检查是最可靠的方法,是其他检查方法不能代替的。作活检时应将肿块完整切除,并最好在肋间神经阻滞麻醉或硬脊膜外麻醉下进行,避免局麻下手术,以减少肿瘤的播散。如果证实为恶性肿瘤,应根据检查情况进行辅助治疗及施行根治性手术。

【治疗】

乳腺癌的治疗方法有手术、放疗、化疗、内分泌以及靶向治疗等。早期乳腺癌主要的治疗方式是以手术为主,术后予以必要的放疗、化疗以及内分泌治疗等的综合措施;对中、晚期的乳腺癌,手术可以作为配合全身性治疗的一个组成部分。

(一)治疗原则

按照临床病期及肿瘤部位各期乳腺癌治疗方法的选择大致如下:

1.早期乳腺癌 指临床Ⅰ、Ⅱ期的能手术治疗的乳腺癌,以手术治疗为主,手术方式可采用改良根治术、根治术或保留乳房的手术方式。病灶位于内侧或中央者必要时需同时处理内乳淋巴结,术后根据病人的年龄、病灶部位、淋巴结有无转移以及激素受体等决定是否需要辅助治疗。

2.局部晚期乳腺癌 指临床ⅢA及部分ⅢB期病例.此类病例以往单纯手术治疗的效果欠佳,目前采用术前新辅助化疗,使肿瘤降期以后再决定手术的方式,如术前化疗后肿瘤退缩不明显,必要时可给予放射治疗,手术后应继续予以必要的辅助治疗。

3.晚期 指临床部分ⅢB及Ⅳ期病例应以化疗及内分泌治疗为主,而手术及放疗可作为综合治疗的一部分。

(二)手术治疗

自从1890年Halsted建立了乳腺癌根治术以来,该术式一直被认为是治疗乳腺癌的经典术式。1948年Handley在根治术的同时作第2肋间内乳淋巴结的活检,证实内乳淋巴结也是乳腺癌转移的第一站淋巴结,从而开展了各种清除内乳淋巴结的扩大根治术,以后又有作者将手术范围扩大到锁骨上及前纵隔淋巴结,但此类手术增加了并发症而疗效无提高而被弃用。1970年以后较多采用的是保留胸肌的改良根治术。1980年以后由于对乳腺癌生物学行为的进一步了解,同时从大量的资料中看到,虽然手术范围不断地扩大,但治疗后的疗效无明显提高,手术治疗后的失败原因主要是肿瘤细胞的血道转移,即使一期病例中术后仍有10%~15%的病人因血道转移而失败,因而认为乳腺癌自发病起即是一个全身性疾病。同时由于目前所发现的病人的病期较以往为早,淋巴结转移率较以往低,并且由于化疗的应用,放射治疗设备的改善,放射技术的改进,如目前应用的超高压直线加速器及三维立体定位适形放疗等治疗方法的应用,使病灶部位可达到恰当的剂量,因而近年来保留乳腺的手术得到了逐步的推广应用。

以往对乳腺癌的手术治疗时,不论采用何种手术方式仍需常规作腋淋巴结的清除,目的是防止区域淋巴结的复发,同时根据淋巴结的病理检查决定术后辅助治疗的应用及判断预后。然而各期乳腺癌的淋巴结转移率平均为40%~50%,而一期病例的转移率为20%~30%,因而如常规的淋巴结清除可使50%~60%的病人接受了不必要的手术,同时增加了术后的并发症如上肢水肿、淋巴积液及功能障碍等,实际上肿瘤向区域淋巴结转移时总是有一个淋巴结首先受到癌细胞的转移,称之为前哨淋巴结,该淋巴结如有转移时表明腋淋巴结已有癌转移,在该淋巴结阴性时,那么其他淋巴结有转移的可能性<3%。因此,近年来研究如何正确找到该淋巴结,并予以活检,称前哨淋巴结活检,如该淋巴结病理证实有转移时则进一步做腋淋巴结清扫,如无转移时则可不必施行淋巴结清扫术。

1.**手术指征** 临床0、Ⅰ、Ⅱ及部分Ⅲ期病,无其他内科禁忌证者。

2.**手术禁忌证** 有以下情况不适合手术治疗:①乳房皮肤有广泛水肿,范围超过乳房面积的一半以上;②肿块与胸壁固定;③腋淋巴结显著肿大且与深部组织紧密粘连;④患者上肢水肿或有明显肩部胀痛;⑤乳房及周围皮肤有卫星结节;⑥锁骨上淋巴结转移;⑦炎性乳腺癌;⑧已有远处转移。

3.**手术方法** 乳腺癌的手术方式很多,手术范围可自局部切除及合并应用放射治疗直到扩大根治手术,但是没有一种固定的手术方式适合各种不同情况的乳腺癌。对手术方式的选择应结合具体的医疗条件来全面考虑,如手术医师的习惯,放射治疗和化疗的条件,病人的年龄、病期、肿瘤的部位等具体情况,以及病人对外形的要求。

(1)乳腺癌根治术及扩大根治术:是传统的手术方式,一般可在全身麻醉或高位硬膜外麻醉下进行。切口上缘在锁骨与三角肌之间,相当于喙突部位,下缘达肋弓,亦可采用横切口。皮肤切除范围在肿瘤外4~5cm。剥离范围内侧到胸骨缘,外侧达腋中线,尽量剥除皮肤下脂肪组织。先后切断胸大、小肌的附着点,保留胸大肌的锁骨份,可用以保护腋血管及神经,仔细解剖腋窝及锁骨下区,清除所有脂肪及淋巴组织,保留胸长、胸背神经,使术后上肢高举及向后动作不受障碍。最后将乳房连同其周围的脂肪组织、胸大肌、胸小肌、腋下和锁骨下淋巴结及脂肪组织一并切除,皮肤不能缝合或缝合时张力较大者,予以植皮。在腋下另作小切口,置负压吸引48~72小时,以减少积液,使皮片紧贴于创面。

Handley(1948)在根治术的同时作第2肋间内乳淋巴结的活检。国内李月云等(1955)报道根治术时内乳淋巴结活检的阳性率为19.3%(23/119),证实内乳淋巴结与腋下淋巴结同样是乳腺癌的第一站转移的淋巴结。复旦大学肿瘤医院在1242例乳腺癌扩大根治术病例中,腋下淋巴结转移率为51%,内乳淋巴结转移率为17.7%。肿瘤位于乳房外侧者内乳淋巴结转移率为12.9%,位于内侧及乳房中央者为22.5%。因而开展了根治术的同时清除内乳淋巴结称为扩大根治术,手术时保留胸膜。切除第2~4软骨,将内乳血管及其周围淋巴脂肪组织连同乳房、胸肌及腋淋巴脂肪组织整块切除。在第二、三期病人的5年及10年生存率较根治术有提高。对病灶位于内侧及中央时该手术方式还是值得应用的。

(2)乳腺癌改良根治术:本手术的特点是保留胸肌,但尽量剥离腋窝及胸肌间淋巴结,方法有:①保留胸大、小肌的改良根治Ⅰ式(Auchincloss手术);②仅保留胸大肌的改良根治Ⅱ式(Patey手术)。手术切口大都采用横切口,皮瓣分离时保留薄层脂肪。术后可有较好的功能及外形,便于需要时作乳房重建手术。此方式适合于微小癌及临床第Ⅰ、Ⅱ期乳腺癌。然而,由于胸肌的保留,淋巴结清除不易彻底,因而不适合用于临床已有明显淋巴结转移的病例。

(3)单纯乳房切除:仅切除乳腺组织、乳头、部分皮肤和胸大肌筋膜。术中放射线照射锁骨上、腋部及内乳区淋巴结,此方法适用于非浸润性癌、微小癌、湿疹样癌限于乳头者,亦可用于年老体弱不适合根治手术或因肿瘤较大或有溃破、出血者配合放射治疗。

(4)保留乳房的治疗方法:近年来由于对乳腺癌生物学特性的进一步了解,手术后失败的原因主要是癌细胞的血道扩散,因而即使扩大手术切除范围也不能减少血道扩散。自1972年起国际上有六组临床随机分组的研究比较对早期乳腺癌采用肿瘤局部切除,术后应用放射治疗与乳房切除术的效果相似。

保留乳房的手术指征主要是肿瘤位于乳腺周围,距乳头2cm以外,病灶为单个性,直径不大于4cm,同时没有其他手术及放射治疗的禁忌证。常用的术式有肿瘤广泛切除或象限切除。术时希望做到肿瘤及其周围切缘至少有 1cm 的正常乳腺组织及肿瘤基底的胸肌筋膜一并切除,同时清除腋淋巴结,术后用超高压放射线照射乳腺部及内乳、锁骨上区,在恰当的病例其疗效与根治术相仿。

根治性及腋淋巴结清除手术后,手术侧上肢的功能常受到一定的障碍,同时上肢常因淋巴回流受障碍而引起肿胀。术后应用负压吸引,防止腋窝积液,术后早期开始上肢功能锻炼,可使功能恢复,减少肿胀。近年只有应用前哨淋巴结活检的方法,如前哨淋巴结阴性患者。可避免作腋淋巴结清除,以减少手术并发症。

手术死亡率较低,国内外报道约为 0.175%～3.0%,某医院报道根治术及扩大根治术无手术死亡病例。治疗失败原因中 2/3 是因血道转移,1/3 为局部复发。各期乳腺癌的局部复发率在根治术及改良根治术为 9%,扩大根治术为 3%。

手术治疗的预后主要与年龄、绝经与否、有无妊娠、哺乳以及病理类型等有关,但主要影响预后的因素为手术时的病期及淋巴结有无转移。复旦大学肿瘤医院根治性手术的 10 年生存率在Ⅰ期病例为 85%～88%,Ⅱ期为 65%～70%,Ⅲ期为 35%～45%,淋巴结有转移者为 40%～50%,无转移者为 80%～90%。

（三）放射治疗

与手术相似,也是局部治疗的方法。放射治疗以往常用于乳腺癌根治手术前、后作为综合治疗的一部分,近年来已成为与早期病例的局部肿瘤切除组合成为一种主要的治疗手段。

1.术后放疗　　常用于根治术或改良根治术后有腋淋巴结转移的病人,照射锁骨上及内乳区淋巴结。亦有用于肿瘤位于乳房中央或内侧而无腋淋巴结转移的病例,照射锁骨上及内乳区。如病灶位于乳房外侧而无腋淋巴结转移者,一般不需术后照射。放射设备可以用 ^{60}Co 或直线加速器,照射野必须正确,一般剂量为 50Gy(5000rad)/5 周。对术后照射的疗效目前尚难定论,大多报道可以减少局部及区域淋巴结的复发,但不改变病人的生存率。

保留乳房手术后常规需作放射治疗,可以减少局部复发,靶区范围包括整个乳房、腋尾部乳腺组织。胸壁照射可采用双切线野,照射剂量为 46～50Gy,肿瘤床局部再追加 10Gy,同时作内乳及锁骨上区照射。

2.术前放疗　　主要用于第三期病例或病灶较大、有皮肤水肿者。照射使局部肿瘤缩小,水肿消退,可以提高手术切除率。术前放疗可降低癌细胞的活力,减少术后局部复发及血道播散,提高生存率。一般采用乳腺两侧切线野,照射剂量为 40Gy/4 周,照射结束后 2～4 周手术。

炎性乳腺癌可用放射治疗配合化疗。

3.复发肿瘤的放射治疗　　对手术野内复发结节或锁骨上淋巴结转移,放射治疗常可取得较好的效果。局限性骨转移灶应用放射治疗的效果也较好,可以减轻疼痛,少数病灶可以钙化。脑转移时可用全脑放射减轻症状。

（四）化学治疗

在实体瘤的化学治疗中乳腺癌应用化学治疗的疗效较好,对晚期或复发病例也有较好的效果。化疗配合术前、术中及术后的综合治疗是近年来发展的方向。常用的化疗药物有环磷酰胺、氟尿嘧啶、甲氨蝶呤、蒽环类及丝裂霉素等,近年来还有一些新的抗癌药物如紫杉醇类(泰素,泰素帝)去甲长春花碱(诺维本)等对乳腺癌都有较好的效果。联合应用多种化疗药物治疗晚期乳腺癌的有效率达 40%～60%。

术前化疗又称新辅助化疗的目的是使原发灶及区域淋巴结转移灶缩小使肿瘤降期,以提高手术切除率。同时癌细胞的活力受到抑制,减少远处转移且对循环血液中的癌细胞及亚临床型转移灶也有一定的杀灭作用。新辅助化疗也可了解肿瘤对化疗的敏感性。术后辅助化疗的目的是杀灭术时已存在的亚临床型的转移灶,又减少因手术操作而引起的肿瘤播散。一般都采用多药联合治疗的方案,常用的方案有环磷酰胺、甲氨蝶呤、氟尿嘧啶三药联合方案(CMF 方案)及环磷酰胺、阿霉素(或表阿霉素)、氟尿嘧啶方案

(CAF 或 CEF 方案),以及近年来应用紫杉醇及诺维本等为主的联合方案。术后化疗对绝经期前已有淋巴结转移的病灶能提高生存率,对绝经后病人的疗效提高并不显著。术后化疗应在术后 1 个月内开始应用,每次用药希望能达到规定剂量的 85％以上,低于规定量的 65％以下时效果较差。用药时间为 6～8 疗程,长期应用并不提高疗效,同时对机体的免疫功能亦有一定的损害。

晚期或复发性乳腺癌一般多采用抗癌药物及内分泌药物治疗,常用的方案有 CMF、CEF 及紫杉醇、阿霉素(TA、TE)或诺维本、阿霉素(NA、NE)等方案,对激素受体测定阳性的病例,同时可予以内分泌药物合并治疗。

(五)内分泌治疗

1894 年 Beatson 应用卵巢切除治疗晚期乳腺癌取得一定的疗效后,内分泌治疗已作为乳腺癌的一种有效治疗方法。以往根据病人的年龄、月经情况、手术与复发间隔期、转移部位等因素来选用内分泌治疗,其有效率约为 30％～35％。20 世纪 70 年代以来,应用甾体激素受体的检测可以更正确地判断应用内分泌治疗的效果。

1.内分泌治疗的机制　乳腺细胞内有一种能与雌激素相结合的蛋白质,称为雌激素受体。细胞恶变后,这种雌激素受体可以继续保留,亦可以丢失。如仍保存时,细胞的生长和分裂仍受体内的内分泌控制,这种细胞称为激素依赖性细胞;如受体丢失,细胞就不再受内分泌控制,称为激素非依赖性细胞或自主细胞。雌激素对细胞的作用是通过与细胞质内的雌激素受体的结合,形成雌激素与受体复合物,转向核内而作用于染色体,导致基因转录并形成新的蛋白质,其中包括孕酮受体。孕酮受体是雌激素作用的最终产物,孕酮受体的存在也说明雌激素受体确有其活力。雌激素受体测定阳性的病例应用内分泌治疗的有效率约为 50％～60％,如果孕酮受体亦为阳性者,有效率可高达 70％～80％,雌激素受体测定阴性的病例内分泌治疗有效率仅为 5％～8％。

雌激素受体的测定方法有生化法(如葡聚糖包埋活性炭法及蔗糖梯度滴定法),但近年来都采用免疫组织法,可用肿瘤组织的冷冻或石蜡切片检测,一般阳性率为 50％～60％。绝经后病例的阳性率高于绝经前病例。

雌激素受体及孕酮受体的测定可用以预测治疗的疗效和制订治疗方案。手术后受体测定阳性的病例预后较阴性者为好,此类病例如无转移者,则术后不必用辅助治疗或可用内分泌治疗。在晚期或复发病例中如激素受体测定阳性的病例可以选用内分泌治疗,而阴性的病例应用内分泌治疗的效果较差,应以化疗为主。

2.内分泌治疗的方法　有切除内分泌腺体及内分泌药物治疗两种。

(1)切除内分泌腺体中最常用的方法是双侧卵巢切除或用放射线照射卵巢两种方法,对绝经前雌激素受体测定阳性的病人常有较好的效果,尤其对有骨、软组织及淋巴结转移的效果较好,对肝、脑等部位转移则基本无效。此外,晚期男性乳腺癌病例应用双侧睾丸切除也有较好的效果。

卵巢切除作为手术后的辅助治疗,一般用于绝经前,雌激素受体测定阳性,有较广泛的淋巴结转移的病人,手术后应用预防性卵巢切除可以推迟复发,但对生存期的延长并不明显。

(2)内分泌药物治疗:

1)抗雌激素类药物:目前最常用的内分泌药物是三苯氧胺,其作用机制是与雌激素竞争细胞内的雌激素受体,从而抑制癌细胞的生长。对雌激素受体测定阳性病例的有效率为 55％～60％,而阴性者的有效率<8％。一般剂量为每日 20～40mg 口服,其毒性反应较少,常见为肝功能障碍,视力模糊,少数病人应用后有子宫内膜增厚,长期应用者发生子宫内膜癌的机会增多,因而应用过程中应定期做超声波检查。对绝经后,软组织、淋巴结及肺转移的效果较好。

三苯氧胺用于手术后作为辅助治疗,对雌激素受体阳性病例可预防复发及减少对侧乳腺发生第二个原发癌的机会。

2)芳香化酶抑制剂:绝经后妇女体内雌激素来自肾上腺皮质分泌的胆脂醇及食物中的胆固醇经芳香化酶的作用转化而成,芳香化酶抑制剂可以阻断绝经后妇女体内雌激素的合成,因而主要用于绝经后病人。第一代的芳香化酶抑制剂为甾体类的氨鲁米特,在应用的同时有抑制肾上腺的作用,需同时服用氢化考的松,以抑制垂体的负反馈作用。目前常用的为第三代芳香化酶抑制剂,有非甾体类的阿那曲唑,每日1次,每次1mg;及来曲唑,每日1次,每次2.5mg口服;及甾体类的芳香化酶抑制剂乙烯美坦,每日1次,每次25mg口服,副反应不大,常见如恶心等,长期应用可引起骨关节酸痛,骨质疏松。对激素受体阳性,以及有骨、软组织、淋巴等部位转移的病人效果较好。芳香化酶抑制剂正进入作为手术治疗后的辅助治疗。

(3)孕酮类:如甲地孕酮、甲孕酮、安宫黄体酮等对激素受体阳性的病例有一定的疗效,有效率约为10%～15%,主要用于绝经后的妇女,副反应有阴道排液、皮疹、水钠潴留等。

(4)垂体促生殖激素释放素类似物(LH-RHa):有诺雷得(ZOLADEX),其作用为抑制垂体促生殖腺激素的释放,因而在绝经前妇女应用后可起到类似卵巢切除的作用,多数病人应用后可以停经,但停用后可以有月经恢复,用法每月1次,3.6mg肌内注射。

(5)雄激素:如丙酸睾酮,可用于绝经前病例,对骨转移有一定的疗效,常用剂量每周肌注2～3次,每次50～100mg,总量4～6g,副作用常有男性化症状、水钠潴留、高血钙等。女性激素如乙烯雌酚等已较少应用,对老年病例,长期应用三苯氧胺失效者可以试用。

(六)靶向治疗

对肿瘤有 her-2 基因高表达者可应用靶向治疗药物赫赛汀治疗。

乳腺癌是常见的浅表肿瘤,早期发现,早期诊断并不困难。早期手术治疗的效果较好,预防要选择既符合计划生育要求,又能防止乳腺癌增加的合理生育方案;提倡母乳喂养,绝经后减少脂肪摄入量。在妇女中提倡自我检查,对高危险人群进行定期筛查,有助于乳腺癌的早期发现。

二、男性乳腺癌

男性乳腺癌约占乳腺癌病例中1%,上海复旦大学肿瘤医院报道占乳腺癌中1.29%。发病年龄在50～60岁,略高于女性乳腺癌。病因尚未完全明了,但与睾丸功能减退或发育不全,长期应用外源性雌激素以及肝功能失常有关。病理类型与女性病例相似,但男性乳腺无小叶腺泡发育,因而病理中无小叶癌。

男性乳腺癌的主要症状是乳房内肿块,可发生在乳晕下或乳晕周围,质硬。由于男性乳房较小,因而肿瘤容易早期侵犯皮肤及胸肌,淋巴结转移的发生亦较早。男性乳房肿块同时伴乳头排液或溢血者常为恶性病变的征象。治疗应早期手术,术后生存率与女性乳腺癌相似,但有淋巴结转移者其术后5年生存率较差,约为30%～40%。晚期病例采用双侧睾丸切除术及其他内分泌治疗常有一定的姑息作用,其效果较女性卵巢切除为佳。

三、湿疹样乳腺癌

湿疹样乳腺癌是一种特殊类型的乳腺癌,又称 Paget 病。其组织来源可能起自乳头下方大导管内的癌细胞,向上侵犯乳头,向下沿导管侵犯乳腺实质。

早期时常为一侧乳头瘙痒、变红,继而变为粗糙、增厚、糜烂,局部有痂皮、脱屑或渗出物,病变可逐步累及乳晕皮肤。初起时乳房内常无肿块,病变进展后乳房内出现块物。组织学特点是乳头表皮内有腺体较大,胞浆丰富、核大的 Paget 细胞,乳头部乳管内可见有管内癌细胞。

典型的 Paget 病诊断并不困难,在早期时不易与乳头湿疹相鉴别。乳头湿疹病程较短,病灶边界不清,周围皮肤亦有炎症改变。必要时作乳头糜烂部涂片或活组织检查,可以明确诊断。

Paget 病病变限于乳头而乳房内未扪及肿块时是属于特殊型乳腺癌,临床分期属于原位癌时作单纯乳房切除即可达到根治,乳晕受累时应作改良根治术。乳房内已有明确肿块时,其治疗方法及其预后与一般乳腺癌相似。

四、双侧乳腺癌

双侧乳腺癌指双侧乳腺同时或先后出现的原发性乳腺癌,发病率约为乳腺癌中 5%～7%。双侧同时发生的乳腺癌的诊断标准为:①双侧肿块大小相似,均无区域淋巴结的转移;②双侧均未经治疗;③双侧均能手术,无皮下淋巴管的浸润。此外,双侧病灶均在外上方,也可作为诊断标准之一。双侧非同时发生的乳腺癌平均间隔为 5～7 年,但以第一侧治疗后的 3 年内为多。其诊断标准为:①第一侧癌诊断肯定,并已经治疗;②第一侧术后至少 2 年无复发;③无其他部位远处转移。双侧的病理基本类型不一样,可作为双侧原发癌的诊断标准,但还有些临床特点可以帮助鉴别第二侧是否为原发癌还是转移癌(见表 10-1)。

表 10-1　原发癌和转移癌的区别

	原发性肿瘤	转移性肿瘤		原发性肿瘤	转移性肿瘤
组织起源	乳腺组织中	乳腺周围脂肪组织中	肿瘤数目	单个	多个
肿瘤位置	外上方较多	内侧或乳腺尾部	病理检查	癌周有原位癌或不典型增生区	无
生长方式	浸润性、边界不清	膨胀性、边界清楚肿瘤分化	较第一侧好或相似	较第一侧差	

双侧乳腺癌的治疗与单侧乳腺癌相似,明确诊断后及时手术,预后与肿瘤的病期有关。

五、妊娠及哺乳期乳腺癌

乳腺癌发生在妊娠或哺乳期者约占乳腺癌中 1%～3%。妊娠及哺乳期由于体内激素水平的改变、乳腺组织增生、充血、免疫功能降低,使肿瘤发展较快,不易早期发现,因而其预后亦较差。

妊娠及哺乳期乳腺癌的处理关系到病员和胎儿的生命,是否需要中止妊娠应根据妊娠时间及肿瘤的病期而定。早期妊娠宜先中止妊娠,中期妊娠应根据肿瘤情况决定,妊娠后期应及时处理肿瘤,待其自然分娩。许多报道在妊娠后期如先处理妊娠常可因此而延误治疗,使生存率降低,哺乳期乳腺癌应先中止哺乳。

治疗应采用综合治疗,部分病人需作术前辅助治疗,以后再作手术,术后继续化疗。应根据病情决定是否需作放疗,预防性去势能否提高生存率尚有争论。

无淋巴结转移病例的预后与一般乳腺癌相似,但有转移者则预后较差。

有报道乳腺癌手术后再妊娠时其预后反而较好。实际上能再妊娠者大多是预后较好的病人。乳腺癌无淋巴结转移的病例手术后至少间隔 3 年才可再妊娠,有淋巴结转移者希望再妊娠时间应至少间隔 5 年。

六、隐性乳腺癌

隐性乳腺癌是指乳房内未扪及肿块而已有腋淋巴结转移或其他部位远处转移的乳腺癌,约占乳腺癌中 0.3%～0.5%。原发病灶常很小,往往位于乳腺外上方或其尾部,临床不易察觉。腋淋巴结的病理检查、激素受体测定及乳腺摄片有助于明确诊断。病理切片检查提示肿瘤来自乳腺的可能时,如无远处转移,即使乳腺内未扪及肿块亦可按照乳腺癌治疗。术后标本可先行 X 线摄片常可提示病灶部位,在该处作病理检查可能发现原发病灶,预后与一般乳腺癌相似。但由于已有腋淋巴结转移,手术前后应行综合治疗。

七、炎性乳腺癌

炎性乳腺癌常有皮肤红肿、局部温度增高、水肿、肿块边界不清,腋淋巴结常有肿大,有时与晚期乳腺癌伴皮肤炎症难以鉴别。此类肿瘤生长迅速,发展快,恶性程度高,预后差。治疗主要用化疗及放疗,一般不作手术治疗。

八、乳腺恶性淋巴瘤

乳腺原发恶性淋巴瘤属于结外形淋巴瘤,较少见。发病年龄常较轻,表现为一侧或双侧乳房内一个或多个散在的活动性肿块,边界清楚,质韧,与皮肤无粘连,有时伴浅表淋巴结或肝脾肿大。临床检查不易确诊,常需活检才能明确。治疗可用手术与放疗及化疗的综合治疗。

九、乳腺间叶组织肉瘤

乳腺间叶组织肉瘤较少见,性质与身体其他部位的间叶组织肉瘤相似,其中以纤维肉瘤较多见。此外,还有血管肉瘤、神经纤维肉瘤等。症状常为无痛性肿块,圆形或椭圆形,可呈结节分叶状,边界清,质硬,与皮肤无粘连,淋巴结转移少见。

治疗应采用手术切除,失败原因常为血道转移,局部切除不彻底时可有局部复发。

(岳在连)

第十一章　胃、十二指肠疾病

第一节　解剖生理概述

一、胃的解剖

胃大部分位于腹腔的左上方。胃的位置取决于人的姿势、胃和小肠的充盈程度、腹壁的张力和人的体型。胃有两个开口,上端与食管相连,谓之贲门。贲门是胃唯一的相对固定点,位于中线的左侧,相当于第10胸椎或第11胸椎水平。下端与十二指肠相连,称为幽门。幽门位置相当于第1腰椎下缘的右侧。胃有前后两壁,其前壁朝向前上方,与肝、膈肌和前腹壁相邻。胃后壁朝向后下方,构成小网膜囊前壁的一部分,与脾、胰腺、横结肠及系膜和膈肌脚等相邻,上述器官构成了所谓的胃床。胃分上下两缘,上缘偏右,凹而短,称胃小弯;下缘偏左,凸而长,称胃大弯。临床上将胃分为三部分:①胃底部:贲门平面以上,向左上方膨出的部分;②胃体部:介于胃底部与胃窦部之间,是胃的最大部分;③胃窦部:胃小弯下部有一凹入的刻痕,称为胃角切迹,自此向右为胃窦部。

胃壁分四层:黏膜层、黏膜下层、肌层和浆膜层。黏膜层位于胃壁最内层,幽门与胃窦部黏膜较厚,胃底部黏膜较薄。胃排空时,胃黏膜形成许多不规则的皱襞,在胃小弯有4～5条沿胃纵轴排列的皱襞,称为胃道。胃病变时黏膜皱襞常发生形态上的变化。胃黏膜表面有许多小凹,通过胃腺与下方的肌纤维相通,形成黏膜肌层。黏膜下层是由疏松结缔组织和弹力纤维构成的,由于此层的存在可使黏膜层在肌层上滑动。黏膜下层有供应黏膜层的血管、淋巴管和神经网。肌层由三层走向不同的肌纤维构成。内层是斜行纤维,与食管的环行纤维相连,在贲门处最厚并逐渐变薄。中层是环行纤维,在幽门处最厚并形成了幽门括约肌。外层是纵行纤维,在胃大弯、胃小弯侧最厚。肌层内有神经网。浆膜层即脏腹膜,在胃大弯、胃小弯处与大网膜、小网膜相连。

胃通过韧带与邻近器官相联系,胃小弯及十二指肠第一部与肝之间有肝胃韧带和肝十二指肠韧带。贲门及胃底部、胃体部后壁有胃膈韧带与膈肌相连,此韧带为一腹膜皱襞,其内常有胃后动脉、胃后静脉通过。在肝胃韧带的后方胃小弯的较高处有胃胰皱襞,即胃胰韧带,内有胃左动脉、胃左静脉及迷走神经后干的腹腔支。胃大弯与横结肠之间有胃结肠韧带,属于大网膜的一部分。大网膜由前后两层腹膜构成,但二者已相互愈合,不易再分离。胃大弯上部与脾之间称胃脾韧带,其中有胃短动脉、胃短静脉。

胃的血运极为丰富,其动脉血液主要源于腹腔动脉干。胃的动脉组成了两条动脉弧,分别沿胃小弯和胃大弯走行。胃小弯动脉弧由胃左动脉(源于腹腔动脉)和胃右动脉(源于肝总动脉)组成。胃大弯动脉弧由胃网膜左动脉(源于脾动脉)和胃网膜右动脉(源于十二指肠动脉)组成。此外,胃底部还有胃短动脉(源于脾动脉)和左膈下动脉(源于腹腔动脉或胃左动脉)供应。除上述主要动脉外,胰十二指肠上前动脉、胰十二指肠上后动脉、十二指肠上动脉、胰背动脉、胰横动脉等也参与胃的血液供应。胃大弯、胃小弯侧的这些动脉在胃壁上发出了许多小分支进入肌层,然后由这些小分支发出众多血管并互相吻合成网。所以胃手术时即便结扎了大部分的主要动脉,胃壁仍然不会坏死。同理,在胃外结扎胃的动脉也不会有效的控制胃内病变所引起的胃出血。胃的静脉与同名动脉伴行。胃左静脉直接或通过脾静脉汇入门静脉,胃右静脉直接汇入门静脉,胃短静脉和胃网膜左静脉均汇入脾静脉,胃网膜右静脉汇入肠系膜上静脉。

胃的毛细淋巴网在黏膜层、黏膜下层和肌层间有广泛的吻合,经过浆膜引流到胃周围淋巴结,再汇入腹腔淋巴结,经乳糜池和胸导管进入左颈静脉,因此晚期胃癌可在左锁骨上窝触到肿大的淋巴结。胃淋巴管与胃动脉相平行,因此胃周淋巴结分布与相应的动脉有关。根据胃淋巴的流向,将胃周淋巴结分为四组:①腹腔淋巴结群:主要沿胃左动脉分布,收集胃小弯上部的淋巴液;②幽门上淋巴结群:沿胃右动脉分布,收集胃小弯下部的淋巴液;③幽门下淋巴结群:沿胃网膜右动脉分布,收集胃大弯右侧的淋巴液;④胰脾淋巴结群:沿脾动脉分布,收集胃大弯上部的淋巴液。胃和其他器官一样,发生癌时可因淋巴管阻塞而改变正常的淋巴流向,以致在意想不到的部位出现淋巴结转移。由于胃淋巴管网在胃壁内广泛相通,因此任何部位的胃癌,癌细胞最终可侵及任何部位的淋巴结。贲门下部黏膜下层淋巴网与食管黏膜下层淋巴网充分相通。胃与十二指肠黏膜下层淋巴网无明显分界,在行胃癌手术时应考虑到这些特点。

胃由交感神经和副交感神经支配。交感神经源于第6～9胸椎神经纤维,组成内脏大神经并终止于半月神经节,后者发出纤维至腹腔神经节,再分支到胃。交感神经的作用是抑制胃的运动、减少胃液分泌和传出痛觉。副交感神经纤维来自左、右迷走神经,作用为促进胃的运动、增加胃液分泌。在胃壁黏膜下层和肌层内交感神经和副交感神经组成神经网,协调胃的运动和胃液分泌功能。迷走神经在进入腹腔时集中为左、右两主干,左迷走神经干由左上走向右下,也称为迷走神经前干。前干在贲门水平分为两支,一支向肝门,称为肝支;另一支沿胃小弯下行,称为胃前支。右迷走神经干位于食管的右后方,也称迷走神经后干。后干在贲门稍下方分为腹腔支和胃后支。胃前支、胃后支在胃角切迹附近分别发出3～4支"鸦爪"形分支,分布于胃窦部支配幽门的排空功能。

二、胃的生理

胃液是一种无色的酸性液,正常成人每日分泌量1500～2500mL。胃液除含水外,主要成分包括:①无机物:如盐酸、钠离子、钾离子、氯离子等;②有机物:如黏蛋白、胃蛋白酶、内因子等。胃液中的电解质成分随分泌的速度而有变化,分泌速度增加时,氢离子浓度增高,钠离子浓度下降,而钾离子和氯离子的浓度几乎保持不变。胃液的pH取决于氢离子和钠离子的比例,并与胃液分泌速度及胃黏膜血流速度有关。

胃液分为基础分泌(消化间期分泌)和餐后分泌(消化期分泌)。基础分泌是指消化间期无食物刺激的自然分泌,分泌量较少且个体差异大,调节基础分泌的激素可能是迷走神经的兴奋程度和自发性小量促胃液素的释放。餐后胃液分泌量明显增多,食物是胃液分泌的自然刺激物,参与餐后分泌的主要因素有乙酰胆碱、促胃液素和组胺。餐后分泌分为三相:①头相:食物对视觉、嗅觉和味觉的刺激,通过大脑皮质和皮质下神经中枢兴奋,经迷走神经传导至胃黏膜和胃腺体,促使乙酰胆碱的释放,引起大量胃液分泌,这种胃液含酸和蛋白酶较多。血糖<2.8mmol/L时也可以刺激迷走神经中枢,引起头相分泌。②胃相:食物入胃后对胃产生机械性刺激和化学性刺激,前者是指食物对胃壁的膨胀性刺激,后者是指胃内容物对胃黏膜的刺激。两种刺激促进迷走神经兴奋,释放乙酰胆碱或刺激胃窦部G细胞产生促胃液素,引起胃液分泌增多。胃相的胃液酸度较高,当胃窦部pH达1.5时则会对胃液分泌起负反馈抑制作用,此时促胃液素释放

停止,使胃液酸度维持在正常水平。③肠相:包括小肠膨胀和食糜刺激十二指肠和近端空肠产生肠促胃液素,促进胃液分泌。十二指肠内酸性食糜还能通过刺激促胰液素、缩胆囊素、肠抑胃肽等抑制胃酸的分泌。

三、十二指肠的解剖和生理

十二指肠位于幽门和空肠之间,呈"C"形环抱胰头,全长约 25cm,是小肠中最粗、最短和最固定的部分。十二指肠分为四部:①球部,较短,大部分由腹膜覆盖,可活动,是溃疡的好发部位。球部后邻胆总管和胰腺头部。②降部,自球部锐角下行,主要位于腹膜后,其内侧与胰头部紧密相连。胆总管和胰管开口于其后内侧中部的十二指肠乳头,此点距幽门 8~10cm,距切牙约 75cm。③水平部,自降部转向左侧横行,长约 10cm,位于腹膜后,上方邻胰头,肠系膜上动脉、静脉在其远侧前方纵行越过。④升部,先上行,然后急转成锐角向下、向前并与空肠相接,构成十二指肠空肠曲,来自右膈肌脚处有纤维肌肉索带样组织,与十二指肠空肠曲相连,称为 Treitz 韧带。

十二指肠的血液供应源自胰十二指肠上前动脉(胃、十二指肠动脉的分支)和胰十二指肠上后动脉(肠系膜上动脉的分支)。前者位于十二指肠降部和胰头部的沟内;后者位于十二指肠横部和胰腺之间的沟内。胰十二指肠上前、上后动脉各分为前后 2 支,并在胰腺前后吻合成动脉弓。

十二指肠接受胆汁、胰液和胃内食糜。十二指肠球部黏膜薄而平滑,自降部开始黏膜呈环行皱襞。十二指肠黏膜内有 Brunner 腺,分泌碱性的十二指肠液,内含多种消化酶,如肠蛋白酶、麦芽糖酶、乳糖酶、蔗糖酶、脂肪酶等。十二指肠黏膜内的内分泌细胞可分泌肠促胃液素、缩胆囊素、肠抑胃肽和促胰液素等。

(徐　波)

第二节　消化道激素

消化系统的功能十分复杂,包括蠕动、收缩、运送、贮存、消化、吸收等多种功能,而且消化道的各个器官和部位,还须相互协调运作,才能发挥正常功能。过去认为消化道功能完全由自主神经和中枢神经系统控制,自从消化道激素被发现以后,对消化道的运行和作用机制才有了比较全面的了解。俄国生理学家 Pavlov 发现迷走神经的兴奋和抑制能够对胃液的分泌产生很大影响,于 1901 年提出了著名的条件反射学说,认为神经对胃肠道的分泌功能有控制作用,这个学说已得到公认,但消化道的分泌功能十分复杂,除了神经因素以外,还存在其他的调节机制。早在 1902 年英国生理学家 Bayliss 和 Starling 用狗进行了动物实验,先将一段近侧空肠肠袢去除神经,然后在该肠袢内灌入盐酸稀释液,再取出该肠袢的黏膜,碾碎、煮沸并中和,取其滤过液给动物静脉注入,发现胰腺迅速分泌大量的胰液,显然在排除了神经因素之后,还有一种存在于空肠黏膜内的促进胰腺分泌的物质,通过血液对胰腺起作用,于是发现了促胰液素,并于 1905 年首先命名这类物质为激素。近年来由于免疫细胞化学的发展,通过放射性核素、荧光素或酶活性物质等免疫标记技术以及免疫电镜技术,特别是近代分子生物学检测技术,陆续发现了更多的消化道激素,几乎在全部胃肠道黏膜上皮细胞之间和胰腺的胰岛内均含有多种不同功能的内分泌细胞,分泌各种各样的激素。由于胃肠道黏膜的面积很大,再加上胰腺,致使消化道成为体内产生激素最多的器官,对机体的生理功能,特别是胃肠道的功能起着极为重要的调节作用。此外,还发现有些消化道内分泌细胞的异常是临床上一些疾病的发病原因。消化道激素越来越受到人们的关注。消化道激素的分子结构均为肽类,目前已发现的消化道激素超过 60 种,对其中部分的分子结构、分泌细胞、生理功能、病理改变和与临床的关系等等,都已有了较深入的了解。

一、消化道激素的有关概念

1.神经内分泌 1978年发现在消化道的自主神经中除胆碱能神经和肾上腺素神经外,还存在第三种神经成分,神经末梢分泌的物质既非胆碱类也非胺类,而是肽类物质,称为肽能神经。肽能神经元细胞能把神经冲动转变为由激素中介的化学信号,起到内分泌作用,神经细胞而兼有内分泌功能,称之为神经内分泌。据目前所知,血管活性肠肽(VIP)、生长抑素、缩胆囊素、促胃液素等均属于神经内分泌。

2.脑-肠肽 1931年发现马脑和小肠的提取物均可刺激兔的小肠平滑肌收缩,因不明其化学成分,据信为一种肽类物质,故称之为P物质。近年来发现类似P物质的激素,在脑组织和消化道中均可找到,如血管活性肠肽、生长抑素、缩胆囊素等。此外,一些原来被认为只存在于脑组织中的肽类激素,如生长激素、ACTH、TSH等也可在胃肠道中找到,一些消化道激素,如胰高血糖素、胰多肽、促胃动素等在脑组织中虽尚不能被分离,但通过免疫细胞化学方法已能在脑组织中显示有相应的物质存在。这种在脑组织和肠道中双重存在的激素被称之为脑-肠肽。

3.APUD 1966年英国学者Pearse发现一些产生肽类激素的内分泌细胞和产生肽类神经介质的神经元细胞,虽广泛分布于身体的不同器官,但具有共同的细胞化学特征,即能摄取胺的前身(需经脱羧才能代谢的氨基酸),在细胞内经过脱羧,变为有活性的胺,起到内分泌作用,称之为胺前身摄取及脱羧(APUD)细胞。分泌消化道激素的细胞均具有这种特性,加上脑组织及其他内分泌腺体,属于APUD的细胞已达40种以上。

二、消化道激素的细胞学基础和分类

自胃开始至直肠下段的消化道黏膜几乎均有分泌各种激素的不同内分泌细胞存在,如表11-1所示。

表 11-1　细胞类型、部位及激素产物

细胞类型	部位	激素产物
G	胃窦、十二指肠黏膜、空肠黏膜(少量)	促胃液素
D	胃体、胃窦、小肠、大肠	生长抑素
IG	十二指肠、空肠	促胃液素
S	十二指肠、空肠	促胰液素
I	十二指肠、空肠	缩胆囊素
Mo	十二指肠、空肠	促胃动素
K	十二指肠、空肠	糖依赖性胰岛素释放肽(又称抑胃肽)
L	小肠、大肠(回、直肠为主)	肠高血糖素(酪酪肽)
EC_1	胃、小肠、大肠	5-羟色胺、P物质、亮氨酸脑啡肽
EC_2	十二指肠、空肠	5-羟色胺、胃动素、亮氨酸脑啡肽
Ecn	胃底、胃窦、十二指肠	5-羟色胺
D_1	胃底、胃窦、大肠	VIP、促胃液素? 促胃动素?
N	远端空肠、回肠、大肠	神经降压肽

细胞类型	部位	激素产物
P	胃底、胃窦、十二指肠	铃蟾肽（曾名蛙皮素）/促胃液素释放肽
PP	十二指肠、大肠	胰多肽
ECL	胃底、胃体	未知物质

根据分泌细胞类型、来源的前体结构、氨基酸残基序列以及生理效应，消化道激素可大致分为 10 族。

1.促胃液素族　促胃液素、缩胆囊素（CCK）。

2.促胰液素族　促胰液素、胰高血糖素、肠高血糖素、血管活性肠肽（VIP）、抑胃肽、生长激素释放因子。

3.生长抑素族　生长抑素。

4.胰多肽族　胰多肽（PP）、肠高血糖素（PYY）。

5.神经降压素族　神经降压素（NT）、神经介素 N（NMN）。

6.生长因子族　表皮生长因子（EGF）、血小板生长因子（PDGF）、成纤维细胞生长因子（FGF）、转化生长因子（TGF）。

7.阿片族　脑啡肽、强啡肽、内啡肽、亮氨酸脑啡肽。

8.降钙素族　降钙素、降钙素基因相关肽、胰岛淀粉样多肽。

9.速激肽/铃蟾肽族　P 物质、K 神经肽、铃蟾肽、促胃液素释放肽（GRP）。

10.其他　促胃动素、甘丙素、促甲状腺素释放激素（TRH）。

消化道激素虽然已发现有 60 种以上，但能明确产生特定激素的细胞只有 20 种左右，有些激素其分子结构、细胞来源尚不十分清楚，但从生理效应上看肯定存在，被称为候补激素，包括肠抑胃素，胰岛素释放因子（肠降血糖素），肠泌酸素等。

三、消化道激素的作用途径

消化道激素的基本作用方式是活性肽和靶细胞上的相关受体相结合，对靶细胞的代谢活动产生生物效应。细胞膜上的受体可以不限于一种，而且可以接收不同激素或不同化学物质的刺激，例如胃黏膜的壁细胞至少有三种受体，一种是肽类（促胃液素）受体，一种是神经递质乙酰胆碱受体，还有一种是胺类（组织胺）受体。组织胺受体又可分为 H_1 和 H_2 两种不同受体。消化道激素发挥生理作用的途径，目前已知有三种。

1.内分泌或称正分泌　激素先释放至血液，通过血循环到达靶细胞而起作用，现已能用放射免疫技术测定血液中各种激素的量。这是最主要的作用途径。分泌量较大，分泌作用较规律，半衰期较长，不易在血中被激活的激素，如胰岛素、促胃液素、胰高血糖素等均通过这种途径起作用。

2.旁分泌　是一种局部的作用方式。激素释放到细胞间隙后，由于量很少，或半期很短，不通过血循环起作用，而是弥散到临近的靶细胞产生生物效应。目前认为分泌生长抑素的细胞广泛分布于肠道，生长抑素半衰期不足 3 分钟，即通过旁分泌的方式而起作用。

3.神经内分泌　肽能神经元细胞释放的肽类物质，通过突触间隙，选择性地作用于接受神经支配的器官的靶细胞。血管活性肠肽、缩胆囊素、神经降压肽等都是通过这种方式发挥作用。

四、消化道激素的生理作用

消化道的生理活动十分复杂,除了各器官本身具有运动、外分泌等必要的生理功能外,各器官之间的协同运作也是必不可少的,消化道激素对此产生极为重要的作用。同时各消化道激素之间也存在相互消长的调节作用。消化道激素的生理作用可概括如下。

1.调节消化道的运动功能　胃肠道平滑肌和括约肌的舒缩,胃和肠管的蠕动,胆囊收缩排空均在消化道激素的控制之下。

2.影响消化道黏膜和各种腺体的分泌　胃酸、胃液、十二指肠直至结肠的肠液和腺体分泌、胰腺外分泌,包括水分、电解质和各种消化酶的分泌,均受有关消化道激素的影响而有增强或减弱的变化。

3.影响胃肠道的血流以适应功能的需要　血管活性肠肽有广泛扩张血管的作用,神经降压肽也可舒张小肠血管,生长抑素则能收缩内脏血管减少门静脉血流。

4.各种消化道激素的相互协调　对于靶器官来说,不同的消化道激素或者产生刺激作用,或者产生抑制作用,从而协调了靶器官的生理功能。同时,某一种消化道激素还可以对另一种消化道激素的分泌产生刺激或抑制的作用,例如抑胃肽对胰岛素有刺激分泌的作用,而对和胰岛素生理功能相反的胰高血糖素也有刺激分泌的作用;生长抑素则对各种消化道激素的分泌几乎都有抑制作用,所以在正常的情况下,消化道各部位的功能总是处于完善的协调状态。

五、几种重要的消化道激素

1.胃肠道激素

(1)促胰液素:由十二指肠和上段空肠的 S 细胞分泌,为 27 个氨基酸残基组成的碱性多肽。当酸性的胃液进入十二指肠后即刺激分泌,分泌的阈值 pH 为 4.5。食物、饮酒和胆汁也有刺激分泌的作用,但不如对胃酸敏感。促胰液素可强烈刺激胰腺导管分泌富有碳酸氢根的碱性溶液,但对胰腺腺泡分泌胰酶的作用则很弱。此外,还能刺激肝胆汁分泌,其作用只有刺激胰液分泌强度的 $1/5 \sim 1/10$。

(2)缩胆囊素(CCK):由十二指肠及空肠黏膜中的 I 细胞及空肠壁内的神经元细胞所分泌。由不同动物的十二指肠和脑组织中提取出来的 CCK 有 33、39 以及 8、12 个氨基酸残基等多种,但均含有相同序列的 8 个氨基酸残基,而 CCK-8 的生物活性最强。在 1943 年曾发现上部空肠产生一种能刺激胆囊收缩和促进胰液分泌的物质,称之为促胰酶素(PZ),后证明 PZ 和 CCK 为同一物质,因 CCK 于 1928 年即被发现,故仍通称 CCK 或 CCK-PZ。食物中的脂肪和蛋白质可刺激小肠分泌 CCK,它的作用是刺激胆囊收缩和排空,并使胰腺的腺泡细胞分泌胰酶,对胰腺导管分泌碱性胰液的作用较弱。CCK 还有刺激胃主细胞分泌胃蛋白酶和刺激胃壁细胞分泌胃酸的作用。

(3)促胃液素(gastrin):由胃窦部黏膜的 G 细胞分泌,至少有 6 种不同的化学结构,而以含有 17 个氨基酸残基的 G-17 为主要成分。其余还有 14、24、50 等形式,或根据氨基酸残基的数目冠以大或小之名加以区别,如 G-17 为小胃素,G-14 为小小胃素,G-34 为大胃素,G-50 为大大胃素等。对胃黏膜的 G 细胞分泌胃酸有强烈的刺激作用,对胰腺腺泡也有刺激作用。迷走神经兴奋、胃扩张、酒精、食物中的蛋白质水解产物均能刺激 G 细胞分泌。当胃窦已被酸化,pH<3 时,G 细胞的分泌即受到抑制。

(4)促胃动素:由十二指肠和近侧空肠黏膜的 MO 细胞所分泌。含有 22 个氨基酸残基。作用是刺激胃和上段小肠的平滑肌收缩,促使胃排空,并刺激贲门括约肌收缩,防止胃液反流。进餐并不促进促胃动素分泌,而在消化间期或空腹时有周期性释放,诱发胃和小肠蠕动,故又称饥饿激素,有清扫胃肠道内容的作用。

(5)抑胃肽(GIP):由上段小肠的 K 细胞分泌。含 43 个氨基酸残基,仅对去神经小胃的胃酸分泌有抑制作用,但对生理状态下有神经支配的胃作用很弱。对胰岛素的释放有强烈的促进作用,故又称葡萄糖依赖性胰岛素释放肽,可能是肠.胰岛轴中的重要激素。

(6)肠高血糖素:化学结构与胰高血糖素不完全相同,由 37 个氨基酸残基组成,但包含胰高血糖素 29 个氨基酸的全部序列,和胰高血糖素不同之处为不能刺激肝糖原的分解和释放,摄入脂肪和葡萄糖可使肠高血糖素释放,但却抑制胰高血糖素的释放。肠高血糖素有减慢食物在肠道内推进的作用。分泌肠高血糖素的 L 细胞广泛分布于下段小肠、结肠以及直肠,是一种在胃肠道远段分泌的激素,可能使未消化的食物进入远段肠管时,减慢推进,得到更完全的吸收。

2.胰岛激素　胰岛含有多种分泌细胞,75％为 B 细胞,20％为 A 细胞,D 细胞不足 5％;此外,还有少量的 D_1 细胞和 F 细胞(或称 PP 细胞)。胰岛是 APUD 细胞密集的细胞群体,具有极为重要的生理作用。B 细胞分泌胰岛素,加速糖氧化,减少糖原分解,早在 1922 年即已发现。此外,还有其他一些重要激素。

(1)胰高血糖素:由 A 细胞分泌,含有 29 个氨基酸残基,有很强的促进糖原分解和糖原异生作用,从而使血糖升高,防止低血糖的发生,其作用和胰岛素相反,而且血糖的升高和降低对胰高血糖素和胰岛素也分别起到相反的反馈作用。除低血糖状态外,交感神经和迷走神经兴奋也可刺激胰高血糖素分泌。除参与糖代谢以外,对胃肠道功能有抑制作用,降低食管下端括约肌和 Oddi 括约肌张力,对胃酸、促胃液素、胆汁、胰液及胰酶的分泌,以及小肠的水和电解质吸收均有抑制作用。此外,还可增强心脏活动,扩张血管,降低冠状血管和外周血管阻力。

(2)生长抑素:除胰岛的 D 细胞外,胃和小肠以及脑组织中也存在 D 细胞,均分泌生长抑素,是含有 14 个氨基酸残基的多肽。对消化道各种激素均有广泛的抑制作用,并能抑制胃肠和胆道的运动,减少胃酸、胰液和肠液的分泌。生长抑素可减少门静脉系统和内脏血流量,可能是抑制肾素-血管紧张素-醛固酮系统所致,也可能还通过抑制胰高血糖素的释放而间接发挥作用。此外,还能抑制促甲状腺激素和生长激素的释放,是维持内分泌系统稳定的重要激素。

(3)胰多肽:由 F 细胞分泌,是含有 36 个氨基酸残基的多肽,对胰酶和胰液分泌以及胆囊收缩均有抑制作用,故和生长抑素均属于抑制性激素,胰多肽和 CCK 作用完全相反,进食后胰多肽和 CCK 的分泌均增加,故胰多肽可以缓解 CCK 的作用,使胰液和胆汁不致过度分泌。

3.脑-肠肽　严格说来,生长抑素、CCK、促胰液素,可能还有其他的一些消化道激素都应属于脑,肠肽。目前称之为脑-肠肽的有以下的一些肽类物质。

(1)P 物质:肠壁的 Auerbach 和 Meissner 神经丛的神经元细胞,还有肠道和胰腺中的 EC 细胞均可产生 P 物质,含有 11 个氨基酸残基。其生理作用尚不很清楚,可刺激胃肠道平滑肌收缩和胰液分泌,但可减少胆汁分泌,所以对调节消化腺分泌有一定作用。

(2)血管活性肠肽(VIP):整个胃肠道直到直肠均有 VIP 存在,以十二指肠和结肠含量最高,回肠其次,肠壁神经丛的神经元细胞和黏膜中的 D_1 细胞可分泌 VIP,胰岛 D_1 细胞也有较多量的分泌。VIP 的生理作用很广泛,可以扩张血管,加强心肌收缩,松弛内脏平滑肌,抑制胃酸分泌,刺激胰液和肠液分泌,刺激胰岛素和胰高血糖素的释放,根据机体的不同情况而产生相应的效应,起到调节作用。

(3)神经降压肽:由广泛存在于胃肠道黏膜中的 N 细胞分泌,回肠含量最高,空肠较少,胃十二指肠含量很少,含 13 个氨基酸残基,进食可以刺激分泌。神经降压肽对胃液分泌和胃肠运动有抑制作用,胃的排空受到抑制,从而控制小肠内的食糜量,避免小肠过度负荷。此外,还对肠系膜血管有明显扩张作用。

（4）铃蟾肽：曾名蛙皮素，由 P 细胞分泌，胃窦和十二指肠含量较多。化学结构复杂，不同动物提取物，其氨基酸残基由 8～14 不等，具有很强的刺激促胃液素释放作用，并能促进释放 CCK、胰多肽、肠高血糖素、促胃动素和神经降压肽等多种消化道激素，是一种生物活性十分复杂的激素。

六、消化道激素的临床意义

1.发生肿瘤　分泌消化道激素的内分泌细胞可发生肿瘤，统称之为 APUD 肿瘤。APUD 细胞可在原位发生肿瘤，如胰岛素瘤，胰高血糖素瘤等，称之为正分泌肿瘤；也可在一个器官发生本不属于该器官功能特征的肿瘤，如胰腺胃泌素瘤，称之为异分泌肿瘤，肿瘤绝大多数为功能性，有特定激素分泌过多的表现，如胰岛素瘤导致惠普尔三联征，胰高血糖素瘤引起高血糖皮炎综合征等。APUD 细胞先后发生数种肿瘤，称为多发性内分泌瘤（MEN）综合征，已知有三种不同组合的 MEN 综合征。

2.参与某些病态的发病机制　消化道激素的功能复杂且多样化，即或未发生肿瘤，某些激素的过量分泌也会出现症状。例如胃大部切除手术后，食物迅速到达小肠，刺激神经降压肽或 VIP 的释放，可能是产生倾倒综合征的原因。抑胃肽的分泌异常可能和肥胖症、成人糖尿病的发生有关。长期全肠外营养（TPN）因胃肠道久无食物的正常刺激，包括缩胆囊素在内的不少激素产生受到影响，可导致淤胆和胆石的发生。

3.用于诊断和治疗　天然消化道激素多不稳定或半衰期过短，除胰岛素外很少能够应用于临床。目前已能合成具有同样生物活性的某些消化道激素，主要有以下几种。

（1）五肽促胃液素：作用强度只有天然促胃液素的 1/6。用来检查胃酸的分泌功能，也可用来治疗萎缩性胃炎。

（2）促胰液素：用于检查胰腺的外分泌功能。

（3）生长抑素：人工合成的 8 肽和 14 肽生长抑素，可用于一些无法手术切除的内分泌肿瘤的对症治疗，还可用于治疗应激性溃疡、食管静脉曲张破裂出血、肠瘘和急性胰腺炎等危重疾病。是目前临床上应用比较广泛的一种激素。

（陈　钰）

第三节　胃肿瘤

一、胃癌的诊疗

胃癌在癌症死亡中高居第 2 位，全球每年有超 93 万新发的胃癌病例，2002 年中国、日本和韩国报道的胃癌新发病例超过 50 万，几乎占当年全世界新发病数的 2/3。因此，对许多国家尤其是亚洲国家而言，胃癌成为严峻的卫生和社会经济负担。大多数胃癌患者得到明确诊断时已处于中晚期，其中约 60％ 患者失去手术机会，即使能够手术，行扩大根治术后 5 年的生存率＜40％，总体复发率为 50％～70％。虽然随着化疗药物的开发、化疗方案不断改进及新辅助化疗、术中化疗的开展，晚期胃癌的治疗有很大进展，但行辅助化疗预后仍然很差，中位生存期（MST）仅 6～9 个月。而早期胃癌如能及时发现和得到有效的治疗，预后明显优于进展期胃癌，早期胃癌术后 5 年的生存率在 90％ 以上，总体复发率在 1.5％～13.7％，复发时间为术后 1～20 年,复发病死率为 2%～4%。因此,早期胃癌的治疗非常关键。我国早期胃癌的诊断率仅 10% 左右。胃癌的发病率和病死率均居我国癌症首位,年平均病死率为 25.53/10 万,好发年龄在 50 岁以上,男女发病率之比为 2∶1。近些年来,我国的胃癌诊疗水平有所提高,但发展不平衡,除少数重点研究胃癌的单位外,总体水平低于国际先进水平。

【病因】

胃癌的确切病因不十分明确,据现有资料与下列因素有关。

1. 地域环境及饮食生活因素 胃癌的发病有明显的地域性差别,发病率在 30/10 万以上的国家有日本、俄罗斯、南非、智利等,而北美、西欧、印度则发病率低;在我国的西北与东部沿海地区胃癌的发病率比南方地区明显为高。长期食用熏烤、盐腌制食品的人群,胃远端癌的发病率高,与食品中亚硝酸盐、真菌毒素、多环芳烃化合物等致癌物或前致癌物含量高有关;与食物中缺乏新鲜蔬菜与水果也有一定关系。吸烟的胃癌发病危险比不吸烟者高 50%。

2. 幽门螺杆菌(Hp)感染 幽门螺杆菌感染也是引发胃癌的主要因素之一。我国胃癌高发区成人 Hp 感染率在 60% 以上,比低发区 13%～30% 的 Hp 感染率明显要高。幽门螺杆菌能促使硝酸盐转化为亚硝酸盐及亚硝胺而致癌;Hp 感染引起胃黏膜炎症并通过加速黏膜上皮细胞的过度增殖,导致畸变致癌;幽门螺杆菌的毒性产物 CagA、VacA 可能具有促癌作用,胃癌患者中抗 CagA 抗体检出率较一般人明显为高。控制 Hp 感染在胃癌防治中的作用已经受到高度重视。

3. 癌前病变 胃的癌前条件是指一些使胃癌发病危险性增高的良性胃疾病和病理改变。易发生胃癌的胃疾病包括胃息肉、慢性萎缩性胃炎及部分切除后的残胃,这些病变都可能伴有不同程度的慢性炎症过程、胃黏膜肠上皮化生或非典型增生,时间长久有可能转变为癌。胃息肉可分为炎性息肉、增生性息肉和腺瘤,前两者恶变可能性小,胃腺瘤的癌变率 10%～20%,直径超过 2cm 时癌变机会加大。癌前病变系指容易发生癌变的胃黏膜病理组织学改变,本身尚不具备恶性特征,是从良性上皮组织转变成癌过程中的交界性病理变化。胃黏膜上皮的异型增生属于癌前病变,根据细胞的异型程度,可分为轻、中、重三度,重度异型增生与分化较好的早期胃癌有时很难区分。

4. 遗传和基因 遗传与分子生物学研究表明,胃癌患者有血缘关系的亲属其胃癌发病率较对照组高 4 倍。许多证据表明胃癌的发生与抑癌基因 p53、APC、DCC 杂合性丢失和突变有关,分子生物学研究显示胃癌组织中癌基因 c-myc、k-ras 有明显扩增和过度表达;而胃癌的侵袭性和转移则与 CD44v 基因的异常表达密切相关。目前资料表明胃癌的癌变是一个多因素、多步骤、多阶段发展过程,涉及癌基因、抑癌基因、凋亡相关基因与转移相关基因等的改变,而基因改变的形式也是多种多样的。

【病理】

1. 大体分型 ①早期胃癌(EGC):胃癌仅限于黏膜或黏膜下层者,不论病灶大小或者有无淋巴结转移,均为早期胃癌。②进展期胃癌:胃癌组织超出黏膜下层侵入胃壁肌层为中期胃癌;病变达浆膜下层或是超出浆膜向外浸润至邻近脏器或有转移为晚期胃癌。

中、晚期胃癌统称进展期胃癌,按照国际上采用 Borrmann 分型法分四型。Ⅰ 型(结节性):为边界清楚突入胃腔的块状癌灶;Ⅱ 型(溃疡局限型):为边界清楚并略隆起的溃疡状癌灶;Ⅲ 型(溃疡浸润型):为边界模糊不清的浸润性溃疡状癌灶;Ⅳ 型(弥漫浸润型):癌肿沿胃壁各层全周性浸润生长导致边界不清。若全胃受累胃腔缩窄、胃壁僵硬如革囊状称皮革胃,几乎都是低分化腺癌或印戒细胞癌引起,恶性程度极高。

2. 组织学分型 世界卫生组织 1979 年提出的国际分类法,将胃癌组织学分为常见的普通型与少见的特殊型。普通型有乳头状腺癌、管状腺癌、低分化腺癌、黏液腺癌、印戒细胞癌。特殊类型主要有腺鳞癌、鳞状细胞癌、类癌、未分化癌等。

【扩散与转移】

1.淋巴转移　是胃癌的主要转移途径,进展期胃癌的淋巴结转移率高达70％左右,早期胃癌也可有淋巴结转移。胃癌的淋巴结转移率和癌灶的浸润深度呈正相关。引流胃的区域淋巴结有16组,依据它们距胃的距离可分为3站。胃癌由原发部位经淋巴结网向第1站胃周淋巴结转移,继之癌细胞随支配胃的血管,沿血管周围淋巴结向心性转移至第2站,并可向更远的第3站淋巴结转移。胃癌的淋巴结转移通常是循序渐进,但也可发生跳跃式淋巴结转移,即第1站无转移而第2站有转移。终末期胃癌可经胸导管向左锁骨上淋巴结转移,或经肝圆韧带转移至脐部。

2.直接浸润　贲门胃底癌易侵及食管下端,胃窦癌可向十二指肠浸润。分化差的浸润性生长的胃癌突破浆膜后,易扩散至网膜、结肠、肝、脾、胰腺等邻近器官。当胃癌组织侵及黏膜下层后,可沿组织间隙与淋巴网蔓延,扩展距离可达癌灶外6cm,向十二指肠浸润常在距幽门3cm范围以内。

3.血行转移　发生在胃癌晚期,癌细胞进入肝门静脉或体循环向身体其他部分播散,形成转移灶。常见转移的器官有肝、肺、胰、骨骼等处,以肝转移为多。

4.腹膜种植转移　当胃癌组织浸润至浆膜外后,肿瘤细胞脱落并种植在腹膜和脏器上,形成转移结节。直肠前凹的转移癌在直肠指检可以发现。女性患者胃癌可形成卵巢转移种植,称Krukenberg瘤。癌细胞腹膜广泛播散时,可出现大量癌性腹水。

【诊断】

早期诊断和根治性治疗是胃癌取得良好预后的唯一途径。胃镜的应用和普及可使早期胃癌获得诊断和手术治疗的机会,5年生存率可达90％以上。由于早期胃癌无特异性症状,患者的就诊率低,加上缺乏有效便利的普查筛选手段,目前国内早期胃癌占胃癌住院患者比例还不到10％。目前常用的胃癌检查手段归纳如下。

1.症状与体征　早期胃癌多数患者无明显症状,少数人有恶心、呕吐或是类似溃疡病的上消化道症状,无特异性,因此早期胃癌诊断率低。疼痛与体重减轻是进展期胃癌最常见的临床症状。患者常有较为明确的上消化道症状,如上腹不适、进食后饱胀,随着病情进展上腹疼痛加重,食欲缺乏、乏力、消瘦,部分患者有恶心、呕吐。另外,根据肿瘤的部位不同,也有其特殊表现。贲门胃底癌可有胸骨后疼痛和进行性吞咽困难;幽门附近的胃癌有幽门梗阻的表现;肿瘤破坏血管后可有呕血、黑粪等消化道出血症状。腹部持续疼痛常提示肿瘤扩展超出胃壁。大约有10％的患者有胃癌扩散的症状和体征,比如锁骨上淋巴结肿大、腹水、黄疸、腹部包块、直肠前凹扪及肿块等。晚期胃癌患者常可出现贫血、消瘦、营养不良甚至恶病质等表现。

2.内镜检查　内镜检查是发现早期胃癌最有效的方法,为首选方法。直接观察病变的部位和范围,并可获取病变组织做病理学检查,是诊断胃癌的有效方法。而近年来新发展的内镜技术明显提高了诊断水平。

(1)超声内镜(EUS)目前在国外已成为术前胃癌分级的标准诊断手段,它具有内镜和超声的双重功能,扩展了内镜的诊断范围。内镜超声探头因紧贴被测胃组织,用不含气体的蒸馏水作为介质,配合高频探头,因此所得图像清晰,能较好显示肿瘤浸润深度、播散位置、与周围组织的浸润与粘连程度、淋巴结转移等,容易探及消化道旁>5mm的淋巴结,并在实时超声中与血管可靠地鉴别,并可测量肿瘤边缘至血管的距离。超声内镜能清晰地显示胃肠壁的5层结构,层次结构的改变是EUS下T分期的依据。鉴别早期胃癌和进展期胃癌的准确率可达90％,判断癌肿对各层累及的正确率可达70％～80％。EUS引导下细针抽吸活检可获取组织进行病理检查。据谭诗云报道,胃癌的病理活检准确率为94％,加胃镜准确率为100％。对胃癌侵犯深度判断准确率为81％,淋巴结转移准确率为73％。若与腹腔镜联合,可克服不能发现远隔转移这一缺点,还可利用腹腔镜超声检查探测第2站甚至第3站淋巴结,大大提高术前胃癌分期。但检查约有11%的病例因肿瘤周围炎症而发生分级偏高,又因未发现癌的微小浸润或浸润较深而分级偏低者约占4%。淋巴结转移检出率有一定的局限性。

(2)荧光素电子内镜能发现在常规内镜下无法查出的极早期胃癌。

(3)红外线电视内镜可检查胃黏膜下血管,为胃黏膜下浸润提供有价值的信息。

另外,黏膜染色在早期胃癌诊断方面正日益受到人们的重视。亚甲蓝染色的基本原理是在正常黏膜以及覆盖有正常黏膜的病灶区域不着色,若黏膜上皮缺损致病灶暴露(如良性糜烂、表浅癌灶)染蓝紫色,溃疡面白苔或厚的癌灶染色呈蓝色。癌灶区的亚甲蓝染色较深,这与国内文献报道基本一致。胃黏膜损伤后的亚甲蓝染色,可以更清晰地显示隆起病灶的表面形状其始部形态、凹陷或平坦病灶,也能更清晰地看到溃疡边缘的黏膜形态,这不仅有助于肉眼鉴别良性与恶性,还可以使病理活检取材定位更为准确。

3.螺旋CT与正电子发射成像(PET)检查   多拍螺旋CT扫描结合三维立体重建和模拟内腔镜技术,是一种新型无创检查手段,有助于胃癌的诊断和术前临床分期。术前CT检查能同时发现肝、胰、脾等实质性器官的转移灶及腹腔内其他病变,可使术前有所准备,便于术中做相应处理。利用胃癌组织对于^{18}F-2-D-葡萄糖(FDG)的亲和性,采用正电子发射成像技术(PET)可以判断淋巴结与远处转移病灶情况,准确性较高。

4.通过X线钡剂检查   数字化X线胃肠造影技术的应用,使得影像分辨率和清晰度大为提高。目前仍为诊断胃癌的常用方法。常采用气钡双重造影,通过黏膜相和充盈相的观察做出诊断。早期胃癌的主要改变为黏膜相异常,进展期胃癌的形态与胃癌大体分型基本一致。

5.超声   在胃癌的诊断中,腹部超声主要用于观察胃的邻近脏器(特别是肝、胰)受浸润及淋巴结转移的情况。

【治疗】

胃癌的治疗主要分为手术治疗、化学治疗以及其他治疗

1.手术治疗   外科手术是早期胃癌的主要治疗方法。

(1)手术原则:手术的主要目的是达到切缘阴性的完全切除(R_0切除),然而只有50%的患者能够在首次手术时获得R_0切除。R_1指显微镜下肿瘤残留(切缘阳性);R_2是指有肉眼肿瘤残留(切缘阳性)但无远处病灶。远端胃癌首选胃次全切除。这种手术治疗结局与全胃切除术相似,但并发症显著减少。近端胃切除术和全胃切除术均适用于近端胃癌,但术后通常发生营养障碍。手术前应使用CT进行临床分期以评估病变范围。推荐用于近、远端切缘距肿瘤组织4cm或以上,我国则推荐5cm或以上。NCCN指南推荐对T_{1b}~T_3肿瘤进行远端胃切除、胃次全切除或全胃切除。应尽量避免进行常规或预防性脾切除。在一项随机临床研究中,接受全胃切除术联合脾切除术的患者其术后死亡率和并发症发生率略有升高,生存临界获益但未达统计学差异。对于进行全胃切除术的近端胃癌患者,这项研究结果不支持通过预防性脾切除来去除肉眼阴性的脾周淋巴结。

(2)淋巴结清扫范围:D_0切除指第1站未全部清除者。D_1切除是指将受累的近端胃、远端胃或全胃切除(远端或全胃切除),并包括大、小网膜淋巴结。D_2切除还要求切除网膜囊与横结肠系膜前叶,同时要彻底清扫相应的动脉旁淋巴结。D_2切除需要手术者接受过相当程度的训练并拥有相应的专业技能。在东亚,胃切除术联合D_2淋巴结清扫术是可根治性胃癌的标准治疗方法。日本研究者经常强调淋巴结扩大清扫(D_2或更大范围)的价值;然而,西方研究者发现,淋巴结扩大清扫与D_1切除相比并没有生存优势。

(3)适应证:①经胃镜和钡剂检查后确诊为胃癌者。②临床检查锁骨上无肿大淋巴结,无腹水征,直肠指诊直肠膀胱(子宫)窝未触及肿物者。③无严重心、肺、肝、肾功能不全,血清蛋白在3.5g/L以上者。④术

前 CT 检查无肝或肺部等远处转移者。⑤剖腹手术探查未发现肝转移，无腹膜弥漫性种植转移，肿瘤未侵犯及胰腺、肠系膜上动脉，无腹主动脉旁淋巴结转移者。

（4）术后注意：①围术期营养支持，围术期合理的营养支持可有效地改善胃癌患者的营养状况，提高机体免疫力，降低手术后并发症的发生率和病死率，提高患者的生活质量，直接改善预后。胃癌患者营养支持方式分为肠内营养（EN）和肠外营养（PN）支持两种。目前认为，只要患者胃肠道功能完整或只有部分胃肠功能，能源物质供给的最佳途径是胃肠道。从而避免了传统的持久的 PN 给患者带来严重的并发症，如脂肪肝、高血糖、高血脂、代谢性疾病和感染。EN 能维护肠道屏障功能，增加肝门静脉血流量，且合乎生理，促进胃肠功能的恢复。胃肠道对食物的机械与化学刺激存在整体调节机制，在喂养开始数分钟整个肠道的血流量明显增加，可促进肠道蠕动及黏膜生长，使肠道功能快速恢复。EN 可提供给肠黏膜免疫细胞足够的营养基质，有助于维持肠黏膜免疫功能和全身免疫功能。早期 EN 可能经此途径提高机体免疫力。胃癌行全胃切除术后早期给予肠内营养，能明显改善患者的营养状态，促进肠道功能恢复，提高机体免疫力，较肠外营养更经济、安全，是一种值得推荐的临床营养支持方法。②主要并发症，吻合口瘘、切口感染、腹腔内残留感染为胃癌根治术常见并发症。

2.内镜下黏膜切除术　内镜下黏膜切除术是胃癌微创手术的巨大进步，已用于治疗早期胃癌。内镜下黏膜切除术治疗早期胃癌的大部分经验来自胃癌发病率较高并能进行有效筛查的国家。内镜下黏膜切除术的适应证包括肿瘤组织分化良好或中度分化，<30mm，无溃疡，并且无浸润证据。由于缺乏长期的随访和生存数据，因此不建议在临床试验以外常规使用内镜技术，其应用也应仅限于在具有丰富经验的医学中心进行。在采用内镜下切除或局部胃切除（楔形切除）时，选择合适的患者尤为重要。早期胃癌发生淋巴结转移的可能性与肿瘤因素相关，并随肿瘤体积增大、侵犯黏膜下层、肿瘤分化不良和淋巴管及血管浸润而增加。应根据淋巴结转移的风险选择手术方式。内镜黏膜下剥离术是在内镜下黏膜切除术基础上发展而来的一种技术，在侵犯黏膜层和部分侵犯黏膜下层的早期胃癌中应用逐渐增多。术前准确分期和术后精确的病理检查至关重要。

3.腹腔镜切除术　腹腔镜切除术是新近出现的一种外科手术方法，对于胃癌患者，它比其他开腹手术有更多重要的优势，如术中出血少，术后疼痛轻，恢复快，肠道功能恢复早以及患者住院时间缩短。进一步确定腹腔镜切除术在胃癌治疗中的地位尚需更大规模的随机临床研究。

4.化疗治疗　用于根治性手术的术前、术中和术后，延长生存期。晚期胃癌患者采用适量化疗，能减缓肿瘤的发展速度，改善症状，有一定的近期效果。早期胃癌根治术后原则上不必辅助化疗，有下列情况者应行辅助化疗：①病理类型恶性程度高，癌灶面积>5cm²；②多发癌灶；③年龄<40 岁。

（1）新辅助化疗：自从引入新辅助化疗的理念后，其中一部分患者的预后得到了改善。新辅助化疗有几项优点。首先，新辅助化疗被认为对晚期 T 和 N 分期的患者有效，因为这有可能使肿瘤降级，提高切除率。其次，局部晚期胃癌患者可能有远处的微小转移，若首先采用外科手术策略，往往有几周的时间使转移灶得不到及时处理从而影响术后治疗，术前化疗可改善这种状况。最后，新辅助化疗可能改善患者化疗耐受性。因为术后辅助化疗往往因为术后消耗及并发症等导致不良反应重或不能完成化疗。另外，新辅助化疗可以判断患者对药物的反应性，从而有利于术后治疗方案的选择。Cunningham 等在 2005 年 ASCO 报道了 MAGIC 试验结果并于 2006 年在《新英格兰医学杂志》发表。该试验是设计严格的Ⅲ期随机、对照临床研究，由英国医学研究委员会主持进行。503 例患者随机分为两组，一组进行围术期化疗[ECF（表柔比星、顺铂和氟尿嘧啶）术前和术后化疗]和手术，另一组单用手术治疗。每组患者中，74% 为胃癌，14% 为低位食管癌，11% 为胃食管结合部癌。围术期化疗组中 T_1 和 T_2 期患者比例较高，为 51.7%，而单独手术组为 36.8%。围术期化疗组患者的 5 年生存率为 36%，单独手术组为 23%。以 ECF 方案进行围术期化疗可以显著改善可切除的胃癌和低位食管腺癌患者的无进展生存和总生存。这项研究奠定了围术期化疗在可切除胃癌患者中的标准治疗地位。表明了新辅助化疗在胃癌治疗中的地位。新辅助化疗目的在于提高切除率，力求根治，因此在化疗方案上多采用两药或三药联合，剂量强度应足够。目前各种方案的新辅助化疗的临床试验正在不断进行，我们期待更理想的结果。

(2)术后化疗：对于术前进行了新辅助化疗的患者，术后推荐按照 MAGIC 研究流程仍然进行 3 个周期辅助化疗。但对于术前未接受 ECF 或其改良方案新辅助化疗的患者，术后是否应该接受辅助化疗，则长期存在争议。2008 年公布了两项荟萃分析，纳入的临床随机试验以及病例数分别为 15 项、3212 例和 23 项、4919 例。结果显示，与单独手术相比，术后进行辅助化疗的 3 年生存率、无进展生存期和复发率均有改善趋势。2009 年最新公布的一项纳入 12 项随机临床研究的关于胃癌 D1 以上根治术后辅助化疗的荟萃分析结果显示，术后辅助化疗较单独手术可降低 22％的死亡风险，由于该分析中仅 4 项为日本研究，其余 8 项均为欧洲研究，纳入标准严格，除外仅含 T_1 期患者和进行 D_0 手术的研究，与目前临床实践相符，结果较为可信，更具有指导意义。因此，对于术前未接受 ECF 或其改良方案新辅助化疗的Ⅱ期/Ⅲ期患者，中国专家组认为术后仍应接受辅助化疗。但由于各项术后辅助化疗的荟萃研究所纳入的辅助化疗方案繁杂，目前尚不清楚术后的标准辅助化疗方案。可参照 MAGIC 研究选择在晚期胃癌中安全有效的方案，如 ECF 方案、改良 ECF 方案、氟尿嘧啶类±铂类。S-1 是替加氟（氟尿嘧啶的前体药物）、5-氟-2,4-二羟基吡啶（CDHP 和氧嗪酸的复合物，是一种新型口服氟尿嘧啶类药物）。日本一项大型随机Ⅲ期临床试验（ACTS-GC)评价了扩大淋巴结清扫（D_2 切除）的胃癌切除（R_0 切除）术后用 S-1 进行辅助化疗治疗Ⅱ期（剔除 T_1 期）或Ⅲ期胃癌的效果。1059 例患者随机接受手术及术后 S-1 辅助化疗或单纯手术治疗。S-1 治疗组的 3 年总生存率为 80.1％，单纯手术组为 70.1％。S-1 组的死亡风险比为 0.68，这是首次在临床研究中显示术后辅助化疗对 D_2 切除术后的日本患者存在优势。但目前为止，胃癌的化疗并没有一个"金标准"。随着一些新药物的面市，胃癌术后的化疗标准有待于进一步临床研究。

(3)晚期胃癌的化疗治疗：晚期胃癌是指不可切除和术后复发的胃癌，包括确诊时就局部晚期不可切除（占全部胃癌的 30％）、确诊时已经转移的胃癌（占全部胃癌的 30％）以及术后复发的胃癌（胃癌术后有 60％复发率），因而接近 80％的患者最终会发展为晚期胃癌。几项早期的临床研究表明，晚期胃癌如果不化疗，中位生存期只有 3～4 个月；而化疗后可达 1 年，且化疗可提高生活质量。但总体来说晚期胃癌预后仍差。晚期胃癌的化疗始于 20 世纪 60 年代，单药有效的药物包括氟尿嘧啶、顺铂、蒽环类药物（阿霉素及表柔比星）、丝裂霉素 C 和依托泊苷等。这些药物的单药有效率低，疗效不佳。为提高晚期胃癌疗效，学者们多采用 2 种或 3 种药物联合进行化疗。近年来，随着紫杉类药物多烯他赛、伊立替康、奥沙利铂、口服氟尿嘧啶类药(S-1 和 UFT)以及靶向药物的出现，不断研究得到新的联合方案，晚期胃癌患者的预后和生存有望改善。转移性晚期胃癌的化疗主要是姑息化疗，以改善生活质量和延长生存为主，化疗剂量强度不宜太强，以避免严重的不良反应。进展期胃癌的化疗效果至今不能令人满意。老一代化疗方案对 20％～40％的晚期胃癌患者有效，且维持时间短，中位生存时间不超过 7～10 个月。联合多西紫杉醇、伊立替康、奥沙利铂、紫杉醇、卡培他滨或 S-1 等药物的研究结果较前改善，中位生存期可达 1 年。从现有的Ⅲ期临床试验研究结果可以看出，一些新联合方案如含多西紫杉醇的 DCF 方案、含奥沙利铂的 EOX 和 FLO 方案、含卡培他滨的 EOX 和顺铂＋希罗达方案、含伊立替康的 ILF 方案、含 S-1 的 S-1＋DDP 方案可以作为一线治疗晚期胃癌的新的参考方案。目前还没有上述方案之间两两比较的试验结果，新的研究需要不断进行，特别是联合靶向药物的治疗值得期待。然而，即使采用上述的新药联合方案或结合靶向药物，胃癌生存的改善也很有限，而且经济成本较大。考虑到中国的国情，我们应该遵循肿瘤治疗成本与效果并重的原则，有时在疗效和不良反应相当的情况下，也可选择经济的方案。另外，由于晚期胃癌的预后仍不理想，我们鼓励患者参加设计良好的临床试验，以探索新的治疗。也期待将来的试验能够结合胃癌生物学的预后和预测因素，从而能够为每个患者选择最优的方案，实行个体化治疗，提高疗效。

（4）靶向药物：靶向药物是近年研究热点之一。由于胃癌化疗药物的有限作用，许多学者期望联合靶向药物以获得进一步疗效。目前，已在肺癌中取得疗效的小分子表皮生长因子受体（EGFR）酪氨酸激酶抑制药吉非替尼、埃罗替尼和在肠癌化疗中取得疗效的抗 EGFR 的西妥昔单抗、抗血管内皮生长因子（VEGF）受体的贝伐单抗以及在乳腺癌化疗中取得疗效的抗 HER-2 的单抗、赫赛汀等均已应用到胃癌的研究。

（5）腹腔灌洗治疗：由于手术时癌细胞脱落或手术切断血管、淋巴管，其内的癌栓随血液、淋巴液入腹腔，也可致腹腔内种植转移。加上手术造成的膜缺损及术后机体免疫功能低下，为腹腔内少量游离癌细胞种植和增殖创造了条件，导致术后腹腔内复发和转移。腹腔内游离癌细胞及小转移灶不可能通过手术来预防或消除，化疗药物直接注入腹腔后，腹腔内脏器所接触的药物浓度明显高于血浆，而且腹腔灌注化疗使腹腔中高浓度的抗癌药物经腹膜吸收，经肝门静脉系统和腹膜后淋巴系统入血，这种途径与胃癌转移途径一致，因此腹腔化疗不但能杀灭散落在腹腔中癌细胞，而且能杀灭肝及淋巴系统中转移的微小病灶，减少肝转移机会。另一方面，腹膜对药物的廓清力相对缓慢，使癌细胞能较长时间地接触高浓度的抗癌药物，提高了对癌细胞的直接杀伤作用。肿瘤组织大多血供差（仅为正常组织的 2％～5％），散热困难，同样的温热条件下，肿瘤部位温度较高，受温热损伤重，43℃为肿瘤细胞的最低死亡温度。同时，温热可增强机体抗癌抗体溶解肿瘤细胞的作用。氟尿嘧啶和卡铂是目前公认的治疗消化道癌的有效药物。采用这两种药物温热的杀肿瘤效能以及腹膜腔内药代动力学优势设计的术中置管、术后早期持续性腹腔内热化疗方法，无论是不良反应、预后还是二三年生存率，都明显优于术后全身化疗者，并且技术简单，患者痛苦较小。总之，胃癌术后采取腹膜温热灌注化疗不仅不良反应小，肝转移和腹水发生率低，无腹部并发症发生；而且可增强杀瘤效应，又无严重全身性不良反应，且近期疗效明显，操作简单且较安全，作为治疗进展期胃癌的一种辅助治疗方法，值得在基层医院推广应用。

5.其他治疗　包括放疗、热疗、免疫治疗、中医中药治疗等。胃癌的免疫治疗包括非特异性生物反应调节如卡介苗、短小棒状杆菌等；细胞因子如白介素、干扰素、肿瘤坏死因子等；以及过继性免疫治疗如淋巴细胞激活后杀伤细胞、肿瘤浸润淋巴细胞等的临床应用。基因治疗目前尚在探索阶段，自杀基因与抗血管形成基因是研究较多的基因治疗方法，可能在将来胃癌的治疗中发挥作用。

【预后】

胃癌的预后与胃癌的病理分期、部位、组织类型、生物学行为以及治疗措施有关。早期胃癌远比进展期胃癌预后要好。根据大宗报告，施行规范治疗Ⅰ期胃癌的 5 年生存率为 82％～95％，Ⅱ期为 55％，Ⅲ期为 15％～30％，Ⅳ期仅 2％。肿瘤体积小、未侵及浆膜、无淋巴结转移，可行根治性手术者预后较好。贲门癌于胃上 1/3 的近端胃癌比胃体及胃远端癌的预后要差。当前，我国早期胃癌诊断率很低，影响预后。提高早期诊断率将显著改善胃癌的 5 年生存率。

【诊疗风险防范】

胃癌早期症状多不典型，临床医生应详细询问病史，仔细检体，应用现有的检查设备，科学有机地结合，做到早期诊断，不漏诊。针对性地鉴别诊断内容，做到重点检查，不能马虎。治疗上选择以手术为主的综合治疗模式，手术做到周密计划，争取达到治疗目的，联合新辅助化疗及术后化疗方案，积极争取延长术后长期生存，提高生存质量，对不能延长生存期的患者，不做无谓手术，做到手术有理有据，有章可循。

二、胃的胃肠道间质瘤

胃肠道间质瘤(GIST)是消化道最常见的间叶源性肿瘤,其中60%～70%发生在胃,20%～30%发生在小肠,曾被认为是平滑肌肉瘤。研究表明,这类肿瘤起源于胃肠道未定向分化的间质细胞,具有c-kit基因突变和KIT蛋白(CD117)表达的生物学特征。胃的GIST约占胃肿瘤的3%,可发生于各年龄段,高峰年龄50和70岁,男女发病率相近。

【病理】

本病呈膨胀性生长,可向黏膜下或浆膜下浸润形成球形或分叶状的肿块。肿瘤可单发或多发,直径从1～20cm或以上不等,质地坚韧,境界清楚,表面呈结节状。瘤体生长较大可造成瘤体内出血、坏死及囊性变,并常有上消化道出血、坏死及囊性变,并在黏膜表面形成溃疡导致消化道出血。

【诊断】

1.症状与体征　瘤体小症状不明显,可有上腹部不适或类似溃疡病的消化道症状;瘤体较大可扪及腹部肿块,常有上消化道出血的表现。

2.影像学检查　钡剂造影胃局部黏膜隆起,呈向腔内的类圆形充盈缺损,胃镜下可见黏膜下肿块,顶端可有中心溃疡。黏膜活检检出率低,超声内镜可以发现直径<2cm的胃壁肿瘤。CT、MRI扫描有助于发现胃腔外生长的结节状肿块以及有无肿瘤转移。组织标本的免疫组化显示CD117和CD34过度表达,有助于病理学最终确诊。GIST应视为具有恶性潜能的肿瘤,肿瘤危险程度与有无转移、是否浸润周围组织显著有关。肿瘤长径>5cm和核分裂数>5个/50高倍视野是判断良恶性的重要指标。

【治疗】

首选手术治疗,手术争取彻底切除,瘤体与周围组织粘连或已穿透周围脏器时应将粘连的邻近组织切除,不必广泛清扫淋巴结。姑息性切除或切缘阳性可给予甲磺酸伊马替尼以控制术后复发,改善预后。伊马替尼能针对性地抑制c-kit活性,治疗进展期转移的GIST总有效率在50%左右,也可用以术前辅助治疗。完全切除的存活期明显高于不完全切除的病例。

三、胃淋巴瘤

胃是结外形淋巴瘤的好发器官,原发恶性淋巴瘤占胃恶性肿瘤的3%～5%,仅次于胃癌而居第2位。发病年龄以45～60岁居多。男性发病率较高。近年发现幽门螺杆菌感染与胃的黏膜相关淋巴样组织(MALT)淋巴瘤发病密切相关,低度恶性胃黏膜相关淋巴瘤90%以上合并幽门螺杆菌感染。

【病理】

95%以上的胃原发性恶性淋巴瘤为非霍奇金淋巴瘤,组织学类型以B细胞为主;大体所见黏膜肥厚、隆起或形成溃疡、胃壁节段性浸润,严重者可发生溃疡、出血、穿孔。病变可以发生在胃的各部分,但以胃体后壁和小弯侧多发。恶性淋巴瘤以淋巴转移为主。

【诊断】

1.症状与体征　早期症状类似一般胃病,患者可有胃纳下降、腹痛、消化道出血、体重下降、贫血等表现。部分患者上腹部可触及包块,少数患者可有不规则发热。

2.影像学检查　X线钡剂检查可见胃窦后壁或小弯侧面积较大的浅表溃疡、胃黏膜有形似卵石样的多个不规则充盈缺损以及胃黏膜皱襞肥厚,肿块虽大仍可见蠕动通过病变处是其特征。胃镜检查可见黏膜隆起、溃疡、粗大肥厚的皱襞、黏膜下多发结节或肿块等;内镜超声除可发现胃壁增厚外,还可判断淋巴瘤浸润胃壁深度与淋巴结转移情况,结合胃镜下多部位较深取材活组织检查可显著提高诊断率。CT检查可见胃壁增厚,并了解肝脾有无侵犯、纵隔与腹腔淋巴结情况,有助于排除继发性胃淋巴瘤。

【治疗】

早期低度恶性胃黏膜相关淋巴瘤可采用抗幽门螺杆菌治疗,清除幽门螺杆菌后,肿瘤一般在4~6个月消退。抗生素治疗无效或侵及肌层以下的病例可以选择放、化疗。手术治疗胃淋巴瘤有助于准确判断临床病理分期,病变局限的早期患者可获得根治机会。姑息性切除也可减瘤,结合术后化疗而提高疗效,改善预后。常用化疗方案为CHOP方案,胃淋巴瘤对化疗反应较好,近年有单独采用系统化疗治疗胃淋巴瘤获得较好的疗效的报告。

四、胃的良性肿瘤

胃的良性肿瘤约占全部胃肿瘤的2%。按其组织来源可分为上皮细胞和间叶组织瘤。前者常见的有胃腺瘤和腺瘤性息肉,占良性肿瘤的40%左右。外观呈息肉状,单发或多发,有一定的恶变率;胃的间叶源组织肿瘤70%为胃肠道间质瘤,其他有脂肪瘤、平滑肌瘤、纤维瘤、血管瘤、神经纤维瘤等。

胃良性肿瘤一般体积小,发展较慢,胃窦和胃体为多发部位。

【诊断】

1.症状与体征　①上腹不适、饱胀感或腹痛;②上消化道出血;③腹部包块,较大的良性肿瘤上腹部可扪及肿块;④位于贲门或幽门的肿瘤可引起不全梗阻等。

2.影像学检查　X线钡剂检查、胃镜、超声及CT检查等有助于诊断。纤维胃镜检查大大提高了胃良性肿瘤的发现率,对于黏膜起源瘤活检有助确诊;黏膜下的间叶组织瘤超声胃镜更具诊断价值。

【治疗】

手术切除是胃良性肿瘤的主要治疗方法,由于临床上难以除外恶性肿瘤,且部分良性胃肿瘤还有恶变倾向以及可能出现严重合并症,故主张确诊后积极地手术治疗,根据肿瘤的大小、部位以及有无恶变的倾向选择手术方式,小的腺瘤或腺瘤样息肉可行内镜下套切术,较大的肿瘤可行胃部分切除术、胃大部切除术等。

(岳在连)

第四节　胃癌的流行病学及病因

胃癌是人类最常见的恶性肿瘤,我国目前尚无全国性的胃癌发病资料,但估计每年有近20万新发胃癌,占全部恶性肿瘤发病的17.2%,仍居首位。

1.地区分布　我国胃癌男女性死亡率为20.9/10万和10.2/10万(中国人口标化),分别占恶性肿瘤死因的26.1%和18.7%,为首位肿瘤死因。胃癌在我国有比较明显的地理分布特征。高发区比较集中在辽东半岛、山东半岛、华东沿海江苏、浙江、上海和福建以及内陆地区宁夏、甘肃、山西和陕西。南方各省(自治区)如湖南、广东、广西、四川和云南为低发区。

在同一省、市和自治区内,胃癌死亡率也有较大地区差别。胃癌男性死亡率在福建省长乐县最高,为120.5/10万;女性是江苏省扬中县,为51.1/10万。

2.人群分布　胃癌死亡率随年龄增长呈对数线性递增,为累积型曲线。胃癌死亡率通常在 35 岁以下较低,40 以后迅速上升,多集中在 55 岁以上,占总死亡率 70%。

胃癌死亡率男女性别比值为 1.5:1～2.5:1,男性高于女性。

不同种族和民族的胃癌死亡率亦不同。我国一些少数民族如哈萨克、回、朝鲜、蒙古族居住地区胃癌死亡率较高,云南和贵州少数民族胃癌死亡率较低。

3.时间趋势　除诊断、治疗因素外,胃癌死亡率在大多数国家有明显下降。

在移民中观察胃癌时间趋势对于建立病因假说帮助极大。从日本移民到夏威夷的第一代人中胃癌死亡率基本上与日本相同,但在第二代移民中胃癌则明显低于日本,介于日本和夏威夷死亡率之间。移民流行病学研究提供了重要信息:胃癌发病与环境因素较遗传因素关系更加密切,胃癌发病可能与饮食因素有关,胃癌是可以进行预防的肿瘤。

4.地理病理流行病学　芬兰人 Lauren 在 1965 年按照组织发生学将胃癌分为肠型和弥漫型(胃型)两类。肠型胃癌多见于胃癌高发区,如日本、哥伦比亚,我国辽东、山东半岛,胃癌都以肠型为主。这类胃癌常见于老年人,平均患病年龄为 55.4 岁,细胞分化程度一般较高。

弥漫性胃癌死亡率在高低发区差别不显著。这类胃癌无明显癌前病变过程。胃癌动态变化与组织类型有关。一些国家胃癌下降主要系肠型胃癌减少所致。

5.病因及危险因素　胃癌是慢性疾病,发病过程较长且复杂。目前没有任何一种单一因素被证明是人类胃癌的直接病因。因此,胃癌发生与多种因素有关。一般习惯将那些有可能直接作用于胃黏膜细胞的启动致癌因子称为病因因素,将那些使胃癌发病频率增高的相关因子称为危险因素。

(1)亚硝基化合物:亚硝基化合物是一大类化学致癌物,其中非挥发性亚硝酰胺类化合物如 N-甲基 N-硝基 N-亚硝基胍(MNNG),N-乙基 N-亚硝基胍(ENNG)能诱发大鼠、狗胃腺癌,具有高度的器官亲和性和特异性。在用 MNNG 诱发胃癌的过程中,可观察到胃黏膜肠化一异型性增生等癌前病变。这些病变较早出现在胃窦部,继而在相同部位出现胃癌。这一现象与人类胃癌有相似之处。

尽管到目前为止尚未证实亚硝基化合物是人类胃癌的直接致癌启动因子,但许多来自于人群和实验的研究结果支持胃癌的亚硝基化合物病因假说。

天然存在的亚硝基化合物是极微量的。这类化合物对人类的潜在危害在于人类可以在体内内源性合成亚硝基化合物,而胃则是主要合成场所。自然界存在大量的亚硝基化合物前体物,如硝酸盐,食物中的二级、三级胺。这类前体物可在胃内合成亚硝基化合物。当胃黏膜病变发生如胃腺体萎缩,壁细胞减少,胃液 pH 升高时,胃内细菌繁殖、胃内微小环境发生改变。胃内细菌可加速硝酸盐还原为亚硝酸盐,并催化亚硝化反应,生成较多的亚硝基化合物。

(2)多环芳烃化合物:致癌物可污染食品或在加工过程中形成。如冰岛为胃癌高发国,居民多以渔业为生,有食用熏鱼、熏羊肉的习惯。分析熏鱼、熏羊肉的样品,发现这些食品有较严重的包括 3,4-苯并芘在内的多环烃化合物的污染。近 30 年来,冰岛居民食用新鲜食品增加,熏制食品减少,胃癌发病率呈下降趋势。

(3)饮食因素:已有比较充分的证据说明胃癌与高盐饮食及盐渍食品摄入量多有关。1985 年以来,在中国、日本、意大利、法国、英国和美国进行的 12 项研究中对 2876 例胃癌病人和 8516 例对照调查,结果均显示高盐、盐渍食品为胃癌的危险因素,相对危险度为 1.4～6.2。

世界各地的流行病学研究一致性表明:新鲜蔬菜、水果具有预防胃癌的保护性作用,并显示剂量效应关系。经常食用新鲜蔬菜的人患胃癌的相对危险度降低 30%～70%。含有巯基类的新鲜蔬菜,如大蒜、大葱、韭菜、洋葱和蒜苗等也具有降低胃癌危险的作用。我国山东省苍山县盛产大蒜和蒜苗,胃癌死亡率为

3.75/10 万,是长江以北最低发县。

新鲜蔬菜、水果中含有许多人体所需营养素,特别是维生素一类,具有抗癌作用。维生素 C 具有较强阻断亚硝基化合物的能力,β-胡萝卜素则具有抗氧化能力,可以在小肠转化成维生素 A,维持细胞生长和分化。因此,这两类维生素很可能通过阻断致癌和增加细胞修复能力达到降低胃癌的危险的作用。

(4)幽门螺杆菌:1983 年澳大利亚人 Marshall 从胃黏膜内分离并成功地培养出该细菌。幽门螺杆菌为带有鞭毛的革兰阴性细菌,在胃黏膜生长,代谢中可产生尿素使局部环境酸性降低。

幽门螺杆菌感染与胃癌有关是基于以下原因:在正常胃黏膜中很少能分离到幽门螺杆菌,而随胃黏膜病变加重,幽门螺杆菌感染率增高。在山东省临朐县居民中调查,在慢性浅表性胃炎或正常黏膜人中感染率为 19%;在轻度慢性萎缩性胃炎人中为 40%,而在重度慢性萎缩性胃炎人中则高达 63%。测定胃癌病人患病以前的血清,发现其幽门螺杆菌抗体阳性率明显高于对照组,为胃癌的危险因素。

据报道,感染 HP 可产生细胞毒素相关基因(cagA)蛋白,使胃黏膜产生急性、慢性炎症,胃液中抗坏血酸浓度降低,游离自由基增加。HP 又有较强的尿素酶活性,使胃液中氨浓度增高。长期的 HP 感染可导致萎缩性胃炎,而使胃酸降低及细菌过度繁殖,某些硝酸盐还原菌可使硝酸盐成为亚硝酸盐,可在胃内与氨结合而成有致癌作用的亚硝基化合物。

Correa(1995)曾在三组不同的人群中进行历时 10 年的病例对照研究,观察出幽门螺杆菌感染与胃癌发生的关系,发现其相对危险度(OR)为 2.6～6。目前认为幽门螺杆菌并非胃癌直接致癌物,而是通过对胃黏膜的损伤,促进病变发展的条件因素,使胃癌危险性增高。幽门螺杆菌可释放多种细胞毒和炎症因子,并参与局部免疫。

(5)遗传:胃癌在少数家族中显示有聚集性。在胃癌病人中调查,一级亲属患胃癌比例显著高于二级、三级亲属,相对危险度为 2.0～4.0。将胃癌分为肠型和弥漫型,显示弥漫型胃癌亲属具有更高危险,相对危险度为 7.0,而肠型则为 1.4,与对照组无显著性差别。

血型与胃癌存在一定关系。A 型血人的胃癌危险度高出其他血型 20%～30%。在 A 型血型的人中患有肠上皮化生和异型性增生的比例高于其他血型,相对危险度分别增高 30% 和 40%。

尽管有一些证据说明遗传与胃癌有关,但大多数人持谨慎态度,认为证据不足。遗传因素与共同生活环境因素相互交错,很难区分,增加了研究工作的难度。

(6)其他因素:在全世界数项病例对照、前瞻性研究中,大多数结果显示吸烟为胃癌的危险因素,相对危险度为 1.4～4.8,并有随吸烟量增加而升高的趋势。

某些职业暴露如煤矿、石棉、橡胶行业工人中胃癌相对高发。

微量元素与胃癌的关系近年也颇受人重视,流行病学调查也显示,饮食中锌、镍含量增高,硒缺乏均与胃癌发病呈正相关。

1.慢性疾患

(1)慢性萎缩性胃炎(CAG):CAG 以胃黏膜腺体萎缩、减少为主要特征,常伴有不同程度的胃黏膜肠上皮化生。

芬兰、哥伦比亚、日本和中国的资料均表明胃黏膜活检 CAG 检出率与胃癌死亡率呈正相关。在我国开展的两项病例对照研究证实,在患胃癌以前的既往胃病史(5 年以上)为胃癌的危险因素,相对危险度为 2.0～2.9。

(2)胃黏膜肠上皮化生(IM):多项研究表明 IM 与胃癌的发病呈正相关。比较日本和美国的尸检材料发现,日本人 IM 的检出率为 29%,而美国人中仅为 8%。在哥伦比亚对移民进行内镜检查证实,IM 在胃癌高发区移民中为 58.4%,显著高于低发区 19.1%。

在胃癌高发区 IM 的检出率随年龄增长而增加,多见于胃窦和胃角,与胃癌好发部位相同。

IM 可分为两类,一类含有表现出小肠上皮特征的颗粒,分泌中性黏液及唾液酸黏液;另一类多由产硫酸的杯状细胞组成,分泌硫酸黏液,呈结肠上皮特征。在比较癌旁组织时发现胃癌高发区组织中 IM 检出率为低发区的 2.3 倍。进一步分析则发现,结肠型 IM 更为多见,Lewis 抗原表达增高。在胃癌(肠型)细胞中具有某些与结肠型 IM 相同结构。这些现象说明结肠型 IM 与胃癌关系更加密切。

(3)胃黏膜上皮异型增生(DYS):胃黏膜上皮细胞出现异型性,分化异常,黏膜结构紊乱为 DYS 的主要病理特征。根据以上特征,DYS 分为轻、中、重三级。重度 DYS 常与分化较高的早期癌混淆,有人称为临界癌。无疑,DYS 是胃癌的癌前病变。

DYS 在胃癌高发区检出率为 10%～20%,远远高于低发区。DYS 检出率表现出与胃癌的一致特征:随年龄增长而增加,男性高于女性,在解剖部位更为局限呈灶状,多见于胃窦和胃角。

DYS 可分腺瘤型和增生型两类。腺瘤型与高分化型胃癌有关,增生型与分化较差的胃癌有关。

2.癌基因与抑癌基因　近年来的研究已一致认为胃癌是一多基因异常改变,经历多阶段、多步骤的发展过程而导致的疾病,不同的基因可能在胃癌发展的不同阶段起作用。

目前文献报道与胃癌有关的癌基因有 ras、met、akt-2、erbB2 及 EGFR 等,抑癌基因有 p53,p16、APC、Rb 及 nm23 等,其中 met、ras 基因的过量表达发生在癌变早期,met、erbB2、EGFR 和 akt-2 的扩增与肿瘤快速生长有关,nm23、p16 等基因缺失或表达水平降低与瘤细胞恶性表型密切相关,野生型 p53 则可促使细胞凋亡,突变型 p53 则可抑制野生型 p53,反而抑制细胞凋亡,促使细胞增殖。

(毕建燿)

第五节　十二指肠溃疡

【病因和发病机制】

十二指肠溃疡发病机制并不是单一明确的过程,而是复合、相互作用的因素形成:由于损害因素和防御间的平衡失常造成的。

1.胃酸分泌过多　十二指肠溃疡的发病机制中,胃酸分泌过程起重要作用,早在 1910 年 Schwartz 提出"无酸就无溃疡"的观点至今仍是正确的,十二指肠溃疡不发生于胃酸分泌很低,最大胃酸分泌(MAO)<10mmol/h 者。虽然正常人和十二指肠溃疡病人的最大胃酸分泌能力相互重叠的,但十二指肠溃疡病人作为整体能分泌更大量的胃酸,尤其是进餐刺激反应的胃酸分泌。胃酸分泌量的大小是和胃壁细胞总体(PCM)的多少平行的,十二指肠溃疡病人平均有 11.8 亿个壁细胞,约为正常人的 2 倍。十二指肠溃疡病人除了壁细胞的数量增多外,其壁细胞对促胃液素、组胺、迷走神经胆碱能途径的刺激敏感性加强。胃酸分泌因而增高,是十二指肠溃疡发生的重要因素。

2.十二指肠黏膜防御机制的减弱　十二指肠通过特异性 pH 敏感的受体,酸化反应反馈性延缓胃的排空,保持十二指肠内 pH 接近中性,且十二指肠黏膜能吸收腔内氢离子和不受胆盐的损伤;十二指肠溃疡病人中,这种反馈延缓胃排空和抑制胃酸的作用减弱,而胃排空加速,使十二指肠球部腔内酸负荷量加大,造成黏膜损害可形成溃疡。

前列腺素 E 不仅有抑制胃酸的作用,更重要有直接保护黏膜的作用和促进溃疡愈合。十二指肠溃疡病人的十二指肠黏膜前列腺素 E 的含量较正常对照组明显降低,降低了十二指肠黏膜的保护作用。

十二指肠溃疡病人的十二指肠黏膜碳酸氢盐分泌减少,可导致酸性消化性损害。

3.幽门螺杆菌　幽门螺杆菌(HP)感染和消化性溃疡的发病密切相关,HP 感染是胃窦炎主要病因和引起消化性溃疡的重要病因。根除 HP 治疗能显著降低溃疡的复发率。

HP 是一种微需氧革兰阴性杆菌,呈螺旋形。人的胃黏膜上皮细胞是它的自然定植部位。HP 能在酸性胃液中存活是由于它具有高活性的尿素酶,分解尿素产生氨,在菌体周围形成保护层。实际上所有十二指肠溃疡病人均有 HP 感染。急性十二指肠溃疡和 HP 感染病人比无感染的溃疡病人进餐后反应性分泌更多的酸和释放更多的促胃液素。胃酸分泌增多时,十二指肠球部被过度酸化,使十二指肠球部内出现胃上皮化生灶,为 HP 从胃窦黏膜移植十二指肠球部创造条件,HP 在球部生存繁殖而发生急性十二指肠炎,在其他致溃疡因素的诱导下发生溃疡。但这一十二指肠溃疡发生机制,仍待进一步证实。

虽然以上各因素和十二指肠溃疡有关,酸仍是最重要的,内科和手术治疗降低胃酸分泌,结果使溃疡愈合。

【病理】

典型的十二指肠溃疡发生在十二指肠第一部(95%),最常见在距幽门 3cm 以内(90%)。溃疡发生在前壁和后壁机会相等,偶可二者均有。十二指肠溃疡一般不发生恶变。十二指肠溃疡发生在十二指肠第一部远侧是很少见的,必须考虑是非典型的十二指肠溃疡,包括佐林格-埃利森综合征(ZES)、药物性溃疡、恶性肿瘤或克罗恩(Crohn)病。未经治疗的十二指肠溃疡的自然史为自发性愈合和复发交替,至少 60% 愈合的十二指肠溃疡 1 年内复发,80%～90% 2 年内复发。

【临床表现】

十二指肠溃疡的发病率男性和女性相等,年龄较胃溃疡病人年轻。典型症状是有节律性、周期性的上腹疼痛。好发于春、秋季节,冬季和夏季缓解。十二指肠溃疡的疼痛一般发生在餐后 90 分钟至 3 小时,常可夜间痛醒,在进食和服抗酸药后几分钟即缓解,但其症状是非特异性的,要用适宜的诊断检查以排除如反流性胃炎、胆道病、胰腺病及其他胃十二指肠病变。常规体格检查一般无异常发现,在急性溃疡发作期,可出现上腹部轻压痛,检查大便隐血是必要的,如发现潜血,应进一步检查,不宜延迟。

【诊断】

典型的节律性、周期性上腹部疼痛是诊断的重要依据,但要注意有 10% 以上的溃疡病人可无症状。疼痛发作可持续几天至几周或几个月,易于反复发作,缓解周期通常也可是几个月或几年。有些病人疼痛为侵袭性,症状频繁和持续发作或发生并发症。溃疡疼痛性质的改变可能是产生并发症的信号。例如溃疡疼痛变成持续性,不再为食物或抗酸药所缓解,或放射至背部,提示溃疡可能发生穿透(常向后穿透至胰腺)。但也有溃疡无痛复发或发生并发症的。

用内镜上消化道检查显示近半数的十二指肠复发溃疡是没有症状的。内镜检查所见亦显示在溃疡活动、症状缓解和溃疡愈合间缺乏良好的相互关系。

X 线钡餐检查可作为十二指肠溃疡初步诊断依据,内镜检查是最重要的诊断方法。胃酸测定在诊断胃泌素瘤有意义,但对十二指肠溃疡的诊断作用不大。

1.上消化道内镜检查　是十二指肠溃疡诊断的重要方法,不仅可做出十二指肠溃疡的诊断,亦可检出其他病变,如胃溃疡、十二指肠炎、胃炎或食管炎。典型十二指肠溃疡不需做活检,此外,活检胃窦黏膜组织可做 HP 检查。

2.上消化道钡餐检查　可检出十二指肠溃疡,典型的可见龛影,如钡餐检查有龛影,则一般不用再做内镜检查。钡餐检查亦可用作其他病变的鉴别诊断。

3.胃酸测定　在基础情况,正常人为 2mmol/h,而十二指肠溃疡病人平均分泌为 4mmol/h。若基础胃酸排出量(BAO)>10mmol/h,应考虑为促胃液素瘤(ZES)。若 BAO 接近最大胃酸排出量(MAO),BAO/

MAO≥0.6 时,ZES 可能性更大。虽胃酸测定对十二指肠溃疡术前和初次手术方式的选择意义不大,但作为溃疡病病人做迷走神经切断术,术前、后测定胃酸,可借以评估迷走神经切断是否完整有帮助,成功的迷走神经切断后 MAO 下降 70%。胃部分切除术后复发溃疡胃酸测定 BAO≥2mmol/h,若>4mmol/h,几乎可肯定为复发溃疡。进行胃酸测定前必须停用抗酸药,H_2 受体拮抗药应停药 48 小时,奥美拉唑为 5 天。

4.血清促胃液素测定 正常空腹血清促胃液素<100pg/ml,这一基础促胃液素瘤(胃泌素瘤)的筛选试验对每一溃疡病人必须进行,因大多胃泌素瘤病人溃疡的部位和症状同一般溃疡病人相似,难以区别。尤其是对内科治疗失败病人,和疑为内分泌腺瘤病、十二指肠溃疡的复发以及溃疡手术后仍有溃疡症状者。空腹血清促胃液素>1000pg/ml,应高度怀疑 ZES。血清促胃液素为 100~500pg/ml 者,需做激发试验以释放胃泌素。静脉注射促胰液素后,ZES 病人的血清促胃液素水平迅速升高,通常升高>200pg/ml,而胃窦残留、胃窦 G 细胞增生、幽门梗阻等,血清促胃液素水平不变、下降或升高<200pg/ml。

【治疗】

十二指肠溃疡的治疗近 30 余年来已有显著的改变,包括一般治疗、药物治疗、并发症的处理和外科治疗。十二指肠溃疡治疗的目的包括:疼痛的缓解、促进溃疡的愈合、防止复发、减少并发症。目前,抗溃疡药的发展(H_2 受体拮抗药和质子泵抑制药),绝大多数无并发症的十二指肠溃疡均能被治愈,十二指肠溃疡病人开始均应给予内科治疗,故外科医生也应了解现代溃疡病的药物治疗。

1.内科治疗 十二指肠溃疡的有效内科治疗可包括以下七个方面。

(1)避免致溃疡因素:避免和十二指肠溃疡密切相关的致溃疡因素,如烟草、咖啡、刺激性调味品(辣椒、胡椒),精神过度紧张;鼓励有规律的正常一日 3 餐,维持正常的消化活动节律。临睡前进餐必须避免,因其在睡眠时刺激胃酸分泌。牛奶是较差的缓冲剂,其含蛋白质和钙成分可促进胃酸分泌,最好避免空腹服用。肾上腺皮质激素、非甾体抗炎药(NSAIDs)和利舍平可诱发溃疡病,宜停止应用或减少剂量。

(2)抗酸药:抗酸药可有效地降低胃酸,迅速止痛,在空腹时服用效果较好,抗酸药的选择是决定于其缓冲酸的能力,含钠量和副作用。含镁抗酸药可伴腹泻,而含铝抗酸药可致便秘;氢氧化铝仅中度的缓冲能力,主要用以平衡氢氧化镁的腹泻作用。氢氧化铝可和肠道中的磷结合成不吸收的磷酸铝,造成低磷血症。含钙的抗酸药可导致胃酸反跳性升高,可引起高钙血症和高尿钙症,应用受到一定限制。

(3)抗胆碱药:对抑制胃酸分泌的作用较弱,若要达到疗效,必须提高剂量,但副作用大。不易耐受,偶用于解除溃疡引起的胃肠痉挛痛,目前较少采用。

(4)酸分泌抑制药

1)组胺 H_2 受体拮抗药(H_2RAs):西咪替丁对十二指肠溃疡治疗的效果良好已使用 20 余年,更新一代的组胺 H_2 受体拮抗药如雷尼替丁、法莫替丁和尼扎替丁,有更长的血清半衰期,副作用很少,依从性好。以上 4 种组胺 H_2 受体拮抗药治疗十二指肠溃疡 8~12 周约 80%~90% 愈合,而安慰剂愈合率为 45%。停药后 1 年内 70% 复发,若溃疡愈合后用维持量,1 年内复发率下降为 35% 左右。

2)质子泵抑制药(PPls):奥美拉唑(OME)干扰胃酸分泌最后的共同途径——H^+-K^+-ATP 酶质子泵。OME 作用强于组胺 H_2 受体拮抗药,在通常剂量(20~40mg/d)可抑制 24 小时酸分泌的 90%。副作用极少。是目前最强有力的胃酸分泌抑制药之一。

(5)加强胃黏膜(屏障)保护药物

1)硫糖铝:硫糖铝是 8 个硫酸根的蔗糖硫酸酯铝盐,仅很少量吸收,在酸性胃液中,其凝聚物黏附着于溃疡基底,形成保护屏障,抑制胃蛋白酶活性,和胃蛋白酶、胆盐结合,刺激内生性黏膜前列腺素合成。本药无酸中和作用,能促进溃疡愈合。硫糖铝治疗十二指肠溃疡安全有效,其副作用小。

2)枸橼酸铋钾(胶态次枸橼酸铋,CBS):是氢氧化铋和枸橼酸的结合盐,在胃内酸性环境下与溃疡面的黏蛋白螯合形成覆盖物,阻止胃酸、胃蛋白酶对溃疡进一步刺激;促进黏液分泌增加,中性黏蛋白增加,增强黏膜屏障;刺激内源性前列腺素的合成;刺激碳酸氢盐的分泌;CBS与表皮生长因子(EGF)形成复合物,使EGF聚合于溃疡部位,从而促进溃疡愈合;有杀灭HP作用,CBS虽然吸收很少,但经肾排出慢,不可长期服用,以免铋中毒。肾功能不全病人禁用。单用CBS虽HP的清除率可达83.3%,但根治率仅为20%～30%,治疗HP感染的溃疡必须再加用两种抗HP的抗生素,可使其HP根治率达86%～90%。

3)前列腺素E(PGE):PGE具有抑制胃酸分泌和保护胃十二指肠黏膜的作用。天然前列腺素易被灭活,合成的可口服,且作用时间长。目前较常用于临床的为人工合成的类似物,米索前列醇是较弱的抗分泌药物,虽不是治疗消化性溃疡的第一线药物,但主要是用以防止NSAID用药者发生胃、十二指肠溃疡的药物。

(6)根治HP治疗方案:要判断HP是否被彻底消灭,必须以停药(包括抗生素、PPI或CBS)后4周以上检测HP阴性为标准,故临床上将药物治疗结束后至少4周以上用任何方法都检不出HP称为根治;以避免一停药时即检测HP,如部分HP受清除,或暂时受抑制,可造成假阴性。

目前抗HP根治疗法一般采用两种抗生素合并胶态次枸橼酸铋(CBS)或抗分泌药。这种三联用药加强杀灭HP,缩短疗程,减少抗生素的耐药性,较好的依从性,1周治疗达到90%的根治。目前推荐的治疗方案有:①CMT,CBS120mg、甲硝唑250mg、四环素500mg,以上三药各每日4次,共2周,根治率达87%～91%;②MOC(或AME),甲硝唑500mg(或阿莫西林)500mg、奥美拉唑(OME)20mg、克拉霉素250mg,各每日2次,共1周,根治率86%～91%。抗HP治疗方案适用于所有合并HP感染的胃十二指肠溃疡患者。

2.外科治疗　由于有了强力有效的抗溃疡药物,如组胺H_2受体拮抗药西咪替丁或雷尼替丁临床常规应用可使90%的十二指肠溃疡愈合;质子泵抑制药奥米拉唑或兰索拉唑可使几乎100%十二指肠溃疡愈合。但是一旦停止治疗,1年内70%～90%的病人溃疡复发。采用H_2RAs维持量治疗可减少溃疡复发率,但使病人不方便和增加医药费用。

根治性HP治疗方案,若使HP从胃被彻底消除,溃疡可能获得长期治愈,但这一目的尚未完全达到,仍有待于5～10年长期疗效的结果。

当前微创外科的迅速发展,腹腔镜的迷走神经切断术和十二指肠溃疡穿孔的修补术已在临床应用。由于溃疡病治疗方面的发展,讨论十二指肠的外科治疗,较20年前更为困难,那时手术治疗视为是根治溃疡病的方法。现在选择性(无并发症)的溃疡手术已大大地减少,主要是针对溃疡并发症如出血、穿孔和梗阻的手术,即使过去认为急症治疗出血和穿孔必须施行彻底性手术也可能不再是合适的。但对这种种问题,很多尚有待于进一步的临床对照观察。

(1)十二指肠溃疡的手术指征:无并发症的十二指肠溃疡主要应内科治疗,对无并发症的慢性溃疡除非经过详尽的诊断和充分的内科治疗,决不能轻易进行外科手术。并无一种可以治愈所有溃疡病的方案,内科治疗仍有少数病人(5%)虽经严格的药物治疗溃疡不能愈合或反复发作;外科治疗有一定的手术死亡率、并发症和复发率。对症状严重者,如无限期的推迟手术治疗,不但病人仍需继续忍受溃疡病发作的痛苦,一旦发生急性并发症而行急症手术的危险性远较选择性手术为高。

1)无并发症的十二指肠溃疡有下列情况应考虑手术治疗:①难治性溃疡,虽经严格的内科药物治疗,仍发作频繁,疼痛严重,影响工作能力和生活质量;②穿透性溃疡、复合溃疡(胃、十二指肠合并溃疡)、球后溃疡,这三类溃疡内科治疗效果差,易有并发症;③曾有大出血或溃疡穿孔史,又复发溃疡。

无并发症的十二指肠溃疡病人在合并有其他严重心、肺、肝或肾等内科疾病时,可长期采用H_2受体拮抗药治疗。

术前十二指肠溃疡的诊断必须为内镜检查所证实,并做胃窦黏膜活检以明确有无 HP 感染,HP 阳性者须进行根治性 HP 的治疗;HP 阴性的溃疡要注意有无服用致溃疡的 NSAIDs 药物史,对内科治疗反应不良的溃疡应予排除少见的 Crohn 病、淋巴瘤和 ZES 所致的溃疡。

2)十二指肠溃疡的并发症:①急性穿孔;②出血,大量出血或出血不止;③幽门十二指肠梗阻。十二指肠溃疡的并发症是外科急症手术的主要指征。合并严重内科疾病或高龄病人发生危险的并发症时(急性穿孔、大出血),一般仍需早期手术。

(2)十二指肠溃疡手术选择应考虑的综合因素:①手术死亡率和并发症;②术后长期(5～10 年)的溃疡复发率;③手术的后遗症(倾倒综合征、腹泻);④术后长期的代谢并发症,如体重减轻;贫血、铁质缺乏或巨成红细胞;骨病、骨软化症、骨质疏松;⑤手术 15～20 年胃癌发生率;⑥第一次手术失败后第二次补救手术的难易;⑦手术施行者技术熟练程度等。

(3)十二指肠溃疡手术术式的选择:十二指肠溃疡现行各种不同的手术,主要是胃部分切除和各类型的迷走神经切断术,其对十二指肠溃疡的治疗作用,分别叙述于后。

1)胃部分切除术(PG):手术的基本原理,以切除产生促胃液素的胃窦和不同量的胃体(壁细胞群),减少了胃酸分泌。在 20 世纪 40～50 年代,手术切除胃远端 75%,虽然可治愈溃疡病,也带来了不少术后后遗症,如体重丧失(>5kg)、倾倒综合征和贫血等。其后用较少量的胃切除,切除胃的 65%,也可得到同样的效果,而副作用明显减少。而<60%的胃切除则复发率明显增高。在胃切除后消化道重建有两种,胃十二指肠吻合(Billroth Ⅰ式,BⅠ)或胃空肠吻合(Billroth Ⅱ式,BⅡ),它的选择常由十二指肠溃疡瘢痕情况和胃切除的量多少而定,BⅠ和 BⅡ的效果是相似的。过去 BⅠ手术后的溃疡复发率高是由于胃切除的量较BⅡ术为少所致。

最常用于评估溃疡术后效果的 Visick 评级标准见表 11-2。Visick 评级中Ⅰ、Ⅱ级分开是没有必要的,也无临床意义。故Ⅰ、Ⅱ级可合并在一起为"优良"。PG 治疗 DU85%～90%的病人可获优良的效果(Visick 评级Ⅰ、Ⅱ)。

表 11-2　Visick 评级标准

Ⅰ	无症状
Ⅱ	症状轻,不影响日常生活质量
Ⅲ	中等症状,不影响日常生活质量,需要内科治疗,但能保持工作能力
Ⅳ	溃疡复发或影响工作能力

我国目前主要仍以 PG 治疗 DU,欧美很少应用 PG 治疗 DU,因为即使有经验的医生,PG 的手术死亡率亦显著高于壁细胞迷走神经切断术(又称高选择性迷走神经切断术,HSV);手术并发症、后遗症均明显高于 HSV。且 PG20 年后残胃癌的发生率 3～6 倍于正常人,可能由于过多的胃肠液反流引起胃黏膜后损害所致。

2)迷走神经干切断合并引流术(TV+D):迷走神经干切断术的生理效应,TV 减少基础胃酸分泌 85%和由五肽促胃液素刺激引起的最大胃酸分泌 50%。迷走神经刺激引起壁细胞反应是通过多个机制来传导的。乙酰胆碱直接作用于细胞的胆碱能受体;解除从胃体 D 细胞释放生长抑素的抑制;肠嗜铬细胞(ECLC)释放组胺的旁分泌作用;胃窦 G 细胞释放促胃液素。迷走神经切断阻断了以上所有的机制,迷走神经切断后壁细胞对促胃液素的敏感性明显降低。迷走神经切断不单酸分泌减少,并明显抑制胃蛋白酶的分泌。此外,还产生基础和餐后高促胃液素血症,其确实的机制不了解,但认为与酸分泌降低和阻断了迷走神经纤维的抑制作用有关。高促胃液素对泌酸细胞和十二指肠黏膜有营养作用。

迷走神经输出分泌纤维仅占迷走神经干所有纤维的 2%～3%,其余大部分纤维为输出或输入的运动神经,对调节胃的运动是重要的。TV 后胃底容纳性松弛作用丧失和幽门括约肌松弛不全,造成胃排空液体和固体的严重障碍,即使加做了引流手术,液体的排空加速,而固体的排空改善仍慢于正常,因而所有 TV 手术都须加做引流手术。引流术包括:①幽门成形术;②胃空肠吻合;③胃窦切除术。

幽门成形术主要有两种:①Heineke-Mikulicz 幽门成形术(H-MP),是最常用的,纵行切开幽门十二指肠,完全切断幽门,切口横行缝合;②Finney 幽门成形术,可用于当溃疡瘢痕累及幽门和十二指肠球部,不允许做无张力的 H-MP 时。Finney 幽门成术实际上是胃十二指肠侧侧吻合。胃空肠吻合(GJ)是引流术中其次最常用的方法,用于十二指肠病变严重或形成炎性肿块,此时做幽门成形术不安全,故大多数选用 GJ。

TV＋D 的疗效:手术死亡率 0.5%;复发率 10%(3%～30%);术后发生倾倒综合征和呕吐胆汁较常见。Stalsberg 和 Taksdal 指出良性溃疡病人施行 GJ 术后 20 年以上发生胃癌的危险明显增大。由于 TV＋D 破坏了幽门功能,因而 Leeds-York 研究男性病人术后 2 年的效果,Visick 分级 I ＋II 为 64%,女性效果更差,其疗效差于 PG、TV＋A。

3)高选择性迷走神经切断术(HSV):1969 年 Johnston 和 Amdrup 几乎同时介绍了 HSV,这一手术包括细致地分离切断支配胃体和胃底分泌胃酸的黏膜前、后胃迷走神经的分支;完整保留迷走神经干和它的肝支、内脏支和支配胃窦和幽门的鸦爪分支,因保留了胃窦和幽门管的迷走神经支配,保证了胃的排空。结果术后优点是,手术死亡率低,术后并发症少。一组收集的 5539 例 HSV 手术,总死亡率仅 0.31%,是各种溃疡手术中最低的。各种术后并发症发生率很低。但 HSV 术后溃疡复发率高(5%～15%),但易于内科处理。一般认为是 DU 首选的选择性手术。

Taylor 改良 HSV:包括迷走神经干后切断和小弯侧胃体、胃底浆肌层切开。手术避免了除去胃体小弯的血管而同样达到减少胃酸分泌的目的。近期观察临床效果和 HSV 相似。

最近应用腹腔镜进行迷走神经后干切断并小弯侧浆肌层切开,这种手术较典型的 HSV 易于进行。Katkhoudo 等应用于 10 例慢性 DU 病人,手术平均时间 1 小时,无死亡和并发症,术后基础胃酸分泌(BAO)降低 79.3%,最大胃酸分泌(MAO)降低 83.0%。术后第 2 个月 9 例溃疡完全愈合,其余 1 例残留小溃疡的瘢痕。

(陈廷虎)

第六节　胃溃疡

一般常将胃溃疡(GU)和十二指肠溃疡(DU)视为相同的疾病。二者均是消化性溃疡,发病与胃酸的存在有密切关系,对组胺 H_2 受体拮抗药和迷走神经切断术的治疗均有效。但近年的研究和临床资料表明 DU 和 GU 有所不同。GU 虽好发于胃窦黏膜和胃体黏膜交界处的小弯侧,但也可发生在胃的不同部位,有不同的特点。GU 常须和胃癌相鉴别,十二指肠恶性肿瘤极少见。DU 发生在十二指肠第一部(球部)为主。因此,对溃疡本身和它的并发症的治疗方法也有所不同。

【发病率】

GU 的发病率在世界各地不相同,日本和南美高于欧洲和美国。男性较女性易患 GU。目前国内尚无一般人口消化性溃疡病的发病率调查。笔者医院近 30 年来因消化性溃疡住院治疗病人 12610 例,占同期内、外科住院病人 185907 例中的 6.8%。男女之比为 4.2:1。GU:DU＝1:3.24。近 10 年 GU 占消化性溃疡的 24.23%,与过去 20 年占 21.52%相比(P<0.01),即近年胃溃疡有明显增加。

【分类】

Johnson 按 GU 的部位、临床表现和胃酸分泌情况将 GU 加以分类,后又经 Csendes 补充,将 GU 共分成四类。

1.Ⅰ型　最常见,占 57%。位于小弯侧胃切迹附近。发生在胃窦黏膜和胃体黏膜交界处。溃疡可发生自小弯侧贲门下 4cm 至幽门前 2cm 之间。一般认为是由于胃黏膜对酸-胃蛋白酶活性的正常防御机制减弱所致,常为低胃酸分泌。本型的真实病因尚未明。

2.Ⅱ型　复合溃疡,GU 合并 DU。常先发生 DU,并发胃排空延迟,使酸-胃蛋白酶活性增加,因而继发 GU,本型占 22%。胃酸的分泌与 DU 相同,为高胃酸分泌,本型内科治疗效果较差,易合并出血(30%~50%),病情较顽固,并发症发生率高。

3.Ⅲ型　幽门管溃疡或近幽门 2cm 以内的 GU(PPU),本型占 20%,和 DU 一样,通常为高胃酸分泌。可能和服用非甾体抗炎药(NSAIDs)有关,但不能肯定。内科治疗易于复发。

4.Ⅳ型　高位 GU,较少见,溃疡多位于胃上部 1/3,距食管胃连接处 4cm 以内,在 2cm 以内者称之为近贲门溃疡。病人血型多为 O 型,低胃酸分泌,常为穿透性溃疡,易并发出血和穿孔,梗阻少见。

【发病机制】

GU 发病的机制尚未完全明确,是由于多种因素相互作用所致。Ⅱ型 GU 的形成主要由于酸-胃蛋白的酶活性增加和胃排空延迟。通常先发生 DU,GU 为继发性。Ⅲ型 GU 被认为是由于服用 NSAIDs 而发病,但化学剂诱发溃疡的机制尚未肯定,可由下列原因所致:①酸分泌增多;②胃黏膜中前列腺素合成受阻;③抑制胃黏液的产生和碳酸氢盐的分泌;④直接破坏胃黏膜屏障;⑤胃黏膜血流减少。

幽门螺杆菌(HP)对 GU 发生的作用仍难解释,因很多 HP 感染者中仅少数发生 GU。几乎所有 GU 都合并慢性活动性胃炎,HP 是胃炎的发病和蔓延的主要病因,HP 被清除则胃炎消失。HP 感染的定量研究显示胃溃疡尤其位于胃上半部者,常合并严重的 HP 感染。某些 HP 菌株分泌毒素能引起黏膜和细胞生长的改变。

【临床表现和诊断检查】

1.临床表现

(1)症状:GU 的主要症状是深在的上腹部痛,与 DU 的痛不同,DU 症状发生在餐后 2 小时,进食而缓解;胃溃疡疼痛因进食而加重,且发生在餐后或餐后半小时。发作持续时间和疼痛的程度均较 DU 的疼痛为甚。继因进食腹痛加重,病人进食减少,因而在 GU 发作时可伴有明显体重减轻。GU 病人常有恶心、呕吐。此外,GU 病人胃窦功能不全,可引起胃滞留和呕吐。不论是 DU 或 GU,许多病人并无上述典型的症状。二者症状可相混,故根据临床症状是难以区别溃疡的类型的。至少 10%活动性 GU 病人是无症状的。

(2)体检:通常是正常的,发作或穿透性溃疡上腹部剑突下或稍偏左侧可有压痛。

2.诊断检查

(1)钡餐检查:上消化道钡餐检查良性胃溃疡的 X 线特征包括突出胃轮廓外的龛影,放射形黏膜皱襞至溃疡边缘,周围黏膜完整,无充盈缺损。

(2)内镜检查:内镜是 GU 诊断检查的最好方法。内镜可正确评估合并胃炎的范围和程度,很好地显示溃疡的特征和部分。胃镜检查时肉眼所见良性溃疡中的 8%实际是恶性的,所有胃溃疡必须做活检和刷子细胞学检查。若每一溃疡病灶边缘取 8~10 个活检,早期胃癌的漏诊接近 0%。因而每一溃疡必须独立评估,大溃疡(>4cm)和在大弯侧的溃疡更常是恶性的。偶遇一小的、外观良性的 GU,而病理结果恰是恶性,且这种小病灶手术中常很难发现。胃窦和胃体黏膜活检用尿素酶试验或组织学检查以评估 HP 感染。

(3)实验室检查：无特殊性，GU合并出血相关的检查，包括血红蛋白、血细胞比容、网织红细胞计数、出血和凝血时间。在广泛萎缩性胃炎病人可做测定维生素B12的希林试验，并应做数次大便潜血检查。

【治疗】

1.内科治疗　胃溃疡治疗主要应用组胺 H_2 受体拮抗药治疗，各种组胺 H_2 受体拮抗药治疗的溃疡愈合率均相近的。在不服用 NSAIDs 的病人，4 周和 8 周的愈合率分别为 60% 和 80%～90%。巨大溃疡直径>3cm，愈合较慢，可能需≥12周。

加用胃酸抑制药并不增进愈合率。GU的愈合更重要的是依靠治疗持续时间，而不是抑制酸的程度。在临床上，良性胃溃疡治疗 4～6 周未愈合，再延长 4 周治疗，而不是增加组胺 H_2 受体拮抗药的剂量。应用组胺 H_2 受体拮抗药治疗不能愈合的溃疡，可应用质子泵抑制药奥美拉唑，可获得愈合。

现代内科治疗主要是复发率问题，不论何药物，1/3 病人在 6 个月内复发。在一组 16 个研究中用不同的治疗方案，近 1 年的随诊，复发率为 50%(238/475)。其结果与在组胺 H_2 受体拮抗药发现前进行的大组病例协作研究两年观察的复发率 42% 相近。即使现在增加 omeprazole，仍未明显改变。

治疗 6～8 周检查有无充分愈合的证据(溃疡大小缩小>50%)，可以钡餐或最好做或胃镜检查，如有明显龛影持续存在，须重做活检和刷子细胞学检查。在初步活检阴性的病人需再次活检，仍有 4% 可找到恶性肿瘤。无恶性肿瘤病人可再继续内科治疗 6 周。质子泵抑制药是针对难治性溃疡最有效的制剂。复发性胃溃疡仍然是相同的治疗。若第 3 次复发或怀疑为恶性肿瘤，是手术指征。必须强调良性胃溃疡可合并胃恶性肿瘤，这种溃疡可以愈合，即使是恶性胃溃疡也能暂时愈合。因此，良性胃溃疡内科治疗的病人，随诊中定时进行内镜检查，若有未完全愈合溃疡或溃疡瘢痕，再次活检是绝对必要的。

胃溃疡病人必须继续服用 NSAIDs 是一个困难问题。文献报道应用 OME 或前列腺素醇类似物米索前列醇有较好的愈合率，需每日多次给药，可并发腹绞痛和腹泻。治疗期间要坚持停止吸烟、饮酒和服用 NSAIDs。

因为 50% 以上经内科方案治疗愈合的胃溃疡 1 年内复发，因此提出了维持剂量的抗溃疡治疗，但这种治疗对良性胃溃疡的好处仍待进一步总结，尤其在 HP 清除后复发率极低。对高度复发危险的病人可给予组胺 H_2 受体拮抗药维持量治疗。若年龄>60 岁，治疗中溃疡初期愈合缓慢，或需持续应用 NSAIDs 或阿司匹林者，均继续用维持量治疗。长期服用 NSAIDs 者 misoprostol 维持量治疗预防胃病变可能较组胺 H_2 受体拮抗药为优。

2.外科治疗　目前，约 50% 有症状的胃溃疡患者需手术治疗。良性胃溃疡选择性手术的 2 个主要目的是切除溃疡连同易遭损害的黏膜和减少酸和蛋白酶的分泌，其次是减少胆汁反流和胃滞留。

选择性胃溃疡手术的指征：①合适的内科治疗失败；②可疑恶性肿瘤；③胃远端梗阻；④巨大胃溃疡(>3cm)，因其并发症发生率及不愈合率均高。胃溃疡急性大出血或穿孔则需急症手术。

(1)Billroth Ⅰ式胃切除术(BⅠPG)：Ⅰ型胃溃疡标准的选择手术是连同溃疡的远端胃部分切除、BⅠ式吻合。选择性迷走神经切断术手术死亡率不高于迷走神经干切断加幽门成形术(TV+P)(约 2% 左右)。

BⅠPG 符合良性胃溃疡手术治疗的主要和次要目的。除去了胃窦，消除了胃酸分泌。同时大多数病例亦切除了溃疡和易遭受损害的胃黏膜，虽然有些增加胆汁反流，但不多于幽门成形术，而可能明显少于 BillrothⅡ(BⅡ)式胃空肠吻合术。体外实验显示胆汁对 HP 有害，因而在胃溃疡胃切除术后比非胃切除者 HP 感染率减轻。尤其是保留了迷走神经，有助于保持正常胃排空功能。胃部分切除有助于降低复发率，若连同胃一起切除溃疡，这对未估计到的早期胃癌也是足够的治疗。

治疗Ⅰ型胃溃疡的胃切除不需加 TV，但在胃溃疡合并 DU 或幽门前溃疡(Ⅱ型和Ⅲ型)必须加做 TV，如不加做 TV，则要如对待 DU 一样，胃切除量须>65%。

BⅠ式重建是Ⅰ型和Ⅲ型GU最常用的术式,因这类GU大多数十二指肠正常,易于以BⅠ式重建。BⅠ式胃切除术后综合征远较BⅡ胃切除为少,因为切除的胃一般较少,而食糜仍经过十二指肠通道,手术并发症和死亡率均较BⅡ胃切除为低,尤其在择期手术时。BⅠ式胃切除术对Ⅰ型溃疡效果良好,复发率为0%～5%(平均为2.5%),手术死亡率为0%～6%(平均2.0%),90%可达到优良和良好的临床效果。

(2)高选择性迷走神经切断加溃疡切除(HSV+E):此术式是保留幽门的同时保留了胃窦,适用于Ⅰ型溃疡,因Ⅰ型溃疡可能是由于十二指肠内容反流造成胃黏膜损伤。按此假设其手术的目的是:①防止十二指肠内容反流至胃,至少不促进反流;②降低胃酸和胃蛋白酶的分泌;③保留胃的活动能力;④切除溃疡。施行HSV并在胃窦大弯侧切一小口,经胃腔将溃疡切除借以保留胃窦部的迷走神经。溃疡切除后遗留的缺损用可吸收缝线连续缝合封闭。GU施行HSV较DU施行HVS困难,由于溃疡周围的炎症可发展至肝胃韧带,有5%～15%小弯侧GU难以施行HSV。Horingtvo等在1969～1984年间施行此手术150例,手术死亡率为1.3%,复发率在Ⅰ型GU为8%,GU合并DU为6%,幽门管及幽门前溃疡(Ⅲ型)为13%。无倾倒综合征、腹泻和呕吐胆汁等并发症,术后体重明显增加,无贫血和其他代谢综合征。

Muller等综合560例消化性溃疡施行HSV,其中453例为DU,35例为幽门溃疡和32例为幽门前溃疡,其5年复发率分别为14%、35%和33%,幽门溃疡和幽门前溃疡的复发率显著高于DU。大多作者认为HSV对Ⅰ型和Ⅱ型GU效果良好,但对幽门溃疡和幽门前溃疡因其复发率过高,不宜施行HSV。

(3)选择性迷走神经切断或迷走神经干切断加幽门成形术(SV+P或TV+P):TV+P治疗GU术后复发率较高。Deniguel施行73例SV+P,随诊5～10年,溃疡复发率为19.1%。Johnson对152例GU病人施行TV+P术,大多数为SV,手术死亡率为2.5%,随诊1～10年,复发率为13.2%,总的手术失败率高达20%。TV+P的复发率为7%～30%。因此这种手术不适宜治疗GU,它的主要缺点是增加胆汁反流,减弱胃窦的推进活动和发生胃滞留。TV+P仅适用于老年高危病人。

(4)高位胃溃疡的手术:高位溃疡(Ⅳ型)是指溃疡近侧缘在小弯高位距贲门4cm以内,较少见,仅占GU的5%。发病年龄较大,溃疡多数较大而且为穿透性。手术方式的选择以溃疡的大小、部位、周围炎症程度和穿透情况而定。要选择合适的手术方式,尽可能采用连同溃疡的远端胃切除术,不切除溃疡的方法仅适用于溃疡无法切除或病人处于高危情况。

1)Pauchet手术:是一种切除小弯侧高位GU较好的方法,较多医生采用。当小弯高位GU,无法用钳钳夹溃疡近侧的胃时采用。分离胃远端后钳夹十二指肠近端,向上游离小弯侧小网膜。小心分离、切断、结扎胃左动脉。用剪刀或电刀剪开胃小弯,方向按溃疡位置而定,将溃疡包括在切除胃小弯的胃壁范围内。保留溃疡对侧胃壁,以修复切除溃疡的缺损。然后将胃小弯侧的切口二层缝合并切除胃远端,胃大弯侧与十二指肠吻合。

2)溃疡旷置或局部切除加远端半胃切除(改良的Kelling/Madlener手术):要求术前或术中对旷置或局部切除溃疡做多个活检,以排除恶性病变。原始的K-M手术仅切除胃远端30%,现加改良而切除胃的40%～50%。本手术由于半胃切除后胃酸分泌减少,且改善了胃引流,遗留的溃疡可自行愈合,避免了高位溃疡切除的困难。其效果较溃疡切除手术稍差,但大多数效果仍好。本手术仅适用于溃疡不能连同部分胃切除一起切除的病人。

3)Roux-en-Y食管胃空肠吻合术(Csendes手术):适用位于食管胃连接部的高位GU,施行胃远端切除,包括小部分食管侧壁切除。将空肠袢Roux-en-Y吻合于远端食管和整个残胃末端。Csendes用本法治疗了23例距贲门2cm内的高位GU,取得了满意效果。若GU位于贲门2cm以下,可采用Pauchet手术。

4)全胃切除和(或)胃近端切除:高位巨大穿透性、出血性溃疡有时不得不做全胃切除,但应尽量避免。近端胃切除、食管胃窦吻合是一种不良的手术,手术死亡率高且常合并碱性反流性食管炎。

5)保留幽门胃切除术(Maki 手术)：1967 年，Maki 首先临床应用 PSG，尤其适用于 Ⅰ 型 GU。手术方式是远端胃体和近端胃窦连同溃疡一并切除，保留 1.5～2cm 与幽门相连的远端胃窦，缝合残胃的小弯侧，将幽门与大弯侧残胃的胃体相吻合。若幽门侧胃窦保留过长，则可引起胃滞留和排空延迟，增加术后复发率。反之，若胃窦≤1cm 则幽门功能丧失。1975 年 Sekine 和 Maki 报道 60 例此种手术病例，随诊 1～9 年，所有病例幽门功能均保持良好，胃排空时间和正常相近，无体重减轻，脂肪、蛋白质吸收正常，无倾倒综合征等术后并发症，亦无复发溃疡。Teigan 报道手术的长期随诊结果，术后复发溃疡占 11%，合并胃滞留 6%。故对 PSG 的效疗仍需进一步临床实践和观察。

【胃溃疡选择性手术的复发率和死亡率】

胃溃疡的选择性手术复发率和死亡率比较分别见表 11-3、11-4。

表 11-3　胃溃疡选择性手术的复发率

	例数	随诊(年)	复发率(%)
胃切除	2606	1～25	0～16.6
迷走神经切断/引流术	892	1～15	2.4～35.7
高选择性迷走神经切断	184	1～11	0～23

表 11-4　胃溃疡选择性手术的死亡率

	例数	死亡率(%)	范围(%)
胃切除术	2403	2.0	0～6.2
迷走神经切断/引流术	1045	1.2	0～4.1

（陈廷虎）

第七节　胃、十二指肠溃疡并发症

近 30 余年来，胃、十二指肠溃疡的发生率下降，并由于采用了强有力和有效的抗溃疡药物治疗，胃、十二指肠溃疡选择性手术尤为减少。然而，溃疡的急症并发症(穿孔、出血和胃出口梗阻)的发生率和需要手术率在近 15～20 年间无明显改变。

胃、十二指肠溃疡的并发症包括穿孔、穿透至邻近器官并有或无瘘管形成、出血或胃出口梗阻。这些并发症可发生于十二指肠溃疡(DU)或胃溃疡(GU)，胃出口梗阻并发于 DU 较并发于 GU 为多，而恶性肿瘤引起的胃出口梗阻，则几乎全部发生在 GU 而不是 DU。

一、溃疡急性穿孔

1.发生率　溃疡穿孔的发生率约每年每 10 万人口中有 7～10 例，约占溃疡病住院病人的 7%。穿孔多发生在 30～60 岁，占 75%。约 2%DU 病人急性穿孔为首发症状。估计在诊断 DU 后的第一个 10 年中，每年有 0.3%的病人发生穿孔。发生穿孔的十二指肠溃疡多见位于前壁，"前壁溃疡穿孔，后壁溃疡出血"，即使现在也是恰当的。相比之下，GU 可发生在前壁或后壁穿孔。对吻溃疡可见于 5%～10%病例，表现为十二指肠后壁溃疡，而另一前壁溃疡穿孔。在 DU 穿孔病人同时有明显的上消化道出血，须注意有对吻溃疡存在的可能。

2.穿孔的危险因素

(1)精神过度紧张或劳累,增加迷走神经兴奋,溃疡加重而穿孔;

(2)饮食过量,胃内压力增加,使溃疡穿孔;

(3)应用非类固醇抗炎药(NSAIDs)和GU、DU的穿孔密切相关,在正在治疗的病人中这类药物的应用显示是主要促进因素;

(4)免疫抑制,尤其在器官移植病人中应用激素治疗;

(5)其他因素包括老龄病人、慢性阻塞性肺疾病、创伤、大面积烧伤和多器官功能障碍等。

3.临床表现　溃疡病急性穿孔的典型症状是突然发生上腹剧痛,可放射至肩部。几小时内随伴发生弥漫性腹膜炎,病人躺着不动以减轻腹痛。体检:病人呈重病容、焦急、出汗、呼吸变浅;心搏加快,腹部扁平或舟状腹,腹壁板样强直;通常出现明显弥漫性腹膜刺激征,肠鸣音减退或消失;叩诊时肝浊音界可消失;通常有发热。

这些典型现象在几种情况下可不出现或可呈现更加隐蔽的形式,如幼儿或老年,免疫抑制、四肢瘫痪或昏迷的病人。在手术后早期,尤其是在不相关的手术后发生溃疡急性穿孔的临床诊断亦是困难的。有的病人临床表现可不典型,例如当穿孔溢出的胃液向下流向结肠旁沟,在右侧似急性阑尾炎,在左侧似急性乙状结肠憩室炎。有时DU穿孔时漏出胃液潴积在胆囊和十二指肠附近,类似急性胆囊炎的胆囊穿孔。急性胰腺炎可和溃疡急性穿孔的临床表现十分相似,但常无腹壁板样强直和气腹,以及显著高淀粉酶血症等可相鉴别。但血清淀粉酶升高并不能排除溃疡穿孔的诊断。溃疡穿孔早期很少伴低血压,若有低血压,必须考虑其他诊断,如腹主动脉破裂、心肌梗死或肠系膜缺血等。

4.临床检查和复苏　考虑为穿孔应做必要的实验室检查,包括血常规、血清电解质和淀粉酶,穿孔时间较长的需检查肾功能,血清肌酐和肺功能,动脉血气分析,监测酸碱平衡状况。常有白细胞升高和左移,但在免疫抑制和老年病人可不明显。血清淀粉酶一般是正常的,但可升高,通常其值小于正常3倍。除非就诊延迟,血清电解质、肝功能和肾功能是正常的。

站立位或左侧卧位腹部X线平片,70%的病人可有腹腔游离气体征象,但无游离气体的不能排除穿孔。当疑为穿孔但无气腹,又无明确的腹膜炎体征,必要时可做水溶性对照剂上消化道造影,以确立诊断。

初期处理包括留置鼻胃管和静脉输液,留置导尿管以观察尿量。静脉输给予抗生素,通常用广谱的头孢菌素类,病情严重者合并应用氨苄西林、庆大霉素和甲硝唑。病情不稳定的病人或严重心肺疾病的病人,应用中心血循环动力学监测。对这些病人延长时间做不必要的检查诊断和复苏是延误时间的,需要早期进行手术。初期处理的主要目的是需要立即恢复血容量,以减少麻醉诱导的危险。

5.手术治疗　溃疡急性穿孔发病后即时进行手术,治疗延迟,尤其>24小时将增加病死率、并发症率和延长住院时间。一般十二指肠穿孔通常显示在十二指肠球部前壁,出现纤维蛋白性渗出液和胆汁染色的液体可明确这诊断。若不能发现十二指肠前壁穿孔,必须彻底检查包括从胃食管交界至幽门、胃结肠韧带或肝胃韧带的前后壁,其余的十二指肠和近端空肠。必须打开小网膜腔,以排除隐匿的胃后壁穿孔。

(1)十二指肠溃疡穿孔:十二指肠溃疡穿孔仅需用丝线间断缝合,外加大网膜敷贴以加强。若溃疡边缘水肿,可用大网膜(称Graham补片)敷贴闭合穿孔。穿孔闭合后,必须决定是否要加恒定手术,过去恒定手术限于慢性溃疡病,现在有些作者考虑常规应用。目前亦有主张单纯使用带蒂的大网膜敷贴于穿孔十二指肠溃疡,围绕穿孔四周缝合牢固,而不再直接用缝线闭合溃疡,因直接缝合易于失败。一些前瞻性研究显示HSV不增加手术死亡或并发症发生率,而溃疡复发率和需要再次手术率明显减少(表11-5)。即使病人病情稳定,但离穿孔发生时间>24小时或腹腔内有明显食物残渣或脓性物污染时,是不宜进行恒定性手术的。

表 11-5   十二指肠溃疡急性穿孔的恒定性手术高选择性迷走神经切断(HSV)和溃疡穿孔单纯修补术效果比较

	手术死亡率(%)	溃疡复发率(%)
Boey 等		
单纯修补(n=39)	0	36.6
HSV+修补(n=39)	0	10.8*
Christiansen 等		
单纯修补(n=25)	4.0	52.0
HSV+修补(n=25)	4.0	16.0*
Wara 等		
单纯修补(n=56)	5.3	29.0
HSV+修补(n=67)	4.5	20.7*

* HSV 与单纯修补相比,差别有统计学意义

(2)胃溃疡穿孔:胃溃疡穿孔手术的主要选择,包括 4 个周边活检后单纯缝合、溃疡切除后单纯缝合或胃部分切除术。影响手术选择的因素包括病人年龄和一般情况、溃疡部位、腹腔污染程度和冷冻切片(又称冰冻切片)结果是否恶性病变。位于胃远端的溃疡,胃窦切除得以除去溃疡且定为恒定手术。良性溃疡在病情不稳定或老年病人,可以溃疡局部切除缝合或缝合并大网膜敷贴;在小弯侧的高位溃疡需要切除缝合;若不能切除则在缝合并大网膜敷贴前必须做活检。

(3)对吻溃疡:当穿孔时合并有明显胃肠出血,须考虑合并存在的后壁溃疡。可经过前壁穿孔切开十二指肠以缝合控制后壁溃疡出血。必须施行减酸手术,可在 TV 和 HSV 二者择一。而前者必须加做幽门成形术,以防止十二指肠狭窄。未能发现和治疗同时并存的后壁溃疡可导致严重出血,需术后早期再次手术。这并发症的病死率可高达 50%。

(4)延迟入院的处理:偶然有些病人入院较迟(穿孔后>24 小时),在下列情况可考虑非手术治疗:①血循环动力学稳定;②无弥漫性腹膜炎;③水溶性对照剂检查无游离的胃肠内容物漏入腹腔。其处理包括鼻胃管吸引,静脉注射组胺 H_2 受体拮抗药和广谱抗生素,以及密切临床观察,若临床情况恶化必须立即考虑手术。这些病人易于发生膈下或肝下脓肿,可用经皮穿刺导管引流治疗。过去回顾性研究认为这类延迟入院的病人更多的适合应用非手术治疗,即使在早期穿孔,只要没有发现游离的胃肠内容物漏出和无弥漫性腹膜炎。最近香港的随机、前瞻性试验证实非手术疗法在选择性病例中是安全的。非手术治疗应用于老年虚弱者,必须谨慎,在该组中 70 岁者近 80% 和<40 岁者 100% 获得成功。老年病人对非手术疗法失败的并发症耐受性较差,早期手术为宜。

(5)经腹腔镜治疗穿孔性溃疡:现代微创外科的发展得以用腹腔镜治疗 DU 穿孔。放置合适的套管针和显像,大多穿孔易于处理。间断缝合穿孔的方法和开放手术相同。外加大网膜敷贴缝合固定以加强。穿孔缝合后,冲洗腹腔后吸出,尤其要注意冲洗盆腔和膈下间隙。按手术者经验施行近端胃迷走神经切断(PGV)或 Taylor 手术,后者即迷走神经后干切断加小弯前侧胃壁浆肌层切开术。浆肌层切开的范围从胃食管结合部开始向下至幽门环以上 5~7cm 处止,即在鸦爪第 1 分支水平以上,然后再间断缝合浆肌层。

二、穿透性溃疡和瘘管形成

1.发生率   穿透性溃疡的准确发生率不详,但在手术时可发现约 15%~20% 的难治性溃疡已穿透十

二指肠壁。后壁可以是胰腺、肝胃韧带、椎前筋膜、胆囊或胆总管。较少见的情况下穿透末端可形成瘘管。十二指肠溃疡可穿入胆囊或胆总管;胃溃疡可穿入横结肠。在极少见的情况,在 BⅡ胃部分切除术后复发溃疡可引起胃空肠结肠瘘。

2.临床表现　背部中间疼痛是溃疡穿透十二指肠后壁唯一的最重要症状,通常在第 1 腰椎区域。此外,病人用抗酸药或组胺 H_2 受体拮抗药缓解症状的作用逐渐减少。这是穿透性 DU 或 GU 的典型表现。

(1)瘘管形成:胃十二指肠胆管瘘无特异性症状。发生胃结肠瘘或胃空肠结肠瘘,腹泻和口臭是最主要的症状。胃结肠瘘的腹泻原因与胃空肠结肠瘘不同。胃结肠瘘是良性 GU 的罕见并发症,瘘口常较大,食物、液体和胃酸倾漏入横结肠引起腹泻。胃空肠结肠瘘的瘘管通向横结肠常是小的(常如针孔大小),因而上消化道 X 线钡餐造影常难以显示。胃空肠结肠瘘引起腹泻的原因是结肠的细菌反流入空肠所致。广谱抗生素控制腹泻有效,至少是暂时有效。

(2)临床检查:内镜检查见深的溃疡(龛影)可疑为穿透性。巨大 GU 伴高低不平的多是良性,已穿透到胰腺。这些巨大溃疡常呈现急症的症状,明显的穿孔或出血,常常需要手术治疗。上消化道钡餐检查,尤其是侧位,常可显示溃疡穿透征象。溃疡穿透至胰腺血淀粉酶可升高。溃疡穿透胆囊或胆总管形成瘘管,X 线摄影片可见瘘管通入的气体出现于胆道内。内镜或上消化道钡餐检查均可显示瘘管进入胆道或横结肠。

3.治疗　穿透性溃疡表明属难治性,若应用质子泵抑制药和 HP 根治性治疗仍不能愈合者是选择性手术的指征。手术选择迷走神经干切断或近端胃迷走神经切断,或迷走神经切断加胃窦切除。许多外科医生认为迷走神经干切断加胃窦切除优于近端胃迷走神经切断术。但迄今尚未有结论性的数据。

(1)穿透性十二指肠溃疡:施行迷走神经切断加胃窦切除。但必须首先评估两种情况:一是检查并判断十二指肠第一部炎症或瘢痕的严重程度,以免切断十二指肠会造成十二指肠残端难以缝合或吻合;二是必须评估病变的十二指肠第一部短缩的严重程度。严重缩短者可使壶腹部靠近幽门,以致在切断十二指肠时有可能损伤胆总管和壶腹部。这种情况下应避免施行胃窦切除术,笔者选择 PGV。迷走神经干切断加胃空肠吻合(避免做幽门成形)是另一选择,但这种手术可造成倾倒综合征和腹泻等不满意的后果。

(2)穿透性胃溃疡:穿透性良性胃溃疡的手术选择是 BⅠ式胃窦切除术。这种溃疡的基底通常是大的且是胰腺。在施行胃窦切除时,不分离溃疡基底,锐性解剖分离围绕穿透溃疡边缘的胃。在 Ⅰ型溃疡,前瞻性试验结果显示远端胃切除再加迷走神经干切断并不减少长期复发率。故胃窦切除已足,除非是幽门前溃疡,不需增加迷走神经干切断。幽门前溃疡病人常有类似 DU 的胃酸分泌情况,增加迷走神经切断有利于防止复发。

(3)溃疡穿透和胆道瘘:当瘘管形成于 DU 和胆囊或胆总管间,迷走神经干切断加胃窦切除,用胃空肠吻合以旷置瘘管可有效地治疗溃疡病。然而该法只能用于近端十二指肠可横断而十二指肠残端闭合是安全的病人。若不能时,用胆囊切除直接处理瘘管,胆总管 T 形管引流,闭合十二指肠瘘管,并再用大网膜敷贴加强,采用 PGV 或迷走神经干切断加胃空肠吻合术。

(4)胃结肠瘘:良性胃溃疡引起的胃结肠瘘最好的治疗是用一期胃窦切除加侵及的横结肠切除,做胃、十二指肠吻合和结肠结肠对端吻合。术前需要机械性和抗生素肠道准备。除非在偶然合并脓肿时需做结肠造瘘。

(5)胃空肠结肠瘘:胃空肠结肠瘘病人常有营养不良。术前准备需胃肠外全面营养,广谱抗生素以控制腹泻,组胺 H_2 受体拮抗药或质子泵抑制药治疗。并给充分肠道准备,一期切除胃空肠结肠瘘,进行胃空肠或十二指肠吻合,空肠空肠吻合和结肠结肠吻合。过去胃空肠结肠瘘的手术治疗是分期手术,切断近端横结肠做结肠造瘘为初期手术以控制腹泻,待第二期手术再切除瘘。现已不再需要,由于改善了术前准备、纠正水、电解质紊乱和有效的营养支持,大多数病人施行一期手术是安全的。

三、溃疡急性出血

1.发生率　十二指肠溃疡并发症住院病人中,出血多于穿孔 4 倍;约 20％十二指肠溃疡病人在其病程中会发生出血。十二指肠溃疡病人出血较胃溃疡出血为多见。估计消化性溃疡出血病人约占全部上消化道出血住院病人的 50％。虽然组胺 H_2 受体拮抗药和奥美拉唑药物治疗已减少难治性溃疡选择性手术病例数,但因并发出血病人的手术并未减少。

2.危险因素

(1)非甾体抗炎药:应用 NSAIDs 是溃疡出血的一个重要因素,这部分危险因素在增加:西方国家多于 50％上消化道出血病人有新近应用 NSAIDs 史。用高剂量的阿司匹林(300mg/d)预防一过性脑缺血发作的病人,其相对上消化道出血的危险性比用安慰剂治疗的高 7.7 倍。其他 NSAIDs 亦增加溃疡上消化道出血的危险性,有研究 1144 例老年病人,应用非阿司匹林 NSAIDs 合并消化性溃疡出血,出血的相对危险年龄和性别匹配对照比较是 4.5。如吲哚美辛(相对危险 11.3)和萘普生(相对危险 9.1)危险性大于布洛芬。

(2)甾类皮质类固醇:皮质类固醇在是否引起消化性溃疡并发出血中的作用仍有争议。最近回顾性研究提示,单独的因果联系是不存在的,而同时应用 NSAIDs 是更重要的危险因素。合并应用皮质类固醇和 NSAIDs,上消化道出血的危险性升高 10 倍。有应用医疗处方和临床基础数据做人口研究,提示单独应用皮质类固醇合并上消化道出血的危险性是低的,在每月使用皮质类固醇的每 10000 病人中,约有 2.8 次出血发生。

(3)危重疾病:有消化性溃疡出血的极大危险是危重病人,尤其是需要进入重症监护治疗病房(ICU)者,例如心脏手术后,这种并发症的发生率 0.4％,大多数证实为十二指肠溃疡,溃疡常是大的或多发性的。一个大宗的加拿大多个医院联合研究发现,在重症监护治疗病房的病人,消化道出血的发生率为 1.5％,其病死率为 48％。

(4)幽门螺杆菌:出血性溃疡的病人 HP 感染为 15％～20％,低于那些非出血溃疡病人,然而,HP 根治在减少溃疡复发和再出血的长期危险是重要的。

3.临床表现　消化性溃疡出血最常见于 60 岁年龄组,临床表现随出血量不同而异。最常见的表现是呕血和黑粪或二者均有。

依据症状和体检不能正确确定出血的原因。约 75％病人过去有消化性溃疡病史,可以证明溃疡是其出血的病因。为了正确诊断出血的来源,必须施行上消化道内镜检查。

4.早期复苏　大出血病人必须立即用大的腔静脉导管输血、输液补充血容量以复苏。必须小心估计失血量:过去无心脏病史者收缩压降至 90～70mmHg,提示显著失血约达 25％全身总血容量范围。更为敏感的失血证据是出现体位改变的心搏显著加快。必须给予足够的输血以维持血红蛋白浓度接近 100g/L。留置导尿管以监测尿排出量。在休克病人用中心静脉导管监测血流动力学。在补充血容量不足的情况下,血管活性升压药如多巴胺和去甲肾上腺素是无用的,除非老年病人其低血容量休克可合并心力衰竭,在年轻病人持续血流动力学不稳定通常表示复苏容量不足。

必须放置胃管以测定胃中有无血液,若无血液而有胆汁在胃中,提示出血部位不是胃及十二指肠,观察胃管的排出液,间歇冲洗吸出,有助于评估出血的特征和是否有复发出血。持续胃吸引亦可减少昏迷病人误吸的危险。

在处理胃、十二指肠溃疡出血病人应用组胺 H_2 受体拮抗药或奥美拉唑抑制胃酸的作用是有争议的,虽然已广泛应用,但有组胺 H_2 受体拮抗药和奥美拉唑的对照试验并未显示在减少失血或降低病死率方面有重要的临床效果。同样用生长抑素或类似物奥曲肽,在对照试验中对出血性消化性溃疡病人无益处,但在无对照的报道中观察到有效。

5.病人评估　一定的临床特征对预测死亡和再出血的危险性是有意义的,表11-6列出预测溃疡再出血和病死率的高危因素。高危病人应进入重症监护治疗病房(ICU)。

表 11-6　消化性溃疡复发出血或死亡的预测因素

患者年龄>60 岁	胃溃疡
并存的心脏、肺、肝或恶性肿瘤疾病	持续呕血
出现休克	显著便血
内镜可见溃疡血管或新鲜凝血块	

6.内镜检查　内镜检查在上消化道出血诊疗中有各种有用的作用,故在大多数病人中必须施行。首先,内镜检查一般可正确鉴别出血来源,如来于弥漫性胃炎、静脉曲张、贲门黏膜撕裂症或胃、十二指肠溃疡,有助于制定治疗计划。其次,内镜所见的胃、十二指肠溃疡的外观有明显的预后意义,在有小出血的病人,见到清洁的溃疡基底或着色的斑点,预示复发出血率低,约为2%;相反,发现溃疡基底可见血管或新鲜凝血块预示有高再出血率。大的溃疡(直径>1cm)同样有高的复发再出血率。由于内镜治疗的进展,在控制胃、十二指肠溃疡出血、减少手术的需要和病死率等方面均有所改观。

7.手术指征　持续或复发大出血是手术指征(表11-7)。有证据表明早期手术更可取,尤其是老年病人。大多数有专门内镜治疗医生的医院,可发生内镜控制出血初次失败或再发出血,当内镜治疗的效果增加时,则需要手术的病例数目减少。目前估计,内镜止血失败约10%的出血性溃疡需要急症手术。延长施行内镜止血是不适宜的,尤其在高危和预示高再出血率病变者,这类病人在暂时不再出血的稳定情况下进行半选择性手术治疗,明显比在大出血时不稳定情况下进行急症手术为安全。在这种情况下常须和内科医生协作进行个体化处理。

表 11-7　出血性消化性溃疡的手术指征

由于出血而血流动力学不稳定	持续出血48 小时
首 24 小时需要输血>4 单位	同一住院期间复发出血
内镜止血失败	

8.手术治疗

(1)胃溃疡:出血性胃溃疡时做连同溃疡切除远端胃是较好的方法(表11-8)。可视切除的范围和十二指肠残端的情况选用BⅠ胃十二指肠吻合或BⅡ胃空肠吻合重建,不需要加做迷走神经切断术,因临床随机试验表明并不能降低典型的Ⅰ型胃溃疡病人长期的复发率。但迷走神经切断是降低幽门前溃疡复发率的重要方法。

表 11-8　出血性胃、十二指肠溃疡手术方法的选择

溃疡类型	首选手术方法	次选的手术方法
十二指肠溃疡	迷走神经切断、幽门成形并缝扎止血或胃部分切除术	HSV、十二指肠切开和缝扎止血
Ⅰ型胃溃疡	远端50%胃切除	迷走神经切断并胃窦切除术
幽门前溃疡	迷走神经切断、胃窦切除或胃部分切除术	溃疡切除、迷走神经切断并幽门成形术
Ⅳ型胃溃疡	远端胃切除并食管胃空肠吻合术	

出血性胃溃疡手术中应双手合诊检查胃,以识别溃疡和排除可疑的癌肿块,在可疑溃疡前纵行切开胃清除血液和凝血块,细心检查黏膜,找出所有溃疡,结合所有溃疡以决定需要切除的范围。

另一种代替胃切除的方案是溃疡切除,缝合胃切口,进行迷走神经切断合并幽门成形术。要切取组织学检查的标本以排除恶性肿瘤。对情况不稳定病人也可考虑溃疡的四个周边活检和缝扎出血胃溃疡。

高位、接近胃食管交界处的Ⅳ型胃溃疡不常见,这类病人可选用包括胃远端和小弯侧舌形连同溃疡一并切除。若切除接近胃食管连接处,必须施行 Roux-en-Y 食管胃空肠吻合,以避免胃入口狭窄。

(2)十二指肠溃疡:在急症情况下,行溃疡缝合止血并迷走神经干切断是最简单和最有效的手术。可采用纵行切开幽门十二指肠,用手指经幽门十二指肠切口压迫溃疡基部暂时止血,在溃疡的上下方相当于其下面胃十二指肠动脉处用 8 字形缝合止血,U 形缝合溃疡基底部阻断潜在的胃十二指肠动脉的胰横分支。止血后,检查球部和幽门前有无另外溃疡,若有亦需重复缝合。幽门十二指肠切口用 Heineke-Mikulicz 幽门成形术单层缝合。再完成双侧迷走神经干切断。偶遇出血位在十二指肠球部远端,则可将幽门十二指肠切开扩展到出血部位。缝合出血后,幽门十二指肠切口用 Finney 幽门成形术缝闭,再行迷走神经干切断术。

据报道:溃疡缝合止血加近端胃迷走神经切断治疗十二指肠溃疡出血更有前途,但手术技术要求更高和花费时间更长。

迷走神经切断并胃窦切除是处理出血性十二指肠溃疡另一方法,具有再出血率和复发率低的优点。过去的研究显示此术有较高的手术死亡率和复发率,因而不常规采用。然而,近来法国对因大量持续出血需行急症手术病人行多中心前瞻性随机试验的结果显示:59 例施行缝合溃疡、迷走神经干切断和引流术,另 61 例行远端胃切除合并或不合并迷走神经切断。迷走神经切断并引流术发生复发出血 17%,但胃切除组仅 3%;相应的手术死亡率分别为 22% 和 23%。说明由于技术和围术期监护普遍的进步,现在即使在急症情况下施行胃切除和迷走神经切断并幽门成形术同样安全。

9.预后　虽然约 90% 溃疡出血可自行停止,但总病死率仍高达 6%～7%,此比率在过去 30 年中保持相对固定。出血性胃溃疡病人治疗的病死率 2 倍于出血性十二指肠溃疡病人。这可能因胃溃疡在高龄好发,并常合并严重疾病。>60 岁消化性溃疡出血病人死亡的危险性 20 倍于较年轻病人。在大多数病例组手术死亡率十二指肠溃疡出血平均为 5%～10%,胃溃疡出血为 15%。

10.再出血的危险性　曾出过血的胃、十二指肠溃疡病人,不论在长期或短期随诊中有显著的再出血的危险。在 10～15 年随诊出血性胃、十二指肠溃疡的内科治疗病人,约 50% 复发再出血。短期内发生再出血常在 3 天内。表 11-9 示内镜所见预示溃疡再出血情况。

表 11-9　出血性胃、十二指肠溃疡的内镜预示再出血

内镜所见	再出血率(%)	病死率(%)
基底清洁,平坦的斑点	5～10	0～3
黏附血凝块	20～25	7
可见血管	40～50	11
活动出血	50～60	11

手术后再出血不少见,但危险是决定于施行手术方式。单纯缝合(控制出血部位)止血的再出血率高。附加溃疡的恒定手术,如迷走神经切断,可降低再出血率。总的手术治疗病人发生再出血约 10%。

四、胃出口梗阻

1.发生率　80% 胃出口处梗阻由慢性十二指肠溃疡或幽门管溃疡引起。此并发症较出血和穿孔为少。

幽门梗阻发生于 2%～4% 慢性十二指肠溃疡病人,尤其是十二指肠球部显著变形者。胃出口梗阻有时发生于溃疡周围水肿,这种梗阻非手术治疗往往有效,然而即使好转,长期后果不良,75% 的病人 1～2 年后最终仍需手术治疗。

2.临床表现　胃出口梗阻常见的临床表现是进行性的上腹(食后)饱胀:大多数有多年的胃、十二指肠溃疡史,早期上腹常有饱胀,逐渐加重,典型的呕吐发生在晚餐后,不含胆汁,含白天或隔天进摄的食物。当梗阻加重,呕吐可发生于任何时间。病人逐渐体重减轻,甚至极度消瘦。一些病人出现体重减轻而无明显呕吐史需考虑有恶性肿瘤。

严重持久的呕吐,引起严重的脱水和典型的低氯、低钾性代谢性碱中毒。由于肾以 H^+ 交换 Na^+ 以期保存细胞内容量而排出尿为酸性。体格检查:病人有不同程度的体重减轻和失水。典型的体征是出现上腹拍水音。

3.临床检查　鼻胃管必须及早放置以防误吸,大量腐烂味、无胆汁的液体可从胃内抽出。血细胞比容通常增高,表明脱水。血电解质测定,严重低钾、低氯和碳酸盐升高,提示碱中毒。尿相对密度(比重)和酸度升高。必须做上消化道内镜检查以排除恶性肿瘤。内镜可见胃扩张和含大量液体,胃皱襞增粗,幽门狭窄和不规则,不能通过胃镜进入十二指肠。必要时,从幽门和幽门管做多个活检和刷子细胞学检查以排除恶性肿瘤。上消化道钡餐检查通常可见扩大和无张力的胃,胃中滞留的液体可引起钡剂成絮状沉淀。如有小量钡餐可进入十二指肠,则可显示严重瘢痕和变形的十二指肠球部。钡剂可滞留于胃内几个小时。

4.手术前处理　初期处理是建立鼻胃管吸引,纠正血容量和水、电解质及代谢紊乱,静脉注射组胺 H_2 受体拮抗药以降低酸分泌,开始肠外营养支持。膀胱留置 Foley 导尿管以监测尿量。低血钾、低血氯代谢性碱中毒最好以静脉注射含氯化钾的生理盐水。当严重低钾血症时需要输给氯化钾,必须持续监测心脏节律。若大量输给氯化钾必须避免中心静脉输给。输给氯化钠溶液通常可逆转代谢性碱中毒。很少情况下严重的碱中毒需要静脉输给稀释的盐酸等渗溶液。营养支持可经中心静脉导管或经腹腔镜放置空肠造瘘饲养管提供。

施行手术最合适的时间应选择在水、电解质和代谢紊乱已纠正,营养情况已恢复至正氮平衡时。鼻胃管减压 5～7 天有助于消除胃壁水肿和恢复胃的张力。术前盐水灌洗 1～2 天清除胃内繁殖的细菌。麻醉前和围术期静脉注射广谱抗生素。

5.手术处理　手术方式可在:①远端胃部分切除;②或胃窦切除加迷走神经切断;③或迷走神经切断并引流术中选择。若估计十二指肠瘢痕变形严重,十二指肠切断的术式不安全,则应施行迷走神经切断并胃空肠吻合术。若十二指肠球部变形不严重,则施行迷走神经切断并胃窦切除或胃远端 65% 切除,多数认为此手术不仅可防止溃疡复发,且能减少迷走神经切断并胃引流术后胃功能性排空障碍的发生率。胃窦切除后如有可能,尽量行胃十二指肠吻合。无论施行何种手术,建立管饲空肠造瘘是明智的。对胃张力显著缺乏和扩张者,必须放置导管胃造瘘,以替代术后需要较长时期的鼻胃管减压。

困难的十二指肠残端处理:十二指肠残端破裂是 Billrolch II 型胃切除最严重的术后并发症,故当十二指肠球部有严重变形时,避免施行胃切除术。偶遇在十二指肠横断前未发现严重的十二指肠炎症等病变,在这种情况下,需采用特殊的术式或行可控制的十二指肠造瘘。Nissen 方法适用于由后壁穿透性溃疡导致十二指肠残端闭合困难者。具体操作如下,将十二指肠前壁间断缝合于后壁溃疡的远侧,闭合十二指肠腔,将溃疡旷置在肠腔外的胰腺上,再将十二指肠前壁掩盖溃疡底,缝合于溃疡边缘及胰腺的假包膜上。缝合处再用大网膜缝合覆盖以加强。

建立可控制性十二指肠瘘是将 20～24F Foley 导尿管插入十二指肠残端,将其周围十二指肠壁用 2-0 丝线荷包缝合扎紧,覆盖大网膜以加强。再加以双腔引流管放置于肝下间隙。必须再次强调应尽量避免行此手术,关键在于必须在横断十二指肠前,首先判明十二指肠球部的病变情况。

6.术后处理　最主要是术后排空延迟。大多数病人在 5～10 天内可恢复充分的胃排空。但在少数病人,尤其是较长时期幽门梗阻者,胃排空延迟可达数周,罕见的甚至可延迟几个月,故术中发现胃显著张力缺乏和扩张者,宜放置胃造瘘管和空肠造瘘饲养管。若胃排空障碍超过 10～14 天,须吞服水溶性造影剂以排除机械性梗阻。3 周后可行可屈性胃镜检查胃肠吻合口。大多数病例是由胃无张力而非机械性吻合口梗阻引起。延长的胃麻痹的原因是不明,可能与胃壁水肿有关。促进胃肠动力药常是无效的,等待时间是唯一方法,在胃排空不良期内,经空肠造瘘管维持足够营养,并经此给予奥米拉唑,以减少胃分泌和胃造瘘管引出液的丧失,若胃分泌过多可经空肠造瘘管回输入肠内。

（岳在连）

第八节　胃、十二指肠溃疡胃切除术后并发症

胃、十二指肠溃疡胃切除手术后并发症可分为两类:①发生于手术后早期,常和病理解剖和手术的意外相关;②长期后遗症系由手术后的解剖、生理改变和代谢障碍所引起。胃切除后重建的不同部位上消化道慢性梗阻问题亦包括在内。

一、胃切除术后早期并发症

1.出血

(1)胃腔内出血胃肠腔内少量出血常见于胃切除术后,鼻胃管抽出血性液体通常 24～48 小时中止,极少引起明显循环血容量减少。严重和持续出血最常发生于吻合口缝合部。溃疡急性出血施行胃切除时,旷置或遗留在胃十二指肠腔内的溃疡术后再出血也是常见原因。对严重或持续出血,尤其是发生在术后 2～3 天内的病例,必须考虑再手术。若出血发生于初次手术 5～6 天后,则可由有经验的内镜专家施行内镜检查和止血,但要特别注意避免对新鲜的吻合口过度注气,以策安全。

再次手术施行止血时,切勿采用拆去吻合缝线进入的途径,而应在距吻合口(胃十二指肠吻合或胃空肠吻合)以上几厘米的胃壁另做一横切口,清除胃内凝血块,以盐水冲洗,通常吻合口出血可直接以 2-0 丝线 8 字形缝合加以控制。

若出血来源于术前已有活动性出血的十二指肠球后溃疡,可切开 BⅠ式吻合口远侧十二指肠前壁,用 2-0 丝线 8 字形缝闭溃疡止血。若溃疡在 BⅠ吻合口附近,通常需要拆除吻合口,用 8 字形贯穿缝合溃疡基底;若仍不能止血,则需在十二指肠溃疡上方和下方游离结扎胃十二指肠动脉及其胰横支,若原为 BⅠ式重建的应改成 BⅡ式胃空肠吻合术,使溃疡脱离食糜流道,可减少再出血危险并促进愈合。

(2)腹腔内出血:胃切除术后腹腔内出血的诊断和处理与其他腹部手术后腹腔内出血相同。值得一提的是,脾的小撕裂伤可考虑修补缝合以保留脾,深的或多区域严重的破裂,常需全脾切除为安全。

2.十二指肠残端和吻合口瘘

(1)十二指肠残端瘘:BⅡ式胃切除术后十二指肠残端瘘是严重的并发症,如诊断不及时或处理不当常可危及生命。其发生率占施行 BⅡ式胃切除术的 1%～4%。由于综合处理方法的不断改进,该并发症的病死率已显著下降,已从 20 世纪 50 年代的 50% 降至现在的 <5%。

幽门和十二指肠球部周围广泛炎症的,十二指肠断端紧贴溃疡和瘢痕,或十二指肠残端血供不良(如

Bancroft-Plank 十二指肠溃疡旷置法时幽门上、下血管均已彻底离断)者发生十二指肠残端瘘的危险性高。十二指肠瘘重在预防。当残端缝合虽无太大张力,由于周围炎症或组织不能支持缝线或缝合器钉看来似乎不可靠,可应用大网膜缝盖于残端以加强。在这种情况可用 16FT 形管在十二指肠侧方造瘘,作为十二指肠减压。十二指肠末端造瘘的指征没有十二指肠侧方造瘘的严格。前者用于十二指肠不能缝闭,后者用于残端可缝合,但因其他原因缝合不可靠者。十二指肠造瘘均要在附近放置腹腔引流管。

十二指肠残端瘘常发生于大溃疡(2.5cm)深入穿透十二指肠后壁。典型的十二指肠、胰腺和胆道的关系已被炎症和瘢痕造成变形。牵涉到十二指肠瘘的形成的其他因素是:①十二指肠残端内翻缝合过密、过紧影响残端血供;②残端黏膜与浆肌层缝合间积存血肿或液体而造成局部感染;③幽门上、下血管分离过多(如 Bancroft-Plank 旷置法时),影响断端血供不足;④空肠输入襻梗阻;⑤术后胰腺炎;⑥残端缝合不严密等。破裂通常发生于术后 2～5 天。主要症状是突然发生右上腹剧痛,出现腹膜炎体征,体温、白细胞计数升高,可发生休克。可发生轻度黄疸。残端破裂发生较晚者,病变局限,临床症状可不显著的,上腹痛、发热和白细胞增高均较轻度。十二指肠瘘可由腹腔引流或由右上腹积液部位抽出胆汁,也可由 CT 或 US 检出局部有积液。瘘的动态造影可由 ^{99m}Tc 标志的 HIDA 扫描显示。

治疗包括立即手术行右上腹充分闭合吸引引流。在积液多或局限包裹不良时手术引流最为安全。残端瘘小、发生较晚、病变局限并症状轻的可行放射学引导的经皮穿刺引流。十二指肠瘘是难以再缝合成功的,除非术后 24～48 小时内发生而立即手术再缝合,且裂口小而十二指肠残端无明显病变者。一般均应做残端造瘘,周围以大网膜缝合并置引流管引流。有效的胃肠减压和放置空肠饲养管于输出襻空肠造瘘,以供术后进行肠内营养,借以防止食物或食糜经胃时刺激胆汁和胰腺分泌。广谱抗生素用至积液完全引出、体温和脓毒症症状已消退。治疗过程中可用 CT 帮助评估引流的效果。

应用生长抑素和它的长效类似物奥曲肽,根据经验报道和前瞻性研究,奥曲肽可显著减少肠瘘漏出量,开始用 50μg 皮下注射,每 8 小时 1 次,若需要时,剂量可增至 200μg。开始用药 48 小时内立即见效,有较高的(>70%)缓解率。一般经验观察结果显示有效。

(2)BⅠ式胃十二指肠吻合口瘘:在十二指肠有严重瘢痕和炎症者施行 BⅠ式吻合易发生这种瘘。而行 BⅠ式重建选择病例指征恰当者,此类并发症罕见。当发生瘘时一般呈现中度或轻度症状,发热和白细胞增高。经瘘口漏出含胆汁的液体,常局限于上腹部,并不经常需要再手术,处理的方法包括:①寻找或控制恶化的因素如远端肠梗阻;②CT 检查明确漏出液潴积腔后,予以充分引流;③应用抗生素控制感染;④开始时用肠外营养支持,继以放置饲养管于超过吻合口远侧空肠,供肠内营养;⑤应用奥曲肽。

主要的手术指征是腹膜炎、脓毒症或不能控制腹腔内的潴积液体。手术中必须细致检查吻合口。小的裂口可缝合后以大网膜敷贴加强和广泛引流。如为大的吻合口破裂,必须改为 BⅡ式或 Roux-on-Y 重建。十二指肠残端予以缝合,并用大网膜覆盖加强,放置侧方十二指肠造瘘减压并放置腹腔引流管。

(3)BⅡ式胃空肠吻合口瘘:这并发症是极不常见的,少数很小裂口有可能行用非手术疗法。多数的瘘不能控制,导致腹膜炎需要再手术。或裂口小,缝合后以大网膜覆盖加强。若瘘口大,则必须切除胃肠吻合口,以健康的胃组织切缘,进行新的胃空肠吻合或 Roux-en-Y 重建。

3.梗阻并发症

(1)吻合口梗阻(BⅠ或 BⅡ式):在 BⅠ、BⅡ式或 Roux-en-Y 重建术,早期术后吻合口梗阻并不少见。原因通常是吻合口水肿,梗阻可引起残胃扩张、食物和液体滞留,大多数病例应用鼻胃管吸引减压,静脉输液补充水和电解质。几天后梗阻可缓解。

梗阻时间的延长,当内镜和吞钡证实不能通过吻合口,大多为手术技术不当。一些病例,阻塞可因十二指肠广泛瘢痕造成,反映了选择 BⅠ重建的术式不当。当在 BⅡ式重建后梗阻时间延长,有可能为炎症粘连引起输出袢扭曲造成残胃出口梗阻,或为空肠输出、输入袢或吻合口被粘连扭曲,也可因大网膜炎症或广泛脂肪坏死,形成炎性包块压迫所致。

一般胃切除病人在术后3～6天可开始耐受口服进食。若食后引起恶心、腹胀和呕吐,可再插入鼻胃管,进行减压几天,若无吻合口裂开,必要时,最早可在术后第7天进行钡餐检查,如为排空不良应继续鼻胃管减压和静脉输液。有时可用小口径的饲养管在荧光透视下插入空肠,以开始肠内营养,若不能则给肠外营养。

若梗阻继续延长,不能解除则需要再手术。若系BⅠ式重建,切勿采用吻合口单纯的修改扩大的术式,应改为BⅡ式。因鉴于试图拆除吻合口,单纯缝闭十二指肠残端,有导致十二指肠血供障碍和残端破裂的显著危险。所以,可能最安全的方法是保留BⅠ式吻合口的完整,施行结肠前在残胃远端大弯侧的胃空肠侧侧吻合术。

若为BⅡ式重建,若吻合口或输出袢因粘连扭曲,可予充分分离粘连。在这种情况放置空肠营养管是可取的。若发现空肠输入袢疝入输出袢后,予以复位,缝闭腹层腹膜,以防止再发生内疝。如疝入肠袢已坏死则须肠切除吻合。吻合口扭曲导致位置改变,则可复位后将输出袢放置于残胃的更近端。

(2)急性输入袢梗阻:输入袢梗阻一般由于胃空肠吻合时输入袢过长。阻塞的原因可为粘连、扭曲、内疝、扭转和在残胃成角处的扭结。急性输入袢梗阻是易致十二指肠残端破裂的危险因素。发现后者并发症必须立即寻找前者。

输入袢梗阻基本是闭袢型梗阻,胆汁和胰腺分泌潴积于肠袢内,肠袢内压增高,胰管压力亦相继升高。梗阻引起的腹痛和体征表现是不相称的,血清碱性磷酸酶浓度、淀粉酶和脂肪酶升高,和胰腺炎相似。若阻塞不缓解,心率加快,白细胞升高,发热和局部压痛,当肠壁血循环障碍,可发生肠坏死和穿孔,出现相应的腹膜炎体征,可发展成休克。超声和CT扫描可显示梗阻输入袢的轮廓以排除胰腺炎。若诊断明确或高度怀疑时,应及时手术,力争在肠坏死、穿孔前解除梗阻。

若手术发现肠袢存活,阻塞原因为扭曲或扭结,最迅速的方法是在胃空肠吻合下侧行输入、输出空肠袢之间的侧侧吻合以解除梗阻。若发现扭转或套叠,可做肠切除吻合以缩短输入空肠袢,或切断输入袢和胃空肠吻合远侧的空肠施行Roux-en-Y手术,所有系膜缺损必须闭合。若十二指肠远端和空肠出现坏死,则需切除失活的肠段,将十二指肠或空肠吻合于胃空肠吻合远侧的空肠行Roux-en-Y手术。若十二指肠第二部(降部)和第三部(水平部)亦去活力,将不可避免地施行胰十二指肠切除术。

4.肝胆胰并发症

(1)术后急性胰腺炎:其发生率尚无正确的统计,但肯定<5%。最大多数由于胰腺头部或近端体部手术损伤造成,如:①紧贴胰头分离十二指肠;②从十二指肠后壁分开大的穿透性溃疡。在第二种情况,胰腺通常是溃疡的基底,分离时甚至可伤及胰腺管道。广泛的十二指肠分离可损伤副胰管,它在5%病例构成主胰管。当胰腺实质或胰管损伤,术后应使用奥曲肽治疗。

急性胰腺炎发作可出现在手术最初3天内。临床表现可为急性,包括烦躁不安症状和腹痛、腹部压痛、发热、白细胞计数升高和血清淀粉酶和脂肪酶升高。当施行的是BⅡ式重建,鉴别诊断要着重考虑急性输入袢梗阻。因急性胰腺炎起始时常须非手术治疗,相反,急性输入袢梗阻则须尽可能及早行急症手术。超声或CT扫描可作出鉴别。一旦确诊则按急性胰腺炎处理。

(2)术后黄疸:并非不常见。在胃切除手术后期观察到轻度黄疸,尤其在十二指肠严重病变时,由于局部炎症水肿,可引起胆总管部分梗阻。这种情况时高胆红素血症是轻度的且很快消退。其他引起黄疸的原因包括:①吻合口裂开,胆汁性溢液为腹膜吸收;②胆道结石;③急性胰腺炎;④损伤肝外胆道。

(3)损伤胆道或胰管:很少见,可见于分离挛缩和瘢痕变形的十二指肠时。应注意遇到上述十二指肠溃疡病变时,可实施 Kocher 手法和打开肝十二指肠韧带,充分显露远端胆总管是安全的。必要时切开胆总管置入 T 形管或橡胶导管作为引导,防止错误结扎或横断。留置 T 形管引流,可做术后胆道支架和胆道造影,偶可发现未估计到的胆道十二指肠瘘。

分离时若胆总管损伤,处理按损伤的种类而定,若管道清楚地横断而周围组织未作过多分离,血供充分者,可做对端吻合,必须另做一纵行胆总管切开,放置 T 形管,其远端长臂通过吻合口作为支架。若对胆管的血供有任何怀疑,安全的重建是端侧胆总管十二指肠吻合或胆总管胃空肠 Roux 祥吻合。

从胰头分离深的穿透性溃疡过程中可损伤副胰管。在此情况下,游离十二指肠,向前通过溃疡床将十二指肠开放的末端缝合于胰腺的损伤处周围,由于慢性炎症,周围组织较致密,缝合可靠。局部安置闭合吸引引流。术后可应用奥曲肽。

少见而严重的并发症是乏特壶腹部断裂,部分或完全从胰腺头部和胰管系统分离。可发生于分离严重瘢痕造成十二指肠缩短和变形时。这种情况一般处理原则包括:①取空肠祥缝合于胰头,将胆管和主胰管胰腺部分套入做 Roux-en-Y 吻合术;②T 形管支架胆管,可能时以儿童饲养管支架胰管;③广泛引流。将 Roux 祥移至前腹壁可能有助于将来需要进入吻合口行介入治疗用。施行胰头十二指肠切除是不需要的。除非完全撕裂,广泛组织损伤。

5.其他

(1)残胃坏死:残胃的缺血坏死是胃切除的罕见并发症。若手术时,胃左动脉紧靠起源部分断离,而脾亦切除,这种情况残胃的血供依靠不恒定的膈动脉分支。残胃缺血坏死亦可发生于高选择性迷走神经切断合并胃窦切除,这种情况,左胃动脉已在迷走神经切断时分离,残胃血供依靠脾动脉,若脾脏缺如或手术时损伤,则必须施行近全胃切除,以免缺血坏死。

残胃坏死的症状是严重腹痛和休克表现,发生在手术后 24～72 小时内。用水溶性造影剂注入鼻胃管显示漏出胃腔外,必须立即进行手术。若可见残胃部分存活,施行 Roux-en-Y 空肠祥做端侧吻合。否则,施行全胃切除用 Roux-en-Y 空肠吻合重建。若坏死扩展至食管下段,在这区域有显著炎症反应,可能需要结扎远端食管,或做导管引流。施行颈部食管造瘘,放置空肠饲养管。若病人能生存,继之可施行食管空肠吻合或结肠间置术。

(2)胃造瘘并发症:胃造瘘是偶然用于不能耐受鼻胃管吸引或有严重肺功能不全,食物反流或运动功能障碍的病人。正确的技术操作可避免出血、导管滑落或裂开造成腹膜炎等。亦要注意护理。造瘘部切口裂开、导管脱落致瘘口部愈合不良。若造瘘处胃壁未与腹壁固定而术后早期造瘘导管脱落,则可导致腹膜炎,需再次手术。

(3)胃回肠错误吻合:是罕见而严重的错误,不应属并发症。但确有发生,因而加以叙述。原因是由于手术野显露不足,手术者匆促或疏忽,误认回肠为近端空肠,甚至将固定的回盲部误作 Treitz 韧带。症状有时是隐袭的,可直到术后 2 周才发现,大多数病人一开始进食即出现明显症状,表现为污秽、恶臭的嗳气和大量的腹泻,发生水、电解质紊乱,很快导致营养不良和体重减退。诊断可由钡餐和上消化道造影确定。处理方法是再手术,拆除原吻合后重建胃空肠吻合(B Ⅱ 式或 Roux-en-Y 重建)。

(4)大网膜梗死:为罕见并发症,发生于大网膜嵌顿或绞窄于吻合口后间隙或腹内陷窝。症状是突发性腹痛,1～3 天内发展为局部压痛,白细胞计数升高,由于不易排除更为严重的术后并发症,通常进行剖腹探查。

(5)腹腔内脓肿:多由于溃疡穿孔或术中消化道内容溢出污染腹腔所致,或胃肠吻合口或十二指肠残端瘘病变局限而形成。多发生在膈下、肠间、吻合口瘘周围。症状、体征、诊断和治疗同一般腹腔内脓肿。

二、胃切除术后后期并发症和溃疡病复发

1.溃疡病复发

(1)吻合口溃疡和复发溃疡：Ⅰ型胃溃疡胃切除术后极少复发，除非很少的情况如高位胃溃疡出血行Kelling-Madlener手术。相反，溃疡复发可发生在任何十二指肠溃疡手术后，包括迷走神经切断合并胃引流术，BⅠ或BⅡ式胃部分切除术。然而，十二指肠溃疡在迷走神经切断合并胃窦切除术的溃疡复发率在十二指肠溃疡手术中是最低的(＜1％)。溃疡在胃空肠吻合术后可发生在胃侧或空肠吻合口边缘。表11-10示十二指肠溃疡术后复发相关因素及其处理。最常见的复发原因是由于迷走神经切断不全。其他因素包括：①在BⅡ式胃部分切除术后的胃窦残留；②G细胞增生；③胃泌素瘤，不论有无合并多发性腺瘤病；④胃滞留；⑤长期或最近增加应用非甾体抗炎药；⑥偶然复发溃疡和出血可由门-腔分流术引起。

表11-10　十二指肠术后复发溃疡的因素

因素	处理方法
致溃疡药物/吸烟	停止吸烟/药物
	术后胃溃疡患者测定水杨酸盐浓度排除隐瞒用药
高促胃液素血症	
促胃液素瘤	切除胰腺或十二指肠的肿瘤，若肿瘤已转移、溃疡病内科治疗无效者，做全胃切除
BⅡ式胃切除后胃窦残留	切除残留胃窦
G细胞增生	胃窦切除
高钙血症/甲状旁腺功能亢进症	甲状旁腺切除
胃出口梗阻	扩张或修正胃出口
迷走神经切断不全	完全迷走神经切断，经腹或胸途径

过去，在彻底性手术后复发十二指肠溃疡是用更彻底的手术治疗。如原来已施行单纯迷走神经切断者，则行迷走神经再探查切断合并胃窦切除。若已施行了迷走神经切断合并胃窦切除，估计迷走神经切断不全，可做完全迷走神经切断，这类情况可做经胸迷走神经切断。若再不能控制复发，施行全胃切除食管空肠Roux-en-Y重建。

目前认为十二指肠溃疡复发合适的处理方法应按疾病的情况而定，即应根据原来手术的指征、原来施行的手术方法和复发出现的情况综合分析考虑。

鉴于应用强效的抗酸分泌药治疗无效的复发或难治性溃疡而需再手术者已减少。所以对这类病人均需检测胃酸分泌、血清促胃液素，以排除促胃液素瘤、胃窦黏膜残留或G细胞增生。可按下列步骤进行：

第一步施行内镜检查以证实复发。

第二步要排除高胃泌素血症。检查前必须停用组胺H_2受体拮抗药或奥美拉唑等抗酸分泌药物至少24小时。所有降低胃酸分泌手术和药物治疗引起的血清胃泌素升高，很少超过200～300pg/ml。血清胃泌素浓度＞1000pg/ml可诊断胃泌素瘤或胃窦残留。鉴别前述二者可应用静脉注射钙或促胰液素激发试验，若注射2u/kg促胰液素后血清胃泌素升高＞100pg/ml可诊断胃泌素瘤。虽然促胰液素能引起正常人G细胞增生或胃窦残留者血清胃泌素升高，但罕有升高＞40pg/ml者。当激发试验显示这类非生理性高胃泌素血症时，影像诊断可有帮助。若胃泌素瘤直径＞1cm，CT造影剂增强扫描、MRI或内镜超声波可显示。检查中要注意十二指肠壁的胃泌素瘤。若检出胃泌素瘤，必须要检查血清钙，以检出可能并存的甲状

旁腺功能亢进症。

若促胰液素试验阴性,需进行 G 细胞增生和胃窦残留的鉴别诊断。在胃窦未切除的病人可用标准的高蛋白试餐以证实 G 细胞增生。这种试餐通常刺激增加胃泌素超过空腹基础水平约 300%。用 $^{99m}TcO_4^-$ 放射性核素扫描可用于 BⅡ胃切除术后检查,由于食糜流以外的旷置胃窦黏膜优先摄取核素。可在静脉注射 $^{99m}TcO_4^-$ $15\sim20$ 分钟后,于旷置的胃窦所在右上腹 1/4 区域显示放射性浓聚显像。

排除其他因素后,十二指肠溃疡复发需重点检查过去施行的迷走神经切断不全的可能性。刚果红试验可能有用。主要的依据是酸分泌检查,最好的测定胃酸方法是在基础条件下做假饲试餐刺激,刺激期间测定的胃酸分泌量称假饲刺激的胃酸分泌量(SAO)。在胃酸分泌恢复至基础水平,高峰酸分泌量(PAO)是测定用最大剂量($12\mu g/kg$ 皮下注射)五肽促胃液素刺激反应。若 PAO 分泌量 $>2mmol/h$,SAO:AO 比率为 0.1:1 可用作肯定迷走神经完全切断。但很低水平的 PAO 使迷走神经切断不全的诊断不可靠。

处理:复发性溃疡,内科治疗通常足以控制症状。有研究认为用强效的抗胃酸分泌药治疗,80% 病例复发溃疡能愈合。该组用维持量治疗,70% 病例能防止再复发。奥美拉唑是这些情况的首选药物。

接受手术治疗的病例需做下列检查。未做内镜检查者,必须施行手术前内镜检查,以核实溃疡部位。当高胃泌素血症和其他迷走神经切断不全因素已排除,必须做酸分泌(SAO/PAO)试验以证实高酸分泌情况。再检查固体相 ^{99m}Tc-SC 或 ^{99m}Tc-DTPA 核素胃排空试验可显示胃排空延迟,必须进行上消化道钡餐检查以确定有无合并胃出口变形。放射性核素标志的 ^{99m}Tc-HIDA 和 ^{99m}Tc-DISIDA 扫描有助于识别胆汁反流。

若病人过去施行迷走神经切断时未做胃窦切除,可做胃窦切除。胃酸分泌检查显示迷走神经切除不全者,经上腹部或经胸探查和行迷走神经切断,但可能用胸腔镜经胸较安全。胃出口机械性变形和梗阻可导致术后复发,必须纠正,但若不做迷走神经再切断或胃窦切除,不易于使复发溃疡持久愈合。若有胃运动功能不全,最好切除大部分胃留下小的残胃。

在术后复发溃疡处理中用 Roux-en-Y 重建可消除碱性肠液反流至残胃。但此术式可改变胃的排空,导致胃滞留和 Roux 空肠祥滞留综合征。若在术前检查有胃排空紊乱,可能最好切除胃大部分,仅留一小残胃。Roux-en-Y 重建的空肠侧较易发生吻合口溃疡,必须加做迷走神经切断以防止术后复发溃疡。

若溃疡复发且出现穿孔、出血等并发症则必须手术,可能时应同时施行彻底性手术防止溃疡再复发。

(2)胃空肠结肠瘘:是由于术后并发胃空肠溃疡穿透至相邻横结肠而形成的。过去这并发症多达 5%,是由于施行单纯胃空肠吻合或胃切除不足,且未合并行迷走神经切断,现在已十分罕见。若在彻底的溃疡手术后出现这种并发症,必须排除癌或克罗恩病的可能,若没有这种病变,应怀疑服用高浓度的非甾体类抗炎药(NSAID)。

胃结肠瘘的症状:呕吐粪质、口臭、体重减轻和腹泻。偶可并发和其他溃疡病相同的并发症,如出血、穿孔或胃肠梗阻。钡餐造影检查和 CT 扫描可作出瘘的诊断。上、下消化道内镜可用以排除其他病变。

最初处理包括肠道休息、肠外营养,静脉给抗生素和胃酸分泌抑制药组胺 H_2 受体拮抗药等,报道有一些瘘可内科治疗愈合,但大都需要手术治疗,进行充分术前肠道准备。若瘘发生于单纯胃空肠吻合术后,可采用迷走神经切断、半胃切除和 BⅡ式重建术。局限的结肠切除作为整块切除是通常最方便处理结肠的方法。若原手术胃切除不足,又未行迷走神经切断,则施行迷走神经切断,并较多量残胃和结肠一起整块切除。若过去已做迷走神经切断和胃窦切除,最好是施行胃次全切除和结肠一起整块切除,行胃空肠 Roux-en-Y 重建。

2.机械性障碍

(1)慢性输入祥梗阻:它通常发生于 BⅡ胃部分切除时输入祥过长。过长的输入祥易于扭结、扭曲或扭转。输入肠袢因胆汁和十二指肠液分泌扩张而引起症状。当腔内压力变成足够高时,迫使潴积的分泌液排出残胃,梗阻得以缓解,它的症状是上腹部痛继以喷射式胆汁性呕吐。呕吐发作有两个重要特征:①呕吐大量不含食物的胆汁;②呕吐后疼痛缓解。若食物混合胆汁而呕吐后痛不缓解,则不像输入袢梗阻而为碱性反流性胃炎综合征。

对这一并发症的诊断,CT 和 US 比钡餐检查更有价值,可显示右上腹部慢性输入袢扩张的影像。一旦诊断确定,必须施行手术以纠正解剖学的紊乱。可缩短输入袢,悬吊和固定于腹膜层(结肠前 BⅡ式),或做输入袢-输出袢侧侧吻合。后者适用于在暴露整个输入袢有困难时,但有细菌过度生长的危险。

(2)慢性输出袢梗阻和 BⅡ式胃部分切除后内疝:慢性输出袢梗阻主要临床表现如小肠梗阻。梗阻由粘连或内疝所致。症状持续,但程度较轻。可由上消化道钡餐检查作出诊断。CT 可见慢性扩张、厚壁和相对固定的肠袢。内镜检查帮助不大。

内疝的陷凹是建立在吻合口后间隙,在结肠前 BⅡ式重建后方。BⅡ式重建在后方可形成二个陷凹,即胃空肠吻合口上方或下方。有经验的医生认为施行结肠前胃空肠吻合较好的方式是输入袢必须位于胃的左侧和缝于大弯侧,输出袢离开胃右侧时,能悬挂下垂。结肠后胃空肠吻合极少发生内疝,但可因固定在残胃壁上的横结肠系膜孔脱落,环绕压迫吻合口以下的输入、输出空肠袢而引起梗阻。这种情况多需手术治疗,特别是发生急性梗阻时。

(3)空肠胃套叠:这是 BⅡ式胃切除术的远期少见并发症。临床表现是非特异性的,常难以考虑到套叠的可能性。主要症状是上腹痛,间有恶心呕吐。通常是输出袢而不是输入袢套入残胃。上腹部可触及结实的包块。CT 扫描或水溶性造影剂上消化道对照造影,可见卷绕弹簧样的形态于残胃内。在套叠发作时施行内镜检查可见空肠段移入残胃内,若引起急性症状,需手术治疗。结肠前胃空肠吻合者可将输入袢固定于壁腹膜,或做新的胃空肠吻合,亦可用胃空肠 Roux-en-Y 重建。

(4)后期胃、十二指肠梗阻:十二指肠溃疡 BⅠ胃切除术后,炎症围绕十二指肠和球后区可导致胃、十二指肠吻合口慢性瘢痕和变形,病人呈现胃出口梗阻的症状,包括胃胀满和不适。呕吐无胆汁染色和部分消化的食物而症状缓解。病人亦可有复发溃疡病的素质,上消化道钡餐或内镜检查,示胃扩张和胃出口狭窄。这种狭窄通常不能经内镜扩张,症状持续或恶化需手术治疗,最简单的解决方法是在大弯侧吻合口近端做胃空肠吻合,试图直接处理吻合口是没有必要的且有潜在性危险。

3.功能性障碍　大多数胃切除慢性后遗症是由于至少部分改变了胃的运动或黏膜功能所致。

(1)碱性反流性胃炎:是最常见胃切除的长期并发症,它可能是最常需要施行校正手术的一种并发症。5%～15%施行胃手术病人最后将主诉相关的症状。不论有无胃酸,胆汁的清洁剂样作用能引起胃黏膜和食管的损伤。这一并发症最常发生于 BⅡ式胃切除,BⅠ式胃切除和幽门成形术较少发生。虽然需要胆汁反流参与,残胃清除反流胆汁能力亦是一个有关的因素。

症状包括上腹部烧灼样痛、恶心、呕吐胆汁,呕吐后不能缓解腹痛。症状须与慢性输入袢梗阻综合征的疼痛相鉴别,后者呕吐胆汁物后症状缓解。呕吐物亦包含食物,是另一个征象,反流物质的量不与症状的严重程度相平行。诊断要求:①上消化道内镜检查和活检,必须显示残胃有胆汁,组织学检查有黏膜炎症证据和胃腺肠上皮化生;②CT 扫描和胃肠道钡餐造影检查,显示无输入袢扩张或梗阻。一般推荐做固体相放射性核素胃排空试验。若预期要施行重建手术,了解胃排空严重改变的可能性是必要的。核素标志 ^{99m}Tc-HIDA 扫描亦可用以估计胆汁反流的量和残胃清除能力的改变。

内科治疗不常是有效的,结合胆盐的药物如考来烯胺并不很有效,其他如组胺 H_2 受体拮抗药和促胃肠动力药如甲氧氯普胺均无效。更为持久的促胃肠动力药如西沙比利、吗丁林或红霉素可能有症状治疗的辅助作用。

明确证实的碱性反流性胃炎在下列情况有手术指征：症状持续和失去工作能力，影响日常工作和生活活动。在已施行 BⅡ式胃切除者，应选择改为胃空肠 Roux-en-Y 手术，转流碱性内容的 Roux-en-Y 空肠端侧吻合口距胃残端必须超过 45～60cm，为了避免 Roux 袢发生溃疡，必须做迷走神经切断。

对原施行 BⅠ式胃切除病人，可考虑两个选择：①Roux-en-Y 胃空肠吻合；②间置 20cm 顺蠕动的空肠袢于胃出口和十二指肠残端间。在 Vanderbilt 和 Mayo Clinic 经验，75%～80%碱性反流性胃炎的病人从 Roux 手术受益，Roux-en-Y 改道手术仍是碱性反流性胃炎的标准手术方式。

（2）早期倾倒综合征：倾倒综合征是胃手术后最常见的并发症之一，约 15%病人于迷走神经切断并引流术后发生倾倒综合征，50%以上病人行迷走神经切断并胃窦切除、BⅡ式吻合术后 6 个月有这类症状，虽然所有手术包括迷走神经切断、幽门成形术、胃空肠吻合和胃部分切除术都有发生这类症状的危险，但危险最低的是高选择性迷走神经切断（HSV）和 Roux-en-Y 重建手术。基于进食和症状发生间隔时间的不同，倾倒综合征分成早期和后期形式。早期倾倒综合征发生于餐后 20 分钟，胃肠的倾倒症状包括腹痛、胀满、恶心、呕吐和暴发性的腹泻。心血管表现包括出汗、头晕、无力、心悸和面色潮红。

倾倒的名称可回溯到 1992 年，Mix 用钡对照剂观察研究有上述症状的病人，对照剂很快从胃经胃肠吻合口排空。实验研究认为高碳水化合物液体突然排空入小肠内能导致微循环液体转移人肠腔内。在注入食物后的有症状期间可观察到胃肠激素水平如 5.羟色胺、糖依赖性胰岛素释放肽（抑胃肽）、血管活性肠肽和神经降压肽的紊乱。早期倾倒征可被注入包括碳水化合物和高浓度的单糖所加重且和胃排空的速度相平行。因而，幽门仍完整保留的 HSV 很少发生倾倒征。Roux-en-Y 重建因合并有胃排空不全，亦少发生倾倒征。

诊断可根据临床表现作出，固体相放射性核素胃排空扫描能提供显示胃迅速排空的信息，正常或慢的胃排空时间即可排除早期倾倒的诊断。内镜和钡餐检查有助于解释解剖生理改变。倾倒综合征可和其他胃术后综合征，如碱性反流性胃炎或输入袢综合征混淆。胃内注入 300～350ml 的 15%～25%葡萄糖溶液的倾倒激发试验可使倾倒症状重现，有助于鉴别。

内科治疗包括饮食的调整：①增加餐次，减少每餐的量；②避免高浓度的碳水化合物；③进食固体食物 30 分钟后饮液体。最近报道应用长作用的生长抑素类似物奥曲肽 50～100μg，在早餐前 30 分钟皮下注射，可缓解症状，大部分病人可有效。可能生长抑素的主要作用是抑制由注入试验餐所引起过多释放血管活性物质和运动改变激素，以及抑制胃的排空和延长小肠的输送所致。但奥曲肽长期应用超过 3 个月仅 50%病人有效。副作用有厌食、恶心、呕吐、腹泻、腹痛，长期应用可发生高血糖症和低血糖症，吸收不良和胆石症。因此奥曲肽的长期应用受到限制。

手术治疗：大多早期倾倒综合征病人术后 6 个月内症状改善；症状严重经内科治疗，饮食调整和药物治疗后，需要手术治疗的少于 1%。

1）手术指征：术后 6 个月后症状持续，影响工作能力和生活质量可考虑手术治疗；或病人不能耐受奥曲肽或其高需要量也可考虑手术治疗。

2）手术方式：①曾做幽门成形术的病人重建幽门；②胃空肠吻合转换成胃十二指肠吻合，重建生理性胃、十二指肠通道；③间置顺蠕动 10cm 长空肠袢于胃残端和十二指肠间，或间置双袢囊袋，以上方法均有 >50%病例可获得成功；④改道为 Roux-en-Y 胃空肠吻合术相对简单、有效。有一组因早期持续倾倒征 22 例行此手术，17 例明显改善。间置 Henley 空肠袢和 Roux-en-Y 手术均需加迷走神经干切断术，以防止发生溃疡。

（3）后期倾倒综合征：后期倾倒的症状包括在早期倾倒的血管运动症状，但没有胃肠道症状。后期倾倒综合征在胃切除后的发生率为 1%～3%。其机制是由于小肠内的高碳水化合物负荷导致肠高血糖素的释放。肠高血糖素使胰 B 细胞敏感，因而进餐引起胰岛素分泌过多和延长。尽管餐后早期立即血糖浓度增高，但持续高胰岛素血症仍引起低血糖症和血管运动症状。常发生于餐后 2～4 小时，症状有出汗、心悸、震颤、饥饿感、乏力，偶有精神错乱、昏厥等。

诊断是基于临床症状，有高胰岛素血症时应排除胰岛素瘤的可能性。治疗包括调整饮食，每餐减少碳水化合物的含量，低血糖症发作时可以餐间增加点心。自相矛盾的是，在症状严重的病人可在餐前给予胰岛素，以抑制早期餐后高血糖素血症，奥曲肽亦可能有用。

手术治疗：可做逆蠕动空肠袢间置于胃残端和十二指肠间，对顽固性餐后低血糖症有助。但非手术治疗以增多餐次，低碳水化合物和高蛋白饮食是经常有效的，因而很少需要手术治疗。

（4）胃切除术后功能性胃排空障碍：又称胃术后胃瘫，胃术后早期常见，并无机械性梗阻。胃术后有 10%～25% 病人发生的胃排空延滞，其中 5%～10% 有临床症状。这种情况通常出现于手术后最初两周，应属于早期并发症。但亦可发生更迟，甚至术后数周或多年后发生。发生在结肠后胃空肠吻合比结肠前胃空肠吻合为多，亦可发生于迷走神经切断术后。发病原因不明，可能是手术创伤或迷走神经切断后胃运动功能紊乱所致。

临床症状均发生在术后早期，常在流质饮食改为半流质时发生，应与吻合口梗阻鉴别。表现为上腹饱胀压迫感、恶心、呕吐，吐出物为大量含胆汁的胃液，无排便排气，肠鸣音减弱。但无腹胀和腹痛。实验室检查无低血钾、水和电解质紊乱及低蛋白血症。

X 线上消化道造影显示胃无张力，稍扩大，缺少蠕动，造影剂滞留于胃内 24 小时以上，吻合口不显示。一般诊断急性胃轻瘫应符合以下条件：①经一项或多项检查提示无胃出口机械性梗阻；②胃引流量 ＞800ml/d，并且持续 ＞10 天；③无明显水、电解质与酸碱失调；④无引起胃瘫的基础疾病，如糖尿病等；⑤无应用影响平滑肌收缩的药物史，如吗啡等。

治疗：留置胃管胃肠减压，静脉补充水、电解质和肠外营养支持，多数病人在 3～4 周后可症状缓解。

（5）Roux 潴留综合征：Roux 潴留综合征常合并胃切除术后慢性胃张力缺乏症。有一组报道约 30% 在迷走神经切断或 Roux-en-Y 重建病人术后发生胃张力缺乏症。迷走神经切断和 Roux-en-Y 术二者导致胃张力缺乏症发生率高。虽然残胃排空是最主要的后果，而肠袢的输送通过功能也是不全的。

内科治疗通常应用促胃肠动力药效果不著，红霉素或餐前 30 分钟口服氯贝胆碱 15～20mg 有一定效果。但西沙必利效果很小。全胃或近全胃切除，将 Roux 肠袢的长度调节约在 40cm。治疗效果：50% 左右的病人可获显著改善，25% 有部分改善，仍有不少病人没有改善。

（6）特殊的吸收障碍和营养不良：胃手术营养后果是由于改变了食物的摄入和食物消化或营养物质吸收的功能。部分病人为避免倾倒症状等，常减少食物摄入或改变膳食成分，因而导致显著营养不良。但主要是由于切除了部分或全胃和非生理性胃肠道的重建所致。这些障碍包括：①蛋白质、脂肪和碳水化合物的消化不良，并有脂肪痢，偶可氮溢，粪中失去氮过多；②食欲、饱满感异常；③铁、维生素 B_{12} 和叶酸缺乏；④骨软化症。

（7）消化功能不良：正常 24 小时粪脂排出量 ≤6% 摄入的饮食脂肪；粪氮排出量 ≤2g。扰乱最大的为全胃切除，合并平均粪脂排出量为 16%，粪氮排出约 2g。其他类型胃切除加或不加迷走神经切断，平均没有如此高浓度的粪脂或蛋白排出。这种扰乱也可发生在迷走神经切断并幽门成形或迷走神经切断并胃空肠吻合等手术后的病人。施行 BⅡ 胃切除较 BⅠ 胃切除消化不良的发生率为高。

胃切除亦导致碳水化合物的消化和吸收紊乱，但检出较困难。胃肠胀气是这种吸收功能不良的主要症状，胃手术亦可显露过去未显出的或轻度的乳糖耐受不良症，典型症状是进食牛奶制品或雪糕后，乳糖迅速进入结肠引起胃肠胀气和暴发性腹泻。

胃手术后粪便排出碳水化合物、脂肪和蛋白质的量增多并不伴有黏膜功能的改变,而是由于幽门和迷走神经介导的容纳性松弛和调节的丧失使胃排空加速。此外,胰腺和胆道迷走神经丧失引起胰液的量明显减少和胆道的运动改变,使食糜未能充分和胰液、胆汁混合等所致的消化不良。详细研究还表明这些因素共同作用使营养物吸收部位下移,从通常的部分(空肠的 $100\sim150\mathrm{cm}$)移至回肠。但是在大多数病例,由于消化和黏膜吸收能力未受抑制,消化功能不良临床症状可不明显。

(8)饱满感觉的紊乱:一般认为胃手术后早期饱满感是残胃容量减少的后果。过度肥胖症胃分隔术的经验表明,$>90\%$ 胃容量的减少才能有明显的饱满感。也不能解释胃切除术后,即使仅进小量食物也可引起明显的饱满感。动物实验和临床观察结果倾向于因加速营养物移动至远端小肠等因素,可能是引起早期饱满感的原因。

(9)贫血和铁缺乏:胃切除后常见由于铁缺乏导致的低血红蛋白小细胞贫血。膳食的铁主要是三价铁(Fe^{3+})。与二价铁(Fe^{2+})比较,三价铁在 pH $4.0\sim7.0$ 时更少溶解。食物中的二价铁离子通常和血红素分子(血红蛋白、肌球蛋白、细胞色素)相结合,血红素和胰蛋白酶相互作用后释放。三价铁必须和胃酸相作用转化成二价铁才能有效吸收。胃切除术后,胃酸减少。另一方面二价铁吸收在十二指肠和空肠上部进行。胃切除 BⅡ式重建越过了最有效铁吸收区。但一般在 BⅡ胃切除后铁吸收功能仍可适应。

铁缺乏通常由于合并丧失酸分泌和旁道十二指肠效力高的铁吸收区。缺乏维生素 B_{12} 常合并巨幼细胞性贫血,有神经系统症状和恶性贫血。在全胃切除 $2\sim5$ 年内不可避免发生恶性贫血,除非给予维生素代替疗法。在 75% 胃切除后恶性贫血的发生率是 1%,更少量的胃切除则恶性贫血极为罕见。

由于维生素 B_{12} 的丧失,叶酸浓度亦可下降。由胃切除引起的血清铁、维生素 B_{12} 和叶酸浓度相对轻度的不平衡,但不需要常规检查。除非是施行全胃或近全胃切除的病人,应进行随诊检查,包括血常规每 3 个月 1 次,直到达到稳定水平,继而每 6 个月 1 次。这些病人必须在术后膳食补充铁和叶酸,每年注射维生素 B_{12} $2\sim3$ 次,并每年检查维生素 B_{12} 和叶酸水平。部分胃或较小胃切除手术的病人,给予饮食指导和单纯补充多种维生素片已足,并每年检查全血 1 次。

(10)骨病:在老年人骨质脱钙是正常的,但胃切除后明显加速。这进程在全胃切除较部分胃切除后更为严重,但并不受重建方式(BⅠ或BⅡ式)的明显影响,迷走神经切断不加胃切除不会有骨脱钙的加速。脱钙可引起骨质疏松和骨软化症,能支持诊断的检查为碱性磷酸酶增高、血清钙降低(血清白蛋白校正后)、血清 25-$(OH)D_3$(25-羟维生素 D)和 1,25-$(OH)_2D_3$(1,25-二羟维生素 D)浓度升高,血清甲状旁腺素(PTH)亦升高。胃切除术后病人发生病理性骨折,尤其是脊椎骨折,3 倍于相配的对照组。

骨软化症的病因不明,可能由于进食钙的不足,例如因病人不愿进食易于引起餐后症状的富于钙的牛奶制品等所致。最好的治疗是预防,包括膳食补充钙。至于给予补充维生素 D,这种预防性治疗尚无前瞻性研究的结论。推荐随诊方法:每 2 年测定血清钙和碱性磷酸酶、骨密度、手 X 线摄片,而骨活检并非常规需要。

4.其他并发症

(1)小残胃:早期饱满感认为是胃切除术的后果,不单纯是由于残胃过小,但发生于 $>80\%$ 胃的切除后。小残胃综合征可合并体重减轻、营养不良和混合性贫血。核素胃排空检查没有胃排空加速。内科治疗常可获得成功,包括增加进餐次数和减少每次的食量。必须给予维生素。补充胰酶可减轻症状。当症状顽固和严重,可施行 Hunt-Lawrencc 肠袢的重建。

(2)胃石形成:胃石,亦有将所有发生在消化道内的均称为粪石。可见由毛发形成的毛粪石和水果与未消化的蔬菜物质形成的植物粪石,粪石较易发生于 BⅠ式胃切除或小的胃出口。这些物质潴积,可能由于潜在的运动障碍而不能排出残胃。可能 $10\%\sim15$ 有运动功能障碍(胃滞留,Roux 袢滞留)的病人发生粪石。粪石偶可造成肠梗阻或引起早期饱满和导致营养不良。内镜可见到粪石并分期进行粉碎和冲洗以移除，但复发率相当高。偶有须施行手术将粪石从残胃取除。若粪石排出进入小肠可引起肠梗阻，手术不能避免，但只是单纯除去粪石。若为大的粪石和伴有显著症状，几乎常常合并残胃的排空障碍，需按胃张力缺乏综合征治疗。若考虑手术，施行全胃切除用 Roux-en-Y 重建是唯一合理的方法。

（3）残胃癌：胃切除术后残胃癌的发生率 1%～5%。这一发生率是否反映胃切除术真正增加发生胃癌的危险仍有争议：在瑞典 6459 例过行各种胃手术病人的研究中，总的发生胃癌的危险性不大于年龄和性别相匹配的对照组。然而在其特殊的亚组，癌的发生率较高，包括：①曾做 BⅡ 式重建者；②施行胃溃疡的手术；③间隔手术＞20 年，Tofgaarg 亦发现在手术 15 年后，胃癌的发生危险性升高。

胃镜检查必须采取多部位活检，因为早期胃癌的病灶不易识别，残胃癌常发生于吻合口附近几厘米，该处要多观察和活检。术后溃疡复发一般多在 10 年内；若 10 年后复发症状必须排除残胃癌。这种病变通常是晚期，除非在发生症状前被检出。根治性全残胃切除是最好的方法，但一般预后均不良，仅少数病例能长期存活。

（毕建燿）

第九节　急性胃扩张

急性胃扩张的临床表现为胃和十二指肠极度急性膨胀，腔内有大量液体滞存。以往认为主要是手术后的并发症，尤其是腹膜后的手术后易于发生。过度饱食后也可以发生此类情况，其严重性较手术后急性胃扩张为大，治疗上也有一定的区别。此外，长期仰卧床、糖尿病酮症酸中毒、低血钾等病人也可以发生此病。

【病因和发病机制】

关于发病的机制有两种学说，一种学说认为胃、十二指肠的扩张是由于肠系膜上动脉和小肠系膜将十二指肠横部压迫于脊柱和主动脉上所致。在许多急性胃扩张患者，可见扩张包括胃和被肠系膜上动脉横跨压迫近侧的十二指肠。在身体消瘦长期卧床的病人，由于腹膜后脂肪减少和仰卧脊柱前凸位置，也使十二指肠横部容易受压。另一种学说认为扩张是由于胃、肠壁原发性麻痹所致。麻痹原因为手术时牵扯、腹膜后引流物的刺激和血肿的形成或大量食物过度撑涨胃壁所引起的神经反射作用。重体力劳动后的疲劳、腹腔内炎症和损伤、剧烈疼痛和情绪波动都可能是促使胃壁肌肉易于麻痹的因素。实际上机械性梗阻和神经性麻痹两个因素可能均存在，而胃壁肌肉麻痹很可能占主导的作用。胃麻痹扩张后可将小肠推向下方，使小肠系膜和肠系膜上动脉拉紧，易于压迫十二指肠，使胃内食物和咽入空气及胃、十二指肠的分泌液和胆汁、胰液大量积存。这些液体的滞留又可以刺激胃、十二指肠黏膜，引起更多的分泌和渗出液，使胃扩张的程度显著加重，这样又可以进一步牵拉肠系膜引起内脏神经刺激，加重胃、十二指肠的麻痹，于是形成恶性循环，使扩张更加重。

【病理生理】

胃和十二指肠高度扩张，可以占据几乎整个腹腔，胃壁可能因为过度伸张而变薄，或因炎性水肿而增厚，或因血循环障碍而发生坏死穿孔。在大多数病人可以发现十二指肠横部受肠系膜上动脉的压迫，甚至十二指肠壁可能发生压迫性溃疡。在少数病人，全部十二指肠和空肠上端也呈现扩张。在晚期，胃黏膜上有小糜烂出血点。在病程中，大量液体继续不断分泌，积存于胃、十二指肠腔内，并且不能在胃、十二指肠内被吸收，因而造成体内脱水和电解质丢失，终于出现酸碱失衡以及血容量缩减和周围循环衰竭。胃壁坏死穿孔可以引起急性腹膜炎，导致休克。

【诊断和鉴别诊断】

1.症状与体征　初期患者仅感觉无食欲,上腹膨胀和恶心,很少有剧烈腹痛。随后出现呕吐,起初为小口,反逆出胃内积液,以后量逐渐增加。患者呕吐时似毫不费力,从无干呕现象。呕出液常具有典型特性,开始为深棕绿色浑浊液体,后呈咖啡渣样,为碱性或中性,隐血试验为强阳性,但不含血块,亦无粪便臭味。呕吐后腹胀不适并不减轻,此时若插入胃管,即发现胃内尚积存大量相同液体,甚至可达 3～4L,说明所谓呕吐症状实际上是胃、十二指肠内积液过满后的溢出现象。此时检查可发现腹部呈不对称膨胀(以左上腹和中腹较明显)和水震荡声。全腹可能有弥漫性轻度触痛,肠蠕动音减低或正常。如未能及时诊断和处理,则水和电解质紊乱症状逐渐出现,患者极度口渴,脱水征明显,脉搏快弱,呼吸短浅,尿量减少,终于因休克和尿中毒而死亡。

如在病程中突然出现剧烈腹痛,全身情况显著恶化,全腹有明显压痛,腹腔内有积水征,则表示胃发生坏死穿孔。

2.化验室及影像学检查　手术后初期或过分饱食后,如出现上述溢出性呕吐症状和具有上述特征的吐出物,并发现上腹部胀满、水震荡声,即应怀疑为急性胃扩张。应立即置入胃管,如吸出大量同样液体,诊断即可确定,不应等待大量呕吐和虚脱症状出现后,才考虑到这种可能。

化验检查可反映脱水和电解质紊乱程度,包括血红蛋白增高、低钠血症、低钾血症以及低氯血症。酸碱平衡紊乱决定于电解质丧失的比例,可出现酸中毒或碱中毒。体温升高和白细胞计数增多并不常见。

在创伤、感染后发生时,一般不易联想到急性胃扩张的诊断。如在腹部 X 线平片上见左上腹部弥漫性一致阴影,胃气泡水平面增大,或侧位片上有充气扩大十二指肠时,应考虑到急性胃扩张可能。上腹部 CT 可明确诊断,可见扩张胃腔占据上腹部。

鉴别诊断应与弥漫性腹膜炎、高位机械性肠梗阻、肠麻痹区别。在弥漫性腹膜炎,体温常升高,腹膜刺激体征明显,肠腔呈普遍性气胀,肠蠕动音消失。在机械性高位肠梗阻,常有较明显的腹痛,肠蠕动音增强,呕吐物含小肠内容物,腹胀不显著。肠麻痹主要累及小肠下端,故腹胀是以腹中部最为明显。在这三种情况下,胃内一般没有大量液体积存,而且胃内积液吸空后,症状并不立刻减轻。

【预防和治疗】

在上腹部大手术后采用胃肠减压,至术后胃肠暂时性麻痹消失、蠕动恢复时停止,是预防急性胃扩张的有效措施。手术时避免不必要的组织创伤和手术后注意患者卧式的变换,也具有预防的意义。避免暴饮暴食,尤其在较长时期疲劳和饥饿后不过分饱食,对预防发生急性胃扩张很重要。

对手术后急性胃扩张一般常用的治疗有三方面措施。

1.置入胃减压管吸出全部积液,用温等渗盐水洗胃,禁食,并继续减压,至吸出液为正常性质为止,然后开始少量流质饮食,如无滞留,可逐渐增加。

2.经常改变卧位姿势以解除十二指肠横部的受压。如病情许可,可采用俯卧位,或将身体下部略垫高。

3.静脉输入适量生理盐水和葡萄糖溶液以矫正脱水和补充电解质的损失,必要时输血。给予生长抑素抑制分泌,如有低钾性碱中毒,除补充水和氯化物外,还需补充钾盐。糖尿病酮症酸中毒控制血糖。每日记录水盐出入量,并作血化学检查(钠、钾、氯化物、二氧化碳结合力、非蛋白氮等)。维持尿量正常。

4.暴饮暴食所致的胃急性扩张,胃内常有大量食物和黏稠液体,不易用一般胃减压管吸出,常需要用较粗胃管洗胃才能清除,但应注意避免一次用水量过大或用力过猛,造成胃穿孔。如经减压或洗胃后,腹部膨胀未明显减轻,或大量食物不能吸出,则需考虑手术治疗,切开胃壁清除其内容物。对已有腹腔内感染、气腹或疑有胃壁坏死的患者,应在积极准备后及早手术治疗。手术方法以简单有效为原则,术后应继续胃管吸引减压,或做胃造口术。

(陈　钰)

第十节　胃扭转

胃扭转虽然在临床不多见,但在 X 线钡剂胃肠道检查时较常发现胃的外形改变而提出为扭转的诊断,如对此情况不了解,处理上也会遇到困难,因此胃扭转尚有一定的临床意义。

【病因和病理】

胃扭转有急性和慢性扭转两类。

急性胃扭转与解剖上的异常有密切关系。在正常解剖情况下,胃的主要固定点是在食管破裂孔处的食管下端和幽门部,这两部位的活动度都因邻近解剖部位的固定而受到限制。胃其他部位的固定,如肝胃韧带对小弯,胃结肠韧带和胃脾韧带对大弯,则比较松弛,不如食管下端和幽门固定牢固。但在有较大的食管裂孔疝、膈疝、膈膨出,肺切除术后或膈神经抽出术后的膈升高,以及十二指肠降段外侧腹膜过松的情况下胃即有突然发生扭转的可能。上腹内脏下垂,胃大、小弯的韧带过长或缺如,也为胃的扭转提供了条件。这些都是急性胃扭转发生的解剖基础。剧烈呕吐、急性胃扩张、胃的巨大肿瘤、横结肠显著气胀等则可以成为胃的位置突然改变而发生扭转的动力和诱因。膈位置过高和有大的膈疝时,胸腔负压的牵扯也可以使胃的位置改变。

慢性胃扭转多为继发性,除膈的病变外,胃本身或上腹邻近内脏的病变,如穿透性溃疡、肝脓肿、膈创伤等,可使部分胃壁向上或向左右粘连固定于不正常位置,而出现扭转的形态。由于粘连对胃的牵扯固定式逐渐发展的过程,所以即使解剖原来正常也可以出现慢性胃扭转。

按旋转的不同方向,胃扭转又可以分为两种类型。

1.系膜轴扭转型　是比较常见的一种。胃以从小弯中点至大弯的连线为轴心(横轴)发上旋转,又可分为两个亚型,一个亚型是幽门由右向上向左旋转,胃窦转至胃体之前,有时幽门可达到贲门水平,右侧横结肠也可随胃幽门窦部移至左上腹。另一亚型是胃底由左向下向右旋转,胃体转至胃窦之前。系膜轴扭转造成胃前后壁对折,使胃形成两个小腔。

2.器官轴扭转型　不如前一种多见,胃以从贲门至幽门的连线为轴心(纵轴)发生旋转,大弯向上向左移位使位于小弯上方,贲门和胃底部位置基本上无变化,幽门则指向下。横结肠亦可随大弯向上移位。这种类型的旋转可以在胃的前方或在胃的后方,但以前方较多见。

3.混合轴型　兼有纵轴型及横轴型之扭转。

简而言之,大弯向肝胃韧带方向扭转属器官轴扭转型;幽门向贲门扭转属系膜轴扭转型。无论哪一种扭转型,扭转可以是在胃的前方或后方。扭转的程度一般在 180°以下。

【诊断】

胃扭转的临床表现决定于症状发作为急性抑或为慢性,扭转程度为完全性抑或部分性。

1.症状与体征　急性胃扭转症状出现较突然,扭转程度较完全,常表现为急性腹痛症。上腹突然剧烈疼痛,常牵涉至背部或下胸部。呕吐频繁,呕吐物不含胆汁。如胃近端有明显梗阻则为干呕。此时如放置鼻胃管减压,常不能插入胃内。体检所见为上腹膨胀而下腹平坦。如胃血液循环无障碍,全身性变化不大。一般认为上腹局限性膨胀疼痛、重复性干呕和不能将胃管插入胃内的三联征是诊断胃扭转急性发作的依据,称为 Bochardt 三联征。但此三联征仅在伴有较完全贲门梗阻的胃急性扭转才出现,在扭转程度较轻时并不一定存在。腹部 X 线平片常可见充满气体液体的扩大的胃阴影,有时可见左膈升高(膈膨出、膈疝等)。急性胃扭转常只是在急症手术时始能明确诊断。

2.影像学检查　慢性胃扭转可无任何明显症状,仅在钡剂检查时发现,但也可有类似胃、十二指肠溃疡或慢性胆囊炎的症状。慢性胃扭转也可以有多次反复的急性发作。钡剂检查是诊断慢性胃扭转的重要方法。系膜扭转型的 X 线特征是有两个液平面的胃腔,以及幽门和贲门在相、近平面。器官扭转型的 X 线特征是胃大小弯倒置,胃底液平面不与胃体相连,胃体变形,幽门向下,胃黏膜皱襞可扭曲走行。钡灌肠可见横结肠向上移位。钡剂检查还可能发现食管裂孔疝、胃溃疡等病变。

【治疗】

对慢性有不完全性胃扭转,有其他病变基础的病人或年老体弱难以耐受手术治疗的病人可首先考虑胃镜复位,其优点为刨伤小,但复位后有较高的复发率,部分病人需多次治疗。也可胃镜下胃造口术,使胃前壁与腹壁形成粘连,起到固定胃的作用,从而防止扭转复发。

急性胃扭转或慢性胃扭转急性发作时,可先试行放置胃管,如能成功地插入胃内,吸出大量气、液体,急性症状缓解,可随后进一步检查,再考虑手术治疗。如不能插入胃管,则应及早手术治疗。因胃扭转而引起的胃血液循环障碍发生胃壁坏死虽不多见,但可能性仍然存在。在大多数情况下,术前诊断不明确,仅在急腹症的诊断下,施行急症手术。由于脏器位置的改变和胃的显著膨胀,手术时辨认可能困难,此时可抽吸胃内大量气、液体,再进行检查即可明确病变的性质。

如胃扭转的诊断已明确,应检查有无引起胃扭转的原因(胃溃疡或肿瘤、粘连带、食管裂孔疝、膈疝,膈膨出、胃周围韧带松弛等),这些病因的解决即是对胃扭转进行了治疗。胃溃疡和肿瘤可做胃部分切除术;粘连带则予以分离切断;食管裂孔疝和膈疝可进行修补。至于不能用手术解决的病理情况,则做胃固定术。胃固定的方法有多种,最简单的方法是固定于前腹壁或空肠,后法与胃空肠吻合相同,但不做吻合口。如有膈膨出,经这种简单的固定后,扭转很可能复发。为此,有人建议沿胃大弯将胃与横结肠和大网膜上升,占据左膈下空隙,然后再将胃固定于肝圆韧带和横结肠系膜。这样可以消除过高位的膈对胃大弯的牵扯,减少复发的可能。

偶然发现而无症状或症状很轻的胃扭转多为不完全性,一般不需要手术治疗。

(杨小荣)

第十一节　胃和十二指肠结核

胃、十二指肠结核和其他部位的结核一样,近年来的发生率已显著减少,但由于胃、十二指肠结核与其他胃、十二指肠多见病如溃疡、肿瘤等在临床表现上相似,鉴于诊断上存在着一定的困难,治疗方法也不同。

一、胃结核

1972 年长春吉林医科大学统计,10 年内住院诊治的胃结核占胃切除的 0.38%。

【病因和病理】

原发性胃结核极为罕见,胃结核多是继发于身体其他部位的结核病变,其原发病灶半数以上的患者为肺结核,其余则为肠结核、骨结核及附睾结核等。感染侵入胃壁的途径可能为:①直接侵入黏膜;②经血液和淋巴管传播;③直接从邻近病灶浸润蔓延;④在胃壁的其他病变如良性溃疡或恶性肿瘤上有结核菌的附加感染。

胃结核常同时伴有胃大小弯、肠系膜、动脉旁淋巴结结核,有时沿周围淋巴结结核的蔓延,还是淋巴结结核是继发于胃结核,这两种情况都有可能,常不易确定究竟是何者。胃结核的患者也可能同时患有腹膜结核、肠结核、胸膜结核、颈淋巴结结核、脊柱结核等。

【诊断】

1.**症状与体征**　胃结核的症状和体征有两方面。一方面是全身结核的表现,如食欲缺乏、消瘦、乏力、低热、盗汗等。另一方面为胃肠道症状,症状与胃结核病变的病理类型有关系。临床上所见的胃结核有以下几种病理类型。

(1)炎性增殖型:多位于幽门窦部,常累及邻近十二指肠。病变可侵蚀胃壁各层,整个胃壁增厚,黏膜呈息肉样增生,并可有浅溃疡形成,或呈现结核性肉芽组织和纤维性瘢痕组织,甚至有窦道瘘管形成,胃外周围粘连较多,病变附近常有肿大干酪样淋巴结,有时融合成团块。这种类型的主要胃肠道症状是幽门梗阻。患者多有较长时期上腹中部疼痛或不适,随后出现饭后饱胀、继之呕吐,可为喷射性,吐出当天和隔宿食物以及酸味液体和黏液而无胆汁,有时呈现咖啡色或血色,症状在下午或晚上重。便秘和腹泻均可出现,而以前者多见。体检时除全身营养不良外,最显著的体征是梗阻所致膨胀胃形、可见蠕动及震水声等。右上腹或脐旁有时可扪到质硬不规则肿块,压痛较轻,活动度小。锁骨上或腋下淋巴结可能增大。

(2)局限肿块或溃疡型:亦多在胃窦部小弯,呈向腔内或浆膜面隆起的胃壁肿块,中间有干酪样坏死,周围为纤维组织,一般不超过5cm。黏膜表面溃破后即形成溃疡,边缘不规则并有潜行,基底不平整呈黄灰色。溃疡一般仅累及浅肌层,但也可能深透至全层胃壁发生穿孔。病变邻近常有肿大的淋巴结结核。这种类型的主要胃肠道症状与胃溃疡相似,如上腹中部疼痛不适,反酸,嗳气等,穿孔出血等症状也与胃溃疡同。有时可无明显症状,仅在X线检查时意外发现。

(3)弥散粟粒型:多数结核小结节弥散分布于胃壁,为全身粟粒性结核的一部分,胃病变本身并无症状。

(4)并发其他病变型:在胃溃疡、胃癌等病变内或附近于病理检查时发现有少数结核结节,很可能为继发性,临床表现为胃溃疡、胃癌的症状。

在以上四种类型的胃结核中,有外科临床意义的主要为前两种,此两种在外科临床上也较其他两种为多见。

2.**影像学检查**　胃结核的诊断除临床表现外,尚可借助于化验、X线和胃镜检查。

化验检查中,血沉增快是最主要的阳性发现。贫血一般多为轻度,大便隐血阳性也仅偶见。胃液分析多有低度游离酸,游离酸缺乏少见。在胃内存在加大病变情况下,这些检查所见在与胃癌的鉴别诊断上可能有一定的意义。

X线肺部检查,在增殖性和局限性胃结核的病人,常无活动性肺结核。

钡剂检查可以对病变的部位、范围和性质有更具体的了解。胃幽门窦部炎性增殖型结核一般表现为轮廓不整齐、长短不一的锥形狭窄或胃腔变小,胃壁僵硬,但仍可见微弱蠕动,黏膜不规则但无中断现象。胃显著扩张下垂,钡剂滞留明显。十二指肠常同时受累,球部呈不规则缩窄变形。周围广泛粘连可表现为局部活动度受限或移位,淋巴结团块压迫则表现为外压性充盈缺损。局限肿块或溃疡型结核表现为局部充盈型缺损、黏膜紊乱或不规则龛影。

胃镜检查时,如在幽门窦部有多发性小溃疡,边缘不规则并呈结节性增厚,底部不平整,或周围有小结核结节,应考虑结核的诊断。活组织病理检查有约50%为阴性。

胃结核必须与其他常见胃内病变鉴别,与胃癌的鉴别尤为重要,因为两者预后迥然不同,如将胃结核误诊为晚期胃癌而放弃治疗,则是极大损失。凡有幽门梗阻而有以下情况的病人,应考虑胃结核的可能:

①年龄较轻,在 40 岁以下,尤其是女性;②病史较长,出现梗阻前有长时期中上腹痛伴有低热、乏力等症状;③身体其他部位有结核病,尤其是颈部和腋下淋巴结结核,如锁骨上淋巴结肿大,活检证明为结核性,则胃的病变也是结核性的可能很大;④钡剂检查幽门窦部病变及十二指肠,胃显著扩张下垂表示有长时期梗阻,病变区胃,十二指肠有广泛粘连。手术中如发现腹腔内有较广泛干酪样淋巴结结核,更应考虑到胃病变是结核的可能,此时须切除淋巴结进行活检。当然,淋巴结结核和癌也有可能同时存在,所以最后决断仍决定于胃本身病变的病理检查。胃镜检查在多部位取组织进行活检,可明确诊断。

【治疗】

肺结核的早期发现和防治是预防胃结核的重要措施。患开放性肺结核的病人应避免将痰咽入胃内。

幽门梗阻是外科手术治疗最常见的适应证。但如胃结核的诊断比较明确而幽门梗阻为不完全性,则可以用抗结核治疗,在治疗下,全身和梗阻情况常可以好转而不再需要外科手术治疗。如诊断尚不明确,或幽门梗阻严重,则仍以手术治疗为宜。手术方法则可根据病变具体情况决定,如为局限性病变则可做胃部分切除术,但对病变较广泛累及十二指肠,或粘连较多而有幽门梗阻的病变,以行胃空肠吻合术为宜。有腹膜结核存在并不禁忌手术治疗。手术后应采用抗结核药物治疗。一般术后预后较好。

在胃结核手术治疗时,应仔细检查肠道有无结核性病变,必要时同时予以处理。

急性穿孔和大出血是外科手术适应证,但很少见。

二、十二指肠结核

【病因及病理】

十二指肠结核除病变部位不同外,在临床和病理方面与胃结核很相似,其发生率也大致相同,十二指肠结核绝大多数为炎性增殖型病变,病变周围均有淋巴结结核。病变部位多在十二指肠降部,少数在横部或升部,球部病变均系与幽门窦部结核同时存在,故未计算在十二指肠结核中。

【诊断】

1.症状与体征　十二指肠结核的主要临床症状是肠腔梗阻所致,与幽门梗阻的症状很相似,但有时呕吐物内含胆汁。降部病变偶可累及壶腹部,造成胆总管和胰管的梗阻。

2.影像学检查　钡剂检查仍是诊断的主要手段。胃除扩张外无异常所见,幽门通畅,球部扩张。如梗阻在横部远侧或升部,则降部和横部也扩张,并可见钡剂反流入胃内,病变呈长短不等的不规则狭窄,有时为环状狭窄。肠壁增厚僵直,蠕动减弱,黏膜紊乱,有时可见多数小息肉样增生。狭窄近端呈圆锥形。有时亦可见淋巴结结核外压弧形压迹以及斑状钙化团。降部内侧胰头部淋巴结肿大可使十二指肠弯增大。在诊断上须与十二指肠非特异性肠炎、癌肿、淋巴肉瘤,甚至胰头癌鉴别。

对位于降部的病变,胃镜检查时可采取组织进行病理检查以确定诊断,但也有阴性可能。

【治疗】

治疗原则亦与胃结核同,手术方法以十二指肠空肠吻合为宜,根据病变部位吻合口可位于十二指肠球部或降部下端。

（陈　钰）

第十二节　十二指肠憩室

十二指肠憩室是部分肠壁向外扩张所形成的袋状突起,降部憩室多位于十二指肠周围,故有乳头旁憩室有十二指肠憩室之称。十二指肠憩室是消化道常见病,在正常人群中发生率为1%～2%,而尸检发生率则可达10%～20%。

一、病因和病理

十二指肠憩室分为两类:①原发性憩室或假性憩室,临床上所见多为此类憩室。憩室壁主要由黏膜、黏膜下层及浆膜构成,其形成与先天性十二指肠壁局限性肌层缺陷有关。因肝外胆管、胰管和血管穿过肠壁处肌层较为薄弱,故憩室多发于十二解剖上与胰腺关系密切,多数在胰腺的后方,部分可深入胰腺内。②继发性憩室或真性憩室:憩室壁由肠壁全层构成,其成因与邻近器官炎有关,临床上少见。90%的憩室为单发,余者可同时患有2个以上的憩室。憩室多为圆形或呈分叶状,颈部窄、底部宽。大多数憩室并无临床症状,一些较大的憩室因憩室颈窄小,进入其内的肠内容物因排空不畅而继发憩室炎、溃疡、结石形成、出血、穿孔等并发症。

二、临床表现

原发性十二指肠憩室多见于50岁以上人群,青年人则少见,其原因一般认为与长期肠腔内压力增高有关。绝大多数患者无任何症状,有症状者不超过5%。仅在合并下述两种情况时才出现临床症状。其一是憩室内消化液、食物潴留使憩室膨胀时,患者多表现为间歇性上腹部饱胀、不适、隐痛、恶心及嗳气等,饱食后加重;其二是并发炎症、溃疡、结石时,患者可表现为持续性腹痛,憩室部位有压痛。十二指肠乳头附近的憩室可因胆管或胰管受压而引起梗阻性黄疸、胆管炎、胆石症、急性胰腺炎和慢性胰腺炎等。

三、诊断与鉴别诊断

因为十二指肠憩室即使有症状也无特异性,所以难以依靠临床表现作出十二指肠憩室的诊断。临床上主要的检查方法有X线钡餐检查和十二指肠镜检查。

1.X线钡餐检查　多在体检或检查其他疾病时偶然发现。可见与十二指肠腔相连的圆形或分叶状充钡阴影,轮廓整齐,周围可见一窄透光带。十二指肠内钡剂排空后仍可见其内钡存留。立位可见憩室内呈现气、液、钡分三层的现象。十二指肠低张造影可提高憩室的检出率。

2.十二指肠镜检查　可对憩室的部位、大小、形态等做出较为准确的判断,通过胰胆管造影可明确与胰胆管的关系。

3.CT检查　可显示突入胰腺内的十二指肠憩室。

四、治疗

1.非手术治疗　包括调节饮食、抗酸、解痉、抗感染和体位引流等。

2.手术治疗   适用于:①内科治疗无效,确属于有症状憩室者;②有并发症者,如憩室大出血、穿孔以及由憩室引发的十二指肠梗阻、胆管炎、胰腺炎、胆胰综合征等。手术方法包括:憩室内翻缝合术、憩室切除术和各种转流术,常用的是胃大部切除术。

(徐   波)

第十三节   胃和十二指肠异物

胃、十二指肠异物绝大多数为咽下的多种多样的物品,大致可分为两类。一类是咽下固有形状的物品,在胃、十二指肠内保持其原来形状和大小,可称为吞咽异物,异物的形状和大小与处理有密切关系。另一类为咽下的食物与毛发,在胃内聚成为不同形状和大小的团块,称为胃石症,在处理上与前一类不同。

一、吞咽异物

【病因】

吞咽异物多见于儿童,多为误咽的各种物品,一般较小,如纽扣、别针、弹子、镍币、图钉、钥匙等。在成人,除误咽外,尚有因种种不同原因故意咽入的不同物品,这些异物可以较大。吞咽异物大致可分为三种类型:①圆形、椭圆形或方形表面光滑的小物品,一般对胃肠道黏膜损伤不大,易于自行排出;②一头或两头尖锐、长短不一的物品,有可能刺破胃肠壁固定于该处并导致腹腔感染;③长形钝头物品,一般不容易通过十二指肠弯部或十二指肠空肠曲而停留在胃、十二指肠内。

吞咽的异物必须通过食管始能达到胃内,咽下的物品中20%~30%在食管内受阻而停留,达到胃内的吞咽异物则80%以上可以顺利地通过胃肠道从大便中排出体外,其他可嵌留于幽门、十二指肠空肠曲、回盲瓣等部位。异物自行从胃肠道排出的时间与异物的大小和形状有关,大多为3~4天。钝性异物所需的时间较锐性异物为短。如钝性小异物不能自行在预期的时间内排出,则应考虑到肠道有狭窄性病变存在,在儿童常为先天性畸形,如十二指肠隔、环状胰腺等,必须进行钡餐检查,明确原因。

【症状】

胃、十二指肠吞咽异物可无任何自觉症状。锐性异物如损伤黏膜,可出现上腹痛、恶心、呕血等症状。异物嵌顿于十二指肠可引起部分梗阻的症状。针类锐性异物可刺破胃肠壁而形成局限性小脓肿或肉芽肿。也可能穿透胃肠壁而移行至腹腔或身体其他部位。

【诊断】

误咽的异物多有将物品放在口内意外咽下的病史,但仍应首先肯定确有异物被咽下,并应考虑有无进入呼吸道的可能。如为金属或附有金属部分的异物可做X线检查,确定是否有异物存在以及其位置。较大的金属异物可以在透视下发现。细小的金属则须摄片才能看清。无误咽病史的金属常不能及时诊断,多因出现症状进行X线检查时偶然发现。非金属异物只能用X线钡餐检查或纤维光束内镜检查才可以确诊。如有误咽异物的病史,而无X线等设备,则可密切观察有无症状出现,对每次大便均仔细检查有无异物排出。如有症状而10天内尚无异物排出,最好转至有X线设备的医院进行检查,不可轻易开腹探查。

【预防】

误咽异物是可以预防的,成人应改正在工作时将物品如缝针、铁等含在口内的习惯。对儿童应进行不将食物以外的物品放入口内的教育。对婴幼儿则应避免将可能咽下的物品放在身边,使其无机会放入口内。

【治疗】

胃肠道不同部位的异物,处理上不完全相同。食管内嵌塞的异物多数需要尽早经食管镜取出。胃和十二指肠内异物则多数可以采取密切观察等待自行排出的方法,金属异物可以定时进行 X 线透视,观察其在胃肠内位置的变化,如已下行至结肠内则应开始检查大便内有无异物排出,如异物停留在一固定位置 7～10 天仍无改变,则可能已嵌塞,为手术取出的适应证。但细长端尖的异物穿破胃肠壁的危险较大,以早期手术取出为宜。小肠内异物绝大多数可以自行排出,应观察更长时期,如在 2～3 周后尚不能排出则需手术取出。手术取出胃肠道异物的一个重要原则是在术前当日再进行一次 X 线检查确定异物位置,否则异物可能已移位,甚至已排出,使手术时寻找异物发生困难,或手术已无必要。

二、胃石症

【病因】

胃石是在胃内逐渐形成的异物团块。形成的原因首先是咽入胃内的物品由于质地与性状不易通过幽门,而且又不能被消化,长期停留在胃内,形成团块,愈积愈大。最常见的胃石有两种:一种是植物纤维团块,另一种是毛团块。前者多为一次吃生柿、山楂、黑枣过多后发生。我国盛产柿、山楂、黑枣的地区较多,柿、山楂和黑枣均含有鞣酸,成熟后含量不及 1％,而未成熟时可达 25％。鞣酸在酸性(胃酸)环境下可凝集形成胶冻状物,与蛋白质结合成为不溶于水的鞣酸蛋白沉淀于胃内。柿内尚含有树胶和果胶,遇酸凝集,沉淀黏合成块,更可与食物残渣聚积,愈积愈大,形成巨大团块。毛团块的形成是由于反常行为,习惯于将长头发拉至口内咬嚼,不知不觉中将头发吞下。头发在胃内不被消化,且因其纤细黏于胃壁而不易通过幽门。胃内头发多,经胃蠕动揉成发团,逐渐增大,可以长时期不引起症状。此种毛团块见于儿童和精神不正常的成人,在我国并不多见。

【临床表现】

胃石症可以无任何症状,仅在钡餐检查时偶然发现。如有症状则多为上腹疼痛不适或沉坠胀满感,有时可有恶心呕吐,吐出物为少量清液或黏液。由于活动的团块在呕吐时可阻塞贲门,所以一般无大量的呕吐。胃黏膜损伤后发生胃溃疡,则有类似溃疡的症状,如夜间腹痛加重、呕血、黑粪等。有的病人在饭后平卧时可发现上腹隆起,在小儿常可扪及到边缘清楚、质硬、能移动并下缘可托起的肿物,一般无压痛或仅有轻压痛。头发石的病人可感到口内有难闻气味,间歇性腹泻也较多见。胃石也可以在胃部分切除术后的残胃内,残胃内形成胃石的可能性大于正常胃,残胃的收缩功能差、排空缓、吻合口大小固定而不易扩张、胃酸低消化功能差等因素有利于胃石的形成,病人胃膨胀不适,不能多饮水或多进流食。胃石进入小肠内可引起小肠梗阻的症状。病期久的病人多有体重减轻和体力下降。

【诊断和鉴别诊断】

胃石症须与胃癌鉴别。胃石症多见于儿童,而且植物纤维胃石病人都有一次吃生柿、山楂或黑枣过多,并于食后即有胃部不适、反酸、呕吐的病史。在 70％的病人可以从 X 线钡餐检查明确诊断。典型的 X 线征是在胃内有巨大透亮充盈缺损区,推之并可在胃内移动。钡剂排出后,胃石表面可有散在附着的钡剂,有时误诊为表面溃烂的巨大胃癌,但充盈缺损的可移动性并结合病史常可与胃癌鉴别。如呕吐物含柿枣残渣,则胃石的诊断可以确定。胃石在胃镜检查下呈漆黑色团块,可与胃癌鉴别。

【预防】

柿、山楂或黑枣一次不可多吃,未成熟的更不应多食,果皮、果核亦不宜同时吃下,食后不要立即吃过酸的食物。对胃部分切除术后的病人,要认真告知其不食或少量食用柿、山楂或黑枣类食物。

【治疗】

无特效的治疗方法,口服酶制剂如胃肠酶合剂(胃蛋白酶、胰酶、纤维素酶)、番木瓜蛋白酶等,或碳酸氢钠溶液滴入胃内,有可能帮助团块散开。经胃镜试行将团块捣碎散开也是治疗方法之一,但由于植物纤维或毛发等缠绕致密,常难以散开。

如非手术疗法无效,或因显著幽门梗阻、呕吐频繁不能服药,则需手术取出团块。手术时如发现胃内有溃疡,无需做胃部分切除术,胃石取出后,经过内科治疗,可使溃疡愈合。

(徐　波)

第十四节　十二指肠血管压迫综合征

十二指肠血管压迫综合征系指十二指肠第 3 或第 4 段(横段或上升段)受肠系膜上动脉(或其分支结肠中动脉)压迫所致的慢性肠梗阻,所以也称为肠系膜上动脉压迫综合征。有些急性胃扩张也可能是这种疾病的急性梗阻型。

【病因】

十二指肠横段和上升段从右至左横行跨过 L$_3$、腹主动脉和椎旁肌,肠系膜上动脉约在 L$_1$ 水平起源于腹主动脉,在立位或卧位时,向下向右行走于小肠系膜内,与腹主动脉形成一锐角,并在进入小肠系膜前跨过十二指肠横段或上升段。故此这两部分的十二指肠即位于肠系膜上动脉和腹主动脉所形成的锐角间隙内。在正常人,这个角度平均为 40°～60°。由于十二指肠的这两部分在腹膜后位置比较固定,其上升段且被十二指肠空肠悬韧带(Treitz 韧带)悬吊固定于腹后壁,所以,如肠系膜上动脉与腹主动脉之间角度过小,就可以使肠系膜上动脉将十二指肠横段和上升段压迫于椎体或腹主动脉上而造成肠腔狭窄和梗阻。在临床上有梗阻症状的病人,这个角度为 15°～20°。

血管压迫性梗阻的发生尚有其他因素,若十二指肠空肠悬韧带过短,将十二指肠上升段悬吊固定于较高位置,或肠系膜上动脉起源于腹主动脉的位置过低,都可以使十二指肠横段接近肠系膜上动脉和腹主动脉成角间隙最小的根部,更容易受压。腰椎前凸畸形,或长时期仰卧于背部过度后伸的体位,可以缩小脊椎与肠系膜上动脉之间的间隙,也使十二指肠易于受压。在近期显著消瘦的病人,十二指肠与肠系膜上动脉之间的脂肪垫消失,尤其是伴有内脏下垂、腹壁松弛时,压迫更容易发生。动脉硬化也被认为是易于引起压迫性梗阻的因素。所以,十二指肠血管压迫综合征发生的原因可能是多方面的或者是综合性局部解剖因素所致。瘦长无力体形或精神、神经不稳定者,容易发生此综合征。

【诊断和鉴别诊断】

1.症状与体征　症状多在 30 岁以后出现。病期一般较长,症状系间歇性反复发作,缓解期或长或短。主要症状为呕吐,多在饭后出现,呕吐物含胆汁及所进食物,包括前次所进食物。呕吐多不伴有腹痛,但也可能有上腹闷胀不适,即使有腹痛亦不剧烈。呕吐后不适症状即消失。一般对食欲影响不大。病期愈长者,症状愈重,终于出现消瘦、脱水、全身营养不良。

病人常自己发现症状发作时改变体位可以减轻症状,如侧卧、伏卧、胸膝位、前倾坐位将双膝放在颌等,因为这些体位可以减轻肠系膜上动脉对十二指肠的压迫。

在发作期,主要体征是胃扩大、胃蠕动波以及胃内容物滞留所致的振荡声。在缓解期可无明显体征。

2.影像学检查　钡剂检查是诊断的关键,检查前应将胃和十二指肠内滞留物吸尽。重要的 X 线征是十二指肠扩张,并有反复的强烈逆蠕动,钡剂可反流入胃内。在十二指肠横段远侧可见外形整齐的斜行压迹和钡剂受阻中断现象,钡剂经过此处排空迟缓,如经 2～4h 仍不排空,即表示有梗阻存在。如用手在脐下向上向后推挤,使小肠系膜根部上移,或取左侧卧位、俯卧位、胸膝位后,即可见钡剂通过。胃虽扩张,但幽门通畅,可与幽门梗阻鉴别。

腹主动脉和肠系膜上动脉同时插管进行动脉造影,侧位可显示二者之间的角度大小,也有助于诊断,但实际上很少需要。

鉴别诊断包括引起十二指肠横段或上升段排空障碍的其他病变,如癌肿、结核、节段性肠炎等,但这些病变的钡剂检查所见与肠系膜上动脉压迫的 X 线征明显不同。需要鉴别诊断的尚有先天性巨十二指肠症、硬皮症伴有十二指肠扩张,这些疾病的排空障碍是动力性的,不存在机械性梗阻,临床上也不多见。

【治疗】

急性发作期应采用非手术疗法,予以禁食、鼻胃管减压、抗痉挛药物、静脉补充营养。症状缓解滞留减轻后,可予多次少量流质饮食,食后采取左侧卧位、俯卧位或胸膝位,并将床脚抬高。如无症状复发,可逐渐增加饮食,减少餐数。下床活动时可用围腰或腹带防止内脏下垂,并改善营养,加强腹肌锻炼,校正脊柱前凸。

如上述治疗效果不显著,应施行手术恢复胃肠道通畅。最有效的手术方法是十二指肠空肠吻合术,吻合口应尽可能靠近梗阻部位,一般可在横结肠系膜下将空肠吻合于十二指肠降段和横段交界处,因为此处显露较容易,而且是十二指肠最低位置。至于手术方式端侧或侧侧吻合均可。不应做胃空肠吻合术,因为吻合口距离梗阻部位较远,吻合口远侧仍留下较长盲襻,不能有效地解决十二指肠滞留,因而手术后症状不能完全缓解。在肠系膜上动脉处切断十二指肠重新吻合于动脉前的方法,比单纯十二指肠空肠吻合术复杂,而且疗效也不肯定。也有人主张切断十二指肠空肠悬韧带,使十二指肠位置下移,以减轻压迫。如十二指肠悬韧带过短是造成外压的原因,这是简单而易行的手术方法。

（张　磊）

第十五节　上消化道大出血

上消化道出血是指空肠上段以上的消化道出血,包括食管、胃、十二指肠、胆道、胰腺的出血。成年人如果出血量一次达到总血量的 20%(800～1000ml)并伴有休克症状,又称大出血,病死率为 6%～10%。上消化道出血是常见急危重症,致病因素较多,以消化性溃疡、肝硬化食管胃底静脉曲张、上消化道肿瘤、急慢性上消化道黏膜炎症最为常见,且病因分布与年代变化、年龄、性别、季节等因素有关。上消化道大出血常表现为呕血及黑粪。呕血血色鲜红(新近出血)或棕褐色(较早的出血),排"柏油便"并伴有恶臭。虽然近年来随着设备、药物、治疗观念的改变,上消化道大出血的治疗不断发展,但其仍为普外科及消化内科不可忽视的危重症。

【病因】

上消化道出血病因很多,其中消化性溃疡为首发病因,而十二指肠球部溃疡最多见。其次是食管胃底静脉曲张和胃溃疡,出血性胃炎、胃癌、贲门黏膜撕裂症和复合性溃疡也是上消化道出血的常见病因。且随着时代的变化,十二指肠球部溃疡的发病有上升趋势,可能与现代社会饮食结构改变及工作日益紧张等有关。而胃癌所致消化道出血的发病则有下降趋势,可能由于人们对健康状况的日益关注以及内镜检查的普及,使疾病能早期发现与诊断,有相当大一部分胃癌患者在未出现消化道出血之前就已得到了诊治。

尽管随着时代的变化,上消化道出血的病因有一定变化,但消化性溃疡、食管胃底静脉曲张、出血性胃炎、胃癌仍是上消化道出血最多见的病因。

1.消化性溃疡出血 出血是消化性溃疡最常见的并发症,十二指肠溃疡并发出血的发生率略高于胃溃疡。大出血主要见于慢性溃疡,一般位于十二指肠球部后壁或胃小弯处。出血的量及程度取决于被侵蚀的血管,动脉呈搏动性喷射,而静脉出血则较为缓慢。出血是溃疡病活动的表现,当情绪紧张、过度疲劳、饮食不当及服用非甾体抗炎药时均可诱发消化性溃疡活动并出血,且均好发于男性,其原因可能为男性嗜好烟酒有关及社会心理压力较女性大有关。

2.肝硬化并发上消化道出血 肝硬化并发门脉高压症导致的食管胃底静脉曲张破裂出血约占上消化道出血的 25%。是危及生命的上消化道出血最常见的病因,以出血量大、来势凶猛、死亡率高为特点。肝硬化并发的上消化道出血的其他原因包括:门脉高压性胃病(PhG)也是导致肝硬化上消化道出血的主要原因之一。肝硬化患者 PhG 的发生率为 50%~80%,PhG 出血占门脉高压性上消化道出血的 10%~60%。PhG 的发病机制尚未完全明确,由重度 PhG 引起的上消化道出血可能是肝性胃肠功能衰竭的表现,是内毒素血症等所致全身器官功能衰竭的一部分。肝硬化患者胃黏膜内前列腺素水平降低,这可能是使胃黏膜易受损伤的原因之一。

3.出血性胃炎 又称急性糜烂出血性胃炎或应激性溃疡。既往概念认为其发病率仅占上消化道出血的 5% 左右。自从急诊胃镜检查作为上消化道出血的早期诊断方法以来,国内报道本病约占上消化道出血病例的 20%,国外报道则更高,在上消化道出血的病因中居第 2 位。本病致上消化道出血主要由非甾体类消炎药物引起,主要机制为:口服后直接损伤胃的黏膜屏障,导致黏膜的通透性增加,胃液的氢离子回渗入胃黏膜,引起胃黏膜糜烂、出血。正常胃黏膜屏障丧失是其形成的基本原因。本病也可发生在休克,脓毒症,烧伤,大手术和中枢神经系统的损伤后。表现为表浅的,大小不等的,多发的胃黏膜糜烂。

4.胃癌 胃癌合并上消化道出血多表现为黑粪及持续粪便隐血,呕血少见,很少以急性大出血为主要表现。系因癌组织中大量的新生血管形成的同时存在着缺血坏死,表面发生溃疡,侵蚀血管引起。

5.上消化道出血的少见病因 随着胃镜检查技术的发展和在临床上的广泛应用,越来越多的少见病因引起的上消化道出血被及时明确诊断。如杜氏病、食管血肿、胃淋巴瘤、血管畸形、胆道出血等。胆道出血的最常见病因是肝外伤,其他原因包括肝血管瘤,肝肿瘤及胆道感染等。胆绞痛,梗阻性黄疸和消化道出血被称为胆道出血三联征。

上消化道出血与患者的年龄有一定关系。现有资料显示随着年龄的增加,出现消化道出血的概率也随之增加,可能与出血病因的好发年龄有关。随着时代的变化,<30 岁的青年人发生上消化道出血有上升趋势,一方面与十二指肠球部溃疡的患病率上升有关,另一方面,现代社会的发展使青年人学习、就业、工作等很多方面都承受了很大的压力,接踵而来的许多不良生活习惯及精神压力等促使了疾病的发生。在性别方面,男性患者多于女性患者,这可能与男性有许多不良嗜好如吸烟、饮酒、不良饮食习惯有关。

【诊断】

1.诊断思路 上消化道出血是临床上常见的急重症,首要的问题是对出血的估计,判断出血是否停止和有无再出血的危险以及有无手术指征。上消化道出血的主要症状取决于出血的速度和量的多少,主要包括呕血和黑粪以及由于大量出血而引起的全身症状。如果出血很急,量很多,则既有呕血又有便血;由于血液在胃内停滞的时间短,呕血多为鲜血;因肠道蠕动加快,便血也相当鲜红。反之,出血较慢,量较少,则出现黑粪,而很少出现呕血。由于血液在胃肠道内存留的时间较长,经胃液及肠液的作用,便血常呈柏油便。

此外,不同的部位出血仍有不同特点,这些特点有助于明确出血部位,对诊断出血病因有一定意义,而且在手术时对寻找出血点也有较大帮助。一般来说,幽门以下出血时常以黑粪为主,而幽门以上出血则引起呕血,并伴有黑粪,量小时可不引起呕血。十二指肠出血量较多时,部分血反流至胃内,亦可引起呕血。胃管内抽取物,如为鲜红色或咖啡色物或隐血实验阳性可诊断为消化道出血。有尿素氮升高时提示上消化道出血。

需要注意的是,临床工作中不能仅从上消化道出血的情况来判断出血的部位和病因,还需要从病史、查体、实验室检查等方面进行分析,从而得出正确全面的诊断。大多数患者通过认真了解病史,进行细致的查体和必要的辅助检查,可以诊断出出血病因有以下几种。

(1)病史:详细询问有无消化道疾病,包括食管、胃、十二指肠、肝、胆、胰等病的病史及病情的严重程度和病程长短。注意了解出血的前驱症状,是否有剧烈呕吐、情绪不安、饮食失调、疲劳过度、受寒、感染,是否用过水杨酸制剂、激素等刺激胃黏膜的药物及是否发生过同样的出血及其发病后的治疗情况。这些病人出现上消化道大出血并不难诊断,但有些病人在出血前没有任何症状。门脉高压症的患者约 1/4 的出血原因并非是食管胃底静脉曲张破裂,可能是溃疡病或门脉高压性胃病等;既往有过出血的病人,再次发生上消化道大出血,也不一定就是这次出血的病因。因此,客观的体检及辅助检查是必不可少的。

(2)体征:从患者的临床体征上可提供病因诊断。肝硬化患者有肝病面容、腹水或腹壁静脉曲张、蜘蛛痣、肝掌、脾大等,其呕血常呈呕吐或喷射状、色鲜红;胃炎及溃疡病患者,常有上腹部压痛、痛苦病容;胃癌或其他肿瘤可触及上腹部肿块和锁骨上淋巴结肿大。

(3)实验室和器材检查:呕血或黑粪(便血)肉眼可确定或实验室检查可表现为隐血(+)。血红蛋白、红细胞计数和血细胞比容可估计出血程度,中性粒细胞计数、血液生化检查及各项肝功能检查有助于食管与胃底静脉曲张破裂出血的病因诊断。血浆胃蛋白酶原增高,有利于溃疡病出血的诊断。出凝血时间测定、血小板计数有助于出血性疾病所致的上消化道出血的病因诊断。急诊内镜检查可以确定出血部位。选择性动脉造影,胃管或三腔二囊管也可用于诊断或治疗上消化道出血。

急性上消化道出血的轻重与失血的速度和失血量有密切关系,可根据呕血量、便血量及临床症状及实验室检查判断或估计出血量:①粪便隐血阳性时,表示出血量>5ml/d;②大便呈柏油便时,出血量>60ml/d;③出现呕血症状,在胃出血时,表示胃内积血量为 250～300ml;④出血量为 400～500ml 时,一般不引起全身症状;⑤出血量>500ml 时,可出现全身症状,如头晕、出汗、乏力、心悸等症状;⑥短时间内出血量>800ml 或全血量20%时,可出现循环衰竭的表现,如血压下降、脉压缩小、心率加快、红细胞下降、血红蛋白下降、尿量减少、平卧时即感觉头晕。尽管此时血压尚正常,但已进入休克早期,应密切观察血压的动态改变。急性失血 800～1600ml 时(占总血量的 20%～40%),收缩压可降至 70～80mmHg,脉压小。急性失血 1600ml 以上时(占总血量的 40%),收缩压可降至 50～70mmHg,更严重的出血,血压可降至零。

有下列指征时提示仍有活动性出血:①经过紧急对症治疗后精神症状无改善或生命指征稳定后,又有口渴、焦虑症状;②治疗后心率不降反升,循环衰竭表现加重;③胃管内仍见鲜红色胃内容物;④尿量<40ml/h,中心静脉压低于 5cmHg,伴有腹部不适、口渴;⑤外周循环衰竭虽经输血、补液仍不能改善,红细胞、血红蛋白继续下降者。如果经数小时观察,无新的呕血、便血且血压、脉搏平稳者;一次上消化道出血后 48h 之内,未再有新的出血,患者自然状态良好者可考虑无进一步出血。

2.辅助检查

(1)化验检查:急性消化道出血时,重点化验应包括血常规、血型、血红蛋白及血细胞比容,出凝血时间、大便或呕吐物的隐血试验,肝功能及血肌酐、尿素氮等。

(2)内镜检查:在急性上消化道出血时,纤维胃十二指肠镜检查安全可靠,是当前首选的诊断方法。如果没有严重的伴发疾病,血流动力学相对稳定,患者应在住院后立即行纤维胃十二指肠镜检查,也可在 6～

12h进行,检查越及时,阳性检出率越高,一般达80%～90%。对一些X线钡剂检查不易发现的贲门黏膜撕裂症、糜烂性胃炎、浅溃疡,内镜可迅速作出诊断。X线检查所发现的病灶(尤其存在两个病灶时),难以辨别该病灶是否为出血原因。而胃镜直接观察,即能确定,并可根据病灶情况作相应的止血治疗。检查前以冷盐水洗胃可改善内镜视野。

(3)X线钡剂造影:对于没有急诊胃镜检查条件,或内镜检查未能发现或确定出血部位时,应在出血停止后36～48h进行X线钡剂造影检查。尽管内镜检查的诊断价值比X线钡剂造影优越,但并不能取而代之。因为一些肠道的解剖部位不能被一般的内镜看见,而且内镜检查的结果往往与操作者的技术水平相关,因此可以使用X线钡剂检查补足遗漏之处,气钡对比检查可发现较大的病变如食管胃底静脉曲张,大的溃疡及肿瘤,但较难发现浅表的溃疡,血管发育异常或贲门黏膜撕裂综合征。但在活动性出血后不宜过早进行钡剂造影,否则会因按压腹部而引起再出血或加重出血。

(4)放射性核素扫描:经内镜及X线检查阴性的病例,可做放射性核素扫描。常采用^{99m}Tc标记患者的红细胞,行腹部扫描,当有活动性出血,而出血速度能达到0.1ml/min,核素便可以显示出血部位。对确定胃肠道出血相当敏感,但定位的精确性有限。因此常作为选择性腹腔内脏动脉照应前的筛选手段。注射一次^{99m}Tc标记的红细胞,可以监视患者消化道出血达24h。

(5)选择性动脉造影:当消化道出血经内镜未能明确病因,尤其是胃内有大量血块和积血影响胃镜视野时,可做选择性动脉造影。该项检查对肠血管畸形、小肠平滑肌瘤等有很高的诊断价值,而且最适宜于活动性出血,当出血速度>1.0ml/min(750～1500ml/d)时阳性率可达50%～77%。一般选择肠系膜上动脉及腹腔动脉造影。选择性动脉造影对于急诊手术治疗定位诊断有重要意义。动脉插管同时有助于止血。目前国内资料显示胃的动脉出血时,每分钟注入肾上腺素10～16μg于肝动脉或8～10μg于胃左动脉,可促使胃出血停止。重度食管静脉曲张破裂出血时,每分钟滴入垂体后叶素0.3U,止血有明显效果。

(6)胃管或双腔二囊管:胃管及三腔管吸引常可诊断上消化道出血的部位。根据胃管放置的部位及是否有血液抽出可大致判断出血部位及出血量。此法简单,安全,但并非完全可靠。且需要耐心及患者的充分合作。

【治疗】

1.初步处理　临床表现具有低血容量休克时,首先建立两条静脉通路,十分重要的是建立一条够大的通道,例如经颈内静脉或锁骨下静脉达上腔静脉之途径,以便监测中心静脉压。先滴注平衡盐溶液及血浆代用品,同时进行血型鉴定,交叉配血,备够可能需要的全血或红细胞。留置尿管观察每小时尿量。有条件应给予患者血压,脉搏,血氧饱和度监测,或每15～30min测定血压、脉率,并观察周围循环情况,作为补液,输血的指标。强调不要一开始单独输血而不输液,因为患者急性失血后血液浓缩,血较黏稠,此时输血并不能更有效地改善微循环的缺血、缺氧状态。因此主张先输晶体后输胶体,或者紧急时输液、输血同时进行。如果在输入平衡盐溶液1500～2000ml后血压和脉搏仍不稳定,说明失血量大或存在继续出血,此时除了继续输平衡盐溶液,还应同时输注全血、血浆等。当收缩压在50mmHg以下时,输液、输血速度要适当加快,甚至需加压输血,以尽快把收缩压升高至80～90mmHg水平,脉率在每分钟100次以下。血压能稳住则减慢输液速度。输入库存血较多时,每600ml血应静脉补充葡萄糖酸钙10ml。对肝硬化或急性胃黏膜损害的患者,尽可能采用新鲜血。临床应用的电解质溶液与胶体溶液的比例以(3～4):1为宜,只要保持血细胞比容不低于30%,大量输入平衡盐溶液以补充功能性细胞外液丧失和电解质,是有利于抗休克治疗的。如血小板<50×10^9/L,或长期服用阿司匹林者则应输入血小板。凝血功能障碍者应输入新鲜血浆。

2.病因处理

(1)非食管静脉曲张出血的治疗:抑酸药物如H$_2$受体拮抗药和抗酸药在上消化道出血发病中起重要作用,因为抑制胃酸分泌及中和胃酸可达到止血的效果。消化性溃疡、急性胃黏膜损害、食管裂孔疝、食管炎等引起的出血,用该法止血效果较好。H_2 受体拮抗药包括西咪替丁及雷尼替丁、法莫替丁等,已在临床广泛应用。去甲肾上腺素可以刺激 α_2 肾上腺素能受体,使血管收缩而止血。胃出血时可用去甲肾上腺素 8mg,加入冷生理盐水 100～200ml,经胃管灌注或口服,每 0.5～1h 灌注 1 次,必要时可重复 3～4 次,也可注入凝血酶等药物。应激性溃疡或出血性胃炎避免使用。在内镜检查时,对看到的活动性出血部位,或在溃疡基底的血管,可经内镜下直接对出血灶喷洒止血药物,如孟氏液或去甲肾上腺素,一般可收到立即止血的效果,或者采用高频电凝止血、激光止血方法。也可经内镜用稀浓度即 1/10000 肾上腺素作出血灶周围黏膜下注射,使局部血管收缩,周围组织肿胀压迫血管,起暂时止血作用。继之局部注射硬化剂如 1% 十四烃基硫酸钠,使血管闭塞。条件允许可经内镜直视下放置缝合夹子,把出血的血管缝夹止血,伤口愈合后金属夹子会自行脱落,随粪便排出体外。该法安全、简便、有效,可用于消化性溃疡或应激性溃疡出血,特别对小动脉出血效果更满意。出血的动脉直径＞4mm,不宜采用内镜止血。如果病人的年龄在 45 岁以上,病史较长,多系慢性溃疡,这种出血很难自止,经过初步处理,待血压,脉率有所恢复后,应早期手术。有如下表现的也应手术治疗。①出血后迅速出现休克或反复呕吐者;②在 6～8h 输血 600ml 或 24h 内需要输血 2500ml 以上,而血压、脉率仍不稳定或止血后再次发生者;③年龄 50 岁以上,伴有动脉硬化者;④曾反复大出血,特别是近期反复出血者;⑤住院治疗期间发生出血后又需再次输血者;⑥慢性十二指肠后壁或胃小弯溃疡出血,可能来自较大动脉,不易止血者;⑦有幽门梗阻难以获得足够的同型血、有出血既往史或老年人、胃溃疡出血均应早期手术,疑有穿孔、肠梗阻或脓肿形成或不能除外肿瘤者也应早期手术。手术可采用胃大部分切除术,切除出血的溃疡是防止再出血最可靠的办法。出血点缝扎,迷走神经切断术创伤程度比胃大部切除术小,适用于年老体弱,或有重要器官功能不全的病人。倘若十二指肠溃疡位置低,靠近胆总管或已穿入胰头,或溃疡周围有严重炎症,瘢痕,常使切除有困难,可切开十二指肠球部前壁,缝扎溃疡面的出血点,并在十二指肠上下缘结扎胃十二指肠动脉和胰十二指肠动脉,再做旷置溃疡的胃大部切除术。

胆道出血量一般较小,经抗感染及止血治疗,多有较好效果。对极少数出血不能停止者,可行胆道探查,术中行胆道镜或胆道造影。在确定肝内局限性病变的性质和部位后,肝叶切除既能控制出血,又可清除病灶。结扎病变侧肝动脉分支或肝固有动脉,有时也可使出血停止。但仅仅结扎肝总动脉常是无效的。

对于胃癌引起的大出血,可根据情况行胃大部、全胃切除或根治性手术。

(2)对于门脉高压症引起的食管胃底静脉曲张破裂出血:应视肝功能的情况决定处理方法。静脉注射垂体加压素或生长抑素可使内脏小血管收缩,从而降低肝门静脉压力以达到止血的目的。对中、小量出血有效,大出血时需配合气囊填塞。不良反应有腹痛、腹泻、诱发心绞痛、血压增高等,故高血压、冠心病患者使用时要慎重。当有腹痛出现时可减慢速度。与硝酸甘油联合应用治疗曲张静脉破裂出血,可减少以上的不良反应。急诊行经内镜硬化治疗食管静脉曲张出血,止血率在 86%～95%。但不适用于贲门下 2cm 以远的胃底曲张静脉出血。近年来,由于经内镜曲张静脉结扎术的并发症少,应用日趋增多。三腔二囊管填塞止血成功率仅 42%～55%,现已少用。对于肝功能较好的病人,则应积极手术治疗,不但预防再出血的发生,还能避免出血所导致肝性脑病的发生。手术可分为断流术及分流术。急诊分流手术止血率高,但并发症发生率和死亡率也高。而贲门周围血管离断术,不但能完全阻断食管下段和胃底曲张静脉的反常血流,达到确切止血的目的,且操作简单,易于推广。

(3)对于少数诊断不明确者:经过积极的治疗,急性出血不能得到有效控制,休克症状无改善者,应尽早进行剖腹探查术,切不可盲目等待。急诊手术先是止血,若条件许可,可对原发病做根治性治疗。术中应按顺序全面仔细探查,首先是胃和十二指肠。若没发现病变则第二步检查有无肝硬化及脾增大,同时注意胆囊和胆总管的情况。胆道出血时,胆囊多增大,且呈黯蓝色。第三步探查胃和十二指肠后壁及空肠上段。如仍未发现病变而胃或十二指肠内有积血,则可在胃大弯与胃小弯之间,纵行切开胃窦前壁进行探查。找不到出血原因时不应盲目行胃大部切除术。还应特别警惕可能存在数个出血灶,故在决定术式时要避免遗漏。

【预防】

临床工作中存在着对引起上消化道出血的少见疾病认识不足的状况,诊断思路片面、狭窄,仅考虑常见病、多发病。以下情况会导致漏诊、误诊,应引起重视。①检查时机不当,未行急诊胃镜检查。②病灶小或检查不够仔细,尤其对贲门部及胃底部检查不仔细。③检查前未用冰盐水洗净胃腔,没有完全清除胃内残存积血,影响观察。④满足于已发现的病变,如溃疡、糜烂等,而不分析现有诊断与临床不符之处。对于颅脑损伤,烧伤或呼吸机辅助通气的患者,经静脉滴注 H_2 受体拮抗药对预防上消化道出血有效。奥美拉唑等抑酸药能预防和治疗胃十二指肠溃疡出血。肝门静脉高压症的患者没有出血史一般不主张分流术,食管胃底静脉曲张严重,有破裂出血可能的患者可酌情选用经内镜结扎曲张静脉或贲门周围血管离断术等方式预防再出血。

(吴纯东)

第十六节　肠系膜上动脉压迫综合征

肠系膜上动脉压迫综合征是指肠系膜上动脉及其伴行的静脉压迫十二指肠水平部,引起十二指肠淤滞而间歇性发作的上腹痛、呕吐等上消化道梗阻的临床表现。1984 年,Rokitansky 指出十二指肠的第三部(水平部)可能会被肠系膜上动脉压迫,从而引起十二指肠梗阻。1907 年,Bloodgood 建议,这种情况能通过十二指肠空肠吻合术手术治疗。一年后,Stavely 施行第一例成功的手术。1921 年,Wilkie 发表了这方面的经典著作,对此综合征的病理特征做了详尽的叙述,并提倡十二指肠空肠吻合术作为最肯定的治疗方法。在他施行手术的 135 例病人中,发现其中的 35 人有慢性十二指肠溃疡病。

本征亦称十二指肠血管压迫征、十二指肠麻痹、胃肠系膜麻痹、肠系膜上动脉十二指肠压迫综合征或Wilkie 病。HaroldEllis 则建议肠系膜上动脉综合征(SMAS)是最恰当的命名而被普遍采用。

过去在骨科治疗中,应用石膏床和髋穗形石膏绷带固定,因过伸姿势常会发生急性肠系膜上动脉综合征,故又称为石膏管型综合征。

【解剖学】

肠系膜上动脉以 30°～40°角从主动脉上分支向下垂。十二指肠的第三部(水平部)经过这个夹角中。Treitz 韧带悬吊十二指肠的第四部(升部)和空肠的连接处,其后壁是由腰椎、椎旁肌和主动脉组成。这个夹角的最狭窄处位于十二指肠上方,包括了胰腺钩部和左肾静脉。正常人体内,肠系膜上动脉通常包罩在十二指肠第三部的表面。

正常人体内,位于肠系膜上动脉起始部的脂肪和淋巴组织可保护十二指肠,使其免受压迫。该综合征通常发生在消瘦型的病人。可能导致梗阻的因素有:由神经性厌食症引起的急剧体重下降,迅速身高增长,或者是 Treitz 韧带的高位附着。病人中有很多出现了体重急剧下降和长时间的仰卧不活动。如处于过伸姿势不活动的骨科病人及在治疗脊椎偏弯和脊椎损伤使用石膏床固定时,都是导致发病的因素。

【临床表现】

肠系膜上动脉综合征好发于年青人群。约 3/4 为 10～39 岁,60% 是女性。根据肠系膜上动脉综合征的临床发病情况分为急性和慢性两型,分述如下。

一、慢性肠系膜上动脉综合征

慢性肠系膜上动脉综合征通常出现在饭后，上腹疼痛、饱满及肿胀、呕吐可能时常发生，以减轻疼痛和腹胀。呕吐物含前餐所进食物，常有臭味的嗳气。这些症状呈间歇性，相隔数周，甚至数月。症状可通过改变身体姿势以减轻，如左侧卧位，或采取胸膝位。询问病人这方面的病史，对诊断很有价值。

【临床检查】

病人消瘦，体检可发现上腹胀满和肉眼可见腹壁胃肠蠕动波。

二、急性肠系膜上动脉综合征

急性肠系膜上动脉综合征较不常见，但有时也会发生外科急诊。引起发病的原因如前述，也可能出现在以下的手术后，包括动脉导管未闭的结扎术、腹部主动脉瘤修复及肾切除术等。

有些病例无明显的发病原因，只表现为急性上部胃肠道梗阻。症状与前述慢性综合征相似，但症状持续而严重，呕吐频繁而量大。检查时会发现胃扩张和振水音，及肉眼可见的腹部胃蠕动。病人可能脱水，有严重的碱中毒、低钾血症。严重者甚至是胃膨胀、穿孔和坏死。

【诊断】

除根据上述的临床表现外，最重要还是依据 X 线钡餐检查，其主要表现是由于梗阻近侧的十二指肠明显扩张和钡剂滞留，并显示亢进的顺逆蠕动，钡剂排空缓慢，在十二指肠的第三部呈典型垂直的钡柱截断征。若病人俯卧，十二指肠残留的钡剂可立即排空。在慢性病人中，这种情形通常是间歇性的，鉴于该点，X 线检查阴性不排除综合征的存在。因此，临床上被怀疑该诊断者，重复检查是很必要的，尤其是在发病中进行检查。低张力的十二指肠造影优于常规钡餐检查。近年来，CT 扫描对诊断该综合征有一定价值。有时临床症状明显，但钡餐检查的结果不明确。在口服对比剂后，使用 CT 扫描，在主动脉和肠系膜上动脉之间呈现被压迫的十二指肠可作出明确诊断，及时治疗。

对被怀疑的病例进行 X 线检查时，可能会发现同时存在的其他不正常状况，如经常发现并发消化性溃疡，可高达 20%～40%。

【鉴别诊断】

肠系膜上动脉综合征的症状是复杂的，尤其需和消化性溃疡病、胆道疾病或慢性胰腺炎等相鉴别，这些都需要特殊的检查来排除。发现十二指肠第三部梗阻者应高度怀疑肠系膜上动脉综合征，因为发生在这部位的梗阻是不常见的。但是，胰腺囊肿和肿瘤，肠系膜蒂部增大的淋巴结，腹膜后肿瘤，粘连和克罗恩病（曾名克隆病）也会影响十二指肠空肠部位影像的改变，应注意鉴别。

【治疗】

与骨科相关联的大多数病例中，非手术的治疗是成功的，治疗通常包括去除石膏和增大病人的活动量。现代骨科治疗通过开放手术和复位以增强术后活动，已可避免这种并发症的发生。在严重的肠系膜上动脉综合征中，反复呕吐可使用鼻胃管以减压，同时也需要静脉输注纠正水、电解质平衡、肠外营养以改善一般情况。

治疗慢性肠系膜上动脉综合征首先使用非手术疗法。最初建议病人饭后保持俯卧或胸膝位以加速胃排空，之后可使用鼻胃管来进行胃减压。

若以上非手术的治疗方法无效，则需进行手术治疗。剖腹探查证实了十二指肠的扩张，一直到肠系膜上动脉蒂部。若这点不明显,可用200ml的盐水经鼻胃管灌注以证实十二指肠扩张和液体滞留。

将横结肠提出腹壁切口外并抬高,暴露了明显膨胀的十二指肠第二部(降部)和第三部(水平部)。将这个区域的腹膜切开,充分游离十二指肠第三部。距离 Treitz 韧带约 7.5～10cm 处空肠的起始段,将它提至右边与已游离的十二指肠做侧侧吻合,方法与胃空肠吻合术大致相同。在吻合手术完成后,结肠系膜前后边缘间断缝合于十二指肠壁,以消除肠系膜内的裂隙。吻合口至少要 5cm 宽。该手术 80%～100% 效果是良好的。

(徐　波)

第十七节　胃、十二指肠大出血的护理

一、概述

胃十二指肠溃疡患者大量呕血、排柏油样黑粪,引起红细胞、血红蛋白和血细胞比容明显下降,血压下降,出现休克前期症状或休克状态,称为溃疡大出血。

【临床表现】

主要症状是呕血和排柏油样黑粪,多数患者只有黑粪而无呕血,迅猛的出血则为大量呕血与紫黑血便。短期内失血量超过 800ml,可出现休克症状。

【治疗方法】

1.非手术治疗　多数患者经止血、补充血容量等非手术治疗后可止血。

2.手术治疗　少数患者(约 10%)需手术治疗。

二、常规护理

1.非手术治疗或术前护理

(1)物品准备:根据病情床边备好氧气、心电监护、胃肠减压及其他急救用物。

(2)注意卧床休息,伴休克者取平卧位或休克体位。

(3)饮食指导:出血明显者禁饮、禁食,必要时停留胃管。

(4)完善术前常规检查。

(5)治疗护理

1)补充血容量,按医嘱快速的输液、输血。

2)根据医嘱应用止血、抗炎、抑制胃酸分泌药。

3)按医嘱停留胃管,从胃管注入含去甲肾上腺素 8mg 的生理盐水溶液 200ml,每 4～6 小时 1 次。

4)遵医嘱做好术前准备。

(6)病情观察

1)观察和记录出入液量,监测生命体征的变化。

2)观察患者腹痛、腹胀、呕血的量、颜色和性质、有无烦躁、脉速、血压下降、皮肤湿冷等休克表现。

（7）心理护理。

（8）健康教育

1）用药、治疗、护理及检查配合注意事项。

2）自我病情观察：包括呕血的量、性质、颜色的变化。排便、排尿的颜色、性质及量。

2.术后护理

（1）体位与活动：全身麻醉术后予去枕平卧 6h，头偏一侧，完全清醒后，术后 6h 血压平稳后取半卧位。卧床休息 3d 左右，根据病情可离床活动。

（2）治疗护理

1）根据病情及医嘱吸氧 2～3d。

2）遵医嘱予抗炎、制酸、营养支持等治疗。

（3）做好基础护理满足患者的生活所需。

（4）饮食指导：术后禁食，肠蠕动恢复当日予少量水或米汤，第 2 日进食半量流质，每次 50～80ml，第 3 日进食全量流质，每次 100～150ml，逐渐过渡到半流质、普食。饮食原则遵循少量多餐、避免生、冷、硬、刺激饮食，少食产气食物。

（5）病情观察

1）测量并记录生命体征，记录 24h 尿量或 24h 出入液量。

2）保持有效胃肠减压，观察并记录腹部症状和体征以及引流液的颜色、性状、量等。

3）观察腹部切口敷料有无渗血、渗液。

4）术后并发症的观察。

（6）健康教育

1）自我病情观察指导：观察有无心悸、气促、头晕、眼花、出冷汗等情况，观察排便的颜色、性状、量等。

2）术后进行早期床上活动、指导离床活动的时间与方法，进行呼吸功能锻炼的意义及方法。

3.出院指导

（1）保持心情舒畅愉快，适当进行锻炼，劳逸结合。避免服用对胃黏膜有损害的药物。

（2）遵循高热量、高维生素、高蛋白、易消化、低粗纤维食物，禁忌辛辣、浓咖啡、浓茶及油炸、坚硬食物，忌烟戒烟。避免过甜食物，进食后平卧 10～20min。遵循少量多餐原则。

（3）出院后 2～3 个月复查电子胃镜一次。出现腹痛、腹胀、恶心、呕吐、呕血、黑粪等及时就诊。

三、非手术治疗或术前主要问题的护理措施

（一）患者的生命安全受到威胁

【原因】

患者起病急，变化快，病情重甚至危及生命。

【表现】

患者出血量大，有出现失血性休克甚至死亡的危险。

【处理】

1.积极抗休克治疗。

2.胃镜下止血或手术止血。

【防范】

1.医务人员需对上消化道出血的抢救流程熟练掌握，能对患者做快速的处理。

2.接到收治患者通知时,应马上备好氧气、心电监护仪、胃肠减压、止血药物及其他急救用物。

3.病情观察:观察患者黑粪、呕血的量、性状、颜色并做好记录,以判断患者出血量。观察患者生命体征、神志、尿量等,注意患者有无休克症状。

4.给予吸氧,卧床休息。

5.按医嘱输液、输血:建立两条以上静脉通道,快速输注平衡盐液,配血、输血。

6.胃肠减压,可按医嘱经胃管注入冰盐水或含去甲肾上腺素 8mg 的生理盐水 200ml。

7.按医嘱使用止血、制酸药物,按医嘱使用生长抑素。

8.必要时做好胃镜下止血或手术止血的准备和配合。

(二)患者及其家属的心理因素易被忽视

【原因】

由于病情的突发性、紧迫性,患者及其家属的心理因素、知情权容易被忽视。

【表现】

1.患者及家属对疾病相关的治疗、护理及预后情况缺乏认知,心情急躁、恐惧。

2.医生、护士忙于抢救患者,未履行告知或告知不全,易引起医疗纠纷。

【处理】

在抢救的同时对患者及家属进行充分及通俗易懂的解释,以取得患者及家属的信任和配合。

【防范】

1.医务人员应在急救的同时注意与患者及家属沟通,对病情及手术的必要性做好解释,缓解其紧张、恐惧的情绪,积极配合治疗及护理。

2.术前应履行书面知情同意手续,各项同意书应由患者(或委托家属)签署。

四、术后主要问题的护理措施

(一)术后出血

【原因】

1.手术止血不确切:发生在术后 24h 内。

2.吻合口黏膜坏死脱落:发生在术后 4～6d。

3.吻合口缝线处感染,黏膜下脓肿腐蚀血管:发生在术后 10～20d。

4.胃肠减压或腹腔引流的负压过大。

【表现】

1.胃管或腹腔引流管短时间内引出大量的血性液。

2.患者腹胀、呕血或黑粪,持续不止。

3.严重者有脉率增快、血压下降、皮肤湿冷、神志淡漠等休克早期表现。

【处理】

1.遵医嘱使用止血药物或输血。

2.必要时可做纤维胃镜检查或行选择性的血管造影,以明确出血部位和原因,还可局部使用血管收缩药或进行栓塞相关的动脉止血。

3.当非手术治疗不能有效止血或出血量大时,应立即做好术前准备,行手术止血。

【防范】

1.指导患者禁食,未经医生允许,禁止胃管冲洗、随意调整或从胃管内注入液体和药物。

2.维持适当的胃肠减压的负压,避免压力过大损伤胃黏膜。

3.维持适当的腹腔引流的负压,避免压力过大损伤周围血管引起出血。

4.病情观察。严密观察患者胃管、腹腔引流管的颜色、量、性状并做好记录,发现异常应及时报告医生处理。严密观察患者的生命体征、神志、尿量、腹部体征的变化。

（二）吻合口瘘或残端破裂

【原因】

1.手术缝合技术不当、吻合口张力过大。

2.吻合口组织血供不足,患者贫血、低蛋白血症、糖尿病。

3.胃肠减压无效或低效,胃肠内压力大,影响胃肠吻合口愈合。

【表现】

高热、脉速、腹痛以及弥漫性腹膜炎的表现。

【处理】

1.症状重、有弥漫性腹膜炎者应立即做好术前准备,需行手术治疗。

2.症状轻、无弥漫性腹膜炎者,配合医生予禁食、胃肠减压、充分引流、肠外营养、抗感染等治疗。

【防范】

1.术前纠正患者贫血、低蛋白血症、低血糖。

2.术中提高缝合技术。

3.术后维持有效的胃肠减压,有效的胃肠减压可防止胃肠道积液、积气,减轻胃肠内压力,有利于胃肠吻合口愈合。

4.病情观察。观察腹腔引流液的情况:一般情况下,腹腔引流液逐日减少和变清。若术后数日腹腔引流液仍不减,伴有黄绿色胆汁或脓性、带臭味,提示有吻合口漏,应马上通知医生处理;观察患者生命体征变化;观察患者腹部情况,患者主诉疼痛时,应进行腹部体查区分伤口疼痛和腹部疼痛,以免漏诊,耽误病情。

5.按医嘱使用制酸药及生长抑素。

（三）术后感染

【原因】

1.术前准备不足及未做好健康教育。

2.未做好基础护理。

3.术后体位不佳及术后未进行早期活动。

4.腹腔引流无效或低效。

【表现】

肺部感染、肺不张,切口感染,口腔溃疡、感染,尿路感染,腹腔感染,膈下积液及脓肿。

【处理】

1.伤口感染者及时更换伤口敷料。

2.控制体温变化:使用物理降温,无效者使用药物降温。

3.按医嘱使用抗生素。

4.保持引流管通畅,必要时协助医生行腹腔冲洗。

【防范】

1.充分的术前准备:术前良好的胃肠道准备、呼吸道准备和皮肤准备,戒烟,呼吸功能训练,可有效预防术后感染。

2.做好基础护理,保持床单位及病房环境的清洁卫生,控制陪人做好口腔护理和会阴擦洗。

3.做好体位及活动的指导。

4.保持腹腔引流的通畅,及时更换伤口敷料,预防伤口感染。

5.做好病情观察,以及时发现异常,及时处理。

(四)消化道梗阻

【原因】

术后吻合口水肿、感染,术后粘连性梗阻。

【表现】

术后短期内出现恶心、呕吐、腹胀甚至腹痛和肛门停止排气排便,应警惕消化道梗阻或胃蠕动无力所致的胃排空障碍。

【处理】

1.按医嘱给予禁食、胃肠减压。

2.给予肠外营养支持治疗,维持水、电解质和酸碱平衡。

3.对胃蠕动无力所致的胃排空障碍患者,按医嘱给予促胃动力药物。

4.观察腹痛、腹胀及肛门排气排便情况。经非手术处理,梗阻不能缓解者,做好术前准备。

5.做好心理护理,解释引起此并发症的原因及处理方法,缓解患者焦虑、抑郁的不良心理状态。

【防范】

1.术前充分的肠道准备可预防术后吻合口水肿、感染导致的梗阻。

2.术后早期活动可预防粘连性梗阻。

(五)倾倒综合征

【原因】

是由于胃大部分切除术后,原有的控制胃排空的幽门窦、幽门括约肌及十二指肠球部结构不复存在,加上部分患者胃肠吻合口过大,导致胃排空过速所产生的一系列综合征。早期倾倒综合征是由于餐后大量高渗透性食物快速进入十二指肠或空肠,致肠道内分泌细胞大量分泌肠溶性血管活性物质,从而引起一系列血管舒缩功能紊乱和胃肠道症状。晚期倾倒综合征是由于食物过快进入空肠,葡萄糖过快吸收,血糖呈一时性增高,刺激胰腺分泌过多的胰岛素而发生反应性低血糖所致。

【表现】

1.早期倾倒综合征表现为进食流质 10～20min,出现剑突下不适、心悸、乏力、出汗、头晕、恶心、呕吐甚至虚脱等一过性血容量不足的表现。

2.晚期倾倒综合征表现为进食后 2～4h,出现心慌、无力、眩晕、出汗、手颤甚至虚脱。

【处理】

饮食调节,进餐后平卧 10～20min。多数患者在半年到一年内能逐渐自行缓解。晚期倾倒综合征出现症状时稍进糖类食品既可缓解。

【防范】

少量多餐,细嚼慢咽。避免过甜、过热的流质食物,进餐后平卧 10～20min。

(周春霞)

第十二章　小肠疾病

第一节　解剖生理概述

一、小肠的解剖

小肠分十二指肠、空肠和回肠三部分,在正常成年人小肠全长 3～5m,其中十二指肠长 25～30cm,空肠与回肠间并无明确的解剖标志,近侧 2/5 为空肠,远侧 3/5 为回肠。十二指肠起自胃幽门,在回肠末端通过回盲瓣连接盲肠。十二指肠和空肠交界处为十二指肠悬肌(又称 Treitz 韧带)所固定。空肠和回肠全部在腹腔内,仅通过小肠系膜从左上向右下附着于腹后壁,活动性甚大。

小肠壁由内到外分为黏膜层、黏膜下层、肌层及浆膜层。空肠黏膜有高而密的环状皱襞,愈向下则皱襞愈低而稀,至回肠远端常消失,故肠壁由上而下逐渐变薄。另外,肠管也逐渐变细。

空肠和回肠血液供应来自肠系膜上动脉,小肠的静脉分布与动脉相似,最后集合成肠系膜上静脉,而与脾静脉汇合成为门静脉干。

空肠黏膜下有散在性孤立淋巴小结,至回肠则有许多淋巴集结(Peyer 集结)。小肠淋巴管起始于黏膜绒毛中央的乳糜管,淋巴液汇集于肠系膜根部的淋巴结,再经肠系膜上动脉周围淋巴结,腹主动脉前的腹腔淋巴结而至乳糜池。

小肠接受交感神经和副交感神经支配。来自腹腔神经丛和肠系膜上神经丛的交感神经节后纤维和迷走神经的节前纤维,沿肠系膜血管分布至肠壁。交感神经兴奋使小肠蠕动减弱,血管收缩;迷走神经兴奋使肠蠕动和肠腺分泌增加。小肠的痛觉由内脏神经的传入纤维传导。

二、小肠的生理

小肠是食物消化和吸收的主要部位。小肠的运动分为紧张性收缩、蠕动和分节运动,通过小肠的运动使食糜混合、搅拌并沿着肠道下行。食糜在小肠内通过时大部分被消化吸收,而胆汁酸、维生素 B_{12} 主要在回肠末端被吸收。流入小肠内的液体量(包括消化液)每天达 8000mL 左右,90％在小肠吸收。

小肠还分泌多种胃肠激素如肠促胰液素、肠高血糖素、生长抑素、肠抑胃素、促胃动素、缩胆囊素、血管活性肠肽、促胃液素、脑啡肽、神经降压素等。

肠具有丰富的肠淋巴组织,有重要免疫功能,包括抗体介导和细胞介导的免疫防御反应。肠固有层的浆细胞分泌 IgA、IgM、IgE 和 IgG 等多种免疫球蛋白。

(张　扬)

第二节 肠梗阻

一、概述

肠梗阻是常见的一种外科急腹症,由于它变化快,需要早期作出诊断、处理。诊治的延误可使病情发展加重,甚至出现肠坏死,腹膜炎等严重的情况。

【病因】

肠梗阻的病因主要可分为两大类:①机械性;②动力性。血运障碍引起的肠动力性梗阻有作者归纳为血运性肠梗阻。

1.机械性 机械性肠梗阻的病因又可归纳为三类。

(1)肠壁内的病变:这些病变通常是先天性的,或是炎症、新生物或是创伤引起。先天性病变包括先天性肠扭转不良、美克憩室炎症等。在炎症性疾病中克罗恩病最常见,也还有结核、放线菌病甚至嗜伊红细胞肉芽肿。当然,原发性或继发性肿瘤,肠道多发息肉,也都可以产生梗阻。创伤后肠壁内血肿可以产生急性梗阻也可是以后因缺血产生瘢痕而狭窄、梗阻。各种原因引起的肠套叠、肠管狭窄都可引起肠管被堵、梗阻。

(2)肠壁外的病变:手术后,先天性或炎症后的肠黏连是常见的产生肠梗阻的肠壁外病变。在我国疝也还是产生肠梗阻的一个常见原因,其中以腹股沟疝为最多见,其他如股疝、脐疝以及一些少见的先天性疝如闭孔疝、坐骨孔疝也可产生肠梗阻。手术后造成的间隙或缺口而导致的疝如胃空肠吻合后,结肠造口或回肠造口后造成的间隙或系膜缺口,外伤性膈肌破裂均可造成小肠进入而形成疝与梗阻。先天性环状胰腺、腹膜包裹、小肠扭转也都可产生梗阻。肠壁外的癌病、肠外肿瘤、局部软组织肿瘤转移、腹腔炎性肿块、脓肿、肠系膜上动脉压迫综合征,均可引起肠梗阻。

(3)肠腔内病变:相比之下,这一类病变较为少见,但在我国临床上仍常见到,特别是在基层医院能遇到这类病人,如寄生虫(蛔虫)、粗糙食物形成的粪石、发团、胆结石等在肠腔内堵塞导致肠梗阻。

2.动力性 又称为麻痹性肠梗阻,它又分为麻痹性与痉挛性两类,是由于神经抑制或毒素刺激以致肠壁肌肉运动紊乱。麻痹性肠梗阻较为常见,发生在腹腔手术后、腹部创伤或急性弥漫性腹膜炎病人,由于严重的神经、体液与代谢(如低钾血症)改变所致。痉挛性较为少见,可在急性肠炎、肠道功能紊乱或慢性铅中毒病人发生。

3.血运性 亦可归纳入动力性肠梗阻之中,是肠系膜血管发生血栓形成或栓子栓塞,从而有肠血管堵塞,循环障碍,肠失去蠕动能力,肠内容物停止运行出现肠麻痹现象,但是它可迅速继发肠坏死,在处理上与肠麻痹截然不同。

4.原因不明的肠假性梗阻 假性肠梗阻的治疗主要是非手术方法,仅有些因并有穿孔、坏死等而需要进行手术处理,而重要的是认识这一类型肠梗阻,不误为其他类型肠梗阻,更不宜采取手术治疗,因此将其列出以引起外科医师的注意。假性肠梗阻与麻痹性肠梗阻不同,它无明显的病因可查,它是一慢性疾病,表现有反复发作肠梗阻的症状,有肠蠕动障碍、肠胀气,但十二指肠与结肠蠕动可能正常,病人有腹部绞痛、呕吐、腹胀、腹泻甚至脂肪泻,体检时可发现腹胀、肠鸣音减弱或正常,腹部 X 线平片不显示有机械性肠梗阻时出现的肠胀气与气液面。

不明原因的假性肠梗阻可能是一种家族性疾病,但不明了是肠平滑肌还是肠壁内神经丛有异常。近年来,有报告认为肠外营养是治疗这类病人的一种方法。

上述分类的依据是发病的原因,还有其他的分类:

1.单纯性和绞窄性　　不论发病的原因,而根据肠管血液循环有无障碍分类。无血液循环障碍者为单纯性肠梗阻,如有血液循环障碍则为绞窄性肠梗阻,绞窄性肠梗阻因有血循环障碍,其病理生理改变明显有别于单纯性肠梗阻,改变快,可以导致肠壁坏死、穿孔与继发腹膜炎,可发生严重的脓毒症,对全身的影响甚大,如处理不及时,死亡率甚高。因之,当诊断与观察、治疗肠梗阻时,应及早鉴别单纯性与绞窄性肠梗阻。

2.完全性与不完全性　　根据梗阻的程度而分,无疑完全性肠梗阻的病理生理改变与症状均较不完全性梗阻为明显,需要及时、积极的处理,如果一段肠襻的两端均有梗阻,形成闭襻,称闭襻型肠梗阻,虽属完全性肠梗阻,但有其特殊性,局部肠襻呈高度膨胀,局部血液循环发生障碍,容易发生肠壁坏死、穿孔,结肠梗阻尤其是升结肠,横结肠肝曲部有梗阻也会出现闭襻型肠梗阻的症状,因回盲瓣为防止逆流而关闭。

3.根据梗阻的部位分为高位、低位和小肠、结肠梗阻　　也可根据发病的缓急分为急性和慢性。分类是为了便于诊断与治疗,这些分类中有相互交错,且梗阻也可以转化,要重视早期诊断,适时给予合理治疗。

【病理生理】

肠梗阻可引起局部和全身性的病理和生理变化,慢性不完全性肠梗阻的局部主要改变是梗阻近端肠壁肥厚和肠腔膨胀,远端肠管变细、肠壁变薄。继发于肠管疾病的病理性肠梗阻,梗阻部还具有原发疾病的改变如结核、Crohn病等。营养不良以及因营养不良而引起器官与代谢改变是主要的改变。急性肠梗阻随梗阻的类型及梗阻的程度而有不同的改变,概括起来有下列几方面。

1.全身性病理生理改变

(1)水、电解质和酸碱失衡:肠梗阻时,吸收功能发生障碍,胃肠道分泌的液体不能被吸收返回全身循环系统而积存在肠腔内。同时,肠梗阻时,肠壁继续有液体向肠腔内渗出,导致了体液在第三间隙的丢失。如为高位小肠梗阻,出现大量呕吐更易出现脱水,并随丧失液体电解质含量而出现电解质紊乱与酸碱失衡。胆汁及肠液均为碱性,损失的 Na^+、K^+ 较 Cl^- 为多,再加之组织灌注不良,禁食而易有代谢性酸中毒,但在高位小肠梗阻时,胃液的丧失多于小肠液,则有可能出现代谢性碱中毒。K^+ 的丢失可引起肠壁肌张力减退,引起肠腔膨胀。

(2)休克:肠梗阻如未得到及时适当的治疗,大量失水、失电解质可引起低血容量休克。在手术前由于体内代偿性的调节,血压与脉搏的改变不明显,但在麻醉后,机体失去调节的功能,休克的症状可迅速表现出来。另外,由于肠梗阻引起了肠黏膜屏障功能障碍,肠道内细菌、内毒素易位至门静脉和淋巴系统,继有腹腔内感染或全身性感染,也可因肠壁坏死、穿孔而有腹膜炎与感染性休克。在绞窄性肠梗阻时,常是静脉回流障碍先于动脉阻断,致动脉血仍不断流向肠壁、肠腔,还因血流障碍而迅速发生肠坏死,出现感染和低血容量休克。

(3)脓毒症:肠梗阻时,肠内容物淤积,细菌繁殖,因而产生大量毒素,可直接透过肠壁进入腹腔,致使肠内细菌易位引起腹腔内感染与脓毒症,在低位肠梗阻或结肠肠梗阻时更明显,因肠腔内有较多的细菌,在梗阻未解除时,因静脉反流有障碍,肠内毒素被吸收较少,但一旦梗阻被解除血液循环恢复后毒素大量被吸收而出现脓毒症、中毒性休克。因此,在解决梗阻前应先清除肠内积存的感染性肠液。

(4)呼吸和心脏功能障碍:肠腔膨胀时腹压增高,膈肌上升,腹式呼吸减弱,可影响肺内气体交换,同时,有血容量不足、下腔静脉被压而下肢静脉血回流量减少,均可使心输出量减少。腹腔内压力＞20mmHg,可产生系列腹腔间室综合征累及心、肺、肾与循环障碍。

2.局部病理生理改变

(1)肠腔积气、积液:有作者应用同位素标志的水、钠与钾进行研究,在小肠梗阻的早期(<12 小时),由于吸收功能降低,水与电解质积存在肠腔内,24 小时后不但是吸收减少而且有分泌增加。

梗阻部以上肠腔积气来自:①吞咽的空气;②重碳酸根中和后产生的 CO_2;③细菌发酵后产生的有机气体。吞咽的空气是肠梗阻时很重要的气体来源,它的含氮量高达 70%,而氮又是一种不被肠黏膜吸收的气体。CO_2 的量虽大,但它易被吸收,不是产生肠胀气的主要成分。

(2)肠蠕动增加:正常时肠管蠕动受到自主神经系统、肠管本身的肌电活动和多肽类激素的调节来控制。在发生肠梗阻时,各种刺激增强而使肠管活动增加。在高位肠梗阻频率较快,每 3～5 分钟即可有 1 次,低位肠梗阻间隔时间较长,可 10～15 分钟 1 次,但如梗阻长时间不解除,肠蠕动又可逐渐变弱甚至消失,出现肠麻痹。

(3)肠壁充血水肿、通透性增加:正常小肠腔内压力约为 0.27～0.53kPa,发生完全性肠梗阻时,梗阻近端压力可增至 1.33～1.87kPa,强烈蠕动时可达 4kPa 以上,在肠内压增加时,肠壁静脉回流受阻,毛细血管及淋巴管淤积,引起肠壁充血水肿,液体外渗。同时由于缺氧,细胞能量代谢障碍,致使肠壁通透性增加,液体可自肠腔渗透至腹腔,在闭襻型肠梗阻中,肠内压可增加至更高点,使小动脉血流受阻,引起点状坏死和穿孔。

概括起来,高位小肠梗阻易有水、电解质与酸碱失衡。低位肠梗阻容易出现肠腔膨胀,感染及中毒。绞窄性肠梗阻易引起休克。结肠梗阻或闭襻型肠梗阻则易出现肠穿孔、腹膜炎。如治疗不及时或处理不当,不论何种类型肠梗阻都可出现上述的各种病理生理改变。

【临床表现】

各种类型肠梗阻虽有不同的病因,但有一共同的特点即是肠管的通畅性受阻,肠内容物不能正常地通过,因此,有程度不同的腹痛、呕吐、腹胀和停止排便排气等症状。

1.症状

(1)腹痛:腹痛是机械性肠梗阻的最先出现的症状,是由于梗阻以上肠管内容物不能向下运行,肠管强烈蠕动所致。呈阵发性剧烈绞痛,且在腹痛发作时,病人自觉有肠蠕动感,且有肠鸣,有时还可出现移动性包块。腹痛可呈全腹性或仅局限在腹部的一侧。在高位肠梗阻时,腹痛发作的同时可伴有呕吐。

单纯性肠梗阻时,腹痛有一逐渐加重,再由重减轻的过程。减轻可以是梗阻有所缓解,肠内容物可以通向远段肠管,但也有可能是由于梗阻完全,肠管高度膨胀,腹腔内有炎性渗出或腹膜炎,肠管进入麻痹状态。这时,腹痛虽减轻,但全身症状加重,特别是毒性症状明显。

单纯性结肠梗阻的腹痛可以不明显,但在绞窄性或闭襻性肠梗阻时,也可有阵发性胀痛。

绞窄性肠梗阻由于有肠管缺血和肠系膜嵌闭,腹痛往往是持续性腹痛伴有阵发性加重,疼痛也较剧烈。绞窄性肠梗阻也常伴有休克及腹膜炎症状。

麻痹性肠梗阻的腹胀明显,腹痛不明显,阵发性绞痛尤为少见。

(2)腹胀:腹胀的发生在腹痛之后,低位梗阻的腹胀较高位梗阻为明显。在腹壁较薄的病人,常可显示梗阻部位的上部肠管膨胀出现肠型。高位小肠梗阻常表现为上腹尤其是上腹中部有饱胀,低位小肠梗阻为全腹性胀气,以中腹部为明显,低位结肠梗阻时,呈全腹性广范围的胀气。闭襻式肠梗阻可出现局限性腹胀。

(3)呕吐:呕吐是机械性肠梗阻的主要症状之一,高位梗阻的呕吐出现较早,在梗阻后短期即发生,呕吐较频繁。在早期为反射性,呕吐物为食物或胃液,其后为胃液、十二指肠液和胆汁。低位小肠梗阻的呕吐出现较晚,初为胃内容物,静止期较长,后期的呕吐物为积蓄在肠内并经发酵、腐败呈粪样带臭味的肠内容物。如肠系膜血管有绞窄,呕吐物为有血液的咖啡色,棕色,偶有新鲜血液,在结肠梗阻时,少有呕吐的现象。

（4）排便排气停止:在完全性肠梗阻,排便排气停止是肠梗阻的一主要症状。在梗阻发生的早期,由于肠蠕动增加,梗阻部位以下肠内积存的气体或粪便可以排出,当早期开始腹痛时即可出现排便排气现象,容易误为肠道仍通畅,故在询问病史时,应了解在腹痛再次发作时是否仍有排便排气。但在肠套叠、肠系膜血管栓塞或血栓形成时,可自肛门排出血性黏液或果酱样粪便。

2.体征　单纯梗阻的早期,病人除在阵发性腹痛发作时出现痛苦表情外,生命体征等无明显变化,待发作时间较长,呕吐频繁,腹胀明显后,可出现脱水现象,病人虚弱甚至休克。当有绞窄性梗阻时可较早地出现休克。

腹部理学检查可观察到腹部有不同程度的腹胀,在腹壁较薄的病人,尚可见到肠型及肠蠕动,肠型及肠蠕动多随腹痛的发作而出现,肠型是梗阻近端肠襻胀气后形成,有助于判断梗阻的部位。触诊时,单纯性肠梗阻的腹部虽胀气,但腹壁柔软,按之有如充气的球囊,有时在梗阻的部位可有轻度压痛,特别是腹壁切口部黏连引起的梗阻,压痛点较为明显。当梗阻上部肠管内积存的气体与液体较多时,稍加振动可听到振水声。腹部叩诊多呈鼓音。肠鸣音亢进,有时不用听诊器亦可听到。肠鸣音的量和强度均有增加,且可有气过水声及高声调的金属声。腹痛、肠型、肠鸣音亢进都是由于肠蠕动增强引起,常同时出现。因此,在体检时,可稍等待,即可获得这些阳性体征。

当有绞窄性肠梗阻或单纯性肠梗阻的晚期,肠壁已有坏死、穿孔,腹腔内已有感染、炎症时,则体征表现为腹膜炎的体征,腹部膨胀,有时可叩出移动性浊音,腹壁有压痛,肠鸣音微弱或消失。因此,在临床观察治疗中,体征的改变应与临床症状相结合,警惕腹膜炎的发生。

3.化验检查　单纯性肠梗阻早期变化不明显。晚期由于失水和血液浓缩,白细胞计数、血红蛋白、血细胞比容都可增高,血 K^+、Na^+、Cl^- 与酸碱平衡都可发生改变。高位梗阻,呕吐频繁,大量胃液丢失可出现低钾、低氯与代谢性碱中毒。在低位肠梗阻时,则可有电解质普遍降低与代谢性酸中毒。腹胀明显,膈肌上升影响呼吸时,亦可出现低氧血症与呼吸性酸或碱中毒,可随病人原有肺部功能障碍而异。因此,动脉血气分析应是一项重要的常规检查。当有绞窄肠梗阻或腹膜炎时,血象、血液生物化学测定指标等改变明显。尿量在肠梗阻早期可无明显变化,但在晚期,如无适当的治疗,可出现尿量减少、尿比重增加甚至出现急性肾功能障碍。

4.X线检查　对肠梗阻有帮助的 X 线检查是腹部平片与钡灌肠,直立位腹部平片可显示肠襻胀气,空肠黏膜的环状皱襞在肠腔充气时呈鱼骨刺样,结肠可显示结肠袋,肠腔充气的肠襻是在梗阻以上的部位。小肠完全性梗阻时,结肠将不显示。左侧结肠梗阻,右侧结肠将有充气。低位结肠梗阻时,左半结肠可以有充气。典型的 X 线表现是出现多个肠襻内含有气液面呈阶梯状,气液面是因肠腔内既有胀气又有液体积留形成,只有在病人直立位或侧卧位时才能显示,平卧位时不显示这一现象。如腹腔内已有较多渗液,直立位时尚能显示下腹、盆腔部的密度增高。

钡灌肠可用于疑有结肠梗阻的病人,它可显示结肠梗阻的部位与性质。但在小肠梗阻时忌用胃肠造影的方法,以免加重病情。

【诊断】

1.肠梗阻的诊断　典型的单纯性肠梗阻有阵发性腹部绞痛,同时伴有腹胀、呕吐、肠鸣音增加等自觉症状。在黏连性肠梗阻,多数病人都有腹部手术史,或者曾有过腹痛史。但在早期,有时并不具有典型的上述症状仅有腹痛与呕吐,则需与其他的急腹症如急性胃肠炎,急性胰腺炎、输尿管结石等鉴别。除病史与详细的腹部检查外,化验检查与 X 线腹部平片可有助于诊断。

2.肠梗阻类型的鉴别

（1）机械性与动力性肠梗阻：机械性肠梗阻是常见的肠梗阻类型，具有典型的腹痛、呕吐、肠鸣音增强、腹胀等症状，与麻痹性肠梗阻有明显的区别，后者是腹部持续腹胀，但无腹痛，肠鸣音微弱或消失，且多是与腹腔感染、外伤、腹膜后感染、血肿、腹部手术、肠道炎症、脊髓损伤等有关。虽然，机械性肠梗阻的晚期因腹腔炎症而出现与动力性肠梗阻相似的症状，但在发作的早期，其症状较为明显。腹部 X 线平片对鉴别这两种肠梗阻甚有价值，动力型肠梗阻出现全腹、小肠与结肠均有明显充气。体征与 X 线片能准确地分辨这两类肠梗阻。

（2）单纯性与绞窄性肠梗阻：绞窄性肠梗阻有血运障碍，可发生肠坏死、穿孔与腹膜炎，应及早确诊、手术，解除血运障碍，防止肠坏死、穿孔。绞窄性肠梗阻发病急骤且迅速加重，早期的腹痛剧烈，无静止期，呕吐频繁发作可有血液呕吐物，腹部有腹膜炎的体征，可有局部隆起或为可触及的孤立胀大的肠襻等均为其特征。腹腔穿刺可以有血性液体。全身变化也较快出现，有脉率快，体温上升，甚至出现休克，腹部 X 线平片可显示有孤立扩大的肠襻。非手术治疗不能改善其症状。当疑为绞窄性肠梗阻而不能得到证实时，仍应及早行手术探查。

（3）小肠梗阻与结肠梗阻：临床上常见的是小肠梗阻，但结肠梗阻时因回盲瓣具有单向阀的作用，气体仅能向结肠灌注而不能反流至小肠致形成闭襻型梗阻，结肠呈极度的扩张。加之结肠薄，易发生盲肠部穿孔。结肠梗阻的原因多为肿瘤或乙状结肠扭转，在治疗方法上也有别于小肠梗阻，及早明确是否为结肠梗阻有利于制定治疗计划。结肠梗阻以腹胀为主要症状，腹痛、呕吐、肠鸣音亢进均不及小肠梗阻明显。体检时可发现腹部有不对称的膨隆，腊助腹部 X 线平片上出现充气扩张的一段结肠襻，可考虑为结肠梗阻。钡灌肠检查或结肠镜检查可进一步明确诊断。

【病因诊断】

肠梗阻可以有不同的类型，也有不同的病因，在采用治疗前，应先明确梗阻类型、部位与病因，以便确定治疗策略与方法。病因的诊断可根据以下方面进行判断。

1.病史　详细的病史可有助于病因的诊断，腹部手术史提示有黏连性肠梗阻的可能。腹股沟疝可引起肠绞窄性梗阻。腹部外伤可致麻痹性梗阻。慢性腹痛伴有低热并突发肠梗阻可能是腹内慢性炎症如结核所致。近期有大便习惯改变，继而出现结肠梗阻症状的老年病人应考虑肿瘤。饱餐后运动或体力劳动出现梗阻应考虑肠扭转。心血管疾病如心房纤颤、瓣膜置换后应考虑肠系膜血管栓塞。下腹疼痛伴有肠梗阻的女性病人应考虑有无盆腔附件病变等。

2.体征　腹部检查提示有腹膜刺激症状者，应考虑为腹腔内炎症改变或是绞窄性肠梗阻引起。

腹部有手术或外伤瘢痕应考虑腹腔内有黏连性肠梗阻。

直肠指诊触及肠腔内肿块，是否有粪便，直肠膀胱凹有无肿块，指套上是否有血液，腹部触及肿块，在老年人应考虑是否为肿瘤、肠扭转。在幼儿右侧腹部有肿块应考虑是否为肠套叠。具有明显压痛的肿块多提示为炎性病变或绞窄的肠襻。

3.影像学诊断　B 超检查虽简便，但因肠襻胀气，影响诊断的效果，CT 诊断的准确性虽优于 B 超，但仅能诊断出明显的实质性肿块或肠腔外有积液。腹部平片除能诊断是结肠、小肠，完全与不完全梗阻，有时也能提示病因，如乙状结肠扭转时，钡灌肠检查，可出现钡剂中止处呈鸟嘴或鹰嘴状。蛔虫性肠梗阻可在充气的肠腔中出现蛔虫体影。结肠道显示粪块，结合病史提示粪便梗阻。

【治疗】

急性肠梗阻的治疗包括非手术治疗和手术治疗，治疗方法的选择根据梗阻的原因、性质、部位以及全身情况和病情严重程度而定。不论采用何种治疗均应首先纠正梗阻带来的水、电解质与酸碱紊乱，改善病人的全身情况。

1.非手术治疗

（1）胃肠减压：是治疗肠梗阻的主要措施之一，现多采用鼻胃管（Levin 管）减压，导管插入位置调整合适后，先将胃内容物抽空再行持续低负压吸引。抽出的胃肠液应观察其性质，以帮助鉴别有无绞窄与梗阻部位的高低。胃肠减压的目的是减轻胃肠道的积留的气体、液体，减轻肠腔膨胀，有利于肠壁血液循环的恢复，减少肠壁水肿，使某些原有部分梗阻的肠襻因肠壁肿胀而致的完全性梗阻得以缓解，也可使某些扭曲不重的肠襻得以复位，症状缓解。胃肠减压还可减轻腹内压，改善因膈肌抬高而导致的呼吸与循环障碍。以往，有用 Miller-Abbott 管者，该管为双腔，长达 3.5m，管前端带有铜头及橡胶囊，管尾有 Y 形管，一通气囊，一作吸引用。待管前端通过幽门后，将气囊充气，藉铜头的重量及充气的气囊随肠蠕动而下行直至梗阻部，以期对低位梗阻作有效的减压。但操作困难，难以达到预期的目的。现也有相似的长三腔减压管。

（2）纠正水、电解质与酸碱失衡：水、电解质与酸碱失衡是急性肠梗阻最突出的生理紊乱，应及早给予纠正。当血液生化检查结果尚未获得前，可先给予平衡盐液（乳酸钠林格液）。待有测定结果后，再添加电解质与纠正酸、碱紊乱，在无心、肺、肾功能障碍的情况下，最初输入液体的速度可稍快一些，但需作尿量监测，必要时作中心静脉压（CVP）监测，以防液体过多或不足。

在单纯性肠梗阻的晚期或是绞窄性肠梗阻，常有大量血浆和血液渗出至肠腔或腹腔，需要补充血浆和全血。

（3）抗感染：肠梗阻后，肠壁循环有障碍，肠黏膜屏障功能受损而有肠道细菌易位，或是肠腔内细菌直接穿透肠壁至腹腔内产生感染。肠腔内细菌亦可迅速繁殖。同时，膈肌升高引起肺部气体交换与分泌物的排出有影响，易发生肺部感染。因而，肠梗阻病人应给予抗菌药物以预防或治疗腹部或肺部感染，常用的有以杀灭肠道细菌与肺部细菌的广谱头孢菌素或氨基糖苷类抗生素，以及抗厌氧菌的甲硝唑等。

（4）其他治疗：腹胀后影响肺的功能，病人宜吸氧。为减轻胃肠道的膨胀可给予生长抑素以减少胃肠液的分泌量。降低肠腔内压力改善肠壁循环，水肿消退，使部分单纯肠梗阻病人的症状得以改善。乙状结肠扭转可试用纤维结肠镜检查、复位。回盲部肠套叠可试用钡剂灌肠或充气灌肠复位。

采用非手术方法治疗肠梗阻时，应严密观察病情的变化，绞窄性肠梗阻或已出现腹膜炎症状的肠梗阻，经过 2～3 小时的非手术治疗，实际上是术前准备，纠正病人的生理失衡状况后即进行手术治疗。单纯性肠梗阻经过非手术治疗 24～48 小时，梗阻的症状未能缓解或在观察治疗过程中症状加重或出现腹膜炎症状或有腹腔间室综合征出现时，应及时改为手术治疗解除梗阻与减压。但是在手术后早期发生的炎症性肠梗阻除有绞窄发生，应继续治疗等待炎症的消退。

2.手术治疗　手术是治疗肠梗阻的一个重要措施，大多数情况下肠梗阻需要手术来解决。手术的目的是解除梗阻去除病因，手术的方式可根据病人的情况与梗阻的部位、病因加以选择。

（1）单纯解除梗阻的手术：这类手术包括为黏连性肠梗阻的黏连分解，去除肠扭曲，切断黏连束带；为肠内堵塞切开肠腔，去除毛粪石、蛔虫等；为肠扭转、肠套叠的肠襻复位术。

（2）肠切除吻合术：肠梗阻是由于肠肿瘤所致，切除肿瘤是解除梗阻的首选方法。在其他非肿瘤性病变，因肠梗阻时间较长，或有绞窄引起肠坏死，或是分离肠黏连时造成较大范围的肠损伤，则需考虑将有病变的肠段切除吻合。在绞窄性肠梗阻，如腹股沟疝，肠扭转，胃大部切除后绞窄性内疝，绞窄解除后，血运有所恢复，但肠襻的生活力如何？是否应切除，切除多少，常是手术医生感到困难之处。小段肠襻当不能肯定有无血运障碍时，以切除吻合为安全。但当有较长段肠襻尤其全小肠扭转，贸然切除将影响病人将来的生存。为此，应认真判断肠管有无生活力。判断方法有：①肠管的颜色转为正常，肠壁保持弹性并且蠕动活跃,肠系膜边缘动脉搏动可见说明肠管有生机。在有经验的医生,经仔细判断后,准确性可在 90% 以上。但常出现过多切除的现象;②应用超声多普勒沿肠管对肠系膜缘探查是否有动脉波动,而非探查肠系膜的血管弓部,准确性在 80% 以上;③从周围静脉注入荧光素,然后以紫外线照射疑有循环障碍的肠管部,如有荧光出现,表示肠管有生机。Buckley 等报告,其准确率可达 100%,甚至仅 $0.5mm^2$ 的缺血区也可被显示出来;④肠管已明显坏死,切除缘必需有活跃的动脉出血。

肠管的生机不易判断且是较长的一段,可在纠正血容量不足与供氧的同时,在肠系膜血管根部注射 1% 普鲁卡因或是苄胺唑啉以缓解血管痉挛,将肠管标志后放回腹腔,观察 15 分钟～30 分钟后,如无生机可重复 1 次,当确认无生机后始可考虑切除。经处理后肠管的血运恢复,也显示有生机,则可保留,但在 24 小时后应再次剖腹观察,如发现有局灶性坏死应再行切除。为此,第 1 次手术关腹时,可采用全层简单缝合的方法。

(3)肠短路吻合:当梗阻的部位切除有困难,如肿瘤向周围组织广泛侵犯,或是黏连广泛难以剥离,但肠管无坏死现象,为解除梗阻,可分离梗阻部远近端肠管作短路吻合,旷置梗阻部,但应注意旷置的肠管尤其是梗阻部的近端肠管不宜过长,以免引起盲襻综合征。

(4)肠造口术或肠外置术:肠梗阻部位的病变复杂或病人的情况差,不允许行复杂的手术,可在膨胀的肠管上,亦即在梗阻部的近端肠管作肠造口术以减压,解除因肠管高度膨胀而带来的生理紊乱。小肠可采用插管造口的方法,可先在膨胀的肠管上切一小口,放入吸引管进行减压,但应注意避免肠内容物污染腹腔及腹壁切口。肠插管造口管宜稍粗一些如 F16、F18 以防堵塞,也应行隧道式包埋造口,以防有水肿的膨胀肠管愈合不良而发生瘘。结肠则宜作外置造口,结肠内有粪便,插管造口常不能达到有效的减压,因远端有梗阻,结肠造口应采用双口式式。有时,当有梗阻病变的肠襻已游离或是肠襻已有坏死,但病人的情况差不能耐受切除吻合术,可将该段肠襻外置,关腹。立即或待病人情况复苏后再在腹腔外切除坏死或病变的肠襻,远、近两切除端固定在腹壁上,近端插管减压、引流,以后再行二期手术,重建肠管的连续性。

急性肠梗阻都是在急诊或半急诊情况下进行,术前的准备不如择期性手术那样完善,且肠襻高度膨胀有血液循环障碍,肠壁有水肿愈合能力差,手术时腹腔已有感染或手术时腹腔为肠内容物严重污染术后易有肠瘘、腹腔感染、切口感染哆开。在绞窄性肠梗阻病人,绞窄解除后循环恢复,肠腔内的毒素大量被吸收入血循环中,出现全身性中毒症状,有些晚期病人还可能发生多器官功能障碍甚至衰竭。绞窄性肠梗阻的手术死亡率为 4.5%～31%,而单纯性肠梗阻仅为 1%。因之,肠梗阻病人术后的监测治疗仍很重要,胃肠减压,维持水、电解质及酸碱平衡,加强营养支持,抗感染等都必需予以重视。

二、黏连性肠梗阻

黏连性肠梗阻是肠梗阻最常见的一种类型,约占肠梗阻的 40%～60%,在我国 60 年代大组肠梗阻病例统计中,它属第一位。腹腔内黏连产生机械性肠梗阻有三种类型。

1.先天性黏连　不常见,约占肠梗阻的 5%,如卵黄管退化不全,在脐与回肠之间形成黏连带。或由于胎粪性腹膜炎而引起,在腹腔内形成广泛的黏连。或是肠转位不良引起的腹腔内腹膜侧壁带。

2.炎症后黏连　约占黏连性肠梗阻的 10%～20%,由于以往腹腔内器官发生过无症状的炎症,或是有炎症经非手术治疗,如阑尾炎,肠憩室炎,盆腔炎症性疾病,胆囊炎、肠道炎性疾病,以及腹腔内其他炎症而产生的黏连。

3.手术后黏连　是黏连性肠梗阻中最常见的类型,约 80% 的病人是属于这一类型,如阑尾切除术、妇科手术等。

黏连形成是机体的一种纤维增生的炎性反应,黏连起到血管桥的作用。腹膜含有大量的吞噬细胞,当腹腔内有任何损害,将释放大量细胞因子、介质出现炎症反应,局部将有水肿、充血,释放组胺,多种激肽与其他血管活性物质,大量纤维素渗出并沉积在浆膜面上形成一网络状物,其中含有许多多核白细胞及其他炎性细胞,纤维网络使邻近的浆膜面黏合在一起,其后,成纤维细胞出现在其中。局部的炎性反应是否形成纤维性黏连的决定因素之一是局部纤维分解的速度,如纤维素性网络能被迅速吸收,纤维增生将停止而无黏连形成,反之,成纤维细胞将产生胶原束,成为纤维黏连的基础。同时,许多毛细血管伸入其中,成纤维细胞在胶原网中增殖,数周或数月后黏连为之形成。

至于有的纤维素被吸收,而有的则形成黏连的机制并不完全了解。虽有人认为是因为浆膜面缺乏间质细胞覆盖的缘故,但并不为许多临床与实验所证实。Ellis认为是局部组织缺血延缓了纤维素的吸收。除此,滑石粉、淀粉、纱布、棉花、肠内容物、缝合材料及其他异物均能引起黏连的产生。

黏连的产生是机体创伤、缺血、感染、异物所出作的炎性反应。因此,在许多情况下,腹腔内均可发生黏连,但有黏连不一定有肠梗阻,仅在黏连引起了肠管的不通畅才发生肠梗阻的症状。

黏连性肠梗阻,一般都发生在小肠,引起结肠梗阻者少见,有时盆腔疾病也可引起乙状结肠黏连性肠梗阻,黏连引起的肠梗阻有下列类型:

1.肠管的一部分与腹壁黏连固定,多见于腹部手术切口部或腹壁曾有严重炎症,损伤部分肠管呈锐角扭折。

2.黏连带压迫或缠绕肠管形成梗阻。

3.黏连带的两端固定形成环孔,肠管从环中通过而形成内疝。

4.较长的一段肠管黏着成团,致使部分肠管变窄,或是相互黏着影响肠管的正常蠕动,出现梗阻。

5.肠管以黏着部为支点发生扭转。

6.肠管黏着远处腹壁或其他组织,受肠系膜长度的限制或肠管另一端较固定(如回盲部)肠管呈牵拉性扭折而有梗阻。

黏连性肠梗阻除黏连这一存在的因素外,还有其他因素,故有时并无症状或仅有部分梗阻的现象。当附加有其他因素时则出现症状,如:①肠腔已变窄,在有腹泻炎症时,肠壁、肠黏膜水肿,使变窄的肠腔完全阻塞不通;②肠腔内容物过多过重,致肠膨胀,肠下垂加剧了黏着部的锐角而使肠管不通;③肠蠕动增加,或是肠腔内食物过多,体位的剧烈变动,产生扭转。因此,有些病人黏连性肠梗阻的症状可反复发作,经非手术治疗后又多可以缓解。而另一些病人以往并无症状,初次发作即为绞窄性肠梗阻。

【症状与诊断】

黏连性肠梗阻的症状可以表现为完全性或不完全性梗阻,可以是单纯性也可是绞窄性,与黏连的分类,产生梗阻的机制有关。多数病人在手术后肠襻与切口或腹腔内剥离面呈片状黏连有肠襻扭折或绞窄。开始时,多先有部分肠梗阻的症状,当肠内容物淤积或肠壁水肿后则出现完全性梗阻,经非手术治疗后多能缓解,但也常有反复发作。黏连带,内疝或扭转引起的梗阻则多是初次发作即呈完全性梗阻或绞窄性梗阻。

黏连性肠梗阻的临床表现与其他类型肠梗阻相同,但在有手术史的病人,又系肠襻与切口黏着引起的肠梗阻,常可在切口的某一部分出现膨胀的肠型或肠襻且可有压痛。

黏连性肠梗阻除症状、体征与辅助诊断提示为肠梗阻外,手术史,腹腔炎症病史,腹壁有手术或创伤瘢痕可提示为黏连性肠梗阻,但并不能以此作为肯定或否定的依据。

手术后早期(5～7天)即可发生梗阻的症状,但不属于手术后麻痹性肠梗阻,其与手术后期由于黏连带、片状黏连所引起的梗阻有所不同。除有黏连外,且与术后早期炎性反应有关,既有肠腔梗阻又有炎症引起的局部肠动力性障碍。当然,也偶有在手术后早期出现绞窄性肠梗阻者,多因手术时作广范围的操作,导致了肠扭转或内疝。

【预防】

手术后黏连是产生肠梗阻的一个原因,因此,多年来,人们试图采用一些方法来防止黏连的产生,概括起来有:

1.防止纤维素的沉积　应用各种抗凝剂如肝素,右旋糖酐、双香豆素以及枸橼酸钠等,但带来了严重渗血等并发症,不适用于临床应用。

2.清除纤维素沉积　应用机械或药物的方法以加速清除纤维素,加速纤维蛋白原的分解。如以等渗盐水灌洗腹腔清除纤维素;腹腔内注入胰蛋白酶,木瓜蛋白酶,胃蛋白酶加速清除细胞外蛋白基质。也有用透明质酸酶、链激酶、尿激酶、溶纤性蛇毒者,但效果不肯定或有副作用。

3.机械性分隔器官的接触面　应用腹腔内充气,各种物质的薄膜如腹膜、银箔、油绸、硅膜及大网膜等;腹膜腔内注入橄榄油、石蜡油、自体脂肪、羊水、聚维酮等。也有用新斯的明灌肠或泻剂,以促进肠蠕动使肠与肠间不黏着。但至今尚无确切有效的方法,有的反致更多的后遗症。

4.抑制纤维的增生　肾上腺皮质激素与其他抗炎药物,但带有组织不愈合的副作用。

5.消除腹腔内炎症介质　当前,认为细胞因子、介质参与了炎症反应。因此,在手术结束时,大量等渗盐水冲洗腹腔,清除已产生的炎症介质及某些致炎物质,可减轻炎症与黏连的产生。

总之,至今虽有许多学者做了不少的努力,采用了不同的方法,但都不能在临床应用中取得完满的结果。黏连的形成本身是机体对损伤的一种炎症反应,是愈合机制的一部分,组织的愈合修复有赖于这一机制,抑制它的发生也将影响愈合、修复。减少组织的损伤,减轻组织的炎症与修复反应,以及预防黏连引起的肠梗阻是当前临床外科医生应重视的问题。

腹腔内黏连的产生除一些不可能避免的因素外,尚有一些可避免的因素,如:①清除手套上的淀粉、滑石粉,不遗留丝线头、纱布、棉花纤维、切除的组织等异物于腹腔内,减少肉芽组织的产生;②减少缺血的组织,不作大块组织的结扎,有缺血可疑的部分,以大网膜覆盖,即使有黏连产生,已有大网膜相隔;③注意无菌操作技术,减少炎性渗出;④保护肠浆膜面,防止损伤与干燥;⑤腹膜缺损部分任其敞开,不作有张力的缝合;⑥清除腹腔内的积液、积血,必要时放置引流;⑦关腹前将大网膜铺置在切口下;⑧及时治疗腹膜内炎性病变,防止炎症的扩散。

为了防止黏连性肠梗阻在手术治疗后再发,或预防腹腔内大面积创伤后虽有黏连产生但不致有肠梗阻发生,可采取肠排列的方法,使肠襻呈有序的排列、黏着,而不致有肠梗阻。1934年Wichmann首先提出将肠襻排列固定的方法,1937年Noble加以改良并推广应用,现多称为Noble法,他将肠管与肠管,系膜与系膜间进行缝合固定,每节长18～24cm,使整个肠管呈永久性的有序排列。这一方法费时(60～90分钟)且有一些并发症。1960年Child对此加以改进,改肠管间缝合为用不吸收线经系膜无血管区贯穿缝合固定,排列肠管,操作方便,并发症少。1956年White报告用单球双腔管(M-A管)自胃或上部空肠造口放入肠管内,一直经回盲部送入到升结肠部,然后将肠管作有序的排列,放置10天左右,待腹腔肠襻间黏连形成固定后再拔除,起到永久性排列固定的效果。虽也偶有因空肠造口、置管引起的瘘,肠黏膜被压迫形成溃疡等并发症,但方法简便,且肠腔内有支撑管,转折时不致成锐角而发生再梗阻,而这一现象却在Noble法仍有发生,产生再梗阻。因此,肠内置管排列的方法已为不少临床外科医师所采用。作者自1970年起应用这一方法已240余例,无严重并发症或再发生肠梗阻的现象。为了减轻空肠造口给病人带来的不适与拔管的不便,在近150例的病人,采用了经阑尾切除的残端插入导管经回盲部逆行送到空肠开始部或十二指肠三、四段进行排列,经40例腹部X线平片观察,至术后第10天,导管并无下移的现象,达到了肠内置管排列固定的效果。

【治疗】

肠梗阻概论中的治疗原则适用于黏连性肠梗阻,单纯性肠梗阻可先行非手术疗法,无效时则应进行手术探查。反复发作者可根据病情行即期或择期手术治疗。以往,有一种"黏连性肠梗阻不宜手术"的说法,认为术后仍有黏连,仍可发生肠梗阻,将会严重影响病人的生活、工作。目前,在非手术疗法难以消除造成梗阻黏连的条件下,手术仍是一有效的方法,即使是广泛的肠黏连,肠排列固定术有着明确的预防再发的效果。

手术后早期发生的肠梗阻,多为炎症、纤维素性黏连所引起,在明确无绞窄的情况下,经非手术治疗后可望吸收,症状消除。尤其近代有肠外营养支持,可维持病人的营养与水、电解质平衡,生长抑素可减少胃肠液的分泌,减少肠腔内液体的积蓄,有利于症状的减轻与消除。作者曾应用肠外营养支持、生长抑素与胃肠减压等治疗术后早期炎性黏连性肠梗阻 65 例,其中 63 例均获得症状消除,治疗时间为 7～58 天,平均27 天,另 2 例并有肠吻合口狭窄。这类肠梗阻如采用手术治疗,分离困难,有损破肠管成瘘的危险,作者在治疗过的 1250 例肠外瘘中,2.5％的病人即是由此而产生的瘘。

三、肠扭转

肠扭转在我国是常见的一种肠梗阻类型,是一段肠管甚至几乎全部小肠及其系膜沿系膜轴顺时针向或逆时针向扭转 360°～720°,因此,既有肠管的梗阻,更有肠系膜血管的扭折不通,血循环中断。受其供应的肠管将迅速发生坏死、穿孔和腹膜炎,是肠梗阻中病情凶险,发展迅速的一类。如未能得到及时处理,将有较高的死亡率(10％～33％)。

【病因】

肠扭转可分为原发性与继发性两类。

原发性的病因不很清楚,并无解剖上的异常,可能与饱餐后,肠腔内有较多的尚未消化的内容物,当有体位改变明显的运动时,小肠因有重量下垂而不能随之同步旋转而造成。

继发性肠扭转是由于先天性或后天获得的解剖改变,出现一固定点形成肠襻扭转的轴心。但是,扭转的产生常常是下列三个因素同时存在:

1.解剖因素　如手术后黏连,梅克尔憩室、乙状结肠冗长,先天性中肠旋转不全,游离盲肠等都是发生肠扭转的解剖因素。

2.物理因素　在上述的解剖因素基础上,肠襻本身需要有一定的重量,如饱餐后,特别有较多不易消化的食物涌入肠腔内;或是肠腔有较多的蛔虫团;肠管有较大的肿瘤;在乙状结肠内存积着大量干涸的粪便等,都是造成肠扭转的潜在因素。

3.动力因素　强烈的蠕动或体位的突然改变,使肠襻产生了不同步的运动,使已有轴心固定位置,且有一定重量的肠襻发生扭转。

【临床表现】

肠扭转是闭襻型肠梗阻加绞窄性肠梗阻,发病急且发展迅速。起病时腹痛剧烈,腹胀明显,早期即可出现休克,症状继续发展逐渐加重,且无间歇期,肠扭转的好发部位是小肠、乙状结肠和盲肠。临床表现在不同部位的肠扭转亦有不同。

小肠扭转的病人常突发持续性腹部剧痛,并有阵发性加重,先有脐周疼痛,可放射至腰背部,这是由于牵拉肠系膜根部的缘故。呕吐频繁,腹部膨胀明显,早期即可有压痛,但无肌紧张,肠鸣音减弱,可闻及气过水声。腹部 X 线平片可因小肠扭转的部位不同而有不同的显示。全小肠扭转时,可仅有胃十二指肠充气扩张。但也可使小肠普遍充气并有多个液面。部分小肠扭转时,可在腹部的某一部位出现巨大胀气、扩大的肠襻,且有液平面。虽有这些临床表现,但在术前仅能作出绞窄性肠梗阻的诊断,手术中始能确定肠扭转的情况。

乙状结肠扭转常多见于乙状结肠冗长,有便秘的老年人。病人有腹部持续胀痛,逐渐隆起,病人有下腹坠痛感但无排气排便。左腹部明显膨胀,可见肠型,叩之呈鼓音,压痛及肌紧张均不明显。X 线平片可见巨大双腔充气的肠襻,且有液平面,这一类乙状结肠扭转较为常见,且可反复发作。另有一些病人呈急性发作,腹部有剧痛、呕吐,按诊有压痛、肌紧张,显示扭转重,肠管充血、缺血明显,如不及时处理可发生肠坏死。

盲肠扭转较少见,多发生在盲肠可移动的病人,可分为急性与亚急性两型。盲肠急性扭转不常见,起病急,有剧痛及呕吐,右下腹有肿块可触及,有压痛,可产生盲肠坏死、穿孔。亚急型起病稍缓,病人主诉右下腹部绞痛,腹部很快隆起,不对称,上腹部可触及一弹性包块。X 线平片可见巨大的充气肠襻,伴有多个肠充气液面。

当疑有乙状结肠或盲肠扭转,而尚无腹膜炎症状时,可考虑应用钡灌肠以明确诊断。结肠出现阻塞,尖端呈鸟嘴样或锥形,可明确为乙状结肠扭转。盲肠扭转则显示钡剂在横结肠或肝区处受阻。

【治疗】

当肠扭转的诊断明确后,虽尚无腹膜刺激症状时,亦应积极准备进行治疗,如为乙状结肠扭转,在早期可试行纤维结肠镜检查与复位,但必须细心处理以防引起穿孔。早期手术可降低死亡率,更可减少小肠扭转坏死大量切除后的短肠综合征,后者将给病人带来终身的健康障碍。小肠扭转 80% 为顺时针方向,可扭转 1800～7200,甚至 1080°,复位后应细致观察血液循环恢复的情况,明确有坏死的肠段应切除,对有疑点的长段肠襻宜设法解除血管痉挛,如肠系膜血管周围或血管内注射血管解痉剂。观察其生活力,希望能保留较长的小肠,对保留的有疑问小肠应在 24 小时后行再次观察手术,切除坏死的肠段。坏死的乙状结肠、盲肠,可行切除,切除端应明确有良好的生活力。可以作一期吻合,也可作外置造口,然后再作二期手术。小肠扭转复位后,少有再扭转者,不需作固定手术。移动性盲肠复位后可固定在侧腹壁上。乙状结肠扭转病人多有乙状结肠冗长、便秘,复位后可择期行冗长部切除以除后患。

四、成年人肠套叠

肠套叠多见于幼儿,成年人肠套叠在我国较为少见,但有特点。

【病因与分型】

肠套叠的产生可为原发性或继发性,前者多见于儿童亦称原因不明型,与肠蠕动的节律失调或强烈收缩有关。继发性肠套叠多见于成年人,肠腔内或肠壁上有一病变,使肠蠕动的节律失调,近段肠管强有力的蠕动将病变连同肠管同时送入远段肠管中。因此,成年人肠套叠多继发于肠息肉、肠肿瘤、肠憩室、肠黏连以及肠腔内异物等。

根据肠套叠的套入肠与被套肠部位分为小肠-小肠型、小肠-结肠型。尚偶有胃空肠吻合后空肠.胃套叠,阑尾盲肠套叠。在小儿多为回结肠套叠,而在成年人、小肠-烛肠型并不少见。

【临床表现】

由于成年人肠套叠是继发于肠襻病变,可有反复发作的病史,亦即发生套叠后也可自行复位,以后又套入再复位,也有套入后未复位但并不产生完全性梗阻或肠血管绞窄的现象,而出现慢性腹痛的现象。当然,也有部分病人第一次套入后即发生肠系膜血管循环障碍出现肠管坏死,因此,成年人肠套叠的症状不似幼儿肠套叠那样典型,少有便血的症状,亦无典型的完全肠梗阻症状。有腹痛发作时,在腹壁不肥厚的病人多可摸到腹部包块,但不一定在右下腹部。

钡剂胃肠道造影对诊断肠套叠有较高的准确率,小肠套叠钡餐可显示肠腔呈线状狭窄而至远端肠腔又扩张,并出现弹簧状影像。结肠套叠呈环形或杯状充盈缺损。腹部 CT、选择性肠系膜上动脉造影对小肠型肠套叠、纤维结肠镜对结肠型肠套叠均有助于诊断。

【治疗】

成年人肠套叠多属继发,一般都应行手术治疗,即使是已经缓解,也应继续进行检查以明确有无原发病变,行择期手术。也正由于肠套叠部的肠管有病变,不论是否有肠坏死都可能要行肠切除及肠吻合术。

五、腹内疝

腹内疝狭义地说是腹内容物、肠管通过腹腔内先天性形成的脏层腹膜的孔道、囊袋。不包括手术后所造成的肠系膜孔、间隙和黏连造成的间隙,也不包含少见的闭孔疝、坐骨神经孔疝、腰疝、膈疝。现在,临床上常广义地将先天性与手术后所造成的孔道、间隙形成的疝统称为腹内疝。腹内疝引起的肠梗阻并不常见,约占肠梗阻的 2%。

【病因】

Andreus 首先提出在胚胎发育期,中肠的旋转与固定不正常将导致内疝,腹腔内的一些腹膜隐窝或裂孔如十二指肠旁隐窝、回盲肠隐窝、回结肠隐窝、小网膜孔(Winslow 孔)等。

1.十二指肠旁疝　是腹膜隐窝疝中最常见的一类。Hansmann 统计的 467 例腹内疝中,十二指肠旁疝占 53%,盲肠旁疝 13%,乙状结肠间疝 6%。十二指肠旁疝可发生在左侧或右侧。左侧十二指肠旁疝是指肠管进入十二指肠升部左侧 Landzert 隐窝而形成,疝囊后方有腰大肌、左肾或输尿管,疝囊前方近疝囊颈部有肠系膜下静脉。如肠管进入右侧 Waldeyer 隐窝(空肠系膜起始部,位于肠系膜上动脉后方)即形成右侧十二指肠旁疝,疝囊的前方为升结肠系膜,近疝囊颈部有肠系膜上动脉。

2.盲肠旁疝　盲肠内侧回肠上下方有回结肠隐窝和回盲肠隐窝。如这些隐窝过大过深,肠管有可能进入其中形成疝。

3.乙状结肠间疝　疝囊位于乙状结肠系膜根部与后腹膜之间,疝的后方为髂动脉与输尿管,疝囊颈前缘有乙状结肠动脉。

4.小网膜孔疝　小网膜孔大,肠蠕动又强烈时,小肠、结肠均可经小网膜孔疝入。肝十二指肠韧带构成疝囊颈的前壁,内有胆总管、肝固有动脉及门静脉。

5.肠系膜裂孔疝　肠系膜裂孔是属于先天性肠系膜缺损,50% 在小肠系膜上,20% 在结肠系膜上,还有是在女性病人的阔韧带上,肠管可疝入,占腹内疝的 10%。

6.手术后内疝　胃空肠吻合术后,上提的空肠襻与后腹膜间可形成间隙;末端回肠与横结肠吻合后形成的系膜间隙;乙状结肠造口后结肠与侧腹壁间留有间隙,以及肠切除吻合后肠系膜上留有的间隙;黏连形成的孔隙都可以形成内疝。但这些疝均无疝囊,属于假疝。

【临床表现】

腹内疝的临床表现不典型,可以表现为长年的腹部不适,胀痛或腹痛,有时与饱餐或体位改变有关。也可表现为慢性肠梗阻的症状,因此难以做出明确诊断,唯有手术史且出现肠梗阻,特别是有绞窄症状时,临床医师易考虑到内疝的存在,腹部 X 线片可见充气的肠襻聚集一团并可有液平面,钡餐胃肠道检查或钡灌肠有时可显示有一团肠襻聚集在某一部位而不易分离。腹部 CT 检查可见有肠管聚集成团的现象。选择性动脉造影可以显示小肠动脉弓走行移位。由于这些影像诊断的阳性表现仅在肠管疝入时才能出现，因此，对那些症状反复发生疑有内疝的病人应作重复检查。

【治疗】

当内疝的诊断明确后手术治疗是唯一的方法。因内疝有发生肠绞窄的潜在危险。在行内疝手术时，应注意疝颈部与疝囊附近的重要血管，在松解过紧的疝囊颈时或封闭疝颈时，不可损伤肠系膜上动脉等重要血管。松解过紧的颈部有困难时，可先切开疝囊无血管区，将膨胀的肠管先行减压，有利于肠管的复位。有肠管坏死时，应当切除坏死的部分。手术时，疝入的肠管已自行复位，需仔细观察肠管有无疝入的痕迹，对照术前检查的结果，检查与封闭那些可能产生内疝的间隙。

六、肠堵塞

由于肠腔内容物堵塞肠腔而引起肠梗阻，在我国，尤其在农村并不罕见。这是一种单纯性机械性肠梗阻，常见的原因是胆石、粪石、寄生虫、吞食的异物、毛粪石、植物粪石、药物等。

（一）胆石堵塞

在国外文献中，胆石引起的肠堵塞可占肠梗阻的 1%～2%，且多为老年妇女，但在我国较为少见。胆石堵塞多是先有胆囊结石，但仅有 30%～60% 病人有胆绞痛史。胆囊的浆膜与肠襻主要是十二指肠肠襻黏着，后有胆结石的重量压迫坏死，形成胆囊肠道自然通道，胆石自然进入肠道，体积小者当不致形成堵塞而随粪便自行排出。如体积较大，一般直径超过 2.5cm 可造成堵塞，偶有多数体积较小结石积聚在一起或是以结石为核心，肠内其他物质附着在其上逐渐增大，也可由于肠壁水肿、溃疡、痉挛致有梗阻。梗阻的部位多在回肠，占 60%～80%，因回肠是肠管中较窄的部位，其次是空肠（10%～15%），十二指肠与结肠为胆结石堵塞者较少。

胆石肠堵塞的症状是强烈的肠绞痛，胆结石得以下行时，疼痛可有缓解，当有引起肠强烈蠕动时又可引起腹痛，临床症状表现为单纯的机械性肠梗阻。X 线腹部平片除见小肠胀气外，还可能看到肠腔内有胆石阴影，如发现胆道内有气体充盈（约占 10%～40% 病人），而以往又无接受过胆道与肠道吻合或奥狄括约肌成形术的病人，对这一诊断的可能性给予有力的佐证。近来，有作者对疑有十二指肠胆石堵塞的病人，应用内镜检查证实了诊断。

胆石堵塞的肠梗阻一般是在做好术前准备后行手术治疗，可以试行将结石挤入宽大的结肠，但不易成功。可行肠切开取石，如有肠坏死则需行肠切除吻合。并且要注意探查有无第二处堵塞部分。

（二）肠蛔虫堵塞

由于肠蛔虫团引起肠堵塞在我国较多见，特别是儿童，蛔虫感染率高，蛔虫在肠道大量繁殖，当蛔虫受到某些因素影响产生强烈的活动致扭结成团堵塞肠管，加之肠管受刺激后出现痉挛加重了梗阻。病人有阵发性剧烈腹部绞痛，伴有呕吐，并可呕吐出蛔虫。这类病人多消瘦，腹壁薄，故体检时常可触及包块并随触揉而变形，也可在触诊时感到肠管有痉挛收缩。由于蛔虫梗阻多为部分性，腹部一般无明显膨胀，肠鸣音虽有增高但不高亢。但是，有时因蛔虫团诱发肠套叠或过多、过大的蛔虫团引起肠壁坏死而出现腹膜炎的症状。临床症状与体征常可明确诊断。腹部 X 线平片偶可见小肠充气及液平面，有时还可显示肠腔内有蛔虫团块阴影。

诊断明确的病人可先行非手术治疗，禁食、减压、给予解痉剂，温盐水灌肠，经胃管灌入植物油等。待症状缓解后再行驱虫。如经非手术治疗症状不缓解，或已出现腹膜刺激征时，则应行手术治疗。术时可将肠腔内的蛔虫推挤在一起,后用纱垫保护附近组织,然后切开肠壁将蛔虫取出,多者可达数百条。

(三)粪石梗阻

粪便堵塞常见于瘫痪、重病等身体虚弱无力排便的病人,也可见于习惯性便秘的病人,积存的粪便变干成团块状堵塞在结肠造成肠梗阻。在采用以牛奶为主要成分的管饲饮食的病人则更易有粪便堵塞的现象。病人出现腹胀,伴阵发性腹痛。体检时,可沿左侧结肠摸到粪块,直肠指诊可触及填满直肠肠腔的干硬粪块。在这类病人,症状可反复出现,因此,应及时清除直肠内积存的粪便,以防粪便堵塞。如有症状发生时可采用反复灌肠软化粪便加以清洗,必要时可用器械或手指将干固的粪块取出。值得警惕的是下端结肠肿瘤也可产生粪便梗阻。

(四)其他

进食过多含有鞣酸的食物如柿子、黑枣,遇胃酸后成为胶状物,与其他高植物纤维物如竹笋等凝聚成块状物,经常服用氢氧化铝凝胶、考来烯胺(阴离子交换树脂)、胃肠道检查吞服过量的钡剂,有精神障碍的女病人吞食长发等,均可产生不能消化的团状物,出现肠堵塞的症状。一般表现为单纯性肠梗阻,可先用非手术治疗,必要时可剖腹切开肠管取出异物。

七、功能性肠梗阻(肠麻痹)

功能性肠梗阻在临床上常称为肠麻痹,病人有腹胀,肠蠕动少或消失,不排气排便等现象,但无机械性梗阻,是临床常见的一种情况,尤其在腹部外科病人中常有产生,它可累及整个胃肠道,也可局限在胃、部分小肠或结肠。

很多原因都可产生肠麻痹,概括起来可分为五类,其常见原因如表 12-1 所示。

表 12-1 肠麻痹的分类

反射性(神经性)	代谢性	药物性	感染	假性肠梗阻
1.手术后(生理性肠麻痹)	1.低钾	1.抗胆碱能药物	1.全身性感染	1.急性结肠假性肠梗阻
2.脊椎损伤	2.尿毒症	2.自主神经阻滞剂	2.肺炎	2.慢性小肠假性肠梗阻
3.腹膜后刺激	3.电解质严重紊乱	3.抗组织胺药	3.腹膜炎	
①手术创伤	4.甲状旁腺不足	4.精神治疗药	4.带状疱疹	
②血肿	5.鸦片类	5.破伤风		
③输尿管绞痛	6.菌类毒物	6.小肠憩室炎		
④感染	7.儿茶酚胺	7.空回肠短路吻合		
		8.长春新碱		

【临床表现与诊断】

病人一开始即诉有腹痛,但无机械性肠梗阻具有的腹绞痛、肠鸣音消失或是细碎的声音或细微的泼水声。无腹膜炎的症状,除病人原已有腹膜炎,腹部 X 线平片具有确定性的诊断价值,小肠、结肠均有胀气,结肠下端梗阻虽也有这类表现,但腹部的体征却不相同,有机械性肠梗阻的表现,必要时,钡灌肠、纤维肠镜能提供进一步的诊断。

【治疗】

肠麻痹的主要治疗方法是支持治疗,因为肠麻痹本身是自限的功能性症状,一旦产生肠麻痹的原因得到解除时,肠麻痹的症状也将得到解除。应用胃肠减压,防止吞咽更多的气体增加腹胀,预防呕吐,减轻腹胀改善呼吸功能。当然,积极寻找产生肠麻痹的原因加以处理是最主要的治疗措施。除此,也有用高压氧以更换肠腔内的氮;应用某些刺激肠蠕动的药物,硬脊膜外神经阻滞剂,前列腺素 E_2 等,有时可获得一定的效果。由于功能性肠梗阻是继发于其他原因,因此,应认真鉴别原发病是否应进行外科治疗。

八、血运性肠梗阻

血运性肠梗阻是肠梗阻中少见的一种,实际上是肠系膜血管缺血性疾病发生的肠运动功能障碍,发生在肠系膜血管急性栓子栓塞或血栓形成,非闭塞性肠系膜血管缺血,以及肠系膜静脉血栓形成与慢性肠系膜血管闭塞发生急性动脉痉挛、缺血等。它是由于肠系膜血管发生急性血循环障碍,导致肠管缺血并失去蠕动功能,肠内容物不能向前运行,病人出现剧烈的中上腹部绞痛、腹胀以及肠鸣音消失,并可以伴有不同程度的腹膜刺激征。这些症状随缺血的缓急和轻重程度而定。急性缺血病情发展迅速,肠梗阻的症状表现短暂,如不能得到及时的治疗则将出现肠坏死、腹膜炎。慢性缺血则可反复出现肠梗阻的症状,主要治疗是解除肠系膜血管缺血。

九、慢性小肠假性梗阻

慢性小肠假性梗阻是一原因尚不清楚的疾病,它有肠梗阻的症状,但不同于其他类型的肠梗阻,它是一种可逆转、自限性疾病。主要应用非手术治疗,手术治疗可以说是有害无益。但有时,因其持续存在或反复发作,常疑为其他类型的肠梗阻,以致进行剖腹术。因此,将此病作一简单的讨论,以引起外科医师的重视。

【病因】

假性肠梗阻,可以分为三种类型:

1.成年人巨结肠症,可由于长期应用泻剂、智力迟钝或精神异常而引起;

2.与系统性疾病有关,如血管疾病,神经系统异常肌张力降低以及淀粉样病变、肺小细胞癌、硬化性肠系膜炎等;

3.慢性小肠假性梗阻,亦就是本节进行讨论的类型,原认为它无组织病理学的改变,称为慢性非特异性假性肠梗阻,实际上它可能有平滑肌退变,或肠肌层神经改变。也可能具有家族性或遗传性,但在多数病例仍未能获得组织病理异常改变的证据。

【临床表现】

病人有数年反复发作腹痛、腹胀与呕吐的病史,常有厌食、吸收不良与体重下降明显。有腹泻或便秘。可以发生在消化道的某一部分,但以小肠与结肠为多。食管的症状表现为吞咽困难,胃、十二指肠部为厌食、恶心、呕吐与腹痛,而无明显腹胀。小肠则表现为间歇性腹痛、腹胀与呕吐。结肠的症状有严重腹胀、腹泻与便秘交替。

本病因无特征,诊断较为困难。当临床有怀疑时,应设法排除他种肠梗阻的可能性来确诊。腹部 X 线平片有类似机械性肠梗阻之处,但病史不相符。胃肠道造影检查,无梗阻发现,可观察到节段性巨食管、巨十二指肠、巨结肠或小肠扩张。纤维内镜可证实无梗阻。

【治疗】

主要采用非手术治疗,应用对症治疗,如胃肠减压、营养支持等。特别是全肠外营养支持对解除症状甚为有效,有作者赞成采取家庭长期肠外营养,然为防止全肠外营养带来的一些不良后果如肠黏膜萎缩、肠道细菌易位等,仍应给予适量的肠内营养。如诊断明确,应避免外科手术治疗,即使是剖腹探查,肠壁组织活检也应慎重考虑,以免术后的肠黏连混淆了诊断,增加了诊断的困难性。有作者曾对局灶性的病变如十二指肠假性梗阻,而胃与空肠蠕动正常者行胃肠吻合术;小肠假性梗阻试行短路吻合术,但均无有效的结果。慢性肠假性梗阻可累及整个食管、胃与肠道。现在暂无症状的部分,将来也会被波及。因此,外科治疗无确定性效果。

十、腹茧症与硬化性腹膜炎

腹茧症或称包裹性腹膜炎及硬化性腹膜炎是产生肠梗阻的少见情况,但由于持续腹膜透析、腹腔内注射化学制剂的应用,硬化性腹膜炎的发生有所增加。

【病因】

腹茧症产生的病因不甚明了,多见于青少年女性病人,但也可见于成年人,可能与慢性腹腔炎症有关。近年有作者报告在原位肝移植后发生包裹性腹膜炎,病人均具有低度发热、腹膜炎症或细菌感染的征象。除考虑与慢性感染有关外,还应考虑病人有特异性的体质或基因有关。因为包裹性腹膜炎经手术将包裹的纤维性薄膜剥去后,可再次产生与原有病变相同的包裹薄膜,这一现象与通常腹腔内广泛黏连有明显的不同。包裹的薄膜剥去后,肠襻间的黏连则有如通常所见的肠间黏连。

硬化性腹膜炎不似包裹性腹膜炎,是腹膜与肠襻,肠襻与肠襻间有致密的瘢痕样黏着,难以分离,也无薄膜包裹。这类病人均有明确的持续腹腔透析或腹腔内注射化学制剂的病史,而腹茧症却无腹膜炎、腹膜透析或腹腔内注射药物的情况。

腹茧症与硬化性腹膜炎两者发病的原因、病理改变有不同之处,但由于少见.在文献中这两者常有混淆的现象。

【临床症状】

腹茧症有较长的病史,病人诉有间断性腹痛、腹胀等部分肠梗阻的症状,但可经治疗或自行缓解,当部分肠梗阻未能缓解而加重时,可出现急性肠梗阻的症状,腹痛、腹胀加剧,腹部平片可见典型的液气面肠梗阻征象。术前少有明确诊断者,但术前如能行腹部 CT 检查,则可观察到肠襻被薄膜包裹的现象。

硬化性腹膜炎先有腹膜透析或腹膜腔注射药物的病史,其后有腹痛、肠胀气的症状,发作愈来愈频繁,且逐渐加重直至不能进食,但腹部饱胀并不明显,腹壁触之呈僵硬状,压痛与肠鸣音亢进的现象并不明显,腹部平片常显示多数小液平面,而少有扩张的肠襻,CT 检查可观察到肠襻间组织有密度增加、增宽的现象,但不似腹茧症具有特征性的影像。

【治疗】

腹茧症出现部分肠梗阻症状时可应用非手术治疗,如有完全性梗阻则可考虑手术。剖腹后可见小肠为一完整致密的纤维薄膜所包裹,仅有空肠的起始部与末端回肠进入盲肠部暴露在外,结肠不被包裹,包裹小肠的包膜表面光滑,与壁层腹膜间有完整的间隙,无黏连。包裹小肠的薄膜约厚 1mm。可似剥橙子皮样将包膜分成数瓣自前向剥离至肠系膜根部。薄膜与肠襻的浆膜、肠襻与肠襻间、肠系膜间均有疏松的黏连。可容易地剥离而不致有严重的损伤。全小肠可完整的松解整理。为免术后包膜再度形成,或肠广泛剥离后黏着再产生梗阻,应行肠内置管排列固定(White 法)。

硬化性腹膜炎的治疗则以非手术治疗为主,胃肠减压,应用生长抑素或其类似物抑制胃肠液的分泌以减轻症状,肾上腺皮质激素或免疫抑制剂有可能控制炎症的发展,长期肠外营养以支持病人等待症状的缓解。采用剖腹松解术应慎重考虑,因腹腔内呈广泛黏连且致密,甚难分离且易损破肠管,致大量切除肠襻,且由于剥离面广,肠管损伤较重,吻合都有一定的难度,术后易有瘘等并发症产生。由于这些难点,硬化性腹膜炎的预后较腹茧症为差。

（毕建燿）

第三节　肠系膜血管缺血性疾病

肠系膜血管缺血性疾病通常可以分为:急性肠系膜上动脉闭塞、非闭塞性急性肠缺血、肠系膜上静脉血栓形成、慢性肠系膜血管闭塞缺血四种情况。

一、急性肠系膜上动脉闭塞

急性肠系膜上动脉闭塞是肠缺血最常见的原因,可以由栓子的栓塞或动脉有血栓形成引起。两者的发生率相近,分别为55%与45%。肠系膜动脉发生急性完全性闭塞而导致肠管急性缺血坏死,多发生于老年人。

【病因与病理】

多数栓子来源于心脏,如:来自风湿性心脏病与慢性心房纤颤的左心房,急性心肌梗死后的左心室或以往心肌梗死后形成的壁栓,心内膜炎,瓣膜疾病或瓣膜置换术后等;也可来自自行脱落的或是经心血管导管手术操作引起的脱落,偶有原因不明者。肠系膜上动脉从腹主动脉成锐角分出,本身几乎与主动脉平行,与血流的主流方向一致,因而栓子易进入形成栓塞。急性肠系膜上动脉血栓形成几乎都发生在其开口原有动脉硬化狭窄处,在某些诱因如充血性心力衰竭、心肌梗死、失水、心排血量突然减少或大手术后引起血容量减少等影响下产生。偶也可由夹层主动脉瘤,口服避孕药,医源性损伤而引起。

栓子通常堵塞在肠系膜上动脉自然狭窄部,如在空肠第1支的远端结肠中动脉分支处,或是更远的部分。而血栓形成都发生在肠系膜上动脉的第1cm动脉粥样硬化部分。不论是栓子或血栓形成,动脉被堵塞后,远端分支即发生痉挛。受累肠管呈苍白色,处于收缩状态。肠黏膜不耐受缺血,急性肠系膜动脉闭塞10min后,肠黏膜的超微结构即有明显改变,缺血1h后,组织学上的改变即很清楚。黏膜下水肿,黏膜坏死脱落。急性缺血的初期,肠平滑肌收缩,其后因缺血而松弛,血管痉挛消失,肠壁血液淤滞,出现发绀、水肿,大量富含蛋白质的液体渗至肠腔。缺血后短时间内虽然病理生理改变已很明显,但如果动脉血流恢复,小肠仍可具有活力,不过将有明显的再灌注损伤。缺血继续长时间后,肌肉与浆膜将坏死,并出现腹膜炎,肠管呈发绀或黯黑色,浆膜呈潮湿样,易破有异味,肠腔内细菌繁殖,毒性产物被吸收,很快因中毒与大量液体丢失而出现休克与代谢性酸中毒。血管闭塞在肠系膜上动脉出口处,可引起Treitz韧带以下全部小肠及右半结肠的缺血坏死,较少见。较常见的部位是在结肠中动脉出口以下,也可引起Treitz韧带和回盲瓣之间的大部分小肠坏死。闭塞愈靠近主干远端,受累小肠范围愈小。

当轻度缺血得到纠正后,肠黏膜将再生,新生的容貌形状不正常,有萎缩,并有暂时性的吸收不良,其后渐恢复,部分坏死的肠组织将是瘢痕愈合以后出现小肠节段性狭窄。

【诊断】

1.症状与体征　肠系膜上动脉栓塞或血栓形成都会造成缺血,故两者的大多数临床表现相同。病人以往有冠心病史或有心房纤颤,多数有动脉硬化表现。在栓塞病人,有1/3曾有肢体或脑栓塞史,由于血栓形成的病状不似栓塞急骤,仅1/3病人在发病后24h内入院,而栓塞病人90%在1d以内就医。

剧烈的腹部绞痛是最开始的症状,难以用一般药物所缓解,可以是全腹性也可是脐旁、上腹、右下腹或耻骨上区,初由于肠痉挛所致,其后有肠坏死,疼痛转为持续,多数病人伴有频繁呕吐,呕吐物为血水样。近 1/4 病人有腹泻,并排出黯红色血液,病人的早期症状明显、严重,然腹部体征与其不相称,是急性肠缺血的一特征。开始时腹软不胀,轻压痛,肠鸣音存在,其后腹部逐渐膨胀,压痛明显,肠鸣音消失,出现腹膜刺激的征象,说明已有肠坏死发生,病人很快出现休克现象。

2.辅助检查　化验室检查可见白细胞计数在 20000 以上,并有血液浓缩和代谢性酸中毒表现。腹部 X 线平片难以明确有肠缺血的现象,在早期仅显示大肠和小肠有中等或轻度胀气,当有肠坏死时,腹腔内有大量积液,平片显示密度普遍增高。腹部选择性动脉造影对本病有较高的诊断价值,它不但能帮助诊断,还可鉴别是动脉栓塞,血栓形成或血管痉挛。动脉栓塞多在结肠中动脉开口处,造影剂在肠系膜上动脉开口以下 3～8cm 处突然中断,血栓形成则往往在肠系膜上动脉开口处距主动脉 3cm 以内出现血管影中断。小栓子则表现在肠系膜动脉的分支有闭塞现象。有时还可发现肾动脉或其他内脏动脉有阻塞。血管痉挛显示为血管影有缩窄但无中断。血管造影明确病变的性质与部位后,动脉导管可保持在原位上给予血管扩张药如罂粟碱、苄胺唑啉等以解除栓塞后引起的血管痉挛,并维持至手术后,药物结合取栓术或栓塞病变治疗后,可有利于提高缺血肠的成活率,术后还可利用这一导管再次造影以了解肠系膜血管循环的状况。

【治疗】

急性肠系膜缺血病人的早期诊断较为困难,当明确诊断时,缺血时间已长,肠已有坏死,同时病人有较严重的心脏病,给治疗带来更多的风险。虽然,当代多主张采用积极的放射介入或手术治疗,但总的效果仍不佳。

在对病人一般情况及心脏情况予以诊断及处理后,即进行选择性动脉造影,如发现有栓塞及血管痉挛时,可经动脉导管灌注罂粟碱,也可灌注溶栓药如尿激酶、链激酶以溶解栓子,有报道应用经皮血管腔内气囊成形术者,但效果都不肯定,仅有少数早期病人经治疗后可获得疗效,这些治疗方法虽有发展的前景,但当前仍是以手术治疗为主,特别是病人已出现腹膜刺激症状时则更不宜等待。剖腹探查发现栓塞位于一个分支或主干的远端,肠管缺血的范围不大,并已出现坏死现象时,则可进行部分肠切除吻合术。

如果动脉主干已栓塞,累及全部小肠及右半结肠,肠管虽有充血但未肯定已坏死时,应立即将主干游离切开取栓并清除远端血凝块。如为血栓形成则需要做血管内膜切除术,清除血栓直至上下段均有血液通畅地流出,动脉切开部以自体静脉做片状移植修补。如栓塞段甚长,取栓后仍无血液流出或不畅,则可应用自体大隐静脉做腹主动脉或髂动脉与栓塞以下通畅的肠系膜血管之间进行搭桥手术。在进行血管手术前应从静脉给予肝素以防闭塞部远端血管有血栓形成,同时在手术时可在肠系膜上动脉主干周围直接在闭塞部下方的动脉内直接注入血管扩张药,以解除已存在的血管痉挛。

经探查后,肠系膜上动脉主干阻塞,且累及的肠管已坏死,范围虽大也只能将坏死肠切除,吻合剩余肠恢复胃肠道的通畅,切除缘必须保证血供良好,以免术后发生肠瘘。术后按短肠综合给予积极治疗。

为了解血液恢复后肠襻的活力,除观察肠管颜色、蠕动及肠系膜缘动脉搏动外,还可用荧光探测局部有无血液循环。从周围静脉内注射 1g 荧光素钠后,于暗室中通过紫外线光观察肠管,局部如发黄色荧光则有血循环存在,肠管有活力。应用多普勒超声测定肠系膜血管也是一种常用的方法,其他尚有肠肌的肌电测定,^{99m}Tc 标记白蛋白检测,肠管表面氧检测,一级红外线体积描记图等,但均需有特殊设备与时间。当不能完全肯定肠是否仍有活力,需将远近段肠管提出腹外造瘘,也可将肠管纳入腹腔关闭,术后供氧纠正血浆容量,应用强心药提高心排血量,从选择性肠系膜上动脉导管灌注血管活性药物,以扩张血管增加血流量,并在术后 24～36h 再次剖腹观察肠管情况,当可确定肠管是否存活。再次剖腹应决定于第 1 次手术结束时而不是在术后再作考虑,术后疼痛、压痛与肠麻痹将掩盖肠坏死的表现。因此,当再次剖腹一经决定必须按时实行,以确保及时处理已坏死的肠管,增加病人的安全性。

急性肠栓塞病人术后的监测、治疗甚为重要,尿量、中心静脉压、肺动脉楔压、动脉血气分析,水、电解质等的测定如有异常均需及时加以纠正,预防心力衰竭的发生。手术前后需应用合适的抗生素防治感染。如原已置有动脉导管者可经导管继续给予抗凝药与血管扩张药,并在24h后造影观察血管是否通畅。在未放置导管者,术后宜立即给予肝素以防再发生栓子与肠系膜血管术后栓塞。也有学者不赞成用肝素以防肠管出血而应用低分子右旋糖酐。这类病人术后宜较长时间应用华法林以减少再次发生栓子。

急性肠系膜上动脉闭塞的预后较差,病死率在85%左右,栓塞病人为75%～80%,而血栓形成病人为96%～100%。积极的放射介入与外科治疗可改善预后,再次剖腹观察对减少这类病人的术后死亡率与并发症发生率有着积极意义。短肠综合征,再栓塞,肠外瘘,胃肠道出血,局限性狭窄是术后可发生的并发症。

二、非闭塞性急性肠缺血

在急性肠缺血病人中,有20%～30%的动脉或静脉主干上未发现有明显的阻塞,也有报道比例数可达50%。

【病因与病理】

产生非闭塞性急性肠缺血的病因是一些间接引起广泛血管收缩的因素,心肌梗死、充血性心力衰竭、心律不齐、主动脉瓣闭锁不全,肝、肾疾病,休克,利尿引起的血液浓缩等都是潜在的诱因,可导致心排血量下降、低血容量、低血压,使肠管处于一种低灌压及低灌流状态。洋地黄是常用以治疗心脏疾患的药物,它可直接对肠系膜上动脉的平滑肌产生作用引起血管收缩,虽然内脏血管收缩通常是一种重要的生理代偿机制,但过度代偿会导致持久地血管收缩,甚至原有的刺激因素已经消除,血管收缩仍然存在。当血管内流体静力压小于血管壁的张力时,血管即塌陷,黏膜下层形成短路,绒毛顶部出现缺氧、坏死,继而累及黏膜及肠壁的深层。当前认为肾素-血管紧张素轴与血管加压素以及再灌注损伤是非闭塞性急性肠缺血的重要病理生理改变。

非闭塞性肠缺血的肉眼和显微镜所见与急性肠系膜动脉阻塞相似,但它的病变更为广泛,可累及整个结肠与小肠。然而有时缺血可呈片状或节段样。肠黏膜有广泛出血性坏死伴溃疡形成,黏膜下层血管内有大量红细胞沉积。

【诊断】

1.症状与体征　非闭塞性肠缺血的病人几乎全部发生在导致低血流、低灌注的疾病,如充血性心力衰竭、心肌梗死等其中的一种情况。临床表现与急性肠系膜上动脉闭塞相似,只是过程较缓慢,这类病人出现严重腹部不适、乏力,早期腹部检查结果与病人主诉的严重度不相符。当肠坏死发生后,腹部刺激症状甚为明显,伴有呕吐、休克,常有腹泻及血便,75%的病人有白细胞计数增加,常有血液浓缩。

2.影像学检查　当这类存在着潜在诱因病人出现剧烈腹痛,腹部体征又不相符时,应考虑到有这一可能性。腹部X线平片仅能显示有肠麻痹。选择性造影是主要的诊断措施,肠系膜上动脉主干没有闭塞,而在中小分支中可能有散在的节段性狭窄,只表现有动脉硬化存在,在排除急性肠系膜动脉闭塞后可诊断本病。

【治疗】

治疗非闭塞性肠缺血的同时应找出诱因,对引起肠血管收缩的原因如充血性心力衰竭、心律不齐等加以处理,选择肠系膜上动脉造影甚为重要,不但可明确诊断,也是药物治疗的一个重要途径。在动脉主干为闭塞的情况下可以灌注罂粟碱、妥拉唑啉、胰高血糖素、前列腺素 I_2 等血管扩张药,是否需用抗凝药尚无定论。Boley 提出一次注射妥拉唑啉 25mg 后,接着用罂粟碱 $30\sim60$mg/h,能有较好的效果。经过非手术治疗后症状有好转时,可再次造影观察肠循环的情况,如循环有改变可继续进行药物治疗。在应用血管扩张药的同时,有作者建议加用持续硬脊膜外阻滞麻醉,以改善肠系膜血循环。还得重视对再灌注损伤的治疗,胃肠减压、输氧与抗生素也都是重要的辅助治疗措施。由于治疗较晚,诊断也不易确定,多数情况下,非手术治疗后腹部体征未能消失,仍须进行手术探查。手术探查的重点是坏死的肠管,肠系膜动脉搏动可触及,但小肠、结肠以致胃部可能有片状的坏死区,切除往往无法进行,局部在一段肠管的坏死可进行切除吻合,术后继续用肠系膜上动脉插管输注血管扩张药物,并重复造影以了解肠循环的情况,术时对切除端的活力有怀疑者,应考虑 $24\sim36$h 后再次剖腹探查。

由于本病是在严重的原发基础上发生的,发生后治疗又难以及时,并发症多,病死率可高达 $80\%\sim90\%$,积极重视低血流状态的发生与处理是预防本病的基础。

三、肠系膜上静脉血栓形成

肠系膜上静脉血栓形成于 1935 年为 Warren 等首先描述,其后逐渐被认识,大都为急性血栓形成,占急性肠缺血的 $3\%\sim7\%$。

【病因与病理】

急性肠系膜上静脉血栓形成有些是原因不明的,但多数是继发于其他一些疾病,最常见的是血液凝血病如真性红细胞增多症、抗凝血酶Ⅲ缺乏、C 蛋白缺乏、镰形细胞病等,这类病人也常有其他部位静脉血栓形成。腹腔内感染、肝门静脉高压、钝性创伤或手术创伤、肾移植、脾切除等也都是其诱因,口服避孕药而引起静脉血栓形成的可能性也应引起重视。

静脉血栓通常是累及肠系膜静脉的分支与造成节段性肠缺血,但有可能血栓逐渐蔓延至肠系膜上静脉导致广泛系膜缺血。静脉血栓形成早期的病理改变为肠壁明显水肿、充血与黏膜下出血,肠腔内有血性液体,肠系膜也有充血水肿,腹腔内脏有血性渗出液,肠坏死的发展速度较急性动脉栓塞为缓慢。静脉血栓形成后,静脉反流滞留,可引起动脉痉挛与血栓形成,难以确定血栓形成原发在静脉还是动脉。

【诊断】

1.症状与体征　静脉血栓形成的症状为逐渐加重的腹部不适,腹胀、食欲缺乏与大便习惯改变,这些症状可持续 $1\sim2$ 周,然后突发剧烈腹痛、呕吐,约 1/5 的病人可能有腹泻与血便,血便较动脉闭塞为多见。腹部检查可见腹胀、有压痛及肌紧张,也可有腹水。早期有肠鸣音活跃,以后肠鸣音减弱或消失。

2.辅助检查　白细胞计数增高并有血浓缩的现象。X 线腹部平片可见肠胀气,肠壁增厚及腹腔内积液的征象。腹腔穿刺可抽得血性液体。腹部超声波检查、CT 扫描、选择性肠系膜上动脉造影、核素扫描等虽可从各方面提供一些诊断依据,但最终还待手术探查确定。

【治疗】

结合病史及其他表现提示为本病后,即应积极进行准备及早手术,静脉血栓形成往往累及分支,因此坏死可能仅及一段肠管,但血栓有蔓延的可能,术后发生瘘的机会亦多,因此实施静脉切开取栓术的可能性极小。静脉切除的范围应广一些,包括含有静脉血栓的全部系膜。

术后易再有血栓形成,应进行抗凝治疗 3 个月。肠系膜静脉血栓形成经手术及抗凝治疗后,预后较动脉栓塞为好,病死率在 20% 左右。

四、慢性肠系膜血管闭塞缺血

【病理】

动脉粥样硬化,管腔逐渐狭窄以致闭塞是慢性肠系膜血管闭塞的主要病因,有作者称之为肠绞痛或腹绞痛。虽然肠系膜动脉硬化在老年病人较常见,但发生慢性肠系膜血管闭塞症状者却不多,更不致发生肠坏死,主要是由于腹腔内脏有 3 条供应动脉,即腹腔、肠系膜上及肠系膜下动脉,互相之间有侧支循环形成。但如动脉硬化累及的范围较广,2～3 支均有病变时,将有血供应量不足,影响了胃肠道的消化功能而出现症状。内脏动脉有纤维肌层增生,腹部创伤或腹主动脉瘤累及腹腔、肠系膜动脉也可以产生慢性"肠绞痛",但甚为罕见。

【诊断】

1.症状与体征　本病多发生在中、老年人,并常伴有冠状动脉硬化、脑血管硬化、周围动脉闭塞疾病和主动脉瘤等。进食后出现弥漫性腹部绞痛,是肠绞痛的主要症状,餐后 15～30min 出现,2～3h 达到高峰,后逐渐消退,可向背部放射。腹痛的严重程度和时间长短与进食的量有关。有时仅有饱胀或钝痛,有时则为剧烈绞痛伴恶心呕吐,症状呈进行性加重,发作日益频繁,病人因此而改变食物的种类,减少进食量,甚至出现恐食症不敢进食,尚可有肠胀气,便秘或腹泻,粪便量多且呈泡沫状,含有大量气体与脂肪。病人体重有明显下降,平均在 10kg 以上,常被疑有恶性肿瘤。症状持续数月或数年后病人可能发生急性肠系膜血栓形成和肠梗死,有作者认为 1/4 的急性肠梗死发生在慢性肠动脉闭塞的基础上。但慢性肠血管闭塞的病人将有多少发生闭塞则无法统计。

2.辅助检查　除营养不良外,体检和化验检查并无特殊点,虽在 60%～90% 的病人上腹部可听到收缩期杂音,但无特异性,有时在正常人也可听到。腹部 X 线平片和钡剂造影、内镜检查、腹部超声检查与 CT 检查等对本病有特殊的诊断意义,但亦应与溃疡病、胆囊炎、胰腺炎、癌以及腹膜后肿瘤相鉴别。动脉造影是诊断本病的一项重要的检查,先进行腹主动脉造影,并应强调照侧位像一边观察位置向前的腹腔和肠系膜上动脉的出口处,后再分别进行腹腔动脉、肠系膜上动脉与肠系膜下动脉选择性动脉造影,以观察腹内 3 根主要动脉的硬化与侧支循环的情况,一般有 2 支动脉受累而侧支循环建立不多则将产生症状,但应注意的是动脉造影有诱发急性闭塞的可能,造影前后应加以预防,纠正血浓缩,给予血管扩张及 1～2 次常用剂量的抗凝药等。

【治疗】

症状轻的病人可以试用非手术治疗,给予血管扩张药物,静脉滴注低分子右旋糖酐,防止血浓缩,采取少量多次进餐,从静脉补充部分营养等。但如发现腹腔动脉或肠系膜动脉出口处有明显狭窄变化。病人一般情况较好时,应积极考虑手术治疗。因为手术不仅能解除肠绞痛,而且还可避免以后发生急性肠梗死的比例,但多数学者仍赞成先进行血管重建术,因急性肠梗死的治疗效果不佳。

血管重建手术可分为三类:①血管内膜剥脱术;②将肠系膜血管狭窄段切除,然后将该动脉植入腹主动脉;③应用自体静脉或人造血管跨越狭窄段行搭桥手术。三类手术中以第三类应用较多,手术操作较方便,效果亦较好,如肠系膜上动脉出口处有狭窄,可在肠系膜上动脉与腹主动脉间搭桥,为解决腹腔动脉开口处狭窄,可在脾动脉或肝动脉与腹主动脉间搭桥,或者将脾动脉游离后与腹主动脉壁做端侧吻合术。

(吴纯东)

第四节　小肠憩室病

小肠憩室疾病并不多见,根据憩室壁的组织解剖可分为真性与假性憩室,前者为小肠壁呈全层突出,而假性憩室不含肌层。也可分为先天性(如 Meckel 憩室)与获得性,获得性可分为原发性与继发性。原发性为肠黏膜从肠壁的软弱处疝出,继发性憩室多因邻近组织炎症牵扯所致,如十二指肠溃疡或胆囊炎引起十二指肠第一段的憩室。

小肠憩室中以十二指肠憩室最多,在胃肠道钡剂检查中,发现率可达 3%～7%,空肠、回肠憩室的发生率为 1%～3%,回肠段的 Meckel 憩室为 1%～2.5%。

一、空肠、回肠憩室

空肠、回肠憩室较少见,但空肠憩室较回肠憩室为多,且 2/3 为多发,以 60～70 岁男性为多。

【病理】

憩室壁多是肌层缺如,只含黏膜层及黏膜下层,且多见于老年人,故此病很可能为获得性而非先天性疾病,但发病原因尚不清楚,推测是由于肠腔内压力将黏膜层或黏膜下层推出而形成,也可能由于肠运动功能不协调所致。憩室一般发生在小肠的系膜缘,小血管穿通肠壁的肌层部位,1～25cm 直径不等,表现为囊性膨胀。

【诊断】

1.症状与体征　空、回肠憩室一般无症状,即使有些食欲缺乏、饭后上腹不适等表现也无特异性,只是在出现并发症时始引起病人的重视,其并发症如下。①憩室炎:当憩室较大,尤其是开口较窄,食物进入腔内而不易被排出,甚至有异物或肠石存留则可引起炎症,病人感有腹部定点疼痛,偶有腹泻发生。②憩室穿孔:憩室炎严重时可产生憩室壁穿孔出现腹膜炎、腹腔脓肿,也可继发肠外瘘或内瘘。③肠梗阻:因憩室周围炎粘连,肠扭转或套叠,或胀大的憩室压迫肠管而引起。④消化道出血:由憩室炎出现肠黏膜溃疡出血,多次反复发生,有时难以与其他原因引起的消化道出血鉴别。⑤盲襻综合征:由于憩室较大而出口较窄,其内可发生慢性细菌感染,继有吸收不良、维生素 B_{12} 缺乏等盲襻症状。

2.影像学检查　巨大的憩室或多发的憩室可经钡剂胃肠道检查而发生,甚至腹部平片亦可发现有散在的含气囊袋或有气液面的囊状。在有消化道出血症状时,选择性肠系膜动脉造影或 ECT 检查可显示病变所在。

【治疗】

无明显并发症症状的空回肠憩室一般不进行治疗,因其他手术时发现大的憩室可考虑手术切除,对多发、小的憩室可不作处理,对有症状的憩室多将含有憩室部分的小肠切除,对巨大的单发憩室也可以单纯憩室切除。如为多发散在的憩室,可将含有病变的部分小肠切除。病变范围甚广时,大量小肠切除将影响病人的营养吸收时,可仅将有并发症的部分切除。

二、Meckel 憩室

Meckel 憩室是先天性真性憩室中最常见的一种,在胚胎发育的早期,卵黄管位于中原肠与卵黄囊之间,其后逐渐萎缩成纤维索条,最终从肠壁脱落被吸收。退化不完全,则可遗留肠与脐瘘,肠端已闭塞而脐端开放的脐窦或肠与脐的纤维索带,如肠端未闭塞则成为 Meckel 憩室,是这些先天性畸形中最多的一种。

【病理】

Meckel 憩室通常位于回肠末端 200cm 以内,但多数在 10～100cm 处,呈指状或囊状,长 1～20cm,多数为 5cm 左右,基底开口于肠系膜缘对侧,不同于空肠憩室开口于系膜缘,且具有独自的血液供应,在少数病人尚可有纤维索条自憩室尖端连接于脐部或腹后壁。另一不同点是 Meckel 憩室内可有异位组织,以胃黏膜组织多见,也可有胰腺,十二指肠或结肠黏膜组织,而在空肠憩室中也有异位组织存在。异位组织可导致溃疡、出血而出现症状。

【诊断及诊断风险防范】

1.症状与体征　Meckel 憩室的发现率虽可为 1.0%～2.5%,但有症状者仅占其中的 4%,且多发生在 10 岁以下儿童,30 岁以后很少再发生症状。Meckel 憩室常因有并发症而产生症状。

(1)出血:由于异位胃黏膜的存在可产生消化性溃疡,并因此而出血,表现为反复大量下消化道出血,占 Meckel 憩室并发症的 50%。钡剂上胃肠道检查或钡灌肠,纤维胃、十二指肠、结肠镜检查都难以明确诊断但能排除胃、十二指肠或结肠的病变。肠系膜上动脉选择性造影或 ^{99m}Tc 核扫描有助于诊断。

(2)肠梗阻:细长的憩室可环绕肠管形成结扣,或纤维索条压迫肠管而产生急性肠梗阻,且多数绞窄性。由于存在着憩室,也可以引起肠套叠,更为罕见的憩室进入腹股沟疝囊中形成 Littre 疝。肠梗阻在 Meckel 憩室并发症发生率中占 25%。

(3)憩室炎:是发生率次于出血、肠梗阻的并发症,约占 20%,多发生在开口窄且体较长的憩室,内容物引流不畅而有慢性炎症与狭窄,出现慢性右下腹痛的症状。急性憩室炎可引起坏死及穿孔,不论急性或慢性憩室的症状与体征都类似急性或慢性阑尾炎,剖腹探查前都难以确诊。

(4)由于憩室呈囊状,基底部又较窄,可以发生自身性扭转而引起急性腹痛,也可以发生坏死而有腹膜炎症状。

(5)偶尔见憩室部发生脂肪瘤、平滑肌瘤、神经纤维瘤等良性肿瘤或类癌、平滑肌肉瘤等恶性肿瘤。

2.辅助检查　Meckel 憩室的症状与体征随各类并发症而异,一般的辅助性检查又难以明确诊断,故多数病人在剖腹探查时始能确诊。

【治疗】

如经检查证实病人的症状是由憩室引起。则应行憩室切除术。当因诊断不明行剖腹探查而发现是憩室引起,也应行憩室切除术,由于有症状的憩室多达 60% 伴有异位组织。对手术切除的范围应加选择,如条件允许,许多学者赞成将有憩室的一段回肠切除,行对端吻合,以切除存在的异位组织,如能明确无异位组织或是已被包含在切除范围内,亦可行单纯的憩室切除术。

由于憩室炎的症状与阑尾炎相似,因而在行阑尾切除术时,发现阑尾的病变与病人表现的急性症状不相符时应检查末端回肠 100cm,以除外急性憩室炎。若为慢性阑尾炎行阑尾切除时则应常规检查末端回肠。

为其他疾病行剖腹探查时,如发现有梅克尔憩室,虽无症状,在病人条件允许的情况下,也应将憩室切除,以免日后发生并发症。

(陈廷虎)

第五节　盲襻综合征

本病是由于肠道因不同原因存在着盲襻致肠道内容物长期淤滞和细菌过度繁殖而引起,故称之为盲襻综合征,或小肠襻淤滞综合征。

【病因和病理生理】

正常情况下,小肠内容物不断地自近端向远端流动,且有胃酸,肠黏膜能分泌免疫球蛋白以及回盲瓣防止结肠内容物的逆流,细菌不致过度繁殖。但有肠狭窄、肠憩室、内瘘或因手术造成盲襻或盲袋,如末端回肠与横结肠做侧侧吻合后所形成的升结肠盲襻,或小肠短路后的盲襻。胃空肠吻合术后输入襻过长形成滞留,克罗恩病与肠结核发生的狭窄或肠瘘、小肠憩室以及假性肠梗阻等都可因肠内容物淤滞而有细菌繁殖。在繁殖的细菌中,主要是厌氧菌,其他尚有大肠埃希菌、产气杆菌、副大肠埃希菌、变形杆菌、肠链球菌和粪链球菌等,会影响维生素 B_{12} 的吸收,其机制尚不很清楚,有认为维生素 B_{12} 在与内因子结合的前后,均能吸附于肠菌的表面,然后被肠菌摄取、利用。此外肠菌毒素可以抑制肠壁对维生素 B_{12} 的吸收以及破坏已被吸取的维生素 B_{12},引起维生素 B_{12} 缺乏和巨细胞性贫血。小肠内细菌多,将水解结合胆盐为游离胆盐,肠腔内结合胆盐减少,长链脂肪酸和脂溶性维生素的吸收受到影响,导致脂肪泻。这些肠菌均含有某些蛋白酶,使刷状缘膜内的酶失去活性,影响肠道对营养物质的吸收。肠菌还可使脂肪酸羟化成羟化脂肪酸而不被机体吸收,且损伤肠上皮而影响水、钠的吸收,引起水样泻。肠腔内容物滞留,细菌繁殖过多,其产生的内毒素被吸收可致内毒素血症,肠腔内容物滞留也可损伤上皮,出现肠黏膜糜烂和出血,慢性失血又可引起缺铁性贫血,黏膜糜烂严重的甚至发生肠穿孔和肠瘘。

【诊断】

临床表现主要有三方面。

1.吸收不良引起　由于有维生素 B_{12}、脂肪以及其他营养物质的吸收不良而有贫血、慢性腹泻、脂肪泻、体重丢失和营养不良。因肠道内未吸收的脂肪与钙结合而影响钙的吸收,发生低钙血症。

2.部分肠梗阻症状　由于有盲襻或盲袋,肠内容物在这些部分长期滞留或形成循环,引起腹痛、腹胀、肠型、肠鸣音亢进甚至呕吐,但仍有大便且次数增多,腹部症状可仅表现在腹部的一侧。经进食,待肠内容物滞留的情况减轻后,症状可以改善,但进食时,症状又重复,病人因此而少进食,加重了营养不良。

3.并发症的表现　因肠黏膜损害而有炎症、出血或破溃,形成局限性脓肿或肠瘘。也可因肠道内细菌过多而出现内毒素症状,高热、寒战以及代谢性酸中毒等。

根据病史尤其是手术史,可以得出正确的诊断,细致的全消化道钡剂检查对诊断甚有帮助,能够显示出盲襻或盲袋的存在。

【治疗】

当诊断明确后,可先进行非手术治疗,先纠正水、电解质酸碱失衡,改口服饮食为要素膳食,以减少食物的容量与肠内容物的滞留,既能改变营养状态,也能改善症状。盲襻症状严重者可应用肠外营养,使肠腔内滞留的内容物完全排空,同时给予口服肠道抗菌药物,如氨基糖苷类(如庆大霉素)、头孢菌素(如头孢达新)、甲硝唑(灭滴灵)等。

巨大憩室或回肠横结肠侧侧吻合后的盲袋或盲襻,可行手术治疗,去除盲袋或盲襻,能获良好效果。

很多盲襻综合征是由于手术所造成。因此,在行肠道手术时应考虑到这一后遗症的结果,尽量不造成盲袋或盲襻。

（徐　波）

第六节　短肠综合征

【病因】

短肠综合征是指因肠道被大量切除而出现的吸收障碍综合征,主要表现是严重腹泻、体重下降和营养不良。19 世纪已认识此病,当时此病死亡率极高,直到 20 世纪 70 年代后期,全胃肠外营养成功应用于临床,大多数患者能借此成功度过术后早期严重脱水和电解质紊乱,短肠综合征的预后才得以改善,但短肠综合征的预后仍不乐观,获得长期存活的患者仍有较多最终死于肠外营养的并发症。短肠综合征首先要明确的问题是患者残留多少肠道可定性为短肠综合征,但目前恰恰在这一根本问题上学术界仍有争议,这是因为随着科技的发展,特别是胃肠外营养的成功实施,短肠综合征的救治成功率已大为提高,确有残留极短小肠(甚至全小肠缺失)的病例在治疗后得到康复的报道,由此有作者提出以残留小肠不少于 $1cm/kg$ 体重或小肠残留长度不少于 $60cm$ 作为肠功能代偿的最低标准,必须指出,这个长度标准是针对肠功能代偿能力的,而不是短肠综合征的诊断标准,两者不应混淆,从普遍意义上,目前仍主张以残留小肠长度为标准,即残留小肠长度应该超过 $100cm$,否则就可能发生不同程度的消化吸收功能障碍,故而在临床上,只要病情允许,应该尽量地多保留小肠,严格限制小肠切除的范围。

除小肠长度之外,短肠综合征严重程度及其代偿能力还有许多影响因素,包括原发病情况、丢失的是空肠还是回肠、是否保留回盲瓣和结肠以及患者年龄等。在克罗恩病、放射性肠炎患者残留的小肠内,肯定存在不同程度的相关病理改变,显然会直接影响肠功能,此时只有残留更多小肠才不至于发生肠功能不良。回肠被切除后的代偿比空肠更为困难,此时肝肠循环遭到破坏,丢失大量胆盐、脂肪及维生素 B_{12} 的吸收也发生障碍。回盲瓣及结肠的完整性是短肠综合征预后的重要影响因素,有研究报道了 71 例短肠综合征患者,随访 5 年的结果显示,凡是保存了完整结肠及回盲瓣,残留空肠长度只要不短于 $50cm$,患者最终都能摆脱肠外营养,而如果同时缺失了右半结肠,则即使残留小肠长度超过 $50cm$(短于 $100cm$)的患者往往难以代偿而需依赖长期的胃肠外营养支持。此外,年龄越小,肠功能的代偿能力越强,有报道回盲瓣完整的短肠综合征患者,即使残留小肠不足 $15cm$ 的小儿仍然可能代偿适应。

短肠综合征的出现都是因为各种原因行手术切除大量肠道所致,这些原因包括肠系膜血管栓塞、克罗恩病、广泛放射性肠炎、小肠恶性肿瘤、广泛腹部损伤、多处肠外瘘、肠扭转、绞窄性腹内疝、腹膜后恶性肿瘤、医源性损伤,在婴幼儿多因为坏死性肠炎、中肠扭转、先天性小肠闭塞等而切除大量肠道。

【病理生理】

短肠综合征的病理生理改变在多部经典专著中已有详述,总结起来有以下几点需要尤其注意。

1.了解空肠和回肠在食物消化吸收过程中的作用,这对临床有重要指导作用。一般来说,水和电解质、糖类、蛋白质、脂肪及维生素等在空、回肠均可被吸收,但铁、钙主要在近端小肠被吸收,胆盐、胆固醇、维生素 B_{12} 等只在回肠被吸收,因此相应肠段被切除后应注意进行外源性补充,尤其是远端小肠被广泛切除后,患者易出现贫血及再手术时术中渗血,有部分原因是维生素 B_{12} 和维生素 K 缺乏,术前应注意给予纠正。食物通过空肠的速度较回肠快,故蛋白质和脂肪在回肠吸收更完全,所以回肠切除后产生的营养障碍较空肠重,另外,大量胆盐丢失会导致脂肪泻,这会导致包括维生素 K 在内的脂溶性维生素吸收障碍。

2.充分了解回盲瓣及结肠的重要性。少数外科医师对回盲瓣及结肠的重要性认识不足,导致切除回盲瓣和结肠的决定下的相当轻率。回盲瓣在防止粪汁反流、防止肠内菌群紊乱、延缓肠内容物通过时间等方面有重要作用,同样,结肠也有延缓肠内容物通过时间、吸收水和电解质等作用。回盲瓣及结肠存在与否对于短肠综合征患者有重要意义,若回盲瓣及结肠存在,则残留 50～70cm 的小肠患者即有可能仅用肠内营养来维持营养,但若回盲瓣及结肠被切除,则小肠剩余长度需 110～150cm 才可仅用肠内营养来维持营养,这也要求手术医师要详细记录保留下来的肠段部位及长度。但结肠存在的患者应注意其泌尿系结石的出现情况,因为钙可与脂肪相结合,而短肠所致的脂肪泻导致钙丢失过多,草酸盐因不能与钙结合形成不溶物从粪便排除,故在结肠被大量吸收从尿液中排泄,易于在泌尿系统形成草酸盐结晶,进而形成泌尿系结石并影响肾功能。

3.肠内营养对于残留小肠的代偿具有重要意义。小肠的代偿必须要肠道内有食物与肠黏膜接触,这可能与肠激素的分泌和食物对肠黏膜的刺激有关。谷氨酰胺是肠黏膜上皮细胞的营养底物,是使氮从周围组织进入内脏的最主要载体,其对维持肠黏膜屏障具有重要意义,这些基础研究成果对于短肠综合征的治疗有重要指导意义。

短肠综合征应该说都与医源性操作有关,有部分患者因为原发病为保证其生命安全不得已切除大部分肠道,进而发展为短肠综合征,但还应看到,临床上仍有部分患者是因为手术医师的判断失误甚至是轻率操作致使其肠道被大部分切除,故对于短肠综合征的诊治风险在很大程度上是如何预防短肠综合征的发生。诚然,肠道的代偿能力较强,以致切除 50% 也不至于因吸收面积过少而出现症状,可能切除 75% 以上才会出现短肠综合征症状,但临床上肠道手术仍是最容易出现手术失控的领域之一,究其原因,术者在某些概念上认识不全,认为肠道容积大、功能代偿性强、重建可塑性大、手术操作不难,这导致的结果就是自创术式、手术随意性强、不计较手术切除量、不考虑手术创伤强度、不思考患者术后并发症、不顾及患者术后生活质量,所以胃肠道手术决策非常随意,手术切除肠道的指征过宽,进而导致肠道手术极易失控,因此,在临床上,术者需要严格遵守爱惜患者组织的原则,要爱惜患者肠道,对于是否切除肠道的决定,不能以"切"保安全,对于切除多少的决定,不能无原则的"多切",从而避免肠道被不合理切除。

对于短肠综合征的预防,临床上有不少情况值得我们重视。肠血管病变是短肠综合征的主要原发病之一,包括肠扭转和肠血管栓塞,对于肠血管病变需要强调的早诊断和早处理,因为肠道对缺血的耐受时间非常有限,一旦超过 8h 将难以逆转,故早诊断和早处理是对于肠血管病变预防发展为短肠综合征的关键,不过对于肠血管病变的早诊断在临床上仍有很大困难,较多患者表现的症状较重,但早期体征较轻,甚至腹部查体无阳性体征发现,仅能得出"腹痛待查"的印象诊断,这就需要临床医生在初次接诊患者时,保持高度警惕,对于症状体征"分离"的患者,仔细排查有无肠血管病变的可能。对于急性肠梗阻也是如此,对于完全性肠梗阻应该及早做外科处理,如果贻误手术时机,一旦病情发展为绞窄性肠梗阻,则可能导致大范围的肠坏死。

克罗恩病是短肠综合征的另一主要原发病,对于克罗恩病合并肠瘘或肠管狭窄须手术治疗时,应强调"不切除无外科指征并发症的肠段""切除的范围要适宜,距病变 5cm 即可",否则反复的手术切除终将导致短肠综合征的发生。

粘连成团的肠粘连,应该尽量做粘连的分离及肠排列术,不轻易做大段肠切除,以防止小肠过多的丢失,但临床上仍有部分患者有广泛致密肠粘连是难以分离的,超限手术最终会导致大部肠道被迫切除,此时需要承认有"剥不开的肠粘连",要知难而退,选择备用手术方案,须谨记患者获得最合理的治疗和最佳预后永远比勉强完成手术和术者保住面子更重要,有时术者懂得适时终止手术比勉强超限手术更需要魄力和勇气。腹部放射治疗时注意对小肠的保护,以避免发生肠壁组织的损害,只要没有肠坏死,手术时仍应保留已受损的小肠,肠管的放射性损害在数月后可望缓解,恢复部分肠功能。对于严重腹部外伤所致的多发肠破裂和弥漫性腹膜炎,急症处理时宁愿做多个肠造口、腹腔引流,以待二期消化道重建,也不做一期的广泛肠切除。如上所述,外科医师的临床处理是否恰当将直接关系到短肠综合征的发生与否,所以我们应该在临床中牢记"爱惜患者组织，爱惜患者每一寸肠道"这一原则，当病情严重而必须做大段小肠切除时，应在术中认真测量残留小肠长度（无张力情况下的系膜缘长度），作为评价患者预后的指标，应予准确记录。

【诊断】

症状与体征：短肠综合征的临床表现包括由肠道吸收面积不足导致的直接临床表现和相关的代谢并发症两部分。由肠道吸收面积不足导致的直接临床表现包括腹泻、脂肪泻、体重下降、脱水、电解质失衡、营养不良、贫血、低蛋白血症及维生素缺乏所引起的一系列症状，短肠综合征的症状轻重因切除肠管的范围、部位和残留肠管的吸收面积而异，个体差异较大。在临床上，常将其分为 3 个阶段。

1.第一阶段 术后 2 个月以内，亦常被称为急性期阶段，这一阶段因为术后腹腔内脏器的供血量发生极大变化，尤其肝门静脉血流减少，血流动力学不稳定，加之大手术后的打击及各种并发症，肠蠕动恢复后可出现严重水样泻，每日排便十数次至数十次，腹泻量每日可达 2L 以上，甚至可高达 10L，因为稀便中钾的浓度可达 20mmol/L，还包括其他电解质，患者可出现严重的电解质紊乱，在此阶段若水、电解质紊乱未能得到良好处理，患者可能出现死亡。由于肠内细菌或毒素经坏死或缺血肠壁进入门脉，又或门脉供血不足，患者可能出现一过性高胆红素血症或肝损害。

2.第二阶段 术后 2 个月到 2 年左右，亦称为肠代偿期阶段，患者经过剧烈腹泻、水和电解质紊乱及相应并发症后，残留肠道开始逐渐适应和耐受各种食物，通常 2 年内残留肠道的适应能力可达 90%～95%。根据患者残留肠道的情况，患者可能营养情况能得以维持或逐渐出现营养不良症状，如体重下降、肌肉萎缩、贫血、低蛋白血症及各种维生素和电解质缺乏的相关症状。此阶段患者的腹泻逐渐缓解，口服食物量逐渐增加。

3.第三阶段 术后 2 年以后，也称为肠代偿后期或完全代偿阶段，患者的营养及代谢基本稳定，此时可判断患者是否可经胃肠道维持营养，还是需终身部分或全部依赖肠外营养。此阶段患者的主要临床表现是营养不良、肠外营养所引起的并发症及一些代谢并发症，如肝功能损害、淤胆、泌尿系结石、骨质疏松等。

代谢并发症作为短肠综合征临床表现的一部分，在短肠综合征的第三阶段常表现较为突出，若处理及认识不当，也会给患者带来较大危害，现简述如下。

（1）泌尿系结石：其发生机制在前文已述及，其发生多为肾结石，严重时可发生双肾鹿角样结石，最终导致肾衰竭。草酸主要在结肠吸收，右半结肠切除的患者，草酸的吸收就不明显，患者的结肠越完整，草酸的吸收越多，泌尿系结石形成的风险越大，如果不加干预，短肠综合征患者可在病程的 3～5 年中发现泌尿系结石，一旦发生，很难根除。

（2）骨质疏松：如前所述，由于发生脂肪泻，大量钙以脂肪酸钙的形式丢失，因为脂肪吸收障碍，脂溶性维生素中的维生素 D 也不能有效吸收，进一步加重钙的利用障碍。由于缺乏钙和维生素 D，骨皮质分解，最终导致胃质疏松。

（3）贫血：主要是维生素 B_{12} 吸收障碍引起。维生素 B_{12} 在回肠末端吸收，小肠大部分切除特别是回肠大部切除术后，维生素 B_{12} 无法吸收，这一类型的贫血以巨幼红细胞贫血为主。在临床上患者在合并贫血的同时，还会出现腹泻加重的现象，纠正贫血后腹泻也可不治而愈。在一些腹部外科手术的患者，仅仅因为切除了大部分回肠，剩余小肠＞100cm，亦可出现因维生素 B_{12} 吸收障碍所致的贫血。

（4）高胃酸状态导致消化道出血和吸收障碍：约 1/3 的短肠综合征患者可出现胃酸高分泌状态。大量小肠切除后，胃的壁细胞增生和高胃泌素血症十分常见，尤其是近端空肠被大范围切除所致的短肠综合征患者。高胃酸状态干扰营养物质在肠道被吸收，并使腹泻加重，最危险的是导致全消化道弥漫性溃疡，引起消化道出血。

(5)胆囊结石:作为肠肝循环的一部分,结合胆红素完全在回肠吸收,当大段回肠切除或回肠短路时,这一循环即被打断,胆红素回吸收减少,使得胆汁中的胆固醇出现过饱和结晶,形成胆固醇结石,这在短肠综合征患者特别是长期依赖肠外营养的患者中十分常见。

(6)肝功能障碍:几乎所有依赖全肠外营养生存的短肠综合征患者最终会有肝功能障碍,原因则是多方面的,与大量小肠切除、全肠外营养长期使用和原发疾病有关。

(7)视觉障碍:维生素 A 是脂溶性维生素。在短肠综合征患者,伴随着脂肪吸收障碍,患者可以出现脂溶性维生素 A、维生素 D、维生素 E、维生素 K 的吸收障碍。维生素 A 的缺乏可导致患者视力减退并出现红视和绿视现象。

(8)脱发、皮炎和味觉障碍:短肠综合征患者在后期还可出现脱发、皮炎和味觉障碍,这是由于机体缺乏微量元素锌所致。

根据患者既往的手术史、手术记录以及患者的临床表现,短肠综合征的诊断并不困难,故本节不再单独就此进行讨论。

【治疗】

(一)治疗方式

短肠综合征的治疗可分为手术治疗和非手术治疗,在非手术治疗方面又可分为早期与后期两个阶段,后期含代偿期与代偿后期。早期的处理一般持续 4 周左右,主要是稳定患者的内稳态与提供营养支持,减少胃肠道的分泌、胆汁的刺激。处理着重在控制腹泻,应用组胺 2 受体拮抗药或是质子泵阻断药、离子交换药、肠蠕动抑制药以及生长抑素等,以减少胃肠液、胆汁等的分泌刺激胃肠道的蠕动。再就是补充液体、电解质以维持酸碱平衡和补充微量元素与维生素等,并开始给予肠外营养。这一阶段主要是防止大量胃肠液的丢失导致内稳态失衡,防止患者进入周围循环衰竭。在 20 世纪 70 年代以前,由于周围静脉输液常不能满足患者所需要的水、电解质和营养,而失去进一步过渡到肠道代偿的机会。20 世纪 70 年代以后,有经腔静脉置管输注营养、液体的方法,为短肠综合征患者赢得了肠代偿的时间,也避免了患者因水、电解质、酸碱紊乱而致周围循环衰竭。腔静脉置管在早期治疗中是一项重要的治疗措施,它不但能为患者提供肠外营养,而且是一条补充大量液体、电解质的通途,应视为短肠综合征早期治疗中的一项有价值的重要步骤。可以认为,肠外营养的应用改变了短肠综合征总的治疗效果。后期的处理主要是继续维持内稳态,设法维持患者的营养与促进肠功能代偿,改善肠吸收与消化功能。经早期治疗后,失代偿期过渡到代偿期与代偿后期,代偿期的时间随残留肠段的长度与机体代偿的能力而异,短者数月,长者可达 1～2 年。一般以 2 年为度,超过 2 年,肠代偿功能很少有能进一步改善者。

1.早期非手术治疗阶段的治疗包括以下几种。

(1)维持血流动力学稳定、纠正水、电解质紊乱:由于在术后早期患者体液丢失严重,所以动态监测异常重要,需要动态监测患者血压、脉搏、中心静脉压、血常规、血电解质、血气等指标,为临床治疗提供指导。术后 24～48h 应以晶体液的补充为主,需补充足够的水及电解质,并适当补充胶体,严重腹泻时还需注意锌的缺乏,并给予适当补充,15mg/d。对于肠造口的患者若有条件可行肠液回输,即将近端肠造口流出的肠液经简单过滤后再从远端肠造口灌入,以减少体液的丢失。

(2)抗消化道分泌:主要是应用生长抑素抑制胃肠道消化液的分泌。

(3)抗肠蠕动:在偶有排便次数增加的情况下,可应用洛哌丁胺(易蒙停),排便次数增加、时间持续时,可应用地芬诺酯(苯乙哌啶)或与含有阿托品的复方苯乙哌啶,现在很少用鸦片制剂。

(4)抑制胃酸治疗:常用甲氰米胍、雷尼替丁或法莫替丁等。

(5)营养治疗:术后 2～3d,当患者血流动力学和代谢状态稳定、电解质紊乱纠正后,就应开始全肠外营养支持。由于患者尚处于高代谢状态,营养需要量相差很大,因此应以能量测定结果作为营养支持的依据,氮的供给量可达 16g/d。多数短肠综合征患者需要接受相当长时间的肠外营养支持,但不合理的肠外营养配方或反复的中心静脉导管感染可在很短时间内诱发肝功能损害,使全肠外营养无法实施,因此在制定肠外营养配方时应尽可能选择并发症较小的配方,包括避免高热量、高糖,选择具有保肝作用的氨基酸配方,脂肪乳剂的使用量不宜过大,并采用中长链脂肪乳代替长链脂肪乳剂,以免加剧肝损害和免疫功能抑制。谷氨酰胺是肠黏膜特需的营养物质,在配制肠外营养液时应注意添加。

虽然肠外营养是短肠综合征患者在相当长时间内赖以生存的必要手段,但肠外营养不但费用昂贵,而且容易出现并发症,一旦出现并发症,轻则必须停用肠外营养,重则危及病人生命,因此,应尽可能使患者及早摆脱肠外营养。肠内营养不但价格低廉,而且能够避免长期肠外营养所带来的并发症,包括肝功能损害、反复的静脉导管感染和静脉通路缺乏等,并能够促进肠功能代偿,故应列为短肠综合征患者首选的营养支持方式。患者能否从全肠外营养过渡到肠内营养主要取决于残留肠管的长度和代偿程度,因此,应尽最大可能刺激肠道的代偿功能。有研究表明,肠内营养实施得越早,越能促进肠功能代偿,所以当患者水、电解质和酸碱平衡稳定,腹泻量降至 2L/d 以下,并保留有 30cm 以上的小肠时,即可口服少量等渗液体(如糖盐水),同时放置鼻饲管,开始肠内营养支持,在营养支持的同时,可以逐渐添加糖类与蛋白质混合食物。肠内营养需要量仍以能量测定结果为依据,从低容量、低浓度开始,循序渐进,逐渐提高输注速度和营养液浓度。一般从 1/4 浓度、1/4 量开始,逐渐增至全量,不可操之过急,否则容易加重腹泻。由于上述原因,在肠内营养早期,单纯肠内营养无法满足病人的营养需求,不足部分可从肠外途径进行补充。

(6)抗感染:术后早期可短时间应用广谱抗生素预防全身感染和肠道细菌易位。

2.晚期的非手术治疗手段包括以下几种:

(1)由肠外营养向肠内营养过渡:在晚期,肠道逐渐适应肠黏膜吸收面积明显减少所带来的变化,腹泻量明显减少,饮食量可以逐渐增加,营养与液体量不足的部分仍需从肠外途径补充,但要将糖类、蛋白质、必需脂肪酸、维生素、电解质、微量元素与液体由肠外供给逐渐改为从肠内途径供给,某些维生素与矿物质可改为肌内注射。食物摄入量必须根据残留小肠和结肠的长度、部位与活力情况加以调整。为提高患者对肠内营养的耐受性,可使用输液泵控制输注速度,同时注意加温,避免污染,添加止泻药如复方地芬诺酯(苯乙哌啶)和易蒙停通常可以控制腹泻的症状。短肽类肠内营养制剂不像整蛋白制剂需要肠道具有接近正常的消化吸收功能,但又较氨基酸单体制剂更具有刺激肠绒毛生长和代偿的作用,可为短肠综合征患者的首选。如患者保留有完整的结肠,则在饮食结构上应以低脂肪(占总热量30%)和高糖(占总热量50%～60%)为主,其中的中链三酰甘油可占脂肪总量的60%,过多的脂肪能刺激结肠黏膜分泌水和钠,加重腹泻,消耗钙离子,导致草酸盐肾结石和骨骼脱钙。但若患者没有保留结肠,则没必要限制脂肪的摄入。当肠内营养供给量超过每日所需热卡的一半时,可考虑逐步停用肠外营养。但部分患者最终仍不能依靠普通饮食满足营养需求,因此在口服普通饮食的同时仍需添加肠内营养,并以短肽制剂为主。肠内营养与普通饮食的比例视患者对普通饮食的消化吸收情况而定,如患者依靠普通饮食不能维持营养状况,则肠内营养的比例应适当增加。即使短肠综合征患者的吸收功能接近正常,但由于吸收面积减少,患者也往往需要服用比需要量多的营养物质才能满足营养摄入的需求。如患者不能耐受普通饮食和肠内营养,则必须依赖肠外营养维持生命。

(2)抑制胃酸治疗:在治疗晚期仍需要采用抗酸药(如 H_2 受体阻滞药或质子泵抑制药)抑制胃酸分泌,服药时间至少在半年以上。

(3)预防代谢并发症的出现:短肠综合征患者易患肾结石,应限制高草酸食品和脂肪的摄入,补充钙质。如上述措施仍不能降低尿中草酸盐浓度,应采取进一步措施,包括服用考来烯胺胺、口服补钙以及从肠外途径补充镁。为帮助脂肪吸收,可服用胆汁酸盐制剂。短肠综合征患者常合并有锌缺乏,出现皮炎、脱发和味觉障碍等症状,应注意补充。低血钙和维生素 D 吸收不良常导致骨质疏松和骨软化,治疗的关键是控制脂肪痢,减少钙从肠道的丧失,同时补充钙剂和维生素 D_3。对于已有明显骨质疏松的患者,可注射降钙素促进钙向骨骼沉积。大量回肠切除可造成维生素吸收不足。尤其是维生素 B_{12} 缺乏。表现为短肠手术术后数月至数年出现贫血,治疗措施为肌注维生素 B_{12},每 1～3 个月 1 次。其他维生素和微量元素的缺乏可通过口服维生素和微量元素制剂进行补充,并需定期监测。

(4)肠道抗生素的应用:对于切除了回盲瓣的患者,由于食糜通过小肠过快,不利于小肠的吸收,同时结肠内细菌进入小肠过度生长,并分解胆汁酸盐和脂肪酸,使肠道出现水肿、溃疡,胆酸分解,加重脂肪痢、腹泻和营养不良,患者可表现为粪便或放屁恶臭、腹部胀气、绞痛、腹泻、消化道出血或乳酸性酸中毒。为此可在每个月的前 5d 口服肠道不吸收抗生素进行治疗,必要时持续使用抗生素,为避免细菌耐药,可每 2～3 个月调整抗生素种类。

(二)治疗革新

自 20 世纪 70 年代后,短肠综合征的处理有显著的进步,可分为 4 个方面:①营养支持;②肠康复治疗;③手术治疗;④小肠移植。

1.营养支持　营养支持是短肠综合征的最主要、最基本的处理方法,其他的处理都是在此基础上添加,从发现短肠综合征开始,即需进行肠外营养支持,营养支持不但是为了维持营养,并且有促进肠黏膜增生代偿的作用。肠内营养对促进肠黏膜代偿的作用优于肠外营养,甚至在完全肠外营养支持时,肠黏膜有萎缩的现象。因此,及时给予肠内营养是处理短肠综合征不可缺少的措施。所谓及时是指肠失代偿期逐渐消退,肠液丢失量减少,或是能为药物所控制时即可在肠外营养支持的基础上开始给予肠内营养,具体的时机将随残留肠管的长度与代偿情况而定。总体来说,残留肠管较长者,失代偿期较短些。这一时机的掌握甚为重要,过早给予肠内营养将增加肠内容物的丢失量,不但无助于肠代偿,反而导致水、电解质、酸碱紊乱、蛋白质丢失,延缓肠代偿。过晚,延缓了肠黏膜细胞增殖功能的代偿。

肠内营养的给予,可从少量、等渗、易吸收的肠内营养制剂开始,再随患者适应、吸收的情况逐渐增加,通常是先给予结晶氨基酸或短肽制剂,等渗浓度,每小时 20ml 的速度,从鼻肠管持续滴入。鼻肠管滴入较口服或鼻胃管滴入为优,这样可以减少食物在胃内潴留、刺激胃液的分泌作用,持续滴入有利于吸收,还能减少推入法导致的肠蠕动加快。由于肠内营养给予的时间较长,当患者难以耐受长期放置鼻肠管的不适,可进行经皮内镜下胃置管造口(PEG)或经皮内镜下空肠置管造口(PEJ)。

在应用肠内营养时,患者可能有腹泻的现象,排便次数每天超过 3 次时定为腹泻,可加用抑制肠蠕动的药物。当患者能耐受肠内营养,而且营养状态在逐渐改善后,可逐渐减少肠外营养,直至全部应用肠内营养。待肠内营养能很好适应后,根据患者残留肠段的长度和代偿的情况,再在肠内营养的基础上增加日常口服营养,进高糖、高蛋白质、低脂肪(40:40:20)和低渣的膳食,并注意添加维生素、微量元素和补充电解质。由肠内营养过渡到日常饮食同样需循序渐进,肠内营养制剂逐渐减量,日常膳食逐渐增加,直至完全食用普通膳食,但不可急于求成。有些患者的消化、吸收功能代偿不完全,不能完全停用肠内营养制剂,而是以其中一种为主,另一种为辅,依据患者小肠代偿的情况而定。肠道代偿至能耐受肠道营养而不需肠外营养的时间大致是 3～6 个月,也可能需要更长的时间。如患者家属对肠代偿这一过程有较好的了解,并且能自我控制调节,将有利于代偿。反之,将使代偿延缓。有些患者由于不能自控,在代偿的过程中,可因饮食不当,又出现失代偿的现象,消化、吸收功能被扰乱,肠蠕动加快,排便次数增多,甚至出现失水的现象,治疗又得从新开始。如此反复,常使肠功能代偿难以完成。当然,残留小肠过短,无回盲部,肠代偿仅能到一定的程度的部分患者仍需依赖肠外营养以维持机体的需要。

2.肠康复治疗　为了促进肠功能代偿,使更多的患者摆脱肠外营养,1995 年 Byrne 等提出,在营养支持的基础上增用生长激素(重组人生长激素)、谷氨酰胺与膳食纤维。实验证明,生长激素能促进肠黏膜细胞的增长;谷氨酰胺是肠黏膜细胞等生长迅速细胞的主要能量物质,称之为组织特需营养;膳食纤维经肠内细菌酵解后,能产生乙酸、丙酸和丁酸等短链脂肪酸,丁酸不仅可提供能量,主要能促进结肠黏膜细胞生长。因此,这一组合可促进肠黏膜功能的代偿。Byrne 报道 47 例患者经过 1 个疗程(生长激素应用 3 周)后,40%的患者可以不需要肠外营养支持,40%的患者需要补充一部分肠外营养,但也有 20%的患者仍然需要以肠外营养为主,随访 1 年后,保持了良好的效果。报道一组 44 例短肠综合征患者行肠康复治疗的情况,在整个治疗过程中,以肠外营养与肠内营养同时进行,逐渐去除肠外营养,并取得满意的效果。其治疗方案是用重组人生长激素 0.05mg/(kg·d)应用 3 周,谷氨酰胺 0.6g/(kg·d)应用 3 周或更长一些时间,得出结论认为肠康复治疗的效果好于单纯的营养支持,并认为肠康复治疗应在肠代偿期的早期应用;年轻患者的效果较好;残留小肠较长而且保留有回盲部者效果较好;如有需要,肠康复治疗可以重复。

　　3.手术治疗　在肠外营养应用于短肠综合征以前,曾有作者设计用手术的方法来延长食糜在残留肠段通过的时间或是增长残留小肠的吸收面积或长度。因此,有多种手术方式试用于临床,如人工构建括约肌或瓣膜、间置反蠕动的肠段、间置结肠、构建肠圈襻和纵行切开小肠襻以延长肠段等,但均未能取得满意的效果。间置逆蠕动肠段是一种易行的手术方式,试用者较多。然而,这一方法显然不符合生理机制,其实质是人工造成的慢性肠梗阻,时间稍长,会造成上段肠段扩张,肠壁增厚,且有慢性炎症;而且食糜留的时间过长易诱发细菌繁殖,食糜腐败、发酵,从而产生毒素,导致患者产生一系列症状,如腹痛、腹胀、恶心、呕吐、低热等,并且有明显营养不良现象,甚至有骨骼脱钙、尿路结石、肝功能受损等现象,不得不再次手术将间置的逆蠕动肠段切除,但患者的机体已遭受损害,难以逆转。曾报道 6 例接受逆蠕动肠段间置的短肠综合征患者,因并发症严重而不得不再次手术,将逆蠕动肠段切除,不幸的是有 2 例因机体情况过差,无再手术的条件而死亡。因此,在无有效的手术方式出现以前,短肠综合征不宜用延长食糜通过时间等手术方式来治疗。

　　4.小肠移植　小肠移植理应是治疗短肠综合征的合理方式,但由于小肠移植具有:①排斥率高;②感染多而且重;③肠功能差而且恢复缓慢。故其成功率远远不及其他实质器官移植高。据国际小肠移植登记中心(ITR)的数据,截止至 2009 年 5 月 31 日,全球共有 73 个移植中心对 2061 例病人完成了 2291 次小肠移植,1184 例病人仍存活,其中 726 例病人拥有良好的移植肠功能并成功摆脱了肠外营养支持。在已完成的小肠移植中,单独小肠移植为 937 次、肝小肠联合移植 736 次、腹腔多器官簇移植为 500 次。可见小肠移植发展的速度远不及肾、肝等其他实质器官。但近年来小肠移植也有了较大的发展,尤其是新的免疫抑制方案的出现使部分大型移植中心的小肠移植效果得到较大改观,如 Pittsburgh 大学小肠移植中心,其患者和移植脏器的 1 年存活率分别达到了 92%和 89%,已经达到家庭肠外营养(HPN)治疗水平。在 2009 年 9 月第 11 届国际小肠移植会议又对肠衰竭的肠康复药物内科治疗、非移植外科手术治疗(残存小肠的延长、系列横断成形手术)和肠外营养导致肝病变风险评估进行充分讨论。会议认为肠衰竭治疗中心应包括非移植的肠康复治疗和小肠移植共同构成。目前,一方面根据美国目前的小肠移植适应证标准进入器官资源共享网络(UNOS)等待小肠移植的患者在等待期间的病死率远高于肾、心、肝、肺等其他大器官移植;另一方面,小肠移植疗效显著提高,小肠移植术后生活质量和价效比都要优于 HPN,而且术前病情状态稳定的患者移植疗效显著好于病情不稳定的患者,因此会议认为小肠移植的适应证应该适当放宽,肠衰竭治疗的天平开始由 HPN 向小肠移植倾斜,一旦患者不能摆脱 TPN 维持生存,就应尽早进行小肠移植,小肠移植也将最终从挽救生命的治疗措施发展为显著提高患者生活质量的治疗措施。器官移植的技术与免疫治疗方案在不断发展,小肠移植亦是如此,在继续发展的情况下,它将是那些代偿功能不完善短肠综合征患者的理想治疗措施。

(徐　波)

第七节　肠外瘘

【病因】

瘘在医学概念上是指非生理性通道,肠瘘则是指此非生理性通道的一端是连接肠道,另一端连接其他脏器或组织,或者直接通往体外,前者称为肠内瘘,后者称为肠外瘘。内瘘的病理生理改变、症状及治疗方法随所连通的脏器或组织而异,其间特性大于共性,而肠外瘘虽然根据其不同分型或分类各有特点,但仍有较多共性,可归为一类进行总结。

肠外瘘应该说是一种并发症,常继发于损伤、手术、炎症、感染等疾病或医疗操作,也有少数是属于先天畸形。在临床上,有时为了一定的治疗目的行肠道外置减压,或旷置远端,近端肠外置在腹腔外。一般来说,肠外瘘的病因大致有以下几个方面。

1.先天畸形　由于脐肠瘘(卵黄管未闭)可以在脐部形成肠外瘘,卵黄管肠端未闭而腹壁已闭则形成梅克尔憩室,先天性肠瘘为数极少。

2.手术　手术原因所致的肠外瘘是临床上肠外瘘形成的最主要成因,虽然严格地讲也是损伤造成的肠外瘘,但有其特点而且数量多,故单独列出。某医院曾总结该院收住的 661 例肠外瘘中,属手术后并发症的占 77.1%,多见于胃肠及胆道手术,肾、输尿管及妇产科手术也可并发肠外瘘,多是手术误伤所致。

3.损伤　肠损伤经初步处理后,后因感染或组织缺血,破损处经修补或吻合后再次破裂成瘘,或处理时有遗漏,占 13.3%;放射治疗后肠道损伤致瘘,可以发生在放疗后早期,也可在后期发生,占 2%。

4.肿瘤或炎症　肿瘤穿破成瘘多发生在结肠(1.2%),炎性病变如小肠克罗恩病、溃疡性结肠炎或白塞病也可溃破成瘘(1.2%)。肠结核与腹腔内一般化脓性感染也有引起肠壁坏死穿孔成瘘的可能。

【病理生理】

肠外瘘根据不同的标准有多种分类或分型,临床上常用的有:根据肠瘘发生部位分有十二指肠瘘、空肠瘘、回肠瘘、结肠瘘、直肠瘘等;根据距 Treitz 韧带的距离分为高位瘘(100cm 以内)和低位瘘;根据肠液流量分高流量瘘(空腹状态下肠液流出量>1000ml/24h)和低流量瘘;根据瘘口情况分管状瘘、唇状瘘和断端瘘;根据窦道情况分单纯瘘和复杂瘘等。

肠外瘘的病理生理改变主要是由于肠液溢出肠腔外而引起,除肠液含有的营养成分、电解质和水分外,还有细菌、消化酶等,这些导致了一系列的病理生理改变。

1.水、电解质和酸碱紊乱　这主要是因为肠外瘘患者有大量肠液丢失所致,在高位高流量瘘患者尤其要注意这一点;另一个原因是在处理肠外瘘患者时给予的补液量或临床营养不当,因医源性因素人为造成水、电解质和酸碱失衡,这更应该在临床工作中加以注意。

2.循环障碍　这主要是因为肠液大量丢失后未能得到有效补充,导致循环容量不足,甚至肾前性肾功能损害。在 20 世纪 70 年代前,内稳态失衡和循环障碍是肠外瘘患者死亡的主要原因,随着临床营养的进步,目前这两种病理改变只要临床医师加以注意,应该不难纠正。

3.感染　对于高位肠瘘其肠液中含有大量消化酶,一方面这些消化酶会腐蚀所流经的组织,为致病微生物感染创造条件,另一方面大量消化酶丢失会造成患者营养不良,免疫力降低,也为感染创造了条件。而低位肠瘘其漏出液中本身就包含大量细菌,故其早期就可出现感染表现。在肠瘘窦道形成前,如果漏出的肠液未能得到充分引流,则可能污染整个腹腔,形成弥漫性腹膜炎,若控制不当,甚至可发展为多脏器衰竭导致患者死亡。在高位肠瘘,由于消化液的腐蚀,有可能瘘口周围的血管被腐蚀破而引起出血,加重这一恶性循环,导致患者重要脏器缺血,增加患者死亡率。目前感染已经成为当前肠外瘘患者死亡的首要原因,医院报道的一组死亡病例中,有90%是因为感染引起。

4.营养不良 肠外瘘发生后,如无良好的临床营养支持,患者将在2~3周出现营养不良,具体还要视肠瘘的部位和流量而定。感染和营养不良两者相互影响,形成恶性循环,肠瘘患者属蛋白质能量不足型营养不良,既影响伤口愈合和脏器功能,也不利于感染的控制。

5.原发病的改变 一般肠外瘘发生时原发病已经得到治疗,但有的肠外瘘发生时原发病并未得到有效控制,肠外瘘的发生甚至加重了原发病的进展。

【临床表现】

肠外瘘的临床症状可以分为两个阶段。第一阶段是创伤、手术后早期或炎性肠病导致肠穿孔早期,肠内容物尚未溢出腹腔外,但肠液已经溢至腹腔,导致弥漫性或局限性腹膜炎表现,出现腹痛、发热、腹膜刺激征、肠鸣音减弱或消失等,经剖腹探查引流或腹壁切口感染破裂后,或者原有的腹腔引流管引出肠液后,肠外瘘患者将出现第二阶段症状。第二阶段症状随肠液流出量及腹腔感染程度,以及处理是否恰当有明显关系,轻者仅有少量肠液从瘘管流出,重者则上述的5种病理生理改变均可能出现,严重的可致患者死亡。一般来说肠外瘘的临床表现主要是以下几个方面。

1.瘘口局部的症状 由于漏出肠液的腐蚀作用,瘘口周围常常出现红肿糜烂,伴有强烈的疼痛,尤其是高位高流量肠瘘。在管状瘘时,由于肠液先会漏到腹腔,所以部分患者或有局限性腹腔感染或脓肿形成,在内瘘口和外瘘口间形成脓腔。

2.内稳态失衡 由于有大量肠液丢失,患者或出现水、电解质丧失的表现,最多见的低钾、低钠,尤其是高位高流量瘘,同时,患者还会出现酸碱失衡,酸中毒多于碱中毒,但在瘘口位置较高,胃液大量丢失的情况下碱中毒的可能性增加,或者感染中毒较重,患者呼吸增快,出现呼吸性碱中毒。

3.营养不良 在肠外瘘早期可能不明显,但随着病程进展,在感染、限食和消耗增加等原因作用下,营养不良若得不到良好干预,可能会发展到威胁患者生命的程度。

4.感染 肠外瘘发生后,若未得到充分引流或引流不彻底,患者会出现局限性或弥漫性腹膜炎,严重时会诱发多器官衰竭,直至死亡。目前,感染是肠外瘘的第1死亡原因,可占死亡患者的80%~90%。

5.多系统或多脏器衰竭 是肠外瘘最严重的后果之一。多脏器衰竭可能源于感染,也可能源于重度营养不良或免疫功能下降所致的全身感染、肺炎。在肠外瘘患者病程中还可见急性呼吸窘迫综合征、黄疸、应激性溃疡、胃肠道糜烂出血等,在最终的死亡患者中,表现有多脏器衰竭的患者约80%。

【诊断】

当有肠液从引流口或创口中流出时,肠外瘘的诊断很容易成立。但当瘘口较小、位置较深或炎症肠病所致的早期肠瘘时,肠外瘘的诊断会较为困难。临床上可出现创口经久不愈,或是愈后又破溃,或是出现腹膜后感染及全身中毒症状,而创面口仅有肉芽组织不健康或脓性分泌物增多的现象。为此,针对肠外瘘的一些影像学和实验室检查是非常必要的。

1.口服染料或碳末检查 这是早期临床常用的方法之一,但目前这一检查方式在临床已很少用到。

2.窦道造影 这是肠外瘘最有价值的检查方法之一。通过将造影剂从瘘口直接注入并连续拍摄X线平片,结合患者改变体位,可以清楚获得肠外瘘窦道长度、走行、中间是否有脓腔、是否有多条窦道、窦道内口在肠道的位置、远端肠道是否有梗阻、引流管位置是否合适等许多有价值的信息,所以该检查不仅在诊断方面有重要价值,在肠外瘘窦道评估方面也有积极意义,所以常需要多次反复进行。但有时由于窦道较细或位置较深,造影剂有时未必能进入肠腔,瘘口所在肠管也不能清晰显示。

3.全消化道造影 全消化道造影检查的目的是了解瘘口近端肠道及远端肠道的情况,了解整个消化道的情况,这一检查对治疗的价值高于对诊断的价值。

4.腹部CT检查 对于腹腔脓肿的定位有较大诊断意义,同时对于肠外瘘的原发病的诊断与评估也有较高价值。多数时建议患者口服稀释的造影剂(常用碘剂而不是钡剂)后再进行腹部CT检查,增加肠腔与腹腔的对比度,更有利于发现和评估病变部位。

5.实验室检查 需要动态观察患者血象、肝肾功能、电解质及酸碱平衡的变化,要定期评估患者的营养状况和免疫状况以及心肺功能等,以防发生其他脏器的损害。同时还要特别关注肠外瘘发生的原因及原发病的情况。

这里需要特别指出的是,通常的概念认为,腹部特别是胃肠手术后或创伤的患者有腹膜炎体征,在伤口或引流的位置出现胆汁样及粪样液体,即明确肠瘘,但在肠瘘发生的早期,腐蚀性的肠液自肠腔内流出至腹腔,只有积累至一定量后才从切口或引流管中流出,一旦肠液外漏至腹腔,即会刺激腹膜,同时毒素由腹膜迅速吸收入血,导致全身炎症反应综合征和急性呼吸窘迫综合征。有研究发现,急性呼吸窘迫综合征是肠瘘特别是高位肠瘘的最常见表现,因此,在任何腹部外科手术后患者出现腹膜炎症状、不明原因发热和急性呼吸窘迫综合征时,外科医生应考虑肠瘘的可能。

鉴于腹腔感染是肠瘘最常见的并发症,并有较高的致死率,所以在肠外瘘患者中判断感染的状况非常重要,有文献报道,25%～75%的肠瘘合并腹腔感染,当有下列症状和体征时,应考虑有腹腔感染存在:体温持续升高;心率增快;呼吸频率>20/min;有弥漫性腹膜炎或局限性腹膜炎;肠功能恢复后再次出现肛门排气排便停止,同时有腹痛、腹胀、肠鸣音减弱或消失;外周血白细胞计数极高,甚至出现未成熟粒细胞,或者外周血白细胞计数极低。对于具有上述一种或多种症状和体征的肠外瘘患者,应进行B超或CT检查,B超或CT检查对肠瘘患者是否存在腹腔感染,有决定性诊断意义,B超或CT还可以了解腹腔感染的程度,如脓肿数目、位置、大小等,对肠瘘并发腹腔感染的治疗提供有利的帮助,但B超常因腹内肠道胀气而影响检查结果。

【治疗】

根据其病理生理特点,肠外瘘有以下几个方面的治疗。

1.纠正内稳态失衡 发生肠外瘘,尤其是高流量瘘时,若处理不当或不及时,患者将很快出现内稳态失衡。此时需要在动态监测患者水电平衡的情况下,及时有效地给以补液治疗,当机体丢失体液成分较多,而且需要外周营养时,常常需要进行深静脉置管才能达到有效补液量。

2.控制感染 感染目前是肠外瘘患者的主要死因,故对于肠外瘘患者尤其要重视机体的感染情况,充分而全面地引流对于预防和治疗肠外瘘患者的重要性无论如何强调都不为过。在肠外瘘患者出现腹腔感染征象时,宜及时行剖腹探查术,清除腹内脓液及分泌物,并行充分引流,此时不宜同时行肠瘘确定性手术,因为在腹腔感染情况下,肠道常常有不同程度水肿等炎症反应,且常粘连严重,强行确定性手术常会再发肠外瘘,导致手术失败。若剖腹探查见感染范围大、程度重,且因肠道水肿导致关腹困难,可行腹腔开放术,即用无菌涤纶等缝于腹壁切口处,待腹腔感染控制后再行二次手术,但腹腔开放会导致更多的体液丢失,并增加或有加重腹腔感染的风险,故需要更为严格和仔细的监测和护理方可。

3.瘘口局部的处理 瘘口局部的处理好坏常直接或间接地影响疾病的进程,良好的瘘口局部处理可以减轻患者疼痛;减少周围组织的腐蚀、糜烂和出血;有利于控制局部感染;有利于减少肠液的丢失等。一些大医院在这方面有很多较为成熟的经验,包括①双套管负压冲洗引流法;②水压、管堵和胶堵法;③硅胶片内堵法。

4.营养支持 对于肠外瘘患者,营养支持治疗是一个重点。在20世纪70年代前,营养不良是肠外瘘患者治疗失败的一个主要原因,在20世纪70年代后,由于临床营养的进步,营养不良逐渐退于肠外瘘患治疗失败的次要原因,但时至今日,在临床上仍可看到部分肠外瘘患者因临床营养治疗不当导致医源性营养不良,甚至肠外瘘治疗失败。尤其需要指出的是,部分临床医师对临床营养缺乏现代的、全面的认识,导致对临床营养认识不足,在患者营养状态未得到有效改善时便匆忙进行确定性手术,最终使治疗失败,徒增患者的痛苦和经济负担,并使自己陷入无谓的医疗风险之中。

在肠外瘘发生的早期,应以静脉补充水和电解质,尽快恢复患者内稳态为目的。在患者内稳态平衡后,临床营养治疗以胃肠外营养为宜,因为这样可以有效减少胃肠道分泌的液量,有利于瘘口的愈合。在20世纪90年代开始在肠外瘘患者应用生长抑素减少胃肠道分泌量,生长抑素与胃肠外营养联合应用可以使胃肠道分泌的液量锐减,使肠外瘘患者的外漏肠液量减少70%以上,部分患者可以因此肠瘘自愈。

肠内营养要根据患者情况加以选择,对于肠瘘口小流量低的患者可以选择经口或鼻饲给予要素饮食,对于小肠瘘患者,若远端有足够长度供消化吸收之用,并且没有梗阻情况,就可以从瘘口向远端置管进行肠内营养。对于高位高流量小肠瘘,目前也提倡"边漏边吃"的原则,若同时结合肠液过滤回输到远端肠道的技术,则更主张选择肠内营养。肠内营养是合乎生理的临床营养给予方式,目前认为肠内营养较肠外营养有诸多优势,包括:①有利于肠屏障的恢复,防止菌群失调和肠道细菌易位;②有利于避免肠外营养所带来的代谢并发症;③有利于减轻肠道水肿,防止肠道失用性萎缩变薄,使肠道更健康,有利于术后胃肠道重建;④肠内营养费用较肠外营养低廉,且操作并发症少,营养吸收更全面。但肠外营养也有其自身的优势和特点,在某些情况下必须要用肠外营养,例如若拟行管状瘘胶堵,此时需要减少胃肠液的量,这就需要行完全的胃肠外营养,所以何时选择何种营养给予方式需结合患者情况、病程发展以及治疗需要综合考虑。

5.重要脏器功能的维护　在肠外瘘患者治疗失败或致患者死亡的原因中,感染所致的多脏器衰竭是目前的主要原因,在这里面,感染常是加剧病情恶化的第一诱因,而营养不良也常是加剧病情恶化的另一诱因,感染和营养不良常常互为因果,恶性循环,若患者其他脏器原本就有基础病或年老体弱,则发生多脏器衰竭的可能性就更大。临床上常累及的脏器为肺和肝,另外凝血功能障碍在临床上也不少见。在临床上,一方面要控制感染和纠正营养状况,另一方面从一开始就要注意保护其他脏器,尤其是肝和肺的功能。

6.手术治疗　肠外瘘手术可分为两大类,即辅助性手术和确定性手术。剖腹探查、引流、止血、肠造口等辅助性手术可以按需进行,但以消除肠瘘而施行的肠修补、切除重建等确定性手术的手术时机则取决于腹腔感染的控制和患者营养状况的改善,一般确定性手术可在肠瘘发生后3个月到1年时进行,目前也有行早期确定性手术的探讨,一般在发现肠瘘后10d内进行,且肠瘘发生同时仅有较轻微的腹部或局部感染,所选肠瘘常为唇状瘘,拟行的手术不复杂,患者能承受手术等,但行早期确定性手术仍须非常慎重,因为还有发生再漏的可能性,且目前各个中心的经验仍不太多。常用的手术方式包括:①肠瘘局部肠襻切除吻合术;②肠管部分切除吻合术;③肠襻浆膜覆盖修补术;④带蒂肠浆肌层覆盖修补术;⑤肠瘘外置造口术;⑥肠旷置术。其中肠部分切除、对端吻合和带蒂肠浆肌层覆盖是应用较多、效果较满意的术式。

对于肠外瘘治疗风险的防范,学者认为有以下几点需要特别注意。

(1)经管肠外瘘患者需要医师具有高度的责任心:为便于读者理解,学者举一病例,学者曾经接管一位从国内某著名三甲医院转诊来的肠外瘘男性患者,该患者是因为外伤导致十二指肠损伤,术后出现肠外瘘,在该院治疗3个月余未愈,入院后经检查评估,发现该患者置于十二指肠旁的硅胶引流管竟通过十二指肠球部进入胃内,导致引流管内一直有消化液流出,经退管、胃肠外营养、抑制消化液分泌、胶堵后,患者肠外瘘自愈出院。如果原医院的医师能仔细评估患者情况,相信这位患者在该院也能痊愈,这也是学者为何将责任心放在第一位的原因。另外,肠外瘘患者病情变化较快,这是因为肠外瘘患者的机体储备往往已经动用到了极限,些许医疗差错或不及时,或感染、出血等意外情况的出现,就会让病情急转直下,所以需要经管医师勤查患者,及时了解病情变化及治疗执行情况,在出现病情变化时早发现、早处理,这是学者强调责任心的另一原因。

（2）尽量用创伤最小的方法解决患者的临床问题，这不仅是肠外瘘所要遵循的原则，在其他绝大多数疾病的治疗中也是如此。在肠外瘘并腹腔感染形成脓肿时，高效而充分的引流是解决腹腔脓肿的关键所在，但并非都需行剖腹探查手术，多数患者可以通过B超或CT引导穿刺引流即可解决问题，须知任何手术操作都同感染、出血等并发症一样，对患者也是一次极大地打击，故手术决策必须慎之又慎，手术前应该自问是否已经再无其他方法可行。对于确定性手术也是如此，在决定行确定性手术之前，应该尽一切可能争取肠外瘘自愈，只有在肠外瘘没有自愈可能的情况下才考虑行手术治疗。影响肠外瘘自愈的常见原因包括瘘口远端肠道有梗阻，瘘口局部有感染或异物、窦道短于1.5cm，放射性损伤和唇状瘘等，这些因素确实无法解除时，才考虑再次手术切除肠瘘。

（3）细致全面地术前评估是确定治疗方案的基础，也是预防肠外瘘的第一步：在行确定性手术之前，一定要问问自己这样几个问题：这个患者上次手术为何会漏？我这次手术如何能保证不会再漏？上次手术出现肠瘘的诱因是什么？这些诱因在这次确定性手术前是否都已经纠正？以往研究表明，腹腔感染、腹膜炎、营养不良、糖皮质激素使用、肠梗阻、慢性阻塞性肺病、克罗恩病和放疗等是术后肠外瘘的高危因素，这些高危因素是否是该患者出现肠外瘘的诱因？此次手术前这些诱因是否都得到良好评估并予以纠正？通过病史询问、体格检查和相关检查可以对肠外瘘的预期风险有初步的判断，对于高危病例在后续治疗中时刻保持警惕，积极做好预防措施。

（4）手术时机的把握：对于择期手术患者，手术应安排在纠正营养不良和改善全身状况后进行，以尽可能降低肠外瘘的风险。机械性肠梗阻患者很多情况下病情发展迅速，对这类患者剖腹手术应采取相对积极的态度，在发生肠绞窄和腹膜炎前解除梗阻，降低因腹腔污染和肠段切除带来的肠瘘风险。而术后早期肠梗阻多是动力性肠梗阻，且腹腔存在广泛的炎性粘连，故应以保守治疗为主。二期手术多选择在术后3个月后进行，此时炎性粘连逐渐转变成膜性粘连，分离相对较容易，一般来说，等待时间越长，粘连越轻，手术越容易分离，在查体时，触诊腹腔明显变软是粘连松解的重要体征，肠管经瘘口外凸也是瘘口附近粘连松解的表现，CT检查也能提供肠管粘连的情况；同时，通过3个月以上的临床营养支持，患者的营养不良也得到纠正；肠内营养的实施使肠道水肿消退，肠道更加健康，为肠道重建创造了条件；通过对肠外瘘窦道的冲洗引流，窦道更加成熟，感染较为局限，避免了无辜切除更多肠道和组织。另外，在等待确定性手术期间，患者的功能锻炼是非常重要的一个方面，某医院教授认为，一般成年肠瘘患者，手术恢复最为顺利的是可在6min左右徒步爬完16层楼梯，即使是80岁以上的肠瘘患者，术前能爬上4～6层楼梯的，术后恢复极佳，而长期卧床不能下床活动是确定性手术的禁忌证之一。

（5）无论是行辅助性手术还是确定性手术，如果有机会都应进行术中探查，术中探查是对患者再次全面、深入的直观评估，往往可以获得意想不到的信息，纠正术前错误的判断，不能草率了事，浪费一次肉眼直视病变部位的机会。术中探查力求全面、仔细，对于上腹部闭合性损伤的患者，要注意十二指肠损伤的可能，探查要求打开十二指肠侧腹膜；腹部开放性损伤，尤其在无法找到肠管损伤部位时，要打开侧腹膜，注意是否存在结肠后壁的损伤；阑尾手术后出现的肠外瘘，尤其当病史不典型，要注意回盲部探查，判断是否存在回盲部肿瘤或克罗恩病等情况。

（6）根据术前评估和术中探查，全面准确掌握病情，制定合理的手术方式。手术前，术者必须要有成熟的手术方案，对于复杂肠瘘患者至少要有上、中、下三套手术方案，对于手术中可能出现的情况要有相应的预案。例如对于粘连性肠梗阻，粘连松解、恢复肠道通畅是首选方式，但当肠管粘连成团分离困难时，一味追求分离粘连会造成肠壁广泛损伤，甚至影响肠管血供，增加肠瘘风险，此时可行上游粪便转流手术，或在保证肠管长度的情况下，切除吻合更为合理。结、直肠手术时若腹腔内污染严重，一期吻合术后肠瘘的发生率高,建议造口后行二期手术。直肠癌行全直肠系膜切除(TME)术后吻合口瘘发生率为 $10\%\sim20\%$,这一比例在低位直肠癌中更高,因此对于吻合不满意或术前放疗的高危患者,可以行预防性近端肠造口。距回盲瓣 $10\sim15cm$ 的末端回肠受血供和回盲瓣的影响,此处吻合口瘘有较高的发生率,行回盲部切除,回-结肠吻合可以有效减少瘘的发生。二次手术多发生在术后早期,由于出血或引流不畅等原因需要再次剖腹,此时腹腔内存在广泛的炎性粘连,肠管水肿增厚,分离时极易损伤而且修补困难,因此二次手术力求简化,术中避免大范围分离。克罗恩病穿孔单纯修补的成功率极低,要求切除至正常肠壁后吻合,但即使这样术后肠瘘的发生率仍很高,而且多次手术后容易造成短肠综合征,至今仍是外科的一大难题。

(7)肠外瘘患者因为曾有腹腔感染,腹腔内广泛粘连,术中难免要行广泛的肠粘连松解术,术后患者出现粘连性肠梗阻和腹腔感染的风险很大,这也是肠外瘘术后再次出现肠瘘的两个原因。对于预防粘连性肠梗阻,一方面是鼓励患者尽早下床活动,尽早给予肠内营养外,还可以在肠外瘘术后加做肠排列术,一般推荐行经切断的阑尾残端或盲肠造口逆行插入排列管做肠排列。对于预防腹腔感染风险,某医院的经验是在关腹前用大量温等渗盐水(150ml/kg)冲洗腹腔,此方法可以将腹腔冲洗液每毫升的细菌数由 108 降到 102 以下,同时根据腹腔污染的程度与部位放置双套管负压冲洗引流,此举可以防范术后腹腔感染的发生。

(张　扬)

第八节　小肠肿瘤

一、小肠肿瘤

小肠虽然占有胃肠道总长的 $70\%\sim80\%$,黏膜面积更占到消化系统总面积的 90%,然而小肠肿瘤无论是良性的还是恶性的,都不常见,仅占胃肠道肿瘤的 5% 左右。肿瘤可以来源于小肠的各类组织,如上皮组织、血管组织、淋巴组织、平滑肌、神经组织、脂肪组织、间质细胞等。小肠肿瘤早期缺乏典型的临床症状及体征,有相当一部分小肠肿瘤被误诊或漏诊,尤其恶性肿瘤,临床手术时多为晚期,因此早期诊断一直是临床医生面临的难题。

【流行病学】

由于小肠肿瘤发生率低,大多数文献即使经过了多年的积累,病例数仍然相对较少,但多数报道中,腺癌、小肠间质瘤、类癌和淋巴瘤是主要的恶性肿瘤类型,并且发生率也大致相同。腺癌位于十二指肠与空肠者较多,而类癌则多以回肠多见。小肠恶性肿瘤患者中,老年人比年轻人更多见。小肠良性肿瘤的发病情况各家报道差异较大。小肠肿瘤的发病在世界范围内有明显差异,也无法满意地解释其原因。类癌在亚洲病例组中报道较少,而小肠间质瘤占有较高的比例,无论良、恶性小肠肿瘤,男性均较女性多见,约为 2:1。

【病因】

小肠肿瘤至今病因不清楚,尽管小肠长度长,黏膜面积大,但小肠恶性肿瘤发病率却相对低。结肠具有腺瘤一癌序列,与此不同,小肠没有某种明确的分子生物学发展过程。结肠腺瘤为癌前病变,小肠腺瘤似乎也有恶变的倾向,除十二指肠腺瘤被确认为癌前病变,小肠其他部位的腺瘤是否恶变及其分子生物学机制仍不清楚,有待进一步研究。

小肠恶性肿瘤发病率低可能与其通过率快有关,大约 30min 到 2h,并且健康的小肠肠腔中大多不存在细菌,所以由细菌代谢引起的生物学变异的因素,对于小肠是不存在的,并且暴露在毒素和代谢产物下引起的后果也是有限的。小肠富含碱性的、多黏液的肠液,具有保护能力,具有纤毛缘上皮的肠壁细胞含有苯并芘羟化酶,能够去除苯并芘致癌物,保护黏膜免受损伤。并且小肠上皮和黏膜下组织中含有高水平的IgA和分布更广泛的淋巴样组织,可以通过免疫监控提供更多的保护机制。

胆汁酸和其代谢产物与小肠腺癌的发病有关。胆囊切除术后的患者患小肠恶性肿瘤的风险增高。一些遗传性疾病和炎性病变也可能增加小肠肿瘤的发病风险。

1.家族性腺瘤性息肉病　家族性腺瘤性息肉病的患者多数合并出现十二指肠腺瘤样息肉,而且病变可能会发展为腺癌,家族性腺瘤性息肉病患者,其十二指肠腺癌的发病风险约是正常人群的300倍。对于已经行结肠切除的患者需常规检查胃十二指肠镜,并应内镜下或手术切除增大的腺瘤。

2.克罗恩病　患有空回肠活动性克罗恩病的患者,发生腺癌的概率将增加约100倍。有活动性病变的终末段回肠是恶性肿瘤的好发部位。原有疾病所具有的持续性的腹部不适症状可能延误诊断,导致发现肿瘤时已达晚期。由克罗恩病发展而来的腺癌患者预后很差。

3.乳糜泻　乳糜泻与淋巴瘤发病风险增高有关,对于小麦蛋白或类似蛋白过敏的人,进食小麦蛋白或类似蛋白后引起肠黏膜上皮炎症反应,导致乳糜泻,大多数人通过严格的饮食控制可使炎症好转,但有小部分人肠上皮下淋巴细胞畸变,过度增生形成淋巴瘤,有报道说乳糜泻与 HLA-DQ2 和 HLA-DQ8 基因型有关。

4.与小肠肿瘤有关的其他病变　Peutz-Jeghers 综合征患者在整个消化道都会发生错构瘤,已经有一些病例报道此类患者有些发展为小肠腺癌或合并胰腺癌、结肠癌,提示此类疾病有恶变可能,应予以定期监测。vonRecklinghause 病(多发性神经纤维瘤Ⅰ型)的患者可能出现胃肠道神经纤维瘤,而且可以发生恶变。此外长期接受免疫抑制治疗的患者易发生小肠恶性肿瘤,特别是淋巴瘤和肉瘤,HIV 感染也与淋巴瘤的发生有关。

【诊断】

1.症状与体征　小肠肿瘤在肠壁的部位可分为腔内、壁间或腔外三型,以突入肠腔内的腔内型较为多见,当并发出血或梗阻时症状明显。小肠肿瘤的患者常表现为非特异的胃肠道和全身的不适,良性肿瘤可能无任何症状,但生长较快的肿瘤往往有明显逐渐加重的症状。常见以下几种表现。

(1)腹部不适或持续隐痛:多与肿瘤位置有关,早期因肿瘤牵拉,肠蠕动紊乱引起,大多为不规则,轻重不等的隐痛、胀痛或痉挛性疼痛,一般不引起重视,一旦继发感染、梗阻或穿孔,则可表现为急性腹痛。

(2)肠梗阻:急性完全性或慢性进行性小肠梗阻是原发性小肠肿瘤常见症状之一,引起肠梗阻的主要原因是肿瘤所致的肠套叠,梗阻多为慢性复杂性。由于小肠内容物为流体,腔内型肿瘤形成肠腔阻塞或腔外型浸润压迫造成的管腔狭窄,均需达到一定程度才出现症状,因此病程是进行性的。有学者报道恶性肿瘤尤其是腺癌和恶性淋巴瘤容易早期梗阻。

(3)腹部肿块:有的小肠肿瘤可触及腹部肿块。瘤体在浆膜层,向腔外生长,体积大,容易触及,若位于黏膜层,向腔内突出,腹块小,不易触及。肿块多位于脐周或下腹部,良性的多光滑,活动度大;恶性的边缘不规则,活动度小。早期因小肠系膜较游离,肿块位置不固定且可推动,有肠套叠者肿块时隐时现。

(4)消化道出血:是小肠肿瘤的一个早期症状,常见于黏膜下肿瘤,多为间歇性柏油样便或血便,其原因可能与肿瘤侵入肠腔发生溃疡或继发感染有关。平滑肌瘤、淋巴肉瘤出血较多,但大出血少见,有的长期反复少量出血,甚至只是大便隐血,不易察觉,只表现为慢性贫血。

(5)急性穿孔可引起腹膜炎,慢性穿孔可形成腹腔内炎性肿块或肠瘘,诊断困难。

(6)其他表现:如食欲缺乏、腹泻、贫血和体重下降等。恶性肿瘤可有发热,腹水等。十二指肠肿瘤常表现为恶心、呕吐,压迫胆管可出现黄疸。少数类癌患者可伴有类癌综合征,如血管神经性异常、皮肤潮红、低血压、肠蠕动亢进和阵发性腹痛等。这些非特异症状可见于多种疾病,很难联想到发病率低的小肠肿瘤,往往先通过检查除外更常见的疾病,如胃十二指肠、结肠、胆道系统疾病,并且当症状不严重时,上述检查未发现明确病变时,放弃进一步的小肠检查,仅当症状严重时才进一步检查,所以小肠肿瘤误诊率很高,恶性肿瘤诊断时多为晚期。因此,医务人员对小肠肿瘤要高度重视,当出现以下情况时应予警惕。①不明原因腹痛,进食后加重,排便后症状缓解;②成人肠套叠;③间歇性解黑粪,便血或腹泻,胃镜及肠镜未见明显异常;④不明原因肠梗阻。此时应及时做相应辅助检查除外小肠肿瘤,必要时腹腔镜或开腹探查,并结合术中小肠镜检查。

2.辅助检查　小肠肿瘤的病史和体格检查不具特异性,并且获得完全影像学资料来观察整个小肠的能力是有限的,误诊率一直比较高。如何提高小肠肿瘤的诊断率一直是临床医生的难题。目前随着各项检查技术的提高,小肠肿瘤的诊断手段已经明显增多,并且方便了许多,下面介绍一下我们的诊断策略。

(1)腹部增强CT:在通过内镜检查排除了胃十二指肠和结肠引起的胃肠道和腹部症状后,CT应作为首选的影像学检查。腹部增强CT无创、快捷,且无需特殊准备,因其快速的扫描速度,大大降低了呼吸运动和胃肠道蠕动带来的伪影,其主要的优势是可以直观地观察到肿瘤本身,特别是对向腔外、肠壁间生长的肿瘤较为有效,可通过对肿瘤的形态、大小、强化表现、瘤体内部有无出血、坏死、囊变等情况的直接了解,再结合局部淋巴结有无肿大、局部脏器及组织有无侵犯和转移等间接征象,可对肿瘤的良、恶性做出相对明确的判断。此外对于能否外科手术治疗也有很大帮助和指导。CT可表现为巨大的肿块或通过一些细致的间接影像提示小肠肿瘤,如小肠肠壁增厚,小肠肠壁增厚超过1.5cm;散在肠系膜淋巴结肿大,肿块直径>1.5cm;小肠梗阻、套叠等。CT对于肠腔外生长的肿瘤虽然敏感,但当肿瘤较大发展到晚期时,由于与周围脏器粘连、侵犯严重,CT上有时难以区别肿瘤是来源于肠道还是邻近器官或组织,特别是发生于十二指肠、空肠上段的恶性平滑肌肿瘤和间质瘤,此区域肠道毗邻器官较多,十二指肠又介于腹腔内与腹膜后两者之间,当肿瘤向腔外浸润性广泛生长发生粘连、侵犯,造成在CT影像上确定原发起源的困难。

(2)小肠造影:小肠造影多年来用来观察小肠黏膜,诊断小肠肿瘤,表现为充盈缺损、龛影、肠腔狭窄、梗阻、黏膜紊乱等,它最大的优点在于定位准确率较高,并估计病变长度,但口服大量钡剂往往使小肠影像重叠,检出率不高,分次口服钡剂、气钡双重造影、改良小肠造影(通过鼻胃管注入钡剂和甲基纤维素)能提高其检出率,但费时长、患者较难受,且只能提供间接影像,现逐渐被更为方便的胶囊内镜所取代,但无条件的医院仍可采用,并且可以作为胶囊内镜禁忌时的选择或术前定位肿瘤的参考。

(3)胶囊内镜:胶囊内镜是一种无线的内镜胶囊显像技术,已经广泛地运用到小肠疾病的诊断,患者吞咽下的携带有迷你摄像机、光源、电池的胶囊大小的装置,胶囊随胃肠蠕动通过消化道,将影像传输到患者随身携带的接收装置,来观察消化道。胶囊内镜的不足之处是不能够活检和精确定位,并且对于梗阻的或怀疑有肠腔狭窄的患者不能应用。并且对于出血可能因血块干扰,影像欠清,难以定位。

(4)双气囊小肠镜:双气囊小肠镜可以更直观地观察小肠,并可以小肠肿瘤和息肉切除或活检。它利用两个气球交替充气来撑住小肠,当外套管的气球撑住小肠时,内视镜可由外套管的内腔通过而不至于拉长小肠,而当内视镜入到最远处时,就使内视镜的气球充气而使内视镜固定,而外套管则可沿着内视镜往前进直到和内视镜的气球接触,之后将外套管的气球充气,后将内视镜和外套管一起往回拉而将小肠缩短,如此反复进行此步骤可将小肠慢慢套叠以缩短肠以及简化肠的形状,使内视镜的长度可以更有效的利用并看到更深的地方。此外,小肠镜上附有一个管道,切片夹或其他治疗的器械可经由此处而治疗病灶。双气囊小肠镜最大的限制为施行时间长,为2~3h,故病患会不舒服,所以常需要轻度的麻醉,尤其是经口插入时。由山本博德教授的研究指出不论嘴或肛门插入,大部分都可以观察到小肠全长的1/2~2/3的长度,如果合并两者,有86%的病患可以做全小肠的观察,这个结果相较于胶囊内视镜(约79%)并不逊色。

而至于插入困难的个案主要原因是做过腹部手术而造成的小肠粘连。对于小肠肿瘤的检出率双气囊小肠镜均高于此外,由于辅助器械之发展,内视镜治疗术有快速的进步,因而降低病患接受开刀的概率。

(5)其他检查手段:如腹部彩超、MRI 等,也可能发现腹部肿块,但一般不作为小肠肿瘤的常规检查方法。尽管诊断技术在持续进展,大多数小肠肿瘤的患者还是在急诊手术时才首次发现病变,而一半以上的恶性肿瘤患者在手术时已经发生转移播散。

二、小肠良性肿瘤

小肠良性肿瘤半数无任何症状,多是并发消化道梗阻、大出血或穿孔时才得以诊断,消化道出血是最常见的并发症。小肠良性肿瘤,一经诊断,应行小肠节段性切除,若不能区别良、恶性,最好按恶性处理,扩大切除范围,同时切除相应系膜,术中可行冷冻病理定性,必要时扩大切除范围。

(一)腺瘤

腺瘤是小肠良性肿瘤中较多的一类,约占小肠良性肿瘤的 35%,可单个亦可为多发,在组织学上可分为管状、绒毛管状、绒毛状腺瘤。小肠腺瘤最常发生于十二指肠壶腹周围区域,生长深度可超出黏膜,有恶变可能,所以一经发现,应予以切除,有蒂的可经内镜切除,较小的良性肿瘤可行十二指肠局部切除,当病变直径>3cm,恶变可能性很大时,最佳处理是采用保留大部分胰腺的十二指肠切除术,而当壶腹周围有肿瘤时,可行标准的胰十二指肠切除术。由于腺瘤复发率较高,对于局部切除的病例,应每年进行内镜监测。Brunner 腺腺瘤是近端十二指肠罕见肿瘤,来源于十二指肠黏膜下的 Brunner 腺,该腺能分泌富含碳酸氢根的碱性液,无恶变病例报道,但仍建议内镜下局部切除,以防急、慢性失血等并发症。黑斑息肉病是一种遗传性疾病,多发消化道息肉,同时合并口唇及周围以及口腔黏膜色素沉着,有学者认为本病是一种错构瘤,有别于其他腺瘤。

(二)脂肪瘤

脂肪瘤多发生在回肠,单个突出于肠腔内位于黏膜下层,常为腹部影像学检查时偶然发现,很少引起症状,在 CT 上显示为脂肪密度。无症状的、直径>2cm 的不须干预,较大的或逐渐长大的病灶应行切除,以除外恶性脂肪瘤。

(三)血管瘤

血管瘤为黏膜下血管增生发育畸形,可发生在胃肠道的任何部位,一般不恶变,主要症状为急慢性出血,局部切除或部分肠段切除是治疗的主要方法。

三、小肠恶性肿瘤

小肠恶性肿瘤:小肠可以发生多种不同的原发肿瘤,同时也可以是其他肿瘤的主要转移部位。原发恶性肿瘤包括腺癌、小肠间质瘤、类癌、淋巴瘤、平滑肌肉瘤等。转移癌可源于任何恶性肿瘤,最常见的是黑色素瘤和淋巴瘤。小肠恶性肿瘤较良性肿瘤更容易引起症状,如腹痛、体重下降、食欲缺乏以及急性或慢性失血。小肠恶性肿瘤发现时多数已经晚期,手术切除为治疗的主要方法,切除肿瘤远近端至少 10cm 肠管,达到切缘阴性,同时切除相应肠系膜及淋巴结,及所有受侵的组织。

(一)腺癌

腺癌占小肠肿瘤的 35% 左右,是小肠最常见的恶性肿瘤。小肠越靠近远端肿瘤的发生率越低,80% 的肿瘤发生在十二指肠和近端空肠。十二指肠乳头附近的病变常常导致胆道梗阻,继发黄疸。如果肿瘤所在的位置未引起梗阻,则患者唯一的不适可能仅仅是不明确的持续性的腹痛或消化道失血。可通过腹部增强 CT 检查发现约 50% 的小肠腺癌,结合胶囊内镜、小肠造影、双气囊小肠镜、彩超、MRI 检查可提高诊断率。手术切除是唯一可达到治愈的方法。很多患者在第 1 次手术时就已经有腹腔转移,因此 R_0 切除(指大体和镜下均无癌残留)率仅为 50%~60%。对于晚期不能切除的患者,可以姑息性短路手术,缓解梗阻并控制出血,并可留置胃肠减压管或肠内营养管对症治疗。小肠腺癌的辅助治疗包括化疗和放疗,但并没有明确效果,相关的临床试验正在进行中,有待于进一步研究。

(二)小肠间质瘤

小肠间质瘤是小肠最常见的非上皮性肿瘤,小肠间质瘤发生于小肠的 Cajal 细胞,它是消化道介于黏膜内神经细胞和平滑肌细胞之间的一种起搏性细胞。小肠间质瘤在分子诊断上有其特征,表现为活化的 c-kit 基因变异,这是一种跨膜的酪氨酸激酶受体,有调节细胞增殖、凋亡和分化的作用。超过 95% 的小肠间质瘤存在 kit(CD117)变异,这可以作为一种肿瘤标记物,以区分在组织学上相似的其他间质性肿瘤,如平滑肌瘤、平滑肌肉瘤、神经膜细胞瘤等。

1.诊断及诊断风险防范　小肠间质瘤没有特异性的临床症状,通常表现为腹部隐痛,体重下降和消化道隐血阳性。在所有的小肠肿瘤中,小肠间质瘤的显著特点是先于其他外科体征出现的不断增大的巨大包块。从黏膜下层开始,以非侵袭的方式,悄无声息地生长的肠腔外肿块,其不断膨胀生长,从而挤压邻近的器官。当小肠间质瘤有坏死时,可累及肠腔黏膜导致消化道出血。由于小肠间质瘤通常在诊断前就能生长很大,CT 很容易就可以检查出来,其特点是巨大占位,经常有中心性坏死、邻近器官被压迫和肿瘤钙化。小肠间质瘤的转移方式主要是血行转移和腹腔种植转移,多转移至肝、肠系膜和腹膜后间隙。

小肠间质瘤恶性程度的判定主要取决于两个主要指标:一是肿瘤的大小,二是肿瘤细胞的有丝分裂的速度。生物侵袭性强的肿瘤通常体积大并伴有高有丝分裂指数,而良性者体积小,有丝分裂指数也低。良性与恶性小肠间质瘤在预后上有显著差异。

2.治疗及治疗风险防范　小肠间质瘤的治疗以完全性切除为首选的治疗方法,在手术中,可扩大原发肿瘤的切除范围,粘连的器官要行局部切除,以获得足够的肿瘤阴性切缘,小肠间质瘤淋巴结转移并不多见,因此不必进行广泛的系膜切除。对于中高危的小肠间质瘤患者采用伊马替尼治疗已经成为常规的方法,甲磺酸伊马替尼是酪氨酸激酶抑制药,是一种小分子,可以占据 kit 激酶区的 ATP 结合位点,kit 激酶区的 ATP 结合位点,抑制受体磷酸化和细胞内信号的传递。这种结合控制了细胞的增殖生存的信号传递。对于转移性小肠间质瘤的患者,口服制剂有良好的依从性和较好的疗效。肿瘤完全缓解很少见,但周期性、不间断的治疗,可使 80% 的患者得到部分缓解和控制肿瘤进展。治疗效果可以用氟化脱氧葡萄糖 PET 进行判断,对于有治疗反应的患者,肿瘤的代谢率明显减低。长期应用可能出现耐药,一些新的药物正在逐步进入临床,可作为二、三线使用,如舒尼替尼、尼罗替尼、索拉非尼,其疗效和安全性有待于进一步评估。

小肠间质瘤新辅助治疗的目的在于肿瘤降期和缩小肿瘤体积,从而增加手术机会,降低手术风险,最大限度地保留重要脏器功能。目前已有不少伊马替尼用于小肠间质瘤新辅助治疗的报道。对于无法手术的小肠间质瘤患者或进展期小肠间质瘤患者,伊马替尼新辅助治疗有助于提高手术切除率和降低手术死亡率。目前对小肠间质瘤新辅助治疗的疗程并无一致意见,考虑到伊马替尼继发耐药的可能性,一般主张不超过 12 个月。需指出的是,手术治疗仍是原发性的,可切除的小肠间质瘤不可替代的治疗手段,对这类小肠间质瘤是否需行新辅助治疗仍存在争议。

（三）淋巴瘤

小肠淋巴瘤多为非霍奇金淋巴瘤，原发于小肠的淋巴瘤诊断上有以下特点：①体检无浅表淋巴结肿大；②无纵隔淋巴结肿大；③外周血细胞计数正常；④不累计肝及脾。小肠淋巴瘤没有特异的临床表现，在临床症状前可能生长到很大，腹部 CT 常可发现，表现为肿块、小肠壁增厚，可通过内镜活检、术前明确诊断。10％～25％的患者为多发肿瘤。关于胃肠道淋巴瘤的治疗的最佳方法目前无统一方案，多数人同意手术切除单发孤立的小肠淋巴瘤，可以控制局部进展并能预防穿孔和出血，是最基本的治疗方法，手术必须切除原发灶和受累的肠系膜淋巴结。对于更广泛的小肠淋巴瘤可采用化疗，对于肺内、颅内等转移病灶可以联合放疗，但预后不好。

（四）类癌

类癌来源于 Lieberkuehn 隐窝基底部的肠嗜铬细胞。肠嗜铬细胞具有氨基酸前体摄取和去碳酸化的能力，因此，来源于此类细胞的肿瘤能够分泌血管活性肽，产生类癌综合征。胃肠道类癌多发生于阑尾，其次是小肠。大多数类癌生长缓慢，临床症状不明显，甚至可能终身没有症状。最常见的症状是腹痛，常由病变引起的肠套叠引起。部分患者的症状来源于转移类癌产生的类癌综合征，表现为发作性的皮肤潮红和心动过速，有时严重的水样腹泻和腹部绞痛。肠系膜血管在罕见的情况下可以发生结缔组织增生，导致肠梗阻，因此小肠坏死可能为首发症状，须急诊手术。小肠类癌以手术治疗为主，对于肿瘤直径＜1cm 局部切除即可，对于直径超过 2cm 其淋巴结和肝转移率明显增加，应根治切除。对于肝转移病灶能切除的予以切除，对于不能切除的可以肝动脉栓塞或射频消融。同时采用生长抑素或其类似物缓解类癌综合征症状。类癌的化疗有效率不高，大约为 20％。

（五）小肠转移性肿瘤

小肠转移性肿瘤可以是直接侵犯、血行转移或是腹腔内种植。原发结肠癌和胰腺癌最常出现直接侵犯。血行转移则常常来自肺、乳腺或黑色素瘤。腹膜种植可来源于腹腔内的恶性肿瘤，如胃癌、肝癌、卵巢癌、阑尾和结肠癌。CT 检查可以发现转移灶，也能提示引起完全性或不完全性肠腔梗阻的部位。转移病变可表现为肠壁的增厚或肠系膜的肿块。小病灶 CT 表现可以为阴性，肿瘤的广泛播散通常无法通过影像学检查特异性检出。对于转移性小肠肿瘤应根据临床具体情况选择最佳的姑息性治疗。只要不是最终的终末期病变，节段性切除或短路手术仍然可采用，可缓解出血、梗阻和疼痛等症状。还可采用内镜下十二指肠支架来缓解梗阻。对于终末期患者治疗的目的在于缓解症状以提高生存质量。

（岳在连）

第九节 小肠炎性疾病

一、Crohn 病

Crohn 病的特征是肠壁全层受累，但病变呈跳跃性非特异性肉芽肿性炎症。至今病因不明，Crohn 等首先对此病作病理与临床症状的描述，他们称之为局限性肠炎，但病变虽在末端回肠部较多，也可在消化道的其他部位发生，这一命名不能显出疾病累及范围的广泛性，因此，有局限性肠炎、回肠结肠炎、瘢痕性肠炎等名称，然而均不能表明病变的范围及性质。目前，也有称之为"炎性肠道疾病"（IBD），并得到赞同与应用，但又有将溃疡性结肠炎包含其内者。因此，多数学者认为在病因未明确前仍称为 Crohn 病较为合适。

Crohn 病多见于美国、西欧、北欧、东欧等盎克鲁撒克逊人（Anglo-Saxon）与犹太人。每年每 10 万人口中有 4～6 例新病例发生，但以色列的犹太人的发病率并不高。在我国较为少见，无确切的发病率。近年来，对此病有所认识后，发现率有所增加。

【病因】

Crohn 等在 1932 年虽已报告了这一疾病，但病因至今仍不清楚，这其中有各种学说讨论发病的原因，包括食物、化学物质、损伤、供血不足，甚至精神心理因素等，但均不能得到证实，当前，认为可能性最大的是感染因素与免疫机制。

曾有许多学者从细菌方面寻找 Crohn 病的病因，有认为是副结核杆菌所致，也有认为其他种细菌，如细胞膜有缺陷的分枝杆菌、非典型的假单孢菌属、L 型粪链球菌、大肠埃希菌亚型、真菌属、脒链球菌属等；也有认为是 EB 病毒、巨细胞病毒、麻疹病毒或旋转病毒等所引起，但均未能得到进一步的证实。

关于免疫学说的发病机制也是有很多的研究，诸如自身免疫、免疫复合物、迅速超敏、淋巴细胞介导反应、细胞免疫功能低下等。从 Crohn 病病人同时有虹膜炎、葡萄膜炎、结节性红斑、坏疽性脓皮病、口腔溃疡、游走性关节炎、γ 球蛋白升高等表现，激素治疗又可缓解症状等方面推测，本病的发病可能与自身免疫有关，但尚未能进一步证实其发病机制。也有作者认为与家族有关。

【病理】

Crohn 病虽最初被认为是末端回肠部位的疾病，现已了解它可发生在身体的许多部位，可累及胃肠道从口腔到肛门的任何部分。病变可以是单发或多发。据国内外的各组报告，大、小肠发病的情况大致相似，55％的病人为大、小肠都有病变，30％仅有小肠病变，15％仅有大肠病变，其中 1/3 为肛、直肠病变，亦即 5％仅为肛、直肠病变，有肛、直肠病变的病人中 48％同时有大肠病变，40％有大、小肠病变，23％仅有小肠病变，在我国，这类病人发生肛管病变者较为少见。

Crohn 病是肉芽肿性炎症病变，发病较急，或是经过一持续的缓慢的过程，它伴有不同程度的纤维化，炎症病变累及全层肠壁与侵及局部淋巴结。

Crohn 病的肠壁增厚有纤维组织增生及水肿，肠腔变窄，其近端肠管有扩张。病变的分布呈跳跃状，病变间有正常肠段。常有单发或多发的狭窄伴有部分或完全梗阻。肠襻的浆膜层呈颗粒状，表面有扩张的血管、淋巴管、渗出物及细小的淋巴颗粒，病变肠管的相应肠系膜通常有水肿、炎症，及肿大的淋巴结，系膜为之缩短，其中的脂肪向肠管浆膜面匍匐增生甚至围绕肠管，病变肠管常与邻近肠襻或其他脏器发生黏连，并与其他肠管或器官产生内瘘或皮肤外瘘，常见的有回盲肠瘘、回结肠瘘与回肠外瘘。有时，病变可伸延至被黏着的穿孔肠襻或器官。有病变的部位可黏着融合在一起形成一黏连团，其中可有脓肿，偶有输尿管被包裹在腹膜后炎症包块之中，出现输尿管积水或肾盂积水。

急性期时，黏膜表面呈现充血水肿，并有口疮样溃疡，这些溃疡虽无特异性，但可被认为是 Crohn 病的早期病理改变，这些溃疡开始时是淋巴滤泡的细小脓肿，以后形成浅表溃疡，周围为正常或轻度水肿黏膜，这一改变可在肠镜检查时被观察到。慢性期的肠黏膜出现深入到肠壁各层的线形溃疡，同时黏膜下层增厚，致使黏膜隆起呈现鹅卵石样表现，由于慢性炎性刺激，黏膜可增生形成假性息肉。显微镜下，可见 Crohn 病的病变侵及肠壁的各层，组织结构显示为非特异性，肉芽肿样炎症，包含阻塞性淋巴肿，肠黏膜下层有很多淋巴细胞与浆细胞，致使肠壁增厚，亦可表现在无黏膜溃疡区域及淋巴结中，黏膜溃疡可穿透肠壁的各层，因而出现瘘、脓肿、穿孔。在严重的病例，黏膜下层及肌层有广泛的纤维组织，发生肠腔狭窄。在约 60％的 Crohn 病的病人中，可见有巨细胞性肉芽肿，但无干酪样变，这点与结核性的上皮样巨细胞性肉芽肿不同。

Crohn 病的急性期与慢性期之间是否相关尚不清楚。急性病人经一般治疗后可自行恢复不转为慢性期。而一些慢性 Crohn 病病人一开始即表现为慢性而不经过急性阶段，因此，它们可能是一种病的不同表现。

【临床表现】

本病虽可发生在任何年龄，但 60% 的病人小于 40 岁，男女发病率大致相等。因病变可位于胃肠道的任何一部位，症状除因之不同外，还与发病缓急、严重程度以及有无并发症而定。约有 10% 的病人，发病较急，症状类似急性阑尾炎，有中腹或右下腹痛伴有低热、恶心、呕吐，食欲减退，白细胞升高，偶有腹泻，右下腹有触痛。这类病人多以急性阑尾炎接受手术，术中发现阑尾正常，而末端回肠有充血、水肿、增厚，肠系膜也有水肿、增厚伴有淋巴结肿大，始考虑为本病，但少有经病理检查证实者。

慢性期病人多数难以明确发病的时间，症状隐匿，病程较长，以后缓解期愈来愈短，症状也越来越重。最明显的症状是间歇发作的腹部不适、疼痛，是由于部分肠梗阻所引起，待急性发作期或活动期后，腹痛可以减轻，但以后由于肠腔狭窄，腹痛越来越频繁加重。除腹痛外，常有腹泻，为不成形稀便，但很少有脓血便，腹泻可能是由于蠕动加快，也常有低热、乏力、食欲减退及消瘦等。

约有 30% Crohn 病病人还可有胃肠道外病变表现，如口疮性口炎；眼虹膜炎、结合膜炎、葡萄膜炎；皮肤结节性红斑、坏死性脓皮炎；游走性关节炎、关节强硬性脊椎炎；非特异性三联症；硬化性胆管炎；胰腺炎；肾病综合征、肾淀粉样变性；动脉栓塞；静脉栓塞；贫血；血小板增多症等。这些肠外表现结合肠道症状可提示有本病的可能，需作进一步检查。

病人除因腹痛、腹泻外，常因并发症而就诊。并发症有：①肠梗阻：Crohn 病的后期肠腔狭窄，部分肠梗阻成为主要的症状，有少数病人可出现完全性肠梗阻，也有结肠病变病人可出现毒性巨结肠；②出血：31% 病人可有便血，但少有量大者，另外有 13% 病人有大便隐血阳性，结肠病变病人便血较多（46%），回结肠炎与回肠炎分别为 22% 与 10%；③穿孔：1%~2% 的病人可发生穿孔，90% 发生在末端回肠，10% 在空肠，多在肠系膜缘对侧，急性穿孔继发有急性腹膜炎、腹腔脓肿。慢性穿孔可导致肠外瘘或与邻近器官相通成内瘘如回肠乙状结肠瘘，肠膀胱瘘，肠阴道瘘等；④潜在性恶性变：在长期慢性 Crohn 病变的病人，小肠恶性肿瘤的发生率 6 倍于一般人群，大肠是 4~6 倍。

病人多呈营养不良，有贫血，严重者可有失水表现，低热，在病情活动的病人可能有恶液质表现伴有间歇高热。腹部可见到肠型、肠鸣音亢进等部分肠梗阻表现，有时可触及包块伴有压痛，提示腹腔内有黏连成团的肠襻或腹内脓肿，有时可见到自发或术后出现的肠瘘。Crohn 病常合并有肛管病变，尤其是大肠有病变的病人，可有肛瘘、肛周脓肿与肛裂，肛裂多为较浅而宽的溃疡，与一般常见的肛裂不同。Crohn 病并发肛门病变的发生率高于溃疡性结肠炎，是其鉴别点之一。

肠镜检查对诊断大肠 Crohn 病甚有帮助，浅形溃疡，鹅卵石样黏膜，尤其是病变间出现正常的黏膜，肠黏膜活检虽有一定诊断价值，但常无特异性，肉芽肿结节有较高的诊断意义，但仅有 15% 的病人可获取到微小肉芽肿。

钡餐和钡灌肠检查对诊断甚有价值，插管注钡和钡气双重对比造影有助于显示黏膜病变。浅形溃疡，肠黏膜呈鹅卵石样形象，病变呈跳跃式，有多处肠腔狭窄，近端肠管扩张，而狭窄部呈线状征都提示为 Crohn 病。

血液的化验检查，可见贫血，低蛋白血症，红细胞沉降率增快，γ 球蛋白升高，但无特异的诊断价值。

【治疗】

Crohn 病的治疗至今仍无确切的方法，治疗后症状可得到缓解，然而有一定的复发率。无并发症时，以支持治疗法为主，当有并发症时则需给予外科手术治疗，但据统计，多数病人最终仍需外科手术治疗。三大组病人的统计，5 年以上的病人，手术率达 40%，10 年以上为 60%，15 年以上为 70%，30 年以上为 90%。

瑞典 Uppsala 医院报告 10.5 年以上病期的手术率为 95%，英国 Birmingham 医院报告 24.5 年以上病期者为 90%。单纯结肠炎手术率为 50%～59%，小肠炎为 62%，小肠与结肠均患病者为 71%～79%。

内科治疗包含水杨酰偶氮磺胺吡啶或相似药，甲硝唑、皮质激素、免疫抑制剂、免疫刺激剂、抗生素、胆盐结合剂。非特异性止泻药以及肠内或肠外营养支持。肠道抗菌药物可使症状好转，但其作用机制尚未阐明，但非单纯地控制肠道细菌感染，可能是肠道细菌产生大量抗原，加重肠道的免疫反应，细菌受抑制后肠道免疫反应减轻，病变与症状好转。肾上腺皮质激素与肠道抗菌药同用能取得较好些的效果。肾上腺皮质激素对控制急性期的症状有明显的作用，一般在开始时用较大剂量，1 周后逐步减量，以后再用小剂量维持半年或更长一些时间，但反复应用后其作用有所减退，在有外科并发症时应慎用。免疫抑制剂如硫唑嘌呤或 6-MP(6-巯基嘌呤)，最近有用环孢素 A、FK506 者，在急性期配合肠道抗菌药物，肾上腺皮质激素可能增强疗效。TNFα 抗体、细胞因子 IL-10 亦有用于治疗 Crohn 病，可以控制症状。1968 年后，肠内或肠外营养作为一种营养支持方法也作治疗方法应用于 Crohn 病，应用全肠外营养(TPN)或肠内营养能使肠道得到休息，有利于病变的静止，急性期应用全肠外营养后，症状缓解率可达 60%，小肠病变的缓解率优于大肠病变，但是，缓解期甚短。因此，有以长期应用家庭营养支持(EN)以控制症状的急性发作。总的来看，肠内或肠外营养仍不失为 Crohn 病的一种有效的辅助治疗。全家庭营养支持的指征是：①内科治疗效果不佳，而又因其他疾病等因素而不能接受外科手术治疗；②因营养不良而出现生长迟缓的儿童；③多次手术后出现短期综合征者；④营养不良病人的围术期处理。

外科治疗的适应证为并发的肠梗阻、腹内脓肿、肠内瘘或外瘘、消化道出血、肠穿孔腹膜炎等。手术方式主要是短路手术，短路及旷置术，肠管部分切除及吻合术。

单纯短路手术很少用，因肠内容物往往得不到完全分流，只是用于那些有梗阻而病变范围广，手术创伤大，病人条件差的情况，如 Crohn 引起的十二指肠梗阻。

短路及旷置术是将病变的近端肉眼观察正常的肠管切断，远端肠管关闭，近端与病变肠管的远端正常肠管行端侧吻合，使肠内容物完全分流，被旷置肠段的病变能得到静止。这一手术的应用常需考虑到短肠与旷置肠段恶性变的问题。Crohn 病的病变特点之一是跳跃性的产生，在整个肠襻中有多处病变，旷置时只能考虑那些已发生并发症的病变，如作为治疗 Crohn 病的方法，旷置所有有病变的肠管，则将产生短肠综合征。旷置的病变虽可静止但并未痊愈，有发生癌的可能。因此，当病变肠段不能切除时，可以此作为第一期手术，待以后再行二期切除术。

病变肠管一期切除及吻合术为多数学者所赞同，是效果较好的方式。在为 Crohn 病行肠切除术时，需要考虑的是切除端离病变的距离与病变肠切除的范围。由于 Crohn 病病变在肉眼观察正常肠管的黏膜下层，肌层可能仍有病变，故切除端应离肉眼观察到的病变边缘 10cm，以免吻合口部病变复发。因快速冰冻病理切片检查的可靠性差，无助于判断亦无必需。多处病变不能作一次切除，只切除有并发症的病变与相邻的病变，过多的切除将产生短肠综合征，也还要考虑术后仍有复发的可能需再次手术。肠系膜淋巴结并不需作广泛切除，淋巴结的切除并不能防止复发。肠切除后以较大的侧侧吻合重建为合适，防止术后狭窄。

当误诊为急性阑尾炎而行剖腹探查时，如发现末端回肠有 Crohn 病，阑尾是否应切除，在学者间有争论。一些学者有阑尾切除后发生瘘的教训，而多数学者认为 Crohn 病病变未侵及盲肠部，切除阑尾是可行的也是应该的，可以减少病人以后出现右下腹痛时再次发生诊断困难的问题，阑尾切除后不致发生瘘。

Crohn 病病人多有贫血、营养不良与水、电解质紊乱，有并发症时更为明显。因此，这类病人的手术宜选择在病变缓解期，并经过适当的术前准备，以纠正上述的一些情况。需要时可在术前给予全肠外营养 10～14 天以改善全身情况，减低术后并发症的发生率与手术死亡率。

二、急性出血性肠炎

本病为一种原因尚不明确的肠管急性炎症病变,起病急,病情发展快。由于在手术中或尸检中可观察到不同阶段的病变,发现有充血、水肿、出血、坏死等不同的病理改变,故又被称为急性节段性肠炎,急性坏死性肠炎,节段性出血性坏死性肠炎,急性出血坏死性肠炎,坏死性肠炎等。本病虽可有肠坏死,但不必定发生肠坏死,而血便是临床主要的症状之一。故称为急性出血性肠炎较为合适。

以往,本病在国外文献中报告较多,多发生在新生儿,特别在早产儿。近 30 年来,在我国也屡有报道且有地区性,以辽宁、广东、四川等地报告较多。也有季节性,在夏秋两季发病率较高。多见于儿童和青少年,但也可发生在任何年龄,男女之比为 2~3：1。

【病因和病理】

本病的确切病因和发病机制尚不够了解。以往曾认为与细菌感染或过敏有关。因为有 1/3 以上的病人发病前有不洁饮食史或有上呼吸道感染史;本病有季节流行或集体发病的倾向;有白细胞计数增高及全身中毒症状;病人的粪便中曾培养出大肠杆菌或产气荚膜杆菌等。但也有人认为早期病变的病理检查,可见肠壁小动脉纤维有蛋白性坏死和大量嗜酸性粒细胞浸润,而多数病例又未能找到单一的致病菌,本病应是变态反应的结果。临床上所见的小肠感染病灶可能是末梢血循环障碍所致局灶性坏死的继发表现。

近年来国外文献报告,本病的发病与 C 型 Welch 杆菌的 β 毒素有关。他们认为长期进食低蛋白饮食可使肠道内的胰蛋白酶处于低水平。肠道蛔虫也可分泌一种胰蛋白酶抑制物,使患蛔虫病病人的胰蛋白酶的效果受到抑制。在有胰蛋白酶减少的情况下,肠道内 C 型 Welch 杆菌产生的 β 毒素不能被破坏,从而导致急性出血性肠炎的发生。这一发病机制是否正确,还有待证实。

本病主要发生在空肠或回肠,也可是空、回肠都受累。结肠与胃较少有发生。病变多呈跳跃性发生,病变与病变之间有明显分界的正常肠管,但严重时病变也可融合成片。病变程度一般以空肠下段最为严重,上段较轻。肠壁各层可呈水肿、充血、坏死和溃疡形成,甚至穿孔,并附有黄色纤维素性渗出或脓苔,病变多发生在对肠系膜侧。受累肠段的系膜也有充血和水肿,有多个淋巴结肿大,腹腔内有混浊渗液。

受累的肠管黏膜有炎症细胞和嗜酸性粒细胞浸润,水肿明显,有散在的大片出血和溃疡灶,病变范围与正常黏膜分界清楚。肌层除肿胀和出血病变外,还可见肌纤维断裂,玻璃样变和坏死。血管壁呈纤维素样坏死,并常有血栓形成。肠壁肌层神经丛细胞有营养不良性改变。黏膜及黏膜下层病变范围往往超过浆膜病变范围,可能是病变始于黏膜层而逐渐向浆肌层方向发展。

除肠道病变外,尚可见肝脂肪变性,脾急性炎症,肺水肿和间质性肺炎。

从肉眼观察,本病的肠管改变易与急性活动期的 Crohn 病相混淆,在病理改变上两者有所不同:①急性出血性肠炎的病变组织主要表现为凝固坏死而无增殖性改变;②黏膜下层有充血、水肿、出血、大量炎性细胞浸润,而 Crohn 病急性期主要为水肿和淋巴管扩张;③肠壁小动脉及胶原纤维有纤维素样坏死变性而无非特异性肉芽肿形成和纤维化改变。

【临床表现】

开始以急性腹痛为主,呈阵发绞痛或持续性痛伴阵发加重,痛多在脐周或遍及全腹。随之有腹泻,多数为血水样或果酱样血便,偶有紫黑色血便,也有少数病人腹痛不明显而以血便为主要症状。半数病人伴有恶心、呕吐,有些病人在入院时已呈中毒性休克状。

病人有中等度发热(37℃~39℃),可有寒战。腹部检查可见程度不同的腹胀、腹肌紧张及压痛,当肠管坏死或穿孔时,可有明显的腹膜炎征象,有时可触及充血水肿增厚的肠襻所形成的包块。肠鸣音一般减弱或消失。

根据病人不同的病变程度与病情发展的速度,临床上可归纳为四型:

1.血便型 以便血为主要症状,也可以有腹痛、发热、腹泻等症状。出血量多少不一,少者仅为便中带血,多者每日达数百毫升,腹部有轻压痛而无明显的腹膜刺激征。需与肠套叠、绞窄性肠梗阻,肠过敏性紫癜等相鉴别。

2.中毒型 起病时即有高热,腹痛、腹泻,继之有嗜睡、谵妄、昏迷和休克等表现,休克多在发病 1~2 天内发生,在小儿多见,易误诊为中毒性疾病或消化不良。

3.腹膜炎型 较为常见,约有半数病例属于此型,表现为腹痛、呕吐、发热,也有腹泻和血便,腹部表现有局限性或弥漫性腹膜炎的征象,腹腔内有积液,肠鸣音减弱,重者可出现休克。

4.肠梗阻型 与一般机械性肠梗阻相似,主诉以阵发性腹绞痛和频繁呕吐为主,常有腹泻,偶有少量血便,腹部可见膨胀偶有肠型,这一类型较为少见。

术前确诊有时较为困难,在多发地区高发季节,易考虑到这一疾病。因此,误诊率甚高,常误诊为肠套叠、细菌性痢疾、急性阑尾炎。在剧烈腹痛、腹泻、血便与中毒症状均存在时应多考虑本病。x 线腹部平片显示小肠扩张积气,空肠黏膜皱襞粗糙,肠间隙增宽,立位片可见液平面,肠段坏死时则示不规则的致密阴影团。腹腔穿刺液可能为血性。化验检查可见白细胞计数中度升高,有血便或大便隐血阳性。

【治疗】

本病应以非手术治疗为主,包括:①纠正水、电解质与酸碱紊乱,如便血量大,可少量多次输血;②积极改善因内毒素而产生的中毒症状,预防脓毒症,中毒性休克的发生;③应用广谱抗生素与甲硝唑以控制肠道细菌特别是厌氧菌的生长;④应用肠外营养,既可提供营养又可使肠道休息;⑤禁食、胃肠减压以减轻肠胀气。

约 50% 的病人经非手术治疗后可以治愈,由于诊断延误或病情发展迅速而出现并发症时需要手术治疗,其指征为:①因肠坏死或穿孔而出现腹膜刺激征象;②反复肠道大量出血,非手术治疗无法控制;③在非手术治疗下,肠梗阻的表现逐渐严重;④局部体征加重,全身中毒症状明显,有休克的倾向,提示有肠坏死的可能;⑤诊断未能确定者。

经剖腹探查后,根据病变的情况选择不同的手术方式:①有肠管坏死、穿孔或大量出血,病变局限者可行肠管部分切除吻合术。如病变广泛,可将穿孔、坏死部切除,远近两端肠管外置造口,以后再行二期吻合。也有作一期吻合并作近端肠段插管造口,但其安全性不及前者;②如肠管并无坏死、穿孔,亦无大量出血,可在肠系膜根部注射普鲁卡因或酚妥拉明等血管解痉药,不作其他处理,继续内科治疗观察。急性出血性肠炎严重时,可累及大部分肠管,手术时必需仔细判断肠管有无坏死,不可因有广泛炎症、水肿、片状或点状出血而贸然行广泛切除后遗短肠综合征。

非手术治疗的死亡率为 5%~10%,而手术治疗的病例大都病情较重,手术死亡率可达 12%~30%,术后还可能有肠瘘、肠功能不良等并发症。

三、抗生素相关性肠炎(假膜性肠炎)

假膜性肠炎是危重、大手术后病人的一种严重并发症,特别多发生在应用大量广谱抗生素的病人,所以又称手术后肠炎,抗生素相关性肠炎,是外科手术后的一种并发症,故在本节中予以介绍。该症最早由 Finney 作为一种胃肠吻合手术后的并发症报告于 1893 年,肠黏膜上有白膜样物,主要表现为严重腹泻伴有明显的全身症状。以后人们发现这种肠炎可继发于肠梗阻、缺血性心血管疾病、尿毒症、休克及金属中毒等。特别是以各种原因引起的肠缺血为基础。外科病人发生假膜性肠炎与使用抗生素紧密相关。近年来,多称为抗生素相关性肠炎(AAC),它是由于使用抗生素而引起的一系列严重程度不同、以腹泻为主要症状的胃肠道疾病综合征的总称,包括伪膜性肠炎(PMC)、抗生素相关性肠炎(AAC)和抗生素相关腹泻(AAD)。亦即在这一总称之下,肠炎由轻至重的三个不同阶段。肠炎的病情常极为凶险,死亡率极高。该症轻者停用抗生素即可自愈,重者可致死,病死率为10%~30%。抗生素相关性肠炎是在医院内长期使用抗生素而致病,并在医院内流行,故属医源性感染,是抗生素治疗后引起的菌群失调症。

【病因与病理】

1.病原菌　早在50年代初人们就对抗生素相关性肠炎进行了广泛的研究,认为四环素与氯霉素是主要的诱发因素,病原菌是金黄色葡萄球菌。凝固酶阳性溶血性金黄色葡萄球菌很容易产生对抗生素的耐药性,在肠道一些正常存在的细菌受到抑制时,金黄色葡萄球菌大量繁殖,导致肠炎的产生。在这类病人的粪便中往往可以找到大量的金黄色葡萄球菌。但由于不能制成动物模型加以证实,一直无法肯定。同时,临床上接受广谱抗生素治疗的病人的大便中,金黄色葡萄球菌的过度繁殖的现象很常见,其他病人肠道内也常有金黄色葡萄球菌,但多数无肠道症状,更无法肯定金黄色葡萄球菌为致病菌。1977年Bartlett和Browne等报告应用克林霉素可在仓鼠肠道中诱发艰难梭状芽孢杆菌肠炎。1977年Larson发现抗生素相关性肠炎病人大便的无细胞滤液在组织培养中有细胞毒作用。Rifkin等证明病人大便中含有细胞毒素,但可被污泥梭状芽孢杆菌抗毒素所中和。但从病人或动物模型的大便中都没有发现污泥梭状芽孢杆菌,但却发现了艰难梭状芽孢杆菌。1978年George确定抗生素相关性肠炎是由艰难梭状芽孢杆菌引起的,但也不排除小部分是由金黄色葡萄球菌或其他细菌引起。艰难梭状芽孢杆菌为人类肠道中的正常菌群,但数量不多。对氨苄西林、克林霉素、头孢菌素和红霉素等均耐药。耐药的艰难梭状芽孢杆菌可大量繁殖,从而引起本病。该菌可产生A、B两种毒素,使肠壁出血坏死,液体蓄积;后者为细胞毒素,直接损伤肠壁细胞,造成假膜性肠炎。

2.相关抗生素　20世纪60年代林可霉素在美国广泛应用于临床后,20%以上的病人发生抗生素相关性肠炎,病死率甚高。以后人们又发现氨苄西林、头孢菌素以及林可和克林霉素诱发抗生素相关性肠炎常见。而红霉素、青霉素和复方新诺明诱发本病少见。氯霉素、甲硝唑和四环素也可诱发抗生素相关性肠炎,但极少见。尚未见杆菌肽,万古霉素及氨基糖苷类抗生素诱发本病的报告。

3.易感因素　据报道,病人有原发病或免疫功能下降者如晚期肿瘤、肝肾病、糖尿病、肿瘤化疗放疗或用免疫抑制剂者易患本病。肠瘘病人常合并营养不良,机体免疫功能一般很差,常需使用广谱抗生素,尤其是常使用一、二甚至三代头孢菌素,对肠道正常菌群及敏感菌有强大的杀伤作用,破坏了肠道的生态平衡。艰难梭状芽孢杆菌对这类抗生素又耐药,以致在肠道内大量繁殖,产生毒素作用于肠道而发病。

肠炎的病理变化主要在黏膜及黏膜下层,轻者只有黏膜充血水肿,表面有点状或斑块状黄色或灰色突起。严重者黏膜有广泛的糜烂和灶性坏死,其上有一层由坏死组织、纤维蛋白、炎性细胞、红细胞、黏液和细菌组成的假膜所覆盖,故称为假膜性肠炎,假膜呈片状分布,为黄绿色或棕色,质软而易脱落,剥脱后可显露出黏膜的溃疡面。在无假膜覆盖的黏膜有水肿、充血。浆膜表面较完整,重者可见充血。病变可发生在小肠(60%)或大肠(15%),亦有大、小肠均受累者(25%)。镜下所见:病变轻者有黏膜充血,黏膜腺管扩张,含有多量稠厚的黏液,病变重时绒毛和黏膜顶部有不同程度的坏死或消失,重者有大片黏膜坏死,坏死黏膜和渗出物中可见到大量阳性球菌。黏膜下层早期表现充血,其后有水肿、炎性细胞浸润。浆肌层很少累及,但也可有肠壁全层坏死、穿孔者。

【临床表现】

假膜性肠炎多发生在腹部大手术后应用抗生素后4~6天,最早者在两天之内,晚者则在抗生素疗程终止后 3 周发生,其临床表现可分为三型:轻型、重型和暴发型。轻者单有腹泻,腹泻常在应用抗生素后 4~6 天发生,水样便者占 90%~95%。大便潜血阳性或血性便者占 10%。稍重者腹泻呈黄色蛋花样或浅绿色水便,可见脱落的假膜。腹痛、发热和白细胞升高,但全身症状不明显。其中 80% 病人有下腹绞痛,常在腹泻之前或同时发生,可伴有恶心、呕吐和腹胀。重症除上述症状外,腹泻量每日可达数千毫升,或因肠麻痹而有大量肠液积聚在肠腔内未能排出而腹泻量不多,但每日可达数十次。全身中毒症状明显,有腹胀、肠麻痹。病人有严重脱水、低蛋白血症和电解质紊乱。少数病人病情极其严重,呈暴发型,发展成外科急腹症,引起中毒性休克、中毒性巨结肠、肠麻痹甚至肠穿孔。

病人的体征也随病情的轻重而有不同,轻者可有轻度腹部压痛、腹胀,重者则可有全腹肌紧张、压痛、肠鸣音减弱、中毒现象明显,出现神志恍惚。结肠内镜检查可见黏膜发红、水肿,其上覆盖有假膜。但是,病变表现不典型者,不能排除诊断。

胃肠道钡剂造影有非特异性炎症或类似溃疡性结肠炎的表现,钡灌肠可见结肠有广泛散在的 2~7mm 圆形或椭圆形的充盈缺损,与结肠镜所见一致。

抗生素相关性肠炎的诊断主要依靠典型症状和应用抗生素史。但其症状轻重不一,很难与其他原因的腹泻腹痛相区别。因此,其诊断主要依靠实验室诊断,即从病人粪便中查出该菌及其毒素的存在最为可靠。如从结肠镜中找到典型病变,并分离到该菌,同时还能排除引起腹泻的其他原因,虽未检出毒素也能诊断。主要的检查有:①细菌学检查:由于粪便中细菌很多,培养基中必须含有能抑制其他细菌生长的物质,才能将艰难梭状芽孢杆菌分离出来。专用于分离艰难杆菌的选择和鉴定的培养基,主要含有环丝氨酸、头孢甲氧霉素、果糖、卵黄和琼脂等。前两者能抑制其他细菌生长,粪便中艰难梭状芽孢杆菌在 $2 \times 10^3/g$ 时,即能将其检出;②粪便毒素检测:细胞毒素(毒素 B)的组织培养检测,是将粪便无细胞滤液用单层细菌组织培养来检测艰难梭状芽孢杆菌毒素特异性的细胞病理效应。经临床与病理确定为抗生素相关性肠炎病人的粪便细胞毒素检出率高达 99%。近年来又有许多对艰难杆菌毒素的免疫学检测方法,如对流免疫电泳法(CIE)、非连续性对流免疫电泳法(DCIE)、酶联免疫吸附检定法(ELISA)等。这些方法比组织培养检测更迅速、容易和敏感。如 ELISA 还可同时检测粪便中的毒素 A 和毒素 B。目前认为毒素 A 有更重要的致病作用。毒素 A 的检测方法是免疫法;③血清学检查:研究表明抗生素相关性肠炎病人血清中有艰难梭状芽孢杆菌毒素的抗体。用 ELISA 法检测血清毒素 A 和血清毒素 B 的抗体在诊断与流行病学的研究上都有一定的意义。

【预防与治疗】

本病是与应用抗生素相关的一种并发症。要求人们重视抗生素的合理应用,避免滥用抗生素尤其是广谱抗生素,严格掌握抗生素应用的疗程并及时停药,警惕本病的发生。对于年老体弱的病人,尤其是合并腹腔感染、营养不良和免疫功能低下的病人,要特别注意,尽可能不要使用易于诱发抗生素相关性肠炎的抗生素。如病人因其他感染仍需要使用抗生素,可加用小剂量的万古霉素以清除艰难杆菌,预防可能发生的抗生素相关性肠炎。诊断为本病后,可进行下列治疗,并将病人进行隔离。

1.停用相关抗生素　除一般支持疗法外,应立即停用诱发本病的抗生素,轻病人即可治愈。如果病人合并其他感染仍需使用抗生素,应根据药物敏感试验调整抗生素或选用抗菌谱较窄的抗生素。

2.使用抗艰难梭状芽孢杆菌药物

(1)万古霉素:对艰难梭状芽孢杆菌所有菌株均有杀菌效果,口服很少吸收,肠道内浓度高。剂量为每日 0.5g~2.0g,分 3~4 次口服。服药 4~96 小时后腹泻等症状缓解。粪便中细胞毒素的滴度服药后 3~7 天逐渐下降。一般疗程为 5~7 天,个别病人需 14~21 天。有 14%~20% 的病人停药 4~21 天(平均 12 天)复发。结肠镜检查可再发现伪膜性病变。其原因可能因一部分艰难梭状芽孢杆菌经用药后形成芽孢未被杀死,停药后芽孢再繁殖;也可能是再感染。复发后服用万古霉素仍有效,每日服 0.5g,分 4 次,共 10～14天。复发 3 次以上者除用万古霉素外,可联合应用阴离子交换树脂类药物。

(2)甲硝唑:又称甲硝哒唑,甲硝基羟乙唑,商品名灭滴灵。本品为国际公认的抗厌氧菌感染的基本药物,甚至是首选药。其疗效迅速而卓著。

甲硝唑对梭状杆菌的最低抑菌浓度为 $4\mu g/ml$。通过口服、静滴、肛栓或阴道栓甲硝唑均能被吸收,并迅速进入组织和体液中,还能通过血脑屏障。

为治疗艰难梭状芽孢杆菌感染,可口服 1.2～1.5g/d,共 7～15 天,效果近似万古霉素。由于口服后易被吸收,肠道中浓度不高,停药后也可复发。可与万古霉素交替使用。

经过长期的临床应用和药理学研究,认为甲硝唑有下列优点:①无毒;②对人体无严重副作用;③常规剂量给药后,血和组织以及备种体液中,均能迅速达到并超过治疗浓度;④能通过血脑屏障;⑤有口服、静滴、肛栓、阴道栓和局部应用等多种途径;⑥长期给药不引起菌群失调,不诱发双重感染,耐药菌株少见;⑦与临床常用的其他抗菌药物无配伍禁忌。

(3)杆菌肽:是一种细胞膜功能多肽类抗生素。抗革兰阳性菌效力强,对艰难杆菌有效。口服吸收少,肠道浓度高,但可引起恶心。常用胶囊剂。用量为每次 25000u,每日 4 次。用药后腹泻很快停止,粪便中毒素减少。停药后也可复发。

(4)咪唑类药物:口服浓度高,可抑制四环素引起的酵母菌在粪便中繁殖,也可抑制艰难杆菌。

3.对抗毒素　万古霉素等作用于细菌的细胞膜,对毒素无作用,反可导致毒素的释放。考来烯胺及考来替泊皆是阴离子交换树脂,体外可与艰难梭状芽孢杆菌毒素结合,但临床效果不一致。据报道仅半数有效。主要用于中、轻病例;也可与万古霉素合用治疗停药后复发的病例。由于其易与万古霉素结合,两者应间隔数小时服用。考来替泊比考来烯胺作用大 4 倍,其剂量皆为每日 3 次,每次 4g。

4.止泻药与皮质激素　复方地芬诺酯可止泻,有报告与林可霉素合用时较不用时反而易发生抗生素相关性肠炎。可能是复方地芬诺酯抑制肠蠕动,延长了毒素在肠道的作用时间,诱发中毒性结肠炎。故多不主张应用。皮质激素疗效不肯定也不常用。

5.乳酸杆菌制剂　乳酸杆菌是肠道菌群的一部分,能产生组织酸及大肠杆菌素,可使环境 pH 降低,具有氧化还原能力;由于能与其他细菌竞争能源而对机体有保护作用。某些乳酸杆菌在体外可抑制艰难梭状芽孢杆菌。体内应用可预防氨苄西林引起的腹泻。但总的疗效有待于进一步肯定。

6.其他治疗　有的主张用正常人粪便灌肠或给予细菌制剂以重建肠道菌群来治疗本病,但治疗效果尚不肯定。对抗生素相关性肠炎并发的中毒性巨结肠可行肠造瘘术,但死亡率高。合并肠梗阻及结肠穿孔的病人则需急诊手术。

病人有大量失水,致有水、电解质与酸碱紊乱,应及时加以纠正,并应给予肠外营养支持,既保证了营养的供给,又减少了胃肠道的分泌,使肠道得以休息利于控制病变。

四、肠结核

肠结核是因结核杆菌侵犯肠管所引起的慢性感染,我国在 20 世纪 50 年代由于重视了结核病防治工作,应用了有效的抗结核药物,结核病的发生率曾有明显的下降,然在 20 世纪 90 年代以后,由于耐药菌株的产生,发病率有上升的趋势。

【病因和病理】

原发性肠结核感染主要由于饮用被结核杆菌污染的牛奶所致,自牛奶采用灭菌处理后,其发病率甚低。当前,临床以继发性肠结核多见,病原菌多为人形结核杆菌,结核杆菌可经胃肠道、血液或直接由邻近病灶蔓延至肠道。尸检的结果提示70％结核病的病人伴有肠结核。肺结核是最常见的一个感染途径,开放性肺结核病人常因咽下含有结核杆菌的痰液而引起继发性肠结核。在粟粒性结核的病人,结核菌可通过血行播散而引起全身性结核感染,肠结核是其中之一。盆腔结核、肾结核等结核病灶可直接蔓延至肠道。

肠结核病变85％发生在回盲部,来自肠道内的杆菌经过肠黏膜上皮进入黏膜腺体,隐藏在深部引起炎症,并经吞噬细胞进入Peyer淋巴集结与淋巴组织,回盲部的淋巴组织丰富,故发生病变亦最多。

肠结核病变可分为溃疡型与增生型。

1.溃疡型　为较多见的一种类型,常并有活动性肺结核,结核杆菌进入淋巴结后,形成含有上皮样组织和淋巴组织的结核结节。结核结节增大时常有干酪样坏死和伴发闭塞性动脉内膜炎,影响邻近肠管的血供,造成黏膜水肿和局灶性坏死,坏死组织脱落而形成小溃疡,融合增大而呈深浅不一的潜行溃疡。细菌常随肠壁环形淋巴管播散,因而溃疡多呈环形,其长径与肠管长轴呈垂直。溃疡常为多发,可聚集一处或分散在肠管不同部位,边缘不规则,底部有干酪样物质,其下面为结核样肉芽组织,病变可累及周围的腹膜及邻近肠系膜淋巴结,引起局限性腹膜炎,及肠系膜淋巴结核,后者也可呈干酪样变或溃破入腹腔,引起腹膜炎表现。溃疡愈合后形成环状瘢痕而引起肠腔狭窄。如为散在多发溃疡则可形成多处狭窄,其间有扩张肠管,形成串状腊肠。结核病变发展过程缓慢,受累肠段往往已与周围组织紧密黏着。因此,溃疡穿孔较少见,慢性穿孔则多形成腹腔脓肿或肠瘘。继发性肠结核多属此型。

2.增生型　若病人免疫力较强而入侵细菌的毒力低,病变多局限于盲肠,少数可涉及末端回肠和近段升结肠。肠壁明显增厚变硬,肠黏膜表面有大小不等的假性息肉。溃疡常随环绕肠管分布的淋巴管扩展,外形多呈环状,溃疡愈合时易造成肠腔狭窄,受累的升结肠有明显的挛缩。镜检可见黏膜下层高度纤维增生和大量结核性肉芽组织,其中可见有上皮样细胞增生,巨细胞形成和中心干酪样坏死。肠系膜淋巴结有网状细胞增生,钙化和假滤泡形成。肠系膜水肿,并有淋巴淤积,有时可见到干酪样变。这类病变多见于原发性肠结核。

两型病变并不能决然分开。在同一病人,不同的肠段有不同的病变,也可两型同时存在,称为溃疡增生型。

【临床表现和诊断】

肠结核可能是全身性结核的一部分,或是合并有肺结核。因此,多有低热、盗汗、乏力、消瘦和食欲减退等结核病的全身症状。腹部症状则与病变的类型有所不同。

1.溃疡型　腹痛呈隐痛,偶有阵发性绞痛,位于脐周或中上腹,常在进食后加重,排气或排便后减轻。多数伴有大便习惯改变,以腹泻较多见,呈水样泻,大便潜血试验可能阳性,但少有肉眼血便,少数病人以便秘为主。在病变持续一段时间后,病变趋向愈合并有瘢痕形成,可有不完全性肠梗阻症状出现,阵发性腹部绞痛较前剧烈,伴有肠型,肠鸣音亢进等部分肠梗阻的表现。如有穿孔则出现腹部脓肿或出现肠外瘘。

2.增生型　病变发展缓慢,病程长,初期腹部隐痛,其后由于出现不完全性肠梗阻,而转为阵发性绞痛伴有呕吐。腹部有肠型及肠鸣音亢进,右下腹常可触及固定、较硬伴有触痛的包块。化验检查可有贫血,血沉增快。胸部X线片示肺内有活动性或陈旧性结核病灶,但在增生型肠结核不一定伴有肺结核。钡餐胃肠道造影示小肠运动加快,回盲部有激惹现象不易充盈造成钡剂残缺,有时可见持续肠痉挛。有时,病变的上下肠段充盈良好,出现跳跃征象(Stierlin征)。在多发散在性病变,可出现节段性的肠管扩张。钡剂排空后,小肠有分节现象,并呈雪花样分布。在增生型肠结核,则见回肠部及升结肠近段有增生性狭窄和畸形或充盈缺损,黏膜皱襞紊乱,肠壁僵硬,结肠袋形消失。

溃疡型肠结核的 X 线表现应与节段性肠炎、溃疡性结肠炎、肠道恶性淋巴瘤相鉴别,而增生型肠结核应重点与盲肠癌鉴别,纤维结肠镜检查与活组织检查可帮助明确诊断。

肠结核的诊断须具有下列条件之一:①手术中发现病变,肠系膜淋巴结活检证实有结核病变;②病变组织病理检查证实有结核结节及干酪样变化;③病变组织中找到结核菌;④病变组织经细菌培养或动物接种证实有结核菌生长。

【治疗】

肠结核应以内科治疗为主,当伴有外科并发症时始考虑外科手术治疗,这类病人需进行手术治疗时多已有较长的病史,体质衰竭,营养不良,且多在结核活动期。因此,肠结核病人围术期的处理甚为重要,以保证手术的成功。围术期处理的重点是:①控制结核病变的活动,应用异烟肼、乙胺丁醇、利福平或链霉素等,并多主张联合用药。开始时为迅速控制病变的发展,可采用肠外给药的方法。除切开引流等,确定性手术一般都需在治疗一段时间后始能进行,术后仍需进行抗结核治疗;②改善病人的营养状况,需进行手术治疗的肠结核病人多不能经口服日常饮食,可应用肠内要素饮食或肠外营养支持,以减轻食物对肠病变的刺激,让肠道得以休息,也能较好地改善营养状态,增加病人对手术的耐受性。手术后仍需进行营养支持直至病人能从口服饮食中获得需要的营养。

肠结核的手术指证为:①病变穿孔形成局限性脓肿或肠瘘;②溃疡型病变伴有瘢痕形成或是增生型病变导致肠梗阻;③病变游离穿孔合并急性腹膜炎,这一情况较为少见。

手术的方式根据并发症的情况而定:①急性溃疡穿孔可作穿孔修补术,但修补是在有急性炎症、结核活动的病灶上进行,失败率甚高,可再穿孔形成腹膜炎,产生肠瘘等。故有作者主张行病变所在的肠段切除吻合。无疑,术后并发症的发生率远较择期性手术为高;②回肠等伴有瘢痕形成肠梗阻者可作肠段局部切除吻合;③回盲部增生型病变可作回盲部或右半结肠切除。如病变炎症浸润而固定,暂不能作一期切除者可行短路手术以解除梗阻,但必需是将病变近侧的肠段切断,远断端内翻闭合,如为完全性梗阻也可外置造口以排放肠黏液。近断端与病变远侧段的横结肠作端侧吻合以旷置病变,待病变被控制,炎症减轻后再行二期手术切除病变肠襻。

术后的并发症有其他部位的结核病变进入活动期,手术部位肠段愈合不良形成腹膜炎或瘘。

五、肠伤寒穿孔

肠伤寒穿孔是伤寒病的严重并发症之一,多见于伤寒流行季节与地区。自国际上重视控制伤寒病的流行,注射预防疫苗,且有有效的药物治疗,肠伤寒的发生率明显下降,我国亦然,但仍有零散发生的病人。

【病因和病理】

伤寒病由沙门菌属伤寒杆菌所引起,经口进入肠道,侵入距回盲部约 100cm 的末端回肠的淋巴滤泡和淋巴集结,引起炎性水肿。细菌繁殖后菌性分解产生内毒素经淋巴进入血液而引起全身症状。在发病的第二周起肠壁上的淋巴集结开始发生坏死,坏死组织脱落即形成溃疡,溃疡多位于肠管的肠系膜对侧,其长径与肠管长轴平行呈椭圆形,一般达黏膜下层,有的深达肌层及浆膜,当肠腔内压力增高时,可引起急性穿孔,且因肠伤寒极少引起腹膜反应与黏连,因此,穿孔后立即形成急性弥漫性腹膜炎而不形成内瘘。穿孔大多数为单发,约 10% 为多发,一般 2~4 个,偶有更多者,直径在 0.5cm 左右,也可达 1~2cm,但罕见。穿孔多发生在末端回肠,个别病例的穿孔可发生在空肠、阑尾、盲肠等处。溃疡侵蚀血管也可引起肠道出血。

【临床表现和诊断】

伤寒穿孔多发生在伤寒流行的夏、秋季,发生率约为 5%,约 60%～70% 发生在病程的第 2 至 3 周内,少数发生在第 1、第 4 周或以后。

病人多先有持续高热、腹痛、便秘或腹泻、肝脾肿大、白细胞低下和相对缓慢的脉率。如已在治疗中,伤寒的诊断已明确,病人发生急腹症症状时当可考虑到"肠伤寒穿孔"这一诊断。有些病人虽有伤寒的症状但尚未就医或明确诊断,则应详细询问病史。病人可突发右下腹疼痛,随后遍及全腹,伴有呕吐、腹胀。检查可见急性腹膜炎的表现,全腹有肌紧张与压痛,以右下腹为明显,并可有游离气腹现象,肝浊音界缩小,肠鸣音消失,腹部透视可见膈下有游离气体。腹膜炎严重或衰弱的病人可有休克表现。伤寒病人本应是脉缓、白细胞计数下降、体温高,穿孔后反有脉率升高,白细胞计数增加,体温下降,腹腔穿刺可抽到脓液。因此,当明确有肠伤寒的病人出现急性弥漫性腹膜炎时当不难作出诊断。但有时病人并未发生穿孔而有腹痛、腹胀的症状,则应详细检查,慎重考虑,不可贸然进行剖腹探查术,以免加重病人的病情。

有时,有少数病人虽是伤寒患者,但症状不明显,仅有轻度发热、头痛、全身不适等,不引起病人的重视,仍能工作、活动,属逍遥型伤寒病。这类病人发生穿孔时,多表现为右下腹痛伴呕吐,腹部有急性腹膜炎的体征,常误诊为急性阑尾炎穿孔,手术时始发现阑尾仅有周围炎,而有回肠穿孔。在伤寒流行的地区与季节,应警惕伤寒肠穿孔的可能性。

【治疗和预后】

肠伤寒穿孔伴有急性弥漫性腹膜炎的诊断明确后,应立即进行准备予以手术治疗,采取右下腹腹直肌切口或斜切口,排除阑尾与盲肠病变后即可探查末端回肠,一般在 100cm 以内即可找到穿孔,且穿孔多为单发,见到穿孔后即可进行简单的缝合修补术。若穿孔较大,缝合后预计愈合有问题时,可在其近段肠管行插管造口减压。穿孔可以多发,肠管的检查应超越病变部分直至正常肠管为止。有的病变部分肠壁很薄已临近穿孔,也予以内翻缝合。肠伤寒穿孔病人一般体质都很衰弱,手术应简单、快速,肠切除应慎重考虑。现在,治疗伤寒的药物如氨苄西林、羧氨苄西林、三甲氧苄氨嘧啶、诺氟沙星、磺胺甲基异噁唑等的效果很好,术后加强药物治疗能达到控制病变的发展,少有再穿孔的发生。手术结束时应很好清洗腹腔,放置有效的引流如双腔负压引流管,以减少残留脓肿的发生与及时发现肠瘘。

手术后除一般术后处理外应继续针对伤寒治疗,并可给予肠外营养支持。

肠伤寒穿孔的预后决定于治疗的时机与适合的外科治疗。在 24 小时内行剖腹治疗者,死亡率约为 10%,48～72 小时则上升至 30%,病人出现休克症状者,死亡率可高达 50%。

(王立伟)

第十三章　结肠、直肠及肛管疾病

第一节　结肠、直肠及肛管检查

一、检查体位

应根据患者的身体情况和检查目的,选择不同的体位。常用的体位有①左侧卧位;②膝胸位;③截石位;④蹲位;⑤弯腰前俯位。

二、肛门视诊

常用体位有膝胸位、左侧卧位、截石位和弯腰前俯位。

三、直肠指检

直肠指检是简单而重要的临床检查方法,对及早发现肛管、直肠癌意义重大,70%左右的直肠癌可在直肠指检时被发现。

四、内镜检查

肛门镜检查:多选膝胸位,用于低位直肠病变和肛门疾病的检查,能了解低位直肠癌、痔、肛瘘等疾病的情况。乙状结肠镜检查:包括硬管乙状结肠镜和纤维乙状结肠镜,观察病变同时可进行活查。纤维结肠镜检查:目前临床应用较广泛,不仅观察到结直肠的病变及活检,并可进行息肉摘除等各种治疗。

五、影像学检查

常用的影像学检查方法有 X 线钡剂灌肠检查、CT、MRI、直肠腔内超声等。

六、结直肠肛管功能检查

功能检查方法主要有直肠肛管压力测定、直肠感觉试验、模拟排便试验等。

（徐　波）

第二节　溃疡性结肠炎

溃疡性结肠炎是发生在结肠、直肠黏膜层的一种弥漫性的炎症性病变。通常将溃疡性结肠炎和克罗恩病(Crohn 病)统称为非特异性炎性肠病。它可发生在结肠、直肠的任何部位,其中以直肠和乙状结肠最为常见。病变多局限在黏膜层和黏膜下层,表现为黏膜的大片水肿、充血、糜烂和溃疡形成。临床表现有腹泻、脓血便、腹痛、发热、体重减轻、贫血等。

一、手术适应证

手术适应证分为绝对手术适应证和相对手术适应证。

1.绝对手术适应证　内科治疗无效的中毒性结肠炎、中毒性巨结肠、穿孔、大出血及癌变等。

2.相对手术适应证　内科治疗无效的广泛病变和慢性反复发作的顽固性溃疡性结肠炎、激素严重依赖且有副作用和难以忍受的结肠外症状(坏疽性脓皮病、结节性红斑、肝功能损害、眼并发症和关节炎)。

二、手术方式

外科手术主要包括以下三种手术方式:①全结肠、直肠切除及回肠造口术。②结肠切除、回直肠吻合术。③结直肠切除、回肠储袋肛管吻合术。

(张　磊)

第三节　结肠癌

结肠肿瘤是常见的恶性肿瘤之一,据世界流行病学调查,发现结肠肿瘤在北美、西欧、澳大利亚、新西兰等地的发病率最高,居内脏肿瘤前两位,但在亚、非、拉美等地发病率则很低。我国的发病率与死亡率低于胃肿瘤、食管肿瘤、肺肿瘤等常见恶性肿瘤。近年各地资料显示随着人民生活水平的提高,饮食结构的改变,其发病率呈逐年上升趋势。中国和日本的大肠肿瘤发病率明显低于美国,但移民到美国的第一代即可见到大肠肿瘤发病率上升,第二代基本接近美国人的发病率。

【病因及发病机制】

与其他肿瘤一样,结肠肿瘤的病因仍未明确,但对其发病的危险因素已有深入的研究。目前认为结肠癌是由环境、饮食以及生活习惯与遗传因素协同作用的结果,由致癌物作用,结合细胞遗传因素导致细胞遗传突变而逐渐发展为癌。

1.环境因素

(1)饮食习惯:一般认为高脂肪食谱和纤维素不足是主要发病原因。研究显示,饱和脂肪酸的饮食可增加结肠中胆汁酸与中性固醇的浓度,并改变大肠菌群的组成。胆汁酸经细菌作用可生成 3-甲基胆蒽等致肿瘤物质,固醇环也可经细菌作用被芳香化而形成致肿瘤物质。食物纤维包括纤维素、果胶、半纤维素、木质素等,吸收水分,增加粪便量,稀释肠内残留物浓度,能够缩短粪便通过大肠的时间而减少致肿瘤物质与肠黏膜接触的时间,若膳食纤维不足时,也是结肠肿瘤的发病因素之一。

(2)肠道细菌:肠道细菌特别是厌氧菌对结肠癌的发生具有重要作用。动物实验证明在鼠中以 1,2-二甲肼(DMH)诱发结肠癌的成功率为 93%,但在无菌鼠中 DMH 诱发结肠癌的成功率为 20%,从而显示了肠道内细菌在肠癌发生中占有重要地位,而在肠道细菌中则以厌氧菌尤其是梭状芽孢杆菌极为重要。结肠癌患者不但粪便中厌氧菌明显增加,细菌的 β-葡萄糖醛酸苷酶、7α-脱羟酶和胆固醇的脱氢酶活性均增高。体内有毒物质、包括致癌物质,经肝解毒,以 β-葡萄糖醛酸苷的形式经胆汁排泄至肠道又被激活使之起毒性作用。

(3)化学致癌物质:肠癌的发生与某些化学物质有密切的关系,亚硝胺是导致肠癌发生最强烈的致癌物质,动物实验显示其是诱发胃肠道癌肿的重要物质,与食管癌、胃癌和结、直肠癌的发生均有密切关系。在化学致癌物质中还有香烟应予以重视,已知肼类化合物在动物实验中可诱发结肠癌,DMH 是众所周知的致癌物。每支香烟含烟草 1g,每 20 支香烟含 DMH 3mg,长期吸烟经呼吸道黏膜吸收,诱发结、直肠癌的可能性不容忽视。

(4)微量元素和维生素的缺乏:硒、锌、钙、铁及氟化物被认为对结肠癌发生有重要作用。硒可改变致癌原代谢,抑制细胞增殖,保护机体以免受氧化剂损害,影响免疫功能及伤害肿瘤代谢。鼠类补充较多硒可以降低结肠肿瘤发生率和肿瘤数目。美国一项研究表明,在饲料作物较多的地区结、直肠癌的死亡率较低。铁有提高结、直肠癌危险的可能,铁可能有突变原性,可能通过产生自由基而攻击 DNA 及损伤染色体而起作用。一项病例对照研究表明,铁可能和腺瘤形成有关。抗氧化剂维生素(A、C、E、D)等可以抑制自由基反应而防止对 DNA 的氧化剂损伤,同时可以使腺瘤患者的结肠上皮过度增生逆转为正常。

2.内在因素

(1)基因变异:从正常的结肠上皮细胞发展为肿瘤,必然经历细胞异常增生的过程,结肠上皮细胞异常增高的增生是一种常见的现象,但并不认为这是癌前病变,增生性息肉并不是发生结肠癌的诱因,增生性变化不伴有基因的突变,但可伴有基因的甲基化过低。DNA 甲基化过低意味着增加 mR-NA 的转录,结果是 DNA 甲基化过低伴有增生过程。目前认为在结肠癌发生中甲基化过低是早期的基因改变,有证据表明某些发生在增生性息肉中的增生现象与肿瘤发生中的现象是相仿的。

(2)癌前病变的存在

①腺瘤:结、直肠腺瘤是与结、直肠癌关系密切的一种良性病变。在结、直肠癌高发的国家或地区,腺瘤的发病率明显增高,反之在结、直肠腺瘤低发的国家或地区,结、直肠癌的发生率也是低的。

②血吸虫性结肠炎:血吸虫病是与结、直肠癌肿关系非常密切的另一种良性病变,特别在我国一些血吸虫病流行区中表现突出。由于血吸虫卵长期积存于结直肠黏膜上,慢性炎症、反复的溃疡形成和修复,导致黏膜的肉芽肿形成,继之发生癌变。

③慢性溃疡性结肠炎:溃疡性结肠炎的肠肿瘤发生率高于一般人群,炎症的增生性病变的发展过程中,常可形成息肉,进一步发展为肠肿瘤;克罗恩病时,有结肠、直肠受累者可引起肿瘤变。据资料统计,有结肠息肉的患者,结肠肿瘤发病率是无结肠息肉患者的 5 倍。家族性多发性肠息肉瘤,肿瘤变的发生率更高。近几年来,有报道结肠肿瘤阳性家族者,其发病率是一般人群的 4 倍,说明遗传因素可能参与结肠肿瘤的发病。

【病理】

1.早期结肠癌　　癌细胞限于结、直肠黏膜下层者称早期结、直肠癌(pT$_1$)。WHO 消化道肿瘤分类将黏膜层内有浸润的病变亦称之为"高级别上皮内瘤变"。

2.进展期结肠癌　　大体分为①隆起型:凡肿瘤的主体向肠腔内突出者,均属本型;②溃疡型:肿瘤形成深达或贯穿肌层之溃疡者均属此型;③浸润型:肿瘤向肠壁各层弥漫浸润,使局部肠壁增厚,但表面常无明显溃疡或隆起。

3.组织学类型　①腺癌:包括乳头状腺癌、管状腺癌、黏液腺癌和印戒细胞癌;②未分化癌;③腺鳞癌;④鳞状细胞癌;⑤小细胞癌;⑥类癌。

4.分级与组织学类型的关系　结肠癌细胞分级与组织学类型的关系。

5.结肠癌 TNM 分期　见表13-1。

表 13-1　美国癌症联合委员会(AJCC)/国际抗癌联盟(UICC)结肠癌 TNM 分期(2007 年第 7 版)

原发肿瘤(T)	
Tx	原发肿瘤无法评价
T_0	无原发肿瘤证据
Tis	原位癌:局限于上皮内或侵犯黏膜固有层
T_1	肿瘤侵犯黏膜下层
T_2	肿瘤侵犯固有肌层
T_3	肿瘤穿透固有肌层到达浆膜下层,或侵犯无腹膜覆盖的结直肠旁组织
T_4a	肿瘤穿透腹膜脏层
T_4b	肿瘤直接侵犯或粘连于其他器官或结构
区域淋巴结(N)	
Nx	区域淋巴结无法评价
N_0	无区域淋巴结转移
N_1	有 1~3 枚区域淋巴结转移
N_{1a}	有 1 枚区域淋巴结转移
区域淋巴结(N)	
N_{1b}	有 2~3 枚区域淋巴结转移
N_{1c}	浆膜下、肠系膜、无腹膜覆盖结肠周围组织内有肿瘤种植(TD),无区域淋巴结转移
N_2	有 4 枚以上区域淋巴结转移
N_{2a}	4~6 枚区域淋巴结转移
N_{2b}	7 枚及更多区域淋巴结转移
远处转移(M)	
M_0	无远处转移
M_1	有远处转移
M_{1a}	远处转移局限于单个器官或部位(如肝,肺,卵巢,非区域淋巴结)
M_{1b}	远处转移分布于 1 个以上的器官/部位或腹膜转移

注:①cTNM 是临床分期,pTNM 是病理分期;前缀 y 用于接受新辅助(术前)治疗后的肿瘤分期(如 ypTNM),病理学完全缓解的患者分期为 $ypT_0N_0cM_0$,可能类似于 0 期或 1 期。前缀 r 用于经治疗获得一段无瘤间期后复发的患者(rTNM)。

Dukes B 期包括预后较好($T_3N_0M_0$)和预后较差($T_4N_0M_0$)两类患者,DukesC 期也同样(任何 TN_1M_0 和任何 TN_2M_0)。MAC 是改良 Astler-Coller 分期。

②Tis 包括肿瘤细胞局限于腺体基底膜(上皮内)或黏膜固有层(黏膜内),未穿过黏膜肌层到达黏膜下层。

③T_4的直接侵犯包括穿透浆膜侵犯其他肠段,并得到镜下诊断的证实(如盲肠癌侵犯乙状结肠),或者位于腹膜后或腹膜下肠管的肿瘤,穿破肠壁固有肌层后直接侵犯其他的脏器或结构,例如降结肠后壁的肿瘤侵犯左肾或侧腹壁,或者中下段直肠癌侵犯前列腺、精囊腺、宫颈或阴道。

④肿瘤肉眼上与其他器官或结构粘连则分期为cT_{4b}。但是,若显微镜下该粘连处未见肿瘤存在则分期为pT_3。V和L亚分期用于表明是否存在血管和淋巴管浸润,而PN则用以表示神经浸润(可以是部位特异性的)。

【临床表现】

1.左半结肠管腔窄,血供差,吸收能力差,肿瘤以浸润型多见。

(1)便血、黏液血便:70%以上可出现便血或黏液血便。粪便黏稠成形。

(2)腹痛:约60%出现腹痛,腹痛可为隐痛,当出现梗阻表现时,亦可表现为腹部绞痛。

(3)腹部肿块:40%左右的患者可触及左下腹肿块。

(4)梗阻:出现梗阻较早,可呈急性。

(5)中毒症状:贫血、低热、乏力、消瘦、水肿等症状出现较晚,较轻。

2.右半结肠管腔较宽大,血供淋巴丰富,吸收能力强,肿瘤成隆起型(菜花样)向肠腔内发展多见。

(1)腹痛:70%~80%患者有腹痛,多为隐痛。

(2)贫血:因癌灶的坏死、脱落、慢性失血引起,50%~60%的患者血红蛋白低于100g/L。

(3)腹部肿块:腹块亦是右半结肠癌的常见症状。腹部肿块同时伴有梗阻的病例临床上并不多见。

(4)梗阻:出现较晚。

(5)中毒症状:贫血、低热、乏力、消瘦、水肿等症状出现较早。

【诊断及鉴别诊断】

1.早期诊断　结肠癌是生长较慢的肿瘤,原发癌肿的倍增时间平均620d,表面产生症状前肿瘤已经历很长时间的生长。早期症状缺乏特异性,不易引起重视,从出现症状至明确诊断,平均60%患者需6个月以上,据文献报道早期病例一般占2%~17%。识别并警觉早期症状对具有以下任何一组症状的患者都须予以进一步检查:①原因不明的贫血、乏力、消瘦或发热;②出现便血或黏液血便;③排便习惯改变、便频或排便不尽感;④沿结肠部位腹痛不适;⑤沿结肠部位有肿块。

2.实验室检查

(1)血常规:了解有无贫血。

(2)尿常规:观察有无血尿,结合泌尿系影像学检查了解肿瘤是否侵犯泌尿系统。

(3)大便常规:检查应当注意有无红细胞、脓细胞。

(4)粪便隐血试验:针对消化道少量出血的诊断有重要价值。

3.内镜检查　所有疑似结肠癌患者均推荐纤维结肠镜或电子结肠镜检查,但以下情况除外。

(1)一般状况不佳,难以耐受。

(2)急性腹膜炎、肠穿孔、腹腔内广泛粘连以及完全性肠梗阻。

(3)肛周或严重肠道感染、放射性肠炎。

(4)妇女妊娠期和月经期。

内镜检查之前,必须做好准备,检查前进流质饮食,服用泻药或行清洁洗肠,使肠腔内粪便排净。内镜检查报告必须包括:进镜深度、肿物大小、距肛缘位置、形态、局部浸润的范围,结肠镜检时对可疑病变必须病理学活组织检查。由于结肠肠管在检查时可能出现皱缩,因此内镜所见肿物距离肛门距离可能存在误差,建议结合CT或钡剂灌肠明确病灶部位。

4.影像检查

(1)结肠钡剂灌肠检查:特别是气钡双重造影检查是诊断结肠癌的重要手段。但疑有肠梗阻的患者应当谨慎选择。

(2)B型超声:超声检查可了解患者有无复发转移,具有方便快捷的优越性。

(3)CT检查:CT检查的作用在于明确病变侵犯肠壁的深度,向壁外蔓延的范围和远处转移的部位。目前,结肠病变的CT检查推荐用于以下几个方面。①提供结肠恶性肿瘤的分期;②发现复发肿瘤;③评价肿瘤对各种治疗的反应;④阐明钡剂灌肠或内镜发现的肠壁内和外在性压迫性病变的内部结构,明确其性质;⑤对钡剂检查发现的腹内肿块作出评价,明确肿块的来源及其与周围脏器的关系。

(4)MRI检查:MRI检查的适应证同CT检查。推荐以下情况首选MRI检查。①结肠癌肝转移病灶的评价;②怀疑腹膜以及肝被膜下病灶。

(5)PET-CT:不推荐常规使用,但对于常规检查无法明确的转移复发病灶可作为有效的辅助检查。

(6)排泄性尿路造影:不推荐术前常规检查,仅适用于肿瘤较大可能侵及尿路的患者。

5.血清肿瘤标志物　结肠癌患者在诊断、治疗前、评价疗效、随访时必须检测CEA、CA199;建议检测CA242、CA724;有肝转移患者建议检测AFP;有卵巢转移患者建议检测CA125。

6.病理组织学检查　病理活检明确占位性质是结肠癌治疗的依据。活检诊断为浸润性癌的病例进行规范性结肠癌治疗。如因活检取材的限制,活检病理不能确定浸润深度,诊断为高级别上皮内瘤变的病例,建议临床医师综合其他临床情况,确定治疗方案。确定为复发或转移性结肠癌时,检测肿瘤组织k-ras基因状态。

7.开腹探查　如下情况,建议行开腹探查。

(1)经过各种诊断手段尚不能明确诊断且高度怀疑结肠肿瘤。

(2)出现肠梗阻,进行保守治疗无效。

(3)可疑出现肠穿孔。

(4)保守治疗无效的消化道大出血。

8.诊断要点

(1)腹部不适、腹痛或腹胀,大便习惯改变,或腹泻或便秘或腹泻便秘交替出现,大便带血或黏液或黏液血便。消瘦、贫血,中晚期可有慢性或急性肠梗阻。

(2)腹部可触及质硬、表面不光滑、活动度不大的包块。位于横结肠或乙状结肠的包块活动度大。

(3)大便隐血试验阳性,癌胚抗原可升高。

(4)大便黏液中的癌组织T抗原免疫荧光测定有一定参考价值。

(5)乙状结肠镜或纤维结肠镜检,可见结肠溃疡、肿块、狭窄等,活体组织病理学检查可确定诊断。

(6)X线钡剂灌肠造影可见结肠腔充盈缺损、黏膜破坏、肠壁僵硬、肠腔狭窄梗阻征象。

9.鉴别诊断　结肠癌应当主要与以下疾病进行鉴别。

(1)溃疡性结肠炎:本病可以出现腹泻、黏液便、脓血便、大便次数增多、腹胀、腹痛、消瘦、贫血等症状,伴有感染者尚可有发热等中毒症状,与结肠癌的症状相似,纤维结肠镜检查及活检是有效的鉴别方法。

(2)阑尾炎:回盲部癌可因局部疼痛和压痛而误诊为阑尾炎。特别是晚期回盲部癌,局部常发生坏死溃烂和感染,临床表现有体温升高,白细胞计数增高,局部压痛或触及肿块,常诊断为阑尾脓肿,需注意鉴别。

(3)肠结核:在我国较常见,好发部位在回肠末端、盲肠及升结肠。常见症状有腹痛、腹块、腹泻、便秘交替出现,部分患者可有低热、贫血、消瘦、乏力,腹部肿块,与结肠癌症状相似。但肠结核患者全身症状更加明显,如午后低热或不规则发热、盗汗、消瘦乏力,需注意鉴别。

(4)结肠息肉:主要症状是便血,有些患者还可有脓血样便,与结肠癌相似,钡剂灌肠检查可表现为充盈缺损,行纤维结肠镜检查并取活组织送病理检查是有效的鉴别方法。

(5)血吸虫性肉芽肿:多见于流行区,目前已少见。少数病例可癌变。结合血吸虫感染病史,粪便中虫卵检查,以及钡剂灌肠和纤维结肠镜检查及活检,可以与结肠癌进行鉴别。

(6)阿米巴肉芽肿:可有肠梗阻症状或查体扪及腹部肿块与结肠癌相似。本病患者行粪便检查时可找到阿米巴滋养体及包囊,钡剂灌肠检查常可见巨大的单边缺损或圆形切迹。

【治疗】

(一)外科治疗

1.结肠癌的手术治疗原则

(1)全面探查,由远及近。必须探查记录肝、胃肠道、子宫及附件、盆底腹膜及相关肠系膜和主要血管淋巴结和肿瘤邻近脏器的情况。

(2)建议切除足够的肠管,清扫区域淋巴结,整块切除。

(3)推荐锐性分离技术。

(4)推荐由远及近的手术清扫。建议先处理肿瘤滋养血管。

(5)推荐手术遵循无瘤原则。

(6)推荐切除肿瘤后更换手套并冲洗腹腔。

(7)如果患者无出血、梗阻、穿孔症状,且已失去根治性手术机会,则无首先姑息性切除原发灶必要。

2.早期结肠癌的手术治疗

(1)$T_0N_0M_0$结肠癌:建议局部切除。术前直肠腔超声波检查属T_1或局部切除术后病理提示T_1,如果切除完整而且具有预后良好的组织学特征(如分化程度良好、无脉管浸润),则无论是广基还是带蒂,不推荐再行手术切除。如果是带蒂但具有预后不良的组织学特征,或者非完整切除,标本破碎切缘无法评价,推荐行结肠切除术加区域淋巴结清扫。

(2)直径超过2.5cm的绒毛状腺瘤癌变率高,推荐行结肠切除加区域淋巴结清扫。

(3)所有患者术后均须定期行全结肠镜检查以排除是否存在多发腺瘤或多发肠癌。

注:局部切除标本必须由手术医师展平、固定,标记方位后送病理检查。

3.$T_{2\sim4}$,$N_{0\sim2}$,M_0结肠癌

(1)首选的手术方式是相应结肠切除加区域淋巴结清扫。区域淋巴结清扫必须包括肠旁、中间和系膜根部淋巴结三站。建议标示系膜根部淋巴结并送病理学检查;如果怀疑清扫范围以外的淋巴结有转移必须完整切除,无法切除者视为姑息切除。

(2)对具有遗传性非息肉病性结、直肠癌(HNPCC)家族史,或有明显的结肠癌家族史,或同时多原发结肠癌的患者建议行更广泛的结肠切除术。

(3)肿瘤侵犯周围组织器官建议联合脏器整块切除。

(4)结肠新生物临床诊断高度怀疑恶性肿瘤,由于某些原因未得到病理学诊断,如患者可耐受手术,建议行剖腹探查。

(5)行腹腔镜辅助的结肠切除术推荐满足如下条件:①由有经验的外科医师实施手术;②原发灶不在横结肠(除非进行临床试验);③无严重影响手术的腹腔粘连;④无局部进展期或晚期病变的表现;⑤无急性肠梗阻或穿孔的表现;⑥保证能进行全腹腔的探查。

(6)对于已经引起梗阻的可切除结肠癌,推荐行Ⅰ期切除吻合,或Ⅰ期肿瘤切除近端造口远端闭合,或造口术后Ⅱ期切除,或支架置入术后Ⅱ期切除。如果肿瘤局部晚期不能切除或者临床上不能耐受手术,建议给予姑息性治疗。

4.肝转移外科治疗的原则

(1)结肠癌确诊时合并肝转移:在下列情况下,建议结肠癌原发灶和肝转移灶同步切除,肝转移灶小且多位于周边或局限于半肝,肝切除量低于50%,肝门部淋巴结、腹腔或其他远处转移均可手术切除时可考虑应用。

在下列情况下,建议结肠癌原发灶和肝转移灶分阶段切除①先手术切除结肠癌原发病灶,分阶段切除肝转移灶,时机选择在结肠癌根治术后4~6周;②若在肝转移灶手术前进行治疗,肝转移灶的切除可延至原发灶切除后3个月内进行;③急诊手术不推荐原发结肠癌和肝转移病灶同步切除;④可根治的复发性结肠癌伴有可切除肝转移灶倾向于进行分阶段切除肝转移灶。

(2)结肠癌根治术后发生肝转移:既往结肠原发灶为根治性切除且不伴有原发灶复发,肝转移灶能完全切除且肝切除量低于70%(无肝硬化者),应当予以手术切除肝转移灶,可先行新辅助治疗。

(3)肝转移灶切除术后复发:在全身状况和肝条件允许的情况下,对于可切除的肝转移灶术后的复发病灶,可进行二次、三次甚至多次的肝转移灶切除。

(4)肝转移灶手术方式的选择

①肝转移灶切除后至少保留3根肝静脉中的1根且残肝容积≥50%(同步原发灶和肝转移灶切除)或≥30%(分阶段原发灶和肝转移灶切除)。

②转移灶的手术切缘一般应当有1cm正常肝组织,若转移灶位置特殊(如紧邻大血管)时则不必苛求,但仍应当符合R_0原则。

③如是局限于左半或右半肝的较大肝转移灶且无肝硬化者,可行规则的半肝切除。

④建议肝转移手术时采用术中超声检查,有助于发现术前影像学检查未能诊断的肝转移病灶。

5.肺转移外科治疗的原则

(1)原发灶必须能根治性切除(R_0)。

(2)有肺外可切除病灶并不妨碍肺转移瘤的切除。

(3)完整切除必须考虑到肿瘤范围和解剖部位,肺切除后必须能维持足够功能。

(4)某些患者可考虑分次切除。

(5)不管肺转移瘤能否切除,均应当考虑联合化疗[术前化疗和(或)术后辅助化疗]。

6.术前准备　患者术前必须进行全面检查,以了解浸润范围和有无远处转移,包括腹部肿块、腹水、肝、梗阻、淋巴结肿大。胸部摄片有无肺部转移,以及检查盆腔有无转移。同时应全面了解重要脏器的功能,包括心、肺、肝、肾功能和凝血机制,有无糖尿病、贫血、营养不良等情况,以便判断有无手术禁忌证和估计手术的风险。根据全面检查结果,术前应尽可能纠正各种存在的失衡和缺陷,以提高手术安全性。此外,在精神上应鼓励患者,使其明确手术与各种治疗措施的必要性,去除恐惧心理,树立战胜疾病的信心和对医师的信任,更好地配合治疗,以期获得较好的疗效。

肠道准备是结肠手术前极为重要的一个部分,它是保证手术后吻合口一期愈合的关键,包括机械性肠道清洁与抗生素准备两部分,对于无梗阻的患者术前不必禁食,可于术前3d给全流食,同时口服甲硝唑片400mg和庆大霉素8万U,每日2次。手术前晚及术晨温盐水灌肠净止。

7.结肠癌的手术方式

(1)右半结肠切除术:主要适用于盲肠、升结肠和结肠肝曲肿瘤。切除范围应包括大网膜、15cm末端回肠、盲肠、升结肠、肝曲和右侧横结肠及其系膜血管和淋巴组织。

手术多取右侧脐上下经腹直肌切口,进腹后先全面探查了解播散情况和有无其他伴发病变,在确定肿瘤可切除后,于肿瘤近、远端肠系膜缘穿过纱带或粗丝线,结扎、阻断肠腔,向肿瘤段肠腔内注入氟尿嘧啶1000mg。首先分离、结扎、切断回肠和结肠动、静脉,结肠中动脉右侧支和胃网膜血管,清除血管根部淋巴结,切开胰腺下缘与横结肠系膜根部反折处,显露肠系膜上血管,清除其根部淋巴结。切断胃结肠韧带,沿横结肠向右游离肝曲,注意勿损伤位于后上方的十二指肠水平部,切开右侧结肠旁沟处腹膜反折,游离全部右侧结肠,注意勿损伤后内方的右侧输尿管。最后在横结肠中部切断结肠和距回盲瓣15cm处切断回肠,整块切除右半结肠及其系膜、淋巴结和大网膜,做回肠横结肠端-端吻合术,封闭系膜裂孔。

术中注意事项:分离右侧结肠系膜显露后腹壁时,注意勿损伤十二指肠、右肾、精索内血管和输尿管。行回、横结肠吻合时,严防污染,吻合口应无张力,肠端血供要良好。在吻合方式上可以选择端端或端侧吻合。

(2)横结肠切除术:主要适用于横结肠中部肿瘤。切除范围为全部大网膜、横结肠包括肝曲、脾曲及其系膜和淋巴结。

手术步骤基本同右半结肠切除。探查腹腔后,结扎切断胃网膜血管,切开横结肠系膜与胰腺下缘交界处向下分离至结肠中动脉根部,予以结扎切断,清除周围淋巴结、然后沿横结肠向右分离肝曲,注意保护上后方的十二指肠水平部;沿横结肠向左分离脾曲,注意勿损伤脾。整块切除横结肠及其系膜,淋巴结和大网膜,行升结肠和降结肠端-端吻合,闭合系膜裂孔,逐层关腹。

(3)左半结肠切除术:适用于结肠脾曲和降结肠肿瘤。切除范围为横结肠左段、结肠脾曲、降结肠及其系膜和淋巴结。乙状结肠是否切除需根据肿瘤部位而定。

取左侧经腹直肌切口,腹腔探查,阻断肿瘤近远端肠腔,注入氟尿嘧啶1000mg。分离、结扎、切断胃网膜血管分支,沿横结肠系膜根部与胰体下缘交界处切开后腹膜,自上而下清除腹主动脉周围脂肪淋巴组织,在结肠左动静脉根部结扎切断。根据肿瘤位置的高低决定乙状结肠血管是否结扎切断。然后切开左结肠外侧后腹膜,游离左侧结肠,分别在横结肠中部和乙状结肠或直肠上端离断,整块切除大网膜和左半结肠及其系膜和淋巴结,将横结肠近端与乙状结肠或直肠上端行端-端吻合术。在清扫淋巴结和结扎切断结肠左血管时需注意勿损伤其内后方的左侧输尿管、精索静脉或卵巢静脉。脾曲肿瘤和降结肠上段肿瘤无须切除乙状结肠,降结肠下段癌需一并切除乙状结肠。

(4)乙状结肠切除术:适用于乙状结肠癌。切除范围包括乙状结肠及其系膜和淋巴结。左下腹正中切口,进腹探查,阻断肿瘤段肠腔,注入氟尿嘧啶1000mg,其操作同上述手术。沿乙状结肠系膜根部切开两侧后腹膜,游离乙状结肠及其系膜,向上分离至降结肠下端和直肠上端,移去乙状结肠及其系膜和淋巴结,行降结肠直肠端-端吻合术。如吻合有张力,需游离脾曲。

(5)梗阻性结肠癌的手术处理:肿瘤导致梗阻是结肠癌最常见的一种并发症,也是一部分患者最早的临床表现或作出诊断时的状况。由于结肠梗阻形成一个闭锁肠襻,肠腔极度扩张,肠壁血供易发生障碍而致缺血、坏死和穿孔。癌肿部位越近回盲部,闭锁肠襻越短,发生穿孔的危险性越大。因此对结肠梗阻患者宜采取积极态度,在胃肠减压,补充容量、纠正水电解质紊乱和酸碱平衡失调后,宜早期进行手术。在手术处理上可遵循下列原则。①右侧结肠癌并发急性梗阻时应尽量争取做右半结肠切除一期吻合;②对右侧结肠癌局部确已无法切除时,可选做末端回肠与横结肠侧-侧吻合术-内转流术(捷径手术);③盲肠造口术由于减压效果不佳,目前已基本被废弃;④左侧结肠癌引起的急性梗阻在条件许可时应尽量一期切除肿瘤;切除手术有3种选择,一是结肠次全切除,回肠乙状结肠或回肠直肠吻合术;二是左半结肠切除,一期吻合、近端结肠失功能性造口术,二期造口关闭;三是左半结肠切除,近远端结肠造口或近端造口,远端关闭,二期吻合;⑤对肿瘤已无法切除的左侧结肠癌可选做捷径手术或横结肠造口术。

8.腹腔镜技术在结肠癌手术中的应用　1989年Mouret施行首例腹腔镜下胆囊切除术以来,此技术很快得到了迅猛的发展。腹腔镜技术是在传统外科的基础上,由于其视野的屏幕显示和特制手术器械的操作而形成的一种特定的手术入路和手术方式。DarziA认为从操作上看腹腔镜手术完全可以达到与开腹手术一样的清扫范围,因此结肠癌的手术适应证基本上与传统手术相同,即传统开腹手术能根治切除的结肠癌行腹腔镜手术同样能达到根治的目的。

术前准备同开腹手术,全身麻醉后,所取体位因肿瘤部位不同而不同,左半结肠癌取右斜仰卧位、右半结肠癌取左斜仰卧位。术者位于病灶的对侧,有时左右换位。观察孔位于脐,操作孔位置常为左右上腹及左右麦氏点,可根据病灶的位置及术中的需要加以选择或改变。腹腔镜结肠肿瘤手术的原则、清除范围及游离过程与开腹手术相似,只是游离顺序有所改变。同开腹手术一样遵循无瘤原则,即不触摸和隔离技术,先处理血管,游离系膜最后处理肿瘤段肠管及吻合。

(二)内科治疗

1.结肠癌辅助治疗　Ⅰ期($T_{1\sim2}N_0M_0$)患者不推荐辅助治疗。

2.结肠癌辅助化疗

(1)Ⅱ期结肠癌的辅助化疗。Ⅱ期结肠癌患者,应当确认有无以下高危因素:组织学分化差(Ⅲ或Ⅳ级)、T_4、血管淋巴管浸润、术前肠梗阻/肠穿孔、标本检出淋巴结不足(少于12枚)。

①Ⅱ期结肠癌,无高危因素者,建议随访观察或者单药氟尿嘧啶类药物化疗。

②Ⅱ期结肠癌,有高危因素者,建议辅助化疗。化疗方案推荐选用氟尿嘧啶/LV、卡培他滨、氟尿嘧啶/LV/奥沙利铂或CapeOx方案。化疗时限应当不超过6个月。有条件者建议检测组织标本MMR或MSI,如为dMMR或MSI-H,不推荐氟尿嘧啶类药物的单药辅助化疗。

(2)Ⅲ期结肠癌的辅助化疗。Ⅲ期结肠癌患者,推荐辅助化疗。化疗方案推荐选用氟尿嘧啶/CF、卡培他滨、FOLFOX或FLOX(奥沙利铂＋氟尿嘧啶＋醛氢叶酸)或CapeOx方案。化疗不应超过6个月。

3.晚期/转移性结肠癌化疗　目前,治疗晚期或转移性结肠癌使用的药物:氟尿嘧啶/LV、伊立替康、奥沙利铂、卡培他滨和靶向药物,包括西妥昔单抗(推荐用于k-ras基因野生型患者)和贝伐珠单抗。

(1)在治疗前检测肿瘤k-ras基因状态,EGFR不推荐作为常规检查项目。

(2)联合化疗应当作为能耐受化疗的转移性结肠癌患者的一二线治疗。推荐以下化疗方案:FOLFOX/FOLFIRI/CapeOx±西妥昔单抗(推荐用于k-ras基因野生型患者),FOLFOX/FOLFIRI/CapeOx±贝伐珠单抗。

(3)一线以上化疗的患者推荐进入临床研究。对在一二线治疗中没有选用靶向药物的患者也可考虑伊立替康联合靶向药物治疗。

(4)不能耐受联合化疗的患者,推荐方案氟尿嘧啶/LV±靶向药物,或氟尿嘧啶持续灌注,或卡培他滨单药。

(5)晚期患者若一般状况或器官功能状况很差,推荐最佳支持治疗,不建议化疗。

(6)如果转移复发局限于肝,建议考虑针对肝病灶的局部治疗。

(7)结肠癌局部复发者,推荐进行多学科评估,判定能否有机会再次切除,是否适合术前放化疗。如与放疗联合,可以根据患者身体状况选择氟尿嘧啶类单药或联合化疗,如仅适于化疗,则采用上述晚期患者药物治疗原则。

4.靶向治疗　尽管现在有了新的化疗药物和更加合理的化疗方案,晚期结肠癌的疗效得到进一步提高,但随之而来的不良反应增加、患者生活质量变差,是一个目前不得不面对的难题。因此肿瘤临床还需要更加有效、耐受性好的全身治疗药物。分子靶向治疗是专门针对在肿瘤发生中起关键作用的靶分子及其调控的信号传导通路,增强了抗癌治疗的特异性和选择性,避免了一般化疗药物的无选择性毒性作用和耐药性。目前已经用于临床研究的生物学制剂,按照作用靶点和作用机制主要有以下3类。①抑制血管生成,如贝伐单抗;②抑制 EGFR 通路,如西妥昔单抗、吉非替尼等;③诱导细胞凋亡,如塞来昔布、罗非昔布等。

（岳在连）

第四节　直肠良性肿瘤

大肠良性肿瘤是结、直肠常见疾病,男性发病率高于女性,年长者居多,多发生于直肠与乙状结肠。主要临床表现为大便习惯改变及便血,也可无明显症状,于直肠指诊、肠镜检查及钡灌肠时发现。依照组织学表现,分为肿瘤性息肉、错构瘤样息肉、炎症性息肉、增生性息肉4类。

一、肿瘤性息肉

【病因及病理】

肿瘤性息肉包括腺瘤、乳头状瘤、结肠息肉病。

1.腺瘤　又称腺瘤样息肉,是大肠最常见的息肉病变,好发于直肠与乙状结肠,发病率随年龄增长而增高。呈分叶状,质地柔软、边界清楚、活动度好,部分带有蒂。显微镜下见由腺样上皮构成,外有包膜,细胞排列正常。当瘤体增长迅速、变硬、形态不规则或腺瘤基底附近出现凹陷,要警惕癌变可能。

2.乳头状腺瘤　又称绒毛状腺瘤、绒毛状息肉等,为腺瘤的一种,因其形态似隆起的乳头,表面有大量绒毛而单独列出。来源于肠黏膜内肠腺,多广基无蒂,瘤体较大、柔软,外观呈纤细乳头状或绒毛状突起,色红或灰白。显微镜下可见肿瘤突起部位有多个纤细的乳头状或绒毛状突起,腺体成分较少。本病发病率较低,多发于老年人,直肠和乙状结肠下段多见,恶变率高,约30%。

3.结肠息肉病　又称家族性腺瘤息肉病,主要表现为结肠与直肠黏膜上生长着大量腺瘤样息肉,部分患者胃与小肠也有息肉,具有家族遗传因素,年幼时可无明显症状,后可发生癌变、肠套叠、肠梗阻、出血和感染,几乎不可避免地在发病20～30年发生癌变,早期诊治极为重要。

【临床表现】

腺瘤临床表现因肿瘤数目、大小、部位等而不同。可出现便血,长期便血,可并发贫血。较大低位肿瘤可引发便秘、肠梗阻及里急后重感,部分带蒂的腺瘤子排便时脱出肛门外。

乳头状腺瘤主要表现为腹泻与便血,可有血性黏液便,伴里急后重及排便不尽感。

结肠息肉病早期可无明显症状,可于体检时偶然发现。20岁后可出现症状,表现为长期便血、腹泻、排便不畅。常有腹部轻痛不适,并发肠套叠时出现绞痛,出现肠套叠或肠梗阻时要警惕癌变可能。晚期可出现营养不良、贫血、消瘦等恶病质表现。

【诊断】

1.病史　应详细询问有关临床症状,了解家族史。

2.直肠指诊　腹部体征多无明显阳性体征,直肠指诊可触及距肛门8cm以下的肿瘤,多质软、光滑、边界清、活动度好,如有变硬及固定者应考虑恶变可能。

3.结肠镜检查　是诊断结、直肠肿瘤的重要方法,能直观地显示肿瘤的数目、分布及性状,并能够进行病理活检,确定息肉性质。

4.下消化道造影　能显示结肠病变的范围和发展过程,可确定肿瘤部位、大小、有蒂无蒂和有无其他病变。

【鉴别诊断】

应与肛乳头肥大、直肠壁淋巴结、阿米巴痢疾、溃疡性结肠炎等进行鉴别,应警惕息肉恶变可能,必要时行病理活检进行除外。

【治疗】

结直肠腺瘤具有恶变潜能,应常规做病理检查,及时进行电灼或手术切除。较小的有蒂腺瘤可经肠镜用电灼或圈套电灼进行切除,如果腺瘤较大、广基或怀疑恶变侵及腺瘤蒂部,需进行手术切除,根据肿瘤部位,可采用经肛门、直肠后位及开腹入路,行肿物切除或肠段切除并行端端吻合。

乳头状腺瘤治疗方法基本上与腺瘤相同,有恶变时应进行广泛切除,因其恶变率高,术后应定期复查,如有复发应及时治疗。

结肠息肉病,依据息肉所在部位、病变范围和程度,采用手术广泛切除病变肠段,手术时间越早越好,一旦确诊即应做好术前准备。局限在某一段结肠而直肠无息肉者可行部分结肠切除吻合术。当全部结肠均有息肉者,需行全结肠切除及回肠直肠吻合术。若结肠和直肠均有息肉时,可考虑切除全部结肠及直肠,行回肠末端造口。也可保留直肠,电灼残留息肉后行回肠直肠吻合。

【诊疗风险及防范】

结直肠腺瘤及乳头状腺瘤具有恶变潜能,须常规病理检查明确肿物性质,及时治疗。结直肠腺瘤可为肠内多发,治疗时要避免遗漏病变。较小的腺瘤在经腹手术时较难找到,且肠镜测距定位可存在误差,术前可行钡灌肠或肠镜肽夹定位,必要时可术中肠镜进行明确。

结直肠息肉病在施行保留直肠的手术后,一定要做长期随访观察,一旦发现癌变应及时切除直肠,行永久性回肠造口术。

二、错构瘤性息肉

分为幼年性息肉、幼年性息肉病、黑斑息肉和黑斑息肉综合征。此类息肉为正常组织的异常混合,为一种或几种组织过度增长形成,并非新生物,无恶变趋势。幼年性息肉又称少年息肉,与家族有关,常见于15岁以下儿童,男性多于女性,青春期后可自行消失,多发性息肉称为幼年性息肉病。黑斑息肉综合征又称P-J综合征,为皮肤黏膜黑色素斑-胃肠道多发性息肉症的简称。

【病因及病理】

1.幼年性息肉发病原因尚不明确,考虑与以下因素有关:①结肠黏膜炎症病变和病毒感染;②肠腺扩张,分泌物潴留,结缔组织增生,细胞浸润形成潴留型息肉;③慢性炎症或局部刺激导致;④黏膜对刺激的变态反应;⑤错构瘤性息肉可能发源于胚胎,与胚胎异常有关;⑥多发性息肉与遗传有关。

2.病理:外观呈圆形或椭圆形,直径多不超过2cm,色泽淡红,表面光滑,初多无蒂。其组织形态与肠黏膜的错构组织相似,可见大量特殊结缔组织,腺体增生和扩张成囊性,有黏液样物质,息肉内缺乏黏膜肌支持,易自行脱落或退化。

40%～50%的黑斑息肉综合征患者具有家族史,可在父子、兄弟、姐妹间发生黑色素斑和便血症状。现已探明由基因显性遗传所致,发病年龄多于20～50岁,男女发病比例相同。

【临床表现】

幼年性息肉的主要症状为便血,鲜血便,出血量较少,多于粪便表面,不与粪便混合,伴发感染时可有黏液排出,长期慢性出血可导致贫血。脱出、位置较低或蒂细长的息肉在排便时可脱出肛外,某些息肉可自动脱落。部分患者可于肠蠕动加剧时形成肠套叠。幼年性息肉病与家族性腺瘤息肉病不同,常见便血、腹泻、脱出、腹痛和贫血,某些患儿可伴有先天性心脏病。

黑斑息肉病综合征患者面部、口唇周围、鼻孔、口腔黏膜、手指、足趾、肛周及会阴部皮肤黏膜异常色素斑点沉着,下唇最多,圆形或不规则形,不高出皮肤,色斑 25 岁后逐渐变淡或消退,口腔颊膜上的色斑终身存在。小肠可存在孤立息肉,结直肠内多为多发性息肉,大小不等,可行 X 线造影剂肠镜明确,病理活检可见息肉内有平滑肌纤维,细胞排列正常。多无明显消化道症状,息肉炎症或损伤时可引起腹痛、腹泻、便血或套叠等表现。

【诊断】

1.病史　应详细询问有关临床症状,了解家族史。

2.直肠指诊　直肠指诊可触及距肛门 8cm 以下的肿瘤,多质软、光滑、边界清、活动度好。

3.结肠镜检查　是诊断结直肠肿瘤的重要方法,能直观地显示肿瘤的数目、分布及性状,并能够进行病理活检,确定息肉性质。

4.下消化道造影　能显示结肠病变的范围和发展过程,可确定肿瘤部位、大小、有蒂无蒂和有无其他病变。

5.病理检查　是确定其性质的可靠依据。

【鉴别诊断】

应与结、直肠腺瘤、家族性腺瘤息肉等进行鉴别,多无恶变可能,必要时行病理活检进行除外。

【治疗】

幼年性息肉多无恶变可能,可在青春期前自行脱落,只需采用姑息性切除术或电灼治疗,直肠下端有蒂息肉可采用套线蒂部注射法进行处理。

黑斑息肉综合征极少发生癌变,多采取非手术疗法做对症处理,当息肉引起消化道出血、出现套叠等症状、引起肠梗阻或怀疑恶变时可采用手术切除。

【诊疗风险及防范】

错构瘤性息肉恶变概率很小,不宜进行广泛肠切除,以免发生吸收不良综合征。

三、增生性息肉

增生性息肉又称化生性息肉或间变性息肉,好发于直肠,多为扁平隆起,直径多不超过 1cm,多无明显症状。

良性淋巴样息肉病又称多发淋巴瘤息肉病,属炎症性息肉,但有淋巴样改变。多发生在结直肠。

【病因及病理】

增生性息肉的病因尚不清楚,显微镜下细胞无明显异型性,细胞核分裂象不增多,细胞排列无异型性。良性淋巴样息肉病为肠黏膜下有蒂或无蒂息肉,圆形,灰白色,直径数毫米,显微镜下见黏膜下淋巴细胞聚集,多为大淋巴细胞。

【临床表现】

增生性息肉患者多无明显临床症状,良性淋巴样息肉病患者常表现为腹痛、腹泻、体重减轻、易疲劳等。

【诊断】

增生性息肉的诊断主要靠肠镜所见和病理活检,息肉无明显蒂部,颜色和黏膜颜色相近或呈灰白色,息肉较小,形态一致。应与外观相似而癌变可能性大的腺瘤相鉴别。良性淋巴样息肉病应结合病史、体检、肠镜及病理检查明确,应和溃疡性结肠炎、家族型息肉病相鉴别。

【治疗】

增生性息肉无恶变可能,无须治疗,但应密切随访,如出现症状,需进行对症处理。良性淋巴样息肉病可使用激素＋抗生素进行治疗,改善症状,部分息肉可进行局部切除,部分息肉可自行消退。

【诊疗风险及防范】

增生性息肉无恶变可能,应避免不必要的结肠切除。为切除的息肉应全部送病理活检,以获得准确诊断。

四、炎症性息肉

【病因及病理】

炎症性息肉又称假性息肉,多继发于溃疡性结肠炎、克罗恩病、阿米巴痢疾、血吸虫肠炎等,为肠黏膜受刺激损伤-修复过程中出现的炎性增生。

【临床表现】

主要表现为便血、便秘,长期腹泻可引起低蛋白血症与电解质紊乱。

【诊断及鉴别诊断】

根据临床表现和肠镜可明确诊断,肠镜下可见息肉较小,大小不一,形态不规则,周边可有显著炎症反应。显微镜下可见息肉表现为显著炎性反应,并有纤维肉芽组织。腺体也可呈不典型增生,需与腺瘤相鉴别。

【治疗】

炎症性息肉重点要治疗引起息肉的结、直肠炎症性疾患,对胃肠道症状进行对症处理。如出现并发症或怀疑癌变,可考虑手术切除。

【诊疗风险及防范】

炎症性息肉要注意原发病及其并发症的防治,定期复查,关注病理变化。

五、直肠纤维瘤

直肠纤维瘤来源于直肠纤维结缔组织,根据肿瘤发生部位可分为内发性和外发性两种,内发性纤维瘤:生长在黏膜之下,向肠腔内突出,出现症状较早,约占发病率2/3。外发性纤维瘤生长在浆膜下,向肠壁外生长,出现症状较晚。

【病因与病理】

来源于直肠纤维结缔组织,质地较硬,呈卵圆形,大小不一,常有包膜。

【临床表现】

早期肿瘤可无明显症状,随着肿瘤增大,可引起便秘、腹泻、黏液便、里急后重及下坠感等不适,肿瘤破溃可引发出血,肿瘤阻塞肠腔可出现肠梗阻表现。

【诊断】

直肠指诊可触及直肠远端的纤维瘤,表面光滑,呈卵圆形,质韧,活动度好。纤维结肠镜可见肿物隆起,但表面黏膜无异常。

【治疗】

本病为良性疾病,但有恶变为纤维肉瘤可能,故建议早期手术切除。如伴发肠梗阻等并发症,则应急诊处理。

【诊疗风险及防范】

如肿瘤已恶变,务必进行广泛切除。

六、直肠平滑肌瘤

本病可发生于任何年龄,发病率与年龄正相关,易发生恶变,且随年龄增长恶变可能性就越大,男女发病率无显著差别。

【病因与病理】

根据肿瘤位置、形状和生长方式,将其分4型。①腔内型:多在黏膜下层向肠腔内生长。②腔外型:位于浆膜下层向肠外生长。③哑铃型(混合型):于肠壁内同时向肠腔内及肠腔外生长。④狭窄型:环绕肠壁内生长,造成肠狭窄或肠梗阻。多数平滑肌瘤瘤体直径<5cm,而恶变为肉瘤者常>5cm。平滑肌瘤多为椭圆形,可呈分叶状,质韧。显微镜下可见分化成熟的平滑肌细胞纤维束,纵横交错的编织状或螺旋状排列,细胞核排列呈栅栏状。光镜下对低度恶性肉瘤与生长较快的良性肌瘤常不易区别。

【临床表现】

较小肿瘤可无任何症状,肿瘤超过2cm,可因阻塞肠腔诱发肠梗阻。出现溃疡者可伴有肠道刺激症状,如腹泻、腹痛、便频,也可突发便血,可间歇发作。肿瘤发生恶变者,症状明显,后期可出现消耗体征。

【诊断】

术前确诊较困难,多通过术后病理检查而确诊。位于直肠下段的肿瘤,肛诊可触到界限清楚的肿块,表面光滑,活动度好,质韧。恶变者,表面多有溃疡,活动度变小。内镜检查可观察到突入腔内的肿块,活检多不易成功。表面有溃疡者,多有出血,边缘部取活检有助于诊断。

【治疗】

因可并发肠梗阻和恶变,建议早期切除,切除范围应充分,本病对放化疗不敏感。

【诊疗风险及防范】

应与直肠纤维瘤相鉴别,本病预后差,术后5年生存率仅30%。

七、直肠血管瘤

临床少见,为先天性非遗传性疾病,一般认为直肠血管瘤而非肿瘤新生物。

【病因与病理】

常是多发,位于黏膜下层和肌层,可以侵及浆膜层。按照血管瘤性质与瘤内血管结构,可分为3类:毛细血管状血管瘤、海绵状血管瘤及混合血管瘤。

【临床表现】

1.便血与贫血 60%～90%的直肠血管瘤患者以反复大量无痛性便血为首发症状,便血颜色鲜红,多始于幼年和青年,长期出血可导致贫血。

2.肠梗阻、腹痛 肿瘤阻塞肠腔可引发梗阻表现,诱发腹痛。

3.其他 此外,患者还可出现里急后重和排便不净感。

【诊断】

对家族内有血管瘤病史,黏膜和皮肤有类似病变,并有便血、贫血和肠梗阻体征者,尤其幼儿或青年患者,应想到直肠血管瘤可能。纤维内镜检查、下消化道造影以及肠系膜动脉造影等,可提供诊断依据和病变定位。因活检可引发大出血,故应慎用。

【鉴别诊断】

应与内痔、外痔、结、直肠炎性疾病、远端直肠炎、孤立性溃疡、直肠绒毛状腺瘤、直肠息肉以及肛门直肠脱垂等相鉴别。

【治疗】

直肠血管瘤大多数需要积极治疗,未做治疗的患者约有 40% 死于血管瘤引发的出血。

根据患者的全身状况、血管瘤的大小和部位可采用非手术治疗或手术治疗。

1.非手术治疗　包括血管瘤的硬化剂注射、冷冻、透热或电灼、电凝等疗法,对于未破溃或便血量较小的患者具有一定疗效。

2.手术切除　是治疗结、直肠血管瘤的最有效方法。手术方法取决于血管瘤的大小和离齿状线的距离。小血管瘤可行局部黏膜下切除;对位于直肠上端的病变可经腹行直肠前切除术;如果病变累及直肠中下段,且为弥漫型或多发型,直肠腹会阴联合切除术是最为有效的根治方式。

【诊疗风险及防范】

术前应对血管瘤的范围进行详细检查,对术中发生大出血的可能性给予高度重视,尤其是血管瘤已侵及直肠周围脏器或盆壁的患者。术中的所有步骤都要认真仔细止血,一旦出现大出血,必要时可结扎髂内动脉以控制出血。

(岳在连)

第五节　直肠癌

直肠癌是发生在直肠乙状结肠交界至齿状线之间的上皮来源恶性肿瘤,是常见的消化道肿瘤。中国人直肠癌具有 3 个流行病学特点:①直肠癌比结肠癌发生率高,约 1.5∶1;②低位直肠癌所占的比例高,直肠指诊可触及绝大多数癌肿;③青年人直肠癌比例高。直肠癌根治性切除术后总的 5 年生存率在 60% 左右,早期直肠癌术后的 5 年生存率为 80%～90%。

【病因与病理】

(一)病因

直肠癌的发病原因尚不清楚,目前认为是由环境、饮食、生活习惯等因素与遗传因素协同作用的结果。常见诱因包括高脂低纤维饮食,缺乏某些微量元素,吸烟饮酒等不良生活习惯,肥胖,心理精神因素等。

(二)病理

1.大体形态分型　分为溃疡型、肿块型、浸润型。

(1)溃疡型:多见,占 50% 以上,圆形或卵圆形,中心凹陷,边缘凸起,向周围浸润生长。早期易出血,此型分化程度低,易早期转移。

(2)肿块型:亦称髓样癌、菜花形癌。向肠腔内生长,分化程度高,向周围浸润小,预后较好。

(3)浸润型:亦称硬癌或狭窄型癌。癌肿环肠壁浸润,有显著的纤维组织反应,易引起肠腔狭窄和梗阻,分化程度低,转移早而预后差。

2.组织学分类

(1)腺癌:占大多数,癌细胞排列成腺管状结构或腺泡状,依分化程度可分为 1、2、3 级。3 级分化最差,细胞排列呈片状或索条状。

（2）黏液癌：由分泌黏液的癌细胞构成，癌组织内有大量黏液为其特征，恶性度较高。

（3）未分化癌：癌细胞较小，呈圆形或不规则形，排列不规则，浸润明显，容易侵入小血管和淋巴管，预后差。

（4）印戒型细胞癌：由弥漫成片的印戒细胞构成，胞核深染，偏于胞质一侧，似戒指样，恶性程度高，预后差。

从外科治疗的角度，临床上将直肠癌分为低位直肠癌（距齿状线 5cm 以内）；中位直肠癌（距齿状线 5～10cm）；高位直肠癌（距齿状线 10cm 以上）。此分类对直肠癌根治手术方式的选择有重要的参考价值。

【临床表现】

直肠癌主要的临床表现为便血及排便习惯改变，多呈鲜血或暗红色血便，与大便不混合，可含有血块和坏死组织，伴大便变细。排便次数增加，甚至每日数十次之多，可伴有排便困难、肛门坠胀感及排便不尽感。晚期因侵犯骶前神经可出现骶尾部剧烈持续性疼痛。癌肿侵犯前列腺、膀胱，可出现尿频、尿痛、血尿。晚期出现肝转移时可有腹水、肝大、黄疸、贫血、消瘦、水肿、恶病质等。

【诊断】

根据病史、体检、影像学和内镜检查不难做出临床诊断，准确率亦可达 95% 以上。多数患者常有不同程度的延误诊断，包括患者对便血、大便习惯改变等症状不够重视，也有医生警惕性不高的原因。具有可疑临床表现者均应考虑直肠癌可能，需进行进一步检查。

直肠癌的筛查应遵循由简到繁的步骤进行。

1.便隐血试验　简便、快速，可作为大规模普查或对高危人群作为结、直肠癌的初筛手段。阳性者再做进一步检查。每年 1 次便隐血试验检查可将直肠癌病死率降低 33%。

2.直肠指诊　是诊断直肠癌最重要的方法，约 80% 的直肠癌患者于就诊时可通过自然直肠指检被发现。可触及质硬凹凸不平包块，晚期可触及肠腔狭窄，包块固定，指套血染。当患者出现便血、大便习惯改变、大便性状改变等情况时，均应行直肠指诊。指诊可了解癌肿部位、距肛缘的距离、癌肿的大小、范围、固定程度、与周围脏器的关系等。

3.内镜检查　包括直肠镜、乙状结肠镜和纤维结肠镜检查，门诊常规检查时可用直肠镜或乙状结肠镜检查，操作简便、不需肠道准备，但在明确直肠癌诊断需手术治疗时应行纤维结肠镜检查，除外多发癌可能。肠镜可直观显示肿瘤大小、形状、部位，并可取病理活检行组织学检查。

4.影像学检查

（1）钡剂灌肠检查：是结、直肠癌最简单安全的常规检查方法，对结、直肠癌诊断和早期发现有重要意义，可用以排除结、直肠多发癌和息肉病，但若要得到最终的明确诊断，仍需结肠镜检查。

（2）腔内 B 超检查：用腔内超声探头可检测癌肿浸润肠壁的深度及有无侵犯邻近脏器，内镜超声逐步在临床开展应用，可在术前对直肠癌进行术前分期，指导肿瘤及肿大淋巴结活检，还能够评价治疗效果和随访。

（3）MRI 检查：具有多方位扫描和三维成像，软组织分辨率高，无离子辐射等优点，近年来随着快速屏气序列的开发、躯体与盆腔程控线圈的发展，解决了扫描时间长等缺点，MRI 可显示肿瘤在肠壁内的浸润深度及肿瘤与周围组织器官的关系，对直肠癌的诊断及术前分期有重要价值。

（4）CT 检查：不作为直肠癌诊断的首选检查，主要目的是对已知肿瘤进行分期，作为选择治疗方案的依据，可以了解直肠癌盆腔内扩散情况，有无侵犯膀胱、子宫及盆壁，是术前常用的检查方法，能对术后有无肿瘤残留、复发和转移提供客观信息。腹部 CT 扫描还可了解有无肝转移及腹主动脉旁淋巴结肿大。

CT 仿真肠镜能够以内镜图像为主的多种形式直观显示病灶的三维形态以及毗邻关系,但对肠道清洁度要求较高,对于扁平病变及炎症性病变存在局限性。

（5）正电子发射计算机断层显像检查（PET-CT）:针对病程较长、肿瘤固定的患者,为排除远处转移及评价手术价值时,有条件者可进行 PET-CT 检查。该检查可发现肿瘤以外的高代谢区域,了解有无远处转移,有助于制定治疗方案。

（6）腹部 B 超检查:由于直肠癌确诊时有 10％～15％同时存在肝转移,腹部 B 超或 CT 检查应列为常规。

5.肿瘤标记物　目前公认的在大肠癌诊断和术后监测有意义的肿瘤标记物是癌胚抗原（CEA）。ASCO 专家不建议 CEA 用作筛查手段,主要应用于结、直肠癌的治疗、辅助预后判断、监测复发、评价治疗应答等方面。其他常用肿瘤标志物包括 CA199、CA724、CA50 及 TPA。多种肿瘤标志物联合检测可提高诊断的敏感性。

6.其他检查　伴有腹股沟淋巴结肿大的患者,可行淋巴结活检。癌肿位于直肠前壁的女性病人应做阴道检查及双合诊检查。男性病人有泌尿系症状时应行膀胱镜检查,除外泌尿系统受侵。

【治疗】

直肠癌的治疗目前以综合治疗为主,手术切除仍是直肠癌的主要治疗方法。

（一）手术治疗

如无手术禁忌证,应尽早施行直肠癌根治术,切除的范围包括癌肿、足够的两端肠段、已受侵的全部或部分邻近器官、可疑受侵的组织及全直肠系膜。如不能进行根治性切除时,亦应进行姑息性切除,缓解症状。能切除的肝转移癌应同时切除。

手术方式的选择应结合癌肿所在部位、大小、活动度、细胞分化程度以及术前的排便控制能力等因素综合考虑。临床病理学研究提示,直肠癌向远端肠壁浸润的范围较小,只有不足 3％向远端浸润超过 2cm。

1.局部切除术　适用于早期、瘤体小、局限于黏膜或黏膜下层、分化程度高的直肠癌。手术方式主要有:经肛局部切除术和经后径路局部切除术。

2.腹会阴联合直肠癌根治术（Miles 手术）　适用于直肠下 1/3 段直肠癌,直肠癌术后复发。切除范围包括乙状结肠远端、全部直肠、肠系膜下动脉及其区域淋巴结、全直肠系膜、肛提肌、坐骨直肠窝内脂肪、肛管及肛门周围 3～5cm 的皮肤、皮下组织及全部肛门括约肌,同时行永久性乙状结肠单腔造口。

3.直肠低位前切除术（Dixon 手术）　应用最多的直肠癌根治术,适用于距齿状线 5cm 以上的直肠癌,亦有更近距离的直肠癌行 Dixon 手术的报道,但以根治性切除为前提,要求远端切缘距癌肿下缘 2cm 以上。若吻合口过于接近齿状线,术后患者一段时间出现便次增多,控便功能较差。

4.经腹直肠癌切除、近端造口、远端封闭手术（Hartmann 手术）　适用于全身情况差,不能耐受 Miles 手术或急性梗阻不宜行 Dixon 手术的直肠癌病人。

5.腹腔镜下直肠癌手术　具有创伤小、恢复快的优点,在肿瘤根治程度上可达到与开腹手术相同的效果。但对淋巴结清扫,周围被侵犯脏器的处理尚有争议。

6.联合脏器切除　直肠癌侵犯子宫时,可一并切除子宫,称为后盆腔脏器清扫;直肠癌侵犯膀胱,行直肠和膀胱（男性）或直肠、子宫和膀胱切除时,称为全盆腔清扫。

晚期直肠癌,当病人发生排便困难或肠梗阻时,可行乙状结肠双腔造口,缓解梗阻,改善症状。

（二）放射治疗

作为手术切除的辅助疗法可提高疗效。术前的新辅助放疗可以降低肿瘤分期、提高手术切除率,降低术后复发率。术后辅助放疗仅适用于晚期病人、手术未根治或术后局部复发的病人。

（三）化疗

化疗是直肠癌综合治疗的重要组成部分,是防治远处转移的主要手段。直肠癌的辅助化疗以氟尿嘧啶为基础用药。给药途径有动脉灌注、肝门静脉给药、静脉给药、术后腹腔置管灌注给药及温热灌注化疗等,其中以静脉化疗为主。应依据病人的情况、个人的治疗经验制定化疗方案。目前一线联合化疗药物的组成主要有 3 个方案。①FOLFOX 方案:奥沙利铂十亚叶酸钙(CF)＋氟尿嘧啶,化疗第 1 天静脉滴注,后氟尿嘧啶持续 48h 滴注,每 2 周重复,共 10～12 个疗程。②XELOX 方案:奥沙利铂和 Xeloda 的联合用药方案,Xeloda 连服 2 周,停 1 周再重复,共 6～8 个疗程。③MAYO 方案:由氟尿嘧啶和 CF 配伍联合应用。经多中心大样本的临床研究表明,辅助化疗能明显提高直肠癌的 5 年生存率。

（四）新辅助放化疗

直肠癌行新辅助放化疗逐渐得到众多医疗中心的认同。直肠癌在术前行直线加速器适型放疗每次 2Gy,每周 5 次,总剂量 46Gy,同时辅以氟尿嘧啶为基础的化疗,如 FOLFOX 方案、MAYO 方案 2～4 个疗程,术后再辅以化疗。术前放化疗可使肿瘤体积缩小,达到降期效果,从而提高手术切除率及降低局部复发率。多中心、随机、大样本资料显示新辅助放化疗对直肠癌的治疗是有益的。在中低位、中晚期直肠癌建议新辅助放化疗,大多数文献报道病人可从中获益。

（五）其他治疗

目前对直肠癌的治疗正进行着非常广泛的研究,如基因治疗、靶向治疗、免疫治疗等。靶向治疗已显现出良好的临床应用前景,目前包括抑制血管形成的贝伐单抗、抑制 EGFR 通路的西妥昔单抗以及诱导细胞凋亡的塞来昔布等,此类手段专门针对在肿瘤发生中起关键作用的靶分子及其调控的信号传导通路,增强了抗癌治疗的选择性和特异性,且避免了一般化疗药物的无选择性毒性反应和耐药性。低位直肠癌形成肠腔狭窄且能手术者,可用电灼、液氮冷冻和激光凝固、烧灼等局部治疗或放置金属支架,以改善症状。

肛管癌多为鳞癌,是 Miles 手术的绝对适应证。施行根治术时,若腹股沟淋巴结已证实有转移,须同时清扫已转移的双侧腹股沟淋巴结。如无转移,术后亦应在双侧腹股沟区施行预防性放疗。

【诊疗风险及防范】

直肠癌需与直肠良性肿瘤、直肠炎症性病变鉴别,诊断时需除外结、直肠多原发癌的可能。

直肠癌手术引起盆腔大出血,多见于骶前静脉、直肠侧韧带、男性精囊腺、前列腺等部位,以骶前静脉出血最为多见且凶险,术中应避免过分贴近骨膜或钝性分离,动作过分粗暴。术中在游离肠管时,应注意保护输尿管,尤其是在左侧输尿管进入骨盆和膀胱处。吻合肠管时,保障吻合口血供充分、吻合无张力,做到上松下通。施行直肠癌根治术的同时,要充分考虑病人的生活质量,术中尽量保护排尿功能和性功能。

（岳在连）

第六节　肛管、直肠周围脓肿

直肠肛管周围脓肿是指直肠肛管周围软组织内或其周围间隙发生的急性化脓性感染,并形成脓肿。肛周脓肿是肛肠疾病中的常见病,发病率较高,仅次于痔。发病高峰年龄在 20～40 岁,男性多于女性。肛周脓肿是肛腺受细菌感染后在肛门周围软组织引起的化脓性疾患。这些脓肿通常发生在直肠周围的各个间隙,并最终在肛门附近的体表形成肛管或直肠下段与会阴部皮肤相通的肉芽肿性管道,称为肛瘘。目前认为这种非特异性肛门周围脓肿和肛瘘是一个疾病发展的两个阶段:肛周脓肿是肛瘘的早期阶段,是急性发作期;肛瘘是肛周脓肿的后期,是炎症的慢性化阶段。

【病因和病理】

肛周脓肿是肠道细菌感染的结果,致病细菌的种类常是葡萄球状菌、链球菌及大肠埃希菌、魏氏梭形芽孢杆菌和其他厌氧菌,多为两种以上的混合感染。肛隐窝腺体感染学说的理论已被广泛接受,认为肛腺在肛门周围脓肿和肛瘘的病因方面扮演重要角色。位于齿线的开口于肛窦的肛腺有 6~8 个,腺管向外下方伸展于黏膜下层,有一部分腺管穿过内括约肌。由于肛窦内容易积存肠道细菌,是容易造成感染的条件。感染由肛腺管进入肛腺,并通过腺体的走行方向和穿行范围向周围扩散到肛管直肠周围间隙,形成各种不同部位的脓肿;肠道细菌通过肛腺引起括约肌间隙感染,这是一个始发病灶,向下沿向下走行的纵肌纤维引起低位括约肌间脓肿;向上沿向上走行的纵肌纤维引起高位括约肌间脓肿;向后,感染灶可以穿过肛管后部薄弱的 Minor 三角形水平位间隙形成肛门后部脓肿;并且可以在 Courtney 间隙形成深部脓肿,由于脓肿张力的关系,可向一侧或两侧坐骨直肠窝扩散而形成单侧或双侧坐骨直肠窝脓肿。以肛提肌为界将直肠肛管周围脓肿分为肛提肌下部脓肿和肛提肌上部脓肿:前者包括肛门周围脓肿、坐骨直肠间隙脓肿;后者包括骨盆直肠间隙脓肿、直肠后间隙脓肿、高位肌间脓肿、肛门周围脓肿。

直肠肛管周围脓肿也可继发于肛周皮肤感染、损伤、肛裂、内痔、药物注射、骶尾骨骨髓炎等。克罗恩病、溃疡性结肠炎及血液病患者易并发直肠肛管周围脓肿。

【临床表现】

肛周脓肿初发时只感到肛门直肠周围有一局限性肿硬区,疼痛轻。很快疼痛加重,肛周肿胀明显,皮肤潮红并有压痛。很少有波动感。若脓肿较大,可引发全身症状:轻则不适发热,重则恶寒高热,很快形成脓肿。由于脓肿的位置不同,临床表现也不尽一致。

1.低位肌间脓肿　最常见,全身症状轻微,局部疼痛显著,甚至有搏动性疼痛,红肿较局限,触痛明显,可有波动感。自溃或切开形成低位肛瘘。

2.坐骨肛管间隙脓肿　又称坐骨直肠窝脓肿,是肛提肌以下最深最大的脓肿,较常见。多是肌间感染引发肛管后部的 Courtney 间隙感染向单侧或双侧坐骨直肠窝扩散形成;也可能是低位肌间脓肿沿联合纵肌纤维组织伸入外括约肌的纤维间隔蔓延而形成。由于坐骨直肠间隙较大,形成的脓肿亦较大而深,容量为 60~90ml。发病时患侧出现持续性胀痛,逐渐加重,继而为持续性跳痛,坐立不安,排便或行走时疼痛加剧,可有排尿困难和里急后重;全身感染症状明显,如头痛、乏力、发热、食欲缺乏、恶心、寒战等。早期局部体征不明显,以后出现肛门患侧红肿,双臀不对称;局部触诊或直肠指检时患侧有深压痛,甚至波动感。如不及时切开,脓肿多向下穿入肛管周围间隙,再由皮肤穿出,形成弯曲瘘,有时形成蹄铁形瘘。

3.骨盆直肠间隙脓肿　又称骨盆直肠窝脓肿,较为少见,但很重要。脓肿位于肛提肌以上,顶部为盆腔腹膜,位置深,属高位肌间脓肿。多由肛腺脓肿或坐骨直肠间隙脓肿向上穿破肛提肌进入骨盆直肠间隙引起,也可由直肠炎、直肠溃疡、直肠外伤所引起。由于此间隙位置较深,空间较大,引起的全身症状较重而局部症状不明显。早期就有全身中毒症状,如发热、寒战、全身疲倦等不适。局部表现为直肠坠胀感,便意不尽,排便时尤感不适,常伴排尿困难。会阴部检查多无异常,直肠指诊可觉直肠内灼热,直肠壁饱满隆起,有压痛和波动感。可形成高位肌间肛瘘,脓肿偶可向肠腔破溃形成内瘘。诊断主要靠穿刺抽脓,经直肠以手指定位,从肛门周围皮肤进针。必要时做肛管超声检查或 CT 检查证实。

4.直肠后脓肿　少见。亦由肛窦和肛腺感染引起,括约肌间脓肿、直肠损伤、直肠狭窄、直肠炎、骶骨和尾骨炎症也可引起。以全身症状为主:畏寒、发热、乏力、食欲缺乏。直肠内常有重坠感,骶尾部有酸痛并放散至股部后方。指检发现尾骨与肛门之间有深压痛,直肠后壁隆起并有波动。

5.直肠黏膜下脓肿　位于直肠黏膜和肌层间结缔组织内,少见。一般较小,多位于直肠下部后方或侧方。肛门内有沉重坠胀感,排便、行走时加重。指检可及直肠壁上卵圆形隆起,有触痛。破溃形成内瘘。

【诊断】

依据症状和体征诊断并不困难。

【治疗】

1.非手术治疗　①抗生素治疗,选用对革兰阴性杆菌有效的抗生素;②温水坐浴;③局部理疗;④口服缓泻药或石蜡油以减轻排便时疼痛。

2.手术治疗　脓肿切开引流是治疗直肠肛管周围脓肿的主要方法,一旦诊断明确,即应切开引流。手术方式因脓肿的部位不同而异。①肛门周围脓肿切开引流术在局麻下就可进行,在波动最明显处做与肛门呈放射状切口,无须填塞以保证引流通畅。②坐骨肛管间隙脓肿要在腰麻或骶管麻醉下进行,在压痛明显处用粗针头先做穿刺,抽出脓液后,在该处做一平行于肛缘的弧形切口,切口要够长,可用手指探查脓腔。切口应距离肛缘3~5cm,以免损伤括约肌。应置管或放置油纱布条引流。③骨盆直肠间隙脓肿切开引流术要在腰麻或全麻下进行,切开部位因脓肿来源不同而不同,脓肿向肠腔突出,手指在直肠内可触及波动,应在肛镜下行相应部位直肠壁切开引流,切缘用肠线缝扎止血;若经坐骨直肠间隙引流,日后易出现肛门括约肌外瘘。源于经括约肌肛瘘感染者,引流方式与坐骨肛管间隙脓肿相同,只是手术切稍偏肛门后外侧,示指在直肠内做引导,穿刺抽出脓液后,切开皮肤、皮下组织,改用止血钳分离,当止血钳触及肛提肌时,则遇到阻力,在示指引导下,稍用力即可穿破肛提肌达脓腔。若经直肠壁切开引流,易导致难以治疗的肛管括约肌上瘘。其他部位的脓肿,若位置较低,在肛周皮肤上直接切开引流;若位置较高,则应在肛镜下切开直肠壁引流。

【诊疗风险及防范】

鉴别诊断需与以下疾病鉴别。①泌尿生殖器官炎症:男性肛门前部脓肿向前扩展至尿道球部时常与尿道周围脓肿混淆。尿道炎、尿道狭窄和曾使用过尿道探子或膀胱镜检查等病史可帮助鉴别。破溃或切开引流的会阴肿胀漏出尿液时,尿道周围脓肿破溃向尿道的诊断可确立。女性的巴氏腺化脓感染常被误诊为肛门前部低位肌间脓肿,前者无肛门周围疼痛,位置特殊。②肛门周围皮肤感染:疖、痈、皮脂腺囊肿和肛周多发性汗腺炎等。

肛周脓肿切开引流后,绝大多数形成肛瘘。故有许多学者采取切开引流十挂线术,一次性脓肿切开引流并与肛窦的内口至切开引流口挂线,致使脓肿完全敞开,引流更通畅,且避免二次的肛瘘手术治疗。正确找到原发内口是手术关键。以MRI确定脓肿部位及内口位置,一次性挂线引流治疗肛管直肠周围脓肿多能取得较好的临床效果。

(谢京典)

第七节　肛瘘

肛瘘是指肛门周围的肉芽肿性管道,由内口、瘘管、外口三部分组成。内口常位于直肠下部或肛管,多为一个;外口在肛周皮肤上,可为一个或多个。经久不愈或间歇性反复发作为其特点,多见于青壮年男性。

一、病理生理

大部分肛瘘由直肠肛管周围脓肿引起,因此内口多在齿状线上肛窦处,脓肿自行破溃或切开引流处形成外口,位于肛周皮肤。由于外口生长较快,脓肿常假性愈合,导致脓肿反复发作破溃或切开,形成多个瘘管和外口,使单纯性肛瘘成为复杂性肛瘘。瘘管由反应性的致密纤维组织包绕,近管腔处为炎性肉芽组织,后期腔内可上皮化。

二、分类

1.按瘘管位置高低分类　①低位肛瘘:瘘管位于外括约肌深部以下。可分为低位单纯性肛瘘(只有一个瘘管)和低位复杂性肛瘘(有多个瘘口和瘘管)。②高位肛瘘:瘘管位于外括约肌深部以上。可分为高位单纯性肛瘘(只有一个瘘管)和高位复杂性肛瘘(有多个瘘口和瘘管)。此种分类方法,临床较为常用。

2.按瘘管与括约肌的关系分类　①肛管括约肌间型:约占肛瘘的70%;②经肛管括约肌型:约占25%;③肛管括约肌上型:为高位肛瘘,较为少见,约占4%;④肛管括约肌外型:最少见,仅占1%。

三、临床表现及诊断

大多数既往有肛周脓肿的病史,持续或间断的瘘外口流出少量脓性、血性、黏液性分泌物为主要症状。当外口愈合,瘘管中有脓肿形成时,可感到明显疼痛,同时可伴有发热、寒战、乏力等全身感染症状,脓肿穿破或切开引流后,症状缓解。上述症状的反复发作是瘘管的临床特点。

根据临床表现和查体时在肛周皮肤上可见到单个或多个外口,呈红色乳头状隆起,挤压时有脓液或脓血性分泌物排出,比较容易诊断。为了手术治疗,确定内口位置非常重要,常用的方法有:用探针探查、注入亚甲蓝溶液显示内口、碘油瘘管造影等,必要时可做 MRI 或经肛管超声检查,明确瘘管位置及与括约肌之间的关系。

四、治疗

治疗原则:将瘘管切开,形成敞开的创面,促使愈合。主要手术方式如下。

1.瘘管切开术　是将瘘管全部切开开放,靠肉芽组织生长使伤口愈合的方法,适用于低位肛瘘。

2.挂线疗法　是利用橡皮筋或有腐蚀作用的药线机械性压迫作用,缓慢切开肛瘘的方法。适用于距肛门3～5cm 内,有内外口低位或高位单纯性肛瘘,或作为复杂性肛瘘切开、切除的辅助治疗。

3.肛瘘切除术　切开瘘管并将瘘管壁全部切除至健康组织,创面不予缝合,适用于低位单纯性肛瘘。

(陈　钰)

第八节　痔

痔是最常见的肛肠疾病。任何年龄都可发病,但随年龄增长,发病率增高。内痔是肛垫的支持结构、静脉丛及动静脉吻合支发生病理性改变或移位。外痔是齿状线远侧皮下静脉丛的病理性扩张或血栓形成。内痔通过丰富的静脉丛吻合支和相应部位的外痔相互融合为混合痔。

【病因及发病机制】

病因尚未完全明确,可能与多种因素有关,目前主要有以下学说。痔病是最常见和多发的肛门良性疾病,人类对痔病的认识已有 3000 多年的历史,对痔的本质和发病机制一直存在争议,对痔本质和病因机制提出了很多学说,其中占主流的学说有:Galen 和 Hippoerates 提出的静脉曲张学说,Malgaigne 和 Bourger 的血管增生学说,以及 Gass 和 Adams 提出由于 Treitz 肌变性引起的黏膜滑动学说。长期以来痔的传统概念主要源于广泛影响的静脉曲张学说。直至 1975 年 Thompson 首次提出"痔是人人皆有的正常解剖结构,在直肠下端的唇状肉赘称肛垫,肛垫的病理性肥大即为痔。"即:"肛垫学说"。1994 年 Lorder 等进一步提出内痔发生的肛垫下移学说:认为痔的发生是由于固定肛垫的悬韧带 Treitz 肌和 Park 韧带发生损伤或断裂,导致肛垫的脱垂和下移,这就是痔病发生的病因学现代概念。我国制定的《痔诊治暂行标准》中定义"痔是肛垫病理性肥大,移位及肛周皮下血流淤滞形成的局部团块"。认为"肛垫"是由肛管内壁黏膜、血管、纤维支持结构共同构成的一正常解剖结构,在维持肛门自制功能有着重要的无法替代的作用,当其发生病理改变而出现临床症状时才可称为"痔"或"痔病",这个概念已被临床医师普遍接受。在这一学说指导下,人们对痔的治疗的观念发生了改变,打开了新的思路,提出了一些新的疗法,展现了新的治疗前景。

肛垫增大脱垂的发病机制尚不清楚。饮食摄入不足、如厕时久坐、慢性便秘都与痔病的发生有关。其他因素包括腹泻、妊娠和家族史。痔位于肛管皮下,由结缔组织垫构成。这些肛垫围绕着直肠上动脉和直肠上、下、中静脉的终末支的直接动静脉交通血管。肛门皮下的平滑肌起源于联合纵肌,穿过肛门内括约肌,并插入皮下血管间隙。在这里平滑肌悬挂支持并构成痔垫的一部分。肛垫产生 15%～20% 的肛门静息压。更为重要的是,它们就像合适的塞子,保证肛管的完全关闭。

另外,长期饮酒和进食大量刺激性食物可使局部充血;肛周感染可引起静脉周围炎,使静脉失去弹性而扩张;营养不良可使局部组织萎缩无力。以上因素都可诱发痔的发生。

【病理】

按齿线的位置及所在部位,痔可分为内痔、外痔和混合痔。

目前,国内外多采用 Banov 在 1985 年发表的内痔分度:出血但不脱出为Ⅰ度;脱出但可自行还纳者(便血可有可无)为Ⅱ度;脱垂痔需要手助还纳者为Ⅲ度;脱垂痔不能还纳者为Ⅳ度,通常包括内痔和外痔成分,范围从皮赘一直到肛管内部。嵌顿内痔和涉及环周直肠黏膜脱垂的血栓嵌顿痔也属于Ⅳ度痔。准确分度对于评价疗效和选择疗法是很重要的。应把 Banov 分度法作为诊治痔的常规步骤。由于每度痔的严重度也不相同,因此,使用一种描述系统比单依靠症状分类更为有用。大的Ⅲ度内痔如达齿线以下或痔组织太大,就需要手术切除。小的Ⅲ度痔可用非手术方法治疗。

【临床表现】

痔的症状包括出血、脱出、瘙痒和疼痛。大多数的外痔没有症状,除非发生血栓而表现为一个急性疼痛的肛周肿块。血栓溶解后形成的皮赘可导致肛门潮湿不洁以及继发的刺激症状。许多痔病的症状都来源于内痔。肛垫的非正常肿胀、悬挂支持肌肉的过度牵拉以及黏膜下动静脉丛的扩张可导致肛门上部和直肠下部组织脱出肛门。这些组织很容易受伤,导致出血。由于肛垫内动静脉交通支的存在,动脉血氧导致出血为鲜红色。直肠黏膜脱垂导致肛周皮肤黏膜下移,造成瘙痒和不适。

便血是痔病最常见的症状,典型表现为鲜红色,常滴入或喷入便盆中。暗红色血或大便与血相混提示近侧肠道出血。必须进一步检查。如果不能用痔来解释便血,或肛门直肠检查没有发现出血源,或病人有明确的结肠肿瘤高危因素时,则必须进行全面的结肠检查,包括结肠镜和气钡对照灌肠。除非进行了全面结肠检查,否则不能把便血归因于痔病。由痔病引起的贫血是很少的(0.5/100000),一般在行痔切除术后得到缓解。

很多肛门直肠疾病有相似的症状,所以要进行仔细的肛门直肠检查。视诊有助于发现诸如肛周脓肿和肛瘘等疾病。肛裂的主要症状是便后疼痛,也常便血。牵拉肛周皮肤很容易看到肛裂。视诊还很容易发现皮赘、血栓性外痔、混合痔和嵌顿痔。内痔用肛门镜检查。

门脉高压可引起肛管静脉曲张和痔是不同的,不是痔的病因。实际上,有门脉高压及曲张静脉的病人的痔发病率并不高。曲张静脉出血不同于痔出血,所以不能使用常规治疗痔病的方法来治疗曲张静脉出血。治疗直肠曲张静脉出血最好应纠正相应的门脉高压,经颈静脉肝内门腔分流术已被成功地用于治疗顽固性出血。如果需要局部治疗的话,应缝扎曲张静脉而不要切除它。

痔病人的评价应包括症状的分析,如前所强调的,便血的有无、数量、频率都很重要。脱垂组织的有无、脱垂时间以及是否可以还纳有助于对痔进行分度并指导治疗。除非发生血栓,痔一般不产生肛门疼痛,因此肛门疼痛提示其他病变,需要进一步检查。约20%的痔病人同时合并肛裂。新出现的肛门疼痛同时又找不到病变提示小的括约肌间脓肿的可能。

只有在发生血栓或血栓性外痔比较常见,常以急性发作的肛门疼痛以及可触及的肛周肿块而就诊。当局部压力过高时偶出血。外痔皮赘太大时会引起症状。内痔的症状包括便血和脱垂。脱垂痔是引起内裤污染和肛门溢液的原因之一,二者都可以继发肛门瘙痒。

脱垂痔进一步发展可发生嵌顿和绞窄。典型的症状包括疼痛、肛门挤压感、出血、产生黏液以及脱出组织不能自行还纳。

【诊断】

痔的诊断不难,主要靠肛门直肠检查。首先做肛门视诊,内痔除Ⅰ度外,其他三度都可在肛门视诊下见到。对有脱垂者,最好在蹲位排便后立即观察,可清晰见到痔块大小、数目及部位。直肠指诊虽对痔的诊断意义不大,但可了解直肠内有无其他病变,如直肠癌、直肠息肉等。最后做肛门镜检查,不仅可见到痔块的情况,还可观察到直肠黏膜有无充血、水肿、溃疡、肿块等。血栓性外痔表现为肛周暗紫色长条圆形肿物,表面皮肤水肿、质硬、压痛明显。

【治疗】

应遵循3个原则:①无症状的痔无须治疗;②有症状的痔重在减轻或消除症状,而非根治;③以非手术治疗为主。

(一)非手术治疗

过去在"静脉曲张"学说指导下,认为非手术治疗仅是"权宜之计",只有手术将痔切除才行。目前,在"肛垫学说"指导下,药物、非手术治疗受到重视,特别是Ⅰ度、Ⅱ度内痔和部分Ⅲ度内痔多采用药物、非手术治疗。一般处理在痔的初期和无症状静止期的痔只需增加纤维性食物。改变不良的大便习惯,避免排便费力,保持大便通畅,防治便秘和腹泻。热水坐浴可改善局部血液循环。肛管内注入油剂或栓剂,有润滑和收敛作用,可减轻局部的疹痒不适症状。血栓性外痔有时经局部热敷,外敷消炎止痛药物后,疼痛可缓解而不需手术。嵌顿痔初期也采用一般治疗,用手轻轻将脱出的痔块推回肛门内,阻止再脱出。

1.局部药物治疗 导致痔病的重要原因之一是局部一些特定的化学物质和机械性的刺激和损伤,如粪便中的细菌及其产生的毒素、食物中的辣素、酒精和干硬粪便等,都可对肛管黏膜产生不良刺激和不同程度的损伤因而产生痔的症状。保护直肠肛管的黏膜无疑是一种良好的治疗方法,复方角菜酸酯栓是以保护直肠肛管黏膜的栓剂,它的主要成分角菜酸酯在直肠肛管的潮湿环境下形成有弹性的黏液胶体状凝胶而被覆受损的痔黏膜表面,有效地将粪便与痔黏膜隔离开,为已有病理改变的黏膜提供一个减轻粪便机械性刺激和化学性刺激的良好的康复环境,并使复方角菜酸酯栓中的其他成分二氧化钛、氧化锌等持续与黏膜接触,充分发挥其收敛、减轻充血作用,从而达到消除或减轻症状的治疗目的。

2.口服药物治疗 针对改善痔静脉血管张力的口服药物,是近年来治疗痔的一个热点。痔血管(包括黏膜内和肛垫内动脉、静脉丛、毛细血管及动静脉吻合管)的血流动力学改变是痔的重要发病因素,影响痔血管平滑肌的血管活性物质很多,如五羟色胺、儿茶酚胺、乙酰胆碱和缓激肽等,由于这些血管活性物质的作用,可以使毛细血管前括约肌痉挛、动-静脉吻合管大量开放,出现局部缺血、代谢障碍,静脉丛静脉内压上升,静脉扩张屈曲、通透性增加等病理生理改变,导致局部炎性充血、水肿、黏膜组织糜烂、坏死,临床上出现便血、疼痛、不适、脱垂、瘙痒等症状。目前,针对以上病理生理改变进行治疗的口服药物有复方银杏叶萃取物胶囊、草木樨流浸液、爱脉朗等。以上药物虽然各有不同的药理作用,均作用于痔血管,提高静脉张力、促进淋巴回流、稳定毛细血管使其通透性正常,而起到治疗作用。

3.硬化疗法　Ⅰ、Ⅱ度内痔出血的效果较好。注射硬化剂的作用是使痔和痔块周围产生无菌性炎症反应,黏膜下组织纤维化,致使痔块萎缩。用于注射的硬化剂很多,常用的硬化剂有5％石炭酸植物油、5％鱼肝油酸钠、5％盐酸奎宁尿素水溶液、4％明矾水溶液等,忌用腐蚀性药物。

注射方法为肛周局麻下使肛门括约肌松弛,插入肛门镜,观察痔核部位,主要在齿状线上直肠壁左侧、右前和右后,向痔核上方处黏膜下层内注入硬化剂2～5ml,注射后轻轻按摩注射部位。避免将硬化剂注入到黏膜层,这会导致黏膜坏死。当硬化剂注入到黏膜层时,膜立即变白,应将针进一步插深,但应避免进入肌层,回抽无血后注入硬化剂。如果一次注射效果不够理想,可在1个月后重复1次。如果痔块较多,也可分2～3次注射。不同文献报道,12％～70％的病人出现疼痛。阳痿、尿潴留和脓肿也有报道。30％的患者在治疗4年后复发。

4.双极透热疗法　直流电治疗和红外线激光凝固法这些技术的原理均是使肛管移行区水平以上的痔血管蒂凝固、闭塞、退化或硬化。组织损伤脱落的区域形成了一个溃疡,后者最终在治疗部位形成纤维组织。

5.冷冻治疗　是一种曾被用于治疗内痔的技术,但部分患者冷冻部位会出现长时间的疼痛、异味,需要另外的治疗。目前,冷冻治疗已经很少应用于痔的治疗。

6.胶圈套扎疗法　可用于治疗Ⅰ、Ⅱ、Ⅲ度内痔。原理是将特制的胶圈套入到内痔的根部通过对痔复合体的冗余黏膜、结缔组织和血管进行紧密套扎,利用胶圈的弹性阻断痔的血供,使痔缺血、坏死、脱落而愈合。内痔套扎可借助器械在门诊进行,不需要麻醉。胶圈套扎器种类很多,可分为牵拉套扎器和吸引套扎器两大类。如无胶圈套扎器,可用两把血管钳替代。先将胶圈套在第1把血管钳上,然后用这把血管钳垂直夹在痔的基底部,再用第2把血管钳牵拉套圈绕过痔核上端,套落在痔的根部。套扎部位必须在齿状线上方(不超过2cm),一次最多可套扎3个内痔,不能用于外痔的治疗。否则会引起剧烈的疼痛。Ⅱ、Ⅲ度内痔应分2～3次套扎,间隔3周,因一次性套扎可引起剧烈疼痛;Ⅰ度内痔可一次套扎完毕注意痔块脱落时有出血的可能。常见的并发症是疼痛,通常较轻,可通过坐浴和止痛药缓解。其他并发症,如脓肿、尿潴留、胶圈滑动、邻近痔的嵌顿和血栓形成、溃疡的少量出血,发生少于5％的患者。

7.多普勒超声引导下痔动脉结扎术　适用Ⅱ～Ⅳ度的内痔。采用一种特制的带有多普勒超声探头的直肠镜,可以于齿状线上方2～3cm探测到痔上方的动脉直接进行结扎,通过阻断痔的血液供应以达到缓解症状的目的。

(二)手术疗法

痔手术的指征包括非手术治疗无效的广泛的痔,非手术治疗失败,以及伴随需要手术处理的情况(如肛裂或肛瘘)。有5％～10％的患者、通常是Ⅲ度或Ⅳ度痔患者,需要行外科手术。

1.开放式外剥内扎术　临床上最常用,为改良Milligan-Morgan痔切除术。主要用于Ⅱ、Ⅲ度内痔和混合痔的治疗。可取侧卧位、截石位或俯卧位,骶管麻醉或局麻后,先扩肛至4～6指,显露痔块,在痔块基底部两侧皮肤上做"V"形切口,分离曲张静脉团,直至显露肛管外括约肌。用止血钳于底部钳夹,贯穿缝扎后,切除结扎线远端痔核。齿状线以上黏膜用可吸收线予以缝合;齿状线以下的皮肤切口不予缝合,创面用凡士林油纱布填塞。嵌顿痔也可用同样方法急诊切除。

2.PPH 手术　也称吻合器痔上黏膜环切钉合术,主要适用于Ⅲ度和Ⅳ度内痔、非手术疗法治疗失败的Ⅱ度内痔和环状痔,直肠黏膜脱垂也可采用。主要方法是通过管状吻合器环行切除距离齿状线 2cm 以上的直肠黏膜 2～4cm,使下移的肛垫上移固定,在临床上也称吻合器痔固定术。与传统手术比较具有疼痛轻微、手术时间短、病人恢复快等优点。

3.血栓外痔剥离术　用于治疗血栓性外痔。在局麻下将痔表面的皮肤梭形切开,摘除血栓,伤口内填入油纱布,不缝合创面。

痔的治疗方法很多,由于注射疗法和胶圈套扎疗法对大部分痔的治疗效果良好,成为痔的主要治疗方法。手术治疗只限于保守治疗失败或不适宜保守治疗患者。

【诊疗风险及防范】

(一)鉴别诊断

1.Ⅰ度直肠黏膜脱垂　此类直肠脱垂与Ⅱ、Ⅲ度内痔易混淆,Ⅰ度直肠黏膜脱垂脱出的直肠黏膜呈放射状有环状皱褶,色鲜红,质软,易还纳,无分界线,无痛,多见于儿童和老年人。内痔不论单个或多个脱出时呈血管瘤状,是暗红色团块。

2.直肠息肉　低位带蒂的直肠息肉,脱出至肛门外有时误诊为内痔。但直肠息肉常见于儿童,为圆形、实质性、有蒂、可移动。成人直肠息肉脱出至肛门外,多为有蒂、可移动。

3.直肠癌　指检可扪及凸凹不平的肿块,表面常有溃疡,肠腔可有不同程度的狭窄,指套上有暗红色陈旧的血迹。气钡对照灌肠或肠镜检查即可确诊。

4.直肠炎　亦可有便血症状,肛门镜检查即可识别。直肠炎的直肠黏膜呈红色或紫红色,充血明显,可见散在的或弥漫的点状出血。

(二)关键问题探讨

1.警惕误诊　近年来,我国直肠癌的发病率有明显上升的趋势,便血是痔病和直肠癌共有的症状,对有便血症状的病人要提高警惕,特别是 45 岁以上或有家族史的病人,即使发现了痔病,也不应满足于痔病的诊断,务必行肛门指检或下消化道造影和肠镜检查。

2.痔病治疗的目的　目的是消除或减轻其主要症状,"根治"痔是没有必要的,甚至错误的手术治疗导致的肛门功能障碍、危及患者生命的大出血屡有报道。内痔的发病部位是直肠末端的"肛垫",因其有重要的生理功能,因此,在治疗时务必保护正常的或病变不严重的肛垫。所以对痔病的治疗应依据痔病的程度进行治疗:Ⅰ度内痔可以仅用药物治疗或者用其中一种非手术门诊治疗。Ⅱ度内痔和相对较小的Ⅲ度内痔可以使用非手术治疗。外科手术治疗适用于小部分大的Ⅲ度内痔或Ⅳ度内痔、急性嵌顿痔和血栓性痔、具有广泛和症状性外部成分的痔或已经接受非侵入性治疗而疗效不好的患者。

3.手术方法选择　痔切除术的手术方法、术式很多,可以通过开放或者闭合技术实施。英国广泛应用的 Milligan-Morgan 痔切除术切除每个痔的内部和外部成分,皮肤切口呈三叶草状开放,4～8 周二期愈合。Ferguson 痔切除术则是痔切后伤口一期关闭。术后疼痛是切除性痔切除术的主要缺点。通常需要麻醉止痛,最近的研究显示多数患者术后 2～4 周不能恢复工作。痔切除术的并发症通常较轻但发生频率很高。这些并发症包括尿潴留(2%～36%)、出血(0.03%～6%)、肛门狭窄(0%～6%)、感染(0.5%～5.5%)和失禁(2%～12%)。对于嵌顿、坏疽型痔的急诊痔切除术是安全的,其疗效与限期痔切除术相当。

1998 年,Longo 介绍了一种用于低位直肠吻合的环状钉合装置改良后用于痔切除术。痔上黏膜环切钉合术(PPH)切除了一周肛管上方的冗余的直肠黏膜以及近端的痔本身。其目的是重新悬挂肛管内的脱垂的痔组织,并中断贯穿切除部分的动脉血流。该技术与传统痔切除术同样安全,但可减少手术时间、康复时间和术后功能丧失的发生。由于缺少长期数据,还无法确定该技术与传统痔切除术的有效性的差异。

尽管许多文献研究显示了良好的结果,对于钉合痔切除术仍需注意一些重要的警示:疼痛和里急后重感;一些严重的并发症,包括直肠穿孔、腹膜后脓肿和盆腔脓肿。

Ⅳ度环状痔,尤其是混合痔手术处理时,为避免术后肛门狭窄,书中应注意保留肛缘皮肤,国内有许多术式手术疗效及并发症的防治效果较好,如:齿形分段结扎术、环形分段结扎术和环状痔改良分段结扎术等。

(三)特殊情况下痔的处理

1.急性嵌顿性痔　通常采用外剥内扎术,术中注意保留皮瓣;完善剥离、去除血栓;痔根部结扎牢靠。笔者曾应用 PPH 术治疗 23 例病人效果较好。

2.伴有重度贫血或凝血机制障碍　无法即时手术,可短时间内少量多次输血或成分输血,待全身状况好转再行手术。

3.伴有重要脏器功能不全　积极治疗原发疾病,全身状况改善后行手术治疗。

4.合并其他肛肠疾病(肛裂、肛瘘)　情况允许,手术可同时进行。

5.妊娠期　早期恐对胎儿有不良影响,后期有导致流产危险。可待分娩后择期手术。

(四)常见术后并发症处理

1.出血　最严重并发症,分原发和继发两种。原发出血指术后 24h 内发生的出血,主要由于痔蒂结扎不牢靠;PPH 吻合口黏膜撕脱或术中未发现搏动性出血。继发性出血术后 7～10d,结扎线脱落,PPH 术后脱钉。少量出血可应用非手术疗法。超过 600ml,需手术止血,需要注意麻醉一定选择椎管或骶管内麻醉,找到出血为止,确切缝扎止血。

2.尿潴留　最常见并发症。与手术部位、术后疼痛、体位、麻醉等均有关。约 6% 需留置导尿。

3.肛管狭窄　痔切除术后遗症,浅表型可于狭窄处切开瘢痕,继续扩肛可恢复;环形狭窄手法及器械扩肛无效,常需多次手术治疗。

(王立伟)

第九节　肠易激综合征的治疗与护理

一、病因与发病机制

(一)病因

IBS 的确切病因未明,一般认为是以下多种因素综合所致。

1.精神因素　由于心理障碍和精神异常可引起自主神经功能紊乱,如内脏敏感性增高等,通过脑-肠轴影响肠道功能,使中枢神经系统对肠道传入信号的处理及对肠神经系统的调节异常,从而导致结肠运动及分泌功能异常而发病。

2.饮食因素　部分 IBS 患者对某些食物不耐受,这些食物可促发或加重 IBS 症状。引起 IBS 食物的质和量均因人而异。

3.肠道菌群失调　肠道菌群失调如急性细菌感染等会影响食物的肠内代谢,降低肠道防御功能,继发致病菌交替感染,从而影响肠道的分泌和运动成为 IBS 发生的可能原因。

4.胃肠道动力异常　部分腹泻型 IBS 表现为胃肠通过时间缩短、结肠收缩增强等肠道动力亢进,而部分便秘型 IBS 则可存在肠道动力不足。

(二)发病机制

1.胃肠动力学异常

(1)结肠:结肠是最主要的受累器官,其动力异常一般表现在以下几方面:①结肠肌电活动异常。正常时表现为持续数秒钟的短峰突发波(SSB)和持续约半分钟的长峰突发波(LSB),前者与结肠非推进性分节收缩有关,后者则与肠道内容物的推进运动有关。②乙状结肠动力异常。腹泻型 IBS 患者静息时乙状结肠腔内压力降低,便秘型增高。③胃结肠反射。IBS 患者进食后结肠运动增加出现延迟,持续时间延长。④结肠输送时间。腹泻型 IBS 患者近端结肠输送时间缩短,而便秘型则延迟。

(2)直肠:便秘型 IBS 患者肛管内静息压异常增高,肛门括约肌对直肠扩张的反应性松弛迟钝,排便时外括约肌异常收缩;腹泻型肛管内括约肌静息压减低,直肠静息压及肛门直肠压力差均明显降低。

总之,IBS 患者的结肠对各种生理性和非生理性刺激如食物、肠内化学物质、药物、胃肠激素、机械性扩张和精神因素等的反应性明显高于正常人群,从而产生上述一系列结肠动力学异常并出现相应的临床症状。

(3)小肠:腹泻型 IBS 患者白天的移行性运动复合波(MMC)出现次数增多,餐后运动状态持续时间缩短,进餐时小肠高压收缩增加,一些患者的自发腹痛与高压收缩相关,空肠出现较多的丛集收缩波,回肠推进收缩增多。腹泻型小肠输送加速,而便秘型减慢。小肠对脂肪餐、缩胆囊素、气囊扩张的反应性收缩过强;应激刺激下 MMC 消失或产生不规则的异常收缩。

(4)回肠、盲肠部:腹泻型运转速度加快,而明显腹胀者则减慢,回肠排空延迟,回盲部清除功能受损。

(5)胃和食管:食管下段括约肌张力降低,食管体的同步波频率增高,自发及反复性收缩较多;食管下段对扩张的耐受性差;胃、食管反流多见;胃排空延缓。

2.内脏感觉过敏　IBS 患者对肠道扩张的反应性增高,痛阈降低,即内脏痛觉过敏。这种痛觉过敏,可能仅局限于内脏,因为 IBS 患者对躯体疼痛刺激(如皮肤电刺激或冰水刺激)的感知阈常较高。内脏敏感性的改变是 IBS 患者的重要病理生理表现,可导致一系列反射活动,影响胃肠道运动、分泌、吸收功能和局部血供,是造成 IBS 患者临床出现腹痛、腹胀等症状的病理基础。

3.结肠分泌和吸收功能改变　便秘型 IBS 患者因粪便在肠道内运输过缓,致使液体过度吸收;而腹泻型的胃肠道通过时间缩短,而结肠内前列腺素 E 增高,促进黏膜分泌黏液,故常有稀黏便。其病理生理机制存在结肠动力紊乱,小肠动力紊乱,腹泻型消化间期移行复合运动(MMC)循环间期缩短,而便秘型(NNC)周期延长,内脏感觉过敏,炎症影响,急性肠道感染痊愈后有的可成为肠易激综合征发病机制之一。肠黏膜中的肥大细胞增多,可能是神经-免疫轴和脑-肠轴联系之间的桥梁,自主神经功能紊乱,胃肠道激素变化如 5-羟色胺(5-I-IT)、胆囊收缩素(CCK)、生长抑素(SS)、血管活性肠肽(VIP)、P 物质(SP)异常,肠道菌群改变及心理、社会因素对肠易激综合征发生、症状变化均起到重要作用。

二、临床表现及检查

(一)症状

IBS 的临床表现无特异性,不同个体可表现不同,但对于某具体个体则多有固定不变的发病规律和形式。通常慢性起病,病程长而全身状况良好,症状可为持续性或间歇性,如便秘、腹泻或两者交替。

1.腹痛　腹痛为最主要的症状,约占 70%～90%,多伴有排便异常。常于进食或冷饮后腹痛开始发作并加重,而于排便或排气后缓解;可发生于腹部任何部位,局限性或弥漫性,但最多见于下腹痛;疼痛性质多样,常为紧缩感,程度各异,但不呈进行性加重,通常不在睡眠时发作。

2.腹泻　一般只是排便次数增多(2～10 次/d),而粪量少,不超过每日正常排便总量(<250g/d),故不会引起大量液体丧失;排便不尽感明显,禁食 72h 后腹泻消失;夜间不出现腹泻。腹泻可由进食诱发(约占1/4),粪便呈糊状,可伴有大量白色或透明黏液,有时全为黏液。进食脂肪或凉冻食可诱发或加重腹泻,精神紧张,应激或受凉可使排便次数增多。

3.便秘　多见于女性,可以便秘为主,或与短期腹泻交替。每周排便 3 次或粪便量每日小于 40g,粪便干,硬结呈羊粪样;粪柱细、硬或呈铅笔样。

4.腹胀　常与便秘或腹泻相伴,肛门排气或排便后可减轻;白天较重,夜间睡眠后多消失,腹围一般不会增加。

5.全身症状　包括非胃肠道症状和精神神经症状等。

根据主要症状,可将 IBS 分为四种类型:腹泻型、便秘型、腹痛型、黏液便型。

(二)体征

IBS 的特点之一是症状明显,而无相应明显的体征。Fielding 提出四条 IBS 相关体征,可做参考:

1.腹部触及结肠(尤其乙状结肠),并有压痛。

2.右髂窝部嘈杂音。

3.肛门指检感括约肌张力增加,痛觉过敏。

4.肛门指检的指套带有单纯黏液或球状粪块。

(三)诊断

根据目前国际认同的 2006 年修订的罗马Ⅲ IBS 诊断标准,反复发作的腹痛或腹部不适,过去 3 个月内至少每月发作 3 次,同时具备以下 2 项或以上:

1.排便后症状改善。

2.发作时伴有排便频率的改变。

3.发作时伴有粪便性状(外观)改变。

诊断前症状出现了至少 6 个月,近 3 个月满足以上诊断标准。

以下症状未列入诊断标准,但对诊断有支持意义。排便频率或粪便性状异常:①每周排便少于 3 次;②或每日排便多于 3 次;③有球粪或硬粪;④或糊状粪/稀水粪;⑤排便费力;⑥排便急迫感,排便不尽,排黏液便以及腹胀。

而罗马Ⅲ型诊断标准分为 4 个亚型:①便秘型:超过 25％块状质地坚硬的粪便,少于 25％糊状/水样便。②腹泻型:超过 25％的糊状/水样便;少于 25％块状/质地坚硬的便。③混合型:块状/质地坚硬的粪便及糊状/水样便均超过 25％。④未分型:粪便的性状,皆不符上述诊断标准。

(四)检查

实验室检查常无明显阳性表现,具体可作如下检查:

1.影像学检查　B 超检查以排除肝、胆、胰、泌尿生殖系统和甲状腺疾病。X 线检查有腹部平片、GI、小肠造影和钡灌肠,甚至 ERCP 等。

2.内窥镜检查　包括胃镜、小肠镜和结肠镜检查,其中以结肠镜检查最为重要。肠镜直视下可观察大肠黏膜及活检,并能观察肠道的舒缩情况;镜下可见肠管痉挛、蠕动增多、肠袋变浅、黏液较多及注气可诱发腹痛等 IBS 的常见征象,而无黏膜脆性增加、溃疡、肿块等器质性病变。

3.胃肠道动力检查　如排便造影、胃肠道传输试验、肛门直肠测压、盆底盆腔肌电图检查、结肠压力监测等。

三、治 疗 与 护 理

治疗与护理的目的是消除患者顾虑,改善症状,提高生活质量。护理是在建立良好医患关系基础上,需注意治疗措施的个体化和综合运用。

(一)建立良好的医患关系

对患者进行健康教育,安慰和建立良好的医患关系是有效、经济的治疗方法,也是所有治疗方法得以有效实施的基础。

(二)详细采集病史

询问家庭情况、精神创伤史、婚姻、职业、用药、饮食等情况,明确腹痛、排便特点和两者的关系及诱发因素等;了解与腹痛、排便相关的其他伴随症状,并从中找出相关性。向患者解释该病的良性性质和与生活习惯、情绪变化的密切关系,以及部分患者可以饮食治疗为主。

(三)心理指导

该病患者常有抑郁、焦虑和其他类型的心理压抑倾向,并与症状的产生密切相关。首先了解患者发病的诱因和患者对自己病情的认知情况。力求发现诱发因素并设法予以去除。有针对性地向患者讲解胃肠解剖、功能调节疾病的转归和治疗过程中可能出现的问题等,使患者了解这种功能性胃肠病的预后是良好的,从而初步解除心理上的负担。指导患者调整生活、工作的规律,避免精神刺激,解除紧张情绪,注意保持良好的心态,保证睡眠,积极参加体育锻炼或适度的体力劳动。

(四)饮食指导

不良的饮食习惯和膳食结构可以加剧 IBS 的症状。因此,健康、平衡的饮食可有助于减轻患者的胃肠功能紊乱症状。IBS 患者宜避免:①过度饮食。②大量饮酒。③咖啡因。④高脂饮食。⑤某些具有"产气"作用的蔬菜、豆类等。⑥精加工粮食和人工食品(便秘者),山梨醇及果糖(腹泻者)。⑦不耐受的食物(因不同个体而异)。增加膳食纤维主要用于便秘为主的患者。

(五)药物治疗

根据患者症状选用不同药物。

1.解痉剂　常用于 IBS 患者腹痛、腹胀的治疗。按其主要作用机制可分为 3 类,即抗胆碱能药物、平滑肌松弛剂和钙通道阻滞剂,其中许多药物有多重药理作用。抗胆碱能药如阿托品、普鲁苯辛、东莨菪碱等能改善腹痛等症状,但应注意不良反应。目前使用较普遍的为选择性肠道平滑肌钙离子通道拮抗剂如匹维溴铵、奥替溴铵等,或离子通道调节剂马来酸曲美布汀,均具有较好的安全性。

2.抗胆碱能药物　常用的抗胆碱能药物有阿托品、山莨菪碱、颠茄等,因其有阿托品样不良反应,限制了其临床应用。国外常用的胆碱能拮抗剂如双环维林等拮抗胃肠道平滑肌痉挛,能较好地缓解排便急迫和腹痛症状,对胃肠道有较高的选择性,副作用较少。

3.钙通道阻滞剂　钙通道阻滞剂是选择性作用于结肠钙离子通道,除可阻断 Ca^{2+} 内流发挥肌肉松弛作用外,还可抑制胃-结肠反射,对便秘和腹泻都有调节作用。常用的有维拉帕米、硝苯地平、尼莫地平等,对腹痛和腹泻有一定疗效。胃肠特异性钙拮抗剂匹维溴铵和奥替溴铵可选择性抑制结肠收缩,明显提高直肠扩张引起的痛阈,全身副作用较少。

4.多离子通道调节剂　曲美布汀通过抑制细胞膜钾离子通道,产生去极化,从而提高平滑肌细胞的兴奋性;另一方面通过阻断钙离子通道,抑制钙离子内流,从而抑制细胞收缩,使胃肠道平滑肌松弛。此外,曲美布汀对平滑肌神经受体也具有双向调节作用:在低运动状态下作用于肾上腺素能受体,抑制去甲肾上腺素的释放,增加运动节律;在运动亢进时,作用于胆碱能受体及阿片受体,抑制乙酰胆碱释放,从而抑制平滑肌运动。

5.肌松药　美贝维林,又称藜芦胺丁酯,属罂粟碱类。这是一种强烈的肌肉松弛而无抗胆碱药物的副作用,可抑制空肠蠕动和结肠运动而缓解患者的腹痛等症状。常用剂量为100mg,每日3～4次日服。要注意防止可能发生成瘾性。

6.生长抑素奥曲肽　生长抑素奥曲肽可通过抑制由直肠投射到脊髓的外周传入神经而减低内脏感知,也可通过抑制钙通道而降低背角神经元的兴奋性。

7.止泻剂　常用于IBS患者腹泻的治疗。常用药物有洛哌丁胺、地芬诺酯和双八面体蒙脱石。轻症者可选用吸附剂,如双八面体蒙脱石等。洛哌丁胺或复方地芬诺酯等可改善腹泻。

8.阿片样制剂洛哌丁胺　最常用的止泻剂,洛哌丁胺商品名为易蒙停。通过作用于肠壁的阿片肽受体,阻止乙酰胆碱和前列腺素的释放,抑制肠蠕动,延长肠内容物的停留时间,加强肠道对水和离子的吸收,提高肛门括约肌的静息压力,可改善患者的腹痛、便急和肠鸣等症状,更多用于严重腹泻和大便失禁者。常用剂量为2～4mg,每日3～4次口服。地芬诺酯(苯乙哌啶)的作用机制与洛哌丁胺相同,作用于肠道平滑肌,增加肠节段性收缩,延长肠内容物与肠黏膜接触时间。可待因的作用和洛哌丁胺相仿,因能通过血脑屏障而具有镇静作用。双八面体蒙脱石(思密达)可以吸收水分和抑制致病菌,提高消化道黏膜保护力,促进黏膜修复,同时它还可以调整和恢复结肠运动功能,降低结肠的敏感性。

9.肠道动力感觉调节药　5.羟色胺受体拮抗剂(5-HTs)阿洛司琼可主要抑制肠神经系统中5-羟色胺-3受体(5-HT-3),并抑制内脏反射,改善严重IBS患者的腹痛及减少大便次数。

10.益生菌　益生菌是一类具有调整宿主肠道微生物群生态平衡而发挥生理作用的微生物制剂,对改善IBS多种症状具有一定疗效。常用的益生菌制剂包括双歧三联活菌、双歧四联活菌等。

11.抗抑郁药　对于伴有精神症状或反复发作的IBS患者,可试用小剂量的抗抑郁药。这类药物具有调节胃肠道生理和缓解疼痛的作用。如阿米替林,不仅可改善患者的精神症状,而且患者的腹部症状,如腹痛、腹泻、大便频繁等也随之缓解;阿米替林常用剂量为10～25mg,每日2～4次口服。如果对阿米替林耐药,可使用新型的抗抑郁药氟西汀或帕罗西汀等选择性5-HT再摄取抑制剂。

12.昂丹司琼　根据医嘱应用昂丹司琼,可减慢结肠运转时间,增加直结肠顺应性和增加小肠对水、电解质的吸收,减低胃和直肠的敏感性及减轻以腹泻为主的患者的症状,但可引起便秘和头痛。目前正处于试用阶段。

13.导泻药　便秘可使用导泻药,一般主张使用温和的轻泻药以减少不良反应和药物依赖性。常用的有容积性泻药如欧车前制剂或甲基纤维素,渗透性轻泻剂如聚乙二醇(PEG4000)、乳果糖或山梨醇。

14.纤维素制剂　纤维素能加速结肠或全胃肠道转运,降低结肠内胆盐的浓度,降低结肠内压,使大便松软易排出,缓解便秘及排便紧迫感。

15.5-羟色胺受体-4激动剂(5-HT$_4$)　西沙必利可促进肠肌间神经节后胆碱能神经释放乙酰胆碱,具有全胃肠道的促动力作用。替加色罗具有促动力和降低内脏敏感性的双重作用,适用于伴有明显腹痛症状的便秘型IBS患者。人体研究报道,替加色罗可降低直肠球囊扩张伤害刺激的反应,改善人体的内脏感觉。

(六)护理诊断

1.疼痛

相关因素:疼痛与肠道痉挛、肠蠕动加快有关。

护理目标:疼痛缓解。

护理措施:

(1)评估疼痛程度、部位、性状、时间等。

（2）劝导患者放松、学会分散注意力的一些技巧，如深呼吸、听音乐、看报纸、杂志等，并参加一些力所能及的娱乐活动。

（3）根据医嘱应用有关药物，严密观察其副作用。注意抗胆碱能药如阿托品、普鲁苯辛、东莨菪碱等不良反应，注意防止肌松药如美贝维林可能发生的成瘾性。

2.腹泻

相关因素：腹泻与乙状结肠腔内压力、直肠静息压力及肛门直肠压力差均明显降低，低端结肠输送时间缩短，小肠对脂肪餐、缩胆囊素、气囊扩张的反应性收缩过强有关。

护理目标：腹泻次数减少，性状正常。

护理措施：

（1）评估腹泻次数、性状、量、色及诱因。

（2）根据医嘱应用抗胆碱能药物、钙通道阻滞剂、生长抑素和阿片制剂，甚至抗抑郁药等。应用止泻剂需注意便秘、腹胀等不良反应。地芬诺酯（苯乙哌啶）因含有阿托品，对老年人有一定的副作用。可待因易成瘾，应加强管理。应用 5-HTs 受体拮抗剂阿洛司琼应注意引起缺血性结肠炎等严重不良反应。

（3）劝导患者进清淡、低脂、少渣、高蛋白饮食。禁食乳制品、豆制品、面食等患者不耐受食品，虾、蟹、牛奶、花生等尽量不食，不吃生冷、油炸、刺激性食物，忌烟酒。严重腹泻患者应禁食，以后作渐进式饮食治疗（禁食-流质-半流质-普食）。取内关.公孙穴位按压 30～50 次（约 2～3min）可协助改善症状。

（4）腹泻频繁者，肛周皮肤易擦伤引起感染。应指导患者家属便后用软纸拭擦并用温水清洗，有感染者可用 1：5000 高锰酸钾（PP）溶液坐浴，肛周涂以无菌凡士林或其他无菌油膏，保持清洁，保护局部皮肤。

（5）腹泻严重或进食困难者，应根据医嘱静脉补充葡萄糖、氨基酸、脂肪乳剂、维生素等，必要时补充人血白蛋白、电解质及微量元素。准确记录 24h 出入液量及电解质监测。

3.便秘

相关因素：肛管内静息压力异常增高，肛门括约肌对直肠扩张的反应性松弛迟钝，排便时外括约肌异常收缩；粪便在肠道内运输过缓，致使液体过度吸收。

护理目标：排便次数增加。

护理措施：

（1）评估便秘程度。

（2）根据医嘱使用导泻药、纤维素制剂、5-HT$_4$ 受体激动剂、西沙必利可引起 QT 间期延长，故应加强观察。

（3）便秘时应增加纤维素和流质摄入，每日饮水量应达到 2000ml，可喝些淡盐水或蜂蜜，也可每天空腹喝 1～3 杯温水。

（4）对以便秘为主要症状而经饮食治疗无效者，也可试用润滑性通便剂如液状石蜡、开塞露等；盐类导泻剂如硫酸镁、氧化镁乳等和缓泻剂乳果糖。慎用刺激性泻剂和高渗性泻剂。

（5）指导患者进行一定范围的锻炼，如收腹抬腿或仰卧起坐，提肛收缩，或顺肠蠕动方向作腹部顺时针按摩，一天 4 次。养成定时排便的习惯，与患者共同制订排便表，即使无便意也要坚持定时如厕。可嘱患者每日早餐后排便，因早餐后易引起胃-结肠反射，此刻训练排便易建立条件反射，久之即可养成定时排便的目的。取足三里或支沟穴位按压 30～50 次，通常可改善症状。

由于肠易激惹综合征与多种因素有关，除对症护理外，主要加强自我保健管理，减少应激源的刺激，保持良好的情绪，控制饮食，适当运动，调动、提高机体自我防御能力等是防治该病的关键。

（周春霞）

第十节　肠内、外营养支持与护理

一、肠内营养支持

肠内营养支持(EN),简称肠内营养,是指将营养液经口或通过消化道置管注入患者胃肠道内,提供人体代谢所需营养素的方法。广义的 EN 还包括住院患者经口摄入的普通饭、软饭、半流质、流质等医院常规膳食,各种治疗膳食、试验膳食和代谢膳食等。

肠内营养对营养素的吸收及利用符合生理,价格低廉。因此,肠内营养近年来越来越受到重视。

(一)肠内营养的优点

1.符合生理状态,对循环干扰较小。

2.有助于维持肠黏膜结构和屏障功能的完整性,有效防止肠道细菌易位,减少肠源性感染的发生。

3.营养物质经门静脉吸收输送至肝脏,有利于内脏蛋白质合成和代谢调节。

4.对技术设备和技术要求较低,操作及临床管理便利,同时费用也较低。

5.一般无严重并发症。

(二)肠内营养的适应证和禁忌证

1.肠内营养的适应证　凡有营养支持指征、胃肠道功能存在并可利用的患者都应尽量接受肠内营养支持。包括:①吞咽和咀嚼困难者,如口腔手术、食道黏膜灼伤等;②消化道疾病稳定期,如消化道瘘、短肠综合征后期、炎性肠道疾病和急性胰腺炎等;③意识障碍或昏迷、无进食能力者;④高分解代谢者,如严重感染、手术、创伤及大面积烧伤患者;⑤慢性消耗性疾病,如结核、肿瘤等。

2.肠内营养的禁忌证　包括完全性肠梗阻、严重肠道感染、活动性消化道出血、年龄小于 3 个月的婴儿、严重腹泻及休克等。

(三)肠内营养制剂

肠内营养制剂的特点是易消化吸收或不需消化就能吸收。肠内营养制剂按营养素是否齐全分为完全肠内营养制剂和不完全肠内营养制剂。完全肠内营养制剂又可以按照营养素预消化的程度分为大分子聚合物制剂和要素膳两大类。按临床应用特点,还可分为用于营养支持的平衡制剂、针对某种疾病的特殊制剂以及调节性肠内营养制剂。

1.大分子聚合物制剂

大分子聚合物制剂是指以整蛋白、脂肪等大分子为主要成分的营养制剂,通常包括自制匀浆膳、混合奶和以整蛋白为氮源的非要素制剂三类,具有渗透压接近等渗、口感好、使用方便及患者易耐受等优点。

(1)匀浆膳:匀浆膳是用鱼、肉、虾、肝类、豆制品、水果、蔬菜、粥、面条等天然食物去刺,去骨,加工成熟食后经捣碎消毒制备成的糊状流体营养膳食。由于其所含营养成分与正常膳食相似,容易消化吸收,又具有良好口感,因此一般可以长期使用。其不足之处在于匀浆膳残渣较多,需经肠道消化后才能被吸收利用;制备时受食品种类限制而不一定能保证营养成分的完整;而且营养素的含量较难精确计算。由于匀浆膳中的蛋白质等营养素系大分子物质,还需在胃酸和消化道酶等作用下才能被完全消化、吸收、利用,故喂养管管端的最佳位置应在胃内。

(2)混合奶:混合奶是以牛奶、豆浆、鸡蛋、白糖等混合而成的液体饮食,配制简便,价格低廉,适合于基层医院应用。混合奶对胃肠道的刺激小于匀浆膳,但营养素不及匀浆制剂全面。

(3)以整蛋白为氮源的非要素制剂:以整蛋白为氮源的非要素制剂是化学成分明确的肠内营养制剂,不但营养素种类齐全、数量充足,而且各种营养素的比例也比较合理,再加上使用方便,是临床上应用最多的肠内营养制剂。肠内营养剂型有粉剂和溶液之分。当调配成液体时,标准能量密度一般为 1kCal(4.18kJ)/ml,非蛋白质能量与氮的比例约为 150kCal(627kJ):1g,渗透压为 $300\sim450mOsm/(kg \cdot H_2O)$ 不等,适用于大多数患者。

2.要素膳　要素膳又称化学配方膳,是以含单分子的水解蛋白产物或氨基酸为氮源,以不需消化或很易消化的碳水化合物为能源,混以维生素、矿物元素、微量元素以及一些经水解易吸收的脂肪制剂而组成的完全膳食。其主要优点是成分明确、营养素比较全面、无渣或残渣极少、不需消化或很少消化即可直接被胃肠道消化吸收,因此特别适合消化功能减弱的患者,如吸收不良综合征、肠瘘、短肠综合征等。但由于要素膳配方的组成分子量小,渗透压常较高,容易产生渗透性腹泻,而且口感比较差,因此在应用时需加强护理,减少恶心、腹泻的发生。一般 3 个月内的婴儿、糖尿病及代谢异常的患者、先天性氨基酸代谢紊乱的儿童、消化道出血及各种类型的肠梗阻患者最好不要选择使用要素膳。

3.特殊肠内营养制剂　特殊肠内营养制剂是指在肠内营养配方中增加或限制某种营养素的摄入,以满足特殊疾病状态下代谢的需要。常用的有肝、肾衰竭制剂、糖尿病制剂、先天性氨基酸代谢缺陷病制剂等。

(1)肝功能衰竭肠内营养制剂:该类制剂的特点为支链氨基酸(亮氨酸、异亮氨酸和缬氨酸)的浓度较高,约占总氨基酸量的 35%~40% 以上;而芳香族氨基酸(色氨酸、酪氨酸和苯丙氨酸)的浓度较低。其原因主要由于支链氨基酸在肝外代谢,增加其浓度不会增加肝脏负担,还可以与芳香族氨基酸竞争性通过血脑屏障,减少芳香族氨基酸的浓度,从而防治肝性脑病的发生。

(2)肾衰竭肠内营养制剂:该类制剂的特点是含有足够的能量、必需氨基酸、组氨酸、少量脂肪和电解质。其主要原因是肾衰竭患者处理蛋白质能力降低,血清中必需氨基酸水平下降。通过提供适合肾衰竭患者代谢特点的营养物质,使体内氮质性代谢产物再利用,将受损肾脏处理代谢产物的负荷降至最低。

(3)糖尿病肠内营养制剂:该类制剂的特点是适当降低糖类的含量,增加单不饱和脂肪酸含量,糖类以低聚糖或多糖如淀粉为主,再加上足够的膳食纤维。这样有利于减缓血糖的上升速度和幅度,而且含相对高比例的单不饱和脂肪酸,可延缓营养液在胃内的排空速度。

(4)先天性氨基酸代谢缺陷肠内营养制剂:该类制剂的特点是去除机体存在代谢障碍的氨基酸。如苯丙酮尿症患者可采用缺乏苯丙氨酸的制剂,高胱氨酸尿症及组氨酸血症分别给予缺乏蛋氨酸和组氨酸的制剂。

4.调节性肠内营养制剂　又称营养素组件制剂,指各类营养素,如蛋白质、糖和脂肪等以独立形式组成的肠内营养制剂。单体肠内营养制剂可以是大分子聚合物,也可以是水解后形成的小分子化合物。临床应用时可以采用单体组件形式或多种组件的混合形式,也可以将某一营养素组件加入其他肠内营养配方中,以增强这种营养素的含量。

(四)肠内营养的输注途径与管饲方式

1.输注途径　肠内营养的输注途径有口服和管饲两种。多数患者因经口摄入受限或不足而采用管饲。管饲可按喂养管的入口处和导管尖端所处的位置分为鼻胃管、鼻肠管、胃造瘘、空肠造瘘等。鼻胃管喂养的优点在于胃的容积大,对营养液的渗透压不敏感,适用于胃肠道连续性完整的患者。鼻十二指肠管或鼻腔肠管是指导管尖端位于十二指肠或空肠,主要适用于胃或十二指肠连续性不完整和胃或十二指肠动力障碍的患者。通过鼻胃管或鼻肠管行肠内营养简单易行、价格低廉,是临床上最常使用的方法。但由于长期使用,患者可能会出现鼻咽部不适,通常用于肠内营养时间少于 6 周的患者。

2.肠内营养液的管饲方式 根据鼻饲管的位置、管径、营养配方和患者胃肠道的承受能力,通常可以通过以下三种管饲方式给予肠内营养液。

(1)分次给予:分次给予是指将肠内营养液分次进行管饲,适用于营养管尖端位于胃内及胃功能良好者。分次给予又包括分次推注和间歇性输注。分次推注是指用注射器将营养液注入胃内,每次入量常在10～20min完成,每次200～300ml,每日4～6次。由于分次推注容易引起胃部不适及腹胀、腹泻等,目前用得较少;间歇性输注是指采用重力滴注的方法分次给予营养液,一般每次输注时间为30～40min,间隔3～4h再次输注。这种喂养方式引起的不良反应比一次性推注要少一些。

(2)连续输注:连续输注是指在24h内,利用营养泵将肠内营养液持续输注到胃肠道内的方式。适用于胃肠道耐受性较差及管端位于十二指肠或空肠内患者。

(3)循环输注:循环输注也是在输液泵的控制下持续泵入肠内营养液,但在规定的时间内输完,输注的时间通常在夜间。这种方法常用于白天能够活动的患者或作为口服方法的补充。

(五)肠内营养支持的并发症

肠内营养虽然比肠外营养支持更安全易行,但也可因营养剂选择或配制不合理、营养液污染及护理不当等因素而产生一系列与之相关的并发症。常包括:机械并发症、吸入性肺炎、胃肠道并发症和代谢性并发症。

1.机械并发症 主要包括鼻咽部和食道黏膜损伤、鼻翼脓肿、鼻窦炎、喂养管堵塞、声音嘶哑等,常与喂养管的放置时间、管径、材料和护理方法有关。其中喂养管阻塞的常见原因:①药丸未经研碎即注入喂养管;②管径太细;③营养液未调匀或较黏稠;④添加的药物与营养液不相容,形成凝结块;⑤未按时冲洗喂养管。

2.吸入性肺炎 误吸所致的吸入性肺炎是一种严重的并发症。吸入性肺炎是指在EN过程中,因呕吐误吸而突然发生呼吸道症状,甚至呼吸衰竭,有泡沫样痰,X线片有肺下叶斑点状阴影。多见于经鼻胃管喂养者,它可能和喂养管移位、胃排空迟缓、体位、咳嗽或呕吐反射受损、精神障碍等有关。一般呕吐、EN停输2h后胃内液体潴留量＞200ml、神志模糊或昏迷的患者,易发生误吸。

3.胃肠道并发症 在肠内营养治疗时最多见,常与营养配方、喂养速度、营养液的配制及管饲器具的卫生情况等有关。胃肠道并发症主要包括恶心、呕吐、腹胀、腹泻、肠痉挛和便秘等,其中腹泻最常见,发生率约10%～20%。导致腹泻的原因主要包括脂肪吸收不良、营养液的高渗透压、营养液被污染、营养液输注速度过快、营养液温度过低、乳糖不耐受症,同时所用药物的副作用(如抗生素、H_2受体阻滞剂等)以及低蛋白血症等。

4.代谢性并发症 肠内营养治疗时因胃肠道具有缓冲作用而较少发生代谢性并发症。代谢方面的并发症主要包括输入水分过多、脱水、非酮性高渗性高血糖、电解质和微量元素异常等。其中管饲综合征是指严重的低磷血症,可引起下肢感觉消失、语言障碍、精神症状发作、昏迷、心肺衰竭等,其中严重营养不良是高危因素,厌食患者再喂养时也常有此症的报告。

(五)肠内营养支持的护理

1.减少机械并发症的护理措施

(1)选用管径合适、质地柔软的导管。一般聚氨酯或硅胶树脂制成的细芯导管比较光滑柔软、富有弹性,可以增加患者舒适度、减少组织压迫坏死的风险,能保证鼻饲管的长期应用。

(2)妥善固定喂养管,每天润滑和清洁鼻腔黏膜,避免喂养管扭曲、折叠和受压。

(3)需用药丸制剂时,应彻底研碎后,溶在合适的溶剂中直接注入导管内。

(4)在每次检查胃残留量后、给药前后,管饲结束后及连续管饲过程中每间隔4h,都应用20～30ml温开水或生理盐水冲洗导管腔。营养液中的酸性物质可以引发蛋白质沉淀而导致堵管,若温水冲洗无效,则可采用活化的胰酶制剂、碳酸氢钠冲洗,也可采用特制的导丝通管。

2.预防误吸的护理措施

(1)选择合适的体位:滴注肠内营养液时患者应该采取坐位、半卧位或床头抬高30°~45°,输注完毕后可继续保持该体位30min。

(2)连续输注肠内营养液者每间隔4h,间断输注者在每次输注前抽吸并估计胃内残留量。放置鼻胃管的患者胃底或胃体的允许潴留量应少于200ml,而胃肠造口管的允许潴留量应少于100ml。若连续2次抽吸胃内残留量大于150~200ml时,应暂停输注,必要时加用胃动力药物。

(3)原有呼吸道病变或误吸高危患者,可选用放置在幽门以下的喂养管或经空肠内输注。

(4)及时做好病情观察,每4h检查一次喂养管位置,以便及时了解喂养管有无移位。如果出现呛咳或呼吸急促等现象,应该怀疑有误吸的可能。

3.减少胃肠道并发症的措施

(1)控制营养液的浓度、剂量和速度,滴注浓度、速率与总量可根据胃肠道的适应情况逐步递增。一般术后患者可先从20ml/h的速度、5%的浓度开始,如果患者耐受良好,可以逐渐递增。

(2)选择合适的营养液,注意营养液的渗透压和脂肪含量,应从低浓度、小剂量开始。

(3)对于危重及空肠造口患者,最好通过喂养泵连续12~24h输注肠内营养液。

(4)对同时应用抗生素治疗者,可给予含乳酸菌的合生元制剂以帮助肠道正常菌群的恢复。

(5)避免营养液在配置和操作过程中受到污染,营养液应现配现用,室温下放置时间不超过6~8h。配好后如暂时不用应放入4℃左右的冰箱内保存,放置时间一般不超过24h。

(6)低蛋白血症者,先使用要素膳或静脉输注清蛋白,等小肠吸收能力恢复后再开始管饲。

(7)根据季节和个体耐受性调节营养液的温度,一般在37~40℃。

4.及时发现及处理代谢并发症　可以通过密切监测检查,及时调整肠内营养方案、输注方式和喂养速度而得以预防。

二、肠外营养支持

肠外营养(PN)是指通过静脉途径提供营养素,以达到维持机体代谢的要求。它可以分为完全胃肠外营养和部分胃肠外营养,其中完全胃肠外营养(TPN)是指从静脉途径供给患者每天所需的所有营养物质。

(一)肠外营养的适应证和禁忌证

1.肠外营养的适应证　当外科患者出现下列病症而不能充分利用胃肠道摄入营养时,可以考虑胃肠外营养支持。

(1)无法从胃肠道正常进食者,如短肠综合征、消化道先天性畸形、严重腹泻、肠瘘、妊娠剧吐及神经性厌食等。

(2)消化道需要休息或功能障碍者,如溃疡性结肠炎、消化道大出血、长期腹泻、放射性肠炎、顽固呕吐等。

(3)高代谢状态者,如严重烧伤、多发性创伤、大手术、脓毒症等。

(4)特殊病例,如中度/重度急性胰腺炎、急性肾衰竭。

(5)蛋白质能量营养不良者,如化疗或放疗等原因引起的严重呕吐、慢性胆道梗阻伴呕吐、幽门梗阻等。

2.肠外营养的禁忌证

(1)胃肠功能正常、适应肠内营养或5天内可恢复胃肠功能者。

(2)不可治愈、无存活希望、临终或不可逆昏迷患者。

(3)需急诊手术、术前不可能实施营养支持者。

(4)心血管功能或严重代谢紊乱需要控制者。

(二)常见的肠外营养制剂

1.葡萄糖制剂　　葡萄糖是肠外营养时主要的非蛋白质供能物质之一。但对于严重应激状态下的危重患者,使用大量高渗葡萄糖作为单一的热源会加重器官的负担。因此,成人每天葡萄糖需要量约为4~5g/kg,一般约占总能量的50%~60%,不宜超过300~400g/d。

2.脂肪乳剂　　目前脂肪乳剂大多制成等渗液,因而也适用于外周静脉营养。脂肪乳剂的能量供给量约占总能量的20%~30%,成人每天1~2g/kg,高代谢状态时可增加至40%~50%。

临床常用的脂肪乳剂分为两类。一类是由100%长链三酰甘油(LCT)构成,另一类则由50%中链三酰甘油(MCT)与50%LCT经物理混合而成(MCT/LCT)。LCT能提供必需脂肪酸,但需依赖卡尼汀(肉毒碱)进入线粒体,应激状态下由于卡尼汀水平下降可能导致LCT代谢障碍。MCT不需依赖卡尼汀即可进入线粒体氧化,不易在肝脏蓄积,但纯MCT不能提供必需脂肪酸,而且可能引起代谢性酸中毒和神经系统副作用。所以,将MCT和LCT按一定比例物理混合可以达到扬长避短的效果。

3.氨基酸溶液　　氨基酸是用于合成机体蛋白质及其他生物活性物质的氮源。现有的复方结晶氨基酸溶液可归纳为两类:平衡型与非平衡型氨基酸溶液。平衡型氨基酸溶液中所含必需与非必需氨基酸的比例符合人体基本代谢所需,适用于多数营养不良患者;非平衡型氨基酸溶液的配方是针对某一疾病的代谢特点而设计的,兼有营养支持和治疗的作用,如用于治疗肝昏迷的高支链低芳香族氨基酸溶液、治疗肾衰竭的必需氨基酸溶液等。临床每天提供的氨基酸量一般约1~1.5g/kg体重,约占总能量的15%~20%。

近年来,随着代谢理念的改变,不少营养学家开始重视和强调谷氨酰胺、精氨酸等个别氨基酸的应用。谷氨酰胺是人体含量最高的非必需氨基酸,是许多重要代谢反应中的底物和调节物质,也是氮和氨的转运者,但在严重感染、手术、创伤等应激状态下体内谷氨酰胺的量大大下降,从而影响多脏器的一些代谢功能。因此,在高代谢危重患者中谷氨酰胺又称为"条件必需氨基酸"。现已研制成功稳定的谷氨酰胺二肽制剂,并用于临床。精氨酸能促进尿素形成,降低血氨浓度,同时对免疫反应有多种作用,如促进生长素分泌和伤口愈合,改善T细胞增殖反应,促胸腺作用等。

4.维生素和矿物质

(1)维生素制剂:维生素每日需要量虽然很少,却至关重要,是参与调节物质代谢和维持人体内环境稳定所必需的营养物质。水溶性维生素在体内无储备,长期TPN时可通过常规提供多种维生素来预防其缺乏。脂溶性维生素在体内有一定的储备,但在应激状态或长期TPN者需常规补充以预防其缺乏。现有商品化的复合维生素制剂,包括水溶性维生素和脂溶性维生素,均系按每日推荐量配比,每日一支加于静脉输液内,应用方便。

(2)电解质:对大多数TPN患者,应根据病情和代谢状态变化来决定电解质的补充量。在无额外丢失的情况下,电解质按正常需要量补充,如在有大量引流、呕吐、腹泻等情况下需相应增加。肝、肾、心脏功能障碍时应适当减少电解质的用量。

(3)微量元素:对临床较具实际意义的微量元素包括锌、铜、铁、硒、铬、锰等。长期TPN时,应重视可能出现的微量元素缺乏问题。现已有商品化的复方微量元素制剂,如安达美、派达益儿,每天一支基本可达到预防微量元素缺乏的目的。

(三)肠外营养的输注途径及输注方法

1.输注途径　肠外营养的输注途径包括周围静脉和中心静脉,输注途径的选择需视病情、营养液组成、输液量、静脉解剖条件及护理条件等而定。

(1)周围静脉输注途径:经外周静脉的肠外营养途径可以避免中心静脉置管的相关并发症,容易早期发现静脉炎的发生,而且方便可行。缺点是输液渗透压不能过高,需反复穿刺,也易发生静脉炎,因此不宜长期使用。当短期营养支持(<2周)、中心静脉置管有困难、营养液渗透压<1200mOsm/L或者有导管感染等可经周围静脉输注。

(2)中心静脉途径:当肠外营养支持超过2周、营养液渗透压>1200mOsm/L时以选择中心静脉途径为宜。中心静脉置管途经主要是指经颈内静脉、锁骨下静脉或上肢的外周静脉达上腔静脉。其中经锁骨下静脉置管易于活动和护理,主要并发症是气胸。经颈内静脉置管使转颈活动和贴敷料稍受限,局部血肿、动脉损伤及置管感染并发症稍多。经外周静脉至中心静脉置管(PICC)是指由外周静脉(贵要静脉、肘正中静脉、头静脉)穿刺插管,头端位于上腔静脉或锁骨下静脉的导管,可避免中心静脉置管所带来的气胸等严重并发症,但增加了血栓性静脉炎和插管错位发生率及操作难度。

2.输注方法

(1)全营养混合液(TNA)输注法:又称全合一,是指将每天所需的营养物质,在无菌条件下按次序混合输入由聚合材料制成的输液袋或玻璃容器内后再输注,以保证所提供营养物质的完全性和有效性。此法使肠外营养液的输入更方便,无需空气进入袋内又可降低气栓和感染的发生,而且各种营养素的同时输入对合成代谢更合理,当然也减轻了护理的工作量。

(2)隔膜袋:近年来新技术、新型材质塑料(聚乙烯/聚丙烯聚合物)已用于肠外营养液成品袋生产。新型全营养液产品(两腔袋、三腔袋)可在常温下保存24个月,避免了医院内配制营养液的污染问题。能够更安全便捷用于不同营养需求患者,经中心静脉或经周围静脉的肠外营养液输注。缺点是无法做到配方的个体化。

(3)单瓶输注:在无条件以TNA方式输注时,可用单瓶方式输注。但可因各营养素的非同步输入而造成某些营养素的浪费或负担过重。

(四)完全胃肠外营养的并发症

1.与导管相关的并发症　在静脉穿刺和营养液输注过程中,可能发生一些与导管有关的并发症,包括:①气胸;②空气栓塞;③血管神经损伤;④心脏、胸导管损伤;⑤导管内栓子形成;⑥导管扭结或折断;⑦导管错位或移位;⑧静脉炎、血栓形成;⑨气胸、血胸、血气胸、水胸;⑩纵隔损伤等。

2.感染性并发症　感染是TPN的常见并发症之一,主要包括导管性和肠源性感染。

(1)导管性感染:感染源可来自导管的皮肤入口处、导管或输入的营养液,常见的病源菌为白色葡萄球菌、金黄色葡萄球菌和霉菌,大肠杆菌较少见。①穿刺部位感染:一般于置管后数天或数周后出现,表现为穿刺部位红肿、压痛。若处理不当,可成为全身性感染的原发灶,关键在于加强局部护理。②导管性感染或败血症:常见原因为患者插管和局部护理时无菌操作技术不严、免疫力低下、营养液配制过程中受到污染等。

(2)肠源性感染:TPN患者可因长期禁食、胃肠道黏膜缺乏食物刺激、肠黏膜结构和屏障功能受损,通透性增加等导致肠内细菌易位,并发全身性感染。所以在病情允许的情况下,应该首选肠内营养和经口饮食,或在应用肠外营养一段时间后,根据患者情况逐步过渡到肠内营养。另外,及时补充谷氨酰胺制剂也可以减少肠源性感染的发生。

3.代谢方面的并发症　长期应用TPN时,如营养液配制或使用不当,可发生代谢性障碍。这组并发症中包括糖代谢紊乱、电解质紊乱和脂肪代谢紊乱等。常见的并发症如下。

(1)非酮性高糖高渗性昏迷：PN时易致高糖血症，严重时可致高渗性非酮症昏迷。常见原因为单位时间内输入过量葡萄糖和胰岛素的相对不足。临床主要表现为血糖升高、渗透性利尿、电解质紊乱、脱水、头晕、嗜睡、烦躁等中枢神经系统功能受损症状，严重的可以出现昏迷。一旦出现非酮性高糖高渗性昏迷，应立即停输葡萄糖溶液或含有高糖的营养液；输入低渗或等渗氯化钠溶液，内加胰岛素，使血糖逐渐下降；同时密切监测患者血糖、尿糖及电解质的变化，注意避免血浆渗透压下降过快，以免引起急性脑水肿。

(2)低血糖性休克：常由于突然停输葡萄糖溶液或营养液中胰岛素含量过多所致。临床表现为心率加快，四肢湿冷、面色苍白、乏力，严重者可以出现休克症状。一经证实，应立即推注高渗葡萄糖或输注含糖溶液。应用全营养混合液方式输注可以预防低血糖性休克。

(3)高脂血症或脂肪超载综合征：脂肪乳剂输入速度过快或总量过多，可发生高脂血症。临床上可以出现发热、肝脾肿大、急性消化道溃疡、溶血等症状。如果确定为脂肪超载综合征，应立即停止或延期使用脂肪乳剂。对长期应用脂肪乳剂的患者，最好定期监测脂肪廓清率，了解患者对脂肪的代谢、利用能力，及早发现病情。

(4)肝胆系统并发症：常见的肝胆系统并发症有胆石症和胆汁淤积性肝炎，严重的可能出现肝功能衰竭。临床表现为胆汁淤积、肝脏酶谱异常、肝脂肪变性等，可能与长期禁食、配方不合适等有关。与PN相关的肝胆并发症，一般经过减少总能量摄入、调整配方、降低热氮比或者停用肠外营养1~2周后可以得到改善。

(五)肠外营养的护理

1.TPN的一般护理

(1)TPN开始前应完善各项检查，做好心理护理。

(2)认真做好置管护理：严格遵守操作程序，置管后24h内密切观察患者有无胸闷、呼吸困难、肢体活动障碍等症状，以确定有无并发症的发生，并要及时发现，及时处理。

(3)观察患者全身情况，定期做好肝肾功能测定和营养状况的评估。

(4)做好导管护理：加强导管局部护理，每天消毒导管的皮肤入口部位并更换敷料，注意观察穿刺点局部有无出血、渗血，以及红、肿、热、痛、脓性分泌物等炎症反应。同时应该每日更换输液外接系统，输液时保持通畅，避免导管受压、扭曲或滑脱。

(5)维持水电解质平衡：计算并补充患者所需要的各种营养素，同时应在治疗过程中进行较系统和全面的监测，为早期发现和早期处理提供线索。已经有电解质紊乱的患者，应该先予纠正，再予TNA溶液。

(6)当临床出现难以解释的发热、寒战时，应怀疑有导管性感染或败血症。必须立即按无菌操作要求拔管，剪下导管尖端并采取周围血送细菌培养，同时作抗生素敏感试验。当导管与周围血培养结果(菌种)一致时，即为导管性败血症。拔管后立即建立周围通道，更换输液系统和营养液；根据病情，选用抗生素。观察12~24h后，可按需要更换部位重新穿刺置管。

2.TPN的合理配置和保存

(1)配液前准备：配液前做好配液室、洁净台、操作人员的清洁、消毒工作；将所用药品、器械准备齐全，避免多次走动增加污染机会；按每一患者的需要量准备好各种液体，并分组放置；配液前再次洗手或戴无菌手套。

(2)TNA液的混合顺序：①微量元素和胰岛素加入到葡萄糖或氨基酸溶液中；②磷酸盐加入到另一瓶氨基酸中；③电解质和水溶性维生素加入到葡萄糖溶液中；④脂溶性维生素加入到脂肪乳剂中；⑤含有各种添加物的氨基酸液或葡萄糖液以三通路同时加入静脉营养输液袋，观察混合液有无异样；⑥将脂肪乳剂、脂溶性维生素混合液最后加入静脉输液袋;⑦排气,轻轻摇匀注明床号、姓名及配制时间备用。

（3）TNA配制时的注意事项:①混合液中应含有足量的氨基酸,而且不能加入其他药物,如抗生素等;②钙剂和磷酸盐应分别加入不同的溶液中稀释,以免发生磷酸钙沉淀;③电解质和微量元素不应直接加入到脂肪乳剂中,以免引起脂肪颗粒的聚集和融合;④加入的液体总量应该大于1500ml,肠外营养液葡萄糖的最终浓度应低于25％;⑤配好的营养液最好现用现配,如果暂时不输注,应保存在4℃冰箱内,并在24h内输完。

（周春霞）

第十一节　肠造口的护理

肠造口术是指利用外科手术方式在腹壁上人为开口,并把一段肠管拉出腹腔,开口缝于腹壁,用于排泄粪便或尿液。肠造口术是为挽救患者生命的一种治疗手段,但因其改变了正常的生理结构,患者及家属往往对于肠造口难以接受。若造口位置不合适或患者未掌握正确的护理技术,则极易出现与造口相关的并发症。为患者选择理想的造口位置,指导患者掌握正确的护理技术,可有效避免造口相关并发症的发生,有助于培养患者良好的自理能力,提高生活质量。我国现在大约有100万例永久性肠造口患者,而且每年新增10万例左右,随着肠造口术的发展和人们对生活质量要求的提高,受过专业培训的造口治疗师将肠造口护理技术推向专业化、规范化。

一、肠造口术前定位技术

【护理目标】

造口位置理想,经过腹直肌,患者能看到且手能触到,便于日后自我护理肠造口。

【操作步骤】

1.术前1天进行造口定位。

2.选择隐蔽、暖和、光线充足的地方,协助患者取平卧位,松腰带。

3.观察患者腹部轮廓,嘱患者抬头双眼看足尖,以便使腹直肌收缩,触诊寻找腹直肌外缘,并用手术记号笔以虚线标记,根据手术类型将造口定在腹直肌内。

4.初步拟订好的造口位置用手术记号笔做"X"或"O"标记。

5.协助患者坐、站和行走,分别评估患者能否看清楚造口定位标记,并注意观察拟订的造口位置是否在皮肤皱褶的部位,必要时做相应的调整,直至满意为止。

6.最后在腹部标出最佳的造口位置。

【护理结果】

1.根据病情和手术方式确定理想的造口位置。

2.患者能接受造口位置,方便护理肠造口。

【操作流程】

1.查对　核对患者姓名、床号、手腕带。

2.评估

（1）患者诊断、肿瘤的位置、拟行的手术。

（2）腹部皮肤和轮廓。

3.告知患者及其家属

（1）做好解释，患者清楚知道诊断、造口的目的和重要性。

（2）肠造口术前定位的意义和配合。物品准备：手术记号笔。

4.操作步骤

（1）选择隐蔽、暖和、光线充足的地方，协助患者取平卧位，松腰带。

（2）观察患者腹部轮廓。

（3）触诊寻找腹直肌外缘并用手术记号笔以虚线标记。

（4）根据手术类型将造口定在腹直肌内，用手术记号笔做"X"或"O"标记。

（5）协助患者坐、站和行走，分别评估患者能否看清楚造口定位标记，并注意观察拟定的造口位置是否在皮肤皱褶的部位，必要时做相应的调整。

（6）最后在腹部标出最佳的造口位置。

【注意事项】

1.手术前24小时进行造口定位。过早定位，穿衣、沐浴等行为，会影响标识的清晰度。术晨定位，不便于患者对造口位置的适应和心理准备。

2.理想造口位置是患者自己能看见并且手能触及，应避开陈旧的瘢痕、皮肤皱褶、脐、髂骨、耻骨、手术切口、肋骨、腹直肌外及有疝气的部位。

3.肠梗阻腹胀的患者，腹直肌难以辨别，造口位置由医师根据手术情况决定。

4.身体肥胖、腹部突出明显者，造口位置一般定在上腹部，以免突出的腹部挡住患者视线及影响日后自我护理造口。

5.小儿因处于生长发育阶段，所以造口位置暂定，待长大后需要重新更换。

二、肠造口护理技术

【护理目标】

患者掌握造口护理知识和技巧，能有效避免与护理相关的造口及造口周围并发症的发生。

【操作步骤】

1.由上向下撕去已用的造口袋。

2.温水清洁造口及周围皮肤，并观察周围皮肤及造口的情况。

3.用造口量度尺测量造口的大小、形状。

4.修剪造口袋底盘，必要时可涂防漏膏、保护膜。

5.撕去粘贴面上的纸，按照造口位置由下而上将造口袋贴上，夹好便袋夹。

【护理结果】

1.患者能正视肠造口，情绪稳定。

2.肠造口周围皮肤完整，无皮炎、无破溃，造口袋粘贴紧密，无渗漏。

3.患者掌握造口护理方法。

【操作流程】

1.查对　核对患者姓名、床号、手腕带。

2.评估

(1)了解患者对护理造口方法和知识的掌握程度。

(2)了解患者造口类型及评估造口情况。

(3)评估患者自理程度,以决定护理的方式。

3.告知患者及其家属

(1)向患者解释造口的目的和重要性。

(2)向患者解释自我护理造口的重要性,引导其尽快接受造口的现实而主动参与造口自我护理。

4.物品准备　造口袋、皮肤保护粉、皮肤保护膜、防漏膏、便袋夹、剪刀、量度尺、温水、抹手纸(柔软)、液状石蜡、乳胶手套。

5.操作步骤

(1)协助患者取舒适卧位,必要时使用屏风遮挡。

(2)由上向下撕去已用的造口袋,并观察内容物。

(3)温水清洁造口及周围皮肤,并观察周围皮肤及造口的情况。

(4)用造口量度尺测量造口的大小、形状。

(5)在造口底盘上绘线,做记号。

(6)沿记号修剪造口袋底盘,必要时可应用防漏膏、保护膜。

(7)撕去粘贴面上的纸,按照造口位置由下而上将造口袋贴上。

(8)用手轻轻按压造口底盘。

(9)夹好便袋夹。

【注意事项】

1.清洁造口用温水即可,不可用碱性肥皂、消毒药水或化学药剂。

2.粘造口袋的周围皮肤不可涂抹任何乳液和油性药膏,以免影响粘贴的牢固性。

3.为达到稳固粘贴的效果,必要时可在造口底盘上使用防漏膏。

4.注意观察造口黏膜颜色有无异常,正常造口黏膜颜色为鲜红色或牛肉红色,若为暗紫色或黑色,应立即看医生。

5.当造口袋有1/3~1/2满时,需要将粪便放出,以免因内容物太重影响造口袋粘贴的稳固性。

6.造口患者肠功能恢复后1~3周宜用低渣饮食,3周后可吃普通饮食,注意营养均衡即可,多喝水、多吃蔬菜和水果。

7.避免剧烈运动,尤其是腹压增加的活动,如提重物和举哑铃等,避免发生造口旁疝等并发症。

8.注意避免压迫或大力撞击肠造口。

三、肠造口扩肛术

【护理目标】

1.肠造口排便正常。

2.患者及其家属认识到扩肛的重要性,掌握正确的方法。

【操作步骤】

1.拆除旧造口袋,清洗造口周围皮肤。

2.示指涂抹液状石蜡,沿肠造口慢慢探入,过示指末节。

3.示指可轻轻在造口内转动,停留 3～5 分钟。

4.缓慢退出示指。

5.将造口周围液状石蜡清洗干净,擦干造口周围皮肤,粘贴新造口袋。

【护理结果】

1.患者肠造口排便正常。

2.患者及其家属掌握正确的扩肛方法。

3.患者及其家属认识到扩肛的重要性。

【操作流程】

1.查对　核对患者姓名、床号、手腕带。

2.评估

(1)评估患者自理程度。

(2)了解患者造口类型及评估造口情况。

3.告知患者及其家属　告知患者及其家属扩肛的目的、注意事项,以取得配合。

4.物品准备　造口袋、温水、抹手纸(柔软)、液状石蜡、乳胶手套。

5.操作步骤

(1)协助患者取卧位或坐位。

(2)拆除旧造口袋,清洗造口周围皮肤。

(3)示指涂抹液状石蜡,沿肠造口慢慢探入,过示指末节。

(4)示指可轻轻在造口内转动,每次停留 3～5 分钟。

(5)缓慢退出示指。

(6)清洗干净造口周围液状石蜡,擦干造口周围皮肤,粘贴新造口袋。

(7)协助患者取舒适体位,整理床单位。

（周春霞）

第十四章　肝脏疾病

第一节　肝脏的感染

　　肝脏受到感染后,因未及时处理而形成脓肿,称为肝脓肿。肝脓肿都是继发性的。临床上常见的有细菌性肝脓肿和阿米巴性肝脓肿;其他尚有一些特殊的感染,如肝结核等。

一、细菌性肝脓肿

【病因和发病机制】

　　细菌性肝脓肿由化脓性细菌引起,故亦称化脓性肝脓肿。肝脏由肝动脉和门静脉双重血液供应,其胆道系统与肠道相通,增加了发生感染的可能性。引起细菌性肝脓肿最常见的致病菌是大肠埃希菌和金黄色葡萄球菌(金葡菌),其次为链球菌、类杆菌属,偶有放线菌和土壤丝菌感染的报道。胆管源性以及经门静脉播散者以大肠埃希菌为最常见,其次为厌氧性链球菌。经肝动脉播散以及"隐源性"者,以葡萄球菌尤其是金葡菌为常见。

　　此外,在开放性肝损伤时,细菌可随致伤异物或从创口直接侵入肝引起脓肿;细菌也可来自破裂的小胆管。有一些原因不明的肝脓肿,称隐源性肝脓肿,可能与肝内已存在隐匿病变有关。这种隐匿病变在机体抵抗力减弱时,病原菌在肝内繁殖,发生肝脓肿。有人指出隐源性肝脓肿中 25% 伴有糖尿病。

【病理改变】

　　化脓性细菌侵入肝脏后,发生炎症改变,或形成许多小脓肿,在适当的治疗下,散在的小脓肿多能吸收机化,但在病灶较密集部位,由于肝组织破坏,小的脓肿可融合成一个或数个较大的脓肿。细菌性肝脓肿可以是多发的,也可以是单发的。血源性感染者常呈多发性,病灶多见于右肝或累及全肝。如感染来自胆道系统,则有胆管扩张,管壁增厚,脓肿为多发性且与胆管相通。由于炎症反复发作后的纤维增生,很少成为巨大脓肿或脓肿穿破。肝胆管蛔虫在化脓早期容易发生穿破形成多个肝脓肿。肝外伤血肿感染和隐源性脓肿,多属单发性。由于肝脏血运丰富,在肝脓肿形成及发展过程中,大量毒素被吸收后呈现较严重的毒血症,病人发生寒战、高热、精神萎靡,病情重笃。当脓肿转为慢性后,脓腔四周肉芽组织增生、纤维化,此时临床上毒血性症状也可减轻或消失。肝脓肿可向膈下、腹腔或胸腔穿破,胆道感染引起的肝脓肿还可发生胆道出血等严重并发症。

【临床表现】

　　肝脓肿一般起病较急,主要表现为:

　　1.寒战和高热　是最常见的症状,反复发作,多呈一日数次的弛张热,体温为 $38 \sim 41℃$,伴有大量出汗,脉率增快。

2.肝区疼痛　肝大引起肝被膜急性膨胀,导致肝区持续性钝痛。炎症刺激膈肌或感染向胸膜、肺扩散,可出现胸痛或右肩牵拉痛及刺激性咳嗽和呼吸困难。

3.乏力、食欲不振、恶心和呕吐　主要是全身中毒性反应及消耗的结果,病人在短期内即出现严重病容。少数病人还出现腹泻、腹胀以及难以忍受的呃逆等症状。

4.体征　肝区压痛和肝大最常见。右下胸部和肝区有叩击痛。有时出现右侧反应性胸膜炎或胸腔积液。如脓肿移行于肝表面,其相应体表部位可有皮肤红肿,且有压凹性水肿;若脓肿位于右肝下部,常见到右季肋部或右上腹部饱满,甚至可见局限性隆起,能触及肿大的肝或波动性肿块,有明显触痛及腹肌紧张等。左肝脓肿时,上述体征则局限在剑突下。有胆道梗阻的病人常有黄疸,其他原因的化脓性肝脓肿,一旦出现黄疸,表示病情严重,预后不良。有的病人可发现右肺底呼吸音减低、啰音和叩诊呈浊音等。

【诊断与鉴别诊断】

根据全身或胆道感染等病史,结合上述临床表现,应想到肝脓肿可能,并做进一步检查。大部分病人白细胞计数明显升高,总数达 $15 \times 10^9/L$ 左右,中性粒细胞在 0.90 以上,有核左移现象或中毒颗粒。肝功能检查,血清转氨酶、碱性磷酸酶可轻度升高。腹水和黄疸少见,如有则提示肝有广泛损害。若早期出现明显黄疸,多为胆管阻塞所致。急性期约有 16% 的病人血液细菌培养阳性。X 线检查可见肝阴影增大、右侧膈肌抬高、局限性隆起和活动受限,或伴有右下肺肺段不张、胸膜反应或胸腔积液甚至脓胸等。少数产气性细菌感染或与支气管穿通的脓肿,可见到气液平面。B 超检查可以测定脓肿部位、大小及距体表深度,为确定脓肿穿刺点或手术引流进路提供了方便,可作为首选的检查方法。必要时,才做 CT、MRI 或肝动脉造影进一步检查。

肝脓肿需与下列疾病鉴别:

1.阿米巴性肝脓肿　化脓性肝脓肿与阿米巴性肝脓肿的临床症状和体征有许多相似之处,但治疗原则有本质不同。前者以控制感染和手术治疗为主,后者则以抗阿米巴治疗和穿刺吸脓为主。阿米巴性肝脓肿常有阿米巴性肠炎和脓血便病史,病程较长,全身状况较好,但贫血较明显;肝大明显,可有肋间水肿,局部隆起及压痛较重。如果粪便中找到阿米巴包囊或滋养体,则更有助于诊断。其鉴别要点见表 14-1。

表 14-1　阿米巴性与细菌性肝脓肿的鉴别

	阿米巴性肝脓肿	细菌性肝脓肿
病史	有阿米巴痢疾史	常继发于胆道感染(如化脓性胆管炎、胆道蛔虫等)或其他化脓性疾病
症状	起病较缓慢、病程较长	起病急骤,全身脓毒症状明显,有寒战、高热等
体征	肝大显著,可有局限性隆起	肝大不显著,一般多无局限性隆起
脓肿	脓肿较大,多数为单发性,位于肝右叶	脓肿较小,常为多发性
脓液	呈巧克力色,无臭味,可找到阿米巴滋养体,若无混合感染,脓液细菌培养阴性	多为黄白色脓液,涂片和培养大都有细菌,肝组织为化脓性病变
血象	白细胞计数可增加	白细胞计数及中性粒细胞均明显增加
血培养	若无混合感染,细菌培养阴性	细菌培养可阳性
粪便检查	部分病人可找到阿米巴滋养体或包囊	无特殊发现
诊断性治疗	抗阿米巴药治疗后症状好转	抗阿米巴药治疗无效

2.胆囊炎、胆石症　胆囊炎、胆石症常有反复发作病史,全身反应较轻,可有右上腹绞痛且放射至右背或肩胛部,并伴有恶心、呕吐;右上腹肌紧张,胆囊区压痛明显,或触及肿大的胆囊;黄疸多见,血清胆红素增高,尿胆红素阳性;X线检查膈肌不升高,运动正常;B超检查无液性暗区。这些对鉴别诊断有帮助。

3.右膈下脓肿　两者鉴别有时颇难,特别是当肝脓肿穿破合并膈下脓肿时,其鉴别尤其困难。一般膈下脓肿常有先驱病变,如胃、十二指肠溃疡穿孔后弥漫性或局限性腹膜炎史,或有阑尾炎急性穿孔史以及上腹部手术后感染史等。但上述病灶也可以导致肝脓肿。膈下脓肿的畏寒、发热等全身反应和肝区压痛、叩痛等局部体征都没有肝脓肿显著,主要表现为胸痛和深呼吸时疼痛加重,肝脏多不大,亦无压痛;X线检查膈肌普遍抬高、僵硬,运动受限明显,或膈下出现液气面。可结合病史加以鉴别。B超检查对诊断帮助更大。

4.原发性肝癌　巨块型肝癌中心区液化坏死、继发感染,B超检查亦有液性暗区存在,这些易与孤立性肝脓肿相混淆。炎症型肝癌可有畏寒、发热,有时与多发性化脓性肝脓肿相似,但肝癌患者的病史、体征均与肝脓肿不同,只要详细询问病史,仔细体格检查,再结合甲胎蛋白(AFP)检测和B超检查,一般不难鉴别。

5.肝囊肿合并感染　肝棘球蚴病和先天性肝囊肿合并感染时,其临床表现与肝脓肿相似,不易鉴别,只有详细询问病史和检查才能加以鉴别。

6.右下肺炎　有时也可与肝脓肿混淆。但其寒战、发热、右侧胸痛、呼吸急促、咳嗽性症状及肺部可闻啰音,白细胞计数增高等均不同于细菌性肝脓肿。胸部X线检查有助于诊断。

【并发症】

细菌性肝脓肿如得不到及时有效治疗,脓肿可向各个脏器穿破引起严重的并发症。右肝脓肿可向膈下间隙穿破而形成膈下脓肿;亦可再穿破膈肌而形成脓胸,甚至能穿破肺组织至支气管,脓液从气管排出,形成支气管胸膜瘘。如脓肿同时穿破胆道,则形成支气管胆瘘。左肝脓肿可穿入心包,发生心包积脓,严重者可引起心包压塞。脓肿可向下穿破入腹腔而引起腹膜炎。有少数病例,脓肿可穿破入胃、大肠,甚至门静脉、下腔静脉等。若同时穿破门静脉或胆道,大量血液由胆道排入十二指肠,表现为上消化道大出血。细菌性肝脓肿一旦发生并发症,病死率成倍增加。

【治疗】

1.非手术治疗　对急性期肝局限性炎症,脓肿尚未形成或多发性小脓肿,应非手术治疗。在治疗原发病灶的同时,使用大剂量有效抗生素和全身支持疗法,以控制炎症,促使脓肿吸收自愈。由于细菌性肝脓肿病人中毒症状严重,全身状况较差,故在应用大剂量抗生素控制感染的同时,应积极补液,纠正水与电解质紊乱,给予维生素B、C、K,必要时可反复多次输入小剂量新鲜血液和血浆,以纠正低蛋白血症,改善肝功能和增强机体抵抗力。由于肝脓肿病原菌以大肠埃希菌和金葡菌、厌氧性细菌多见,故在未确定致病菌以前,可先用广谱抗生素,再根据细菌培养及抗生素敏感试验结果,决定是否调整抗菌药物。

经上述方法治疗,多数病人可望治愈。多发性小脓肿全身抗生素治疗不能控制者,可经肝动脉或门静脉内置导管应用抗生素。单个较大的化脓性肝脓肿可在B超定位引导下穿刺吸脓,尽可能吸尽脓液,注入抗生素至脓腔内。如果病人全身反应好,超声检查脓腔缩小,也可以隔数日重复穿刺吸脓。近年来也采用经穿刺置管至脓肿引流,并冲洗脓腔和注入抗菌药,待脓肿缩小,无脓液引出后,再将引流管拔除。

2.手术治疗

(1)脓肿切开引流术:对于较大的脓肿,估计有穿破可能,或已穿破并引起腹膜炎、脓胸,以及胆源性肝脓肿或慢性肝脓肿,在应用抗生素治疗的同时,应积极进行脓肿切开引流术。近年来,由于广泛应用B超引导下穿刺吸脓或置管引流治疗肝脓肿,经前侧或后侧腹膜外脓肿切开引流术已很少采用,必要时可行经腹腔切开引流术。

手术方法:选用右肋缘下斜切口(右肝脓肿)或经腹直肌切口(左肝脓肿),入腹后探查确定脓肿部位,用湿盐水纱布垫保护手术野四周,以免脓液扩散污染腹腔。然后用穿刺针吸得脓液后,沿针头方向用直血管钳插入脓腔,排出脓液,再用手指伸进脓腔,轻轻分离腔内间隔组织,用生理盐水冲洗脓腔,吸净后,脓腔内放置橡胶管引流。这种方法可达到充分而又有效的引流。对伴有急性化脓性胆管炎者,可同时进行胆总管切开引流术。

(2)肝切除术:对于慢性厚壁肝脓肿和肝脓肿切开引流后脓肿壁不塌陷、留有死腔或窦道长期流脓不愈,以及肝内胆管结石合并左外叶多发性肝脓肿,且该肝叶已严重破坏、失去正常功能者,可行肝叶切除术。急诊肝叶切除术因有使炎症扩散的危险,一般不宜施行。但对部分肝胆管结石并发左外叶肝脓肿、全身情况较好、中毒症状不严重的病人,在应用大剂量抗生素的同时,急诊行左外叶肝切除术效果较好,既去除原发病灶,有利于控制感染,又可避免二次手术。

【预防】

细菌性肝脓肿为一继发病变,多数病例可找到原发病灶,如能早期确诊,早期治疗原发病灶和加强腹部手术后处理,肝脓肿是可以防止的。即使在肝脏感染早期,如能及时给予中西医结合治疗,加强全身支持疗法,加强人体抵抗力,合理应用抗生素,也可防止肝脓肿形成。近年来胆道感染成为肝脓肿的重要原因,故对胆道疾患的及时正确处理,可减少肝脓肿的发生。

二、阿米巴性肝脓肿

阿米巴性肝脓肿是肠阿米巴病最常见的并发症。本病多见于温、热带地区,热带和亚热带国家特别常见。国内临床资料统计,肠阿米巴病患者有 1.8%～20% 并发肝脓肿,最高者达 67%。脓肿多数在阿米巴痢疾期间形成,部分发生在痢疾愈后数周或数月,甚至个别长达 20～30 年之久。发病率农村高于城市。

【病因和发病机制】

溶组织阿米巴是人体唯一致病型阿米巴。阿米巴包囊随被污染的食物或饮水进入体内,通过胃进入肠道,在小肠下部被碱性肠液消化,囊内虫体脱囊而出,经二次分裂即成 8 个小滋养体。当机体抵抗力正常时,阿米巴滋养体并不侵犯肠黏膜,而是随粪便下移,到达直肠后变成包囊,排出体外。如机体或肠道局部抵抗力降低,则滋养体侵入肠壁,寄生在黏膜或黏膜下层,并分泌溶组织酶,使肠黏膜形成溃疡。常见部位为盲肠、升结肠,其次为乙状结肠和直肠。阿米巴滋养体可经破损的肠壁小静脉或淋巴管进入肝脏。大多数滋养体到达肝脏后即被消灭,少数存活者在门静脉内迅速繁殖而阻塞门静脉小支,造成肝组织局部缺血坏死,加之阿米巴滋养体不断分泌溶组织酶,破坏静脉壁,溶解肝组织,致使肝组织呈点状或斑片状坏死,其周围有充血现象;以后坏死斑点逐渐融合成团块状病变,此即所谓阿米巴性肝炎或肝脓肿前期。此时若能得到及时有效治疗,坏死灶被吸收,代之以纤维结缔组织;如得不到适时治疗,病变继续发展,使变性坏死的肝组织进一步溶解液化而形成肝脓肿。

阿米巴性肝脓肿多为单发性,脓腔多较大。脓肿分三层:外层早期为炎性肝细胞,随后有纤维组织增生形成纤维膜;中层为间质;内层中央为脓液。脓液内充满溶解和坏死的肝细胞碎片和血细胞。典型的阿米巴肝脓肿脓液呈果酱色(即巧克力色),较黏稠,无臭,一般是无菌的。脓液中很难找到阿米巴滋养体,但在脓肿壁上,常能找到阿米巴滋养体。阿米巴性肝脓肿多位于肝右叶,尤以右肝顶部更为常见。国内资料统计,脓肿位于肝右叶者占 94%。这可能与肝脏的门静脉血流有关,因为结肠阿米巴病的病变以右半结肠为主,而右半结肠的血流通过肠系膜上静脉多沿门静脉主干的右侧流入右半肝,故阿米巴滋养体可随肠系膜上静脉血流入右半肝。

慢性阿米巴性肝脓肿常并发葡萄球菌、链球菌、肺炎链球菌、大肠埃希菌感染。如有穿破则继发感染率更高。感染后的脓液呈黄色或绿色,有臭味,临床上有高热,可呈脓毒症表现。

【临床表现】

本病的发展过程较为缓慢,主要为发热、肝区疼痛及肝大。体温多持续在 $38\sim39℃$,常为弛张热或间歇热,在肝脓肿后期,体温可正常或仅低热。如继发细菌感染,体温可达 $40℃$ 以上,伴有畏寒、多汗;病人尚有食欲不振、腹胀、恶心、呕吐,甚至腹泻等症状。体重减轻、衰弱乏力、消瘦、贫血等亦常见。$10\%\sim15\%$ 出现轻度黄疸。肝区常有持续性钝痛与明显叩痛。如脓肿位于右膈顶部,可有右肩胛部或右腰背放射痛。较大的右肝脓肿可出现右下胸部膨隆,肋间饱满,局部皮肤水肿与压痛,肋间隙增宽等表现。脓肿在右半肝下部时可见右上腹膨隆,有压痛,肌肉紧张,或扪及肿块。肝脏常呈弥漫性肿大,触之边缘圆钝,有充实感,触痛明显。少数病人可出现胸水。

【诊断与鉴别诊断】

有长期不规则发热、出汗、乏力、纳差、贫血、肝区疼痛、肝大伴压痛及叩痛者,特别是有痢疾病史时,应疑为阿米巴性肝脓肿。但缺乏痢疾病史,也不能排除本病的可能性,应结合各种检查结果全面分析。下列诸点对确诊具有重要意义:①反复检查新鲜大便,寻找阿米巴包囊或滋养体;②乙状结肠镜检查:发现结肠黏膜有特征性凹凸不平的坏死性溃疡,或愈合后的瘢痕,自溃疡面刮取材料做镜检,有时能找到阿米巴滋养体;③B超检查:脓肿所在部位可显示不均质的液性暗区,与周围肝组织分界清楚;④在超声波定位下进行肝穿刺吸脓,如吸得典型的果酱色无臭脓液,则诊断即可确立。脓液中查阿米巴滋养体阳性率很低(仅 $3\%\sim4\%$),如每毫升脓液中加入链激酶 10u,在 $37℃$ 条件下孵育 30 分钟后再检查,可提高阳性率;⑤X 线检查:可见到肝脏阴影增大、右膈抬高、运动受限或膈呈半球状隆起等,有时尚能见到胸膜反应或积液等;⑥血清学试验:近年来血清阿米巴抗体检测已在临床开展,以间接血凝法较灵敏,阳性率可在 90% 以上,且在感染后多年仍为阳性,故对阿米巴性肝脓肿的诊断有一定价值;⑦诊断性治疗:经上述检查,高度怀疑本病者,可试用抗阿米巴药治疗,如在治疗后临床症状、体征迅速改善,则可确诊为本病;⑧在阿米巴肝脓肿急性期白细胞计数可达 $15\times10^9/L$ 左右,中性粒细胞在 0.80 以上,病程长者可有贫血、血沉增快;⑨肝功能检查:大多正常,偶见谷丙转氨酶(ALT)、碱性磷酸酶(ALP)轻度升高,少数病人胆红素可增高。

典型的阿米巴性肝脓肿较易诊断,但不典型病例诊断困难。在诊断过程中需注意与下列疾病鉴别。

1.细菌性肝脓肿　细菌性肝脓肿病程急骤,脓肿以多发为主,全身毒血症状较明显,一般鉴别不难。

2.原发性肝癌　原发性肝癌可有发热、右上腹痛和肝大等,但原发性肝癌常有肝炎病史,合并肝硬化者占 80% 以上,且肝脏质地较硬,常触及癌块,结合 AFP 检测、超声、CT 或肝动脉造影检查,不难鉴别。

3.膈下脓肿　常继发于胃十二指肠溃疡穿孔、阑尾炎并发穿孔或腹腔手术之后。X 线检查见肝脏向下推移,膈肌普遍抬高,活动受限,但无局限性隆起,如膈下发现液气面,则对膈下脓肿的诊断更有价值。

【并发症】

1.继发细菌感染　多见于慢性病例,常见细菌为葡萄球菌、链球菌、大肠埃希菌或肺炎链球菌等。继发细菌感染后即形成混合性肝脓肿,症状加重,毒血症症状明显,体温可高达 $40℃$ 以上,呈弛张热,血液中白细胞计数及中性粒细胞显著增高。吸出脓液为黄色或黄绿色,有臭味,镜检有大量脓细胞。

2.脓肿破溃　如治疗不及时,脓肿逐渐增大脓液增多,腔内压不断升高,即有破溃的危险,尤其靠近肝表面的脓肿更易发生破溃。根据脓肿的不同部位,向上可穿入膈下间隙形成膈下脓肿,或再穿破膈肌形成脓胸;也可穿破至肺、支气管,形成肺脓肿或支气管胆管瘘。左肝叶脓肿可穿入心包,引起心包积脓。向下穿破则产生急性腹膜炎。阿米巴肝脓肿破入门静脉、胆管或胃肠道者罕见。

【治疗】

1.非手术治疗　首先应考虑非手术治疗,以抗阿米巴药治疗和反复穿刺吸脓以及支持疗法为主。由于本病病程较长,全身情况较差,常有贫血和营养不良,应给予高碳水化合物、高蛋白、高维生素和低脂肪饮食;有严重贫血或水肿者,需多次输血浆和新鲜全血。

常用的抗阿米巴药为甲硝唑、氯喹和依米丁。甲硝唑对肠道阿米巴病和肠外阿米巴原虫有较强的杀灭作用,对阿米巴性肝炎和肝脓肿均有效。该药毒性小,疗效高,对孕妇、儿童及体弱者均适用。成人每次口服 0.4～0.8g,每日 3 次,7～10 日为一疗程。儿童每日 50mg/kg,分 3 次服,连服 7 日。国内报道有效率为 96%。服药期间应禁止饮酒,偶有恶心、腹痛、皮炎、头昏及心慌,不需特殊处理,停药后即可消失。氯喹对阿米巴滋养体有杀灭作用,口服后肝内浓度较高,排泄也慢,毒性小,疗效高。常用量为成人每次口服 0.5g,每日 2 次,连用 2 日后改为 0.25g,每日 2 次,14～20 日为一疗程。偶有胃肠道反应、头昏、皮肤瘙痒等。依米丁对阿米巴滋养体有较强的杀灭作用,成人每日 0.06g,肌注,连续 6～10 日为一疗程,总剂量不超过 0.6g。本品毒性大,可引起心肌损害,血压下降,心律失常等。故在应用此药期间,每日需测量血压,如发现血压下降,应停止用药。由于该药毒性大,目前多用甲硝唑或氯喹。

对脓肿较大或病情较重者,应在抗阿米巴药治疗下行肝穿刺吸脓。穿刺点应视脓肿部位而定。一般在超声定位引导下,离脓腔最近处刺入。需注意避免穿过胸腔,并应严格无菌操作。在局部麻醉后用 14～16 号粗穿刺针,边穿边吸,待针进入脓腔内,尽量将脓液吸净,术后病人应卧床休息;随后按脓液积聚的快慢,隔 2～5 日吸脓 1 次,至脓液转稀薄,且不易吸得,超声波检查脓腔很小,体温下降至正常为止。如合并有细菌感染,穿刺吸脓后,可于脓腔内置管引流并注入抗生素。

2.手术治疗　常用方法有三种:

(1)闭式引流术:对病情较重、脓腔较大、积脓较多者,或对位于右半肝表浅部位的较大脓肿,或虽然多次穿刺吸脓而脓液不减少者,可在抗阿米巴药治疗的同时进行闭式引流术。应在严格无菌条件下操作,选择脓肿距体表最近处,采用套管式穿刺针,施行闭式引流术。注意置入塑料管应妥善固定,以防滑脱。

(2)切开引流:阿米巴性肝脓肿切开引流后,会引起继发细菌感染,增加病死率,过去采用此法,病死率曾高达 50% 左右。改用抗阿米巴药及穿刺吸脓治疗后,病死率降低到 5% 左右。但在下列情况下,仍应考虑手术切开引流:①经抗阿米巴药治疗及穿刺排脓后高热不退者;②脓肿伴有继发细菌感染,经综合治疗不能控制者;③脓肿穿破入胸腔或腹腔,并发脓胸及腹膜炎者;④左外叶肝脓肿,穿刺容易损伤腹腔脏器或污染腹腔者;⑤脓肿位置较深,不易穿刺吸脓者。在切开排脓后,应放置多孔乳胶管或双套管持续负压吸引。

(3)肝叶切除术:对慢性厚壁脓肿,切开引流腔壁不易塌陷,而药物治疗效果不佳者;或脓肿切开引流后形成难以治愈的残留死腔或窦道者,可行肝叶切除术。

阿米巴性肝脓肿如及时治疗,预后较好。国内报道,抗阿米巴药治疗加穿刺抽脓者病死率为 7.1%,但如并发细菌感染或脓肿穿破则病死率成倍增加。阿米巴性肝脓肿是可以预防的,主要是防止阿米巴痢疾感染。应严格粪便管理,讲究卫生,对阿米巴痢疾进行及时而彻底的治疗。即使发生阿米巴性肝炎,如能及时抗阿米巴药物治疗,也可以防止肝脓肿的形成。

三、肝结核

肝结核是一种继发性疾病,常继发于体内其他脏器的结核病,在肺结核死亡患者尸检时常有发现。肝结核常缺乏典型的临床症状和特异的检查技术,故临床诊断困难,往往在尸检时发现,或因结核瘤诊断为肝占位性病变,在术中发现证实。

结核菌可经下列途径侵入肝脏。

(1)通过肝动脉传播:全身粟粒性结核及活动性肺结核,结核分枝杆菌(结核杆菌)可进入血循环,通过肝动脉侵入肝脏而得病。

(2)通过门静脉传播:消化道有结核病时,结核杆菌可通过门静脉进入肝脏。

(3)通过淋巴系统或从邻近器官直接侵入:肝内与肝下的淋巴均流入肝淋巴结,再进入腹腔淋巴丛,当淋巴丛感染结核病,以致阻塞淋巴管时,结核杆菌可逆流入肝。

肝结核按发病部位及类型可分为两类:

(一)肝浆膜结核

即结核性肝浆膜炎,属结核性腹膜炎的一部分。肝包膜被结核杆菌侵犯,呈广泛肥厚性改变,形成所谓糖皮肝;或在肝包膜上发生粟粒样结核病灶。

(二)肝实质结核

又可分为以下三种类型:

1.肝粟粒性结核 此种肝结核为全身血行播散型粟粒性结核的一部分,在肝实质结核中此型最多见。其病理特点是小而孤立的黄白色结节散布全肝,显微镜下可见明显的多核巨细胞,外周有淋巴细胞浸润。病变愈合后不伴有瘢痕形成。

2.肝结核瘤 当粟粒性结核结节相互融合成单个或多个大结节时,称肝结核瘤,临床上比较少见。肝结核瘤中心为干酪样坏死,显微镜下见肝细胞先呈混浊肿胀,继之细胞质发生脂肪变性,细胞核溶解碎裂,直至坏死。在干酪样变的发展过程中,病灶周围逐渐出现肉芽组织,最终形成纤维包绕,其内结核杆菌很少,这种病变可处于长期相对静止状态,但有时亦可液化形成结核性肝脓肿,临床上极罕见。

3.肝内胆管结核 极罕见。主要见于儿童,系干酪样物质自门管区扩散至胆管所致。病变较局限,也可沿胆管播散。

肝结核的临床表现以畏寒、低热、夜间盗汗、乏力、纳差、肝区隐痛及肝大等为多见。有时在肿大的肝表面可扪及质软的结节,伴轻压痛。如为肝内胆管结核阻塞较大的胆管,可有明显黄疸。此外,在检查时有时能发现原发结核病灶的症状和体征。但也有的肝结核病人可以没有任何临床表现,仅在体检时偶尔发现。

本病由于无特殊症状及体征,故临床诊断比较困难。只有详细了解病史,特别是寻找身体其他部位结核病灶,再结合实验室检查及一些特殊检查资料综合分析,才能作出诊断。例如,青年患者有不明原因的低热、盗汗、肝区疼痛、肝大有触痛,如同时发现有肺结核、肠结核、结核性腹膜炎或颈淋巴结结核存在,应想到本病可能。实验室检查可有血沉增快,血红蛋白偏低,肝功能轻度异常等。有时 X 线腹部平片可显示肝区钙化斑,对诊断有一定意义。腹腔镜检查对肝浆膜结核的诊断有帮助。超声波检查对较大肝结核瘤的定位诊断有参考价值。肝穿刺活检对确诊有较大意义,阳性率可达 50% 左右。如结核瘤局限于肝的一叶或肝段,又无法与肝肿瘤相鉴别,且有手术切除的适应证时,应剖腹探查,以明确诊断。

肝结核需注意与原发性肝癌相鉴别,特别是粟粒性肝结核有时易与弥漫型肝癌相混淆,但后者病情严重,病程发展快,AFP 阳性等,一般不难鉴别。肝结核瘤中心区坏死液化时,应注意与细菌性或阿米巴性肝脓肿相鉴别,细菌性肝脓肿多继发于胆道感染,全身中毒症状严重,有寒战、高热等;阿米巴性肝脓肿多有痢疾病史,脓肿较大,脓液呈果酱色,与肝结核瘤液化截然不同。

肝结核的治疗一般以内科治疗为主,如加强营养、全身支持疗法和抗结核药治疗。常用的抗结核药有链霉素、异烟肼、乙胺丁醇、利福平等。肝结核瘤应采用外科治疗,如病变局限于肝的一叶或一段,无其他器官活动性结核病(如肺结核),肝功良好者,可在抗结核药治疗一段时间后剖腹探查,争取切除肝结核瘤,术后应继续抗结核药治疗,以防止结核杆菌扩散。

(李瑞生)

第二节　肝囊肿

肝囊肿通俗点说就是肝中的"水泡"。绝大多数肝囊肿都是先天性的,即因先天发育的某些异常导致了肝囊肿形成。后天性的因素少有,如在牧区,人们染上了包囊虫病,在肝中便会产生寄生虫性囊肿。外伤、炎症,甚至肿瘤也可以引起肝囊肿。囊肿可以是单发的,就只一个,小至 0.2cm;也可以多到十来个、几十个,甚至也可有一个是大至几十厘米的。多发性肝囊肿患者有时还合并其他内脏的囊肿,如伴发肾囊肿、肺囊肿及偶有胰囊肿、脾囊肿等。

【病因】

肝囊肿病因大多数系肝内小胆管发育障碍所致,单发性肝囊肿的发生是由于异位胆管造成。肝囊肿生长缓慢,所以可能长期或终身无症状,其临床表现也随囊肿位置、大小、数目以及有无压迫邻近器官和有无并发症而异。

1.潴留性肝囊肿　为肝内某个胆小管由于炎症、水肿、瘢痕或结石阻塞引起分泌增多,或胆汁潴留引起,多为单个。也可因肝钝性挫伤,致中心破裂的晚期。病变囊内充满血液或胆汁,包膜为纤维组织,为单发性假性囊肿。

2.先天性肝囊肿　由于肝内胆管和淋巴管胚胎时发育障碍,或胎儿期患胆管炎,肝内小胆管闭塞,近端呈囊性扩大及肝内胆管变性,局部增生阻塞而成,多为多发。

【诊断】

(一)症状与体征

肝囊肿是指肝的局部组织呈囊性肿大,对人体的健康影响不大。体积较小时,没有明显症状,常常在腹部超声检查或腹部手术时发现,不需要治疗。

当囊肿过大时,可出现消化不良、恶心、呕吐和右上腹不适或疼痛等症状。可采用以下治疗方法,如手术开窗引流、切除囊壁,也可经超声引导穿刺引流后,再注入无水乙醇使囊壁硬化,疗效均较满意。

少数肝囊肿可出现以下状况,如囊肿破裂、囊内出血、感染或短期内生长迅速有恶变倾向等,因此对于所有肝囊肿需要定期检查观察,必要时施行手术治疗。

(二)影像学检查

在影像诊断中超声波检查最为重要。在肝囊肿的定性方面,一般认为超声波检查比 CT 更准确。但在全面了解囊肿的大小、数目、位置以及肝和肝周围的有关脏器时,特别是对于需行手术治疗的巨大肝囊肿患者,CT 检查对于手术的指导作用显然优于超声。一般情况下,肝囊肿患者并不需要做彩色超声及磁共振成像(MRI)检查。化验检查对肝囊肿的诊断价值不大。通常,肝囊肿并不导致肝功能的异常。但有时为了鉴别诊断,做某些血液检查仍然是必要的,特别是血液甲胎蛋白(AFP)检查,以排除原发性肝癌。

(三)肝囊肿的并发症

1.囊肿感染　囊肿感染是多囊肝的少见并发症。患者近期内有过腹部手术史,肾移植和慢性炎症为其危险因素。临床表现有:发热,右上腹痛,红细胞沉降率加快,血白细胞增多;近 50% 的患者伴血清碱性磷酸酶升高,而较少有胆红素及谷草转氨酶的升高,绝大多数以大肠埃希菌感染为主;CT 片发现囊肿内有气泡形成提示感染,但如果近期有囊肿穿刺史或含气的胆管相通,CT 上亦显示看到气体,囊肿穿刺抽液有利于诊断,治疗以囊液引流加抗生素治疗为主。

2.其他并发症　可并发肝静脉流出道阻塞,梗阻性黄疸,部分患者伴有先天性纤维化。发病年龄从出生至 24 岁,常伴有脾大及门静脉高压表现。

【治疗】

单发性巨大囊肿可考虑穿刺引流或切除。多发性囊肿可考虑部分肝切除术;囊肿破裂感染可应用抗生素治疗。多数肝囊肿一般是无临床症状,当囊肿长大到一定程度,可能会压迫胃肠道而引起症状,如上腹不适饱胀;也有因囊肿继发细菌感染出现腹痛、发热而需要治疗的。

（吴纯东）

第三节　肝脓肿

临床常见的肝脓肿有细菌性肝脓肿和阿米巴性肝脓肿。在临床上都有发热、肝区疼痛和肝大症状,但二者在病因、病程、临床表现及治疗上均各有其特点。

一、细菌性肝脓肿

（一）病理生理

细菌性肝脓肿是由化脓性细菌引起,最常见的致病菌是大肠杆菌和金黄色葡萄球菌,其次为链球菌、类杆菌属等。感染途径除了经肝动脉播散导致肝脓肿外,还由于肝通过胆道系统与肠道相通,肝门静脉收集肠道回流血液,形成了较为独特的胆源性和门静脉源性感染途径。这两种途径以大肠杆菌为最常见,其次为厌氧性链球菌。肝动脉播散或"隐源性"者,以葡萄球菌,尤其是金黄色葡萄球菌为常见。

此外,肝毗邻感染病灶的细菌可循淋巴系统侵入。在开放性肝损伤时,细菌可随致伤异物、破裂的小胆管或创口直接侵入肝脏而引发脓肿。有些原因不明,亦称之为隐源性肝脓肿,可能与肝内已存在隐匿病变有关。在机体抵抗力减低时,病原菌在肝内繁殖而成为肝脓肿,常见于糖尿病。

（二）临床表现

肝脓肿一般起病较急,主要表现为:①寒战、高热。体温可高达 39～40℃,热型为弛张热,伴有大量出汗、脉率增快等严重感染表现。②肝区疼痛呈持续性钝痛或胀痛,亦可出现右肩放射痛或胸痛等。③恶心、呕吐、乏力、食欲减退等全身症状及短期内出现重病消耗面容。

根据病史,临床上的寒战、高热、肝区疼痛、肝大,以及 B 超或影像学检查,即可诊断本病。必要时可超声探测引导下施行诊断性穿刺予以确诊。

（三）治疗

1.非手术治疗　对肝初发急性炎症尚未形成脓肿或肝多发性小脓肿者,应非手术治疗。包括:①治疗原发病灶。②抗感染治疗。根据病因选择革兰阴性或阳性抗生素;如病因不明,在未明确致病菌前选用广谱抗生素,然后应根据细菌培养和药敏试验及时调整用药。③加强全身对症支持治疗,给予充分营养和能量,纠正水、电解质代谢紊乱。④较大的脓肿可在 B 超引导下经皮肝穿刺抽吸、置管引流并反复冲洗。多数肝脓肿可经非手术疗法治愈。

2.手术治疗　①脓肿切开引流:适用于较大脓肿引流不畅者;脓肿破溃引起腹膜炎、脓胸者;或胆源性肝脓肿需同时处理胆道疾病;或慢性肝脓肿非手术治疗难以奏效者。经腹腔途径脓肿切开引流适用于多数患者,部分肝右叶后侧脓肿可以经腹膜外途径行脓肿切开引流。②肝叶、段切除术:适用于慢性厚壁肝脓肿、肝窦道长期不愈、脓腔合并胆瘘或合并胆管结石等其他肝疾病需要切除累及的肝叶或段。

二、阿米巴性肝脓肿

阿米巴性肝脓肿是肠道阿米巴感染的并发症,绝大多数单发,治疗上首先考虑非手术治疗,以抗阿米巴药物和反复穿刺抽脓,以及全身支持疗法。

(杨小荣)

第四节　肝恶性肿瘤

肝恶性肿瘤可分为原发性和转移性两大类。原发性肝恶性肿瘤源于上皮组织者称为原发性肝癌,最多见;源于间叶组织者称为原发性肝肉瘤,如血管内皮细胞肉瘤、恶性淋巴瘤、纤维肉瘤、肌肉瘤和黏液肉瘤等,较少见。转移性肝癌系全身各器官的原发癌或肉瘤转移到肝所致,较原发性肝癌多见。下面重点介绍原发性肝癌。

原发性肝癌(以下简称肝癌)90%以上为来源于肝细胞的肝细胞癌(HCC),部分来源于肝内胆管细胞的为肝胆管细胞癌(ICC),来源于以上两种细胞的为混合性肝癌。

一、临床表现

早期一般无任何症状,如出现以下症状往往为中晚期肝癌的临床表现。

肝区疼痛多为右上腹或中上腹持续性隐痛、胀痛或刺痛,如突然发生剧烈腹痛并伴腹膜刺激征甚至出现休克,可能为肝癌自发性破裂。门静脉或肝静脉有癌栓时,常有腹胀、腹泻、顽固性腹水、黄疸等。

1.消化道症状　如食欲减退、腹胀、恶心、呕吐.腹泻等,由于这些症状缺乏特异性,易被忽视。晚期患者会出现恶病质。

2.发热　多为37.5～38℃,个别可高达39℃以上。发热呈弛张型,其特点是用抗生素往往无效,而内服吲哚美辛常可退热。

3.癌旁表现　多种多样,主要有低血糖、红细胞增多症、高钙血症和高胆固醇血症;也可有皮肌炎、女性化、类癌综合征、肥大性骨关节病、高血压和甲状腺功能亢进。

二、诊断和鉴别诊断

原发性肝细胞肝癌的诊断标准主要取决于三大因素,即慢性肝病背景,影像学检查结果及血清甲胎蛋白(AFP)水平。肝癌的辅助检查如下。

1.血液学检查

(1)血清 AFP 检测:是当前诊断肝癌常用而又重要的方法。诊断标准:AFP≥400ng/mL,排除慢性肝炎、肝硬化、睾丸或卵巢胚胎性肿瘤及妊娠等。AFP 滴度升高者,应作动态观察,并与肝功能变化对比分析,有助于判断。约 30％的肝癌患者 AFP 正常,检测甲胎蛋白异质体,有助于提高诊断率。

(2)血清酶学检查:肝癌患者血清碱性磷酸酶、γ-谷氨酸转肽酶、乳酸脱氢酶的某些同工异构酶可增高,但对肝癌的诊断缺乏特异性,早期患者阳性率极低。

(3)HBV 和(或)HCV 感染:包括对 HBV 和(或)HCV 抗原的检测。

2.影像学诊断

(1)B 超:可显示肿瘤的大小、形态、部位及肝静脉或门静脉有无癌栓等,诊断符合率可达 90％左右。超声造影可进一步提高肝癌诊断率,并可发现<1.0cm 的微小肝癌。

(2)CT:对肝癌诊断的符合率达 90％以上,可检出 1.0cm 左右的微小肝癌。CT 能明确显示肿瘤的位置、数目、大小及与周围脏器和重要血管的关系,并可测定无肿瘤侧的肝体积,对判断肿瘤能否切除及手术的安全性很有价值。应用 CT 加肝动脉造影(CTA),即先在肝动脉内注入碘化油后再行 CT 检查,有时能显示直径仅 2mm 的微小肝癌。

(3)MRI:对良、恶性肝肿瘤,尤其是血管瘤的鉴别可能优于 CT;磁共振血管成像(MRA)及磁共振胰胆管成像(MRCP)可以进行门静脉、下腔静脉、肝静脉及胆道重建成像,有利于发现这些管道内有无癌栓及管道受压、浸润、扩张和移位等征象。

(4)肝动脉造影:此方法诊断肝癌的准确率最高,达 95％左右。但患者要接受大量 X 线照射,并具有创伤和价格昂贵等缺点,仅在上述各项检查均不能确诊时才考虑采用。

(5)X 线检查:肝右叶的肿瘤可发现右膈肌抬高、运动受限或局部隆起。肝左外叶或右肝下部巨大肝癌在行胃肠钡餐检查可见胃或结肠肝曲被推挤现象。此外,还可显示有无食管静脉曲张和肺、骨等转移灶。

(6)肝穿刺活组织检查:B 超或 CT 引导下肝穿刺活检,有助于获得病理诊断。对诊断困难或不适宜手术者,为指导下一步治疗,可做此项检查。如不能排除肝血管瘤,应禁止采用。

(7)腹腔镜检查:对位于肝表面的肿瘤有诊断价值。

3.鉴别诊断　应与下列疾病相鉴别。

(1)转移性肝癌:转移性肝癌病情发展一般较慢,AFP 检测大多为阴性,多无肝炎病史或肝硬化表现;多数患者有其他脏器原发癌的相应症状或手术史。患者血中癌胚抗原(CEA)升高,CT 检查也有助于鉴别诊断。

(2)结节性肝硬化:大的肝硬化结节,影像学检查显示为肝占位性病变,特别是 AFP 阳性或低度升高时,很难与肝癌进行鉴别,应予以注意。

(3)肝良性肿瘤:患者全身情况好,病情发展慢,病程长,往往不伴有肝硬化。常见的有肝海绵状血管瘤、肝腺瘤等。借助 AFP 检查、B 超、CT、MRI 及肝动脉造影可以鉴别。

(4)邻近器官的肿瘤:胃、胰腺、胆囊及腹膜后脏器(如右肾、右肾上腺等)的肿瘤可在上腹部出现肿块,特别是右腹膜后肿瘤可将右肝推向前方,触诊时可能误认为肝大。AFP 检测、B 超、CT、MRI 检查及其他特殊检查(如静脉肾盂造影、胃肠钡餐检查及肝动脉造影等)有助于鉴别诊断。少数病例需经剖腹探查才能明确诊断。

三、治疗

1.手术治疗

(1)肝切除:目前仍是治疗原发性肝癌首选的和最有效的方法。总体上,原发性肝癌切除后 5 年生存率为 30％～40％,微小肝癌切除术后 5 年生存率可达 90％左右,小肝癌为 75％左右。

原发性肝癌合并胆管癌栓、门静脉癌栓和(或)腔静脉癌栓时,如癌栓形成时间不长、一般情况允许、原发肿瘤较局限者,应积极手术。切除肿瘤,取出癌栓。

伴有脾功能亢进和食管静脉曲张者,切除肿瘤同时切除脾,并做断流术。

近年来,大的肝癌治疗中心已较成熟开展腹腔镜下肝切除术,适应证逐步扩大,取得了较好的疗效。

(2)不能切除的原发性肝癌的外科治疗:可根据具体情况,术中做肝动脉结扎或肝动脉栓塞化疗,以及冷冻、射频或微波治疗等,都有一定的疗效。

(3)肝移植术:原发性肝癌施行肝移植治疗,其依据在于全肝切除并用一个无肝硬化的新肝替代,不仅对肝肿瘤有根治性治疗作用,而且也清除了肝硬化这一肝癌生长的"土壤";肝移植后长期生存者的生存质量可能优于肝部分切除术者。

2.B 超引导下经皮穿刺肿瘤行射频、微波或注射无水酒精治疗　这些方法适用于瘤体较小而又不能或不宜手术切除者,特别是肝切除术后早期肿瘤复发者。它们的优点是安全、简便、创伤小,有些患者可获得较好的治疗效果。

3.介入治疗　即经股动脉做超选择插管至肝动脉,注入栓塞剂(如碘油)和抗癌药,有一定的姑息性治疗效果。原则上肝癌不做全身化疗。

4.免疫治疗和基因治疗　现在常用的制剂有免疫核糖核酸、胸腺肽、干扰素、IL-2 等。分子靶向药物已在临床应用,对中晚期原发性肝癌有延长生存时间的治疗效果,但价格昂贵。此外,用基因转染的疫苗治疗肝癌,临床试验已显示出较好的应用前景。

5.放射治疗　肿瘤较局限、无远处广泛转移而又不适宜手术切除者,或术后肝断面有残癌或手术切除后复发者,也可采用放射治疗为主的综合治疗。

6.中医中药治疗　中医中药治疗原发性肝癌,临床上多与其他疗法配合应用,对保护或改善肝功能、减轻不良反应、提高机体免疫力均有较好的作用。

7.原发性肝癌并发症的处理　常见的并发症是癌结节破裂出血。肿瘤破裂的裂口较小时,往往可被大网膜黏着而自行止血。肿瘤破裂较大而不能自行止血者,需紧急手术。手术中如发现癌肿较小而局限,最好切除肿瘤。如条件不许可,可做肝动脉结扎或肝动脉栓塞术,也可做微波、射频或冷冻治疗,以延长患者的生命。

(徐　波)

第五节　肝脏良性肿瘤

一、肝血管瘤

肝血管瘤是肝脏最常见的良性肿瘤,尸检或 B 超的检出率为 0.4％～20％。本病可发生于任何年龄,30～70 岁多见,平均 47 岁,男女比例为 1∶3。肝血管瘤可分为小的毛细血管瘤和较大的海绵状血管瘤。前者较为常见,但无重要临床意义。后者可与局灶性结节增生(FNH)并存,某些患者特别是儿童还可同时有皮肤或其他内脏器官的血管瘤。鉴于儿童肝血管瘤的临床病理特征与成人不同,本节单独列出讨论。

【病理】

肝海绵状血管瘤被认为是由血管扩张所致的血管畸形病变,并非肝脏生长有更多的新生血管。本病为先天性,不会发生恶变,然而其确切的病理发生机制尚不清楚。成人肝海绵状血管瘤常为单发,多发者约占40%,肝左、右叶的发生率相等。大多数肝血管瘤的直径<5cm,若肿瘤直径>5cm者称巨大血管瘤,偶可见到极其庞大的血管瘤,位于肝右叶下缘者常为带蒂的血管瘤。Major尸检发现1例巨大肝海绵状血管瘤,重18160g,体积44cm×41cm×35cm。我院于1975年曾成功切除1例特大肝海绵状血管瘤,重18000g,体积为63cm×48.5cm×40cm,现已术后32年,仍健康存活。

肝血管瘤肉眼观呈紫红色或蓝紫色,质地柔软,边界清楚,周围有薄层纤维包膜。若有明显的炎症变化则反映近期有血栓形成。血栓形成后血管瘤可出现机化、纤维化,甚至钙化,外观上很难与多血供的肝癌相鉴别,但切面观可见特征性的蜂窝状改变或瘤体有部分萎陷。大血管瘤退化后也可出现致密的纤维性变,类似转移性肝癌。光镜检查肝海绵状血管瘤系由充盈扩大的肝血窦组成,窦壁衬以内皮细胞,血窦之间常有不完整的薄层纤维隔,极少见到基质钙化或骨化。

【临床表现】

本病多因其他原因在腹部影像学检查时发现,也常在剖腹探查或尸检时偶然发现。小血管瘤均无症状,即使大血管瘤一般也无症状。但若肿瘤较大牵拉肝被膜或压迫胃肠道等邻近组织器官时,可有上腹隐痛、餐后饱胀、恶心呕吐等症状。上述症状多在1～3周后自然消失,少数可持续存在。若瘤内有急性出血、血栓形成或肝被膜有炎症反应时,腹痛剧烈,可伴有发热和肝功能异常。肝血管瘤自发性破裂出血或因瘤蒂扭转导致急腹症表现者极为少见。本病尚可合并血小板减少症或低纤维蛋白原血症,即Kasabach-Memtt综合征。此与巨大血管瘤内近期血栓形成消耗了大量的凝血因子有关,为肝血管瘤的罕见并发症,多见于儿童。临床上肝海绵状血管瘤多见于青年妇女,有报道妊娠期或口服避孕药者血管瘤可迅速增大而出现症状,但其机制尚不明确,肝血管瘤是否有女性激素依赖性也难肯定。肝血管瘤的症状无特异性,原因也常难以明确。有报道在有症状的肝血管瘤中,有54%患者的症状并非由血管瘤本身引起,而系胃肠道或胆道等疾病所致。因此,临床上对有症状的肝血管瘤应特别重视排除其他器质性病变的存在。

体检有时可触及随呼吸上下移动的腹部肿块,除有纤维化、钙化或血栓形成者外,肝血管瘤从质地和硬度上难与正常肝脏区别,仅在瘤体增大到一定程度才有囊性感和可压缩性,部分病例在病变区可闻及血管杂音。

【诊断】

肝血管瘤的诊断有赖于肝功能、B超、核素扫描、CT、MRI、甚或肝动脉造影等项的系列检查。肝功能试验如非肿瘤迅速增大压迫胆管或有血栓形成外,一般均在正常范围内。少数巨大血管瘤并发血栓形成时偶会引起中度甚至严重的贫血、血小板减少或低纤维蛋白原血症。肿瘤标志物检查均无异常升高。本病必须经过2～3项的联合影像学检查方能确诊。B超可检出直径>2cm的血管瘤,典型表现为边界清晰的低回声占位伴有后方不甚明显的回声增强效应,这是因为超声传递经过海绵窦血液时衰减较少的缘故。但大多数小血管瘤为强回声,较大的血管瘤则表现为内部回声杂乱、强弱不均,此系瘤内有纤维性变、血栓形成或坏死所致。有时肝癌也可有类似图像,因此需做其他影像学检查加以鉴别。血管瘤的CT表现有特征性,平扫时均为低密度占位,界限清晰,可呈分叶状,约10%的病例可见到继发于纤维化或血栓形成后的钙化影。增强后早期即在病变周围出现强化晕环,延迟期造影剂呈向心性弥散。CT诊断肝血管瘤具有高度的敏感性和特异性,但对于较小的病变有时仍难与多血供的肝转移癌相区分。同位素标记红细胞肝扫描对诊断血管瘤具有高度特异性,典型表现为早期有充盈缺损,延迟30～50分钟后呈向心性充填,诊断敏感性为85.7%,特异性为100%,阳性预测值为100%。该项检查对于2cm以下的血管瘤易出现假阴性,瘤内存有中心瘢痕时可出现不典型图像,假阳性多见于多血供的原发性或继发性肝癌。MRI对本病具有特殊的诊断意义,不会遗漏较小的病变。T_2加权像表现为特征性的灯泡征样高信号,如静脉注射钆螯合物增强扫描可查及直径＜1.5mm 的血管瘤,并能提高其诊断正确率。MRI 诊断本病的敏感性为 73%～100%,特异性为 83%～97%,应列为继 B 超之后的首要次选检查方法。动脉造影也可用于诊断肝血管瘤,典型者可见到粗大的营养动脉和大片滞留的造影剂呈棉絮样改变。此项检查仅作为术前了解血管瘤与肝脏血管的解剖关系,不列为常规检查项目。对可疑病变进行诊断性穿刺活检尚有争论,有人认为在 B 超引导下经皮针刺瘤体中心或经皮穿过正常肝组织达到病变部位进行活检较为安全,但也有出血致死的报道,尤以位于肝表面或被膜下血管瘤穿刺活检更具出血的危险性。因此,对疑诊血管瘤的病变应禁忌经皮肝穿刺活检。此外,血管瘤针刺活检尚有明显的假阴性率,也是不主张进行该项检查的另一原因。但在腹腔镜直视下活检可能有助于本病的确诊。

总之,肝血管瘤经上述两项以上的影像学检查有典型表现者即可确诊,无需再做进一步检查。影像学诊断首选 B 超,次选 MRI、多期螺旋 CT 扫描或核素标记红细胞扫描,大多数病例均能得到确诊。个别诊断疑难者,可考虑腹腔镜直视下穿刺活检。

【处理原则】

对大多数确诊而无症状的病例可仅予随访而无需治疗。肝血管瘤是否需行手术切除应根据肿瘤的生长速度、临床症状及是否有破裂出血来决定,而非依据肿瘤体积的绝对大小。因本病属良性病变,无恶变倾向,术前应仔细权衡手术利弊,慎重施行。肝血管瘤手术切除的绝对指征是破裂出血、肿瘤迅速增大或出现 Kasabach-Memtt 综合征等。尽管本病自发性或外伤性破裂出血者极为少见,但其死亡率高达 60%以上。因此,有学者认为对所有巨大肝血管瘤或位于肝包膜下者为避免破裂出血均应行预防性手术切除,但这一观点并未被医学界所普遍接受。对肿瘤破裂出血、循环不稳定者,可急诊先行肝动脉造影及栓塞止血,俟病情稳定后再行切除,可望降低手术死亡率。手术切除的相对指征是因症状较重影响工作或不能排除恶性病变的患者。临床上对有症状的肝血管瘤必须注意排除引起症状的其他病因。有一组资料表明,对有症状的肝血管瘤进行手术切除,约有 25%的患者术后症状并未能消除,有的甚至有所加重。术前常规行胃镜和腹部超声等影像学检查,有助于排除返流性食道炎、慢性胃炎、胃十二指肠溃疡及胆道疾病等。对症状较轻尚能坚持工作者,应随访观察或对症治疗数月后再决定是否手术。血管瘤诊断可疑者应在腹腔镜直视下进行组织学活检,若仍不能明确诊断则应手术切除,已有术前十分确信为良性病变而术后证实为恶性血管性肿瘤的报道。手术方式多选择血管瘤摘除术,即在暂时阻断肝门或先行结扎肝固有动脉的情况下,用超声刀或血管钳沿肿瘤包膜进行分离切除。若肿瘤过大或为多发者,规则性肝叶切除则更为安全可靠。带蒂生长或左外叶肝血管瘤的手术比较容易,而中肝叶巨大血管瘤的手术并发症及死亡率较高,故应予以重视。1995 年 Cunningham 报道经腹腔镜肝血管瘤切除术,但术后常有复发,不宜常规施行。对不能手术切除的有症状的巨大肝血管瘤,可考虑行原位肝移植。

口服避孕药和妊娠与肝血管瘤的关系目前尚未完全明确,也无充分证据说明外源性雌激素可促进血管瘤的生长,因而对无症状育龄妇女进行预防性血管瘤切除尚不能作出正确的评价,但对有症状或为巨大血管瘤患者,仍应劝其停服避孕药。有关巨大肝血管瘤妇女是否应避免受孕目前尚有争论,有学者认为巨大肝被膜下血管瘤或既往有并发症者应避免妊娠,但也有巨大肝血管瘤合并足月妊娠并无并发症的报道。肝血管瘤妊娠期间出现症状或破裂出血,可经肝动脉插管栓塞治疗,不一定需急诊手术切除。

非手术疗法包括经导管肝动脉栓塞或腹腔镜下肝动脉结扎、局部放疗、口服类固醇药物及肌注干扰素 α_{2a} 等,主要应用于儿童肝血管瘤,成人疗效不明显。放疗对少数病人可缓解症状,并使肿瘤缩小。

二、肝腺瘤

肝细胞腺瘤(LCA)即肝腺瘤,为正常肝细胞的良性增生性病变。多见于 20～40 岁女性,与口服避孕药（OCM）有密切关系。长期服用 OCM 者 LCA 的年发率为 3～4/10 万，而不服用 OCM 或服用 OCM 不足 2 年的女性，其发病率仅为 1/100 万。LCA 也见于男性，男女之比为 1∶11。

【病理】

LCA 通常为单发，多发者约占 12%～30%，如肿瘤超过 10 个则称肝腺瘤病。肿瘤多见于肝右叶，有时带蒂，常为圆形或椭圆形，大小不等，最大肿瘤直径可达 30cm。典型的 LCA 质软，表面光滑，呈肉色，可略显亮白或为棕黄色，无纤维包膜，但绝大多数有不完整的假包膜，与周围肝组织分界清晰。腺瘤血供丰富，常有较大的血管覆于肿瘤表面或穿入肿瘤之内，切面可见出血坏死灶。光镜下 LCA 由含较多糖原和脂肪的良性肝细胞索组成，胞核小而均匀，染色质正常，无汇管区及肝静脉。服用类固醇激素数年以上者可见到肝细胞增生不良，难与肝细胞癌相区别。偶尔也可见到 LCA 穿刺活检为正常肝小叶结构者。少数 LCA 有恶变可能。

【病因】

LCA 的确切病因尚未完全阐明，OCM 可能是其主要的病因。OCM 于 20 世纪 60 年代问世，此前该病十分罕见，随后发病率显著增加。1973 年 Baum 等首次报道 LCA 与 OCM 有密切联系。研究表明，30 岁以上的妇女服用 OCM 超过 25 个月者，LCA 发病率明显增加；服用 5 年以上者，发病率增加 5 倍；9 年以上者，增加 25 倍。OCM 可使 LCA 生长速度加快，肿瘤坏死及破裂也较常见。OCM 的作用机制可能与某些 LCA 存在雌激素或黄体酮等特异性受体有关。停用 OCM 后，腺瘤可缩小缓解。但也有停用 OCM 后 LCA 生长反而加速，并出现新生肿瘤的报道。近 15 年来，有关 LCA 的文章有所减少，但是否真实反映了 LCA 的发病率已呈下降趋势，抑或与 80 年代以来应用小剂量的 OCM 有关尚不明确。1995 年 Cherqui 等复习近 8 年的文献发现，肝脏局灶性结节增生（FNH）的病例数在逐年上升，可能与其易产生误诊的 LCA 病例数减少有关。此外，LCA 的发生也见于克兰费尔特综合征（细精管发育障碍症）、家族性腺瘤样结肠息肉病、胰岛素依赖型糖尿病及其他激素疗法，如长期口服氯米芬和甲睾酮等。

肝腺瘤病在病理上完全不同于单发性 LCA，男女发病率相等，且与 OCM 无关。该病多见于 I 型、III 型及 IV 型糖原累积症患者。

【临床表现与诊断】

LCA 较 FNH 有更多的临床表现。最常见的症状为右上腹胀痛不适，系瘤内出血、肿瘤牵拉肝被膜或压迫邻近器官所致。约 30% 患者可扪及腹块。少数患者因肿瘤破裂突发剧烈腹痛就诊，多见于服用 OCM、月经期、妊娠期或产后 6 周内，重者可发生休克致死。肿瘤越大，破裂机会越多。肝功能检查常有转氨酶和碱性磷酸酶的升高，多因瘤内急性出血坏死或肿瘤压迫胆管引起。超声检查类似肝脏其他良、恶性病变，典型者表现为边界清楚的强回声占位，因肝细胞内含有较多的脂质所致。若有出血、坏死，瘤内回声杂乱，强弱不等，难与 FNH 相区分。彩色 Doppler 可显示瘤内有静脉血流，在无中央动脉信号出现时可与 FNH 相鉴别。LCA 的 CT 表现也无特征性改变，常为低密度的圆形肿块，边界清楚，如有出血，则为高密度病变，增强扫描可见明显强化。螺旋 CT 多期扫描可提高 LCA 诊断的准确率，早期腺瘤周围出现增强，随后造影剂呈向心性流动，病灶均匀强化为本病特点。MRI 检查表现为边界清楚的含有脂肪或出血坏死组织的占位性病变，T_1 加权和 T_2 加权像均为高信号，有时可见早期动脉相增强。由于肿瘤所含脂肪组织的不同，出血坏死程度不一，MRI 表现很不一致，难与肝癌相区别。当 CT 或 MRI 诊断不明确时，可做核素扫描检查。由于 LCA 缺乏间质和胆管成分，^{99m}Tc-硫胶体扫描时呈现冷区，而 FNH 则为热区，有利于 LCA 的诊断。但也有 LCA 摄取核素的个案报道。肝动脉造影几乎能显示所有的 LCA 病灶，但因属创伤性检查，一般较少采用。典型者瘤周有丰富的动脉血供，此与 FNH 的中央动脉供血呈辐轮形改变形成对照。总之，目前所有的影像学检查对于诊断 LCA 均缺乏特异性，阳性诊断预测值低。尽管如此，这些检查能提供 LCA 的大小、数目及其与肝内血管的解剖关系。术前影像学检查难以将 LCA 与 FNH、PLC 相区分，唯有肝穿刺活检方能确诊。

【治疗原则】

对 LCA 破裂出血者，应急诊手术切除，也可先行肝动脉栓塞止血，待病情稳定后再手术切除。对巨大 LCA 引起压迫症状者也应手术切除。手术方式应视肿瘤的大小、数目及部位而定，可做规则性肝段或肝叶切除，也可做肿瘤局部剜除术，切除范围距肿瘤不要求过多。对巨大中心型 LCA 患者，应权衡手术利弊，不宜贸然施行。术后均应停用 OCM。

对处理无症状的 LCA 目前尚有争论。有人极力主张保守治疗，即停用 OCM 并定期 B 超复查。但停用 OCM 后，LCA 仍可生长、破裂或恶变。妊娠对 LCA 生物学行为的影响目前尚不清楚，因而最好在妊娠前切除。对 LCA 影像学检查可疑，患者又有慢性肝病或其他恶性肿瘤病史，应尽可能采取手术治疗。因该类患者术前诊断为良性而术后病理证实为恶性的高达 6%。目前大多数学者认为，LCA 经诊断确立后即应手术切除，因 LCA 的择期手术死亡率<1%，术后大多数患者的症状能彻底缓解，术后无复发。近年来，对周围型 LCA 有采用腹腔镜肝切除的报道。

多发性 LCA 一般难以完全切除，有人主张仅切除有症状且直径>4cm 的肿瘤，对<4cm 者建议观察。也有人主张行原位肝移植，但有争论。对肿瘤难以切除或多发性 LCA 也可采用肝动脉栓塞，控制肿瘤生长，防止肿瘤破裂出血。

对糖原累贮症的患儿，夜间进食可使糖原浓度下降，肝结节变小或消失。该类患者应定期做 B 超和 AFP 检查，监视是否有 LCA 形成或恶变的可能。

三、局灶性结节增生

局灶性结节增生（FNH）为非肿瘤性结节性肝病。发病率仅次于肝血管瘤，位居肝常见良性肿瘤的第二位。成人尸检检出率约为 0.31%。本病无年龄和性别限制，但多见于 20～30 岁的女性。过去由于检查方法有限，FNH 与肝细胞腺瘤（LCA）一直被误认为是同类疾病。近 20 年随着 B 超和 CT 的广泛应用，FNH 的检出率明显增加，两者的病理和临床表现也有显著不同，是两种不同的疾病。

【病理】

FNH 常为孤立的结节性肿块，质硬，无包膜，呈褐色或黄褐色，边界清楚。肝脏两叶均可受累，肿块多位于肝被膜下，肝表面可见脐样凹陷，但也有深藏于肝实质内或呈带蒂生长者。多数直径<5cm，最大者可达 20cm。肉眼观，FNH 类似肝硬化结节，切面中央可见星芒状瘢痕，并向四周形呈放射状纤维分隔，但有 15% 的 FNH 并无此特征性改变。病灶内出血、坏死罕见。光镜下，FNH 由增生的肝细胞索组成，可见放射状薄层纤维隔将其分开，无门管区和中央静脉，但可见散在的灶性胆管上皮细胞及轻度的胆汁淤积，常伴有急性和慢性炎症细胞浸润，可能是胆汁引流不畅所致。中央瘢痕处通常含有异常较大的动脉，并发出放射状小分支通过纤维隔至病变周围，动脉造影呈典型的辐轮状表现。

多发性 FNH 患者约占 20%，放射学检查可见少数病例的 FNH 为门静脉供血，提示可能为 FNH 的不同亚型。此类患者易患脑瘤和其他脏器的血管畸形。此外，有人认为 FNH 与肝血管瘤也有密切联系。

【病因】

FNH 的确切病因尚无定论。多数学者认为是肝细胞对局部血管异常而产生的一种非肿瘤性的增生反应，因 60% 的病灶内有异常较大的供血动脉，且 FNH 常与血管瘤及其他血管畸形合并存在。但也有 40% 的 FNH 组织学上未能证明有异常的中央动脉，只有正常的周围血供。

此外,有人认为 FNH 与女性激素有关。因本病常见于育龄妇女,孕妇及口服避孕药(OCM)患者的 FNH 生长速度一般较快且易发生破裂出血,停用 OCM 后部分患者症状消失,提示女性激素对 FNH 有一定的营养作用。然不支持者则认为,在 OCM 问世前已有较多的 FNH 报道,男女均可发病,且 $40\%\sim50\%$ 的女性患者并无 OCM 用药史,临床也观察到部分患者妊娠期间 FNH 并无明显变化。

【临床表现与诊断】

大多数患者无症状,偶尔在剖腹或因其他原因做影像学检查时发现。有症状者仅占 10%,常为持续性或间歇性右上腹不适、饱胀、厌食、恶心及呕吐,也可有上腹疼痛、发热、呼吸短促等症状,多系因 Glisson 被膜受到牵拉或因肿块压迫邻近器官所致。腹部检查大多无阳性体征,肿块较大者可在肋下触到,听诊有杂音,偶会因肿块巨大压迫胆道引起黄疸或挤压肝实质导致肝衰竭。FNH 罕见有自发性破裂出血,至 1995 年仅有 3 例报告。肝功能检查有轻度异常者约占 $12\%\sim76\%$,AFP 一般不升高。

经联合影像学检查,多数 FNH 不需组织学证明即可作出诊断。B 超检查为非特异性的边界清楚有回声的肿块。有报道在 65 个 FNH 中,40% 为低回声区,35% 为强回声,仅 20% 有中央瘢痕的特征性改变,因此很难与其他肝病相鉴别。彩色 Doppler 超声对诊断有帮助,可见到在中央瘢痕呈向外放射的辐轮状图像中,有丰富的血供和搏动的血流。超声结合肝动脉灌注 CO_2 微球对诊断 FNH 极有帮助,其敏感性和特异性均为 100%。但本法属侵入性检查,尚未被广泛采用。

FNH 的 CT 表现与采用的扫描技术有关。平扫为均匀的低密度或等密度占位,不能见到病理性中央瘢痕。多期螺旋 CT 扫描可提高 FNH 诊断的敏感性和特异性。注射造影剂后,FNH 即呈快速增强,此期的中央瘢痕表现为低密度而中心供血动脉则为高密度。门脉期 FNH 呈等密度或低密度,而中央瘢痕为相对高密度区,这与瘢痕中造影剂积聚,排泄缓慢有关。结合病史、超声检查及上述 CT 表现,一般能对 FNH 作出诊断。但尚不能完全排除 LCA 及肝脏其他良、恶性肿瘤,仍需进一步检查明确诊断。

FNH 的核素扫描诊断有赖于病灶内肝巨噬细胞(Kupffer 细胞)对放射性标记硫胶体的摄取,若扫描显示病灶摄取 ^{99m}Tc-硫胶体正常或增强,对诊断 FNH 有特异性。但约有 50% 的 FNH 不摄取硫胶体,表现为"冷区",因而难与肝脏其他实质性肿瘤相区别。此外,少数 LCA 也可摄取硫胶体造成假阳性。故核素扫描诊断 FNH 时,必须结合病史和其他影像学检查加以解释,从而作出正确判断。

FNH 的 MRI 表现有相当大的不规律性。T_1 加权像表现为均匀的等信号或低信号,T_2 加权像为等信号或高信号。约 65% 的 FNH 表现为边界不清的肿块,且无特征性的中央星形瘢痕,不易与肝脏其他良恶性肿瘤,尤其是板层肝细胞癌相鉴别。MRI 诊断 FNH 敏感性约为 70%,特异性为 98%,用核素钆或超顺磁氧化铁颗粒做对比增强扫描,有助于提高 MRI 诊断本病的敏感性和特异性。

FNH 肝动脉造影表现为多血供的密集毛细血管染色,典型者可见特征性的辐轮状血管造影图像,造影剂自中央动脉向周边呈放射性弥散,此与 LCA 的向心性流动形成对照。

偶尔当联合上述影像学检查仍不能明确诊断时,可经皮肝穿刺活检。但也有人认为,穿刺活检常因不能获得足够的细胞学材料易造成误诊。同时 FNH 血供丰富,穿刺后易出血,若为恶性肿瘤则有造成癌细胞沿针道种植可能,故极少采用。也有在腹腔镜直视下穿刺活检,穿刺后可直接压迫止血。

【处理原则】

FNH 的治疗有赖于正确的诊断。已知 FNH 不会恶变,对影像学确诊的无症状患者,B 超随访观察 6 个月即可,无须特殊治疗。尽管 OCM 与本病发生并发症的关系并不明确,但有长期服用 OCM 病史的女性,确诊本病后理应停药并改用其他方法避孕。对无症状而既往有其他恶性肿瘤病史,影像学检查又不能确定为 FNH 者,应尽可能采取手术治疗,因该类患者术前诊断为良性而术后病理证实为恶性的高达 6%。对不宜做肝切除术者,应行肝穿刺活检明确诊断。

现多数学者认为,FNH 有症状即为手术切除的指征,但术前应做超声和内镜检查,排除胆道或上消化道疾病所引起的相同症状。同时女性患者术前应停用 OCM 半年,因在该段时间内约有 90％的患者症状可自然缓解,对症状不能缓解者即应手术切除。有文献报道,189 例 FNH 患者在专科医院择期手术切除后,95％以上症状得到缓解,无手术死亡及严重并发症发生。对症状明显而肿块又难以切除或多发性FNH 者,可采用肝动脉栓塞以缓解症状,对少数肿块巨大或多灶性 FNH 引起肝衰竭者,可考虑肝移植。

对于在剖腹探查中偶然发现的 FNH,应根据肿块的大小、部位、患者病情及术者的经验来决定是否同时采取手术切除。对无症状的 FNH,最好仅做简单的肝组织活检。有关妊娠与 FNH 并发症发生的危险性尚无定论,对于希望妊娠的妇女,并无必要行预防性切除。

四、其他良性肿瘤

(一)巨大再生性结节

巨大再生性结节(MRN),又称腺瘤样增生,为一类具有不同恶变潜能的肝细胞再生结节。本病可单发或多发,被膜下结节常向肝表面突起,局部可有胆汁染色。光镜下结节系由正常的肝细胞索组成,无增生不良,内有胆管和门脉结构,借此可与肝腺瘤(LCA)相鉴别。MRN 主要见于严重的急性肝损伤或慢性肝病患者,慢性肝病中发生率可高达 14％。本病无特异性症状,常在慢性肝病的随访中发现。处理的关键是再生结节的良、恶性鉴别,若无恶变,AFP 一般正常,肝穿刺活检可确诊。

(二)间质错构瘤

间质错构瘤(MH)是罕见、孤立的肝肿瘤样畸形病变。多见于 2 岁以下的幼儿,约占儿童肝肿瘤的5％,偶见于成人,可合并结节性硬化症。最常见的症状为进行性、无痛性腹胀,有的在出生时即可扪及腹部肿块。MH 多位于肝右叶,常为较大的囊性肿块,边界清楚,无包膜,肿块内含有胶冻样间质及残余的肝组织。光镜检查的特点是在水肿的间质组织中有散在的囊肿、胆管和肝细胞,囊肿可能由扩张的小胆管或在间质中积聚的液体形成。本病肝功能一般正常,肿块较大时可压迫胆管或门静脉。B 超、CT 和 MRI 可表现有特征性的囊性肿块。MH 虽为良性病变,但常引起压迫症状,原则上应手术切除。

(三)结节状再生性增生

结节状再生性增生(NRH)是较为罕见的弥漫性肝小结节样转变,偶会与局灶性结节增生(FNH)相混淆,常在剖腹探查时意外发现,尸检发现率约为 3％。NRH 是一种肝脏的结构变化,大体观表现为苍白、隆起的、直径＜1.5cm 结节,呈弥漫性分布于全肝,罕见有局限于某一肝段而被误诊为肝脏其他良、恶性肿瘤。本病约有 50％的病例合并有门静脉高压,NRH 也常见于某些慢性全身性疾病,如类风湿关节炎、费尔蒂(Felty)综合征(又称类风湿关节炎伴脾大白细胞减少)、亚急性细菌性心内膜炎、真性红细胞增多症、多发性骨髓瘤、骨髓纤维化、结节性多发性关节炎及糖尿病等。本病病因未明,可能与肝内门静脉阻塞有关,光镜检查证实在肝内门脉周围有增生灶,不伴有纤维化,病变较大者偶会发生自发破裂出血。NRH 超声检查为不均质回声,CT 表现为低密度灶。结节可摄取 ^{99m}Tc-硫胶体,有助于与原发性或继发性肝癌相鉴别。经皮或腹腔镜下肝穿刺活检可确诊。治疗主要针对所伴发的内科疾患进行处理。

(四)脂肪瘤

原发性肝脂肪瘤非常少见,常在影像学检查或尸检中偶然发现。变异的脂肪瘤有含造血组织的髓脂肪瘤、有厚壁血管的血管脂肪瘤及含平滑肌的血管肌脂肪瘤等。CT 表现为均匀的低密度占位,近似皮下脂肪的 X 线衰减,CT 值通常在-20HU 以下,最低可达－90HU。由于瘤体内脂肪含量高,MRI 的 T_1 加权像呈高信号,可与其他肝脏良、恶性肿瘤相鉴别。Glisson 被膜假性脂肪瘤为附着于肝被膜的坏死而成熟的脂肪组织,常为孤立性,位于肝右叶前表面,患者常有腹部手术史。影像学检查的特征性表现是病灶中心有高密度钙化影。一般认为是介于肝脏与膈肌之间的游离网膜或其他脂肪组织坏死的结果。

(五)肝脏炎性假瘤

本病相对比较罕见,为含有炎症细胞的局限性病变,也称炎性肌肉成纤维细胞瘤。大体观有时类似恶性肿瘤,常位于肝门周围,大小不一,可为几厘米甚或占据一个肝叶。本病病因不清,可能为继发于血栓形成和血管栓塞的结果。针刺活检或小块楔形切除活检即可确诊。大多数病例可自愈,因而无需特殊治疗。

(六)其他少见良性肿瘤

肝脏良性肿瘤大多数为血管瘤、LCA 或 FNH。其他在临床上罕见的尚有黏液瘤、纤维瘤、神经鞘瘤、淋巴管瘤、平滑肌瘤、良性间皮瘤、肝畸胎瘤、肾上腺或胰腺残余组织等,临床均表现为分散的肝脏结节性病变。处理的关键在于确诊。

(谢京典)

第十五章 胆道疾病

第一节 胆道疾病常用的检查方法

胆道疾病的诊断与其他疾病一样,需要询问患者的病史,检查患者的体征,还要辅以实验室检查、特殊设备和器械检查,这里主要介绍主要的实验室检查、特殊设备和器械检查。

一、实验室检查

1.白细胞总数 胆道急性炎症性疾病实验室检查主要有末梢血象的白细胞总数(WBC)升高和中性粒细胞比例升高。

2.胆红素 当出现胆道梗阻时血胆红素会升高,此时尿中胆红素阳性,特别是以直接胆红素升高为主是胆道梗阻的特殊表现。

3.转氨酶 当胆道系统急性炎症明显时往往伴有肝转氨酶的轻度升高,当胆道梗阻时,胆道内压力超过肝细胞的排泌压时,导致肝细胞破坏,各项转氨酶均可明显升高。

二、特殊设备和器械检查

1.超声波 目前普及使用的超声波仪是 B 型超声仪,具有方便、快捷的特点,是临床上应用最多的检查,特别对急诊患者,依靠超声波检查可以确诊许多胆道疾病,对胆道疾病的诊断总体能够满足临床需要,特别是对胆囊结石、胆囊的急性和慢性炎症、胆道扩张、胆囊息肉样疾病、胆囊肿瘤、肝内胆管结石等疾病的诊断准确率更高。彩色的超声仪可以清楚显示出血管与病变的关系,以及病变部位的血运情况。但是由于十二指肠内气体的影响,超声波对胆总管下段的检查还不令人满意,有时很难鉴别胆总管下段梗阻的原因。另外,其诊断结果更多地依赖于超声波检查者的水平,诊断的客观性受到一定影响。

2.CT 全称是"计算机断层扫描术",是最常用的检查。与超声波检查相比较,更具有客观性、可靠性。平扫 CT 不受气体影响,可以清楚显示胆总管下段的情况,鉴别结石和肿瘤;增强 CT 可以显示出 0.5cm 甚至更小的病变,可以分辨肿瘤的来源,对肿瘤的诊断和鉴别诊断的可靠性更好。

3.MRI 及 MRCP 磁共振成像(MRI)对胆道系统疾病诊断的客观性和可靠性要好于 CT,且不属于放射线检查,应用更广泛,但对体内有金属的患者的检查受到一定限制。临床上对胆道疾病的诊断更多使用的是 MRCP(磁共振计算机胰胆管成像术),可以多角度显示肝内、外胆管系统,对判断胆管梗阻的部位、原因,对胆囊肿瘤的诊断都有很大的帮助,是胆道疾病的常用诊断方法。

4.十二指肠镜技术　包括十二指肠镜检查和经十二指肠镜逆行胰胆管造影术(ERCP)技术。ERCP技术又包括 ERCP 以及在 ERCP 基础上开展的 ENBD、ERBD、EST(EPT)、胆道子母镜和胰管子母镜等检查和治疗技术。十二指肠镜外观上很像胃镜,比胃镜要长,外径略粗,如果只作为十二指肠检查,操作方法与胃镜大致相同,能够观察到十二指肠水平部。由于常见的十二指肠疾病绝大多数发生在十二指肠的第一、二段,即球部和降部,而这些区域胃镜检查往往可及,因此临床上实际使用十二指肠镜大多是为了开展ERCP技术,以及相关的诊断和治疗技术,使用的是侧视十二指肠镜,便于 ERCP 技术的操作。

(1)ERCP:是在 X 线设备下,通过十二指肠镜在十二指肠内向胰胆管内插管并注入造影剂,使胰胆管显影,观察胰胆管的特点,对胰腺和胆道进行诊断,根据其影像特点,可以诊断胆道结石、胆道梗阻、胆道肿瘤、胰腺肿瘤和慢性胰腺炎等疾病。还可以在造影明确诊断的基础上,进行向胆总管内置管引流、Oddi 括约肌切开取石、胆管或胰管支架植入术等诸多治疗。

(2)EST(又称 EPT):在 ERCP 诊断的基础上,针对胆总管结石可以实施 Oddi 括约肌切开,再向胆总管内送入网篮取石,或只针对 Oddi 括约肌的慢性炎症导致的狭窄实施切开引流,解除因括约肌狭窄所致的胆道梗阻,使胆汁流出更通畅。

(3)子母镜:以与常规十二指肠镜技术相同的方式,将十二指肠子母镜送入十二指肠降部,先行 EST,经操作管道送入子镜的胆道镜,采用 ERCP 技术,将子镜送入胆总管内,进行胆总管内的检查,甚至活检。还可以用同样的技术将胰管子镜送入胰管内进行检查。

(4)其他技术

1)ENBD:是针对肝外胆管梗阻的患者,利用 ERCP 技术将引流管送入胆总管并留置,再把引流管经鼻引出体外,使胆道压力下降,解除胆道梗阻,缓解胆汁血症,为进一步治疗做准备。EBND 的优点是能够观察引流出的胆汁的量和性状,还可以在引流不通畅时冲洗胆道和引流管,必要时可以经引流管对胆道进行造影,以全面了解胆道内的整体情况及进一步明确诊断;缺点是胆汁的丢失容易导致患者食欲下降及水和电解质紊乱,即时胆汁还纳也无法达到内引流的效果。

2)ERBD:整个操作技术与 ENBD 大致相同,与其主要区别是向胆总管内植入的引流管不同,一般植入聚乙烯猪尾管或金属支架,使梗阻胆管的上、下段胆管通过引流管实现沟通,淤积在梗阻上段胆管内的胆汁经引流管流入十二指肠,达到引流胆汁的目的。ERBD 的优点是避免了 ENBD 的胆汁丢失,缺点是有时发生引流管堵塞、脱落、十二指肠穿孔等并发症。一般会保持 3 个月左右,一旦堵塞还可以更换新管。金属支架可以使用半年以上,但不能更换。

3)胆道镜:分为术中胆道镜和术后胆道镜。术中胆道镜是在胆道手术中,经胆总管的切开部位送入胆道镜,对胆道进行检查,以及取石,特别是肝内胆管结石,术中胆道镜取石更具有优势。术后胆道镜是经胆总管手术留置的"T"形管窦道送入胆道镜,对胆总管及更上位胆管进行检查和取石。

(谢京典)

第二节　急性胆囊炎

【病理】

在解剖上,胆囊是一个盲袋,有细长而弯曲的胆囊管与胆管相通,因而容易发生梗阻并引起急性胆囊炎,或在急性炎症消退之后,留下慢性炎症的改变。引起胆囊胆汁流出梗阻的最常见的原因是胆囊结石,80%～95%的急性胆囊炎病人,胆囊内含有结石。其他引起梗阻的原因尚有胆道蛔虫、胆囊肿瘤、胆囊扭转、胆囊管狭窄。由于细菌感染或胆囊内浓缩胆汁的刺激,亦可引起胆囊颈部黏膜的充血水肿,并发生梗阻,此等原因所致的急性胆囊炎,一般统称为急性非结石性胆囊炎,便于与急性结石性胆囊炎相区别。继发于胆道感染时胆囊的急性炎症改变,一般不作为一个单独的疾病。

另外的一种非结石性胆囊炎是发生于严重创伤、重大手术后的病人,病人多有过低血压、休克等循环动力紊乱,并伴有多器官功能障碍的表现,故此时急性非结石性胆囊炎是全身多器官功能障碍综合征(MODS)的一项表现。

急性胆囊炎开始时均有胆囊管的梗阻,胆囊内压力升高,胆囊黏膜充血、水肿,胆囊内的渗出增加。外观上,胆囊肿大,张力较高,胆囊壁呈水肿、增厚、血管扩张、浆膜面上有纤维素性渗出,并常与附近的脏器有纤维素粘连。如果胆囊梗阻不能缓解,胆囊内压力将继续升高,促使囊壁发生血循环障碍,导致胆囊壁坏疽及穿孔。当合并有细菌感染时,上述的病理过程将发展得更为迅速。当胆囊的梗阻一旦解除,胆囊内容得以排出,胆囊内压降低之后,胆囊的急性炎症便迅速好转,部分黏膜修复,溃疡愈合,形成纤维瘢痕组织,胆囊壁水肿消退,组织间出血被吸收,急性炎症消退,取代之为慢性炎性细胞浸润和胆囊壁的纤维增生而变厚,呈现慢性胆囊炎的病理改变。反复多次的胆囊管梗阻及急性胆囊炎发作,胆囊壁纤维瘢痕化、肌纤维萎缩、胆囊黏膜脱落、胆囊萎缩,完全丧失其生理功能。

【发病机制】

引起急性胆囊炎的原因主要有:

1.胆囊管梗阻,多由结石引起,当胆囊管突然受阻,存留在胆囊内的胆汁浓缩,高浓度的胆盐可损伤胆囊黏膜,引起急性炎症改变,当胆囊内已有细菌感染存在时,则胆囊的病理改变过程将加快并加重。

2.细菌入侵,细菌可通过血液循环或胆道而达胆囊。血行性感染引起的急性胆囊炎比较少见,有时见于肠伤寒病,此时胆汁中可培养出伤寒杆菌。通过胆道达胆囊是急性胆囊炎时细菌感染的主要途径,胆囊结石病人的胆囊胆汁、胆囊壁、胆囊淋巴结中,常可以培养出细菌。急性胆囊炎时的细菌感染多为肠道菌属,其中以大肠杆菌最为常见,其次如链球菌、梭状芽孢杆菌、产气杆菌、沙门菌、肺炎球菌、葡萄球菌、厌氧细菌等。由于合并产气厌氧菌的感染,在胆囊内、胆囊壁及其周围,有时可从腹部X线平片上见到有积气现象,临床上称之为气肿性急性胆囊炎。

3.化学性刺激可导致胆囊的急性炎症改变,如胆囊胆汁停滞胆盐浓度增高,由于细菌的作用,去结合化的胆汁酸盐对组织的刺激性更大,这可能是导致严重创伤、其他部位手术后的非结石性急性胆囊炎的原因。胰液反流至胆道内,亦可能是引起急性胆囊炎的一个原因。

合并多器官功能障碍时的非结石性胆囊炎则胆囊黏膜曾受到低血液灌注、缺氧性损害,胆囊内的高浓度胆汁酸盐更促使胆囊黏膜的坏死、脱落改变,此种情况多发生于老年伴有心血管疾病、代谢性疾病、创伤、感染、手术后,或发生在患有全身性严重疾病的病人;由于病情发展迅速,并发症率和死亡率均较高。胆囊化脓、胆囊坏疽、胆囊穿孔等严重并发症率可高达40%,需要早期手术处理。

【症状】

腹痛是急性胆囊炎的主要症状,常在进油腻食物之后,开始时可为剧烈的绞痛,位于上腹中部,可能伴有恶心、呕吐;在绞痛发作过后,便转为右上腹部疼痛,呈持续性,疼痛可放射至右肩或右腰背部。急性结石性胆囊炎较常表现有胆绞痛。部分病人,特别是急性非结石性胆囊炎,起病时可能没有明显的胆绞痛,而是上腹部及右上腹部持续性疼痛。当胆囊肿大,胆囊的炎症刺激邻近腹膜时,则右上腹部疼痛的症状更为突出。但是,如果胆囊的位置很高,则常没有右上腹部痛,右肩背部疼痛则表现得更为突出。

随着腹痛的持续加重,常有畏寒、发热,若发展至急性化脓性胆囊炎或合并有胆道感染时,则可出现寒战高热,甚至严重全身感染的症状,此情况在老年病人更为突出。

大多数病人在右上腹部有压痛、肌肉紧张,Murphy 征阳性,常可以触到肿大而有触痛的胆囊。有时由于病程较长,肿大的胆囊被大网膜包裹,在右上腹部可触及一边界不清楚的炎性肿块。部分病人可出现黄疸,其中部分由于同时有胆总管内结石,但另一些病人则主要由于急性炎症、水肿,波及肝外胆管而致发生黄疸。

【实验室检查】

血象检查常表现为白细胞计数及中性多核白细胞增高,白细胞计数一般为$(10\sim15)\times10^9/L$,但在急性化脓性胆囊炎、胆囊坏疽等严重情况时,白细胞计数可上升至$20\times10^9/L$以上。约10%的急性胆囊炎病人可发生黄疸,但原有轻度的高胆红素血症者则更要高些,黄疸一般为轻度至中等度,若血清胆红素超过$85\mu mol/L$时,常提示胆总管结石或胆管炎并肝脏功能损害。血清淀粉酶常呈不同程度升高,部分病人是由于同时有急性胰腺炎,小结石从胆囊排出过程中,可以引起急性胰腺炎,而 Oddi 括约肌部的痉挛、炎症、水肿,亦可能是导致血清淀粉酶升高的原因。较多的病人表现有 SGOT 和 SGPT 升高,特别是当有胆管阻塞及胆道感染时,则 SGPT 升高更为明显,提示有肝实质的损害。血清碱性磷酸酶亦可升高。

X 线肝胆区平片在少数病人在胆囊区显示钙质沉着的结石影;在急性气肿性胆囊炎时,可见胆囊壁及胆囊周围有积气;有时,若有胆囊十二指肠瘘,可发现胆囊内积气,并可能发现回肠下段处引起机械性肠梗阻肠道内的结石阴影。急性胆囊炎一般均有胆囊管梗阻,静脉法胆道造影或经胆道排泄的放射性核素^{99m}Tc-HIDA肝胆区扫描时,胆总管可以显示,但胆囊不显影。超声检查可发现胆囊肿大、壁厚、胆石光团及声影、胆汁内沉淀物、胆囊收缩不良等。实时超声显像因操作简便、能及时得到结果,故是一较好的辅助诊断技术。在临床上若怀疑为急性胆囊炎的病人,如果^{99m}Tc-HIDA 检查胆囊显影的话,则可以排除急性胆囊炎的诊断。

【并发症】

急性胆囊炎晚期的主要严重并发症常见者有:

1.胆囊穿孔　胆囊是个盲袋,当胆囊管梗阻复因急性炎症使胆囊内压力升高时,可引起胆囊壁的血循环障碍、胆囊坏疽,并可发生穿孔。急性胆囊炎时胆囊穿孔的发生率和其发生的时间,尚难有一准确的资料,因为影响急性胆囊炎穿孔的因素可能有:①胆囊内压力上升的速度;②胆囊壁厚度及纤维化程度;③胆囊的可膨胀性;④胆石的机械性压迫作用;⑤胆囊与周围组织的粘连等。因此,急性胆囊炎穿孔与病程的时限关系如何,难于确定。常有些病人甚至在发病后 24 小时内施行手术者,亦可能有胆囊壁坏疽甚至穿孔。某医院 109 例急性胆囊炎在发病 48 小时内施行手术者,17 例(15.6%)已有胆囊坏疽,有的已发生穿孔。从较大量临床资料的统计,14460 例急性胆囊炎平均的穿孔发生率约为 10%,此数字在老年病人中可能要高些,因为老年性的动脉硬化性改变亦可以累及胆囊血管,局部组织的供血较差,容易发生坏疽、穿孔。有些病人经保守治疗后,当病人的自觉症状有好转、体征开始减轻时,却突然发生穿孔。发生穿孔的病人,多为胆囊内压力升高迅速,胆囊膨胀较显著,张力较大者,亦即是多发生于胆囊壁的原有改变较轻或原来尚有一定功能者,故有 1/3~1/2 的穿孔是发生在首次发作的急性胆囊炎。至于胆囊原来已有明显的慢性炎症、壁厚、纤维化、萎缩者,则发生急性穿孔的可能性很少;临床上对于有胆囊明显肿大、紧张、局部腹膜刺激征明显者,则发生急性穿孔的可能性较大。急性胆囊炎急性穿孔的发生率虽然不若急性阑尾炎,但当穿破至游离腹膜腔引起胆汁性腹膜炎时,则死亡率较高,特别是在年老的病人。结石性胆囊炎穿孔可能同时合并有胆囊癌。

急性胆囊炎穿孔可以有以下的几种形式:

(1)急性穿孔至游离腹膜腔,引起弥漫性胆汁性腹膜炎。

(2)胆囊已与邻近组织形成粘连,穿孔后为周围组织所包裹,形成胆囊周围脓肿。

（3）胆囊结石的压迫,逐渐破溃、穿透至邻近空腔脏器,常见的是形成胆囊.十二指肠、结肠或胆管瘘。

（4）向肝脏胆囊床穿破,可发生肝脓肿。

（5）胆囊周围脓肿向腹壁穿破,若经手术切开,可形成胆汁瘘或分泌黏液的慢性窦道。

其中以穿孔后形成胆囊周围脓肿最为多见,其次为穿破至游离腹膜腔;穿孔部位以胆囊底部最多见,因该处壁较薄,血循环亦较差。

2.胆囊内瘘　最常见的胆囊十二指肠瘘。在急性胆囊炎过程中,胆囊与邻近脏器发生炎症粘连,当结石嵌顿于胆囊颈部时,胆囊壁炎症、水肿、静脉血回流受阻、血液供应障碍,在胆囊内压力继续增高的情况下,最后胆囊壁发生坏疽、穿透,并使与其紧贴着的肠壁发生血管栓塞而致破溃,结果胆囊便与十二指肠腔沟通,胆囊内容物排至肠道内,胆囊得到减压,结石可经瘘口排至肠道内,急性胆囊炎的症状得以暂时缓解,遗下一胆囊十二指肠瘘。较少见的是横结肠、胃、小肠等亦可与胆囊形成瘘。以相同的方式,胆囊可与胆总管或肝管形成瘘,使胆囊内的结石不经胆囊管而直接进入胆管内。胆内瘘多见于有长时间胆道病史的老年病人,约见于 1.5% 的胆囊手术病人,但由于近年对胆囊结石的手术治疗采取较积极的态度,所以胆内瘘的发病率也有减少。巨大的胆囊结石经十二指肠瘘口排出后,可以发生十二指肠梗阻,或向下运行的过程中,在小肠下端引起机械性梗阻,称为胆结石性肠梗阻。有时,当结石破溃入十二指肠时,亦可以发生消化道大出血。胆结石性肠梗阻的临床特点常为:年老病人,急性胆囊炎的临床症状突然自行缓解,随而出现小肠梗阻的症状,X 线腹部平片可能见到胆囊或胆管内有气体充盈,有时可以见到小肠内的胆石阴影。

3.急性气肿性胆囊炎　这是急性胆囊炎的一种类型,在临床上有一定的重要性。其特点是在一般的胆囊管梗阻和急性胆囊炎的基础上,胆囊壁的血循环障碍,组织的氧分压低下,造成一适合于厌氧性细菌如梭状芽孢杆菌生长的条件,因而厌氧菌在胆囊壁内滋生并产生气体,气体首先在胆囊壁内,然后沿组织的分隔向胆囊周围扩展。在以往的病例中,约在 25% 的病例的胆囊中,培养出梭状芽孢杆菌;另外的一些细菌如大肠杆菌、某些链球菌等感染时,亦可以产气和发生组织气肿。此种情况较多见于年老的糖尿病病人。临床表现类似一般重症的急性胆囊炎,但在肝胆区 X 线平片上,发病 24～48 小时后,可见胆囊壁增厚并积气,随后,胆囊内积气,晚期,气体影像扩散至胆囊周围组织。急性气肿性胆囊炎的 X 线影像需与胆囊肠道内瘘或 Oddi 括约肌关闭不全时胆道积气相鉴别。此症的死亡率较高,应选用一些对厌氧菌感染和梭状芽孢杆菌感染有效的抗生素,特别是用于手术前后的处理。需要时,亦可用多价的气性坏疽抗毒素。

【治疗】

急性胆囊炎是指局限在胆囊的病理过程,但引起急性胆囊炎的原因并非是单一的,治疗方法的选择和手术治疗的时机,应根据每个病人的具体情况,区别对待。结石性急性胆囊炎在一般的非手术治疗下,60%～80% 的病人,病情缓解,需要时可择期施行手术,择期性胆囊切除术比急性期时手术的并发症率和死亡率均要低得多。因而需要掌握最有利的手术时机。非结石性急性胆囊炎的情况较为复杂,严重并发症的发生率高,故多趋向于早期手术处理。继发于胆道系统感染的急性胆囊炎应着重处理其原发病变。

1.非手术治疗　包括对病人的全身支持,纠正水、电解质和酸碱平衡紊乱,禁食,解痉止痛,抗生素使用和严密的临床观察。对伴发病如老年人的心血管系统疾病、糖尿病等给予相应的治疗,亦同时为一旦需要手术治疗时做好手术前准备。

2.手术治疗

（1）手术时机:临床症状较轻的病人,在非手术治疗下,病情稳定并显有缓解者,宜待急性期过后,需要时择期手术。此项处理适用于大多数病人。

起病急,病情重,局部体征明显,老年病人,应在纠正急性生理紊乱后,早期施行手术处理。

病程已较晚,发病 3 天以上,局部有肿块并已局限性,非手术治疗下情况尚稳定者,宜继续非手术治疗,待后期择期手术。

急性胆囊炎时的早期手术是指经过短时间(6～12 小时)的积极支持治疗纠正急性生理紊乱后施行手术,有别于急症时的紧急手术。

(2)急症手术指征:急性胆囊炎病人若发生严重并发症(如化脓性胆囊炎、化脓性胆管炎、胆囊穿孔、败血症、多发性肝脓肿等)时,病死率高,应注意避免。在非手术治疗过程中,有以下情况者,应急症手术或尽早手术:①寒战、高热,白细胞计数在 $20 \times 10^9/L$ 以上;②黄疸加重;③胆囊肿大,张力高;④局部腹膜刺激征;⑤并发重症急性胰腺炎;⑥60 岁以上的老年病人,容易发生严重并发症,应多采取早期手术处理。

(3)手术方式:急性胆囊炎的彻底手术方式应是胆囊切除术。胆囊切除术在当前是一个较安全的手术,总手术死亡率<1.0%,近年大系列的择期性开放法胆囊切除术病例统计,总手术死亡率为 0.17%,但单就急症时胆囊切除术的死亡率就要升高。Glenn 统计 6367 例择期性胆囊切除术死亡率为 0.5%,而单就 1700 例急性期手术死亡率为 2.6%,在老年病人,急性期手术的死亡率更高些。国内调查 1 年内连续的 4655 例开放法胆囊切除术死亡率为 0.18%,7 例手术后死亡病人中,5 例为 60 岁以上的老人和在急性期施行手术。因此,对于急性胆囊炎病人,不但要考虑手术的彻底性亦要考虑手术的安全性,达到减少手术后并发症的目的,对一些高危病人,手术方法应该简单有效,如在局部麻醉下施行胆囊造瘘术,以达到减压和引流,若勉强施行较复杂的胆囊切除术,反而可出现并发症或误伤肝门部的重要结构,增加手术死亡率。

(李瑞生)

第三节　胆道寄生虫病

一、胆道蛔虫

胆道蛔虫症是指蛔虫窜入胆道后所引起的一系列临床症状。蛔虫是极常见的肠道寄生虫,正常寄生在小肠的中段,当有某种原因使内在环境改变时,如消化道功能紊乱、高热、驱虫不当、饮食不节、胃酸过低、Oddi 括约肌功能失调及其他的刺激,肠道内蛔虫可上行,钻入胆道内。蛔虫两端尖细,有钻孔的习性,亦是易发生胆道蛔虫症的原因。

【症状】

胆道蛔虫症多见于儿童及青少年,病人在发病之前可以毫无症状,随即突然发生强烈的上腹部绞痛,疼痛位于剑突下方,持续不停,可以为强烈的"钻顶"痛,疼痛难忍,以致病人坐卧不安,捧腹屈膝,但始终未能找到一舒适的体位。疼痛开始时可伴有恶心、呕吐。起病初期,一般无发冷、发热等胆道感染症状。病人可呕吐蛔虫,常有呕吐蛔虫或粪便排出蛔虫的病史。上腹部持续绞痛经过一段时间或经过抗痉挛药物治疗后,绞痛可能突然停止,经过片刻,绞痛又发作。在疼痛停止的间歇,可以无任何自觉症状,儿童病人又可恢复玩耍。病程早期,一般均无黄疸。

病程晚期,如疼痛继续 48 小时以上未能缓解时,病人在疼痛的间歇期可感到右上腹部持续性疼痛。若胆道继发感染,可出现寒战、发热,黄疸可加深,临床上表现急性胆囊炎及急性胆管炎的症状。若病情不能缓解,则可能出现多种严重并发症。

在发病早期,疼痛间歇时,腹部检查常未能发现阳性体征,故查体的发现与病人所表现的严重症状不符合;疾病晚期,临床上则为一些并发症的表现。

【病理】

蛔虫钻入胆道后,由于其机械性刺激,引起 Oddi 括约肌的强烈痉挛,所以发生剧烈的绞痛。有时,蛔虫体嵌顿于痉挛的括约肌处,有一半的虫体仍留在十二指肠内,通过 X 线钡剂检查或纤维十二指肠镜检查可发现部分虫体仍留在十二指肠内。当蛔虫全部进入胆道内后,持续性绞痛可以突然停止,并转为阵发性绞痛。进入胆道内的蛔虫,可以停留在胆总管内,或继续向上至肝内胆管,以左侧肝胆管较为常见,蛔虫经过胆囊管进入胆囊腔内者则较少见。蛔虫是否能自行退出或只是在死亡之后随胆汁排出胆道,尚未有定论。根据遵义医学院对胆道蛔虫病人通过静脉法胆道造影随诊观察,在临床症状消失后,约在 1/3 病人中,仍可见蛔虫留在胆道内。蛔虫在胆管内存留一些时间之后,便死亡并逐渐解体,但蛔虫的角皮层可保存较长的时间,直至最后成为片段随胆汁排出或作为异物成为形成胆结石的核心。在结石中,蛔虫角皮的横纹仍可辨认。雌性蛔虫进入胆道内后,仍可继续排卵,因而可在引流的胆汁中找到蛔虫卵,蛔虫卵亦可存在肝组织内,刺激周围组织反应,引起肝脏的蛔虫性肉芽肿。当肠道内蛔虫盼数量较多时,特别是在儿童,可以同时或相继有多数蛔虫进入胆道内。未合并胆道感染的胆道蛔虫症,临床上一般不出现黄疸或黄疸很轻;晚期病人,当合并胆道的化脓性感染时,则黄疸加重。

胆道蛔虫症若未能得到及时的处理,晚期可引起严重的并发症。并发症多为胆道的梗阻及感染,常见的有急性化脓性胆管炎;肝脓肿,在脓肿腔内有时可见蛔虫的遗体;胆管结石;胆道出血;蛔虫性肉芽肿。有时,肝胆管内蛔虫可穿破肝包膜进入腹膜腔内,并引起胆汁性腹膜炎,或引起胆总管穿破。儿童的胆管壁较薄,当有多数蛔虫进入胆道内时,可引起胆总管壁的坏死、穿孔。有时可并发急性胰腺炎。

【诊断】

胆道蛔虫症早期的典型持续性绞痛和不相称的缺乏明显体征的腹部检查发现,可作为临床诊断依据,其符合率一般较高。早期时纤维十二指肠镜检查有时可发现蛔虫仍有部分在十二指肠内,可用异物钳将其取出。静脉法胆道造影可能发现在胆总管内蛔虫的阴影。B 型超声检查可发现胆总管内蛔虫的典型的平行双边形条状影,可以除外胆道结石,对临床诊断帮助较大;同时,连续多次的 B 型超声检查,可以帮助判别蛔虫是否已退出胆道,但当蛔虫已上达至肝内胆管或在晚期时蛔虫已在胆道内腐败、解体之后,则 B 型超声诊断的准确度降低。发病后期 B 型超声检查有助于发现胆道蛔虫症可能引起的并发症,如急性胆囊炎、胆石、肝脓肿等。

【治疗】

1.非手术治疗　早期的胆道蛔虫症一般采用中西医结合非手术治疗,治疗方法包括:①解痉止痛,可针刺鸠尾、上脘、足三里、太冲、肝俞、内关等穴位;药物可用阿托品、山莨菪碱、颠茄、丙胺太林等胆碱能阻滞剂,必要时给予哌替啶;②药物驱蛔,如枸橼酸哌嗪(驱蛔灵);③中药利胆排蛔方剂。

2.内镜治疗　在胆道蛔虫症急性发作时,可做纤维十二指肠镜检查,若发现蛔虫尚未全部进入胆道内,可将其钳夹取出;当蛔虫已全部进入胆道内时,可将 Oddi 括约肌切开并将异物钳伸入至胆总管内将蛔虫钳夹取出。如果已经并发急性胆管炎,则宜在取虫之后,放入一鼻胆管引流导管,引流胆汁并控制胆道感染。

3.手术治疗　在非手术治疗下症状不能缓解或出现并发症者,应及时用手术治疗。手术的指征有:①早期经纤维十二指肠镜取虫失败者;②非手术治疗 3 天以上症状仍未能缓解;③伴有急性胆囊炎或急性化脓性胆管炎;④腹膜刺激征明显;⑤合并肝脓肿或急性胰腺炎疑有胰管蛔虫者;⑥合并胆管结石及明显梗阻性黄疸;⑦有胆道出血并发症。手术时切开胆总管后,尽量将肝内、外胆管中的蛔虫取尽,按摩肝脏,有助于肝内胆管蛔虫排出,复可用吸引器对着肝内胆管开口处吸出蛔虫。手术毕,应放置一管径较粗的 T 形管,以便于手术后胆道内蛔虫排出。手术后应定期驱蛔治疗。有时,肠道内蛔虫可以在手术后期再次进入胆道内。

二、华支睾吸虫

华支睾吸虫病是我国农村水网地区分布很广的地方流行性病，广东、福建、四川、贵州、湖南、安徽、江西、江苏、山东、河南、河北、北京、黑龙江及台湾等地都有流行或病例报告。在流行地区，人因喜食生鱼、生虾而受感染，其在肝胆系统中成虫长约 1.5cm，宽约 5mm。寄生在胆道内的寄生虫可多至数百条，因而可引起胆管梗阻；寄生虫可引起继发的胆道感染；寄生虫对胆管黏膜的刺激，可引起黏膜上皮增生、胆管和门脉周围结缔组织增生，在有的病人，甚至可诱发胆管癌或胆管细胞性肝癌。死亡的虫体、虫卵可成为原发性胆总管结石及肝内胆管结石的核心，胆石多分布在左侧。

华支睾吸虫感染以儿童及青壮年多见，流行地区如广州市，约 40% 的胆道外科疾病是由华支睾吸虫引起，其中并发胆道结石者多达 60%。目前因能注意卫生，禁售鱼生，发病率已大为降低。诊断可经粪便检查及十二指肠引流液检查发现虫卵而确定。当并发胆管结石和胆道感染时，常需手术处理胆道的病变，对华支睾吸虫感染则用药物治疗，如氯喹、硫双氯酚、六氯对二甲苯、呋喃丙胺等。

三、胆道姜片虫

姜片虫寄生于小肠内，人多因生食水生植物如红菱、荸荠等而被感染，成虫偶尔可侵入胆道引起机械性梗阻和化脓性感染。术中胆道造影时可见胆管增宽、胆管内的柱形或弧形扁平阴影、胆管壁局部锯齿状变形等改变。手术取出寄生虫并引流胆管；口服去氢吐根素以治疗姜片虫病。

四、其他的寄生虫病

胆道尚可因其他的寄生虫病发生梗阻及感染，如肝包虫囊肿穿破子囊排出至胆道内引起梗阻、胆总管血吸虫肉芽肿梗阻。

（陈　钰）

第四节　胆道出血

来自肝内、外胆道系统的大量出血，在临床上并不少见，是上消化道出血时鉴别诊断的一个重要内容。胆道出血亦称血胆症，其常见原因如下（表 15-1）。

国外所见的胆道出血多继发于肝外伤，而在国内以胆道感染所引起的胆道出血较为常见。

表 15-1　胆道出血的常见原因

外伤	急性胰腺炎
手术外伤	胆道蛔虫症
经皮肝穿刺胆道造影	胆石症
肝组织穿刺活检	肝肿瘤
肝内炎性病变	肝动脉瘤
胆道炎性病变	

一、外伤性胆道出血

严重肝外伤后发生胆道出血的并发症者并不少见,多发生于肝脏的中央性破裂伤;约80%发生于闭合性肝损伤,尤多见于严重的挤压性伤,右侧较左侧多见;少数情况下亦见于肝脏的开放性伤或继发于肝左叶的损伤。

在中央型肝破裂或肝包膜亦已破裂时,裂伤处虽经缝合或填塞止血,但在肝实质内有破裂的肝动脉及坏死的肝组织,形成一肝内的搏动性血肿,当其溃破至邻近的肝内胆管分支时,便引起胆道出血。胆道出血亦可来源于肝脏损伤后的组织坏死与感染,然后破溃至肝胆管支及肝动脉支。在很少病例中,亦可能有胆管与肝内门静脉支相沟通,出血来源于门静脉。

此外,尚有医源性的损伤性胆道出血,如发生于肝穿刺活体组织采取、肝穿刺置管胆道引流、胆道手术中伤及胆管旁之肝动脉支等。

【症状】

病人多有明显的上腹部外伤史,但有时亦可能因出血距外伤的时间较长,或腹部伤的程度不严重,因而忽略了外伤史。一般在伤后1~2周时,突然发生上腹部剧烈绞痛,其性质与胆绞痛相似;随后呕吐鲜血、便血,伴随有脉搏快、血压下降、贫血等内出血的症状;经过输血、输液等抗休克处理后,出血多能暂时停止,但经过数天或1~2周后,相同的症状又突然复发。病人可因反复发作的多次大出血而致重度贫血及全身衰竭死亡。查体可能发现肝大及肿大而有触痛的胆囊。

根据典型的临床症状及外伤史,可提供诊断依据。在诊断有困难的病人,可作一些特殊检查:胃肠钡餐X线检查可除外由食管下端曲张静脉破裂及溃疡病引起的出血;肝脏超声检查可发现肝内有占位性病变及液性暗区;CT及肝核素扫描均显示占位性病变;选择性肝动脉造影可显示动脉瘤样改变或肝动脉-肝内胆管沟通。

【治疗】

对外伤性胆道出血需要准确定位,在有条件的情况下,首选的方法是行经皮选择性肝动脉造影,当发现出血的来源后,便可经导管堵塞出血的血管,可收到立即止血的效果。在一般情况下,当不具备选择性肝动脉栓塞术条件而有大量出血时,应行手术治疗,在控制入肝血流后,切开肝脏血肿,清除其中血凝块,结扎出血血管;对位置较深的血肿,可结扎该肝叶动脉,当血肿较大而壁厚时,可做肝部分切除或肝叶切除连同该血肿腔。

二、感染性胆道出血

由各种原因所致的胆道感染是国内所见的胆道出血的主要原因,约占所有的胆道出血病例的87%,其中以继发于胆道蛔虫最为常见,其次为胆管结石,特别是肝内胆管结石。在国内,出血来自肝内者占94%,来自肝外胆道者占很少数。

胆道蛔虫引起的胆道出血,多发生于病程的晚期,有严重的化脓性胆管炎或多发性肝脓肿等并发症。综合国内222例感染性胆道出血,其中由胆道蛔虫引起者95例,占42%。胆石症引起的胆道出血者,多合并有急性化脓性胆管炎,故结石多属于原发性胆管结石或肝内胆管结石。

肝内胆管出血:肝内胆管与其伴行的肝动脉及门静脉分支的关系比较密切,特别是肝动脉的分支,而且肝动脉的压力高,所以肝内胆管出血多是来自肝动脉支的破溃出血。感染性肝内胆管出血有三种主要的病理类型：

1.肝胆管溃疡型　当急性化脓性胆管炎时,在肝胆管黏膜表面形成多数性溃疡,特别是多发生在梗阻的上方、结石的压迫部位、化脓性感染较重的部位,其中一些溃疡较深,可穿透胆管壁并引起伴行的血管壁损害而溃破,特别是压力较高的肝动脉分支。当肝动脉支破溃向胆管内出血时,由于压力突然升高,引起胆管的强烈痉挛,血液在胆管内积存并凝固,因而可以在肝内胆管腔内形成一由纤维蛋白及血凝块所构成的假性动脉瘤的囊状结构,在选择性肝动脉造影时,可以显示假性动脉瘤的位置;手术时,亦常可以发现假性动脉瘤囊与一伴行肝动脉支的侧壁破口相通,有时,亦可能与一门静脉分支相通。

2.肝脓肿型　晚期的多发性胆管源性肝脓肿,脓肿间的肝组织被破坏,邻近的肝胆管和血管被侵犯而破溃出血。

3.急性弥漫性肝胆管炎型　化脓性肝胆管炎及胆管周围炎可在汇管区形成多数性小脓肿,在某些区域,由于肝组织坏死液化而发生多个肝胆管血管瘘,广泛的小血管出血汇集而成大量出血,病人常合并有革兰阴性杆菌败血症。

肝外胆管出血:由急性胆囊炎引起的胆道出血症比较少见,常由于胆囊黏膜的炎症及溃疡形成,或由于血管病变的原因,但急性胆囊炎时的隐性胃肠道出血并非很少见。胆囊内充满血液或血凝块并不一定表示出血来源于胆囊,因为在肝内或肝外胆管出血时,胆囊亦经常被动性地充满血液。

由于肝外胆管与肝十二指肠韧带上肝动脉及门静脉的关系不像肝内胆管那样密切,所以来源于肝外胆管的出血不像肝内胆管出血那样常见,但是,在化脓性胆管炎、胆道蛔虫症、胆总管手术后等情况下,胆管黏膜上的深穿透性溃疡,亦可引起伴行肝动脉的破溃及大量出血。出血部位多在肝总管的后壁,该处肝右动脉从左向右横过肝总管的后方,有时,出血亦可来自胆总管后方的异位肝右动脉支或门后动脉。

【症状】

感染性胆道出血多发生在有严重的胆道感染或胆道蛔虫症的基础上,病人突然发生上腹部绞痛,随而发生上消化道大量出血,出血虽然经过处理后可以暂时停止,但经数天至两周的时间,出血又复发,由于感染及出血,病人的情况迅速严重恶化,不少病人可并发多发性胆管源性肝脓肿。

【治疗】

经皮选择性肝动脉造影及栓塞术是首选的治疗方法,特别是对病情危重、手术后胆道出血的病人,因为此种情况下施行手术的危险性较大,技术上亦较困难。

感染性胆道出血病人,需要在较短时间的准备之后,即行手术治疗,以治疗胆道感染及控制出血。目前常用的控制出血的方法有:①结扎出血的肝叶肝动脉支或当定位征不够明确时,亦可结扎肝固有动脉;②肝叶或肝部分切除术。通过经皮肤的选择性肝动脉造影了解出血的部位,同时可经动脉插管作该肝动脉支栓塞术,但此方法需要复杂的设备和熟练的技术,同时不能处理胆道的病变,因而使用上有限制。对于肝外胆道出血,手术可以查清出血的来源,若出血来自胆囊,应行胆囊切除术;若出血来自肝动脉,则应切除或结扎该破溃的肝动脉支,单纯缝合胆管黏膜面上的溃疡,一般不能达到止血目的,很快又再溃破出血。手术时应同时处理胆道的病变,建立充分的胆道引流以控制感染。

感染性胆道出血手术时对肝内胆管出血来源的准确定位甚为重要,但有时较为困难。对带有胆管 T 形管引流的病人,通过逆行胆道造影,可表现为出血胆管的阻塞或不显影。术前选择性肝动脉造影可显示肝动脉支的假性动脉瘤或肝动脉肝内胆管瘘。若缺乏手术前的有关出血定位检查,手术中则需依靠对肝脏改变的检查及切开胆总管探查,最好能做手术台上肝动脉造影,多能显示出血的部位。

三、其他原因的胆道出血

其他一些较少见的原因亦可能引起胆道出血症及上消化道出血,并可成为临床鉴别诊断及治疗上的问题。肝穿刺活检、经皮肤肝穿刺胆管引流(PTCD)可引起伴行肝动脉或门静脉损伤及胆道出血。肝细胞性肝癌可穿破肝胆管,并向胆管内出血;胆管癌、肝海绵状血管瘤可引起胆道出血。肝动脉瘤发生于全身性动脉硬化症的基础上,可穿破至肝外胆管出血。胆道手术如肝内胆管结石的探查及取石、胆管切开部、胆总管肠道吻合、手术后逆行胆道造影时造影剂的刺激等,均可能是引起胆道出血的原因,治疗上应根据不同的原因进行处理。

（王立伟）

第五节　胆石症

一、流行病学

胆结石患病随年龄增长而增加,并且好发于女性。育龄妇女与同龄男性的患病比率超过 3∶1,而 70 岁以后则下降到 2∶1。妊娠、肥胖、西化的饮食、全胃肠外营养等因素可增加胆结石的患病风险。另外,人种因素亦与发病相关,如美国西部印第安人患病率超过 75%,是全球胆石最高发的人群。

1983—1985 年对我国 26 个省市 11342 例胆石患者调查显示,胆石的分布、类型与地域、饮食、职业、感染相关。在饮食习惯中,凡蛋白质、脂肪或糖类其中任何一类摄入多者,其胆囊结石或胆固醇结石发病率较高,而普通饮食或蔬菜吃得多得则胆管结石和胆色素结石增高。城市胆道结石为(3~5)∶1,农村为 15∶1。职业中职员胆囊结石接近 70%,胆管为 20%;工人中胆囊结石接近 60%,胆管为 30%;农民中胆囊结石仅 25%,胆管占 65%。胆固醇结石 73% 在胆囊,17% 在肝内外胆管;胆色素结石 62% 在肝内外胆管,27% 在胆囊。在美国,有 10%~20% 的男子和 20%~40% 的女子患胆石症,后者每年造成约 10000 人死亡。因与胆石有关的疾病而每年都有 50 多万人的胆囊被切除,其费用超过 60 亿美元。

二、病因及病理生理

胆道结石形成的一般规律包括胆汁成分的析出、沉淀、成核及积聚增长等基本过程。其发病机制包括几种要素,首先,胆汁中的胆固醇或钙必须超饱和;其次,溶质必须从溶液中成核并呈固体结晶状而沉淀;再次,结晶体必须聚集和融合以形成结石,结晶物在遍布于胆囊壁的黏液,凝胶里增长和集结,胆囊排空受损害有利于胆结石形成。

胆固醇结石——胆固醇结石形成的基础为胆汁中胆固醇、胆汁酸以及卵磷脂等成分的比例失调,导致胆汁中的胆固醇呈过饱和状态而发生成晶、析出、结聚、成石。大部分胆汁中的胆固醇来源于肝细胞的生物合成,而不是饮食中胆固醇的分泌。胆固醇结石的形成,主要是由于肝细胞合成的胆汁中胆固醇处于过饱和状态,以及胆汁中的蛋白质促胆固醇晶体成核作用,另外的因素则应归因于胆囊运动功能损害,它们共同作用,致使胆汁淤滞,促发胆石形成。此外,目前还有一些研究显示,胆囊前列腺素合成的变化和胆汁中钙离子浓度的过高也可能促发胆石形成。在部分患者中,胆石形成的前提条件是胆泥生成。所谓胆泥,是由含胆固醇晶体的黏滞的糖蛋白组成。这种胆泥在超声下可以查见,并且可能是胆绞痛、胰腺炎或胆管炎患者进行辅助检查所能发现的唯一异常处。

胆色素结石——包括黑色结石和棕色结石两种。黑色结石主要在患有肝硬化或慢性溶血性疾病患者的胆囊内形成,而棕色结石则既可在胆囊,又可在胆道内形成。细菌感染是原发性胆管结石形成的主要原因。原发性胆管结石在亚洲十分常见,感染源可能归咎于寄生虫如华支睾吸虫或其他不太清楚的病因。

造成胆结石"重女轻男"的主要原因可能如下。

1.喜静少动　许多女性尤其是中年女性,往往待在家里的时间多,运动和体力劳动少,天长日久其胆囊肌的收缩力必然下降,胆汁排空延迟,容易造成胆汁淤积,胆固醇结晶析出,为形成胆结石创造了条件。另外由于女性身体中雌激素水平高,会影响肝内葡萄糖醛酸胆红素的形成,使非结合胆红素增高,而雌激素又影响胆囊排空,引起胆汁淤滞,促发结石形成。绝经后用雌激素者,胆结石发病率明显增多。

2.体质肥胖　许多女性平时爱吃高脂肪、高糖类、高胆固醇的饮品或零食,这一嗜好的直接成果就是身体发福,而肥胖是患胆结石的重要基础。研究表明,体重超过正常标准15%以上的人,胆结石发病率比正常人高5倍。40岁以上体胖女性,是胆结石最高发人群,此时,女性雌激素会使得胆固醇更多地聚集在胆汁中。

3.不吃早餐　现代女性中不吃早餐的恐怕要比吃早餐的多,而长期不吃早餐会使胆汁浓度增加,有利于细菌繁殖,容易促进胆结石的形成。如果坚持吃早餐,可促进部分胆汁流出,降低一夜所贮存胆汁的黏稠度,降低患胆结石的危险。

4.多次妊娠　女性在妊娠期间胆道功能容易出现紊乱,造成平滑肌收缩乏力,使胆囊内胆汁潴留,加之妊娠期血中胆固醇相对增高,容易发生沉淀,形成胆结石的机会则大大增加,而多产妇女发病率则更高。

5.餐后零食　现在我国很多家庭可以见到这样的情形,一家人吃完晚饭后,悠闲地坐在沙发上,边吃零食边聊天边看电视。这种餐后坐着吃零食的习惯可能是我国胆结石发病率逐高的原因之一。当人呈一种蜷曲体位时,腹腔内压增大,胃肠道蠕动受限,不利于食物的消化吸收和胆汁排泄,饭后久坐妨碍胆汁酸的重吸收,致胆汁中胆固醇与胆汁酸比例失调,胆固醇易沉积下来。

6.肝硬化者　这与肝硬化病人身体中对雌激素灭活功能降低有关,身体中雌激素灭活功能降低,则雌激素水平较高,加上肝硬化病胆囊收缩功能低下、胆囊排空不畅、胆道静脉曲张、血中胆红素升高等多种因素可造成胆结石。

7.遗传因素　遗传因子在明确胆结石危险性方面显然起着重要作用。胆结石在胆固醇胆石症患者的近亲中更经常产生。美国西南部的当地美国人患胆固醇胆石症的危险性很大(＞80%),这一点似乎包含一种遗传因素。

三、临床表现

(一)胆囊结石

有急性发作史的胆囊结石,一般根据临床表现不难作出诊断。但如无急性发作史,诊断则主要依靠辅助检查。B超检查能正确诊断胆囊结石,显示胆囊内光团及其后方的声影,诊断正确率可达95%。口服胆囊造影可示胆囊内结石影。在十二指肠引流术中所取得的胆囊胆汁中(即B胆汁),发现胆沙或胆固醇结晶,有助于诊断。

胆囊结石的症状取决于结石的大小和部位,以及有无阻塞和炎症等。约有50%的胆囊结石病人终身无症状,即所谓隐性结石。较大的胆囊结石可引起中上腹或右上腹闷胀不适,嗳气和厌食油腻食物等消化不良症状。较小的结石每于饱餐、进食油腻食物后,或夜间平卧后结石阻塞胆囊管而引起胆绞痛和急性胆囊炎。由于胆囊的收缩,较小的结石有可能通过胆囊管进入胆总管而发生梗阻性黄疸,然后部分结石又可由胆道排入十二指肠,部分结石则停留在胆管内成为继发性胆管结石。结石亦可长期梗阻胆囊管而不发生感染,仅形成胆囊积水,此时便可触及无明显压痛的肿大胆囊。胆囊结石在无感染时,一般无特殊体征或仅有右上腹轻度压痛。但当有急性感染时,可出现中上腹及右上腹压痛、肌紧张,有时还可扪及肿大而压痛明显的胆囊。墨菲征常阳性。

(二)肝胆管结石

肝胆管结石是指肝内胆管系统产生结石,所以,又称肝内胆管结石。常与肝外胆管结石合并存在,但也有单纯的肝内胆管结石,又称真性肝内结石症。近年来,肝内胆管结石的病例越来越多,在国内报道的474例经手术证实的胆石病中,这种结石占15.4%。多数伴有胆总管结石。结石的分类多属胆红素结石。

肝胆管结石多有黄绿色块状或"泥沙样"结石的成分,多为胆红素钙。结石中心常可找到蛔虫卵,所以有的医师认为肝胆管结石系由胆道蛔虫、细菌感染致胆管阻塞所致。

肝胆管结石以左叶肝管居多,肝左外叶上、下段肝胆管汇合处的胆管略为膨大、结石多停留在该处,右侧肝胆管结石多见于右后叶胆管内。临床特点多表现为:

1.患者年龄较胆囊结石患者为轻,部分病人与肝内胆管先天的异常有关。患者常自幼年即有腹痛、发冷、发热、黄疸反复发作的病史。

2.对肝功能有损害,而胆囊功能可能正常。反复发作期可出现多种肝功能异常,间歇期碱性磷酸酶上升;久病不愈可致肝叶分段发生萎缩和肝纤维化。

3.腹痛、黄疸、发热是主症,但很少发生典型的剧烈的绞痛。

4.并发症多且较严重。较常见的有化脓性肝内胆管炎、肝脓肿、胆道出血等。

5.胆造影可显示肝内胆管扩张而无肝外胆管扩张,肝管内有小透亮区。

四、诊断

1.超声检查。

2.口服或静脉胆囊造影。

3.计算机断层扫描(CT)。

4.经内镜逆行胆胰管造影术(ERCP)。

5.经皮肝穿刺胆道造影(PTC)。

6.超声内镜(EUS)。

7.磁共振胆管成像 MRCP。

8.螺旋 CT 胆管成像。

9.放射性核素扫描。

五、鉴别诊断

1.肝疾病　如病毒性肝炎、肝硬化等。

2.胃肠道疾病　如胃肠道功能紊乱、消化性溃疡、位置高的阑尾炎及右侧结肠疾病等。

3.胆道疾病　如胆道功能失调、胆囊肿瘤、胆囊息肉样病变及胆道寄生虫等。

4.其他　如右侧肾盂肾炎,带状疱疹及神经根炎等。

六、并发症

胆结石可能会癌变。胆结石是胆囊癌发病诱因。胆囊长期受慢性炎症和胆结石内胆酸、胆碱的刺激,容易使胆囊黏膜发生癌变。由于胆囊癌患者往往都有胆结石,因此诊断时经常误诊。

胆管内的恶性肿瘤(胆管癌)可沿着胆管树发生在任何部位,发病高峰年龄在 60~65 岁,主要表现为黄疸、偶尔伴有疼痛和体重丢失。胆管癌的危险因素包括华支睾吸虫、先天性胆管囊性扩张症、硬化性胆管炎、溃疡性结肠炎。胆囊癌的临床表现和诊断与胆囊炎相似,常在胆囊切除时偶然发现,90％胆囊癌是腺癌。一年生存率仅 14％。

80％~90％胆囊癌伴胆石,胆囊癌的危险因素大多与胆结石的相同。美洲土著的一些人群有遗传倾向,他们在较年轻时发生胆结石的频率就很高,胆囊癌在他们当中的发病率为普通人群的 5~10 倍。胆结石的持续时间及严重程度与胆囊癌的危险因素有关。胆囊癌尤其与大结石(直径＞3cm)或有慢性炎症的胆囊壁的钙化(瓷胆囊)有关,这些发现因此被许多专家认为是胆囊切除术的指征,即使是无症状的患者也可行胆囊切除术。然而,由于胆囊腺癌在胆结石病人中的发生率小于 1/1000,因此目前对胆囊癌的预防在大多数患有无症状胆石的病人。

此外,胆结石还可出现继发性胆管结石和继发性感染。

七、预防

饮食调控是防止胆石症、胆囊癌发生的最理想预防方法。预防胆结石应注意饮食调节,膳食要多样,此外,生冷、油腻、高蛋白、刺激性食物及烈酒等易助湿生热,使胆汁淤积,也应该少食。富含维生素 A 和维生素 C 的蔬菜和水果、鱼类及海产类食物则有助于清胆利湿、溶解结石,应该多吃。

1.多喝水,不憋尿　不要憋尿,多喝多尿有助于细菌、致癌物质和易结石物质快速排出体外,减轻肾脏和膀胱受害的机会。

2.少喝啤酒　有人认为啤酒能利尿,可防止尿结石的发生。其实,酿啤酒的麦芽汁中含有钙、草酸、鸟核苷酸和嘌呤核苷酸等酸性物质,他们相互所用,可使人体内的尿酸增加,成为肾结石的重要诱因。

3.肉类、动物内脏要少吃　控制肉类和动物内脏的摄入量,因为肉类代谢产生尿酸,动物内脏是高嘌呤食物,分解代谢也会产生高血尿酸,而尿酸是形成结石的成分。因此,日常饮食应以素食为主,多食含纤维素丰富的食品。

4.少吃食盐　太咸的饮食会加重肾的工作负担,而盐和钙在体内具有协同作用,并可以干扰预防和治疗肾结石药物的代谢过程。食盐每天的摄入量应＜5g。

5.慎食菠菜　据统计,90％以上的结石都含钙,而草酸钙结石者约占 87.5％。如果食物中草酸盐摄入量过多,尿液中的草酸钙又处于过饱和状态,多余的草酸钙晶体就可能从尿中析出而形成结石。在食物中,含草酸盐最高的是菠菜,故应慎食菠菜。

6.睡前别喝牛奶　由于牛奶中含钙较多,而结石中大部分都含有钙盐。结石形成的最危险因素是钙在尿中浓度短时间突然增高。饮牛奶后 2~3h,正是钙通过肾排除的高峰,如此时正处于睡眠状态,尿液浓缩,钙通过肾较多,故易形成结石。

7.不宜多吃糖 服糖后尿中的钙离子浓度、草酸及尿的酸度均会增加，尿酸度增加，可使尿酸钙、草酸钙易于沉淀，促使结石形成。

8.晚餐早吃 人的排钙高峰期常在进餐后 4～5h，若晚餐过晚，当排钙高峰期到来时，人已上床入睡，尿液便潴留在输尿管、膀胱、尿道等尿路中，不能及时排出体外，致使尿中钙不断增加，容易沉积下来形成小晶体，久而久之，逐渐扩大形成结石。

9.多吃蔬菜和水果 蔬菜和水果含维生素 B_1 及维生素 C，它们在体内最后代谢产物是碱性的，尿酸在碱性尿内易于溶解，故有利于治疗和预防结石。

10.减少蛋白质的摄入 有研究表明高蛋白饮食可增加尿结石的发病率。因此节制食物中的蛋白质，特别是动物蛋白质，对所有结石患者都是有益的。

八、治疗

（一）胆结石的非手术疗法

1.溶石疗法（口服胆酸等药物溶石） 形成胆囊结石的主要机制是胆汁理化成分的改变，胆汁酸池的缩小和胆固醇浓度的升高。通过实验发现予口服鹅去氧胆酸后，胆汁酸池便能扩大，肝分泌胆固醇减少，从而可使胆囊内胆汁中胆固醇转为非饱和状态，胆囊内胆固醇结石有可能得到溶解消失。1972 年，Danjinger 首先应用鹅去氧胆酸成功地使 4 例胆囊胆固醇结石溶解消失。但此药对肝有一定的毒性反应，如谷丙转氨酶有升高等，并可刺激结肠引起腹泻。

目前溶石治疗的药物主要是鹅去氧胆酸和其衍生物熊去氧胆酸。治疗适应证：①胆囊结石直径在 2cm 以下；②胆囊结石为含钙少的 X 线能透过的结石；③胆囊管通畅，即口服胆囊造影片上能显示有功能的胆囊；④病人的肝功能正常；⑤无明显的慢性腹泻史。治疗剂量为每日 15mg/g，疗程为 6～24 个月。溶解结石的有效率一般为 30%～70%。治疗期间每半年做 B 超或口服胆囊造影 1 次，以了解结石的溶解情况。由于此种溶石治疗的药物价值昂贵，且有一定的副作用和毒性反应，又必须终身服药，如停药后 3 个月，胆汁中胆固醇又将重新变为过饱和状态，结石便将复发，据统计 3 年复发率可达 25%，目前此种溶石治疗还有一定的限制。此外，一些新的药物，如 Rowachol，甲硝唑也有一定的溶石作用。苯巴比妥与鹅去氧胆酸联合应用常能增加溶石效果。1985 年更有人报道应用经皮肝穿刺胆囊插管注入辛酸甘油单脂或甲基叔丁醚，直接在胆囊内溶石，取得一定的疗效。

2.接触溶石 经 PTC 注入辛酸甘油单酯等药物溶石。

3.体外冲击波震波碎石（ESWL） 1984 年 Lauerbwch 首先采用体外冲击波治疗胆石症（简称 ESWL）。常用的震波碎石机为 EDAPLT-01 型，该机由镶嵌在一个抛物面圆盘上的 320 枚压电晶体，同步发出震波，形成宽 4mm、长 75mm 的聚集区，声压为 $9×107PZ$。一般采用 1.25～2.5/s 的冲击频率，100% 的治疗功率，历时 60～75min，胆囊内结石便可粉碎。此外，还采用 B 型超声实时成像，对结石定位，并监控碎石的过程。

用震波碎石方法治疗胆囊结石的主要适应证为胆囊内胆固醇结石，口服胆囊造影显示为阴性结石，结石直径在 12～15mm 者不超过 3 枚，直径在 15～20mm 者仅 1 枚，并要求有一个正常的胆囊收缩功能。某医院已应用 EDAP-LT-01 型震波碎石机治疗 687 例胆囊结石病例，结石粉碎率为 98%。震波治疗后 1、2、3、4 和 6 个月胆囊结石的消失率分别为 27%、33%、40%、45% 和 50%。治疗后的副作用轻微，如右上腹隐痛不适（45%）、胆绞痛（16%）和乏力等，未发现肝、胆、胰和胃肠道等脏器损害的并发症。

为提高结石粉碎后的消失率，在震波前后服用熊去氧胆酸（UDCA）8mg/（kg·d），以达到碎石和溶石的协同作用。结石消失后为巩固疗效,可继续服用半年。此法安全有效,仍有约11.2%结石复发率,治疗费用昂贵,治疗适应范围严格,均属不足之处。

4.体内接触碎石　经胆道镜置入液电碎石机、激光等能源接触碎石。

5.经内镜微创手术取石碎石

6.中医药溶石碎石促排石

(二)胆结石的手术疗法

胆囊切除术是治疗胆囊结石的根本有效方法。对有症状的胆囊良性病变,只要无手术禁忌证,应及时手术治疗。手术方法可分为两类。

1.传统胆囊切除术　将有结石的胆囊切除,为治疗胆囊炎胆结石的经典术式。在胆囊切除的同时如有下列情况之一者,应同时进行胆总管探查术:①胆囊结石合并既往或(和)现在有梗阻性黄疸者。②影像学检查发现胆总管结石或扩张者。③术中扪及胆总管内有结石、蛔虫或其他异物者。④术中发现胆管壁增厚,管腔扩张>1.5cm者。⑤胆管穿刺抽出脓性胆汁或胆汁内有泥沙样颗粒。⑥胰腺有慢性炎变且不能排除胆管内病变者。

2.电视腹腔镜胆囊切除术　近年来广泛用于临床的新技术。该手术具有创伤小、手术时间短、痛苦小、恢复快、术后基本无切口瘢痕等特点。

(吴纯东)

第六节　胆囊息肉样病变

胆囊息肉样变是一个基于影像学的形态学诊断名词,是指一类表现为胆囊黏膜向腔内突起的局限性病变的总称,又称为胆囊隆起样病变、胆囊瘤样病变等。包括肿瘤性或非肿瘤性、良性或恶性病变。胆囊息肉样病变的症状无特异性,所以胆囊息肉样病变发现一般比较偶然,一般在健康查体时被发现。随着影像学设备的发展,如超声、超声内镜、CT和MRI等提高了胆囊息肉样病变检出率,一般认为3%～10%。

大多数胆囊息肉样病变为良性,只有部分发生恶变。胆囊癌在进展期就算行根治性切除效果也不佳,早期诊断和早期治疗对生存期很重要。但因此对胆囊息肉均行胆囊切除术,除了近期的手术并发症如胆管损伤、出血外,还有远期的消化功能差、增加结肠癌发生率。所以进一步研究和了解其临床、病理影像学特点以及恶变的危险因素,对于建立合适的治疗方案是十分必要的。

【流行病学】

但是由于命名和分类上的差异,其发病率各家的报道差异都较大。丹麦和日本的流行病学资料表明PLG的发病率为3%～6%,而我国为4.5%～8.7%。Shinchi等研究了2739例退役士兵,发现胆囊息肉样病变143例(5.3%),同时他还调查是否合并结石、吸烟、饮酒、葡萄糖耐量、体重指数、血脂等危险因子,结果除吸烟与胆囊息肉样病变呈负相关外,其余参数均与PLG无相关性。Segawa调查发现男性胆囊息肉样病变与肥胖指数呈正相关,其发病率与肥胖指数的曲线一致,但是女性却无此相关性。我国2002～2005年的健康体检人员中胆囊息肉样病变的发病率高达10.24%,调查者认为目前生活水平提高、饮食结构不合理及环境污染等因素导致了胆囊息肉样病变发生率的提高。

胆固醇息肉是PLG最常见的类型(46%～70%),一些学者报道PLG恶性变的发生率为0～27%。Csendes等研究27例直径<10mm的胆囊息肉样病变病人,随访一段时间后行手术治疗,并没有发生恶性变。Terzi等人研究100例胆囊息肉样病变病人,其癌变发生率为26%。Kubota,研究72例胆囊息肉样病

变病人,其癌变发生率为22%。

【病因】

胆固醇息肉是由于肝对胆固醇脂质代谢失调导致胆固醇大量沉积在胆囊壁固有层,隆起突入胆囊腔且上覆正常的黏膜上皮而形成。胆囊腺瘤目前普遍认为此是胆囊癌前期的病变,常与慢性炎症和结石有关。胆囊腺肌增生病是以黏膜上皮和肌层增生为主的胆囊良性病变,可局限在胆囊底部或远侧半段,也可侵犯整个胆囊。本病可能是在胚胎期胆囊芽囊化不全的基础上发展而成;也可能系胆囊上皮和平滑肌增生致使胆囊腔闭塞所致。腺瘤样增生往往由胆囊的慢性炎症引起,又称为增生性的息肉。

【分类】

由于该类疾病所包含的病种较多,常见的分类方法也较多,临床上较为实用的是三分类法。

1.胆固醇性息肉(CPs)　占胆囊息肉样病变的50%以上。类息肉的超声检查特征是:①大多数息肉直径<10mm,但也有文献报道一例位于胆囊底部的直径3cm的胆固醇性息肉,为迄今报道的最大的胆固醇性息肉;②胆囊任何部位均可发生,多见于胆囊体部,可见细小的蒂;③多发为主。

2.良性非胆固醇性息肉样病变(NCPs)　占胆囊息肉样病变的40%。此类病变病种繁多,部分为癌前病变。它包括除胆固醇性息肉和息肉型早期胆囊癌以外所有其他的胆囊息肉样病变。主要有腺瘤、腺肌瘤、炎性息肉、腺瘤样增生以及少见的平滑肌瘤、脂肪瘤、纤维瘤、血管瘤、神经纤维瘤、纤维脂肪瘤、肝胰组织异位等。

3.息肉型早期胆囊癌(eGBC)　占胆囊息肉样病变的1%~10%,可分为乳头型和结节型,以腺癌多见。超声检查特征为瘤体>10mm、尤其>15mm者更应注意,多位于胆囊颈部,单发,50%的病例可伴有结石。

【诊断】

(一)症状与体征

多数无特异性,往往无临床症状或临床症状轻微,只有少数人有右上腹或上腹部不适、隐痛或伴有消化道症状。目前诊断主要依靠影像学检查,由于胆囊息肉样病变中良性恶性混杂,术前能够明确诊断病变的性质尤为重要。

(二)影像学检查

1.超声检查　根据超声所见可分四型,Ⅰ型:呈米粒状或桑椹状,且呈均匀强回声,多为胆醇性息肉;Ⅱ型:呈单个或分支状乳头样实质回声的病变,多为胆固醇性息肉,但有时也可为胆囊癌;Ⅲ型:呈罩样实质性回声,多为腺瘤,也可能是癌;Ⅳ型为不规则隆起实质性回声,恶性癌变的可能性极大,即使病灶较小,也应高度怀疑为恶性。

超声是诊断胆囊息肉样病变的首选检查,可以了解病变的大小、形态、所在部位以及数量,对明确诊断有重要的指导意义。①病变的大小:Terzi等研究发现,良性胆囊息肉的直径多数<5mm。临床上直径<5mm的胆囊息肉样病变多为胆固醇性息肉、腺肌瘤样病变和炎性息肉,胆囊癌的可能性较小。Csendes等甚至认为直径<10mm的胆囊息肉样病变不发生癌变。直径>10mm的病变,尤其是>15mm者,恶性的可能性极大,应予高度重视。②病变的形态:Ⅰ、Ⅱ型多属于良性;Ⅲ、Ⅳ型多属于恶性,需要高度重视。③病变的部位:多数病变位于胆囊体部的肝床侧,其次为胆囊颈部及体部的游离侧,胆囊底部很少发生。对发生于胆囊体部肝床侧的腺瘤和腺肌瘤样变,由于有恶变的可能,在诊断和治疗上应引起足够的重视。④病变的数量:通常多发性病变良性的可能性大,单发性病变恶性的可能性大。但在临床上很难单纯依靠病变的数量来判定病变的性质,需要综合多方面的因素进行判断。

彩色多普勒血流显像(CDFI)有学者对69例胆囊息肉样病变采用B-US和CDFI检查与手术切除标本

的病理检查对照,分析显示 B-US 声像图特点对胆囊息肉样病变的筛选起着重要的作用,但对直径＞15mm 的恶性肿瘤的诊断和鉴别诊断,有一定的局限性;而 CDFI 检查能够显示病变部位的血流情况,CDFI 血流分级情况程度 2～3 级者,显示恶性肿瘤(81.82%),结合声像图特征,可为早期胆囊癌的诊断提供重要依据。

2.内镜超声检查(EUS)　EUS 清楚分辨胆囊息肉样病变的内部结构,可以分辨胆囊息肉样病变是否有蒂以及与胆囊壁的关系。胆固醇息肉的特点是呈有蒂的多数为颗粒状均匀强回声,在蒂附着部胆囊壁各层结构较清晰。胆囊癌的隆起样病变回声多不均匀,附着部胆囊黏膜紊乱或出现局部结构不清。腺肌瘤样病变常呈低回声。小的腺瘤仅限于胆囊壁的第一层隆起。Sugiyama 等认为,EUS 的诊断比超声更准确。其报道 194 例胆囊息肉样病变中,EUS 判断的非肿瘤病变 136 例,经 2.6 年随访均未发现肿瘤;而超声判断的非肿瘤病变中则 13% 最后诊断为肿瘤。胆囊壁在超声检查为 1 层,而在 EUS 检查为 2 层,内层为无回声层,表示黏膜、肌层和浆膜下的纤维层;外层为完整的有回声区,提示为浆膜下的脂肪层。Echogenic 的定义为回声能力≥邻近胆囊壁,内层的回声方式有细小声点、声点聚集、微小囊肿及彗星尾征。如 EUS 检查证实既无细小声点与声点聚集,又无微小囊肿与慧性尾征时,即可诊断为胆囊肿瘤。但无法鉴别腺瘤与腺癌,除非后者已有肝浸润。如为无蒂的病变,则强烈提示为癌肿。另外,EUS 判断直径＜20mm 的息肉样癌的浸润深度时,也常有困难。组织学研究发现,一个细小声点表示一群含胆固醇泡沫的组织细胞,而无回声区则为腺上皮增生。微小囊肿与彗星尾征则分别为罗—阿窦增生和胆囊壁内结石所致。

3.CT　CT 检查可以明确肝内浸润和淋巴结转移等情况,但对微小隆起样病变的诊断意义不大。Gouma 对比 CT 及增强 CT 对 PLG 的诊断率,31 例 PLG 经增强 CT 检查均正确诊断,而 CT 检查仅发现 14 例(45%)。因此认为,凡 CT 已能发现的 PLG 及增强 CT 发现的无蒂 PLG,均应诊断为肿瘤性息肉。有蒂与无蒂鉴别诊断意义很大,20 例有蒂 PLG 中 6 例为肿瘤(30%),而 11 例无蒂 PLG 中 10 例为肿瘤(91%)。增强 CT 诊断肿瘤性 PLG 的敏感性为 88%、特异性为 87%、阳性预测率为 88%、阴性预测率为 87%、总准确率为 87%。其结论为增强 CT 能鉴别肿瘤与非肿瘤性 PLG,能可靠地筛选出应予手术切除的肿瘤性病变。

CT 仿真内镜比彩色超声可更精确显示息肉的三维形态,并可在三维空间以任何角度进行观察,对息肉病变的大小、形态、部位等显示的结果与彩超检查及手术病理检查的结果具有良好的对应性。

4.X 线检查　口服胆囊造影剂可进一步证实超声所见。胆囊穿刺造影虽可清晰观察到胆囊内部病变的形态、位置及其与胆囊壁的关系,并可测定胆囊内癌胚抗原及乳酸脱氢酶等肿瘤标记物含量,以及进行细胞学检查等,对鉴别诊断有意义。但因其有并发症的危险,故应用范围较小。血管造影可发现胆囊癌肝浸润或肝门静脉受累情况,对诊断和治疗方针的确立有参考意义。

【治疗】

对于胆囊息肉样病变的治疗应从多方面进行综合考虑、分析。胆囊除了具有浓缩、收缩和调节缓冲胆道压力的作用外,还是一个复杂的化学和免疫功能器官,是维护人体正常生理功能的一个十分重要的消化器官。

(一)外科手术及个体化原则

外科手术原则应基于以下两点:①良性病变解除临床症状;②早期发现恶性病变或防止恶变倾向。

对于 PLG 患者应采取个体化治疗,主要从以下方面考虑:①息肉大小 5mm 者多为良性,＞10mm 者恶性可能性大。直径 10～13mm 倾向于腺瘤;＞13mm 考虑胆囊癌可能,尤其年龄＞50 岁者。②形状:乳头状多为良性,不规则状多为恶性;蒂细长明显者良性可能性大,粗大广基者恶性可能性大。③数目:多发者常为胆固醇息肉,单发者常为腺瘤或癌。④部位:体部恶性的息肉易浸润肝脏,应采取积极态度治疗。

⑤症状:有症状者考虑手术治疗。

目前,B超对胆囊息肉样病变的检出率高达92.8%,但尚不易在术前确定息肉的性质,不能可靠区分癌和其他非肿瘤性病变如胆固醇性息肉。考虑某些息肉有恶性变的可能,临床上多采用切除胆囊来治疗胆囊息肉样病变。近年研究发现,胆囊切除术后不仅可以引起胆囊功能消失、胆道压力紊乱、胆汁反流、脂肪泻、腹胀等消化不良症状,而且使大肠癌的发病率明显增加。因此,目前对胆囊息肉样病变的治疗一律采取胆囊切除术的观点,提出了新的看法和改进意见。

1.胆固醇性息肉　绝大多数病人无临床症状,而且胆囊功能良好。目前对该类病变的治疗趋势是:以非手术治疗为主,定期复查B超(3～6个月),动态观察病情变化。如出现下列情况需手术治疗①近期内息肉明显增大;②出现明显临床症状;③对诊断发生疑问;④合并胆囊结石。可行腹腔镜胆囊切除术(LC),因其具有创伤小、痛苦轻、恢复快、腹部瘢痕小等优点,现已在临床广泛应用。

2.良性非胆固醇性息肉样病变　根据病变性质而分别对待。胆囊腺瘤有较高癌变率,其癌变率在10%左右,且随着瘤体的增大而增高,是目前公认的癌前病变。一般认为腺瘤直径超过10mm时应考虑恶性变的可能。越来越多的证据表明,腺肌增生症也有潜在癌变的危险。因此,对这些病变,尤其是腺瘤,手术应采取积极的态度。对其他良性病变的病人,可密切观察或对症治疗。但对于年龄较大、症状明显、息肉直径超过10mm或合并有结石的病人,需积极手术治疗。

3.息肉型早期胆囊癌　研究显示,原发性胆囊癌尤其早期癌缺乏特异性临床症状,甚至无临床症状,与非肿瘤性息肉难以鉴别,易延误诊治,一旦出现腹痛、黄疸、胆囊区肿块则多属晚期,外科手术探查前能做出正确诊断者不足1/3,确诊时往往已属晚期,5年存活率不足5%,对转移性胆囊癌多种疗法均无效,是一种高度恶性肿瘤,一旦怀疑,即应限期行根治性胆囊切除术,而非传统的胆囊切除术。要将胆囊管上下的结缔组织与胆囊床上的纤维脂肪组织一并清除。术后根据具体情况给予化疗及跟踪随访。

总之,胆囊息肉样病变中的各类病变各具特点,并有相应的治疗方案。关键是如何在术前将它们区分开来,尤其是将良性与恶性区分开来,这对治疗至关重要。有学者经多因素分析判定的鉴别评分表有较好的参考价值。首先根据息肉大小、部位、年龄与有无胆石计算积分,积分>145分者恶性可能性大;<145分者则良性可能性大;之后在良性病变中根据息肉部位、大小、回声方式、数目及性别分出CPs与非CPs。

(二)术式的选择

需根据病变的性质、大小、部位及范围而定,一般可采取保留胆囊的息肉切除手术(很少用,目前尚有争议)、单纯胆囊切除术或扩大胆囊切除术。

1.保留胆囊的息肉切除手术　有学者认为对于①胆囊壁厚度<4mm;②病变直径<10mm;③胆囊造影显示胆囊功能完好者;④患者有强烈的保胆意愿。但开展这个手术时间较短,缺乏足够的临床经验和前瞻性研究,临床上实行受到一些限制。

2.单纯胆囊切除术　适合于胆囊腺瘤等良性病变及胆囊原位癌。通过超声诊断为良性者,或开腹后将可疑病变快速冷冻切片未发现癌迹象者,可行单纯胆囊切除术;对确诊为癌者,应根据其浸润深度,仅局限于胆囊黏膜或黏膜下层者,也可采用单纯胆囊切除术,疗效满意。

3.扩大胆囊切除术　经病理检查,发现病变已浸润至肌层或超过肌层到胆囊附近肝组织者,为提高手术治愈率和延长生存期,应考虑扩大的根治性胆囊切除术。进展期胆囊癌尽管行根治性手术,但是其预后仍然较差。早期诊断和早期治疗对胆囊癌的治疗十分重要。早期的胆囊癌其病变局限于肌层,通过单纯的胆囊切除术就能切除病变。腹腔镜胆囊切除术已经成为治疗胆囊结石的金标准,但是对于PLG患者是否有相同的疗效仍然有一定怀疑。一些报道发现那些事前未被诊断胆囊癌的患者腹腔镜胆囊切除术后有相当数量的病人发生了转移。但是也有一些学者有不同的看法。Kubota回顾分析了26例PLG病人,这些病人都行腹腔镜胆囊切除术,其中有 3 个病人被诊断为胆囊癌,这例病人病变都局限于黏膜层,没有淋巴结或血管侵犯。治疗这 3 个病人时,单纯的腹腔镜胆囊切除术已足够,不需要进一步治疗。Kim 回顾性分析腹腔镜胆囊切除术治疗胆囊癌,他认为腹腔镜胆囊切除术可以被尝试用来治疗早期的 PLG,但是每个切除的胆囊应该在手术过程中行冷冻病理切片检查,这个是十分必要的。如果病变是 T_{1a} 期,则单纯的胆囊切除已经足够,如果病变为 T_{1b} 或更进一步病变,则应该行根治性胆囊切除术。

【诊疗风险的防范】

对胆囊息肉样病变是否采取手术治疗,应该持审慎的态度,因胆囊息肉并不明显影响胆囊功能,故对处于观察期的胆囊息肉患者,仍应保留之,但应定期随诊。一个基本原则是:该做手术的一定尽快手术;不该手术的一定不要随便切除,避免无辜性胆囊切除;介于两者之间的就要定期随访观察。前些年,由于腹腔镜微创外科的发展,许多并不需要切除的胆囊遭到了切除,比如小的、多发的无症状的胆囊息肉,无症状的胆囊结石等。不过目前广大临床医生已经意识到这个问题,所以又有了保胆取石和保胆切除息肉的方法。

根据胆囊息肉样恶变可能性的高危因素提出下列指征:①单发病变,直径>10mm,蒂短或无蒂者,尤其是位于胆囊颈部或底部;②多发病变,伴有胆囊结石,有反复症状,年龄>60 岁;③多发病变,直径<10mm,无症状,年龄<50 岁,应间隔 3~6 个月随访检查,病变增大或形态有变化,直径>10mm,则应手术治疗;④多普勒彩超检查病变有丰富血供提示为恶性新生物;⑤囊息肉样病变,有明显症状且反复发作者。然而对于一些直径小的有症状的 PLG 病人是否应该行手术治疗至今仍然存在争论。

PLG 病人的症状有腹痛、呕吐、腹胀、厌油腻和消化不良等。一些文献报道,PLG 病人出现症状的概率可达 78%~93%,并且其同时伴有结石的比例为 27%~66%。Jone-Monahan 的报道显示 93.3%的 PLG 病人术后平均 6 个月就出现症状。观察发现恶性的胆囊息肉样病变与良性相比症状发生的明显较多。PLG 病人是否有症状表现并不是发生恶性变的危险因素。但是胆囊切除后部分可引起胆道和肠道生理功能紊乱,导致胆管结石、结肠癌发病率升高。胆汁反流性胃炎、胆囊切除后综合征的发生率有报道在10%以上。鉴于此,有学者提出对良性 PLG 采用切除息肉而保留功能正常囊的治疗方法,称为保留胆囊的息肉切除术。包括经腹腔镜胆囊一期切除缝合 B 超辅助经皮胆镜 PLG 摘除术、经皮胆囊镜 PLG 微波切除术和经皮 PLG 摘除术。但是决定此种手术前,须明确胆囊排空等功能正常,目前尚未获得广泛认可。

总之,对于胆囊息肉样病变的诊断要慎重,以避免胆囊癌的漏诊,治疗要权衡利弊,采取最适合患者的方式。

(王立伟)

第七节　胆囊癌

【流行病学】

胆囊癌是胆道系统最常见的恶性肿瘤。美国胆囊癌的年发病率约为 2.5/10 万人,约占消化道肿瘤的第 5 位,每年有 4000~6500 人死于胆囊癌。国内目前尚缺乏胆囊癌发病率的大宗流行病学调查资料。我国大陆原发性胆囊癌发病率占同期胆道疾病的 0.4%~3.8%。近 10~15 年来,我国不同地区胆囊癌患病情况调查显示该疾病的发病率呈上升趋势,占同期胆道疾病的比例也逐渐升高。根据我国 2004~2005 年度恶性肿瘤的死亡调查报告,胆囊癌在我国城市居民恶性肿瘤死亡率排序中已经占第 10 位,为 2.13/10 万人。男女构成比方面,国内外资料都表明胆囊癌患者女性明显多于男性;国外女性发病率是男性的 2.8 倍,我国男女发病之比为 1：2.54。发病年龄方面,我国大陆原发性胆囊癌的发病年龄分布在 25～87 岁,平均 57 岁,50 岁以上者占 70%～80%;发病高峰年龄段为 50～70 岁,尤以 60 岁左右居多。

【病因】

胆囊癌的病因及发病机制目前还未研究清楚。其发生被认为与以下的高危因素有一定关系。

1.胆结石　胆囊结石在胆囊癌的发病中起共同因素,这一观点已被大多数学者所认可,但目前仍缺乏直接证据证实胆囊结石是胆囊癌的直接病因。西方国家胆囊癌合并胆囊结石的比例较高,达 54.3%～100%;国内的资料显示 20%～82% 的胆囊癌病人合并有胆囊结石。反过来从胆结石的角度来看,其中有 1.5%～6.3% 合并胆囊癌。Lowenfels 等的研究发现,胆囊结石患者发生胆囊癌的风险比无胆囊结石者高 4～5 倍;并且胆囊结石的发病时间越早,其发生胆囊癌的风险越高。胆囊癌的发生不仅与有无胆囊结石有关,据报道还与胆囊结石的大小、数目、重量及体积有关。结石＞3cm 者患胆囊癌的相对危险度比结石直径 1cm 者显著升高。胆囊结石引起胆囊癌的发病机制尚不十分清楚。病理学研究发现,胆囊结石的长期慢性刺激可以导致胆囊黏膜发生从炎性增生到不典型增生最终至原位癌的演变,而且不典型增生病变与胆囊癌的位置相似,因而推测胆囊癌可能来自不典型增生。但是,也有一些研究显部分国家虽然报道的胆囊结石发病率较高,但胆囊癌的发病率却相对较低,并不支持胆囊结石与胆囊癌相关的这一观点。此外,也有研究表明结石大小与胆囊癌的发病风险并无关系。将外源性胆囊结石植入胆囊的动物实验并不能导致胆囊癌变。因此,胆囊结石与胆囊癌之间的确切关系还有待于进一步的深入研究。

Mirizzi 综合征是胆囊结石的一种少见并发症,由于胆囊管或胆囊颈部结石嵌顿或合并炎症导致了梗阻性黄疸和胆管炎。Mirizzi 综合征占整个胆囊切除术的 0.7%～1.4%。大多数学者认为胆囊结石可以引起胆囊黏膜持续性损害,并可导致胆囊壁溃疡和纤维化,上皮细胞对致癌物质的防御能力降低,加上胆汁长期淤积,有利于胆汁酸向增生性物质转化,可能是胆囊癌高发的原因,而 Mirizzi 综合征包含了上述所有的病理变化。多中心病例对照研究发现由于胆总管或胆囊管梗阻而发生胆汁进入小肠减少的病史是胆囊癌的一个重要的危险因素,相对危险度为 4.4,而 Mirrizi 综合征由于胆管的梗阻,恰恰会导致胆汁入肠的明显减少。

2.慢性胆囊炎　研究表明胆道肿瘤的发生与胆道的梗阻、感染,致使胆酸转化为更活跃的物质有关,如去氧胆酸和石胆酸是与芳香碳氢化合物致癌因素有关的物质。目前认为,细菌感染可能通过以下机制引起肿瘤的发生:①抑制宿主机体免疫应答反应,导致肿瘤发展;②促进宿主产生致癌物质;③有些细菌被动成为致瘤病毒的宿主,病毒在细菌内增殖并与细菌共同作用促进肿瘤的生成;④部分细菌可产生雌激素类物质,从而促进肿瘤的发生、发展。而在胆囊癌的发生过程中,可能是厌氧菌与需氧菌共同作用的结果。慢性胆囊炎常可引起胆囊钙化。胆囊钙化有两种类型——完全壁内钙化和选择性的黏膜钙化,钙化胆囊与发生胆囊癌的危险性增加有关,部分黏膜钙化的胆囊的胆囊癌的发生率约为 7%,发生胆囊癌的相对危险度为 13.89。因此,部分胆囊黏膜钙化是胆囊癌的危险因素,而完全壁内钙化尚未发现其与胆囊癌有显著的关系。

3.胆囊腺瘤　胆囊腺瘤多为有蒂、单发,目前被公认为是胆囊癌的癌前病变。一般认为其癌变率在 10% 左右。若合并胆囊结石则癌变的危险性增加。有学者提出以下病理学特征提示腺瘤是癌前病变:①组织学可见腺瘤向癌移行。②在腺癌组织中有腺瘤成分;随着腺瘤的增大,癌发生率明显增加。③病人的发病年龄从腺瘤到腺癌有递增的趋势。④良性肿瘤中有 94% 的肿瘤直径＜10mm,而恶性肿瘤中有 88% 的肿瘤直径＞10mm。⑤腺瘤或浸润癌病人以女性居多。胆囊腺瘤无论单发还是多发,都具有明显的癌变潜能。一般认为多发性、无蒂、直径＞1cm 的腺瘤和伴有结石的腺瘤以及病理类型为管状腺瘤者,癌变概率更大。

4.胆囊腺肌病　胆囊腺肌病是一种增生性疾病,病理上主要以胆囊黏膜和肌层的增生为特点,从而形成胆囊壁内憩室、囊肿和罗-阿窦增多。既往认为其无恶变可能,但近年来国外陆续有在胆囊腺肌增生症的基础上发生胆囊癌的报道。病理分型为基底型、弥漫型腺肌增生症或无腺肌增生症的病人中仅有 3.1% 发展成胆囊癌,节段型腺肌增生症的胆囊癌发生率显著高于非节段型腺肌增生症。因此胆囊腺肌增生症,尤其是节段型,目前已被认为是一种胆囊癌的癌前病变。

5.异常胆胰管连接　异常胆胰管连接(AJPBDS)是一种先天性疾病。主胰管和胆总管在十二指肠壁外汇合,由于结合部位过长及缺少括约肌而造成两个方向的反流,相应地引起了多种病理改变。AJPBDS病人胆系肿瘤高发的机制尚不清楚,近年来对 AJPBDS 病人的胆道上皮的基因改变研究甚多,结果发现AJPBDS病人胆胰混合液对胆道上皮细胞具有诱变性,胆囊黏膜上皮增殖活性增强且 K-ras 基因突变,使其遗传性质改变,最终发生癌变.并且在胆道上皮细胞形态学变化之前遗传物质已经发生变化。关于胰胆管合流异常引起胆囊癌的机制,目前最合理的解释是胰液的反流。胰液引起胆囊癌的机制,可能是由于胆汁中的卵磷脂被胰液中的磷酸酯酶 A_2 水解产生脱脂酸卵磷脂,后者有损害细胞膜的作用,它积聚在胆囊壁内刺激胆囊上皮,使上皮细胞发生变性、非典型增生以致癌变。

6.其他因素　胆囊癌的发生可能与伤寒、化学致癌物、女性激素、地域及人种和年龄等因素有关。流行病学资料显示,肥胖、高脂肪及热量饮食,以及体重指数超标,都被认为与胆囊癌的发生可能有关。

【病理】

1.大体分型　分为浸润型与结节型。浸润型较早累及周围组织,多为浸润型腺癌;而结节型肿块多突出于胆囊腔内。

2.好发部位　原发性胆囊癌多位于胆囊体部和颈部。

3.细胞分型　胰胆类型的腺癌占绝大多数,其次为乳头状腺癌,管状腺癌,黏液腺癌,未分化腺癌,鳞癌,腺鳞癌及印戒细胞癌。此外罕见情况下可见类癌及恶性淋巴瘤。按照国内常用分型,病理类型属腺癌者,鳞癌,腺鳞癌;按照美国文献分属腺癌,乳头状腺癌,未分化腺癌,液腺癌,印戒细胞癌,鳞癌,腺鳞癌。

【诊断】

（一）临床表现

1.胆囊癌早期没有典型的特异性的症状,因此很难做的早期诊断,而一些早期胆囊癌往往是在因为胆囊结石或慢性胆囊炎行手术切除术中或术后病理发现的(约 2%)。原发性胆囊癌早期无特异性症状和体征,患者常表现为胆囊或肝脏疾病的症状,甚至仅有胃病的临床表现,易于忽视。大多数病例以上腹部疼痛不适为主诉,继而发生黄疸、体重减轻等。故在临床上遇到有这些表现的患者时,应做进一步检查。

2.晚期胆囊癌的主要症状是右上腹疼、黄疸、右上腹包块及体重下降。黄疸主要发生于有肝十二指肠韧带处淋巴结转移及肝外胆管受阻塞的病人,此时病人往往已无法手术根治。对于因合并胆总管内结石梗阻的胆囊癌患者,在早期也可以出现黄疸。

3.胆囊癌的转移早而广泛。最常见的是引起肝外胆管梗阻、严重黄疸、肝功能衰竭及肝肾综合征。肝床面的胆囊癌常常较早侵犯肝,形成肝内占位性病变而不发生黄疸。胆囊癌常发生肝内广泛转移。

4.实验室检查,胆囊癌缺乏特异的血清肿瘤标记物。血清 CEA、CA19-9、CA125 等均可升高,其中以CA19-9 较为敏感,但无特异性。

5.影像检查

(1)超声:疑诊为胆囊癌时,首选超声检查。超声对于发现晚期胆囊癌有较高的敏感性,但对早期胆囊癌的诊断作用有限且对胆囊癌的分期不可靠。进展期胆囊癌在超声上可以表现为三种形式:①不均匀的、主要是低回声的肿物填充大部分或是完全占据胆囊腔,其间可以见到无回声的包裹性胆汁或是坏死液化灶;可发现胆囊结石、磁化胆囊或是肿瘤钙化形成的声影。此种表现占到所有胆囊癌的40%～65%。②局灶性或弥漫性的胆囊壁不对称性增厚,此种表现在20%～30%的胆囊癌病例上可以见到。③胆囊腔内息肉性病变,15%～25%的胆囊癌病例中见到这种表现。恶性息肉的直径往往＞1cm,并且有一个增厚的宽基。在超声上,息肉样肿物不随体位的改变而活动。

(2)CT及MRI:胆囊癌的表现与超声上的表现一样,分为三种类型。①胆囊内的大肿块几乎填充或是取代了胆囊腔,并且常常侵犯临近的肝组织,这一征象强烈提示为胆囊癌。在CT平扫上,胆囊癌常表现为低密度,在静脉注射造影剂后则有40%的病例表现为等于或高于肝实质的富血管灶的强化。早期动脉期时,大的原发性胆囊癌病灶周边可能会出现明显不规则强化,在静脉期及延迟期造影剂可能会滞留在胆囊癌的纤维间质成分中,这一点可以与肝中叶的原发性肝细胞癌的"早进早出"相鉴别。MRI上,T_1加权相胆囊癌常常表现为低强度或是等强度的信号,T_2加权相上表现为中等高强度的信号特征。CT或MRI上也可以见到超声上见到的肿块内夹杂的液体或是钙化成分。②局灶或弥漫性不对称性胆囊壁增厚,此种胆囊癌在CT或MRI上表现为不对称性、不规则性或是广泛的胆囊壁增厚,造影剂强化后动脉期明显强化而门静脉期表现为持续强化或是变为与肝等密度或等强度。③胆囊腔内息肉样病变。强化方式与上述两种形式的胆囊癌相似。

(3)PET-CT:对于几乎完全占据或是取代胆囊腔的胆囊大肿块,PET-CT上胆囊的区域可以出现^{18}F-FDG的强烈摄取,提示为恶性病变。然而其特异性不强,无法排除此区域的其他的恶性病变。而对于表现为局灶或弥漫性胆囊壁增厚的胆囊癌,虽然病灶也可以出现^{18}F-FDG的强烈摄取,但因为慢性胆囊炎时也可以出现类似的^{18}F-FDG的聚集,假阳性较多,限制了PET-CT的使用价值。因此,总的来说PET-CT对胆囊癌的诊断价值有限。

6.病理学诊断,病理是胆囊癌诊断的金标准。术前怀疑为胆囊癌的病理,术中应常规行快速冷冻病理检查。而对于因胆囊结石或息肉行胆囊切除的病理,切除胆囊后应常规剖开胆囊壁查看胆囊黏膜及息肉,如有可疑之处,应将可疑部位送术中快速冷冻病理检查。一旦确诊,应根据肿瘤浸润情况及时开腹行肝床补充切除。

(二)胆囊癌的分期

1.Nevin分期　临床上多采用Nevin分期,来指导胆囊癌的诊断与治疗。

(1)Ⅰ期:黏膜层内原位癌。

(2)Ⅱ期:侵入黏膜和肌层。

(3)Ⅲ期:侵犯胆囊壁全层。

(4)Ⅳ期:侵犯胆囊壁全层和胆囊淋巴结。

(5)Ⅴ期:侵犯或转移至肝及其他部位。

2.TNM分期

(1)0期:原位癌($TisN_0M_0$)。

(2)ⅠA期:肿瘤侵犯固有层(T_{1a})或肌层(T_{1b}),无淋巴结及远处转移(N_0M_0)。

(3)ⅠB期:肿瘤侵犯肌层外结缔组织,不超出浆膜或侵入肝(T_2),无淋巴结及远处转移(N_0M_0)。

(4)ⅡA期:肿瘤侵破浆膜和(或)侵入肝和(或)侵犯邻近的胃、十二指肠、结肠、胰腺、大网膜、肝外胆管等器官或组织之一(T_3),无淋巴结及远处转移(N_0M_0)。

(5)ⅡB期:肿瘤为T_1至T_3期,伴区域淋巴结转移(N_1),无远处转移(M_0)。

(6)Ⅲ期:肿瘤侵犯肝门静脉主干或肝动脉或多个邻近的器官或组织(T_4),不伴或伴有淋巴结转移(N_0或N_1),无远处转移(M_0)。

（7）Ⅳ期：发生远处转移（M_1），无论原发灶（任何 T）和淋巴结（任何 N）的情况。

美国的肿瘤数据库资料显示，胆囊癌的分期与患者的生存有显著的相关性。胆囊癌从 0 期到Ⅳ期的 5 年生存率分别为 60%、39%、15%、5% 和 1%。一个单中心的回顾性资料显示诊断为胆囊癌的患者总体中位生存期为 10.3 个月。Ⅰ～Ⅲ期患者的中位生存时间为 12 个月，而Ⅳ期患者只有 5.8 个月。

胆囊癌的早期诊断困难，因为早期缺乏特异性临床表现，诊断常被延误，绝大多数病人确诊时已属晚期，丧失了有效治疗的机会。胆囊癌的要从病史，临床表现，实验室检查及影像学检查等多个方面综合做出判断。当然，病理诊断是最终的确定诊断。

【治疗】

胆囊癌具备局部侵犯、广泛区域淋巴结转移、包裹血管及远处转移的特性，是侵袭性最高的胆道系统肿瘤，中位生存期最短。彻底的手术切除仍然是唯一有可能治愈的治疗方式。由于胆囊癌的早期诊断困难，被确诊的胆囊癌往往处于晚期，而只有约 1/10 的患者处于疾病的教早期阶段，因此手术切除率较低。即使是做了所谓的"根治性"切除的病人，术后复发率也很高。对于晚期及术后的病人，还可以进行放疗或化疗。

（一）手术治疗

国内外学者一般按照肿瘤的侵犯程度及转移情况来决定是否进行手术治疗以及手术治疗的方式及范围。

1.Tis 及 T_{1a} 期的胆囊癌　对于这两期的肿瘤，普遍认为仅行胆囊切除已经足够。有资料显示 T_1 期胆囊癌患者仅行胆囊切除术后 5 年生存率可以达到 100%，因而认为没有必要行更广范围的切除。这两期病人的手术方式简单且预后良好，但是国外来自国家级肿瘤资料库的数据显示只有不到 10% 的病人处于这两期。

2.T_{1b} 期的胆囊癌　该期的胆囊癌已侵犯了胆囊的肌肉层。一些研究认为胆囊切除已经足够，但行根治性切除的 T_{1b} 期的胆囊癌标本中切除的肝床中发现很大比例的肿瘤细胞侵犯，且另外一项囊括 115 例先行胆囊切除又二次肝切除的多中心胆囊癌研究，高达 46% 的病例在二次切除的标本中发现有肿瘤残余。因此，目前 NCCN 对该期的患者推荐行根治性切除术，即除了切除胆囊外，还要整块切除肝的第Ⅳb 段及第Ⅴ段，清扫包块肝十二指肠韧带、门腔静脉周围及十二指肠后方的淋巴结。

3.T_2 期胆囊癌　T_2 期胆囊癌，除了要切除胆囊外还应该行肝床（Coulnaud 第 4 段及第 5 段）的切除。一项研究证实 T_2 期的胆囊癌仅行胆囊切除后的 5 年生产率为 40%，而如果二次行肝床切除的话 5 年生存率可以达到 90%。目前的观点认为确定排除远处转移的该期肿瘤应该根治性胆囊癌切除，即使是先做了单纯胆囊切除后也应再次行肝床切除术。

4.T_3 及 T_4 期的肿瘤　对于肿瘤侵破浆膜和（或）侵入肝脏和（或）侵犯邻近的胃、十二指肠、结肠、胰腺、大网膜、肝外胆管等器官或组织之一的 T_3 期肿瘤，应该行扩大根治性切除。而对于侵犯肝门静脉主干或肝动脉或多个邻近的器官或组织的 T_4 期胆囊癌，常常并不适于手术，如果外科手术的话病死率及并发症发生率也挺高。

5.根治手术　按照病变范围及肿瘤的生物学特性施行根治手术是基本的要求。第一站淋巴结为肝、胆总管右侧者，包括胆囊颈之哨兵淋巴结；第二站为肝十二指肠韧带左缘的淋巴结，包括肝动脉、门静脉旁淋巴结；第三站为十二指肠后方，胰头后方及肠系膜上动脉要部淋巴结；其余为第四站。

（1）胆囊切除术：对于黏膜癌，胆囊切除已足以达到根治目的，无需清扫淋巴结。

（2）区域淋巴结清扫：侵入肌层和全层的病变，胆囊淋巴结多有转移，恶性度较高的病理类型如黏液腺癌，未分化癌也需行淋巴结清扫，清扫范围包括第一、二站淋巴结，以肝门静脉右缘为界，不必将肝十二指肠韧带内的结构完全游离清扫,再做 Kocher 切口,清除胰十二指肠胆总管淋巴结。

（3）肝楔形切除术:病变位于底部或体部,侵及全层,或邻近肝者,应加肝楔形切除术。

（4）肝Ⅴ、Ⅵ段切除术:由于胆囊位于肝左右叶间裂上,因此右半肝切除并不合理。

（5）其他邻近脏器部分切除术:如邻近的胃部、十二指肠球部,结肠肝曲如受侵犯,可在扩大根治术时连同胆囊做整块切除。

（6）肝外胆管部分切除:位于胆囊颈部或延及胆囊管的病变以及乳头状癌的处理,应特别注意探查肝外胆道,如发现受侵犯应考虑有无同时切除的可能。

按照 Nevin 分期,1、2 的患者可选用单纯胆囊切除术,部分 2 期患者可行根治性手术（胆囊加肝楔形切除和区域淋巴结清扫）,3 期以上者争取根治术或姑息切除术后加用放疗化疗等。一项研究发现约 1/3 的胆囊癌病人开腹后被发现有 CT 或 MRI 上不能显示的腹膜转移或是肝转移,因此在开腹探查前的诊断性腹腔镜检查可以发现影像学上无法显示的腹膜转移从而使病人避免腹壁的大切口。NCCN 指南推荐对于影像学评估认为可以根治性切除的胆囊癌患者开腹术前应该常规行腹腔镜探查以明确分期。

（二）放疗

目前关于放疗或放化疗的资料质量不等,结论不一,因此很难对放疗/放化疗的作用有个明确的定论。一项较大规模的研究募集了 1992～2002 年 3187 例胆囊癌病例,73% 的病例进行了外科手术干预,除去手术方式不明和远处转移的病例,剩下了 1799 例的病人进行了评价。结果显示,接受术后放疗的病人中位生存期比未接受者显著延长（分别为 14 个月及 8 个月）,亚组分析显示淋巴结阳性的患者受益最大,即使是对于做了根治性手术的病人。有肝受侵犯但淋巴结阴性的病人亦可以从放疗中受益,而对于工期的胆囊癌病人似乎并无法从放疗中受益。总的来说,关于胆囊癌放疗的临床资料质量不等,结论混杂。但是有一点可以肯定,即辅助性放疗的应用不能弥补手术切除的不彻底。获得 R_0 切除的根治性治疗与最好的生存结果有关,因此放疗只能作为改善根治性手术后疗效的一个辅助手段而不能作为不彻底性手术的补偿措施。

（三）化疗

在以下情况下可以对胆囊癌进行化疗:①外科切除术后的辅助性治疗,常与放疗一起使用;②对于局部晚期无法切除的病例,单独或与化疗一起使用;③胆囊癌远处转移。目前没有大规模的临床试验证实化疗的作用,而且也没有最佳的化疗方案。常用的化疗方案中主要包括氟尿嘧啶、吉西他滨、顺铂或奥沙利铂。NCCN 指南推荐除了 T_{1b}，N_0 期的胆囊癌外,应该在胆囊癌切除术后进行以氟尿嘧啶为基础的放化疗或是以氟尿嘧啶或吉西他滨为基础的化疗。

（四）介入治疗

对于有梗阻性黄疸的胆囊癌病人,如果无法行手术切除,应该及时行有效的胆道引流。介入方法如 PTCD 或支架置入是常用的手段。胆道引流应该在化疗开始前进行。胆道引流后辅以化疗可以改善病人的生活质量。对于原发性胆囊癌肝浸润及肝转移病例,有报道采用介入及化疗栓塞治疗,可以取得较好的近期效果。

【诊疗风险的防范】

（一）诊断方面的风险防范

1.胆囊癌早期诊断的风险　虽然是胆道系统常见的恶性病变,但由于该病缺少特有的临床表现,早期不易引起注意,临床上对该病的误诊、漏诊率较高。其原因是:①胆囊癌早期症状隐匿,缺少特征性临床表现,而又常常合并其他良性胆囊疾患如胆囊结石或慢性胆囊炎,出现的不典型症状被归因于合并的良性病变,不容易引起患者及医生的重视。②缺乏敏感性及特异性高的血清肿瘤标记物,血清 CEA、CA19-9、

CA125 等均可升高,但敏感度都不高且无特异性。③影像学检查有限,较早期的胆囊癌主要依赖于影像学检查,但对于表现局灶性或弥漫性的胆囊壁增厚及息肉性病变的胆囊癌,超声、CT 及 MRI 等影像学上与慢性胆囊炎及胆囊良性息肉有相似性,不容易准确区分。即使是 PET-CT 有时也难于鉴别到底是慢性炎症还是胆囊癌。④腹腔镜手术的限制,腹腔镜胆囊切除术主要借助于手术器械,术者无法用手直接触摸胆囊,不能直接辨别胆囊壁的质地和硬度。

2.提高早期诊断的对策　①提高对胆囊癌危险因素的警惕:胆囊结石与胆囊癌关系密切。一般认为胆囊结石所致的胆囊黏膜增生具有较高的癌变潜能,而胆囊结石所致的黏膜化生也被视为癌前病变。因此,结石最大径>3cm 即为胆囊癌高危人群,应积极行胆囊切除以避免胆囊癌变。慢性胆囊炎的胆囊壁往往增厚,黏膜有不同程度的破坏、纤维化及点片状钙化,进一步发展为整个胆囊壁增厚、变硬,即所谓的瓷化胆囊。瓷化胆囊有很高的癌变风险性,应行胆囊切除。胆囊腺瘤是公认的癌前病变,恶变率可达 10%,因此对于直径>10mm 的腺瘤,尤其是合并胆囊结石或慢性胆囊炎的患者应切除胆囊。应对人群进行胆囊癌危险因素知识的普及,提高对胆囊癌前病变的认识,及早诊治胆囊癌前病变,从而预防胆囊癌的发生。②提高鉴别诊断能力:对于有不适症状的病人,不能满足于并发胆囊良性疾病的诊断,尤其对于具备胆囊癌危险因素的病人,应完善各项影像学检查,争取能在早期发现和诊断出胆囊癌。

(二)治疗方面的风险及策略

1.术前分级分期　对于术前确诊或是高度怀疑且可以手术切除的胆囊癌,推荐首先行腹腔镜分期如无影像学无法发现的腹膜及肝脏微小转移灶,则中转开腹行标准的根治性胆囊癌切除或是扩大切除术。

2.标本的处理　由于胆囊癌无明显特征性症状,相当一部分病例是在手术中切除胆囊后查看标本,将可疑处送冷冻病理后确诊或是在术后常规胆囊石蜡切片上偶然发现的。因此,对于胆囊结石及息肉病人,推荐切除胆囊后常规将切除的胆囊剖开,仔细查看胆囊黏膜情况,如有任何可疑之处,一定送冷冻病理检查。

3.术中证实为胆囊癌的处理　对于术中冷冻病理切片证实为胆囊癌,根据病理了解到的胆囊癌侵犯深度、淋巴结转移情况及有无远处转移进行术中分期,进行相应的处理。

4.术后病理证实为胆囊癌的处理　对于术后病理偶然发现的胆囊癌,除了 T_{1a} 期且切缘阴性以外,都应该再进行腹部 CT/MRI 和胸部影像学的评估,并强烈推荐再做腹腔镜探查分期。如果能够切除,则再行肝床切除加淋巴结清扫,如有胆管侵犯应加上胆管的部分切除及重建。

5.胆管是否需要切除　对于术后病理才诊断的 T_{1a} 期以上的胆囊癌,病理应该报告切除的胆囊标本中胆囊管切缘的肿瘤侵犯情况。如果为阴性,再次手术时不需要切除胆管,只需行肝Ⅳb 及 V 段肝切除及淋巴结清扫。如果为阳性,则需要在术中再找到胆囊管并送病理。如果病理还为阳性、找不到胆囊管或是残余的胆囊管很短无法再切除送病理,则需要切除部分胆总管并行肝部分切除及淋巴结清扫以保证足够的安全边界。胆总管部分切除往往需要行肝管空肠 Roux-en-Y 重建。然而,有报道认为即使选择性行胆总管部分切除重建,也并不能给患者带来生存期上的益处。

6.套管口的切除　目前绝大多数胆囊切除是用腹腔镜完成的。对于术后病理才诊断的 T_{1a} 期以上的胆囊癌,应该知道切除过程中胆囊是否破裂,从套管口取出胆囊标本时是使用了标本袋以防止污染切口。如果胆囊癌在切除的过程中胆囊破裂,术后能有可能会发生腹膜种植转移。而如果取胆囊时不使用标本袋的话,取胆囊的那个套管口可能会有肿瘤细胞的种植。虽然在人类并没有证据证实有益,但大多数医生在后种情况下会切除取胆囊的套管口周围腹壁甚至全部套管口周围腹壁。

7.术中标本的处理　因胆囊良性病变而行胆囊切除的病人术后病理有可能诊断为胆囊癌而需再做手术治疗,因此所有胆囊切除时手术医生应该记录术中胆囊有无破裂以及是否使用了标本袋来取出胆囊。

对于病理发现的切除下的胆囊标本,病理医师应该报告胆囊癌的侵犯深度,肿瘤位于肝床面还是游离腹膜面以及胆囊管的切缘情况,以便决定是否需要再次手术以及再次手术的范围。

（杨小荣）

第八节　胆管癌

胆管癌(CCA)是起源于胆道上皮细胞的恶性肿瘤,根据发病部位分为肝内胆管细胞癌(ICC)和肝外胆管细胞癌(ECC),壶腹部肿瘤和胆囊癌不包括在内。

胆管癌既往被认为是一种相对少见的恶性肿瘤,但近年来有显著增多的趋势。胆管癌国外尸检发现率为 0.01%～0.5%,占恶性肿瘤的 2%,美国每年新增 5000 例患者,发病率为(1～2)/10 万;我国的发病率以每年递增 5% 的速度上升,是消化道肿瘤中上升速度最快的一种肿瘤,很大程度上与影像诊断技术的发展以及人们对该病的认识加深有关。胆管癌是继肝癌之后第二大肝胆系肿瘤。肝外胆管癌(ECC)一般按发生部位分为上段、中段和下段三部分,其中上段胆管癌也被称为肝门胆管癌,占总数 40%～60%。ECC手术方式一般包括胆管切除、胆囊切除、肝门或肝十二指肠韧带淋巴结清扫(即骨骼化处理)、胆-肠吻合;扩大切除还包括合并肝切除、胰十二指肠切除或者肝移植。该病早期诊断比较困难,手术切除率低,预后相对较差。但随着对该病认识的加深,近 20 年来,手术切除率大幅增加,由原来的 10%～20%,达到现在的40%～60%。5 年生存率在一些大的医疗中心,也达到了 50%～60% 或以上,早期的胆管癌手术切除后 5年生存率可达到 60%～90%。

【流行病学】

胆管癌(CCA)发病高峰年龄在 70 岁,男性发病率稍高于女性,美国研究数据显示男女比例为 38%：37%。我国的发病年龄多在 50～70 岁。CCA 的发病率世界各地差异非常大,主要由于各个地区 CCA 的危险因素分布不同以及人种差异所致。发病率最高的是处于东北边的泰国(男性,96/100000),约是西方国家发病率的 100 倍。值得注意的是几项研究表明,ICC 的发病率和病死率正在上升,而 ECC 呈现下降趋势。首先报道 ICC 发病率上升的国家是英国,在 20 世纪 90 年代中期,ICC 的发病率超过 HCC,成为最常见的肝恶性肿瘤。从 1968～2001 年,每 10 万人口 ICC 标准化年龄病死率或年龄标准化死亡比(ASMR)男性从 0.10 增加到 1.49,女性从 0.05 增加到 1.24。年度总死亡人数从 1968 年的 36 位到 2004 年 1003 位,增加近 30 倍。在 1979～2000 年,每 10 万人口 ICC 标准化年龄发病率(ASIR)女性从 0.11 上升到 1.2,男性从 0.13 上升到 1.36。特定年龄发病率在 75 岁最高。在 1971 年与 2001 年在英国 ECC 发病率呈现下降趋势,降到第 3 位。

世界卫生组织(WHO)报道了 1979～1997 年美国、英国、法国、日本以及澳大利亚等国 ICC 和 ECC 的病死率情况。不论是男性还是女性,ICC 的 ASMR 在除日本女性外,所有的国家都呈现上升趋势。澳大利亚上升最快(男性从 0.1 上升到 0.7),次之为英国(男性从 0.2 上升到 0.83)。相反,除日本和意大利外,ECC 的 ASMR 在多数国家呈下降趋势,如美国从 1.1 降低到 0.7,另一项 WHO 的数据显示非洲以外的 22国家疾病发病年度改变率(EAPC),在纠正年龄病死率后,所有国家 ICC 发病率在男女性中均呈上升趋势(除捷克共和国和挪威外,都超过 8 年的流行病学数据)。每 10 万人口 EAPC 增加的幅度从 1.5(匈牙利男性)到 22(斯洛文尼亚男性)。

一项占整个美国人口 10% 的流行病学调查资料显示,1976～2000 年,根据年龄、性别以及种族分析比较,ICC 发病率在所有的地区都在上升,但以非洲的黑色人种的男性最高,高达 139%。次之是白色人种的男性(124%),女性(111%)和黑色人种的女性(86%)。但丹麦最近一项研究数据提示该国 1978~2002 年,不论 ICC 还是 ECC,不论性别,发病率都呈现下降趋势。每 10 万人口 ICC 的发病率肝内胆管细胞癌危险因素及其发病机制研究从 1.27 降至 0.46,ECC 的发病率从 1.05 降至 0.74。

我国尸检肝外胆管癌占 0.07%~0.3%,既往曾经认为在我国发病率极低,但近年调查发现,上海的胆管癌发病率在 1994 年高达 0.324%,比 1974 年男性增加 119%,女性增加 124%。胆管癌在我国消化道肿瘤中占第 5 位。20 世纪 80~90 年代占各种肿瘤死亡的 0.48%。胆管癌多发生中年以上的患者,全国调查826 例,年龄最小的 14 岁,最大的 96 岁,最高发病年龄段为 50~59 岁。

【病因】

胆管癌大部分属于散发存在,具体的确切病因尚不得而知。已经明确的促进因素是胆管的慢性炎症和胆管上皮细胞的损伤。胆管上皮的微环境改变,多种细胞因子的刺激等都参与了胆管细胞的癌变。相关因素如下。

1.原发性硬化性胆管炎(PSC) 原发性硬化性胆管炎是一种原因不明的肝内外胆管周围性慢性非特异性的炎症,其特征为胆管局限性或者弥漫性的胆管壁增厚和纤维化,在 PSC 阻塞的部位近端可以出现胆道狭窄。在西方国家,PSC 被认为是 CCA 最主要的易感因素,随访以及肝移植标本病理资料数据显示,CCA 患者中超过 8%~40%存在 PSC。此类 CCA 患者发病年龄在 30~50 岁,发病年龄一般较散发病例早。在 PSC 患者中,平均每年有 1.5%发展为胆管癌,有 10%~20%最终发展为胆管癌。PSC 尸检报告查出胆管癌的比例有报道达 40%,手术切除的肝的组织学检查则有 36%发生癌变。胆管癌发生似乎不与一些炎症性疾病持续时间相关。2/3 的 PSC 患者合并有炎症性肠病,特别是溃疡性结肠炎,病例队列研究表明胆管癌的发生风险与炎症性肠病的症状、严重性以及范围没有相关性。

2.寄生虫感染 大量的病理资料表明,胆管癌与肝吸虫感染,尤其是地方性麝猫后睾吸虫属感染(少数地方称华支睾吸虫)相关。流行病学资料最多的是来自东亚泰国,CCA 发病率全世界最高(87/100000)。病例对照研究显示胆管癌发生主要与当地人吃了被肝吸虫感染的鱼有关。叙利亚仓鼠感染 O. viverrini 后可引起胆道上皮的恶性变,特别在用亚硝酸铵饲养的老鼠中更为常见,有的实验报道可以在 100%的实验动物中诱发胆管癌。

3.纤维多囊性肝脏疾病 自从 Kassai 首次报道一例胆管囊肿癌变以来,大量的流行病学资料证实,先天性胆总管囊肿、肝 Caroli 病、先天性肝纤维化等均与胆管癌的发生有关。一项对先天性肝纤维化、多囊肝、胆总管囊肿患者进行为期 34 年的随访证实,15%患者发生 CCA。上述囊肿性疾病如不治疗,CCA 总的发病率高达 28%。日本最近的 73 家医院的统计资料表明,胆总管的恶变发生率高达 17.5%。根据年龄段划分,成年人胆总管囊肿的癌变率可高达 30%,远高于婴幼儿患者,<10 岁的胆总管囊肿患者癌变率仅为 0.7%。纤维多囊性肝疾病造成 CCA 具体机制仍不清楚,但可能与胆汁淤积、胰液反流造成慢性炎症以及激活的胆酸、致癌物质分解有关。胆道腺瘤和胆道乳头状瘤也与 CCA 的发病相关。

4.肝内外胆管结石 肝内胆管结石患者中高达 10%以上患者最终发展为 CCA。在西方国家,肝内胆管结石非常少见,但在部分亚洲地区非常多见。多项病例对照以及队列研究提示肝内胆管结石与 ICC 发生密切相关。在中国台湾,行手术切除的 CCA 患者中,高达 70%的患者存在肝内胆管结石。丹麦的一项研究也证实了胆总管结石和胆囊结石与 CCA 相关性。肝内胆管结石导致 ICC 机制可能与肝内结石造成胆管持续损伤产生炎症、胆汁淤积继发细菌感染等进一步导致胆管上皮增殖有关、异常分化有关。合并肝内胆管结石的胆管癌预后较差,主要与肝内胆管结石的症状很容易掩盖胆管癌,常常导致漏诊,或者是反复肝内胆管结石的感染进一步损害了肝功能等因素有关。临床还常见到,远端胆总管结石与近端恶性肿瘤共生的病例;胆囊结石患者中胆管癌的发生率也高于正常人。

5.病毒感染以及肝硬化　任何原因的肝硬化都与CCA的发生相关。一项对11000例肝硬化患者进行的队列研究显示，随访6年，上述患者发生CCA的风险是正常的10倍。最近研究显示，HCV和HBV与ICC密切相关。一项来自日本的回顾性研究显示，在平均随访7.2年后600例丙型肝炎后肝硬化患者中有14例(2.3%)发生ICC。随后来自意大利类似的关于21例ICC患者与686例对照的病例对照研究资料，也表明ICC与HCV、HBV感染正相关。HBV和HCV在肝内胆管细胞癌的发生中如何起作用，目前尚不完全清楚，可能与下列机制有关，HCV、HBV感染造成胆管细胞损伤，激发胆管细胞炎症，进一步导致胆管细胞增殖和退行性改变；HBVX基因编码产物HBX蛋白能够激活人端粒酶反转录酶转录表达，导致胆管细胞肿瘤形成；HCV核心蛋白有促进肝门部胆管细胞癌细胞增殖以及抑制其凋亡作用。除了肝炎病毒外，EB病毒也已经证明与胆管癌的发生有关。

6.其他危险因素　各种化学物质与CCA发生相关。长期暴露于已经禁止使用的造影剂二氧化钍与CCA发生密切相关。化学物质如二恶辛类、亚硝酸铵与CCA的发生相关。近期美国一项病例对照研究发现，长期饮酒患者，ICC发病率明显升高(22%)(对照组为4%)。胆-肠吻合术破坏了胆肠的正常解剖关系，Oddi括约肌的防反流作用消失，容易使得肠道内容外长期反流，刺激胆管上皮，诱发胆道的炎症，从而形成结石和癌变。

(一)机制

多数学者认为胆囊癌和胆管癌的发生、发展和转移与其他恶性肿瘤一样，是一个多基因的扩增和激活，或抑癌基因的丢失和失活所致。在众多的癌基因和抑癌基因中已证实与胆囊癌和胆管癌有关的基因有K-ras基因、c-erb-2癌基因、c-myc基因。c-erb-2癌基因产物表达水平高低与胆管癌的转移程度有关；c-myc基因的产生与胆囊癌分化有关；抑癌基因有p53、p16、RB等，p53基因与胆囊癌的增殖、恶性度和预后有关；p16基因的抑癌机制和细胞周期的调控密切相关；胆道恶性肿瘤的凋亡相关基因有bcl-2、Bxa等；端粒酶活性与胆囊癌病理类型和分化程度无关，而与浸润深度和淋巴结转移有显著相关性。c-met在胆管癌细胞的表达与该肿瘤的转移有关。

(二)胆管癌的浸润和转移途径

胆管癌浸润和转移的主要特征是癌细胞沿着胆管壁向周围组织器官的直接浸润。癌细胞在胆管壁内弥漫性浸润生长时，胆管及其周围的结缔组织也开始出现增生，同时直接浸润使胆管周围重要的组织结构如大血管、肝等受到侵犯，这就给手术中判断切除范围带来困难，如果不能保证切缘癌细胞阴性，残留的癌组织将会导致术后很快复发。由于胆管与周围的血管、淋巴管网和神经一起进入肝内Glisson系统，因此癌细胞可通过多途径沿胆管周围向肝内或肝外扩散，此即所谓胆管癌"跳跃式"生长。胆管癌行根治性切除，并且病理切片检查证实切缘无癌细胞残留，但仍有短期内复发的报道。这种情况可能是胆管癌"跳跃式"生长造成的(即癌细胞沿胆管周围血管、淋巴管网和神经周围间隙转移)，有报道称早期胆管癌仅限于黏膜内时就发生了淋巴结的区域性转移。以往对胆管癌多强调周围器官的直接浸润及淋巴系统的转移，但对血行途径则不够重视。病理学研究发现，胆管癌受侵者高达58.3%～77.5%，说明侵犯血管是胆管癌细胞常见的生物学现象，提示肿瘤血管生成在胆管癌浸润和转移中发挥重要的作用。神经周围间隙是一个独立的肿瘤细胞转移途径。有统计表明神经周围间隙癌细胞浸润与肝及肝十二指肠韧带结缔组织转移密切相关，这就提示了癌细胞可能通过神经周围间隙向肝、肝十二指肠韧带及周围结缔组织转移。

(三)分型

1.Bismuth-Corlett分型　目前应用最广的肝门部胆管癌的分型方法是1975年法国Bismuth-corlett提出的分型方法：Ⅰ型肿瘤位于肝总管分叉处，左右肝管之间相通；Ⅱ型肿瘤占据左右肝管汇合部，两者之间无通道；Ⅲ型肿瘤侵犯一侧肝管，累及右肝管者为a型，累及左肝管者为b型；Ⅳ型肿瘤双侧肝管均受累。

2.TNM 分期　按照国际抗癌协会(UICC)提出 TNM 分期标准,根据胆管癌肿对胆管壁的浸润程度和有无管壁外转移,即可将该肿瘤分期分为原位癌和五个临床分期。

(1)0 期:原位癌,无淋巴结或远处转移。

(2)Ⅰ期:肿瘤仅限于胆管壁黏膜或肌层,无淋巴结转移。

(3)Ⅱ期:肿瘤已浸润至胆管壁及周围结缔组织,无淋巴结转移。

(4)Ⅲ期:肿瘤已浸润出胆管壁,并有局部区域或肝十二指肠韧带内淋巴结转移。

(5)Ⅳa 期:肿瘤已浸润至邻近组织、肝动脉或肝门静脉,有或无淋巴结转移,但无远处转移。

(6)Ⅳb 期:无论肿瘤大小或有无淋巴结转移,有肝或远处转移。

3.Blumgurt 临床分型　Sloan-Kettering 纪念肿瘤中心提出改良"建议性 T-分期系统":T_1 肿瘤侵管汇合部和(或)单侧扩展至二级胆管。T_2 肿瘤侵及肝管汇合部和(或)扩展至二级胆管同时合并同侧门静脉受累和(或)同侧肝叶萎缩。T_3 肿瘤侵及汇合部并且双侧都扩展至二级胆管;或肿瘤单侧扩展至二级胆管同时合并对静脉受累;或肿瘤单侧扩展至二级胆管同时合并对侧肝叶萎缩;或肿瘤累及脉主干或者双侧肝门静脉均受累。

4.病理组织学分型　大体上分为 4 型。①乳头型:表现为管内多发病灶,向表面生长,形成不等的乳头状结构,排列整齐,癌细胞间可有正常组织;②硬化型:质硬的色环状增厚,并引起大量纤维组织增生,向外周浸润累及肝门血管或方叶;③结节型:管腔内结节状肿瘤,质地韧,常位于胆管一侧;④浸润型:沿胆管壁浸润,管壁增厚,管腔狭窄,管周结缔组织明显炎症反应,与硬化性胆管炎区别。

组织学上又分为六型:①乳头状腺癌;②高分化腺癌;③低分化腺;④未分化癌;⑤印戒细胞癌;⑥鳞状细胞癌。

【诊断】

(一)症状与体征

取决于肿瘤的部位,60％～70％的胆管癌位于肝管的分支,剩余 20％～30％发生于远端肝胆管,或肝内占 5％～15％。肝外的表现为无痛性黄疸,肝内的则表现为疼痛,共同的症状包括瘙痒 66％、腹痛 30％、体重减轻 30％～50％和发热 20％,疼痛通常位于右上腹持续性钝通,其他的症状如白陶土样大便,尿色变深。体征上有肝增大 25％、黄疸 90％。

肝外胆管癌患者多因胆道阻塞引起的无痛性黄疸来就诊,肝内胆管癌患者通常出现疼痛。常见的症状包括黄疸(约占 66％)、腹痛(占 30％～50％)、体重减轻(30％～50％)、发热(可达 20％)、白陶土便、茶色尿。体征包括黄疸(占 90％)、肝增大(占 25％～40％)、右上象限肿块(约占 10％)、胆囊增大。肝内胆管癌患者很少出现黄疸,多出现右上象限钝痛及体重减轻。当患者出现胆汁淤积性黄疸、腹痛、体重减轻三联征时,要考虑到肝、胆道、胰腺的恶性病变的可能。胆管癌应与胰头癌、Vater 壶腹癌、十二指肠癌、胆囊癌及术后出现的胆道良性狭窄、原发性硬化性胆管炎(PSC)、胆总管结石、Mirizzi 综合征等进行鉴别。

(二)影像学检查

1.超声检查　是诊断胆道扩张、除外胆总管结石的有效方法,作为阻塞性黄疸的首选的检查方法。文献报道超声定位的敏感性为 94％。国外有学者报道多普勒在胆道梗阻水平、肝脏受浸润、胰腺受浸润、静脉受浸润方面可与 CT 门脉造影术及血管造影术媲美。

2.CT　在胆道系统肿瘤的诊治过程中,最主要的贡献在于对肝外胆道的走行结构和对其邻近器官的显示,故 CT 的优势在于发现肿瘤有无对血管及周围组织的浸润。增强 CT,是一种比较敏感的诊断肝内胆管肿瘤的方法。螺旋 CT 大剂量对比剂多时相增强扫描对肝门胆管癌的诊断和分期有较高价值。动态 CT 能够确立的胆管癌可切除与否的准确率接近 60％,与 MRI 对肿瘤、胆道扩张的发现率接近。

3.MRI　与平扫 CT 相比有以下优势：①高对比性，病变检出率高；②组织特异性强；③多方向、多层面图像，提供的信息多。MRI 产生较 CT 强的对比效果，从而利于发现肿瘤周围肝实质的改变。但在发现及准确诊断肿瘤方面，二者差异无统计学意义。同时 MRI 也有其弱点：①呼吸、体位移动时产生的尾影多；②显示钙化不敏感。一般来说，与 CT 相比 MRI 的空间分辨能力较差，MRI 的图像质量是由空间分辨能力、对比度及摄影时间之间的平衡来决定的。MRCP 是一种新胆道成像技术，可产生胆道的三维图像，肝、胰腺及血管结构，可用于评价狭窄的上端、下端及肝内损害。国外有学者研究认为 MRCP 在确定肿块的范围方面优于 ERCP。MRCP 可获得与直接胆道造影相类似的胆胰管影像，是一种无创性胆道显像技术，可清晰地显示肿瘤阻塞部位和范围、有无肝实质侵犯和转移。同时，可提供胆管的走行的直观信息，可显示肝外胆管及肝内胆管的二级分支的二维或三维图像，可从多方位、不同角度进行扫描观察，弥补平面图上组织影像重叠遮盖的不足，对梗阻部的确诊率为 100％，梗阻性质的确诊率为 95.8％。

4.侵入性检查方法（ERCP、PTC）　可提供细胞学方面的数据及术前用于胆汁引流，肝内胆管多用 PTC。PTC 是传统的胆管癌诊断方法，对超声或 CT，检查显示有肝内胆管扩张的病人可进行该项检查，可清晰地显示肝内、外胆管的形态、分布及梗阻部位，尤其在诊断肝内胆管癌方面有较高的价值。较常见的严重并发症有术后出血、胆汁漏出，使部分患者失去一期手术切除机会，故术中应严格无菌操作，避免多次、多部位穿刺。

5.ERCP　对中、下段胆管癌有一定诊断意义，能很好地观察到狭窄长度及梗阻程度，可提供十二指肠乳头及胆胰管情况，有助于与壶腹部肿瘤、胰头癌相鉴别；结合 PTC 诊断胆管癌的部位、侵及范围，有助于手术切除价值的判断；可作为经内镜途径放置支架、导管的手段。但不能直接显示肿块的大小、范围以及周围情况及易诱发胆道感染。近年来，已不将 PTC、ERCP 作为胆管癌的常规诊断方法。

6.选择性动脉造影　偶可在术前应用以判定肿瘤是否已侵及大血管及能否切除等。

7.其他　如 PET 应用 ^{18}F-FDG 作为示踪剂，可靠地发现直径 1cm 的肿瘤及远处转移，有助于发现原发性硬化性胆管炎（PSC）基础上的原发胆管癌；腔内超声、超声内镜有助于发现肿瘤的范围、胆管受侵程度、血管（肝门静脉、肠系膜上动脉、肝动脉等）浸润与否、进展程度，特别是对十二指肠、胰腺的浸润和淋巴结转移的有无具有重要意义。经皮胆管内镜检查，放射剂示踪成像均有助于病变及其转移与否的诊断。

（三）实验室检查

ALP、TBIL 和 DBIL 有明显的异常升高，CEA 和 CA19-9 近来有报道：CEA 对胆管癌既不敏感也无特效性，CA19-9 有 67％～89％ 的敏感性，在其＞100U/ml 时有 86％～98％ 的敏感性，如果联合 CEA、CA19-9 当 CEA＞5.2ng/ml，CA19-9＞180U/ml 时几乎是 100％ 的敏感性和特效性，近来有用 CA242、CA125 来诊断胆管癌。

【治疗】

手术治疗仍然是唯一可以治愈的干预。手术与非手术治疗的生存对比有明显的差别，根治性手术的中位生存时间在 3 年，而非根治性手术的生存时间在 1 年以内。手术切除是治疗肝门胆管癌最主要和最有效的方法，Chamberlain 等认为，对所有的病人都应该持积极手术态度，手术方式包括根治性手术和姑息性手术。根据切缘有无癌细胞残留，又可分为：R0 切除，即切缘镜下检查无癌细胞；R1 切除，切缘镜下可见癌细胞；R2 切除，切缘肉眼可见癌细胞。虽然根治性手术切除可获得较长时期生存，但因肿瘤多靠近肝门部位，早期易侵犯两侧门静脉、肝动脉和二级胆管，手术切除率低，虽然近年来早期诊断水平和手术技巧不断提高，手术切除率仍然没有超过 50％，约为 48.5％。

不同部位的胆管癌的手术方式不同。上、中、下段胆管癌与周围脏器的关系不同。上段胆管癌邻近肝脏、门静脉和肝动脉；下段胆管癌邻近胰腺；中段胆管癌介于两者之间。胆管癌的部位不同，其术式的选择也不同。高位胆道恶性梗阻的经典治疗手段是胆管癌切除（或肝脏部分切除）及肝内胆管空肠吻合（或肝-肠吻合）。肝门部胆管癌的标准术式为尾状叶合并肝叶切除。若癌肿较小且限于肝门部，或有肝功能不全，手术耐受力差，可选择尾状叶合并肝门部肝切除或肝门部胆管切除；若肝门部胆管癌向胰腺浸润或向下段胆管进展，应同时行胰十二指肠切除术。中、下段胆管癌的标准术式为胰十二指肠切除术。一般认为，壶腹部癌侵犯周围组织的时间较晚是其切除率和患者术后生存率均高于胆管下段癌和胰腺癌的主要原因。中、下段胆管癌切除了引流的淋巴结及胰头、十二指肠，故手术效果一般优于上段胆管癌切除术。上端胆管癌五年生存率为 $9\%\sim18\%$，下端胆管癌五年生存率为 $20\%\sim30\%$，约 5% 患者为多部位胆管癌。在确诊的胆管癌中约 50% 的患者有腹膜或淋巴结的转移，但影像方法术前难以确定，预后多不良。如何在术前及术中评估肝门部胆管癌的可切除性和合理选择手术方式仍然是外科医生所面临的难题。

（一）可切除性评估

评估手术可切除肿瘤的因素有：肿瘤在胆道内的范围；血管浸润与否；肝大或肝萎缩；远处转移。放射学拟定的胆管癌不可切除标准为：左右胆管受侵并延及肝内二级胆管；肝动脉受侵；门静脉包绕或闭塞接近其分权处；一侧肝叶萎缩伴对侧肝门静脉包绕、受侵；一侧肝叶萎缩伴对侧二级胆管受侵；远处转移。

术前和术中对肝门部胆管癌进行可切除性理性评估，不仅对选择合理的手术方式有指导价值，而且可避免因盲目实施根治性手术而导致病死率增加。评估肝门部胆管癌的可切除性，不仅需要考虑肿瘤的生长部位及对周围组织的侵犯程度，而且需要综合考虑患者的全身情况、肝代偿能力、肿瘤切除后胆道重建的难度以及手术者自身的技术水平。

1.术前可切除性评估　根治性切除对肝门部胆管癌预后起决定性作用，为达到根治性切除，常需扩大切除范围，为减少手术的盲目性，术前评估十分重要，目前尚难达到十分准确的水平。术前评估不仅包括病人一般情况，还要了解肿瘤局部情况，包括肿瘤部位，周围组织特别是血管是否侵犯以及肝脏储备功能，切除后残肝体积及功能情况。影像学检查是术前评估的重要依据，影像学评估通常包括以下 4 个方面：①肿瘤在胆道系统中的部位和范围；②是否有血管侵犯；③是否伴肝叶萎缩；④有无远处转移性病变。目前常用 Bismuth-Corlette 分型指导手术方式，但不能反映出肿块与周围其他结构的关系，亦不能作为病程的定期，美国纽约 Sloan-Kettering 肿瘤中心提出的改良 T 分期系统逐渐被国内外认可，其包括了肿瘤对胆管及肝门静脉的侵犯程度和肝叶萎缩程度。Jarnagin 等回顾分析了 225 例肝门部胆管癌患者后指出，改良 T 分期不仅能预示肿瘤是否可切除，而且与切缘阴性率及预后相关，并且将其手术禁忌证归纳为以下三方面。①病人因素，合并其他疾病不能耐受手术，严重的肝硬化。②局部的肿瘤相关因素，肿瘤累及双侧二级胆管；包绕门静脉分叉部主干血管鞘或致阻塞；一侧肝叶萎缩伴对侧肝门静脉受累；一侧肝叶萎缩伴对侧次级胆管受侵；一侧肿瘤累及次级胆管伴对侧肝门静脉分支受侵。③转移因素：组织病理学证实淋巴结转移超出肝十二指肠韧带水平，如肝内、肺或腹膜转移。

由于影像学检查有一定误差，因此有学者建议对初步评估为肿瘤可切除的患者常规行腹腔镜检查，会更准确的评估肝门部胆管癌的可切除性。

2.术中可切除性评估　肝门部胆管癌能否切除，最后还取决于术中的具体情况和探查结果。探查时首先确定有无大量腹水、腹膜种植转移、肝蒂外淋巴结和远处淋巴结转移、肝硬化及硬化程度，再探查肝门部情况。由于肝门部胆管癌的解剖位置特殊，肿瘤虽小但位置较深，手术中需解剖肝门才能确定病变的范围。一些病例有时需要切除肝方叶才能显露肝门，另一些病例甚至需要切断远侧胆总管后将其向上翻起才能显露肝门。术中需探明肿瘤的侵犯范围，包括确定肿瘤上缘的高度、肿瘤侵犯肝门部肝实质的深度、二级胆管受累情况、肝内是否有转移、肝固有动脉或左、右肝动脉是否受侵犯、双侧肝门静脉于是否受侵犯。一般术前对尾状叶受累情况的判断较困难，而术中则较准确和直观。肿瘤若位于左右肝管汇合部，肝脏常呈均匀对称性肿大；若位于一侧肝管，则该侧肝叶常常萎缩，而另一侧肝叶增大。若上述探查结果符合前述的可切除条件，则对该肿瘤的切除是可行的。

胆管癌可切除性的评估依赖于术前影像学发现及术中探查情况，术前胆道影像学发现（尤其是 PTC、MRCP）及血管影像学结果（选择性肝动脉造影、肝门静脉造影、下腔静脉造影等）对可切除性判断具有重要价值。另外，术者熟悉肝门部解剖特点、掌握肝门部游离技巧、具备切肝、血管重建、胆管成形和高位胆-肠吻合等技术是保证安全实施手术的必要前提。

（二）手术方式的合理选择

胆管癌以直接浸润与淋巴转移为主的多途径、多方向性转移。神经周围间隙浸润与预后密切相关；肿瘤血管产生是肝门部胆管癌浸润和转移过程的重要环节；肝十二指肠韧带结缔组织内转移是术后复发的重要因素；肝门区淋巴结、肝十二指肠韧带纤维结缔组织及邻近肝组织最易受侵犯。因此，肝门部胆管癌手术切除后的晚期复发率高，故完整地切除肿瘤，彻底清扫肝门区淋巴结、实现肝门区大血管的骨骼化，并根据浸润范围联合肝脏（含尾叶）、肝外脏器切除及肝动脉、门静脉切除应是实现根治切除的基本要求。肝切除术的可行性评价：手术前应对每一个胆管癌病人做出全面详细的术前评估。评估的主要内容为①癌肿的侵及范围以及有无行肝切除术的必要；②癌肿在肝内浸润的肝叶、肝段定位；③癌肿与重要结构的关系；④病人机体状况能否耐受手术；⑤手术小组的技术条件及技术能力。

根治性切除是目前对可切除的肝门部胆管癌是首选治疗方式已被公认。根治性切除的定义是根治性（治愈性）切除为肿瘤的纵轴和横轴前沿 5mm 以外镜下无癌残留，同时清除肝十二指肠韧带内可能转移的淋巴结，R_0 切除是指切缘镜下无癌残留。为了达到根治性切除，常采取以下策略。

1.单纯肝外胆道切除及肝十二指肠韧带、肝门部血管"骨骼化"　单纯肝外胆道切除及肝十二指肠韧带、肝门部血管"骨骼化"是基本的术式，对于早期的 Bismuth Ⅰ型及部分Ⅱ型的病人，单纯的肝门切除不但是安全的，而且也可以获得良好的疗效。对合适的病人应争取做单纯肝门切除，不要盲目的扩大手术范围。由于多数病人确诊时多为进展期肝门部胆管癌，单纯局部切除很难达到 R_0 切除，切缘肿瘤阳性率高达 44％～75％。Neuhaus 报道 14 例 Bismuth Ⅰ型及Ⅱ行单纯肝外胆管切除的病人，R_0 切除率仅 42.9％，所有病人生存率未达 5 年，均死于肿瘤复发。因此单纯肝外胆管切除往往只适合少数病人。

2.联合肝切除治疗　胆管癌上行性的浸润特征要明显于下行性的浸润特征。因此联合肝叶或部分肝切除术在肝门部胆管癌根治术中是十分重要的。国际著名医疗中心的联合肝叶切除率为 60％～90％，肝门部胆管癌的根治性切除率达 50％～80％，手术病死率为 6％～12％，5 年生存率达 30％～50％。国内联合肝叶切除的比例还远达不到这一水平，未合并肝叶切除的病例，尤其是尾状叶没有切除，局部的复发率很高，尽管复发后，不少病人带瘤生存期仍然较长，不乏生存 1～2 年以上者。国内也有报道联合肝叶切除占手术切除 64.06％，根治性切除率为 51.56％。对于 BismuthⅣ型病例，不合并肝切除的情况下，绝大多数达不到 R_0 切除的目的。这种情况我们的经验是，仅不足 10％的Ⅳ型病人在不切肝的情况下可以做到 R_0 切除。可见肝门部胆管癌根治性切除还是有发展潜力。

3.联合中肝叶切除　早有学者指出，为了更清晰显露肝门、提高切除率，可以采用中肝切除（肝方叶切除）的方法。主要指切除Ⅳ段、Ⅴ段和Ⅷ段，或者只是下段部分，连同部分左右胆管、汇合部、胆总管及肿瘤一并切除，在提高切除率方面确有成效。Ⅱ型肝门部胆管癌位置较高，由于肝门部特殊位置，为了增加显露，便于吻合及有利于根治，常需切除肝方叶主要是下段就可以。对于Ⅲb 型肿瘤，如果肿瘤侵犯处离Ⅱ、Ⅲ段开口较远，则可不必行左半肝切除，因第Ⅳ肝段胆管汇入点至Ⅱ、Ⅲ段胆管汇合点之间有一段距离，仅做Ⅳ肝段即可，切除后肝门区可出现一很大空间，有利于肝（胆管）肠吻合。但为了达到切缘阴性率，仅仅肝方叶切除仅适应于少数病人。但中肝切除的前提是，要尽可能保留左右肝动脉、肝门静脉左右支和以备吻合的胆管。而大多数情况,由于肝门部胆管癌很容易浸润到门静脉分叉部,肝右动脉亦常被包绕其中,从而在一定程度上限制了切除范围,并不能达到标准的 R_0 切除,虽然提高了切除率,但并不是根治性切除。而且切除之后具有两个肝断面,肝肠吻合也非常复杂,增加了胆漏等并发症的发生率。所以很多学者现基本不主张中肝切除。Sano 报道 126 例肝门部胆管癌行肝切除者仅 1 例做了中肝切除。也有学者支持这种方法,因为这样做可以最大程度地保留肝脏,对于预防术后肝功能衰竭具有重要意义,特别适合于合并肝硬化或肝功能较差,健侧肝代偿增生不良者。

4.联合尾叶切除　尾状叶紧贴胆管分叉处后方,易受肿瘤侵犯,也是残癌发生的重要部位。一些学者对肝门部胆管癌切除术后病理检查尾状叶胆管癌浸润发生率进行统计,1990 年 Nimura 等报道为 98%,1993 年 Ogura 等报道为 36%,2000 年 Tabata 等报道为 46%。自 1979 年 Blumgart 施行了第 1 例肝门部胆管癌联合尾状叶的根治切除术以来,联合尾叶的切除报道增多。Tsao 等报道联合尾状叶切除率高达 89%,根治率高达 79%。Leeds 研究小组报道一组英国最大的病例,1993～2003 年共有 106 例,其中 56 例行外科手术,而尾状叶切除率为 77%。荷兰的 Van Gulik 等报道 99 例采用第Ⅰ段和第Ⅳ段切除,切除率高达 95%。一般认为尾叶切除可提高根治切除率,日本不少学者推荐胆管癌切除常规切除尾叶,并且取得好的效果。但也有报道指出,仅对涉及左肝管或尾叶胆管的中央型肝门部胆管癌附加尾叶切除,而对于主要累及右肝管而无肝门侵犯者,不行尾叶切除。国内有报道对 40 例根治性切除病人进行随访,发现未切除尾叶的合并肝切除的复发率为 91.7%,而合并尾叶的肝切除的复发率为 25%,合并尾叶切除者 75% 存活 5 年,与非尾叶切除比较具有显著意义;有学者认为,复发病灶位置多在近尾叶的肝门处,肝尾叶切除率低是复发的重要因素,对于肝尾状叶处理应积极,行半肝切除时应切除尾状叶。由于尾状叶位置深在,毗邻重要血管,术中易引发难以控制的大出血或胆管损伤,术后肝功能衰竭的发生率升高。目前在对累及左肝管的肝门部胆管癌行尾状叶切除似已达成共识,Ⅱ型和Ⅲa 型附加尾状叶切除也在许多中心逐渐开展,但Ⅰ型是否也需切除尾状叶尚存争议。因此,如何在切除尾状叶所带来的高远期存活率和保存尾状叶所换来的低风险、低并发症发生率二者之间进行平衡取舍,已成为能否在尾状叶切除中取得突破性进展的关键。

5.联合半肝切除　肝门胆管癌沿胆管方向黏膜下浸润是其生物学行为的最显著的特点,甚至在早期肝门胆管癌未出现周围组织浸润之前,肿瘤已沿胆管方向黏膜下扩散,并且向肝内方向浸润。因此一些学者主张放宽肝切除指征以获更多的阴性切缘,对于Ⅲ、Ⅳ型病人,联合半肝切除可明显提高根治率及远期生存率。有报道 41 例手术切除病例中,半肝切除组根治切除率 73.6%,非半肝切除组根治性切除率 40.9%,非半肝切除组 BismuthⅢ～Ⅳ型根治性切除率 23.1%,具有统计学意义。有学者报道肝门胆管癌切除后病理报道肝组织受累高达 54.3%,并且认为,根治性切除应该是整块标本全周无癌的立体概念,而不仅是胆管切缘的无癌,采用半肝切除的根治效果是肯定的。P.Neuhaus 等报道联合半肝切除的 5 年生存率达到 23% 和 18%。但联合半肝切除后并发症及病死率明显提高。有学者回顾性分析 86 例手术切除病人,半肝切除组和未切肝组分别有 21 例(35.8%)和 3 例(9.1%)术后出现各种并发症,半肝切除组显著高于未切肝组。Kawasaki 等总结 75 例肝门部胆管手术切除病例,其中同期肿瘤切除加左半肝切除者 41 例,右半肝切除者 9 例,术后病死率达 33%,平均术后生存期为 15 个月。但随着切肝技术的发展,联合半肝切除的术后并发症状逐渐减少,Nishio 等报道日本单一中心 1977～2004 年 400 例肝门部胆管癌治疗结果,其中 301 例通过手术治疗,包括 16 例肿瘤局部切除和 285 例实施了肿瘤局部切除联合肝部分切除手术,总住院病死率为 7.6%,但近 5 年病死率降低到 2.5%。

因此联合半肝切除治疗晚期肝门部胆管癌特别是Ⅲ期及Ⅳ期的病人已经得到公认,并且逐渐完善。

6.右三叶切除或左三叶切除　为了提高根治率,扩大肝叶切除范围技术逐渐发展。20 世纪 80 年代后,肝门部胆管癌的扩大根治术在国内、外少数中心医院开始报道,并使根治手术的范围继续扩大,对Ⅲ型及Ⅳ型患者,联合右三叶及左三叶切除在国内外逐渐开展。但影响扩大肝切除范围的瓶颈是余肝的功能储备和增生代偿及广泛性的肝切除手术后肝衰竭。1990年Makuuchi提出半肝门静脉栓塞可提高胆管癌梗阻性黄疸肝切除术的安全性的观点后,使联合肝三叶切除手术在提高肝门部胆管癌根治率,生存率及降低术后病死率得到显著的进步。Kawasaki等对140例的肝门部胆管癌患者中2779例行根治性手术切除,其中69例采取扩大肝切除术,扩大肝切除使根治率达到75%,术后5年生存率达到40%。Seyama等在1989~2001年治疗的93例肝门部胆管癌患者中,施行扩大半肝切除的58例患者,5年生存率为40%,无手术死亡。

德国柏林的Neuhaus率先将肿瘤学"无瘤"原则应用于肝胆外科,提出的扩大右半肝及门静脉切除术治疗胆管癌5年生存率已达到72%。他认为,肝门部胆管癌不仅要求行根治性切除,更重要的是贯彻肿瘤学的"无瘤"原则:不接触、广泛切缘阴性和整块切除。英国Leeds研究小组61例外科手术的病例中,包括44例合并肝切除和12例肝移植术,总切除率53%(56/106)。其中17例肝门静脉或肝动脉受侵并切除重建后,5年生存率只有18%,可能与没有采用无瘤技术和扩大切除有关。但切除后与没有血管受侵的27例病例生存率也没有显著差异,表明肝门静脉切除还是有意义的。但也有报道,情况并非如此乐观。Pittsburg肝移植中心的经验,28例肝门部胆管癌经广泛切除,手术后30d内病死率为24%,而只有1例生存至5年。肝门部胆管癌广泛切除术时所得到的好处为其高并发症率和高手术病死率所抵消。因此,我们在术前注意评估,术中判断不能达到根治目的的手术,任何扩大手术是不适宜的。扩大性根治性切除的目的应该为提高组织学阴性切缘率,从而提高术后生存率,否则是盲目的"扩大性"切除。

7.肝胰十二指肠切除 肝门部胆管癌可向肝外或下行性浸润,其根治难度大,为达到根治的目的,通常联合肝叶和胰十二指肠切除。肝胰十二指肠切除术的主要适应证为肿瘤侵犯十二指肠或肿瘤由肝门向胆管末端弥漫性生长侵犯胰头,需同时清扫十二指肠后方和胰腺上缘的淋巴结,且实施肝胰十二指肠切除后估计可达根治者。目前国外学者报道实行肝胰十二指肠切除病例的生存率并不高,且具有较高的术后并发症及病死率。国内报道联合肝胰十二指肠切除病例较少,中国人民解放军总医院曾施行分期的联合肝、胆道、胰十二指肠切除,术后生存达两年半,后因反复胆管炎、肝衰竭死亡。作者对于胆管癌和胆囊癌患者曾实行肝胰十二指肠切除术4例,其中肝门部胆管癌2例,胆囊癌2例。前者均是胆管癌侵犯远端胆管,并形成癌栓,手术顺利,无并发症,但生存期均<1年。而胆囊癌患者术后两例均发生轻微胆漏,经穿刺引流而愈,目前1例生存超过1年半无复发迹象,1例术后9个月肝内转移,迄今带瘤生存。因此肝胰十二指肠切除手术创伤大,风险性大,在肝门部手术治疗中不占主导地位,不宜普及与推广。但对于有些一般状况较好的病例,在严格掌握适应证,谨慎选择的情况下也是可行的。

(三)淋巴结清扫

目前基本认为,联合区域淋巴结清扫是达到根治的主要措施之一,但淋巴结清扫范围仍没有统一标准。胆总管旁淋巴结是淋巴转移途径中最关键的一站,从该淋巴结转移至肝门静脉旁、肝总动脉旁和胰头周围淋巴结,再转移至腹主动脉旁淋巴结是主要的淋巴转移途径。

但Bismuth等很早就有报道,不同于胃肠道肿瘤,淋巴结清扫在肝门部胆管癌中与其预后关系不大。Leeds小组56例手术治疗的病例,常规清扫肝十二指肠韧带、十二指肠后和腹腔动脉干周围淋巴结,17例病人清扫到腹主动脉旁和肠系膜下动脉周围。淋巴结阳性者5年生存率为22%,阴性者为38%,尽管生存期的中位数分别为15.4个月、36.1个月,是有一定差距的,不过没有统计学意义,而扩大清扫的病例并发症发生率高达59%。Neuhaus主张,肝门处和肝十二指肠韧带处的淋巴结应该在整块切除中清扫,至于胰十二指肠、腹腔干和主动脉周围的淋巴结清扫,主要用于确定分期。Kitagawa研究110例病人,淋巴结阴性的 5 年生存率为 31%，而局部淋巴结阳性或腹主动脉旁淋巴结阳性者的 5 年生存率分别为 15% 和 12%。

（四）全肝切除后肝移植术

肝移植术作为一项成熟的技术已广泛应用于临床，近年对肝门部胆管癌病人采用肝移植治疗已在世界范围开展。肝移植可完整去除肿瘤，移除肝门区域所有神经、淋巴组织和血管，真正做到根治切除，预防新发和复发，改善生活质量，延长生存期。肝门部胆管癌具有肝内转移，生长缓慢、肝外转移较晚的特点，故有学者提出原位肝移植（OLT）治疗，其适应证为：①已确诊为国际抗癌协会分期（UICC）Ⅱ期病人，开腹探查证实无法切除者；②拟行 R0 切除但因肿瘤中心性浸润，只能做到 R1 或 R2 切除者；③切除后肝内局部复发者。但由于供肝少、免疫排异及复发等原因，早期尝试的结果是令人失望的，近来仍有不少学者在做积极的探索。Robles 等报道 36 例，OLT 术后 1 年、3 年、5 年存活率分别是 82%、53%、30%。主要死亡因素是肿瘤组织学类型、肿瘤复发、肿瘤侵犯血管等，认为 OLT 可以获得 R0 切除，远期存活率优于单纯引流术，对无远处扩散的肝门部胆管癌患者是较好的选择。

Neuhaus 在 1999 年的报道的 95 名病例中有 14 例施行了肝移植加胰十二指肠切除，所谓超根治术，提高了Ⅳ型肝门部胆管癌手术 R0 切除率（93%），但 5 年生存率只有 38%，低于扩大右肝切除加门静脉切除者。可能原因有：存在潜在的肝外转移灶，术前或术中的肿瘤细胞种植，通过淋巴或神经鞘膜的胰腺周围的转移，应用免疫抑制药易致肿瘤复发。

最新欧洲肝移植登记处显示，201 例肝门部胆管癌行肝移植者 1 年、3 年、5 年、10 年生存率分别达到 67%、41%、31%、22%。更有甚者，MayoClinic 小组最近报道 28 例病人，行肝移植加新辅助放化疗后，5 年生存率竟高达 82%，已经达到了因良性病变行肝移植的效果。但主要是经过选择的病例，大多数是年轻的Ⅰ期和Ⅱ期的病例，有 3 例在围术期死亡，说明新辅助放化疗对手术的安全性是有影响的。Leeds 小组报道只是在 1991～2001 年做了肝移植 12 例，肝切除组 5 年生存率为 28%，移植组为 20%，移植并没有多大优势，2001 年以后 1 例都没报道。由于肝移植治疗肝门部胆管癌的确切疗效尚不能完全肯定，所以目前不能算是最佳适应证，但随着结合放疗、化疗等方法的应用，建立统一的病例选择标准、采用肝移植和有效的辅助治疗方案，有助于提高其远期疗效。

50%～90% 的胆管癌患者发现时多已不可切除，预后差，诊断确诊后生存期多不超过 12 个月。常规的切除方法强调达到切缘无癌，现通过准确的选择切除范围，使这些患者有一个较长的生存期。不可切除的胆管癌患者缓减方法应该首先提高生活质量及缓减症状（疼痛、瘙痒、黄疸），其次提高生存期。

（五）非手术治疗

对于不能根治切除的肝门部胆管癌患者可行姑息性手术，主要目的是解除梗阻性黄疸所造成的肝损害及全身影响，从而缓解患者的症状，延长患者的生命，增加患者接受其他治疗的机会。

1. 引流治疗　对于不能手术切除病灶的患者，其致死的原因往往是由于黄疸、肝衰竭。因此可以通过各种引流术保持胆道通畅，从而起到缓解症状、提供接受其他辅助治疗的机会，延长生命的作用，但是引流术对肿瘤本身没有任何影响。根据引流胆汁的去向，可以分为内引流术和外引流术两种。

（1）内引流：是指将淤积的胆汁通过人为建立的通道引入患者的肠道内，与外引流相比，其优点在于胆汁进入患者肠道，无大量胆汁丢失及电解质紊乱，同时，没有外置引流管及引流袋，方便患者生活。其方法主要包括术中肝管空肠吻合术、置管内引流术及内支架引流术。术中肝管空肠吻合主要适用于术中判断肿瘤无法切除而行姑息性旁路内引流者。需要根据病人的具体情况，比如肿瘤所在位置，胆管直径等，主要分为①经左肝外叶肝胆管引流术，切除部分左肝外叶，将残端显露的左肝外叶肝胆管与空肠吻合；②经左肝管空肠吻合术，适用于左肝管扩张，左右肝管相通的患者；③经左肝第Ⅲ肝胆管引流术，切断肝圆韧带，在肝圆韧带基地部或左边 1cm 处切开肝表面，找到第Ⅲ肝胆管与空肠吻合；④经右肝第Ⅴ段肝胆管引流术,切除胆囊,在胆囊床穿刺找到浅而扩张的第Ⅴ肝胆管与空肠吻合;⑤经右肝第Ⅵ段肝胆管引流术,切除右侧第Ⅵ肝段外下极部分,显露肝断面第Ⅵ肝胆管与空肠吻合。置管内引流对于不能切除的肝门部胆管癌,外引流易发生致命的胆系感染,并可造成细菌易位,现多不采用此种方式。胆肠吻合内引流虽然恢复了肠肝循环,解决了胆汁丢失及生活不便等问题,但手术操作复杂、费时,晚期癌症患者,免疫力低下,重度低蛋白血症,易发生术后吻合口漏。置管内引流的方式比较多,如肝内胆管-空肠间置管内引流、U 形管引流等,据报道,具有较好的引流效果,配合抗肿瘤治疗,可以延长中位生存期。

(2)内置支架胆道引流术:金属内支架胆道引流术效果可与手术内引流术相媲美,并具有以下优点。①创伤小,用较细的导引导管就可置入较大直径的支架。②对胆管壁有持久的扩张力,对于高位胆道梗阻有较大的优势。胆道内支架通过扩张狭窄胆道,而不伤及肝门结构。③胆道支架属于微创治疗,减轻了病人心理负担,方便了病人的日常生活和工作,缩短了住院时间,从而提高了生存质量。原则上,肝内胆管增粗越显著、分支胆管系越丰富的胆管,越适合放置金属支架予以引流。按 Bismuth 分型来说:Ⅰ型患者金属支架放置于总肝管,Ⅱ型患者支架近端置于右肝内胆管,Ⅲa 型置于右肝内胆管,Ⅲb 型置于左肝内胆管,Ⅳ型置入双支架或“Y”形支架效果最好。胆道支架的置入可以分为手术置入、ERCP 置入及 PTCD 置入。对于术前检查已经明确无法手术切除的患者,我们一般采用后两者,以避免全麻开腹对患者的打击,但是对于尚不能确定是否可行手术切除者,手术置入是其首选方式。手术方式置入记忆合金胆道支架,有以下优点:①术中可以探查肿瘤的位置以及大小,能更准确判断肿瘤的分期,避免对部分还有手术切除机会的病人行单纯引流手术;②术中可以取组织送病理检查,以明确病理性质,有利于手术后的进一步治疗;③术中支架置入操作简单方便,能准确判断和调整支架置入位置,保证支架两端距离肿瘤有足够的长度,延长胆道再次出现梗阻的时间,从而延长患者的生存期;④术中可以同时行相应的肝内胆管或胆总管置管外引流,保证术后胆道减压,预防胆漏发生。一旦短时间内支架引流欠通畅,还可以经引流管冲洗胆道、介入再次放支架或者持续开放外引流。尽管理论上认为只要有小部分肝(约 25%)得到引流即可达到退黄的效果,但未被引流的部分由于胆汁引流不畅而有较高的胆管炎及肝脓肿的发生率。因此,目前认为双支引流优于单支引流的观点占主导地位。临床实践中,主要是由于双支引流操作技术要求较高尚未得到普遍应用。韩国有报道通过 ERCP 技术对肝门部胆管癌的患者行 Y 形金属胆道支架置入术,操作成功率高,无术后早期并发症。

(3)外引流主要指皮肝穿刺外引流术(PTC 或 PTCD):是最为简便易行的治疗手段,其优点是操作简便,通过胆道引流解除梗阻,引流出 30%～50% 的肝内胆汁,即能使黄疸消退,从而延长生命,提高生存质量;不足之处是大量胆汁流出,水、电解质紊乱,消化道功能受到严重影响,且外引流的连接袋给病人生活带来诸多不便,而且容易脱落和阻塞,因此经基本被淘汰。

经皮肝穿刺胆道内外引流,单纯的内引流术,需要开腹,损伤大,不适合不能耐受手术的患者,单纯外引流,易出现引流管堵塞、脱落等情况,引流效果有时不理想,经皮肝穿刺胆道内外引流已成为治疗肝门部胆管癌致恶性梗阻性黄疸的一个常用姑息性治疗手段,其优点是手术打击小,患者大多可以耐受,置入猪尾巴流管,十二指肠段卷曲,引流管脱落的机会很小,置入胆管段多个侧孔,引流确切,对于预计无法进行外科手术根治或吻合、无法耐受手术及为术前减黄者,均可进行经皮经肝胆道内外引流术。引流术后,如内引流通畅,可关闭外引流,这样避免了胆盐的流失,减少感染机会及患者行动方便,提高患者生活质量。当内引流因梗阻而闭塞时,开放外引流,继续解除胆道梗阻,不用再次置管,是一种比较理想的引流方式。

2.化疗　尽管目前尚没有完全证实局部化疗对肝门胆管癌有效,但是最新报道认为对于术后患者辅以化疗却可以明显延长生存期,并被认为是独立的预后因素。以氟尿嘧啶(5-FU)为基础的化疗对于术后患者有明显的益处。一项针对胆道癌化疗敏感性测定的报道认为,单用氟尿嘧啶有效率 10%～20%,与顺铂联用有效率33%,而胆道癌细胞对于蒽环类、铂类也具有相对敏感,1年生存率达58.3%,平均生存期14.5个月。吉西他滨单药或与氟尿嘧啶类(氟尿嘧啶或卡培他滨)联用疗效优于最佳支持治疗,但这个结论尚无大型随机对照试验验证。最近有研究表明,吉西他滨联合奥沙利铂方案在一般状况良好的患者中有效率达35.5%,而在23例一般状况较差的患者中有效率为22%。

近来,甲酰四氢叶酸联合氟尿嘧啶在胆道肿瘤的,化疗方面研究的比较活跃。奥沙利铂是一种新形式的铂剂,2,2-脱氧胞嘧啶核苷联合奥沙利铂对肝功能损害小,有希望成为有较高反应率的药物。单独放射治疗或联合局部化疗对广泛转移的患者不合适,系统的化疗比较合适,但是国外报道反应率比较低。总之,目前仍缺少系统研究和行之有效的化疗方案,效果不佳,应用尚不广泛。

3.放疗　放疗方式可以分为单纯外照射、外照射结合腔内放疗。文献报道,放疗结合手术、内外引流术者均比单纯行手术切除、引流者明显延中位生存期,而单用放疗并没有显示出患者有生存期或生活质量的受益。由于肝门部胆管癌位置特殊,周围都是重要脏器,无法行高剂量照射。近年来,随着放射技术的发展,出现了立体定位定向放射治疗、三维适形放射治疗等新技术。国内文献报道,立体定向适形放疗技术对于治疗局部晚期肝门胆管癌有效。

胆管癌对放疗有一定的敏感性,可用于术前、术中和术后,为防止和减少局部复发,国外学者积极主张将放疗作为辅助治疗。但放疗的照射反应太大,多数病人不能耐受。部分胆管癌对化疗药物氟尿嘧啶或2,2-脱氧胞嘧啶核苷较敏感;2,2-脱氧胞嘧啶核苷与顺铂联合有30%~50%的部分缓解率;一少部分患者可转变为可手术治疗,从而提高生存质量。

4.光动力学治疗　有报道认为光动力学治疗可以延长失去手术切除机会的胆管癌患者的生存期,中位生存期达到21个月,但是并没有大宗病例报道。

总之,肝门胆管癌的非手术治疗手段主要适用于晚期肿瘤无法手术切除者,结合患者的具体情况,施以各种引流术解除黄疸是其基本治疗,但是引流术对于肿瘤本身没有任何影响,因此,结合针对肿瘤的放射治疗、化疗,以期能达到延长生命、改善生活质量的目的。但是,目前对于肿瘤确实有效的放化疗甚至光动力治疗,其有效率比较低。因此,目前需要解决的主要问题是找到对肿瘤细胞有强大杀伤作用的放化疗方法以及发现新的治疗手段,比如针对肝门胆管癌细胞的免疫疫苗及其他分子生物学手段。

【诊疗风险的防范】

肝门部胆管癌是普外科治疗的难题之一,手术切除是治疗肝门部胆管癌最有效的治疗方法,做好术前评估有利于提高手术切除率。首先并且最重要的是外科医生必须评估病人的一般情况,手术的适应证和肝功能,因为根治性治疗通常需要切除部分肝。如果病人存在慢性肝病、门静脉高压等情况,就不能选择根治性治疗,最好选择引流治疗,或者准备引流改善一般状况后行Ⅱ期手术。术前评估必须着力于4点:肿瘤范围是否局限于胆道系统,是否侵犯血管,肝叶是否萎缩,有无肿瘤转移。肝叶萎缩常易被忽略,但它在评估能否行根治性治疗的重要性上不能忽视,因为它涉及肝门静脉系统,提示局部侵犯,迫使外科医生在肿瘤可切除的基础上行肝部分切除。长期存在的胆道梗阻会导致相关肝区的中度萎缩,一旦侵及肝门静脉就会导致其快速及严重的萎缩。评估肝叶是否萎缩对手术及非手术治疗都有影响。若肿瘤不可切除,经皮肝穿刺引流术应避开萎缩肝叶(除非为了控制败血症),因为这已经不能降低胆红素水平。

目前肝门部胆管癌的分类方法不能囊括所有的肿瘤的特点,如肿瘤范围、肝叶是否萎缩、血管是否侵犯,从而影响到疾病的治疗。Bismuth-Corlett分型方法仅仅基于肿瘤在胆管上的位置,却不能提示肿瘤能否切除及术后生存率。同样的,美国癌期划分联合委员会(AJCC)提出的分型方法主要基于病理学分型标准,而对术前评估的作用不大。理想的分型方法应该提示肿瘤的可切除性,是否需要联合肝部分切除及能判断预后。Blumgurt临床分型(见前述)可明确是否有肝门静脉侵犯及肝叶萎缩,可以了解肿瘤的可切除性,特别是需要肝部分切除的手术。

对外科评估可能需要广泛切除的患者,有学者报道肝门静脉栓塞(PVE)可作为一项重要的术前的治疗方法,其主要目的是将来用于诱导余肝的代偿性增生。肝内胆管癌通常通过肝切除来治疗,术中的主要目的应该确保切缘无癌,而且有些学者认为通过选择性同侧肝门静脉栓塞(PEv)可达到增加切除的目的。肿瘤无法切除的患者多死于胆道梗阻所致的肝功能损害和胆管感染,因而多数学者主张对不能手术切除的病例采取姑息治疗即引流梗阻上方的胆汁,达到消除淤胆和减黄的目的。术前不充分的胆汁引流增加术后并发败血症、脓毒败血症、肝功能受损的危险性,死亡率也相应增加。常规的术前胆道引流、减压不推荐使用,但在一些病人如急性化脓性胆管炎并发严重的营养不良,术前可通过内镜支架术进行充分的胆汁引流,可提高生存期。尽管未被近期的随机试验证实,但有学者认为对于复杂的胆管癌使用 ERCP、内镜放置支架可缓解黄疸,减少术后并发的胆管炎。支架术优于外科手术置管。不能切除的胆管癌行放射治疗时多先行 PTCD、胆道内引流或外引流术等解除黄疸的梗阻症状,从而提高其生活质量,一定程度地延长寿命,但对原发病变并无治疗作用,故应尽可能同时采用局部放疗或化疗的方法对原发病进行治疗。

由于外科切除后可能会局部再发,多数学者提倡术后放射治疗或联合化疗以提高局部病变的控制。存在局部病变但无远处转移的患者采用放射联合化疗比较合适。多数的研究表明近距离结合远距离放射疗法效果较好。但是对放射治疗的生存收益有争议。近距离、远距离放射疗法对切缘无癌的患者术后放疗作用不明显,有些学者不赞成应用。多数学者不赞成术中行腹腔神经丛阻滞以缓解癌性疼痛。

50%～90%的胆管癌患者发现时多已不可切除,预后差,诊断确诊后生存期多不超过 12 个月。常规的切除方法强调达到切缘无癌,现通过准确的选择切除范围,使这些患者有一个较长的生存期。不可切除的胆管癌患者缓减方法应该首先提高生活质量及缓减症状(疼痛、瘙痒、黄疸),其次提高生存期。

（杨小荣）

第九节　胆道疾病常见并发症

在胆道疾病的发生和发展过程中,随着疾病的进展,疾病会给胆道系统本身及全身带来不同的影响,这里我们主要介绍胆道疾病自身发展的并发症,主要有胆囊穿孔、胆道出血、炎症性胆管狭窄和胆源性肝脓肿。

一、胆囊穿孔

在急性胆囊炎发生时,由于急性炎症的积聚变化,胆囊内压力增大,壁动脉系统扩张,囊壁内的静脉回流受阻,导致静脉回流不畅,炎症的胆囊壁处于充血、水肿状态。进一步加重囊壁的肿胀、淤血,随即出现囊壁组织细胞发生缺氧、坏死,甚至穿孔。胆囊急性穿孔后,胆囊周围脏器和大网膜可以包裹穿孔处,形成胆囊周围脓肿。慢性穿孔可以形成胆囊与消化管道之间的内瘘,如胆囊十二指肠瘘、胆囊结肠瘘等。胆囊穿孔需要紧急手术治疗,切除胆囊或行胆囊造瘘术。

二、胆道出血

胆道出血是胆道疾病的严重并发症,主要由胆道炎症和胆道手术引起,原因有胆道感染、胆道创伤、结石压迫等。胆道出血的主要症状是腹痛、呕血便血、梗阻性黄疸三联征。少量的出血可以自行停止,表现出明显的周期性出血的特点。胆道出血的诊断需要在出血状态下进行选择性肝动脉造影,不仅对出血的诊断有意义,对治疗也有很大的帮助。开腹手术的目的主要是结扎相应的供血动脉、切除病灶,介入治疗也是非常有效的止血方法。

三、炎症性胆管狭窄

炎症性胆管狭窄可以发生在肝内外胆管系统的任何部位,常见于左右肝管、肝总管和胆总管。胆管结石和胆道感染是形成炎症性胆管狭窄的主要原因。胆管狭窄可以导致胆汁流出不畅,胆汁淤积,狭窄长期持续可以影响肝功能,甚至导致肝硬化。临床上可以通过 B 超、ERCP、MRCP 确诊。治疗的主要方法是手术。我们把胆管狭窄分为单纯型、狭窄合并结石型和复杂型 3 种,可以通过不同的手术术式给予适当的治疗。

四、胆源性肝脓肿

肝脓肿是胆道系统疾病的严重并发症,其中细菌性肝脓肿一般是由胆道的细菌感染而引起。

(毕建燿)

第十六章　胰腺疾病

一、解剖生理概述

胰腺是一个兼有内分泌和外分泌功能、与体内代谢关系极为密切、兼有消化系统和内分泌系统功能的重要脏器,它是一个自右向左分为胰头、胰颈、胰体和胰尾四个部分、逐渐变窄的长条状器官,位于第2腰椎水平的腹膜腔外,属于后腹膜脏器。十二指肠的球部、降部、水平部自胰头上缘分别包绕胰头上缘、胰头右侧缘、胰头下缘;胰头部在门静脉的右侧向后包绕门静脉,形成胰头钩突部,此部分是行胰头十二指肠切除时最难切除的部分,也是胰腺钩突癌难以切除的原因所在。

胰腺表面覆盖着后腹膜,胰腺的主要血管都在胰腺的背侧。走行于胰腺后上缘的脾动脉是供应胰腺血液的最主要的动脉——来自腹腔动脉干的脾动脉,在走向脾门的过程中向胰腺分出胰背动脉、胰大动脉,胰背动脉向脾门方向走行而形成胰横动脉构成了胰腺后方的胰腺动脉网。自脾门发出的脾静脉在胰腺后方偏下行走至肠系膜上动脉右侧与肠系膜上静脉汇合成门静脉,走行中接纳许多来自胰腺的细小静脉,有的在汇入门静脉前还接纳胃左静脉。在胰腺周围的主要血管旁和根部都分布着一簇簇淋巴结,接纳、引流淋巴液。

胰腺外分泌系统由无数个腺泡构成,腺泡由腺泡细胞组成,腺泡细胞向腺泡内分泌胰液,胰液首先通过胰管的最末级分支排出腺泡,再逐级经过二十几级的分支胰管进入主胰管,主胰管走行是自左向右,穿过十二指肠壁形成十二指肠乳头进入十二指肠降部肠腔,主胰管进入肠腔的部分称为主乳头,在主乳头上方还有一副乳头,是副胰管进入十二指肠的部位。在主胰管进入十二指肠壁之前,一般是与胆总管末端合并为Water壶腹,即共同开口部分,再进入十二指肠,十二指肠壁内即是Water壶腹。胰腺内分泌系统主要是以胰岛的方式散在分布于整个胰腺,全胰腺有170万~200万个胰岛,每个胰岛又由若干个α、β、δ和PP等胰岛细胞组成。α细胞分泌胰高血糖素,β细胞分泌胰岛素,δ分泌生长抑素,PP细胞分泌胰多肽。

二、急性胰腺炎

急性胰腺炎是普通外科最常见的急腹症之一,由多种原因引起,以胰酶自身消化导致的临床表现为特点,被称为"化学烧伤"的严重疾病。急性胰腺炎在病理学上分为水肿型、出血坏死型胰腺炎,临床上主要使用临床分型,分为轻症急性胰腺炎和重症急性胰腺炎。

(一)病因

急性胰腺炎是多种原因导致胰酶在胰腺内被激活后引起胰腺组织自身消化、水肿、出血甚至坏死的炎症反应。常见的诱因主要有以下几种。

1.十二指肠液反流　由于各种原因引起Water壶腹部、十二指肠乳头梗阻,都可能导致胆汁逆流至胰管,造成胰腺腺泡破裂,胰酶进入胰腺间质而发生胰腺炎。

2.酒精因素　长期饮酒者,在某次大量饮酒和暴食的情况下,促使胰酶大量分泌,导致胰管内压力骤然升高,胰腺腺泡破裂,胰酶进入胰腺间质,诱发急性胰腺炎。

3.血管因素　各种因素引发的胰腺小动脉和静脉急性阻塞,使胰腺发生急性血液循环障碍而导致急性胰腺炎发生,甚至出现胰腺缺血坏死。

4.其他因素　胰腺外伤、药物过敏、化疗药物的使用、高钙血症和高脂血症等疾病可以引发急性胰腺炎。

(二)病理

临床病理常把急性胰腺炎分为水肿型和出血坏死型两种,水肿型急性胰腺炎在病理上的主要表现为胰腺肿大、渗出,临床会表现出明显胰腺投影部位的疼痛。镜下主要是细胞的间质水肿和炎症反应。出血坏死型急性胰腺炎则是在胰腺明显肿胀的基础上,出现出血和组织变黑,甚至大面积坏死。镜下表现为组织间出血,以及组织细胞坏死。

(三)临床表现

1.一般症状

(1)腹痛:是最早出现的症状,往往在暴饮暴食后突然发生,疼痛位于上腹正中或偏左,似刀割样,进行性加重,疼痛向背部、肋部放射。重症急性胰腺炎发病后很短时间内即扩展至全腹痛、腹膜炎,急剧腹胀,甚至出现休克表现。

(2)恶心、呕吐:发病早期呕吐频繁,随着病情进展,很快出现肠麻痹。

(3)黄疸:多为梗阻性黄疸,胆源性胰腺炎多见。

(4)体温升高:在急性胰腺炎早期出现细胞因子相关的应激反应的炎性渗出,2～3天后胰腺周围合并细菌感染等原因,都可出现不同程度的体温升高。轻症急性胰腺炎,一般体温在39℃以内,3～5天即可下降。而重症急性胰腺炎体温则常在39～40℃,往往是由于合并感染所致,常出现谵妄,持续数周不退,并出现毒血症的表现。

2.体征

(1)脱水:急性胰腺炎的脱水主要因肠麻痹、呕吐所致,以及腹腔炎症的大量渗出会在较短时间内出现严重的脱水及电解质紊乱,甚至出现少尿或无尿。

(2)腹胀、腹部压痛:轻症急性胰腺炎一般仅有腹痛,可伴有轻度腹胀,多在上腹正中偏左有压痛,无腹膜炎表现。重症急性胰腺炎会出现局限性或全腹的腹膜刺激征,压痛、反跳痛、全腹肌紧张,肠胀气明显,肠鸣音减弱,并可有大量炎性腹水,移动性浊音阳性,少数患者会因胆道结石或肿大的胰头压迫胆总管出现黄疸。

(3)皮肤青紫色斑:胰液以至坏死溶解的组织沿组织间隙到达皮下,并溶解皮下脂肪,而使毛细血管破裂出血,局部皮肤呈青紫色,常在腰部、前下腹壁(Grey-Turner 征)或脐周(Cullen 征)出现。

(4)休克:轻症急性胰腺炎一般无休克表现,重症急性胰腺炎会表现出心动过速、血压下降,进入休克状态。

(5)多脏器功能衰竭:由于急性胰腺炎在左上腹表现严重,重症急性胰腺炎使腹腔炎症渗出液积聚,双侧或仅左侧胸腔反应性积液,甚至引起同侧的肺不张,表现出一般性呼吸困难。当患者呼吸困难、血氧分压持续下降,要警惕急性呼吸衰竭的出现。另外,急性肾衰竭、心力衰竭、消化道出血、胰性脑病、败血症及真菌感染、高血糖等并发症并不鲜见。

(6)神志改变:重症急性胰腺炎可并发胰性脑病,表现为反应迟钝、谵妄,甚至昏迷。

（7）消化道出血：重症急性胰腺炎可并发呕血或便血。上消化道出血多由于急性胃黏膜病变或胃黏膜下多发性脓肿所致，下消化道出血多为胰腺坏死穿透横结肠所致。

（8）腹部包块：大量的坏死组织积聚于小网膜囊内，在上腹可以看到一界限不清的隆起性包块，有压痛。

（9）胰腺脓肿：常于起病2～3周后出现。此时患者高热伴中毒症状，腹痛加重，可扪及上腹部包块，白细胞计数明显升高。穿刺液为脓性，培养有细菌生长。

（10）胰腺假性囊肿：多在起病3～4周后形成。体检常可扪及上腹部包块，大的囊肿可压迫邻近组织产生相应的压迫症状。

（四）实验室检查

1.血常规　多有白细胞计数增多及中性粒细胞核左移。

2.血清及尿淀粉酶测定　是诊断急性胰腺炎的主要实验室检查。血淀粉酶在发病2h后开始升高，24h达到高峰，持续4～5天后开始下降。尿淀粉酶一般在急性胰腺炎发作24h后开始上升，持续1～2周，缓慢下降。血、尿淀粉酶超过正常值3倍为确诊依据。

3.血清脂肪酶测定　血清脂肪酶常在起病后24～72h开始升高，持续7～10天，对病后就诊较晚的急性胰腺炎患者有诊断价值，且特异性较高。

4.淀粉酶内生肌酐清除率比值　急性胰腺炎时可能由于血管活性物质增加，使肾小球的通透性增加，对淀粉酶清除增加而对肌酐清除未变。

5.血清正铁白蛋白　当腹腔内出血时红细胞破坏释放血红素，经脂肪酸和弹力蛋白酶作用能变为正铁血红素，后者与白蛋白结合成正铁白蛋白，重症急性胰腺炎起病时常为阳性。

6.血生化检查

（1）血糖：早期会出现反应性升高，多为暂时性。持久的空腹血糖高于11.0mmol/L反映胰腺坏死，提示预后不好。

（2）血钙：血钙的降低一般在发病第2～3天以后，与脂肪坏死和脂肪皂化有关，低于2.0mmol/L提示病情严重。

（3）动脉血气分析：对重症急性胰腺炎是极为重要的指标，且需动态观察。当PaO_2下降至60mmHg以下时，提示患者处于急性呼吸窘迫综合征（ARDS）状态。

（五）影像学诊断

1.腹部B超　应作为常规初筛检查，轻症急性胰腺炎时可见胰腺肿大，边缘模糊，胰内回声均匀；对胆囊和胆道结石的了解更为重要，但因腹胀的干扰而影响准确性；后期对脓肿及假性囊肿有诊断意义。

2.CT　是诊断重症急性胰腺炎的重要手段，准确率可达70%～80%，无论是对急性胰腺炎的诊断、严重程度和附近器官受累情况的判断，都是最有效的检查。轻症急性胰腺炎表现为胰腺弥漫性肿大、密度不均、边界模糊，伴有胰腺周围渗出。重症急性胰腺炎时在肿大的胰腺内有低密度区，常伴有胰腺外坏死。

3.MRI　对鉴别胰腺坏死液化、胰腺周围脓肿和假性囊肿更有意义。MRCP还可以观察胆管和胰管的情况。

（六）临床诊断

轻症急性胰腺炎主要是急性胰腺炎的一般症状、体征和生化改变。重症急性胰腺炎要有脏器功能障碍，或出现胰腺坏死、假性囊肿、胰腺脓肿等局部并发症，APACHE Ⅱ评分≥8分。

（七）鉴别诊断

常常需要与以下疾病鉴别：消化性溃疡急性穿孔、急性胆囊炎、急性肠梗阻、急性心肌梗死、肠系膜血管栓塞。

（八）治疗

1.非手术治疗　既针对轻症急性胰腺炎，又是重症急性胰腺炎的基础治疗。轻症急性胰腺炎的治疗原则是：胰腺休息，减少胰液分泌，防止感染。

（1）禁食水、胃肠减压：补充水、电解质，纠正酸碱平衡失调。

（2）抑制胰液分泌和抗胰酶治疗：生长抑素可以减少胰液的分泌，加贝酯（FOY）是人工合成胰酶抑制剂，对多种胰酶有抑制作用。

（3）镇痛和解痉：要慎用哌替啶类药物，因其可使 Oddi 括约肌痉挛，可单独或与哌替啶类联合使用阿托品和山莨菪碱类药物解痉和镇痛。

（4）支持治疗：按生理需要给予液体和离子的输入，必要的营养支持治疗。

（5）预防感染：选用透过血胰屏障的药物，如头孢他定、头孢噻肟、喹诺酮类的环丙沙星、氧氟沙星以及甲硝唑等。

轻症急性胰腺炎经上述治疗，一般可以治愈，重症急性胰腺炎则要根据脏器功能障碍、感染、局部并发症的情况，采取以下措施。

（6）急性反应期：预防并纠正休克、肺水肿、ARDS、急性肾功能不全等多脏器功能障碍。

（7）全身感染期：针对局部和全身感染选择适当的抗生素，且要考虑到真菌感染的预防和治疗。必要时手术清除坏死病灶，或局部腹腔灌洗引流。

（8）腹膜后残余感染期：确定残余感染灶的部位、大小，以及对全身状态的影响，通过多种穿刺置管技术或扩创术对残余脓腔进行引流。

（9）营养支持：主要是解决重症急性胰腺炎患者处于高代谢状态，蛋白质和热量的需要明显增多、炎性渗出、长期禁食、高热等，患者处于负氮平衡及低蛋白血症，导致严重代谢功能障碍。早期主要是肠外营养，逐渐过渡至肠内营养。进入肠内营养阶段，给予途径多选择鼻空肠管或经皮空肠造口。

2.手术治疗　急性胆源性胰腺炎的治疗如下。

（1）不伴有胆道梗阻或急性胆管炎时，仍以非手术治疗为主，待患者基本恢复后再选择适当方式，切除胆囊、取出胆管结石。

（2）伴有胆道梗阻或急性胆管炎时，应尽早解除胆道梗阻，取出结石，方法包括传统手术、经 ERCP 方式切开 Oddi 括约肌取石、引流。

（3）局部并发症的治疗：急性期尽量不处理急性积液；胰周坏死合并感染需要手术清除；假性囊肿经过3～6 个月仍不消失，需做囊肿内引流手术；经 CT 证实有胰腺脓肿，需要立即手术引流。

三、慢性胰腺炎

慢性胰腺炎是多种原因引起的以胰腺纤维化、腺泡萎缩、胰管变形、纤维化及钙化为病理特点，临床以腹痛、消瘦、腹泻及营养不良、糖尿病等胰腺外分泌功能不全的症候为主要表现，严重时伴有内分泌功能障碍的不可逆性疾病。典型慢性胰腺炎在我国较为少见，早期诊断困难，但近些年有增多的趋势。

（一）病因

胆道疾病和慢性酒精中毒是其主要原因，少数患者可能和既往患过重症急性胰腺炎有关。其他还有胰腺创伤、遗传因素与慢性胰腺炎的发生有一定关系。由多种原因引起胰腺组织内节段性、渐进性炎症或弥漫性不可逆的纤维化性病变，常伴有胰管狭窄或扩张，胰管结石或钙化。伴有外分泌或内分泌功能减退。

（二）病理

大量纤维组织增生取代了正常胰腺组织,早期损害外分泌系统腺泡、腺管,后期逐渐累及胰岛,损害内分泌系统。镜下可见小叶结构破坏和纤维组织增生,管壁上皮细胞坏死、增生、狭窄及扩张并存。

（三）临床表现

1.症状

（1）腹痛:主要是上腹正中或偏左有持续性隐痛或钝痛,发作时疼痛剧烈,随着病情的进展,成为顽固性疼痛,以夜间痛为著。慢性胰腺炎的疼痛主要有两方面原因,一是慢性炎症引起胰管梗阻的疼痛,多为胀痛;二是慢性炎症对胰周腹腔神经丛的终末神经的侵袭所致,后者是顽固性疼痛能原因。

（2）腹泻、腹胀:慢性胰腺炎的腹泻早期为散便,后成脂肪泻,因不能彻底消化脂肪而导致。消化不良与胰酶的不足和腹腔神经丛受侵袭有关。

（3）消瘦:消化不良致营养吸收障碍,顽固性疼痛致寝食难安都是导致消瘦的原因。

（4）糖尿病:慢性胰腺炎进入后期,胰岛细胞受损,胰岛素合成、分泌下降所导致。

（5）黄疸:部分慢性胰腺炎可形成胰腺肿块,有时很难与胰腺癌区别,特别是胰头部肿块性慢性胰腺炎,可以压迫胆总管,导致胆管梗阻,甚至出现黄疸。

2.体征

（1）上腹压痛:上中腹部或偏左,或偏右有深压痛。

（2）肿块:有时因肿块性胰腺炎局限性增大,可于上腹部触及包块。

（3）黄疸:巩膜、皮肤黄染伴瘙痒,查体可见皮肤有抓痕,尿色加深。

（4）营养不良:严重的慢性胰腺炎患者会有明显消瘦,皮下脂肪消失,甚至贫血、低蛋白血症。

（四）实验室检查

1.血、尿淀粉酶检查　早期急性发作时,可以有血和尿淀粉酶升高,后期发作时淀粉酶升高已经不明显。

2.粪便脂肪球检查　显微镜下检查粪便可以发现脂肪球。

3.胰腺功能测定　有胰泌素试验、促胰酶素-胰泌素联合试验、BT-PABA 试验等多种胰腺外分泌功能检测试验,但临床开展较少。最常用的胰腺内分泌功能检测是糖耐量试验。

（五）影像学诊断

1.腹部平片　X 线腹部平片可以在胰腺位置看到钙化影或沿胰腺管走行的胰石影。

2.B 超　胰腺回声粗糙,胰管扩张或不均匀扩张,钙化或胰石影,局限性胰腺肿块。

3.CT 和 MRI　能够显示胰腺内胰管的扩张、胰石、钙化等,增强 CT 对肿块性胰腺炎与胰腺癌的鉴别有帮助。MRI 对胰腺内的囊肿以及胰管的显示更加清晰。

4.ERCP　是诊断胰腺疾病最常用的方法,会把慢性胰腺炎胰管的整体情况显示出来,可以看到胰管的全程扩张,串珠样改变,胰石,分支胰管变细、减少。

（六）诊断

上腹痛和腹泻的症状,辅助检查有胰腺慢性炎症改变,特别是 B 超、CT 有胰管扩张、胰石或钙化,是确诊慢性胰腺炎的依据。糖尿病和梗阻性黄疸不是所有患者都有,胰腺外分泌功能的检测也不是诊断所必需。

（七）鉴别诊断

在非急性发作期主要与消化性溃疡、慢性胃炎、慢性胆道疾病、慢性结肠炎等慢性疾病相鉴别,急性发作期要与常见的急性胆囊炎、急性阑尾炎等鉴别。肿块性慢性胰腺炎术前有时很难与胰腺癌鉴别,术中探查也不能明确,甚至术中的穿刺、活检仍难以鉴别。

(八)治疗

慢性胰腺炎的治疗主要是减轻疼痛,改善消化功能,促进胰液引流通畅,防止胰腺内、外分泌功能进一步减退。

1.非手术治疗

(1)戒酒:有饮酒习惯的患者必须戒酒。

(2)饮食控制:避免暴饮暴食,保持低脂肪饮食,要保证充足的蛋白摄入。如有糖尿病,碳水化合物也要限制。

(3)补充胰酶:给予多种胰酶可以缓解消化不良,改善营养状态。

(4)营养支持:对有严重营养不良的患者,可以根据患者情况,适当给予肠外营养。

2.手术治疗 外科手术的目的不是为了治疗慢性胰腺炎本身,主要是缓解由慢性胰腺炎带来的疼痛。

(1)手术适应证

1)胰管梗阻,导致梗阻近端胰管扩张。

2)胆管末端梗阻,引发梗阻性黄疸。

3)Oddi 括约肌狭窄,胰管、胆管均梗阻,胰管和胆管呈全程扩张,扩张的胰管内可有胰石。

4)胰管呈串珠样改变,有扩张,有狭窄,扩张部分胰管内可有胰石。

5)并发了与胰管相通、直径大于 5cm 的囊肿。

6)因胰头部肿块性胰腺炎导致十二指肠梗阻。

7)胰腺肿块难以与胰腺癌相鉴别。

8)非手术治疗无法缓解,且难以忍受的顽固性疼痛。

(2)外科治疗原则

1)治疗原发疾病,如并存的胆道疾病。

2)解除胰管梗阻。

3)解除或缓解疼痛,可以行胰管与消化管的内引流术,还可以行神经切断手术。

(3)手术方式

1)解除胆道梗阻的各种术式,根据患者的具体情况选用。

2)胰管空肠吻合、胰腺空肠吻合等术式。

3)胰腺切除术,根据患者的不同情况,可以切除局部肿块性胰腺炎、胰体尾切除、全胰腺切除等。

4)内脏神经破坏性手术。

四、胰腺囊性病变

胰腺囊性病变是随着影像学进步而逐步被认识的既有良性病变,又有恶性肿瘤的一组疾病。在诊断上极易混淆、治疗效果也迥然不同。

(一)胰腺真性囊肿

胰腺真性囊肿为非肿瘤性病变,分为先天性真性囊肿和潴留性真性囊肿。真性囊肿病理学上最大的特点是囊肿内壁覆着上皮细胞。潴留性真性囊肿多为后天出现,逐渐增大,但一般很难与先天性真性囊肿鉴别。真性囊肿一般不恶变,大多数情况下不需要手术治疗。

(二)胰腺假性囊肿

胰腺假性囊肿也是非肿瘤性病变,一般是由急性胰腺炎、胰腺外伤或其他原因导致胰管破裂,胰液外溢,其周围由邻近脏器形成炎性包裹而形成的囊肿。囊肿没有自己的真性囊壁,只有由纤维结缔组织构成的假性囊壁。囊肿一般在1~2周形成,1~6个月成熟。胰腺假性囊肿与真性囊肿在病理学上根本的区别是囊肿内壁没有内皮覆盖。较小的假性囊肿一般不需要手术治疗,较大的囊肿在成熟后仍未被吸收,可以手术治疗,特别是因囊肿巨大,患者有周围脏器的压迫症状时应该手术治疗。手术不是为了切除囊肿,而是行囊肿与消化管道之间的内引流,多为囊肿空肠吻合术、囊肿胃吻合术,首选前者。当囊肿合并感染,全身中毒严重时,应行囊肿外引流术,待患者情况好转,再视囊肿的情况决定是否手术治疗。胰腺假性囊肿形成外引流后,部分囊肿可以自行消失,外瘘管愈合;仍有部分患者最后需要通过囊肿瘘管与消化管的吻合术治愈。

(三)胰腺囊性肿瘤

胰腺囊性肿瘤分为浆液性囊腺瘤、黏液性囊腺瘤和黏液性囊腺癌。浆液性囊腺瘤是最多见的胰腺囊性肿瘤,发生于腺泡细胞,囊液清亮透明、稀薄,内壁由扁平细胞和立方上皮细胞覆盖,一般不恶变。黏液性囊腺瘤女性多见,囊肿多为多腔囊肿,囊壁上伴有乳头状突起,上皮细胞是柱状细胞和杯状细胞,可以恶变为囊腺癌。黏液性囊腺癌亦为女性多见,起源于大导管上皮细胞,为多房性囊肿,囊壁上乳头明显,内有大量黏液。

五、胰腺癌

胰腺癌在消化系统的恶性肿瘤中属于低发病率肿瘤。20世纪70年代,上海市的发病率为8/10万。随着国人的生活方式和习惯的改变,胰腺癌在中国的发病率逐渐增高,目前约10/10万。现代科技进步为临床医学带来了许多新的诊断和治疗技术,但近20年来胰腺癌的早期诊断和根治性治疗水平提高不明显,胰腺癌早期诊断困难、切除率低、预后差的问题没有得到有效解决,根治性手术后5年生存率仍在5%~8%这样的低水平徘徊。

(一)病因

胰腺癌病因尚不明确,可能与嗜酒、吸烟有关,在高蛋白和高脂肪饮食摄入人群发病率高,另外,与N-亚硝基甲烷、β-萘酚胺长期接触人群和慢性胰腺炎患者较一般人群高发。

(二)病理

胰腺癌多发生于胰头部,占65%~75%,胰体尾癌占20%~30%,全胰癌占5%。源于胰腺导管细胞的导管腺癌占90%以上,腺泡细胞癌少见,还有少数黏液囊腺癌等病理类型。胰腺癌由于生长较快,极易侵袭胰腺血管、淋巴管,以及胰周神经,往往早期就发生转移。

(三)临床表现

胰腺癌早期无特殊临床表现,有时仅有上腹不适、饱胀或消化不良,与常见的胃肠、肝胆疾病的症状难以区别。出现明显症状时往往属于中晚期癌。

1.上腹饱胀不适、隐痛 为胰腺癌的早期症状,症状的出现和胰管堵塞、胰管内高压有关,中晚期胰腺癌时可出现更加明显的腹痛,甚至向肩背部、腰胁部放射。胰体尾癌出现腹痛症状更晚,腹痛位置在左上腹。晚期胰腺癌往往有顽固性腹痛以及腰背部痛,夜间痛更加明显。

2.消化道症状 胰腺癌没有特殊的消化道症状,虽然胰腺癌早期有食欲减退、上腹饱胀不适、消化不良,这些症状有时并不是持续的,往往不能引起患者甚至医生的注意。当胰头癌侵及十二指肠第二、三段,或胰体尾癌侵袭第三段时,患者可以有呕血或黑便,还可以引起十二指肠梗阻、消化道高位梗阻的表现。

3.黄疸 胰头癌侵袭胆总管导致胆管梗阻,患者可以表现出黄疸,常伴皮肤瘙痒。胆管完全梗阻时患者可有陶土样大便。黄疸是胰头癌患者最主要的症状和体征。无痛性黄疸为胰头癌的常见症状。胰体尾癌一般不出现黄疸。

4.消瘦乏力 是胰腺癌的主要且常见表现,主要是因食欲下降,胰腺癌晚期常伴有恶液质。

胰腺癌患者可有发热、急性胰腺炎的症状、糖尿病的症状、贫血和低蛋白血症等。晚期胰腺癌可出现腹水、上腹部包块、左锁骨上淋巴结肿大。

(四)实验室检查

1.常规检验 包括血清和尿淀粉酶、血糖、胆红素、谷丙转氨酶、转肽酶、血红蛋白和尿常规等检查是必要的。以直接胆红素升高为特征的血总胆红素升高是诊断梗阻性黄疸的重要依据。在梗阻性黄疸的基础上,多项转氨酶升高是反映胆道梗阻和肝细胞破坏的指标。

2.免疫学检查 常用的有癌胚抗原(CEA)、胰腺癌胚抗原(POA)、CA19-9等肿瘤标志物的测定,辅助胰腺癌的诊断。CEA对消化系统恶性肿瘤特异性较高,CA19-9则对胰腺癌和胆道系统恶性肿瘤具有较好的特异性。除CA19-9外,还有CA50、Span-1、Dupan-2、POA、CEA等对胰腺癌也有一定的意义。如CEA、CA19-9是术前升高且切除术后又下降的标志物,可以作为术后随访和判断肿瘤复发的重要指标。

3.癌基因检测 K-ras基因在胰腺癌中的表达率极高,其基因突变点位于第12密码子,其他胰腺疾病极少表达,在临床上对胰腺癌的诊断和术后的随访很有意义。

(五)影像学检查

1.B超 是诊断胰腺癌的首选影像学方法,由于其便携、廉价、实用的特点常在肿瘤普查中作为筛查的首选方法。B超检查可以发现2cm以上的肿瘤,对3cm左右的胰癌阳性率可达80%。可以在胰头部或体尾部发现低回声实质性占位性病变,胰腺外形不规则,胰管扩张、胆管[肝内和(或)肝外]扩张,胆囊肿大以及肝内转移灶等。

2.超声内镜检查 内镜顶端的超声探头紧贴胃后壁对胰腺做全面检查,不受气体干扰,可清晰地显示胰腺结构,大大提高了胰腺癌的诊断率,可以发现胰头和胆总管周围淋巴结,可以作为肿瘤术前分期的重要参考。对壶腹周围癌的鉴别更有意义。

3.CT CT扫描可以显示胰腺肿瘤的正确位置、大小及其与周围血管的关系,并能发现直径约1cm的肿瘤,若能增强扫描,会使平扫难以确定的病灶显示的更加清楚,在增强的胰实质内可见到低密度、不规则的病灶。CT已成为诊断胰腺癌的主要方法,准确率可达90%以上。

4.MRI 可显示胰腺轮廓异常,可以判断早期局部侵犯的转移,对诊断胰腺癌,尤其对局限在胰腺内的小胰癌以及有无胰周扩散和血管侵袭方面,MRI优于CT扫描,可用于术前评估。MRCP对术前观察胆管和胰管的整体情况亦有意义。

5.ERCP 对胰腺癌的诊断具有较高的特异性。除显示主胰管狭窄,充盈缺损和闭塞外,还可以清晰地观察到胰管狭窄的形态改变,可检出肿瘤小于2cm的病变,是诊断小胰癌的有效方法。

6.选择性血管造影(SAG) SAG是一种损伤检查,应用不是很广,能够诊断出1cm左右的肿瘤,能显示胰腺周围血管的形态,常常被用于判断肿瘤与血管的关系。如发现动脉不规则狭窄、闭塞,并可根据异常的血管区域推测肿瘤的大小,以及手术是否能够根治。根据SAG所见判断肿瘤手术的可能性和选择手术方式。

(六)诊断

由于胰腺癌早期没有明显症状,大部分进展期胰腺癌的临床症状和体征又不具有特征性,因此,胰腺癌的诊断主要依靠影像学检查。而对近期有上腹不适或隐痛、食欲减退、消瘦乏力等症状,应当进一步检查。无痛性黄疸是胰头癌的主要表现,B超、CT、MRI等影像学检查发现胰头部占位性病变以及胆总管扩张,基本可以明确诊断胰头癌。实验室检查 CA19-9 的升高,特别是 3 倍于正常上限的升高,对诊断胰腺癌有重要的参考意义。胰体尾癌往往以左上腹发现巨大包块为首发症状,影像学检查是重要依据。对于胰腺癌是否有区域淋巴结转移,是否有远隔转移,有赖于 B 超、CT、MRI、PET-CT 的检查。

(七)鉴别诊断

胰腺癌的 2/3 以上是胰头癌,胰头癌最主要的症状和体征是梗阻性黄疸,梗阻性黄疸是由于胰头癌侵袭末端胆管,胆管狭窄,胆道内压力升高,胆红素进入血液所致,胆管梗阻是引起梗阻性黄疸的直接因素。可能引起胆管梗阻的疾病除胰头癌外,还有胆总管结石、胆管癌、壶腹癌、十二指肠乳头周围黏膜癌。因此,当患者出现梗阻性黄疸时,需要与这五种疾病中进行鉴别(表 16-1)。

表 16-1　五种疾病所致黄疸的病因鉴别

腹痛	便潜血	发热	黄疸	检查所见
胆管结石	绞痛	阴性	有,高热	波动	B 超:强回声伴声影
胆管癌	隐痛	阴性	无	持续升高	B 超:弱回声
壶腹癌	腹胀、不适	阳性	无	波动中升高	B 超:不明确
十二指肠乳头癌	腹胀、不适	阳性	无	波动中升高	12 指肠镜:乳头黏膜病变
胰头癌	腹胀、不适、夜间痛	阴性	无	持续升高	B 超:胰头部肿物或不明确

表 16-1 所示并不绝对,胆管癌和胰头癌合并胆道感染时同样可以表现高热;当胰头癌侵袭到十二指肠黏膜时也可以出现便潜血阳性。壶腹癌和十二指肠黏膜癌所以会出现黄疸的波动,主要是肿瘤表面坏死脱落所致,胆管癌并非绝对不会出现黄疸波动。在鉴别诊断时,我们还会参考其他影像学检查,进行综合判断。

(八)非手术治疗

1.全身化疗　　胰腺癌的化疗一般是在手术切除的基础上的辅助化疗,多为联合用药,有 5-FU、吉西他滨、丝裂霉素、紫杉醇等,其中 5-FU 和吉西他滨最为常用。近年来也有在术前开展新辅助化疗的,特别是针对术前判断可能难以达到根治性切除的病例,实施新辅助化疗几个周期,使肿瘤降期,达到切除或根治性切除的目的,可以提高切除率和患者的生存质量。

2.放疗　　放疗主要是针对未达到根治性切除的病例,或已经丧失手术机会的病例,可以考虑放疗。放疗对缓解因胰腺癌出现的顽固性疼痛有一定效果,部分病例对缓解病情有意义,但尚不能替代手术治疗。术中放疗是近些年逐渐普及的治疗方式,具有一定的疗效,但远期效果不明显。

3.对症处理　　胰腺癌最痛苦的症状是顽固性疼痛,服用药物镇痛,严重时可以使用吗啡类止痛药物。胰头癌可伴有黄疸、转氨酶升高,需要给予保肝治疗,如果后期有手术治疗,要给予维生素 K,矫正因高胆汁血症引发的凝血异常。出现呕吐、饮食困难时应当给予输液和营养,维持内环境稳定。

4.其他治疗　　近些年出现的基因治疗、免疫治疗和靶向治疗等对胰腺癌的治疗初步显现效果,但尚不能肯定。

(九)手术治疗

1.根治性手术　　手术适应证:手术切除仍然是胰腺癌治疗的首选方法,主要适用于:①肿瘤局部没有侵袭大血管;②手术能够达到根治的目的;③患者全身情况能够耐受手术。根治性切除手术是手术治疗最主要的方法,根据癌肿的部位、大小、局部浸润情况,可行根治性胰十二指肠切除术、胰体尾切除术、全胰腺切除术,也有人对部分胰头癌采用保留幽门的胰十二指肠切除术,如果侵袭门静脉或其他主要血管,在确认没有发生远隔转移的前提下,可以行合并大血管切除手术。如果患者术前 CA19-9 增高明显,还可以作为术后的随访指标。

2.姑息性手术 姑息性手术主要分为解除十二指肠梗阻、解决梗阻性黄疸两类手术。当胰腺癌侵袭到十二指肠,导致十二指肠梗阻时,可以行空肠十二指肠吻合术,或胃空肠吻合术,以解决饮食问题。胰头癌引起胆总管下段梗阻时,可以选择经十二指肠镜的 ENBD 或 ERBD,如果胆囊胀大,也可以行胆囊空肠吻合术,缓解胆道梗阻。

六、胰腺内分泌肿瘤

与外分泌系统肿瘤相比,内分泌肿瘤要少的多。内分泌系统主要由胰岛构成,胰岛有多种细胞组成,由这些细胞发生的肿瘤既为内分泌肿瘤。内分泌肿瘤中有胰岛素瘤、胃泌素瘤、胰高血糖素瘤、血管紧张素瘤等,其中胰岛素瘤最多见,其次是胃泌素瘤。内分泌肿瘤又根据是否分泌激素而分为两大类,一类是有分泌激素的功能,根据其分泌的激素命名;还有一类是血清激素正常、无临床症状的肿瘤,称为无功能胰岛细胞瘤。内分泌肿瘤的诊断分为定性诊断和定位诊断。

(一)胰岛素瘤

1.临床表现 胰岛素瘤来源于胰岛 β 细胞,占胰岛细胞瘤的 70% 以上,肿瘤直径一般是 1～2cm,多为单发,也有多发。主要症状是低血糖综合征,表现为心慌、大汗、饥饿感,严重时可以发生癫痫或昏迷,进食或服糖水后症状可以缓解。常年、反复多次发作,患者的脑细胞会发生缺氧,损伤脑细胞导致中枢神经永久性损伤,患者可以表现为精神症状。

2.诊断

(1)定性诊断:患者表现出典型的 Whipple 三联症是诊断的重要依据:①空腹时低血糖症状发作;②空腹或发作时血糖低于 2.8mmol/L(50mg/dl);③进食或静脉推注葡萄糖可迅速缓解症状。如同时测定血胰岛素更具有诊断意义,空腹或症状发作时免疫活性胰岛素(IRI)和血糖(G)的比值,IRI/G>0.3,具有较明确的诊断意义,如 IRI/G 在 0.3 左右,尚需进一步检查。但仅仅是低血糖,而不伴有高胰岛素,或仅仅有高胰岛素,不伴有低血糖症状是不能诊断胰岛素瘤的。

(2)定位诊断:①非侵入性检查有 B 超、CT、MRI 等,一般对直径>2cm 的肿瘤阳性率较高,多排螺旋CT 增强扫描可以发现<2cm,甚至<1cm 的肿瘤,定位准确。放射性核素标记生长抑素对胰岛素瘤的诊断阳性率在 50% 左右。术中超声对不能确定肿瘤位置时极为必要。②侵入性检查的适应症范围很小,主要是针对有低血糖症状发作,一般的检验指标显示可疑、影像学诊断又不能提供证据的情况。选择性动脉造影可疑发现肿瘤充盈染色、血管扭曲增多;动脉刺激静脉取血试验(ASVS),是通过选择性动脉插管至脾动脉、胃十二指肠动脉、肠系膜上动脉等部位,分别注入葡萄糖酸钙后,立即经脾静脉分段取血,测定其峰值,进行胰岛素瘤定位。

3.手术治疗 一旦确诊,尽早手术。常用术式有肿瘤摘除、局部切除、胰体尾切除。手术的目的是为了摘除胰岛素瘤,但术中应注意以下几个问题。①不能满足于一个肿瘤的摘除,摘除一个肿瘤后,一定要动态检测血糖的变化,如血糖仍不回升,要警惕为多发肿瘤。②术中动态血糖检测,首先要于手术日晨采空腹血糖,术中切除肿瘤前再采。这两次血测出的血糖为基础值,在切除肿瘤后 30min、45min、60min,甚至更长时间采血,术中速测血糖,如血糖升至基础值的 1 倍以上,或上升到 5.6mmol/L(100mg/dl),则认为肿瘤切除完全。③极少数情况下,没有瘤体存在,属于胰岛增生,为弥漫性。经术前 ASVS 检查可以提示胰岛增生,需要术中切除部分胰腺,送术中病理检查,一旦确诊为"胰岛增生",一般需要切除 80%～90% 的胰腺方可缓解低血糖症状。如术前没有行 ASVS 检查,不应盲目切除胰腺,而是经门静脉和脾静脉分段取血后,留存于术后检测胰岛素含量,再关腹。待定位准确后再手术。④恶性胰岛素瘤需要同时切除转移灶。⑤大多数患者术后会出现"反跳性高血糖"现象,持续1～2周,一般需要使用胰岛素处理。

(二)胃泌素瘤

1.临床表现　胃泌素瘤在胰腺内分泌肿瘤中发病率位列第二,仅次于胰岛素瘤。胃泌素瘤源于胰岛的G细胞,又称为佐林格-埃利森综合征。与胰岛素瘤不同的是,肿瘤除发生于胰腺外,有近一半的患者是发生在十二指肠,还有胃、空肠等部位。90%以上的患者消化性溃疡的症状,甚至有60%的患者会发展至出血、穿孔或幽门梗阻,60%以上为恶性。有外科手术治疗溃疡复发的病史。腹泻与溃疡同时存在。因此,如有以下情况,应考虑胃泌素瘤的可能:①溃疡病手术后复发;②溃疡病伴腹泻;③多发性溃疡或十二指肠远端、近端空肠溃疡;④溃疡病伴有高钙血症;⑤有多发性内分泌肿瘤家族史。

2.诊断　胃泌素瘤的定性诊断主要依据临床表现和下列实验室检查,定位诊断方法与胰岛素瘤相似。

(1)胃液分析:胃泌素瘤分泌大量的胃泌素,使胃产生过量的胃酸,基础胃酸(BAO)一般>15mmol/h,即使做了胃大部切除,BAO也>5mmol/h;BAO和最高胃酸分泌量(MAO)的差距缩小;夜间胃液量超过1L、游离酸量超过100mmol/L,有诊断意义。

(2)血清胃泌素测定:血清胃泌素浓度正常值<200pg/mL,>500pg/mL可以诊断,如浓度再高,提示可能为恶性,甚至转移。

3.治疗　根据肿瘤所在位置,可采用肿瘤摘除、胰体尾或胰十二指肠切除等手术。如果术前无法确定肿瘤部位,术中也没有找到肿瘤,可以选择切除胃泌素的靶器官,即全胃切除术,可消除症状。

(张　磊)

第十七章　脾脏疾病

一、脾原发性肿瘤

【概述】

脾肿瘤少见。良性肿瘤有血管瘤、淋巴瘤、错构瘤、纤维瘤及脂肪瘤等。恶性肿瘤均为肉瘤,如淋巴肉瘤、网织细胞肉瘤、纤维肉瘤等,脾转移瘤极为少见。

脾脏肿瘤的起因尚未完全阐明。但研究显示,脾肿瘤发生的可能与感染因素(某些病毒、分枝杆菌、疟原虫等)、遗传因素及其他脾脏慢性疾病有关。

【临床表现】

1.小的脾良性肿瘤和早期脾原发性恶性肿瘤　常无特殊症状。

2.大的肿瘤　表现为脾肿大或因邻近胃肠道受压或牵扯而有胃区饱胀、恶心、食欲减退、心悸和气促等症状。

3.恶性肿瘤的恶病质表现　如低热、乏力、贫血和消瘦等。

4.体检　肿大的脾脏大多达脐水平以下,质硬表面凹凸不平,活动度差,触痛明显。

【诊断与鉴别诊断】

1.诊断　根据病史、脾脏不规则的肿大、不明原因的发热、全身浅表淋巴结肿大,以及实验室和影像学等辅助检查,一般可以诊断出脾脏的恶性肿瘤诊断。影像学检查:B超及CT是重要的诊断方法,可发现脾脏实性肿块。

2.鉴别诊断　需与门脉高压症充血性脾肿大和肾肿瘤鉴别。食管造影、肝功能及肾盂造影有助于鉴别。

【治疗】

1.巨大的良性肿瘤有症状者可行脾切除术,预后良好。

2.恶性肿瘤争取早期手术切除脾脏,切除率低,预后差。如能切除,术后应配合化疗及放疗。

二、脾囊肿

【概述】

脾囊肿并非真性肿瘤,是脾脏组织的瘤样囊性病变。本病发病率甚低,中青年多见,临床上可分为寄生虫性囊肿和非寄生虫性囊肿。寄生虫囊肿如包虫囊肿,非寄生虫囊肿如皮样囊肿、淋巴管囊肿、单纯囊肿等。临床上脾囊肿,通常指真性脾囊肿。小的囊肿可无临床症状,常在体检B超时发现,但囊肿增大压迫和刺激邻近脏器时,可产生邻近器官受压症状,以左上腹不适或隐痛最多见。

【临床表现】

1.小的脾囊肿不引起临床症状。

2.95％脾囊肿表现为脾大、左上腹不适、胀痛、消化道症状等。

3.B％以上的病人可在左上腹或肋下触及表面光滑呈囊性感的肿块。

4.B超显示脾脏内液性暗区；CT可见脾脏内低密度区；X射线平片则脾包虫病及假性囊肿有时可见钙化灶阴影。

【诊断与鉴别诊断】

1.诊断　脾囊肿的诊断常常依赖于影像学检查。

2.鉴别诊断　需与寄生虫性囊肿和脾脏囊性肿瘤鉴别。

【治疗】

1.小而无症状的脾囊肿不需处理,可定期行B超随诊观察。

2.有症状的脾囊肿或囊肿较大时,行全脾切除或部分脾切除术。

三、脾扭转

【概述】

如脾脏的支撑韧带如脾胃韧带、脾结肠韧带等先天性发育不良,后天性薄弱等原因而有松弛,过长则脾脏游动性较大或位置下垂,当骤然变化体位时,有可能发生急性脾蒂扭转。

【临床表现】

1.突然发作左上腹剧烈持续性疼痛,甚至出现休克。

2.体检时左上腹压痛,常可摸到肿大的脾脏,压痛明显,如有渗出时,有腹膜炎症状。

3.可有体温升高,白细胞计数升高。

4.影像学检查：B超和CT可见到脾脏增大,异位。

【诊断与鉴别诊断】

1.诊断　病人常有游走脾或脾下垂史,突然发作左上腹剧烈持续性疼痛,考虑诊断本病。

2.鉴别诊断　需与肾扭转、卵巢囊肿扭转、绞窄性肠梗阻鉴别。

【治疗】

急诊行脾切除术。

四、脾动脉瘤

【概述】

脾动脉瘤是内脏动脉中最常见的动脉瘤,约占内脏动脉瘤的50％。脾动脉瘤的形成是多种因素综合作用的结果。先天性薄弱、动脉粥样硬化、肝硬化门静脉高压、脾动脉先天发育异常、外伤、多次妊娠、脾动脉炎等是脾动脉瘤形成的常见病因。血流动力学和人工血流循环模式研究认为,脾动脉瘤的形成是动脉正常修复因素与损伤因素失衡所致。

脾动脉瘤绝大多数为单发,多发者则瘤体较小,瘤体直径在2.0cm以上者即有破裂危险。脾动脉瘤破裂发生率约为3％,一旦发生破裂病死率较高。

【临床表现】

1.多无症状,部分病人有左上腹疼痛不适,常为慢性非特异性。

2.瘤体稍大时有压迫症状,引起间歇性恶心、呕吐、嗳气、厌食等。

3.脾动脉瘤破裂者表现为突发的急性腹痛,伴低血压或低血压休克表现;破入胃肠道(如胃、胰管、结肠等)可有消化道出血表现。

4.查体左季肋部有或无肿块,上腹部或左上腹可闻及血管杂音。

5.X射线平片有时在左上腹发现钙化影,B超可发现左上腹脾门附近搏动性包块。

【诊断与鉴别诊断】

1.诊断　脾动脉瘤临床表现缺乏特异性,无助于临床诊断的确立,影像学检查,特别是脾动脉造影对于本病的确诊至关重要。

2.鉴别诊断　需与脾破裂、肠梗阻、胰尾肿瘤及胃、肠等消化道出血等疾患相鉴别。

【治疗】

1.手术治疗　根据脾动脉瘤部位,可行包括脾动脉在内的脾切除术;单纯瘤体近、远段动脉结扎术;或动脉瘤切除、脾动脉重建术,以保留脾脏。

2.介入治疗　经导管动脉栓塞治疗脾动脉瘤是一种可供选择的非手术治疗方法,目前经验尚不多,其疗效还有待进一步观察。

五、血液病的脾切除

血液病种类繁多,某些血液病可行脾切除术以缓解或改变症状,但诊断必须明确,严格掌握手术适应证,否则效果不好甚至产生严重并发症。

(一)原发性血小板减少性紫癜

【概述】

可分为急性和慢性2种,急性见于儿童,常在发病前有感染史,临床上多为慢性。本病为特发性血小板减少,伴有毛细血管脆性增加,是一种免疫性疾病,因脾脏可加速血小板的破坏,切除脾脏可减少血小板破坏,缓解症状。

【临床表现】

1.青年女性多见。

2.持续性反复发作皮肤淤斑、鼻出血,偶尔有血尿,女性病人可有月经过多。

3.1/3病人可有脾肿大,但程度较轻。

4.实验室检查:血小板计数常在$50×10^9$/L以下;出血时间延长,凝血时间正常;毛细血管脆性实验阳性;血块收缩不良。

5.骨髓象显示巨核细胞数目增多,成熟巨核细胞比例增加。

【治疗】

本病约80%病人脾切除后效果满意,对激素治疗有效者效果较好,激素治疗无效者只有50%脾切除后效果满意。脾切除适应证:出血症状明显,内科治疗6个月以上无效;大剂量皮质激素能控制出血,但无法减少剂量者;内科治疗有效而反复者。注意事项:术前1周应用皮质激素控制出血;术后继续应用皮质激素,渐改为口服以至停药。

(二)溶血性贫血

【概述】

由于遗传原因、红细胞形态异常、膜缺陷或代谢障碍,致使红细胞破坏加速,骨髓造血不足以补偿细胞耗损而引起贫血。

【临床表现】

1.急性多见于小儿,突然发热、腹痛、腰背痛、呕吐、血红蛋白尿。

2.慢性病人有贫血、黄疸及发热。

3.体征可有肝脾肿大。

4.实验室检查:红细胞计数减少;部分病人有血小板计数减少;网织红细胞增多;抗人球蛋白实验直接或间接实验阳性。血清间接胆红素升高。

【诊断与鉴别诊断】

1.诊断　对突然发热、腹痛、腰背痛、呕吐、血红蛋白尿病人,查血红细胞计数减少,网织红细胞增多考虑本病诊断。

2.鉴别诊断　应排除慢性失血、缺铁等其他原因引起的贫血。

【治疗】

脾脏是破坏红细胞的主要场所,脾切除术可缓解症状,其适应证为:内科激素治疗无效而脾脏明显肿大伴有脾功能亢进者;输血量较大或日渐增加输血量才能维持低水平的血色素水平者;^{51}Cr 测定红细胞主要在脾脏破坏者;儿童应在 4 岁以上适宜手术。

(三)再生障碍性贫血

【概述】

再生障碍性贫血是由于化学、物理、生物因素及不明原因导致骨髓干细胞损伤及造血功能障碍而发生全血细胞减少的一种疾病,预后不良,病人多在半年直至一年死于颅内出血或全身性感染。

【临床表现】

1.可急性发作,也可逐渐出现症状。

2.严重贫血、皮肤及黏膜出血。

3.突然高热,有全身严重感染中毒表现。

4.实验室检查:全血细胞减少,各种血细胞减少的先后或程度可不同;网织红细胞绝对值低于 $150 \times 10^9/L$。

5.骨髓检查:至少应有一部分骨髓细胞增生不良或减少,如增生良好,应有巨细胞减少。

【诊断与鉴别诊断】

1.诊断　严重贫血、皮肤及黏膜出血病人,查全血细胞减少,网织红细胞绝对值低于 $150 \times 10^9/L$,疑诊本病。骨髓穿刺活检有助诊断。

2.鉴别诊断　应排除有类似血常规及骨髓象变化的其他疾病。

【治疗】

再障的发展过程中,自身免疫有一定的作用,脾切除可减少抗体产生。此外脾脏是红细胞破坏场所,脾切除可减少红细胞的破坏,但由于发病因素复杂,脾切除的缓解和改变率仅为 $20\% \sim 40\%$。脾切除适应证:骨髓增生活跃,血红细胞较高,网织红细胞较高(一般 $>20 \times 10^9/L$);出血较重,内科治疗无效;^{51}Cr 测定肝/脾的放射比值 $>1:2.5$,说明脾脏破坏增加;骨髓增生不良,内科治疗无效,病情迁延不愈者,可试行脾切除;年轻病人,无并发症。

（张　扬）

第十八章　中医治疗外科疾病

第一节　甲状腺病

一、概论

【概念】

甲状腺分左、右两叶,位于甲状软骨下方、气管的两旁,中间以峡部相连。甲状腺有合成、贮存和分泌甲状腺素的功能,其功能活动是与人体各器官、各系统的活动及外部环境相互联系、相互影响的,并受大脑皮质-下丘脑-垂体前叶系统的控制和调节。

中医学对甲状腺是从颈部经络与脏腑的络属关系进行认识与了解的。任脉起于胞中,下出会阴,经阴阜,沿腹部正中线上行,过胸部颈部,至下唇内,环绕口唇,与督脉相合于龈交穴。督脉起于胞中,下出会阴,沿腰脊正中上脑贯顶,经头部正中线,达额部、鼻部、上唇,与任脉交于龈交。另一支脉从小腹直上贯脐,再向上贯心,至咽喉与冲脉之脉会合。又一支脉起于目内眦,上行到前额,于头顶左右交叉、入脑。可见,颈前为任脉所主,又与督脉相连。而任督两脉皆系于肝肾,且肝肾之经脉皆循喉咙。所以甲状腺与任、督、肝、肾经络皆有一定联系,且络通于肝、肾、心。

甲状腺疾病属中医学瘿病范畴。因在颈绕喉而生,状如璎珞,故名。其特征为颈前结喉两侧漫肿或肿块,皮色不变,逐渐长大,病程缠绵,或可出现肝旺心虚等证候。

瘿作为病名,首见于《山海经》。随之《神农本草经·中经》记有海藻主"瘿瘤气"。《说文解字》说:"瘿,颈瘤也,从病婴音。"宋代《三因极-病证方论·瘿瘤证治》分瘿病为五,即石瘿、肉瘿、筋瘿、血瘿、气瘿。嗣后《医学入门·瘿瘤》又增"瘿气"名。现临床一般以气瘿、肉瘿、石瘿、瘿痈为多见。

【病因病机】

甲状腺疾病是在致病因素的作用下,脏腑经络功能失调,气滞、血瘀、痰凝,结于颈部,而逐渐发病。

1.气滞　情志不畅,肝失疏泄,气机升降失常,则形成气滞。气郁日久,积聚成形,或与外来或内生致病因素合邪为病,即可导致瘿病的发生,如单纯性甲状腺肿(气瘿)。

2.血瘀　气为血之帅,气行则血行,气滞则血凝。气滞日久必致血瘀,形成肿块,如甲状腺癌(石瘿)。

3.痰凝　肝气郁滞,横逆犯脾,脾失健运,痰湿内生,或因外邪所侵,体质虚弱等,多能使气机阻滞,津液积聚为痰,痰凝成核,如甲状腺腺瘤(肉瘿)。

4.痰火郁结　肝郁胃热,风温风火客于肺胃,积热上壅,热毒灼津为痰,痰火凝聚,搏结而成,如急性化脓性甲状腺炎(瘿痈)。

5.冲任失调　冲脉为总领诸经气血之要冲,能调节十二经气血,任脉主一身之阴经。冲任失调,肝木失养,肾阴不足,可引起心悸、烦热、多汗及月经不调等一系列相应症状发生。如继发性甲状腺功能亢进。

【中医辨证治疗】

中医药治疗甲状腺疾病,重在消散局部形积。盖有形之积已化,则症状皆除。而欲使形积消散,贵在解郁化痰、祛瘀软坚,且宜从阴证论治。

1.理气解郁　结块漫肿软绵,或坚硬如石,发病与精神因素有关,或见急躁易怒,胸闷善太息,苔薄白,脉弦滑。用逍遥散加减(《太平惠民和剂局方》)。常用药物有柴胡、川楝子、延胡索、香附、青皮、陈皮、木香、八月扎、砂仁、枳壳、郁金等。

2.活血祛瘀　肿块色紫坚硬,表面凸凹不平,推之不移,痛有定处,肌肤甲错,舌紫黯,有瘀点瘀斑,脉涩或沉细。用桃红四物汤加减(《医宗金鉴》)。常用药物有桃仁、红花、赤芍、丹参、三棱、莪术、泽兰、乳香、没药、土鳖虫、血竭等。

3.化痰软坚　肿块按之坚实或有囊性感,患处不红不热,咽喉如有梅核堵塞,胸膈痞闷,女性患者常见月经不调,苔薄腻,脉滑。用海藻玉壶汤加减(《外科正宗》)。常用药物有海藻、昆布、夏枯草、海蛤壳、海浮石、生牡蛎、半夏、贝母、黄药子、山慈菇、白芥子等。

4.清热化痰　颈部肿胀疼痛,伴有发热,舌红,苔黄,脉弦数。多属痰火郁结,用柴胡清肝汤加减(《外科正宗》)。常用药物有柴胡、夏枯草、栀子、象贝母、青皮、黄芩、海蛤粉、瓜蒌仁、天花粉、连翘等。

5.调摄冲任　面色无华,腰酸肢冷,月经量少色淡,甚或闭经,舌淡,苔白,脉沉细。多属冲任不调、肾阳虚衰,用右归饮加减(《景岳全书》)。常用药物有熟地、仙茅、淫羊藿、杜仲、枸杞、菟丝子、肉桂、附子等。

二、单纯性甲状腺肿

单纯性甲状腺肿,是由于缺碘、致甲状腺肿物质以及甲状腺激素合或障碍等因素引起的甲状腺持续性肿大。根据发病流行情况又分为地方性甲状腺肿和散发性甲状腺肿。中医学称之为气瘿。《诸病源候论》说:"气瘿之状颈下皮宽,内结突起,腿然亦渐长大,气结所成也。"临床以甲状腺肿大,能随吞咽上下移动为特征。我国多山各省(如云贵高原)的居民患此病的较多。女性患者多见。

【病因病机】

本病多因感受山岚水气、情志不畅、肾气亏虚、外邪侵入,导致气滞、痰凝,结于颈部而成。

1.感受山岚水气　居住高山地区,感受山岚瘴气或久饮沙水,瘴气及沙水入于脉中,搏颈下而成,正如《诸病源候论·瘿候》说:"诸山水黑土中出泉流者,不可久居,常食令人作瘿病,动气增患。"

2.情志不畅　忧患气结,情志内伤,肝气郁结,气滞则脾失健运,而不能运化水湿,以致痰湿内停,留结于结喉,积久聚而成形,乃成气瘿。

3.肾气亏虚,外邪侵入　妇女经期、胎前产后、绝经期,以致肾气亏虚,水不涵木,肝旺气滞,且易为外邪乘虚侵入,亦能引起本病发生。

总之,居住地区水质过偏,情志内伤是本病的诱发因素,痰湿凝聚是本病的病机特点。

【临床表现】

一般发生在青春期,在流行地区常发生于入学年龄时。多无全身症状。甲状腺可有不同程度的肿大,能随吞咽上下移动。早期,两侧呈对称的弥漫性肿大,腺体表面光滑,质地柔软。逐渐在肿大腺体的一侧或两侧扪及多个(或单个)结节,一般常存在多年,增长很慢,结节多数为实质性,也可有囊性变、钙化和纤维化,偶可发生癌变,甲状腺较大者可出现相应症状,如压迫气管造成呼吸困难,压迫喉返神经引起声嘶,胸骨后甲状腺肿尚可压迫上腔静脉造成颜面部青紫色浮肿,颈部和胸部表浅静脉扩张,亦可压迫食管引起吞咽不适感,但不会引起梗阻症状。

结节性甲状腺肿,可继发甲状腺功能亢进,也可发生恶变。

【诊断】

诊断要点

1.多见于女性患者,尤其在青春期、妊娠期、月经期及哺乳期。

2.甲状腺弥漫性肿大,质软,病期长者有结节。

3.无甲亢症状。

4.辅助检查:超声波探测可显示:对称,均匀性甲状腺增大,规则,或有囊肿。

【鉴别诊断】

1.甲状腺腺瘤　甲状腺肿块多呈球状,边界清楚,质地柔韧。

2.急性化脓性甲状腺炎　有急性发病史,甲状腺肿痛,质地较硬,伴发热、吞咽疼痛等全身症状。

【治疗】

本病是以甲状腺肿大,能随吞咽上下移动为主症的代偿性甲状腺肿大,发病与气滞、痰凝关系最为密切,故治疗以疏肝理气,化痰软坚为大法。

本病以内治为主,必要时手术治疗。

(一)内治法

肝郁气滞证

证候颈粗瘿肿,弥漫对称,肿胀边缘不清,皮色如常,质软无压痛,情绪紧张,月经期、妊娠期加重;伴胸闷不舒、胁痛腹胀、经来乳房胀病,少数疼痛。舌红,苔薄,脉弦。

治法疏肝理气,软坚散结。

主方四海舒郁丸(《疡医大全》)加减。

成药复方夏枯草膏,每服15g,每日2次。

(二)其他疗法

1.针灸疗法

(1)体针:取主穴曲池、阿是穴,配穴天突。肿大的甲状腺两侧选出对称点,即阿是穴,针刺1~1.5寸,有针感后退针,再刺曲池,隔日1次,15次为1个疗程。

(2)耳针:取内分泌区、甲状腺区,每日或隔日1次。

2.手术治疗

(1)适应证:①较大结节性甲状腺肿,有明显压迫症状者。②巨大甲状腺肿影响生活和工作者。③继发有甲状腺功能亢进症者。④疑为恶变者。⑤胸骨后甲状腺肿。

(2)手术方法:可行双侧甲状腺次全切除术或病变严重一侧行腺叶切除术,病变较轻一侧行大部切除术。

【预防与护理】

1.在流行地区内,除改善水来源(如打深井)外,主要以食用碘化食盐(每公斤食盐加碘化钠或碘化钾5~10mg)作集体性预防,用至青春期过后。碘化食盐除有预防作用外,对患者也有一定治疗作用。

2.经常食用海带、紫菜等海产植物,尤其是儿童及青春期、妊娠期或哺乳期妇女。

3.平时保持心情舒畅,勿郁怒动气。

三、甲状腺腺瘤

甲状腺腺瘤是指发生于甲状腺的良性肿瘤。中医学称肉瘿。《外科正宗》说："皮肉不变曰肉瘿"。临床以颈前无痛性肿块,质地柔韧,随吞咽动作上下移动,生长缓慢为特征。好发于青年及中年人,女多于男,约占甲状腺疾病的60%,有恶变倾向,恶变率在10%左右。

【病因病机】

本病多因情志不和,湿痰凝结而成。

由于情志抑郁,肝失调达,遂使肝旺气滞,肝旺乘土,脾失健运,饮食入胃,不能化生精微,形成湿痰内蕴。颈前乃属任脉所主,亦属督脉之分支,而任督之脉皆系于肝肾,因气郁湿痰内生,随经络而行,留注于结喉,气血为之堕滞,聚而成形,乃成肉瘿。

总之,情志不遂是本病的诱发因素,气滞、痰凝是本病病机特点。

西医学对本病的病因认识尚不清楚,有的学者认为,甲状腺腺瘤是由甲状腺内残存的胚胎细胞发展而形成。

【临床表现】

患者年龄多在30~40岁,以女性占多数。在结喉正中一侧或双侧有单个肿块,呈半圆形,表面光滑,可随吞咽动作上下移动,按之不痛,生长缓慢,一般无明显全身症状。有些患者可发生肿物突然增大,并出现局部疼痛,是因腺瘤囊内出血所致。巨大腺瘤可压迫气管移位,但很少发生呼吸困难和声带麻痹。部分患者可伴有急躁、心悸、易汗、脉数、月经不调、手部震颤等;或出现能食善饥、体重减轻、形体消瘦、神疲乏力、脱发、便溏等甲状腺功能亢进征象。少数患者可发生癌变。

【诊断】

诊断要点

1.好发于30~40岁女性。

2.甲状腺内的单发结节质地柔韧,随吞咽上下活动。

3.部分患者可伴甲亢症状。

4.辅助检查:①B超检查一般显示圆形或椭圆形肿物,边界清楚,实性者内回声高于正常甲状腺,呈均匀性强回声光团伴有囊变时,则呈不均匀回声或无回声。②同位素^{131}I扫描多显示温结节,囊肿多为凉结节,伴甲亢者多为热结节。

【鉴别诊断】

1.甲状舌骨囊肿　肿块位于颈部正中,位置较低常在胸锁关节上方,一般不随吞咽动作上下移动,但随伸舌动作上下移动。

2.甲状腺癌　可发生于任何年龄。早期多为单发结节,病史短,病程进展快,结节生长快、硬、表面不光滑,短期内可出现颈部淋巴结肿大,或邻近器官、组织受侵犯或压迫症状,如声嘶、呼吸或吞咽困难等。肿物移动度小,甲状腺扫描为冷结节,穿刺抽吸细胞学检查能明确诊断。

【治疗】

本病是以颈前无痛性肿块,质地柔韧,随吞咽动作上下移动为主症的甲状腺良性肿瘤。发病与气滞、痰凝关系最为密切,且久则气阴损伤,故治疗以理气解郁、化痰软坚,益气养阴为大法。

本病外治可用温经活血、散寒化痰之品外敷,但最主要的方法是手术治疗。

（一）内治法

1.气滞痰凝证

证候：结喉正中附近单个瘿肿，圆形或卵圆形，随吞咽上下移动。舌淡红，苔薄白，脉弦。

治法：理气解郁，化痰软坚。

主方：逍遥散（《太平惠民和剂局方》）合海藻玉壶汤（《外科正宗》）加减。

成药：消瘿丸，每服 3g，每日 3 次。

2.气阴两虚证

证候：颈部肿块柔韧，随吞咽动作上下移动；常伴有急躁易怒、汗出心悸、失眠多梦、消谷善饥、形体消瘦、月经不调、手部震颤等。舌红，苔薄，脉弦数。

治法：益气养阴，软坚散结。

主方：生脉散（《内外伤辨惑论》）合海藻玉壶汤（《外科正宗》）加减。

成药：增液冲剂，每服 20g，每日 3 次。

（二）外治法

1.药物外治　可采用敷贴法，选用阳和解凝膏掺黑退消或掺桂麝散、回阳玉龙膏、消核膏。

2.手术疗法

（1）适应证：应用中药治疗 3 个月后，如果肿块无明显缩小，或伴有甲状腺功能亢进，或肿块坚硬有癌变倾向。

（2）手术方法：应行包括患侧腺瘤的甲状腺大部或部分（腺瘤小）切除术。

【预防与护理】

1.保持心情舒畅，避免情绪激动，减少郁怒。

2.平素可进食海带、海藻等。

四、急性化脓性甲状腺炎

急性化脓性甲状腺炎是一种甲状腺组织的急性化脓性疾病。临床以突发寒战、发热，甲状腺部位红、肿、热、痛为特征。一般继发于邻近器官炎症或菌血症。中医文献称之为"瘿痈"。

【病因病机】

本病多因肝胃郁热，或风湿、风火客于肺胃，热积湿壅，蕴聚化毒化火所致。

1.肝胃郁热　情志不畅，肝气郁结，又素嗜辛辣、烟酒，致使肝胃郁热，火毒上壅，留注于结喉，局部经络阻塞，气血凝滞，而发本病。

2.火毒炽盛　风湿、风火客于肺胃，热积湿壅，蕴聚化毒化火，火毒炽盛，热胜肉腐，肉腐成脓。

3.正虚毒盛　失治、误治，火毒炽盛，邪毒内陷，气血耗伤，无力托毒。

总之，外感、饮食不节、情志内伤是本病的诱因，热毒炽盛、气血壅滞为本病病机。

【临床表现】

本病多发于成年人。发病急骤，患者有畏寒、发热、全身不适及恶心、呕吐等全身症状。甲状腺局部可出现红、肿、热、痛，吞咽和颈部伸展时疼痛加重，可波及耳和枕部，严重者可形成脓肿，脓液可侵入颈深部组织、纵隔、气管等，可见气促、声音嘶哑、咳嗽，甚至吞咽困难等。体格检查可见甲状腺肿大、压痛，脓肿形成后触诊有波动感，有时也仅有凹陷性水肿，周围组织水肿，可有肿大及压痛的淋巴结。

【诊断】

诊断要点

1.有口腔或颈部化脓性感染史。

2.起病急骤,有发热、畏寒等全身症状。

3.甲状腺表面皮肤红、肿、热、痛,腺体肿胀,边缘不清,疼痛向耳、枕部放射,或者局部出现硬性肿块,压痛明显,病情进一步发展至脓肿形成时,局部触诊有波动感。

4.辅助检查

(1)血常规:白细胞计数升高,核左移。

(2)甲状腺功能检查正常。

【鉴别诊断】

1.急性化脓性颈淋巴结炎　患者颈部淋巴结肿大,经常有上呼吸道感染史、扁桃体炎或口腔感染史肿大的淋巴结,局部红肿压痛,并伴有全身症状。颈淋巴结的部位多在颌下及胸锁乳突肌的前后,肿块不随吞咽活动。

2.亚急性非化脓性甲状腺炎　主要病因为病毒感染引起。常继发于流感或病毒性腮腺炎之后,起病较急,发热,甲状腺肿大、压痛。检查可见血沉增快,白细胞正常,服抗生素疗效不显著。

【治疗】

本病是以突发寒战,发热,甲状腺部位红、肿、热、痛为主症的甲状腺急性化脓性感染。发病与肝胃郁热,夹痰蕴结关系最为密切,故治疗以疏肝清热,化痰散结为基本治则。

外治早期宜箍毒消肿,脓肿成熟时及时切开排脓。

(一)内治法

1.风热痰凝证

证候:发病急速,突然寒战发热,颈前局部结块疼痛明显;伴恶寒发热、头痛、口渴、咽干。舌红,苔薄黄,脉浮数。

治法:疏风清热化痰。

主方:牛蒡解肌汤(《疡科心得集》)加减。

成药:穿心莲片,每服4片,每日4次。

2.气滞痰凝证

证候:肿块坚实,轻度作胀,重按才感疼痛,其痛牵引耳后枕部,或有喉间梗塞感,痰多;一般无全身症状。舌红,苔黄腻,脉弦滑。

治法:疏肝理气,化痰散结。

主方:柴胡疏肝汤(《景岳全书》)加减。

成药:柴胡疏肝丸,每服10g,每日2次。

(二)外治法

1.初期宜用箍围药,如金黄散、四黄散、双柏散,水或蜜调制外敷,每日1～2次。

2.若成脓宜切开排脓,八二丹药线引流,金黄膏外敷。

(三)其他疗法

对高热和中毒症状严重者,应配合抗生素,并适当补充液体。

【预防与护理】

1.患病后宜食清淡的流质,如米汤、藕粉、豆浆、蛋汤、果汁等,尽量少食酸性和热性食物,忌食辛辣、海鲜等发物。

2.脓肿已成时,不要挤压,并及时有效地治疗,以防止扩散。

五、甲状腺癌

甲状腺癌是指发生于甲状腺腺体的恶性肿瘤。临床特点是结喉两侧结块,坚硬如石,高低不平,推之不移。中医文献称之为石瘿。《三因极一病证方论》说:"坚硬不可移者,名日石瘿。"好发于40岁以上中年人。约占全身恶性肿瘤的1%。

【病因病机】

本病多因情志内伤、肝脾气逆、热毒伤津、阴液亏损,以致颈前气郁、痰湿、瘀血凝滞,郁久化热,热毒蕴结而发病。

1.情志内伤,肝脾气逆　由于情志抑郁,反复的精神刺激等因素的影响,致使肝郁气滞,横逆犯脾,脾失健运,痰湿内生,气郁、痰湿、瘀血凝滞于颈前,则在颈前出现坚硬肿块,此乃气滞血瘀,痰湿凝聚之病变。

2.热盛伤津,阴液亏损　由于痰湿、气郁、痰血结聚,郁久而化热,热盛则伤津,阴液亏损,可使病情不断加重,绵绵不愈,故而出现颈前结块不断增大变硬,或溃破流血水,形倦体瘦,头晕目眩,腰膝酸软,声音嘶哑等症状。此乃瘀热伤阴之病变。

总之,情志内伤,肝脾气逆是本病的主要诱发原因。气滞血瘀,痰湿凝聚,瘀热伤阴是本病的病机特点。

【临床表现】

多见于40岁以上患者,女多于男,或既往有甲状腺腺瘤病史。颈前多年存在的肿块,生长迅速,质地坚硬如石,表面凹凸不平,推之不移,并可出现吞咽时移动受限。可伴有疼痛,若颈丛神经浅支受侵,则耳、枕、肩部剧痛。若肿块压迫,引起喉头移位或侵犯喉部神经时,可引起呼吸或吞咽困难,甚或发生声音嘶哑。若侵蚀气管造成溃疡时,可有咳血。颈部静脉受压时,可发生颈部静脉怒张与面部浮肿。

甲状腺癌按病理表现可分为:

1.乳头状腺癌　为最常见的甲状腺癌。多见于青年女性。此型生长缓慢,属低度恶性,转移多在颈部淋巴结。

2.滤泡状腺癌　多见于中年人。此型发展较迅速,属中度恶性。主要转移途径是从血液到达肺和骨。

3.未分化癌　多见于老年人。此型发展迅速,属高度恶性。发病早期即可发生局部淋巴结转移,或侵犯喉返神经、气管或食管,并常经血液转移至肺、骨等处。

4.髓样癌　此型恶性程度中等。较早出现淋巴结转移,且可血行转移到肺。

【诊断】

诊断要点

1.甲状腺肿块质地坚硬,活动受限或固定不移,或合并有呼吸困难、吞咽不利等相应的压迫症状。

2.存在多年的甲状腺良性肿块,突然迅速增大变硬。

3.辅助检查

(1)放射性同位素检查:甲状腺[131]I扫描显示冷结节。

(2)肿块局部针吸细胞学检查及病理切片检查可明确诊断。

【鉴别诊断】

1.结节性甲状腺肿　多见于缺碘地区,病程较长,发展缓慢,初起为双侧甲状腺呈弥漫性肿大,随着年龄增长可发生多个大小不等的结节,表面光滑,质韧或较软,可随吞咽上下移动。除胸骨后甲状腺肿外,一般甚少发生压迫症状,可有局部坠重感。部分患者可合并甲亢,少数可发生癌变,病理切片是最重要的鉴别依据。

2.甲状腺腺瘤　甲状腺肿物肿势局限,表面光滑,界限清楚,质地坚韧,推之活动,亦能随吞咽动作上下移动,生长缓慢,预后好。

【治疗】

本病是以颈前正中两侧结块坚硬如石,表面不光滑,活动受限,或推之不移,或伴有声音嘶哑、呼吸困难等相应压迫症状为主症的发生在甲状腺部位的恶性肿瘤。发病与肝郁、血瘀、痰凝、热毒有密切关系。故治疗以疏肝解郁、活血散结、化痰软坚、解毒消肿为大法。有阴津受损者宜适当应用益养阴液的药物。由于甲状腺癌是恶性肿瘤.病情严重,临床治疗时,若为分化好的乳头状癌和滤泡癌,宜早期手术切除;若为未分化癌,则以放射治疗为主。手术后、放射治疗或化学治疗后,积极配合应用中药治疗,对预防癌瘤复发,减轻和消除放疗、化疗的副作用,提高机体抵抗力,延长患者寿命有很重要的作用,治疗宜以益气养阴、解毒散结为原则。

(一)内治法

1.痰凝毒聚证

证候:颈前肿块,发胀作痛,或为存在多年的甲状腺腺瘤突然迅速增大,质地变硬,表面凹凸不平,吞咽时肿块上下移动受限,咳嗽痰多,胸闷或吞咽时局部发憋;小便黄,大便干结。舌质暗红,苔厚腻,脉弦滑。

治法:化痰软坚,解毒散结。

主方:海藻玉壶汤(《外科正宗》)加减。

成药:琥珀黑龙丹,每服 1 丸,每日 1 次。

2.热毒蕴结证

证候:颈前肿块坚硬如石,灼热疼痛;咳吐黄痰,面部烘热,声音嘶哑,心烦急躁,多汗,口干口苦,小便黄赤,大便干结。舌质红,苔黄或少苔,脉弦数。

治法:清肝解郁,散结化毒。

主方:清肝芦荟丸(《外科正宗》)加减。

成药:小金丹,每服 0.6g,每日 2 次。

3.瘀热伤阴证

证候:晚期甲状腺癌,或溃破流血水,或颈部他处发现转移性结块;伴形倦体瘦,或声音嘶哑。舌紫黯,或见瘀斑,苔薄,脉沉或涩。

治法:和营养阴。

主方:通窍活血汤(《医林改错》)合养阴清肺汤(《重楼玉钥》)加减。

成药:六味地黄丸或二至丸,每服 6g,每日 2 次。

(二)外治法

可用阳和解凝膏掺阿魏粉敷贴。

(三)其他疗法

1.手术治疗

(1)适应证:甲状腺癌属于乳头状癌、滤泡状癌、髓样癌三种类型者,一经确诊,均宜手术治疗。

(2)手术方法

1)乳头状癌:若癌肿尚局限在腺体内,颈部淋巴结无转移,可将患侧腺体,连同峡部全部切除,若已有淋巴结转移,则应同时彻底清除患侧的颈淋巴结。

2)滤泡状癌:癌肿局限在腺体内,无颈部淋巴结转移时,可将患侧腺体:连同峡部全部切除。如已有颈部淋巴结转移,往往已有远处转移,对局部尚可以全部切除的腺癌,应将患侧和健侧的腺体全部切除,并彻底清除颈部的淋巴结。这样,一方面可防止由于原发癌的发展、增大而引起的压迫症状,另一方面可以试用放射性碘来治疗远处转移。

3)髓样癌:切除患侧腺体,并彻底清除同侧的颈淋巴结。

2.化学治疗　　可用综合或姑息治疗。常用药物环磷酰胺及博来霉素等。

3.内分泌治疗　　常用药物是甲状腺素,每次口服 30～60mg,每日 3 次,可以长期间歇服用。甲状腺素可抑制垂体前叶促甲状腺激素的分泌,从而对甲状腺组织的增生和癌瘤的发展有抑制作用。术后服用可预防本病的复发。治疗晚期甲状腺癌也有一定疗效,一般治疗乳头状癌、滤泡癌、髓样癌效果较好,治疗未分化癌效果甚差。

4.放射治疗

(1)放射线外照射:未分化癌有一定的放射敏感性,可采用镭或 X 线照射治疗,如合并有呼吸困难,应先行气管切开术。乳头状癌、滤泡癌和髓样癌一般不作放疗,但难以切除的残余癌、复发癌或骨转移癌,也可用放射线外照射。

(2)放射性同位素碘治疗:主要用于治疗甲状腺癌远处转移者,由于滤泡癌吸碘稍多,故用以治疗滤泡癌转移效果较好。一般需先切除全部甲状腺,使转移癌增加吸碘能力,然后进行同位素放射治疗。

【预防与护理】

1.注意保持心情舒畅。

2.甲状腺腺瘤和结节性甲状腺肿若久治不愈,或突然增大变硬,均宜尽早手术切除,以免发生癌变。

3.采用放射治疗的患者,宜经常内服生地、沙参、玄参、麦冬、女贞子、旱莲草、夏枯草、太子参、茯苓等中药以养阴清热,平肝消肿,减轻或清除放射治疗的副作用。

(沈明育)

第二节　乳房疾病

一、概论

乳房疾病是发生在乳房部位的各种疾病的总称,其包括乳房炎症性病变、发育异常病变、增殖性病变和乳房的各种良恶性肿瘤等,是外科常见病,也是中医外科领域颇具优势和特色的病种。男女均可发病,女性发病率明显高于男性。故《妇科玉尺·妇女杂病》说:"妇女之疾,关系最钜者,则莫如乳。"关于乳房疾病,早在汉代就有记载,且对各种乳房疾病的病因、症状、治法都有比较详细的描述,这对后世诊治乳房疾病具有一定的指导意义。

【乳房与脏腑、经络的关系】

乳房位于胸前第 2～6 肋骨水平之间。主要由乳头、乳晕、腺体、导管、脂肪组织、纤维组织等构成。乳房与经络的关系密切,如足阳明胃经行贯乳中;足太阴脾经络胃上膈,布于胸中;足厥阴肝经上膈,布胸胁绕乳头而行;足少阴肾经上贯肝膈而与乳联。冲任两脉起于胞中,任脉循腹里,上关元至胸中;冲脉夹脐上行,至胸中而散。正是由于这些经脉的分布、通调和灌养,从而保证了乳房正常的生理功能。

乳房与脏腑也有密切的关系,乳房有赖于五脏六腑之气血津液的营养。其中肾的先天之精气、脾胃的后天水谷之精微、肝的藏血及疏调气机对乳房的生理影响较大。

【病因病机】

乳房疾病的发生,主要由于肝气郁结,或胃热壅滞,或肝肾不足,或痰瘀凝结,或乳汁蓄积,或外邪侵袭等,皆可影响肝肾、脾胃的生理功能而发生病变。如《外证医案汇编》说:"乳症,皆云肝脾郁结,则为癖核;胃气壅滞,则为痈疽。"一般而言,乳房感染性疾病多由乳头破碎,感染毒邪,或嗜食厚味致脾胃积热,或情志内伤致肝气不舒,均可引起乳汁壅滞,排泄障碍,久而化热,热胜肉腐而成脓肿。肿瘤性乳房疾病,则因忧思郁怒,肝脾受损,气滞血瘀痰凝而成"乳中结核"。

【辨证要点】

临床辨证,除局部观察病变外,尚须结合全身症状进行辨证求因,审因论治。其辨证主要有以下四个证型。

1.肝郁胃热　由于肝气不舒,失于条达;胃经积热,经络阻塞,气血瘀滞,日久化热。症见乳房局部红肿热痛,成脓时则剧痛。常伴有恶寒发热、口渴欲饮、小便短赤、舌苔白或黄、脉弦数等。如乳腺炎、乳房蜂窝织炎。

2.肝气郁结　情志不畅,郁闷忧思,致肝气不舒,气滞血瘀;肝郁而致脾失健运,痰浊而生,气滞痰瘀互结而成肿核。症见乳房结块,形如桃李,质地坚实或坚硬,表面光滑,推之可动或固定不移。常伴有胸闷不舒、心烦易怒、月经不调、舌苔薄白、脉弦滑等。如乳腺增生病、乳腺癌。

3.肝肾不足　由于先天不足或后天失调,生育过多,以致肝肾亏损,冲任失调,精血不足,水不涵木,肝火上升,火灼津为痰,痰瘀互结而成核,症见乳房结块。常与发育、月经、妊娠等有关。乳房胀痛常在经前加重,常伴有头晕、耳鸣、腰酸乏力、月经不调、舌苔薄、脉弦细数等。如乳房异常发育症、乳腺增生病。

4.阴虚痰凝　由于肺肾阴虚,肺津不布,致阴虚火旺,灼津为痰,痰火循经结于乳房。症见乳房结块,皮色不变,微微作痛,化脓迟缓,脓水清稀。常伴有午后潮热、夜间盗汗、形瘦食少、舌质红、脉细数等。如乳房结核。

【乳房疾病检查法】

及时正确地进行乳房检查,对于乳房疾病的早期发现、早期诊断有重要意义。

1.望诊　患者端坐,将两侧乳房完全显露。观察乳房的位置、大小、形状、是否对称;乳房表面有无块状突起或凹陷;乳房皮肤有无发红、水肿或橘皮样、湿疹样改变等。乳房浅表静脉是否扩张。乳头有无畸形、内陷、抬高、破损、溢液或特殊分泌物及其颜色、性质等。

2.触诊　坐位与仰卧位相结合。先检查健侧乳房,再检查患侧,以便对比。正确的检查方法是四指并拢,将指腹平放乳上轻柔触摸,切勿用手指去抓捏,以免将正常的乳腺组织误认为肿块。其顺序是先触按整个乳房,然后按照一定次序触摸乳房的四个象限:内上、外上、外下、内下象限,继而触摸乳晕部分,注意乳头有无溢液或溢血。最后触摸腋窝、锁骨下及锁骨上区域淋巴结。检查乳房时间选择,最好在月经来潮的第7~10天,此时是乳房生理最平稳时期,有病变时容易发现。如扪及肿块时应注意:①肿块的位置、形状、数目、大小、质地、边界、表面情况、活动度及有无压痛;②肿物是否与皮肤粘连,可用手指轻轻提起肿物附近的皮肤,以确定有无粘连;③肿块的性质,应要结合患者的年龄、病史及其他辅助检查方法才可确诊。

【辅助检查】

1.X线检查　常用钼靶X线摄片。乳腺癌典型的X线表现为密度增高的肿块影,边界不规则,或有毛刺征,有时可见颗粒细小、密集的钙化点。此检查是鉴别乳腺良恶性病变,尤其是早期发现乳腺癌的有效诊断技术。

2.超声检查　属无损性检查,可反复使用,可鉴别肿块是囊性还是实质性。B超结合彩色多普勒检查可观察乳房血供情况,提高其判断的敏感性,且对肿瘤的定性诊断可提供有价值指标。热图像、液晶膜、近红外线扫描均可协助诊断。

3.病理检查　本检查是确定乳房肿块性质的特异性方法。目前常用细针穿刺抽吸细胞学检查,对疑为乳癌者,可将肿块连同周围乳腺组织一并切除,作快速冰冻切片检查。而不宜作单纯切取肿瘤活检。乳头溢液未触及肿块者,可作溢液涂片细胞学检查。乳头糜烂疑为湿疹样乳腺癌时,可作乳头糜烂部刮片或印片细胞学检查。

【治疗】

乳房疾病的治疗分为内治法和外治法两种。

(一)内治法

1.疏表解毒法　适用于邪气阻滞经络,营卫不和之证。症见乳房局部肿痛,伴有恶寒发热,舌苔薄白,脉浮数等。治宜疏表清热解毒,代表方剂有瓜蒌牛蒡汤、银翘散等。

2.清热解毒法　适用于热毒炽盛,肉腐成脓阶段。症见乳房局部红肿高突、灼热疼痛,伴有壮热口渴、尿赤便秘、舌苔黄、脉弦数等。治宜清热解毒,以抑热毒之势,代表方剂有内疏黄连汤、橘叶散等。

3.托里透脓法　适用于气血两虚,不能托毒外出,脓成难溃,或溃后脓水清稀者。症见疮形平塌,漫肿不收,日久不易破溃,隐隐作痛;或溃后脓水清稀,久不收口,唇舌淡红,脉沉细无力等。治宜补益托毒,使之毒聚脓透,以利生肌收口,代表方剂有托里透脓汤、托里消毒散等。

4.解郁化痰法　适用于肝气不舒,情志不畅,失其疏泄,气机不利,运化失司,痰气互结而致的乳腺增生等乳房疾病。症见胸闷不舒、乳房胀痛、舌苔白腻、脉弦滑等。治宜疏肝解郁、化痰软坚,代表方剂有开郁散、逍遥散合小金丹等。

5.补益扶正法　适用于乳癌、乳房结核破溃后气血不足或见阴虚或见阳虚之证。患者面色无华,气短无力,食欲不振,唇舌淡红,脉细无力;或潮热盗汗,头晕耳鸣,舌质红,脉细数;或形寒肢冷,大便溏薄,苔白质淡,脉沉迟等症状。或感染性乳房疾病溃破后,脓出毒泄而气血两虚,难于生肌收口者,均可酌情使用补益扶正法,即"虚者补之"。气血虚者,可用香贝养荣汤、归脾汤等;肝肾不足者,可选用右归饮、二仙汤、六味地黄丸等。

6.调摄冲任法　适用于肝肾不足、冲任失调者。症见乳房肿块或疼痛,多与乳房发育、月经周期、妊娠等有关,伴有腰酸乏力,神疲倦怠,月经失调,舌淡苔薄白,脉沉细等。治宜滋补肝肾、调摄冲任,代表方有右归饮、二仙汤、六味地黄丸等。

(二)外治法

1.敷贴　首先要辨明乳房疾病的阴阳属性。对于急性乳腺炎、浆细胞性乳腺炎等病阳证者,初起宜清热解毒,活血消肿为主,选用金黄散、玉露散、双柏散等,以水、蜜调后外敷,每日1～2次。或用金黄膏、玉露膏外敷。溃破后宜提毒祛腐,选用八二丹、九一丹药捻引流;脓尽腐脱,肉芽新鲜,改用生肌散、生肌玉红膏等。乳房结核等病阴证者,初起宜温经通络,箍毒消肿,用阳和解凝膏掺桂麝散外敷治疗。溃后宜提脓祛腐,用七三丹药线引流,红油膏盖贴;腐肉新生,用生肌散、生肌玉红膏等。对于乳癌等肿块类乳房疾病,宜温经和阳,化痰通络,消肿止痛,用阳和解凝膏掺黑退消、桂麝散等。

2.手术　对感染性乳房疾病,如脓肿形成,宜及时切开排脓。肿块性乳房疾病,经积极药物治疗无明显好转时,亦可施行手术。对疑有恶变或确诊为恶性肿瘤,应早期采取手术治疗,以免贻误病情。

二、乳腺炎

乳腺炎是在乳汁郁积的基础上,细菌侵入乳房引起的急性化脓性疾病。临床以乳房局部结块,红肿热痛,并有恶寒发热等全身症状为特征。本病属于中医学"乳痈"范畴。因发病情况不同,中医文献又有多种名称:在哺乳期发生的,名"外吹乳痈";在妊娠期发生的,名"内吹乳痈";在非哺乳期和非妊娠期发生的,名"不乳儿乳痈"。本病以产后未满月的哺乳期妇女,尤其是初产妇多见,故临床以"外吹乳痈"最为多见。

【病因病机】

1.乳汁郁积　乳汁郁积是临床上最常见的原因。初产妇乳头破碎,或乳头畸形、内陷,影响充分哺乳;或哺乳方法不当,或乳汁多而少吮,或断乳不当,均可导致乳汁郁积,乳络阻塞结块,郁久化热酿脓,而成痈肿。

2.肝郁胃热　情志不畅,肝气郁结,失于疏泄;产后饮食不节,脾胃运化失司,阳明胃热壅滞,致使乳络闭阻不畅,郁而化热,形成乳痈。

3.感受外邪　产妇体虚汗出受风,或露胸哺乳外感风邪;或乳儿含乳而睡,口中热毒之气侵入乳孔,均可使乳络郁滞不通,化热成痈。

现代医学认为本病多因产后抵抗力下降,乳头破损,乳汁郁积,细菌沿淋巴管、乳管侵入乳房,继发感染而成。其致病菌多为金黄色葡萄球菌,其次为白色葡萄球菌和大肠杆菌。

【临床表现】

多见于产后 3～4 周的哺乳期妇女。

1.初起　常有乳头皲裂,哺乳时感觉乳头刺痛,伴有乳汁郁积或结块,乳房局部肿胀疼痛,皮色不红或微红,皮肤不热或微热。或伴有全身感觉不适.恶寒发热,食欲不振,脉滑数。

2.成脓　患乳肿块逐渐增大,局部疼痛加重,或见搏动样疼痛,皮色焮红,皮肤灼热。同侧淋巴结肿大压痛。至乳房红肿热痛第 10 天左右,肿块中央渐渐变软,按之应指有波动感,穿刺抽吸有脓液,有时脓液可从乳窍中流出。全身症状加剧,壮热不退,口渴思饮,小便短赤,舌红,苔黄腻,脉洪数。

3.溃后　脓肿成熟,可自行破溃,或手术切开排脓。若脓出通畅,肿消痛减,寒热渐退,疮口渐愈。若溃后脓出不畅,肿势不消,疼痛不减,身热不退,可能形成袋脓,或脓液波及其他乳络形成传囊乳痈。亦有溃后乳汁从疮口溢出,久治不愈,形成乳漏者。

在成脓期大量使用抗生素或过用寒凉中药,常可见肿块消散缓慢,或形成僵硬肿块,迁延难愈。

【诊断】

诊断要点

1.初起乳房内有疼痛性肿块,皮肤不红或微红,排乳不畅,可有乳头破裂糜烂。化脓时乳房肿痛加剧,肿块变软,有应指感,溃破或切开引流后,肿痛减轻。如脓液流出不畅,肿痛不消,可有"传囊"之变。溃后不收口,渗流乳汁或脓液,可形成乳漏。

2.多有恶寒发热、头痛、周身不适等症。

3.患侧腋下可有淋巴结肿大、疼痛。

4.患者多数为哺乳妇女,尤以产后未满月的初产妇多见。

5.辅助检查:血白细胞总数及中性粒细胞增高。

【鉴别诊断】

炎性乳腺癌多见于青年妇女,尤其是在妊娠期或哺乳期。患乳迅速增大,常累及整个乳房的 1/3 以上,尤以乳房下半部为甚。病变局部皮肤呈暗红或紫红色,皮肤肿胀有一种韧性感或皮肤深陷呈橘皮样改变,局部无痛或轻压痛。同侧腋窝淋巴结明显肿大,质硬固定。全身症状较轻,体温正常,白细胞计数不高,抗炎治疗无效。本病进展较快,预后不良。

【治疗】

乳腺炎治疗当以消为贵。郁滞者以通为主,成脓者以彻底排脓为要。对并发脓毒败血症者,及时采用中西医结合综合疗法。

(一)内治法

1.气滞热壅证

证候:乳汁郁积结块,皮色不变或微红,肿胀疼痛;伴有恶寒发热,周身酸楚,口渴,便秘。舌红,苔薄黄,脉数。

治法:疏肝清胃,通乳消肿。

主方:瓜蒌牛蒡汤(《医宗金鉴》)加减。

成药:逍遥丸,每服 6g,每日 3 次。

2.热毒炽盛证

证候:乳房肿痛,皮肤焮红灼热,肿块变软,有应指感;或溃后脓出不畅,或切开排脓后引流不畅,红肿热痛不消,有“传囊”现象;伴有壮热,全身症状加重。舌红,苔黄腻,脉洪数。

治法:清热解毒,托里透脓。

主方:瓜蒌牛蒡汤(《医宗金鉴》)合透脓散(《外科正宗》)加减。

成药:新癀片,每服 4 片,每日 3 次。

3.正虚毒恋证

证候:溃脓后乳房肿痛虽轻,但疮口脓水不断,脓汁清稀,愈合缓慢或形成乳漏;全身乏力,面色少华,或低热不退,饮食减少。舌淡,苔薄,脉弱无力。

治法:益气和营托毒。

主方:托里消毒散(《医宗金鉴》)加减。

成药:八珍冲剂,每服 1 包,每日 2 次。

(二)外治法

1.初起　乳汁郁滞,乳房肿痛,乳房肿块,可用热敷加乳房按摩,以疏通乳络。先轻揪乳头数次,然后用五指从乳房四周轻柔地向乳头方向按摩,将郁滞的乳汁渐渐推出。可用金黄膏或玉露膏外敷;或用鲜菊花叶、鲜蒲公英、仙人掌去刺捣烂外敷;或用六神丸研细末,适量凡士林调敷;亦可用 50%芒硝溶液湿敷。

2.成脓　脓肿形成时,应在波动感及压痛最明显处及时切开排脓。切口应按乳络方向并与脓腔基底大小一致,切口位置应选择脓肿稍低的部位,使引流通畅而不致形成袋脓,应避免手术损伤乳络形成乳漏。如果切口在乳晕处,可沿乳晕边缘行弧形切口。如果为乳房深部脓肿,则应在乳房下缘做弓形切口,将乳房与胸大肌筋膜分离后,上翻乳房,切开脓腔,引流脓液。若脓肿小而浅者,可用针吸穿刺抽脓。

3.溃后　切开排脓后,用八二丹或九一丹提脓拔毒,并用药线插入切口内引流,切口周围外敷金黄膏。待脓净仅有黄稠滋水时,改用生肌散收口。若有袋脓现象,可在脓腔下方放置一棉垫,并予加压包扎,使脓液不致潴留。若有乳汁从疮口溢出,可在患侧用垫棉法束紧,促进愈合;若成传囊乳痈者,也可在疮口一侧用垫棉法,若无效可另做一切口以利引流。形成乳房部窦道者,可先用七三丹药捻插入窦道以腐蚀管壁,至脓净改用生肌散、红油膏盖贴直至愈合。

(三)其他疗法

必要时加用抗生素,可首选青霉素类,或根据细菌培养结果选择。

【预防与护理】

1.妊娠5个月后,经常用温开水或肥皂水洗净乳头。乳头内陷者,可经常提拉矫正。

2.乳母宜心情舒畅,情绪稳定。忌食辛辣炙煿之物,不过食肥甘厚腻之品。

3.保持乳头清洁,不使婴儿含乳而睡,注意乳儿口腔清洁;要定时哺乳,每次哺乳应将乳汁吸空,如有积滞,可按摩或用吸奶器帮助排出乳汁。

4.若有乳头擦伤、皲裂,可外涂麻油或蛋黄油;身体其他部位有化脓性感染时,应及时治疗。

5.断乳时应先逐步减少哺乳时间和次数,再行断乳。断乳前可用生麦芽60g、生山楂60g煎汤代茶,并用皮硝60g装入纱布袋中外敷。

6.以胸罩或三角巾托起患乳,脓未成者可减少活动牵痛,破溃后可防止袋脓,有助于加速疮口愈合。

三、浆细胞性乳腺炎

浆细胞性乳腺炎是一种以乳腺导管扩张、浆细胞浸润为病变基础的慢性非细菌性感染的乳腺化脓性疾病。其特点是多在非哺乳期或非妊娠期发病,常有乳头内陷或溢液,初起肿块多位于乳晕部,化脓溃破后脓中夹有脂质样物质,易反复发作,形成瘘管,经久难愈,全身炎症反应较轻。本病属于中医学"粉刺性乳痈"范畴。

【病因病机】

素有乳头内陷畸形,加之情志抑郁不畅,肝郁气滞,营气不从,经络阻滞,气血瘀滞,聚结成块,蒸酿肉腐而成脓肿,溃后成瘘;若气郁化火,迫血妄行,可致乳头溢血。

西医学认为,由于乳头内陷或乳腺导管开口堵塞,乳腺导管上皮细胞脱落及大量类脂分泌物积聚于导管内而导致其扩张,积聚物分解产生化学性物质刺激导管壁而引起管壁炎性细胞浸润和纤维组织增生,这种病变逐渐扩展累及部分乳腺而形成肿块,有时炎症呈急性发作则成脓肿,脓液中常夹有粉渣样物排出,脓肿破溃后可形成瘘管。

【临床表现】

多见于青春期后任何年龄段的女性,且均在非哺乳期、非妊娠期发病,大多数患者有先天性乳头全部内陷或部分内陷。多为单侧乳房发病,少数患者亦有双侧乳房先后发病的。本病发展缓慢,病程长达数月或数年,病情表现多样。

1.乳头溢液　是本病早期表现之一。多表现为间歇性、自发性,并可持续较长时间。溢液性状多为浆液性,也可为乳汁样、脓血性或血性。数量有多有少。输乳孔多有粉刺样物或油脂样物分泌,并带有臭味。

2.乳房肿块　最为常见。往往起病突然,发病迅速。患者感觉乳房局部疼痛不适,有刺痛或钝痛,并发现肿块。肿块多位于乳晕区,或向某一象限伸展。肿块大小不等,直径大多小于3cm,个别可达10cm以上。肿块形状不规则,质地硬韧,表面可呈结节样,边界欠清,无包膜,常与皮肤粘连,但无胸壁固定,可推移。继则肿块局部可出现红肿热痛,红肿范围可迅速扩大,若炎症得不到控制,则可形成脓肿。乳房皮肤水肿,有的可呈橘皮样变,可伴有患侧腋下淋巴结肿大、压痛,一般无全身发热。也有些患者一直以乳房肿块为主诉,持续时间可达数年,始终无明显的红肿表现。

3.乳腺漏管　脓肿自溃或切开后,反复流脓并夹有粉渣样物,常形成与乳头相通的漏管,经久不愈。

【诊断】

诊断要点

1.本病多发于非哺乳期或非妊娠期的女性。

2.发病以一侧乳晕部较为多见,亦有双侧同时发病。患者常伴有乳头内缩史,在凹陷的乳头内可有带臭味的渣样物质分泌。

3.乳晕旁有结块,疼痛,皮色微红,7～10天成脓。溃后脓液带有脂质样物质,久不收口,或反复红肿溃破,形成瘘管。化脓时有发热、头痛。

4.反复发作,可致瘢痕形成,在乳晕部出现僵硬之肿块,且与皮肤粘连。

5.钼钯X线摄片、乳头溢液涂片检查,或作肿块针吸细胞学检查,有助诊断。

【鉴别诊断】

1.乳腺癌　浆细胞性乳腺炎在急性炎症期易与炎性乳腺癌相混淆,炎性乳腺癌多见于妇女妊娠期及哺乳期,乳房迅速增大,发热,皮肤呈红色或紫红色,弥漫性肿大,无明显肿块,同侧腋窝淋巴结明显肿大,质硬固定,病变进展迅速,预后不良,甚至于发病数周后死亡。

2.乳晕部疖　浆细胞性乳腺炎在急性期局部有红肿热痛等炎症反应,常被误诊为乳晕部一般疖,根据素有乳头内陷、反复发作的炎症以及切开排脓时脓液中夹有粉渣样或油脂样物等特点,与乳房部疖发病部位浅,脓出即愈,溃口不与乳窍相通等,易于鉴别。

3.乳腺导管内乳头状瘤　导管内乳头状瘤有乳头溢液,呈血性及淡黄色液体,有时乳晕部触到绿豆大圆形肿块,易与浆细胞性乳腺炎相混淆。乳腺导管内乳头状瘤无乳头内陷畸形,乳孔无粉渣样物排出,肿块不会化脓。

4.乳房部漏　管多为急性乳腺炎或乳房结核溃后形成,病变在乳房部,漏管与乳孔多不相通,无乳头内陷畸形。

此外,还应注意与乳房结核、乳腺增生病及乳房纤维腺瘤相鉴别。

【治疗】

中医药治疗本病有良好的疗效,宜首选。乳头溢液患者,应寻找病因,适当对症处理。乳房肿块尚未成脓时,促其消散。化脓成漏管者,可采用中医内服外治结合治疗。

(一)内治法

1.肝经郁热证

证候:乳头凹陷,乳晕部结块红肿热痛;伴发热,头痛,大便干结,尿黄。舌质红,舌苔黄腻,脉弦数或滑数。

治法:疏肝清热,活血消肿。

主方:柴胡清肝汤(《外科正宗》)加减。

成药:清热败毒饮,每服30ml,每日3次;清解片,每服3片,每日2～3次。

2.正虚邪滞证

证候:脓肿自溃或切开后久不收口,脓水淋漓,形成乳漏,时愈时发,局部有僵硬肿块。舌质淡红或红,舌苔薄黄,脉弦。

治法:扶正托毒。

主方:托里消毒散(《医宗金鉴》)加减。

成药:八珍冲剂,每服1包,每日2次。

(二)外治法

1.肿块初起时用金黄膏外敷。

2.成脓后切开引流,术后创口用八二丹药捻引流,红油膏或金黄膏盖贴。

3.形成漏管者,待急性炎症消退后,可根据情况选用切开法、挂线法及垫棉绷缚法等。

（三）其他疗法

1.手术　可行乳腺区段切除术。少数年龄较大、肿块较大或皮肤粘连严重或形成多个窦道者,可行皮下乳腺切除术或乳房单纯切除术。

2.西药治疗　感染严重时可用甲硝唑与其他广谱抗生素联合应用。

【预防与护理】

1.经常保持乳头清洁,清除分泌物。

2.保持心情舒畅。忌食辛辣炙煿之物。

3.发病后积极治疗,形成漏管后宜及时手术治疗,以防止病情加重。

四、乳房结核

乳房结核是由于乳腺组织受结核杆菌感染而引起的疾病。因其病变后期常有虚痨表现,故中医学称其为乳痨。因溃后脓液稀薄如痰,又名乳痰。其特点是起病缓慢,初起乳房内有 1 个或数个结块,状如梅李,边界不清,皮肉相连,日久破溃,脓液清稀且杂有败絮样物,常伴有阴虚内热之证。

【病因病机】

多因体质素虚,肺肾阴亏,阴虚则火旺,虚火灼津为痰,痰火凝结成核;或情志不畅,肝郁化火,耗损阴液,更助火势;或肝气犯脾,脾失健运,痰湿内生,阻滞乳络而成。或因肺结核、颈部淋巴结结核等病所继发。

【临床表现】

多见于 20～40 岁的已婚体弱妇女,并常有其他部位的结核病史。

1.初起　乳中单个或数个结块,大小不等,边界不清,硬而不坚,推之可动,皮色不变,不痛或微痛,全身症状不明显。

2.成脓　病情进展缓慢,数月后结块渐大,与皮肉相连,皮色不红或微红,肿块变软,形成脓肿。可有胸胁、腋下结块肿大;常伴潮热颧红、形瘦食少、夜寐盗汗等症;舌苔白或黄,脉数。

3.溃后　脓肿溃破后,形成单个或数个溃疡,流出败絮样稀薄脓液,局部有潜行性空腔或窦道。伴身体瘦弱、潮热盗汗、食欲减退、神疲乏力等全身症状;舌质红而少苔,脉细数。

【诊断】

诊断要点

1.多见于 20～40 岁已婚妇女。

2.常有身体其他部位结核病史。

3.初起乳房结块,不红不痛;逐渐增大,与皮肤粘连,皮色微红,转化成脓,脓肿溃破后,流出败絮状稀薄脓液,可形成窦道和溃疡,愈合缓慢。

4.初起全身症状不明显;日久可见潮热、盗汗、消瘦、颧红等症状。

5.辅助检查:活动期血液红细胞沉降率加快;结核菌素试验呈阳性;脓液涂片可找到结核杆菌;必要时还可行病理切片检查,以明确诊断。

【鉴别诊断】

乳腺癌为乳房部恶性肿瘤,常见于 40～60 岁妇女,乳房内有无痛性肿块,逐渐增大,肿块坚硬,表面高低不平,针吸细胞学或病理切片检查可明确诊断。

【治疗】

原则上常规应用抗结核药物。中医多应用解郁化痰、软坚散结、养阴清热等方法治疗。

（一）内治法

1.气滞痰凝证

证候：多见于初起阶段。乳房肿块状如梅李，不红不热，质地硬韧，不痛或微痛，推之可动；或伴心情不畅，胸闷胁胀。舌质正常，苔薄腻，脉弦滑。

治法：疏肝解郁，化痰散结。

主方：清肝解郁汤（《外科正宗》）加减。

成药：小金丹，每服1粒，每日2次；或小金片，每服2～3片，每日2次；内消瘰疬丸，每服8粒，每日3次。

2.正虚邪恋证

证候：多见于化脓或溃后阶段。乳房结块渐大，皮色暗红，肿块变软，溃后脓水稀薄夹有败絮样物质，日久不敛，或伴有窦道；伴面色㿠白，神疲乏力，食欲不振。舌淡，苔薄白，脉虚无力。

治法：托里透脓。

主方：透脓散（《外科正宗》）加减。

成药：芩部丹，每服5片，每日2次。

3.阴虚痰热证

证候：溃后脓出稀薄，夹有败絮状物质，形成窦道，久不愈合；伴潮热颧红，干咳痰红，形瘦食少。舌红苔少，脉细数。

治法：养阴清热。

主方：六味地黄汤（《小儿药证直诀》）合清骨散（《证治准绳》）加减。

成药：六味地黄丸（浓缩丸），或知柏地黄丸（浓缩丸），每服8丸，每日3次。

（二）外治法

1.初起　用阳和解凝膏掺桂麝散或黑退消敷贴。

2.成脓　波动感明显有脓者宜切开排脓。

3.溃后　七三丹、八二丹药线引流，红油膏盖贴；腐脱肉鲜者，改用生肌散、生肌玉红膏。形成漏管者，用白降丹或红升丹药捻条插入，脓尽后改用生肌散。

（三）其他疗法

1.西药治疗　抗结核药常选异烟肼、利福平联合用药。

2.针灸疗法　百劳穴（第5颈椎旁开1寸）、膈俞、肝俞，先针后灸。

3.挑刺疗法　用三棱针挑断白色肌纤维可治本病。在肝俞、膈俞、胆俞、三焦俞挑刺。1个月为1个疗程。操作方法：上述穴位消毒，局麻，用三棱针在穴位处挑纤维，直到挑尽为止。术后用敷料盖好。

【预防与护理】

1.保持心情舒畅，情绪稳定。

2.增加营养食物，忌食鱼腥发物、辛辣刺激之品。

3.积极治疗其他部位的结核病变。

五、乳房纤维腺瘤

乳房纤维腺瘤是乳腺纤维组织和腺上皮同时增生所形成的乳房良性肿瘤。其特点是好发于20～25岁青年妇女，乳中结核，形如丸卵，边界清楚，表面光滑，推之活动。本病归属于中医学"乳核"、"乳癖"、"乳痞"、"乳中结核"的范畴。

【病因病机】

1.情志内伤,肝气郁结,或忧思伤脾,运化失司,痰湿内生,气滞痰凝。

2.冲任失调,气滞血瘀痰凝,积聚于乳房胃络而成。

【临床表现】

常发于15～30岁女性,以20～25岁女性多见。肿块常单个发生,也可见多个在单侧或双侧乳房内同时或先后出现。形状呈圆形或椭圆形,直径大多在0.5～5cm之间,边界清楚,质地坚实,表面光滑,按之有硬橡皮球之弹性,活动度大,触诊常有滑脱感。

肿块一般无疼痛感,少数可有轻微胀痛,与月经无关。一般生长缓慢,妊娠期、哺乳期可迅速增大,应排除恶变可能。

【诊断】

诊断要点

1.好发于20～25岁女性。

2.多生于一侧乳房,单个肿块多见,呈圆形或椭圆形,边界清楚,表面光滑,质地坚硬,活动度大。

3.一般无疼痛,少数可有轻微胀痛,与月经周期无关。

4.辅助检查:B超检查、钼钯X线摄片等有助于诊断。

【鉴别诊断】

乳腺癌多发于中年以上妇女,乳房肿块质地坚硬,高低不平,边界不清,活动度差,常与皮肤粘连,皮肤可呈橘皮样改变,患侧淋巴结可肿大,必要时可行活组织检查进行鉴别。

【治疗】

对单发纤维腺瘤的治疗以手术切除为宜,对多发或复发性纤维腺瘤可试用中药治疗,可起控制肿瘤生长、减少肿瘤复发,甚至消除肿块的作用。

(一)内治法

1.肝气郁结证

证候:肿块较小,发展缓慢,不红不热,不觉疼痛,推之可移;伴胸闷叹息。舌质正常,苔薄白,脉弦。

治法:疏肝解郁,化痰散结。

主方:逍遥散(《太平惠民和剂局方》)加减。

成药:平消胶囊,每服4～8粒,每日3次。

2.血瘀痰凝证

证候:肿块较大,坚硬木实,重坠不适;伴胸闷牵痛,烦闷急躁,或月经不调、痛经等。舌质暗红,苔薄腻,脉弦滑或弦细。

治法:疏肝活血,化痰散结。

主方:逍遥散(《太平惠民和剂局方》)合桃红四物汤(《医宗金鉴》)加减。

成药:增生平片,每服8片,每日2次;乳癖消胶囊,每服5～6粒,每日3次。

(二)外治法

阳和解凝膏掺黑退消外贴,7天换药1次。

(三)其他疗法

手术:一般应作手术切除,尤其是绝经后或妊娠前发现肿块者,或服药治疗期间肿块继续增大者。术后均需作病理检查,有条件应及时作冰冻切片检查。

【预防与护理】

1.调摄情志,避免郁怒。

2.定期检查,发现肿块及时诊治。

3.少吃厚味炙煿食物。

六、乳腺增生病

乳腺增生病是一种既非炎症又非肿瘤,以乳腺导管上皮增生、囊肿形成、间质纤维结缔组织增生为特征的一种乳腺结构紊乱性疾病,亦称乳腺纤维囊性增生病。临床以单侧或双侧乳房胀痛、结块为主要特征。属中医学"乳癖"范畴。本病好发于 25～45 岁的中青年妇女,其发病率占乳房疾病的 75%,是临床上最常见的乳腺疾病。根据研究资料发现,该病中的某些病理类型如不典型性导管上皮增生、不典型性小叶增生、乳头状瘤病,属于癌前病变,可以逐渐演变成乳腺癌。

【病因病机】

本病的发生,与肝气不舒、肝肾不足、冲任不调密切相关。

1.肝气不舒　乳头属厥阴肝,乳房属阳明胃。情志不遂,恼怒急躁,导致肝气郁结,气机阻滞,蕴结于乳房胃络,乳络经脉阻塞不通,引起乳房疼痛;肝气郁久化热,热灼津液为痰,气滞痰凝血瘀,即可形成乳房肿块。

2.肝肾不足、冲任失调　因肝肾不足,或冲任失调,致使气血凝滞,或脾肾阳虚痰湿内结,经脉阻塞,而致乳房结块、疼痛,常伴月经不调。

【临床表现】

本病好发年龄在 25～45 岁。社会经济地位高、受教育程度高、月经初潮年龄早、低经产状况、初次怀孕年龄大、未授乳和绝经迟的妇女为本病的高发人群。城市妇女的发病率普遍高于农村妇女。该病临床上以乳房疼痛和肿块为特点。

1.乳房疼痛　两侧或一侧,可以全乳痛,也可以局限于某一处,一般以肿块处疼痛最明显。胀痛或刺痛,多为胀痛,有的伴有牵涉痛,向胸肋部或肩背部放射,痛甚者不可触碰,行走或活动时也有明显乳痛,时或看到患者托着乳房过马路的情景,严重影响工作和生活。疼痛有的和月经周期相关联,经前加重,经后减轻或消失。疼痛可因情绪不佳而加重。

2.乳房肿块　单侧或双侧,70%位于乳房外上象限,有片块、结节、条索、颗粒等各种形状,以片块状多见,大小不一,边界不清,质地较韧,推之活动,常有触痛,月经前增大变硬,来潮后缩小变软。

乳房疼痛和乳房肿块可同时出现,也可先后出现,或以乳痛为主,或以乳房肿块为主。个别患者还伴有乳头疼痛、瘙痒,乳头溢液。

【诊断】

诊断要点

1.乳房疼痛、肿块。两者或单独出现,或相继出现,或同时出现。同时出现时,或以疼痛为主,或以肿块为主,或疼痛、肿块俱重。

2.辅助检查:乳房钼靶 X 线摄片、B 超检查有助于诊断和鉴别诊断。对于肿块较硬或较大或乳头溢液者,可考虑作组织病理学检查。

(1)乳房钼靶 X 线摄片:乳腺小叶增生可见密度增高的模糊阴影,数目不定,如病变范围小,则可见边缘不规则的小梁,病变范围广泛则乳腺密度均匀增高,失去正常结构。囊性增生为圆形或不规则的弧形的边缘整齐的阴影,周围有一透亮区。

(2)B超检查:乳腺增生部位显示为不均匀的低回声区,以及无回声的囊肿。B超检查在某些方面优于X线摄片。X线片不易将乳腺周围纤维增生明显的孤立性囊肿与纤维腺瘤和边界清楚的癌相鉴别,而B超检查则很容易鉴别。

(3)乳头溢液涂片细胞学检查:有乳头溢液者可取分泌物涂片检查,可帮助排除癌变的可能。

(4)细针穿刺细胞学检查:具有较高诊断价值,可多次重复进行而无并发症。在超声引导下进行细针定位穿刺,准确率更高。

(5)活体组织病理切片检查:对怀疑癌变的肿块应取活体组织作病理切片检查。

【鉴别诊断】

1.乳房纤维腺瘤　单发或多发肿块,质似硬橡皮球的弹性感,表面光滑,易于推动,常在检查时从手指下滑脱,增长缓慢。除肿块外,患者常无明显自觉症状。月经周期对肿块的大小并无影响。

2.乳腺癌　局限性乳腺增生病肿块明显时,要与乳腺癌相区别。后者肿块更明确,质地偏硬,与周围乳腺有较明显区别,有时有腋窝淋巴结肿大。

【治疗】

止痛与消块是治疗本病的要点。可以内服,也可以外用。内治法中可以辨证论治,也可以根据月经周期遣方用药,更可以用现有的成药治疗,疗效相仿。对于长期服药肿块不消反而增大,且质地较硬、边缘不清,疑有恶变者,应手术切除。

(一)内治法

1.肝郁痰凝证

证候:多见于青壮年妇女。乳房肿块随喜怒消长;伴有胸闷胁胀,善郁易怒,失眠多梦,心烦口苦。苔薄黄,脉弦滑。

治法:疏肝解郁,化痰散结。

主方:逍遥蒌贝散(经验方)加减。

成药:小金丸,每服0.6~1.2g,每日2次。

2.冲任失调证

证候:多见于中年妇女。乳房肿块月经前增大变硬,经后缩小变软;伴有腰酸乏力,神疲倦怠,月经失调,量少色淡,或闭经。舌淡,苔白,脉沉细。

治法:调摄冲任。

主方:二仙汤(经验方)加减。

成药:小金丸,每服0.6g,每日2次;或逍遥丸,每服6g,每日2次。

(二)外治法

外用乳腺宁贴片,或大黄研末醋调外敷,过敏者禁用。对服药治疗后肿块不消或增大、质地较硬或不均匀、疑有恶性病变者,可考虑手术切除肿块并送病理检查。

【预防与护理】

1.保持心情舒畅,情绪稳定,切忌愤怒、抑郁等情绪刺激。

2.节制饮食,少食肥甘厚味之品,适当控制脂肪类食物的摄入,戒烟。

3.及时治疗月经失调等妇科疾患和其他内分泌疾病。

4.对发病高危人群定期检查,进行有关医学知识宣教。向患者及其家属说明本病可能是乳癌的多种危险因素之一,特别是家族中有乳腺癌史者,需要提高警惕。但又要说明本病与乳腺癌之间并无必然联系,不必产生恐惧心理。

七、乳房异常发育症

乳房异常发育症包括男性乳房异常发育症和女性乳房异常发育症两种情况。男子乳房在出生后即应停止发育，如果男子乳房在某个时期出现发育表现，即为男性乳房异常发育症。女性青春期后乳腺开始发育，如果发育过早，或表现为巨乳现象，则为女性乳房异常发育症。中医学称其为"乳疬"，其特点是乳晕下方出现肿块，触之疼痛，或乳房弥漫性肿大。乳房异常发育症有生理和病理的不同。

【病因病机】

1.气滞痰凝　情志不遂，或暴怒伤肝，以致肝气郁结，气滞则血瘀，气郁则化火，炼液成痰，痰气互结，血脉不畅，致脉络失和，而发病。

2.肝肾阴虚　房事不节，损伤肾精，或素体肾虚，肾精不能上荣肝木，肝阴不足，疏泄失常、气血瘀阻，经络痞塞，遂结为乳疬。

3.冲任失调　青春发育期，冲任失调，或肾精不足，不能涵木，木气不舒，则气滞痰凝，以致乳晕部结合成块。

【临床表现】

男性乳房异常发育症好发于两个年龄段，一个是13～17岁的青春期，一个是50～70岁的老年。发于青春期者，多可自行消退，少数发育成少女型乳房。

女性乳房异常发育症主要发生于10岁以前，有自限性。服有的发育成巨乳，成年女性的乳房异常发育症多表现为巨乳现象。

乳房异常发育症表现为一侧或两侧或相继出现乳晕区隆起，乳晕下可触及一盘状肿物，界限清楚，质地柔韧，有轻微压痛，常在无意中发现。有的呈弥漫性增大，男子状如妇乳，女性可为巨乳。

发于青春期的男孩，有时候伴有一些女性化的征象，如声音变尖、面部无须、臀部宽阔等。发于青春期前的女孩者，多伴有性早熟、第二性征提早出现的现象，如月经来潮。

发于男孩青春期和女孩儿童期的乳房异常发育症多为生理性的，还有一些病理性的乳房异常发育症，如下丘脑-垂体疾病、甲状腺疾病、糖尿病、肺部疾病（肺癌、肺结核）、肾衰透析后、性发育分化异常、慢性结肠炎、心血管疾病（冠心病、高血压）、B族维生素缺乏症、手术创伤、睾丸外伤、肿瘤病变、肝脏疾病、药物使用不当等都可以并发本病。

【诊断】

诊断要点

乳房呈现异常发育的征象，如男性出现状如女性的乳房发育，女性巨乳症等。

【鉴别诊断】

主要是生理性乳房异常发育症和病理性乳房异常发育症的鉴别以及具有相似乳房表现的一类疾病的鉴别。发于青春期男孩和青春期前女孩的多为生理性的。病理性的乳房异常发育症原因很多，鉴别多需要辅助检查，怀疑由甲状腺疾病引起者，需要查甲状腺功能，怀疑为肝病时，要作肝功能及性激素的检查，怀疑肾上腺疾病者，要作肾上腺的影像学检查和相关激素的检查，怀疑为垂体、下丘脑肿瘤者，要作 CT 或磁共振的检查，怀疑睾丸肿瘤者，需要作影像学检查等。

与乳房异常发育症有相似乳房表现的疾病有男性乳腺炎、男性乳腺癌、男性肥胖性乳房隆起等。乳房炎主要表现为局部的红肿热痛，可以溃破；乳腺癌主要表现为局部坚硬如石的肿块；肥胖隆起者多为弥漫性的脂肪堆积样表现，触之柔软无疼痛。

【治疗】

男孩青春期、女孩性早熟的乳房异常发育,多属生理性的,可自行消退或有自限性,一般不需要治疗。病理性的乳房异常发育症主要是针对病因治疗。乳房异常发育症有的需要手术治疗,但要具体情况具体分析。

（一）内治法

1.气滞痰凝证

证候:平素性情急躁,乳房结块.疼痛明显;或有胸闷胀痛。舌质偏红,舌苔薄白,脉细弦。

治法:疏肝理气,化痰散结。

主方:丹栀逍遥散(《内科摘要》)加减。

成药:逍遥丸,每服 6g,每日 2 次。

2.肝肾不足证

证候:乳房结块,疼痛不甚;伴有腰膝酸软,遗精频作,眼眶黧黑。舌红苔少,脉细数。

治法:补益肝肾,佐以化痰软坚。

主方:知柏地黄汤(《医宗金鉴》)加减。

成药:知柏地黄丸,每服 6g,每日 2 次。

3.冲任失调证

证候:乳房结块,疼痛不甚;伴腰酸神疲,体弱矮小。舌质淡胖,苔薄,脉细无力。

治法:调摄冲任,化痰散结。

主方:二仙汤加减(经验方)。

成药:坤灵丸,每服 15 粒,每日 2 次。

（二）外治法

1.阳和解凝膏加黑退消外敷,3～5 日一次。

2.手术治疗

(1)适应证:①男性乳腺直径大于 4cm,长期不消退者;②乳房肿大明显,影响容貌者;③经较长时间的中西医药物治疗无效者;④患者恐癌或疑有恶性变者;⑤患者治疗要求强烈而唯有手术才能解决者;⑥女性巨乳症。

(2)手术方法:男性分保留乳头与不保留乳头两种乳腺切除术,前者适用于青年人,后者适用老年人。女性巨乳症则施行巨乳缩小整形术。

（三）其他疗法

1.病因治疗　因药物引起者,停用有关药物,如前列腺增生患者停服己烯雌酚;因肝脏病引起者,应用护肝药物治疗。

2.西药治疗　双氢睾酮庚烷盐,200mg,肌内注射,2～4 周一次;他莫昔芬,10mg,口服,每日 2 次,3 个月为 1 个疗程,一般服用 2～3 个疗程。

【预防与护理】

1.保持心情舒畅。

2.忌烟酒及辛辣食物。

3.避免使用对肝脏有损害的药物。

八、乳漏

乳漏是指发生于乳房久不收口或时愈时溃的管道。有窦道和瘘管两种情况。多发生于乳晕部。临床以久不收口,脓水淋漓,时或夹杂乳汁、败絮样、脂质样物,或时愈时溃为特点。

【病因病机】

乳晕部漏管,多因乳头先天内缩凹陷兼以染毒,或脂瘤染毒,局部化脓溃破,疮口久不愈合而成。

乳晕以外的其他部位的乳漏多因乳房化脓性疾病失治、脓出不畅;或切开不当,损伤乳络,脓液和乳汁从疮口溢出,以致长期流脓、溢乳,久不收口而成;或因乳痨溃后失于调养,身体虚弱,日久不愈所致。

因浆细胞性乳腺炎所致者,常见于乳晕部,也可见于乳房部,多因热毒旁窜,淤积而成。

【临床表现】

由于病因不同,其临床表现也不完全一致,但窦道或瘘管的存在则是其共同的特点。

由急性乳腺炎等所致者,症见创口不敛,常溢出乳汁及脓血,创周皮肤肿胀、潮湿,有时闭合,但不久又自行溃破,或酿脓,时发寒热。除闭合酿脓外,一般无明显全身症状。

由乳痨所致者,外口多凹陷,脓汁清稀,可有败絮状物,疮周皮肤紫黯,常伴有潮热、盗汗、食少乏力等全身症状。

乳晕部漏多发于非哺乳或非妊娠期的妇女。常伴有乳头内缩,先在乳晕部有结块,红肿疼痛,成脓溃破后,脓液中兼有灰白色脂质样物,往往久不收口。若用探针从疮孔中探查,可从乳头的乳管开口中穿出。亦有愈合后在乳头的乳管开口中仍有粉质外溢,带有臭气;或愈后疮口反复红肿疼痛化脓者。

浆细胞性乳腺炎所致者,主要为其脓肿型,多先于乳晕部红、肿、热、痛,继而成脓,溃破成漏,乳头可有脓性溢液。

【诊断】

诊断要点

1.乳房或乳晕部瘘管,脓水或乳汁淋漓,溃口经久不愈,或愈后复发,反复破溃。

2.辅助检查:乳腺导管或漏管 X 线造影常有助于明确管道的走向、深度及支管情况。脓液涂片或细菌培养及药敏试验有助于判定乳漏的性质并指导用药。

【鉴别诊断】

主要是对其原发病的鉴别,以便治疗。

【治疗】

外治为主,内治为辅。外治法中又以手术效果最佳。内治法主要是针对原发病施以相应的治疗。乳痨所致的乳漏,应配合抗结核药物治疗。

(一)内治法

1.余毒未清证

证候:乳房部或乳晕部漏,反复红肿疼痛,疮口常流乳汁或脓水,经久不愈,局部有僵肿结块,周围皮肤潮湿浸淫。舌质红,苔薄黄,脉滑数。

治法:清热解毒。

主方:银花甘草汤(《外科十法》)加减。

成药:牛黄消炎丸,每服 10 丸,每日 3 次。

2.正虚毒恋证

证候:疮口脓水淋漓或漏乳不止,疮面肉色不鲜;伴面色无华,神疲乏力,食欲不振。舌质淡红,苔薄,脉细。

治法:扶正托毒。

主方:托里消毒散(《医宗金鉴》)加减。

成药:十全大补丸合牛黄消炎丸。十全大补丸,每服6g;牛黄消炎丸,每服5丸;每日3次。

3.阴虚痰热证

证候:脓出稀薄,夹有败絮状物质,疮口久不愈合,疮周皮色暗红;伴潮热颧红,干咳痰红,形瘦食少。舌质红,苔少,脉细数。

治法:养阴清热。

主方:六味地黄汤(《小儿药证直诀》)合清骨散(《证治准绳》)加减。

成药:知柏地黄丸,每服6g,每日2次。

（二）外治法

1.药物外治法 搔刮瘘管后,置入提脓去腐的药捻。

2.手术疗法

(1)切开或扩创引流:瘘口闭合,再次感染化脓时,需要切开引流。乳痈性乳漏,疮口过小,引流不畅,应扩大原疮口,并于低位作对口引流,并使脓液引流通畅。这种治疗只是权宜之计,并不能治愈乳漏。

(2)瘘管切开搔刮术:适用于浅在的乳漏。局麻后,在探针引导下一次切开瘘管,彻底搔刮管壁,生肌玉红膏换药,直至愈合。

(3)瘘管切除或单纯乳房切除:彻底切除病灶是治愈乳漏的根本办法。不太复杂的乳漏,可以通过瘘管的单纯切除而治愈,但要掌握好手术时机,一般在炎症最轻、范围最小、细菌培养阴性的时候实施。瘘管复杂或乳房变形、塌陷者,可将患乳切除,有需要时再作二期乳房成形。

【预防与护理】

1.及时恰当治疗乳腺化脓性疾病,以防脓毒内蓄,损伤乳络形成乳漏。

2.正确掌握乳痈切开的部位、切口的方向和大小,以免误伤乳络成漏。

3.注意精神调摄和饮食营养,增强体质,以利疾病康复。

九、乳腺导管内乳头状瘤

乳腺导管内乳头状瘤简称乳管内乳头状瘤,是发生于乳腺导管内的一种良性肿瘤,多发生于大乳管近乳头处,也可发生于乳腺的中小导管内。属于中医学"乳衄"范畴。其特点是乳头溢出血性液体,乳头或乳晕部可触及活动、质软、不痛肿块。

【病因病机】

由于情志抑郁,肝气不舒,郁而化火,灼伤血络,迫血妄行,旁走横溢而发;或由于思虑伤脾,统血无权,血流胃经,溢于乳窍而成。

【临床表现】

多数患者唯一的表现是自主乳头溢液,血性或浆液血性,间歇性出现,量不多。有的因在内衣上见到棕黄色的血迹才发现。少数患者可以无乳头溢液。此外,大约有1/3的患者在乳头附近摸到肿块,圆形,质较软,光滑活动,不与皮肤粘连,按压肿块时,可从乳头溢出血性或浆液血性液体。有的伴有乳痛、胸闷、烦躁.胸胁不舒等症状。

【诊断】

诊断要点

1.乳头自主溢液,血性或浆液血性。

2.乳晕部扪到肿块。

3.辅助检查

(1)乳腺导管造影:将造影剂由溢液的乳管开口注入,行钼靶 X 线轴位和斜位拍片,显示出 1～2 级乳腺导管内单发或多发的砂粒大小的圆形或椭圆形或条形的充盈缺损,无中断,近端导管多扩张。此方法对诊断乳管内病变与定位有很高的价值。

(2)脱落细胞学检查:此项检查为除外检查。将乳头的血性液体涂在载玻片上,在显微镜下观察,以排除乳腺癌,但假阴性率很高。

(3)活组织检查:是明确肿瘤性质最可靠的检查方法。

【鉴别诊断】

1.乳腺癌　可见到乳头血性溢液,其溢液多为单侧单孔,常伴明显肿块,且多位于乳晕区以外,肿块质地坚硬,活动度差,表面不光滑。

2.乳腺增生病　部分患者可伴有乳头溢液,常为双侧多孔,溢液以浆液性为多,血性较少,且有乳房多发肿块和周期性疼痛。

【治疗】

病灶明确者宜首选手术治疗。中医药辨证施治有助于缓解症状,减少复发。

(一)内治法

1.肝郁化火证

证候:乳头溢液,颜色鲜红或暗红,乳晕部无结块或可触及肿物,质软,推之活动;可伴烦躁易怒,胸闷胁痛,失眠多梦。舌红,苔薄黄,脉弦。

治法:疏肝解郁,清热凉血。

主方:丹栀逍遥散(《内科摘要》)加减。

成药:丹栀逍遥丸,每服 6g,每日 2 次。

2.脾不统血证

证候:乳头淡红色溢液,乳晕部可触及肿块;面色少华,神疲乏力,心悸少寐,大便溏薄。舌淡,脉细。

治法:健脾养血。

主方:归脾汤(《济生方》)加减。

成药:归脾丸,每服 6g,每日 2 次。

(二)外治法

一旦病灶明确,应行手术切除。

【预防与护理】

主要是调情志,保持心情舒畅。

十、乳癌

乳癌又称为乳腺癌或乳房癌,中医学称为"乳岩",系发源于乳腺导管和小叶上皮组织的恶性肿瘤。其中,来自导管的乳癌占绝大部分。本病是妇女最常见的恶性肿瘤之一,未曾生育或哺乳的妇女、晚育的妇女、月经初潮早或绝经晚的妇女、有乳腺癌家族史的妇女,其乳腺癌的发病率相对较高。男性亦可发病,但很少见。其主要特点是乳房部单发性肿块,质地坚硬,表面不光滑,推之难移,溃后状如岩穴,或凸似泛莲或菜花。

【病因病机】

乳癌的发生主要由于六淫内侵,肝脾气郁,冲任不和,脏腑功能失调,以致气滞血瘀、痰凝、邪毒结于乳络而成。

1.忧思郁怒,情志内伤　忧思郁怒,情志内伤,则肝脾受损,肝伤则条达失常,而气血瘀滞,脾伤则运化无权,而痰浊内生,以致无形之气郁与有形之痰瘀相互交凝,经络阻塞,日积月累,结滞乳络,而成本病。

2.肝肾不足,冲任失调　冲任之脉起于气街(胞内),与胃经相连,循经上行乳房。冲为血海,任主胞胎,冲任之脉系于肝肾,肝肾不足,则气血虚衰,无以充养冲任,冲任二脉空虚,气血运行不畅,而致经络阻塞,气滞血瘀,阻于乳中而成病。

3.六淫内侵,痰瘀毒结　外感六淫,邪毒蕴结,或与痰、瘀互结,蕴阻于乳络,日久化生癌毒而成。也有肝肾阴虚,阴虚则火旺,火旺则灼津炼痰,痰毒瘀血互结乳房而成者。

4.正气不足,气血两虚　正气不足,则易感受邪气的侵袭,邪客于乳络,致使乳中经络痞塞、气滞血瘀,而发生本病。

5.饮食不节,脾胃受损　恣食肥甘厚味,损伤脾胃,运化失调,致使痰浊内生,积聚日久,凝结成核,痞阻于乳中,而成乳癌。

总之,忧思郁怒、情志内伤,肝肾不足、冲任失调,饮食不节、脾胃受损,正气不足、气血两虚,六淫内侵是本病的主要致病原因。气滞、血瘀、痰浊、毒邪互结是本病的主要病机特点。

【临床表现】

(一)一般类型的乳癌

1.无痛性肿块　多为单发,少数多发,是最常见的临床表现。多数患者因发现乳房无痛性肿块而就诊。绝大部分患者自己偶然触及发现,少部分是体检时发现。肿块可呈扁平状、小结节状或不规则的形状,边界欠清。质硬是其最大的特点。早期肿块能推动,晚期可固定。

2.乳房皮肤改变　皮肤出现局部凹陷,即所谓"酒窝征"。皮肤增厚水肿,毛囊深陷,呈"橘皮样"改变。晚期肿块表面皮肤溃烂出血,奇臭难闻。

3.乳头改变　位于乳头下面或附近的肿块可导致乳头凹陷或抬高,或偏向一侧。肿块和胸壁粘连的时候,两侧乳头不在同一水平线上。

4.乳头溢液　患侧乳头可溢出血性、浆液性、脂油样物,量多少不定。尤其是遇到血性溢液,要高度警惕是否罹患乳腺癌。

5.腋窝及锁骨上窝淋巴结肿大　乳腺癌转移时可以导致腋窝及锁骨上窝淋巴结肿大,质地较硬,活动性较差,或相互融合。一些隐性乳腺癌往往以腋下或锁骨上淋巴结肿大为首发症状,而乳房内原发病灶很小,临床难以扪及。

(二)特殊类型乳癌

1.炎性乳癌　临床少见,多发于青年妇女,半数发生在妊娠或哺乳期。起病急骤,乳房迅速增大,皮肤肿胀,色红或紫红,但无明显的肿块。转移甚广,对侧乳房往往不久即被侵及。早期即可出现腋窝、锁骨上淋巴结肿大。本病恶性程度极高,预后不良。

2.湿疹样癌　临床较少见。皮肤表现类似慢性湿疹,乳头和乳晕的皮肤发红,轻度糜烂,有浆液渗出而潮湿,有时覆盖着黄褐色的鳞屑状痂皮。病变皮肤质硬,与周围分界清楚。多数患者感到奇痒,或有轻微灼痛。逐渐病变蔓延到乳晕以外皮肤,色紫而硬,乳头凹陷。破溃后易于出血,逐渐乳头蚀落,疮面凹陷,边缘坚硬,乳房内也可出现坚硬的肿块。

【诊断】

诊断要点

1.诊断依据

(1)乳腺内出现单个(少数为多个)无痛性肿块,或局限性增厚。

(2)乳头溢液。特别是伴有以下因素者应引起高度重视:①年龄在 40 岁以上,特别是超过 59 岁者;②溢液为单侧或血性;③伴发乳房区内肿块。

(3)乳房皮肤改变,酒窝征、橘皮样变等。

(4)乳头改变,脱屑、糜烂、回缩、蚀落等。

(5)一侧腋下或锁骨上淋巴结肿硬。

(6)乳房疼痛(个别患者)。

2.辅助检查

(1)超声检查:适用于任何年龄和任何生理状态。因其无创、无副作用、可重复使用,并能清楚地显示乳房内各层软组织结构及其肿块的形态和质地,目前已成为乳腺检查的常规项目之一。超声检查在鉴别肿块的实性和囊性方面有其他检查手段不可替代的作用。通过对声像图的分析,可以初步判定肿块的良、恶性质。但其特异性和准确性不如 X 线检查。

(2)钼靶 X 线乳房摄片:癌性肿块表现为中心致密,边缘不整齐,呈毛刺状,在肿块内部或附近可见数量较多的砂粒样钙化点或长条形钙化带。

(3)乳管 X 线造影:乳头有分泌物时,可将刺激性小的灭菌水溶性造影剂,如 50% 醋碘苯酸钠 0.2～0.4ml 自有溢液的乳管开口注入该乳管中,行 X 线造影摄片,对乳头溢液的病因诊断有帮助。

(4)细胞涂片检查:若乳头有溢液,可取分泌物涂片检查,寻找癌细胞。

(5)针吸细胞学检查:用细针穿刺吸出肿块部位组织,做细胞学检查。

(6)活组织病理切片检查:是确诊乳癌的最可靠的方法。可直接切除活检,也可在术中切除后,快速冰冻病理切片。

【鉴别诊断】

1.乳腺增生病　多有周期性乳房胀痛,经前发生或加重,经后减轻或消失。其肿块多为片状增厚,触之颗粒状,韧而不坚,活动度好。

2.乳房纤维腺瘤　多发生于 20～25 岁的青年妇女,肿块单发或多发,圆形或卵圆形,边界清楚,表面光滑,质韧,与皮肤无粘连,活动度大。

3.乳晕部湿疹　与湿疹样癌作鉴别。乳晕部湿疹往往为对称性发作,边界不太明显,其痒较剧,适当的局部治疗,能使症状改善或消失。即使病程较长,但无硬结发生。

【治疗】

采取手术、化疗、放疗、内分泌治疗、中医药等综合治疗。其中手术是主要的治疗方式。手术有根治性乳房切除和保乳手术两种。随着早期发现、早期诊断、早期治疗病例的增多和对乳腺癌认识的提高,保乳手术越来越多。中医药在抗转移复发、防治放化疗的副作用以及晚期乳癌的治疗方面,作用突出,其基本原则是扶正与抗癌并举,在分证施治的基础上,着意调理冲任,有目的选加抗癌药物,如夏枯草、山慈菇、黄药子、半枝莲、白花蛇舌草、昆布、海藻等。

（一）内治法

1.肝郁痰凝证

证候：肿块皮色不变，质硬，边界不清；情志抑郁，或性情急躁，胸闷胁胀，或伴经前乳房作胀，或少腹作胀。舌苔薄，脉弦。

治法：疏肝解郁，化痰散结。

主方：逍遥散（《太平惠民和剂局方》）加减。

成药：舒郁丸，每服9g，每日3次。

2.冲任失调证

证候：月经紊乱，经前双乳胀痛，经后乳痛消失；或婚后从未生育，或有多次流产史，或绝经早，腰膝酸软，烦劳体倦，口干咽燥。舌质淡，苔少或薄黄，脉弦细。

治法：调理冲任，理气散结。

主方：二仙汤（经验方）合逍遥散（《太平惠民和剂局方》）加减。

成药：慈桃丸，每服6g，每日2次。

3.正虚毒炽证

证候：肿块扩大，溃后愈坚，渗流血水，不痛或剧痛；精神萎靡，面色晦暗或苍白，纳食量少，心悸失眠。舌质紫或有瘀斑，苔黄，脉弱无力。

治法：调补气血，清热解毒。

主方：八珍汤（《正体类要》）加减。

成药：犀黄丸，每服10丸，每日2次。

4.气血两虚证

证候：晚期或手术、放、化疗后，形体消瘦，面色萎黄或㿠白，头晕目眩，神倦乏力，少气懒言，口干；或术后切口皮瓣坏死糜烂，日久不愈。苔薄白，舌质淡，脉沉细。

治法：补益气血，养心安神。

主方：香贝养荣汤（《医宗金鉴》）加减。

成药：小金丹，每服1.2g，每日2次。

5.脾肾亏虚证

证候：神情倦怠，心悸气短，头晕目眩，腰膝酸痛，食欲不振，恶心，呃逆频作，或见腹泻。舌淡或体胖，苔白，脉沉细无力。

治法：调补脾肾。

主方：无比山药丸（《太平惠民和剂局方》）加减，

成药：右归丸，每服6g，每日2次。

6.阴虚津亏证

证候：头晕眼花，口唇干燥，咽喉疼痛，牙龈肿胀，虚烦难眠，大便秘结，小便短赤。舌质红，无苔，脉细数。

治法：益气养阴。

主方：沙参麦冬汤（《温病条辨》）及大补阴丸（《丹溪心法》）加减。

成药：左归丸，每服6g，每日2次。

（二）外治法

1.对于有手术禁忌，或者远处转移不适宜手术者，可用中药外敷的方法治疗局部的肿块，如黑退消贴敷等。

2.手术后创面不愈合或皮瓣坏死者,可先敷九一丹,腐肉脱尽后,再用生肌散。

3.手术后患肢水肿:外敷皮硝,每日 2 次。

4.化疗后静脉炎:外敷金黄膏,每日 2 次。

5.皮肤放射性溃疡:外涂清凉油乳剂,每日 4～5 次。

【预防与护理】

1.保持心情舒畅,避免精神刺激。

2.饮食清淡,营养合理。忌鸡、黄鳝、甲鱼等膏粱厚味,西洋参、蛋白粉、花粉、蜂王浆、胎盘制剂等保健品,酒类等刺激品。

3.提倡产后母乳喂养,谨慎使用避孕药。

4.推广正确的女性乳房自检方法。

5.定期开展防癌普查,每年进行一次乳房的超声或钼靶检查。

6.术后要注意对侧乳房的保健。

7.术后 5 年内禁止怀孕。

(沈明育)

第三节　胸部疾病

一、肋软骨炎

(一)概述

肋软骨炎是指胸肋软骨与肋骨交界处非炎症性的肿胀疼痛。又称"泰齐氏病",是因病毒感染或胸壁挫伤后,肋软骨淋巴液供应减少,导致肋软骨增粗、骨膜肥厚等一系列退行性病变,由于骨膜肥厚和增粗的软骨压迫邻近的肋间神经,故患者有压痛拒按和其他不适感觉,好发于上肢长期持重的劳动者。临床表现:好发于 20～30 岁女性,男与女之比为 1∶9。发病有急有缓,急性者可骤然发病,感胸部刺痛,跳痛或酸痛;隐袭者则发病缓慢,在不知不觉中使肋骨与肋软骨交界处呈弓状,肿胀、钝痛,有时放射至肩背部、腋部、颈胸部,有时胸闷憋气,休息或侧卧时疼痛缓解,深呼吸、咳嗽、平卧、挺胸与疲劳后则疼痛加重。X 线摄片未见明显异常,临床一般无明显分类。中医认为,肋软骨炎疼痛窜及胸胁,上臂乃气滞;局部隆起,压痛明显,痛点固定不移乃血瘀。气滞血瘀,风热入侵经络,毒热交织,气血壅遏不通,不通则痛。

(二)辨证论治

1.气滞

主症:胸胁胀满疼痛,情绪激动时明显,常感闷气不舒,疼痛时轻时重,反复发作,舌质红,苔黄,脉弦。

治法:行气解郁止痛。

例方:延郁止痛方加减。

用药:延胡索 12g,郁金 12g,柴胡 12g,赤芍 12g,制香附 12g,当归 12g,玳玳花 12g,枳壳 12g,浙贝母 12g。

加减:刺痛甚者加桃仁、红花、鸡血藤;热痛者加生地黄、知母、丹参;疼痛影响睡眠者加龙骨、夜交藤、五味子。

2.血瘀

主症:胸肋部疼痛,可出现肿块,深呼吸、咳嗽时痛甚,多为刺痛,舌质红或有瘀斑,苔薄黄,脉弦涩。

治法:活血化瘀、宽胸理气止痛。

例方:肋软骨炎方。

用药:丹参30g,红花15g,瓜蒌15g,薤白15g,青皮、陈皮各12g,木香15g,川楝子15g,白芷15g,威灵仙15g,香附15g,延胡索15g。

加减:气短乏力者加黄芪30g、党参15g;疼痛较重者加三七粉3g(冲服);偏寒者加细辛3g、麻黄10g;伴咳嗽胸痛者加款冬花15g、紫菀15g、姜半夏15g。

(三)单验方

1.青果酒　青果50g,白酒500g。青果洗净,置瓶中,加入白酒,密封3周,分次饮用,每次10～15g。行气活血止痛。主治:肋软骨炎,持续复发局部压痛,扪及增生组织者。

2.茯苓大枣粥　茯苓粉30g,大枣15枚,粳米150g。大枣洗净,加水煮至烂;粳米煮粥,待粥将成时倒入大枣及汤,加入茯苓粉,再文火煮20min,加少许红糖,趁热服用。功效:活血消肿。主治:肋软骨炎局部肿胀疼痛显著者。

3.佛手香薷饮　佛手50g,香薷50g,白糖3匙。用法:将佛手、香薷分别洗净,切成片,置锅中,加清水500ml,急火煮开3min,加白糖,分次饮服。功效:行气止痛。主治:肋软骨炎疼痛不愈数月,复发,局部增生者。

4.茄子根酒　茄子根100g,白酒500ml。用法:茄子根洗净,置瓶中,加白酒,密封3周,分次饮服。功效:清热消肿止痛。主治:肋软骨炎疼痛剧烈,局部刺痛,咳嗽尤剧者。

5.橘皮米粥　橘皮30g,粳米50g。用法:将橘皮洗净,晒干,碾为细末,粳米加清水500ml,置锅中,急火煮开5min,加橘皮细末,文火煮30分钟,成粥,趁热食用。功效:行气止痛,健脾开胃。主治:肋软骨炎伴脾胃不和者。

(四)中成药

1.活血解毒丸

组成:乳香(醋制)、没药(醋制)、蜈蚣、雄黄粉、石菖蒲浸膏、黄米(蒸熟)。

主治:解毒消肿,活血止痛。用于肋软骨炎。

用法:温黄酒或温开水送服,一次3g,一日2次。

规格:糊丸剂。每100粒重5g。

2.活血消炎丸

组成:人工牛黄、乳香(醋制)、没药(醋制)、石菖蒲浸膏、黄米(蒸熟)。

主治:活血解毒,消肿止痛。用于毒热结于脏腑经络引起肋软骨炎。

用法:温黄酒或温开水送下,一次3g,一日2次。

规格:小水丸。每100粒重5g。

二、肺癌

(一)概述

原发性支气管肺癌是指原发于支气管黏膜和肺泡的癌肿,是常见的恶性肿瘤之一。根据病史和临床症状、X线检查、痰或胸腔积液脱落细胞学涂片、淋巴结穿刺活检、纤维支气管镜检查以及胸部探查等可确诊。根据细胞学和组织学类型,可将本病分为鳞状细胞癌、腺癌、小细胞癌、大细胞癌、腺鳞癌以及较少见的类癌、腺样囊性癌、黏液表皮样癌等。根据肿瘤生长的部位又可分为中央型肺癌和周围型肺癌。

肺癌患者的主要临床表现是刺激性咳嗽、咯血痰、发热、气急、胸痛等,故在中医的"肺积"、"痰饮"、"咳血"、"胸痛"、"喘证"等病证中对本病有类似描述。常因吸烟过度、热毒侵肺、痰湿内蕴、肺气阴亏等因素,致使肺失宣降,热毒、瘀血、痰湿互相凝结,进而发为本病。

(二)辨证论治

1.肺郁痰热

主症:咳嗽不畅,痰中带血,胸胁痛或胸闷气促,唇燥口干,大便秘结,舌质红或暗红、苔黄,脉弦或弦细。

治法:宣肺理气,化瘀除痰。

例方:千金苇茎汤加味。

用药:苇茎30g,桃仁、生薏苡仁、茯苓、冬瓜子各15g,浙贝母20g,法半夏12g,陈皮、甘草各6g。

加减:咳痰带血加桑叶、三七各10g,壁虎5g;胸痛加丹参15g,瓜蒌15g。

2.气虚痰湿

主症:咳嗽痰多,胸闷短气,少气懒言,纳呆消瘦,腹胀便溏。舌质淡暗或淡红、边有齿印、苔白腻,脉濡或滑。

治法:补气健脾,除痰散结。

例方:参苓白术散加减。

用药:党参、生薏苡仁各20g,茯苓、白术、浙贝母、白扁豆、炒穿山甲(代,先煎)各15g,山药25g,桔梗、砂仁(后下)各10g,陈皮、甘草各6g。

加减:腹胀加槟榔20g;胸闷加香附15g,薤白10g。

3.阴虚痰热

主症:咳嗽少痰,或干咳,咽干不适,或咳痰带血丝,胸满气急,潮热盗汗,头晕耳鸣,心烦口干,小便黄,大便干结。舌质红绛、苔光剥或舌光无苔,脉弦数无力。

治法:滋肾清肺,除痰清热。

例方:泻白散加味。

用药:桑白皮、生地黄、知母、沙参、麦冬、浙贝母、鳖甲(先煎)、生薏苡仁、鱼腥草各15g,甘草6g。

加减:纳呆加陈皮10g,半夏10g,白术10g;大便干结加枳实10g。

4.气阴两虚

主症:干咳痰少,咳声低微,或痰少带血,消瘦神倦,口干短气,目瞑失寐,烦躁心悸,纳呆体乏,舌红干或嫩红、苔白干或无苔,脉沉细。

治法:益气养阴,扶正除积。

例方:生脉散合六味地黄汤加减。

用药:党参、麦冬、五味子、茯苓、熟地黄、山茱萸、百合、浙贝母各15g,山药25g,桔梗10g,冬虫夏草、甘草各6g。

加减:心烦失眠加酸枣仁30g,生牡蛎30g,栀子15g。

(三)单验方

1.沙参、山药、鱼腥草、半枝莲、白花蛇舌草各30g,天冬、麦冬、桑叶、知母、川贝母、阿胶(烊冲)各9g,茯苓12g,生地黄15g,三七、甘草各3g。水煎服,每日1剂。胸痛加赤芍、丹参、郁金、瓜蒌;胸腔积液加龙葵、葶苈子、薏苡仁;咯血加白茅根、藕节、仙鹤草。适应证:肺癌气阴两虚证。

2.板蓝根、金银花、紫花地丁各 30g,露蜂房、山豆根各 9g,龙葵、十大功劳叶各 15g。水煎服。适应证:肺癌。

3.党参、黄芪、白术、陈皮各 9g,茯苓、猪苓、生薏苡仁各 15g,白花蛇舌草、鱼腥草、铁树叶各 30g。水煎服。如怕冷、四肢不温、夜间多尿、腰肢酸软、舌质淡、脉沉细迟者,加淫羊藿 12g,补骨脂 15g,巴戟天 12g 或肉桂 3g,附子 9g,鹿角片 9g。适应证:肺癌脾气虚弱证。

4.南沙参、北沙参、太子参、玄参各 12g.麦冬、三棱、莪术各 9g,女贞子、浙贝母各 15g,生黄芪、山豆根各 20g,蜈蚣 3 条。水煎服。发热者加金银花 15g,黄芩 9g,水牛角 30g;咯血者加生地黄炭 12g,白茅根 30g,黛蛤散 12g(包煎),仙鹤草 30g;咳嗽痰量多者加鱼腥草 20g,桔梗 6g,杏仁、炙款冬各 12g,白芥子 9g;胸腔积液者加苍术、白术各 9g,葶苈子 15g,车前子 24g,茯苓 20g;肺不张气急者加炙麻黄 9g,丹参 20g,地龙、旋覆花(包煎)各 15g;胸胁疼痛者加瓜蒌 15g,延胡索 20g,炒白芍 30g,炙甘草 9g。适应证:支气管肺癌中晚期。

5.生黄芪、忍冬藤各 50g,败酱草、瓜蒌各 25g,黄芩、杏仁、葶苈子各 15g,陈皮 10g,大枣 5 枚。水煎服,每日 1 剂。适应证:肺癌。

6.白花蛇舌草、猫爪草、猪苓、大蓟、小蓟、延胡索、黄芪、党参、薏苡仁、生半夏各 20g,黄芩 15g,三七 6g(冲服),壁虎(或蜈蚣)2 条(冲服)。水煎服。适应证:肺癌。

7.生黄芪 60g,党参、海藻、半枝莲、重楼、白花蛇舌草各 30g,白术、半夏、陈皮各 15g,茯苓 25g,甘草、胆南星各 6g,山药、黄精各 20g,三七粉(另冲)3g。水煎服,每日 1 剂分 2 次服。适应证:肺癌脾虚痰湿证。

8.当归、赤芍、川芎、枳壳、桔梗、桃仁、红花、牛膝、三棱、莪术各 12g,生地黄、浙贝母、百部各 15g,重楼 30g,柴胡 10g,甘草 5g。水煎服。咯血者加鲜白茅根 40g,白及 12g;有胸腔积液者加葶苈子 15g,大枣 8 枚。适应证:肺癌早期。

(四)中成药

1.华蟾素

组成:中华大蟾蜍皮的水制剂,其主要成分有蟾蜍二烯内酯、蟾蜍内脂类物质等。

主治:治疗肺癌、胃癌、肝癌等。

用法:口服每日 3 次,每次 10ml。

规格:口服液,每支 10ml。

2.攻癌丸

组成:露蜂房、蝉蜕、僵蚕各等量。

主治:早期肺癌。

用法:上药研细末,蜂蜜炼丸,每丸 10g。每日 2 次,每次 1 丸。

规格:丸剂,每丸 10g。

3.治癌膏

组成:蒲公英 30g,金银花 30g,白术 15g,白花蛇舌草 15g,半枝莲 30g。

主治:肺癌早、中期。

用法:将上药用水没过药,煎出味后去渣,浓缩成膏。一日 3 次,每服 2 茶匙,饭后温开水送下。

规格:膏剂。

三、肺脓肿

（一）概述

肺脓肿是由肺组织坏死而产生的局限性有脓液的空洞，同时伴有周围肺组织的炎症。病理过程以肺组织坏死为主要内容。如果以厌氧菌感染引发的肺脓肿，则表现为腐败性恶臭痰，而以需氧菌感染引发的肺脓肿，则表现为非腐败性痰液。但总以咳吐大量脓液痰为特征。本病多发于青壮年，且男性多于女性。自抗生素广泛应用以来，肺脓肿的发生率已大为减少。

本病中医属于"肺痈"范畴。祖国医学认为邪正交争，正气抗邪则突发高热，卫气不固，津液外泄是为汗，邪气深入于内则畏寒。热毒之邪乘袭，邪热壅肺，津液被阳火煎熬，或热损肺络，瘀热内积郁而转生为脓，导致枢机不利，故咳嗽，咳唾浊沫、黏液痰、脓性痰以及痰中带血或咯血。脾主运化和四肢，为气血生化之源，今脾虚无力转输贯通周身，致使肢体无以营养，故精神不振，全身乏力，食欲减退，胃纳不香。清热散结，解毒排脓以祛邪，是治疗肺痈的基本原则。针对不同病期，分别采取相应治法。如初期以清肺散邪；成痈期，清热解毒，化瘀消痈；溃脓期，应排脓解毒；恢复期，阴伤气耗者养阴益气，若久病邪恋正虚者，当扶正祛邪。在肺痈治疗的过程中，要坚持在未成脓前应予大剂清肺消痈之品以力求消散；已成脓者当解毒排脓，按照"有脓必排"的原则，尤以排脓为首要措施；脓毒清除后，再予补虚养肺。

（二）辨证论治

1.初期

主症：发热微恶寒，咳嗽，咳黏液痰或黏液脓性痰，痰量由少渐多，胸痛，咳时尤甚，呼吸不利，口干鼻燥，舌苔薄黄或薄白，脉浮数而滑。

治法：清肺散邪。

例方：银翘散加减。

用药：金银花 30g、连翘 15g、芦根 20g、淡竹叶 10g、荆芥 10g、薄荷 6g、淡豆豉 10g、桔梗 10g、甘草 6g、牛蒡子 10g。

加减：若内热转甚，身热，恶寒不显，咳痰黄稠，口渴者，酌加石膏、黄芩、鱼腥草以清肺泄热；痰热蕴肺，咳甚痰多，配杏仁 10g、浙贝母 15g、桑白皮 15g、冬瓜子 10g、枇杷叶 10g 肃肺化痰；肺气不利，胸痛，呼吸不畅者，配瓜蒌皮 20g、郁金 10g 宽胸理气。

2.成痈期

主症：身热转甚，时时阵寒，继则壮热不寒，汗出烦躁，咳嗽气急，胸满作痛，转侧不利，咳吐浊痰，呈黄绿色，自觉喉间有腥味，口干咽燥，舌苔黄腻，脉滑数。

治法：清肺化瘀消痈。

例方：千金苇茎汤合如金解毒散加减。

用药：苇茎 30g、冬瓜子 15g、桃仁 10g、薏苡仁 20g、黄芩 10g、黄连 6g、黄柏 10g、栀子 10g、蒲公英 20g、紫花地丁 10g、败酱草 15g、金银花 30g、鱼腥草 30g。

加减：咳痰黄稠，配桑白皮 10g、瓜蒌 15g、射干 10g、蛤壳 20g 以清化痰热；痰浊阻肺，咳而喘满，咳痰浓浊量多，不得平卧者，配葶苈子 10g、大黄 6g 以泻肺通腑泄浊；热毒瘀结，咳脓浊痰，腥臭味甚者，可合犀黄丸以解毒化瘀。

3.溃脓期

主症：咳吐大量脓血痰，或如米粥，腥臭异常，有时咯血，胸中烦满而痛，甚则气喘不能卧，身热，面赤，烦渴喜饮,舌质红,苔黄腻,脉滑数或数实。

治法:排脓解毒。

例方:加味桔梗汤。

用药:桔梗 10g、薏苡仁 20g、贝母 10g、橘红 10g、金银花 30g、甘草 6g、葶苈子 10g、白及 10g、黄芩 10g、鱼腥草 30g、野金荞麦 15g、败酱草 20g、蒲公英 30g。

加减:咯血配牡丹皮 10g、栀子 10g、蒲黄 10g、藕节 15g、三七 3g 等凉血化瘀止血。津伤明显,口干舌燥,可加玄参、麦冬、天花粉以养阴生津。如气虚不能托脓,加生黄芪 30g 托里透脓。痈脓溃泄不畅,脓液量少难出,配穿山甲片 20g(代)、皂角刺 10g 以溃痈排脓,但咯血者禁用。

4.恢复期

主症:身热渐退,咳嗽减轻,咯吐脓血渐少,臭味亦减,痰液转为清稀,精神渐振,食欲改善,或见胸胁隐痛,难以久卧,气短乏力,自汗,盗汗,低热,午后潮热,心烦,口干咽燥,面色不华,形瘦神疲,舌质红或淡红,苔薄,脉细或细数无力。

治法:益气养阴清热。

例方:沙参清肺汤合竹叶石膏汤加减。

用药:北沙参 18g,麦冬 15g,玉竹 15g,太子参 12g,桑叶 12g,桔梗 12g,薏苡仁 18g,冬瓜子 20g,百合 18g,川贝母 10g,甘草 6g。水煎服。若低热者,加青蒿 15g,白薇、地骨皮各 12g。

加减:咳痰腥臭脓浊者,加鱼腥草 30g,败酱草 20g。

(三)单验方

1.肺痈汤　桔梗、黄芩各 3g,杏仁、贝母各 4g,瓜蒌根、白芥子、甘草各 2g。水煎服。主治:肺痈初期。

2.清痈汤　金银花 50g,芦根 50g,黄芩 25g,薏苡仁 25g,杏仁 15g,紫菀 10g,桃仁 10g,浙贝母 10g,鱼腥草 30g,桔梗 10g,甘草 6g。水煎服,每日 1 剂。主治:肺痈初期。

3.消痈汤　金银花 50g,黄芩、薏苡仁各 25g,杏仁、紫菀、桃仁、陈皮、橘红、生甘草各 15g,芦根 50g。水煎服。主治:肺痈成痈期。

4.荞麦制剂　干野荞麦根茎 250g,切薄片,加水或黄酒 1250ml,置于瓦罐内,以竹箸密封,隔水文火蒸煮 3h,最后得净汁约 1000ml,加防腐剂备用。每次服 30~40ml,每日 3 次。一般病例用水剂;如发热、臭痰排不出或排不尽,经久不愈,宜采用酒剂。主治:肺痈成痈期和溃脓期。

5.复方贝及散　白及 120g,浙贝母、川贝母、百合各 30g。共研细末,早晚各服 6g。主治:肺痈恢复期。

(四)中成药

1.羚羊清肺丸

组成:浙贝母 40g、桑白皮(蜜炙)25g、前胡 25g、麦冬 25g、天冬 25g 等。

主治:用于肺脓肿初期。

用法:口服,一次 1 丸,一日 3 次。

规格:丸剂。每丸重 6g。

2.清开灵口服液

组成:胆酸、去氧胆酸、水牛角、珍珠母、黄芩、金银花、栀子、板蓝根。

主治:用于肺脓肿成痈期。

用法:每日 3~4 次,每次 10ml 口服。

规格:口服液,每支 10ml。

3.犀黄丸

组成:犀黄 0.9g,乳香(去油)、没药(去油)各 30g(研极细末),麝香 4.5g,黄米饭 30g。

主治:用于肺脓肿溃脓期。

用法:上药,用黄米饭捣烂为丸。忌火烘,晒干。每日 3 次,用陈酒送下 9g。

规格:丸剂。水丸。

4.养阴清肺膏

组成:地黄 100g,麦冬 60g,玄参 80g,川贝母 40g,白芍 40g,牡丹皮 40g,薄荷 25g,甘草 20g。

主治:用于肺脓肿恢复期。

用法:每日 3 次,每次 10~20ml。

规格:膏剂。

四、食管癌

(一)概述

食管癌是指发生于食管黏膜的恶性肿瘤,为消化道的常见恶性肿瘤之一。本病最常见的症状为进行性吞咽困难,早期症状多不明显,有时仅感吞咽食物时不适,食物停滞或噎塞感。随病情发展梗阻症状加重,晚期可出现恶病质。

食管癌在中医学中相当于"噎膈"范畴。中医认为"噎膈"发病不外乎内外两大因素,外因多为六淫侵袭,寒湿失调,饮食不节,贪恋酒色等;内因则包括阴阳不和,七情郁结,脏腑内虚,气滞血瘀,顽痰恶血等,特别强调情志、痰结及气虚血枯对疾病的影响,与年高肾衰、先天禀赋、气血亏损也有很大关系。其临床表现为:吞咽困难,进食时胸骨后或腹上窝不适,闷胀或刺痛,或烧灼感,逐渐形体消瘦,体重明显减轻,全身乏力等。本病早期以治标实为主,重在疏肝解郁,化痰散结,降逆为主,注意佐以润燥;中期虚实夹杂,应攻补兼施;晚期正气亏虚,治宜补虚扶正,法宜健脾补肾,益气养阴,养血生津,兼祛邪之法。

(二)辨证论治

1.痰气交阻

主症:吞咽发噎或梗阻,胸部痞闷,情志舒畅时可稍减轻,呕吐痰涎或轻或重,口干咽燥,大便稍干,小便如常。舌质红,苔白腻,脉弦滑。

治法:开郁理气,化痰润燥。

例方:启膈散。

用药:沙参 15g,茯苓 10g,丹参 15g,川贝母 10g,郁金 10g,砂仁 6g,荷叶蒂 15g,杵头糠 15g。

加减:吞咽发噎者,可加枳壳、瓜蒌、刀豆子、瓦楞子以开郁理气降逆;胸部痞闷甚者,可加柴胡、郁金、枳壳、瓜蒌以疏调肝气,理气解郁;呕吐痰涎甚者,可加姜半夏、陈皮、竹茹化痰止呕;口干燥者,可加生地黄、玄参、麦冬、天花粉以养阴生津止渴。

2.瘀血内结

主症:吞咽困难,食不得下,食而复吐出,甚者饮水亦难咽入;轻者饮食时胸骨后疼痛;重者不饮食时亦感胸骨后及上腹部疼痛,且日渐加重。有时拒按,形体消瘦,面色晦暗,大便秘结,小便量少。舌红少津,或带青紫;脉细涩。

治法:滋阴养血,活血化痰。

例方:通幽汤。

用药:生地黄 15g,熟地黄 10g,桃仁 10g,红花 10g,当归 10g,升麻 6g,炙甘草 6g。

加减:吞咽困难,食不得下者,可加枳壳、瓜蒌、刀豆子、玄参、桔梗以理气开郁,养阴利咽;食不能人者,可多饮牛乳、韭汁;食后即吐者,可加旋覆花、代赭石、竹沥、姜汁等以降逆和胃止呕;呕吐吐痰涎甚者,可加姜半夏、竹沥、海浮石、川贝母、橘红等理气化痰;胸骨后疼痛甚者,可加青皮、木香、延胡索、五灵脂等以行气活血止痛;瘀血积滞,大便秘结者,可加当归、桃仁、大黄以活血化瘀通便。

3.阴津枯燥

主症:吞咽困难日渐加重,吞咽时梗塞而痛,饮水可下.食物难进,饮食后大部分吐出,伴有黏痰。形体消瘦,肌肤枯燥,胸背灼热,口干咽燥,欲饮凉水,脘中灼热,五心烦热,大便秘结,小便短少。舌红苔干,或有裂痕;脉沉细弦而数。

治法:养阴生津,清热润燥。

例方:五汁安中饮加味。

用药:韭汁 20ml,牛乳 80ml,生姜汁 10ml,麦冬 10g,生地黄 15g。

加减:吞咽困难,食物难进者,可以用牛乳汤少量多次频频服;气虚者,可加四君子汤;血虚者,可加四物汤;大便秘结者可加肉苁蓉、大黄润肠通便。

4.气虚阳衰

主症:吞咽梗阻,饮食不下,泛吐清涎泡沫,精神疲惫,面色苍白,形寒肢冷,胸闷气短,形体消瘦,面浮足肿,大便秘结,小便短少。舌质淡而干;脉沉细弱。

治法:温补脾肾,益气回阳。

例方:右归丸加味。

用药:肉桂 6g,附子 10g,熟地黄 12g,山药 10g,山茱萸 10g,杜仲 10g,当归 10g,枸杞子 15g,菟丝子 10g,鹿角胶(烊化)10g,黄芪 15g,党参 10g,白术 10g。

加减:神疲倦怠,气虚者,可加独参汤;饮食难入者,可用五汁饮(萝卜汁、生姜汁、韭汁、甘蔗汁、鲜石菖蒲汁)频频口服;食入即吐者,可加旋覆花、代赭石、姜半夏等以和胃降逆,呕吐痰涎者,可加橘红、杏仁、法半夏、胆南星、炒白芥子等以化痰散结。

(三)单验方

1.三七 18g,山慈菇 120g,海藻、浙贝母、柿霜各 60g,制半夏、红花各 30g,制乳香、没药各 15g。研细末。每次 6g,日服 3 次,加蜂蜜适量,温开水冲服。适应证:食管癌。

2.急性子、半夏、重楼各 15g,木鳖子、赤芍、胆南星、桃仁、杏仁、山豆根、郁金各 10g。威灵仙、半枝莲、瓜蒌各 30g。水煎服。适应证:食管癌血瘀痰滞证。

3.党参、全当归各 30g,焦白术、茯苓、炒陈皮各 10g,木香 5g,川芎 12g,熟地黄、白芍各 15g。水煎服。适应证:食管癌气血双亏证。

4.柴胡 15g,白芍、丹参、瓜蒌、核桃树枝各 30g,香附、旋覆花各 12g。水煎服。适应证:食管癌肝郁气滞证。

5.沙参 12g,川贝母、桃仁各 6g,砂仁壳 2g,郁金、茯苓、丹参、荷叶各 10g,米糠、白蜜(冲)各 30g。水煎服。适应证:食管癌。

6.生天南星、金银花各 30g,白芥子、生麦芽、姜半夏、党参、石斛、枳实各 10g,代赭石(先煎)12g,青黛、生甘草各 3g。水煎服。适应证:食管癌痰阻气结证。

7.斑蝥(去毒,烧炼)16~20 枚,大枣(去核)30 枚,人参、莪术、白术、急性子、三七、半夏、炮穿山甲(代)、茯苓各 30g,生黄芪 40g,重楼 50g,茜草、沉香、补骨脂各 25g,甘草 20g。选择个大、无虫蚀的全斑蝥,用针将头、足、胸甲、翅全部去掉，纳入无核之大枣内用线缠扎，烘干研细末与上述其他药研末后混匀，炼蜜为丸。每丸 10g，每次 2 丸，每日 3 次内服，3 个月 1 个疗程。服药期间忌食小米。胸背痛者加血竭、三七各 5g，炮穿山甲(代)12g，炒刺猬皮 9g，花蟾皮 7g，威灵仙 20g；口气腐臭秽味者加紫花地丁 25g，鱼腥草、金银花炭、土茯苓各 20g，大黄炭 7g，生薏苡仁 40g；气阴虚加太子参、天冬各 20g，山药、女贞子各 30g，生地黄 25g；气血虚加当归身 15g，熟地黄 20g，鸡血藤、生黄芪各 30g。适应证：食管癌、贲门癌。

8.旋覆花、生姜各 9g，代赭石 15g，制半夏、党参各 12g，炙甘草 4.5g，大枣 4 枚。水煎服。适应证：食管癌、胃癌痰气交阻证。

9.十大功劳、青木香各 10g，生山楂、丹参各 12g，预知子 30g，石见穿、急性子、半枝莲各 15g。水煎服。适应证：食管、贲门癌。

(四)中成药

1.再生噙化丸

组成：木香 4.5g，槐花 9g，川贝母 6g，边桂 3g，急性子 9g，硼砂 6g。

主治：食管癌。

用法：共为细末，用红糖 500g 熬膏，加入药末搅匀，制成糖块。用法：随时含咽，不拘时服。

规格：丸剂。

2.开道散

组成：瓜蒌子、姜半夏各 60g，姜汁少许。

主治：对食管癌食管梗阻有很好疗效，能通关开道。

用法：上三药同泡 7d，焙干研为末，每服 9g，姜汤送服，每日 2 或 3 次。

规格：散剂。

3.慈菇汤膏

组成：山慈菇(以野生者效佳)250g，蟹骨 50g 煅研末，蜂蜜 200g。

主治：食管初起吞食如有物梗食管，渐渐吞咽困难以致不下，只能饮米汤、茶水及流质，日渐消瘦，大便坚 10 余日一次。

用法：山慈菇洗净切片，用净水 2 碗熬取 1 碗，去山慈菇纳蟹骨末及蜂蜜搅拌，再熬数沸取起，装瓶备用。日服 3 次，每次 2 汤匙；服完后如法炮制，约服用 12 剂。吞服如感觉自如，再服用 20 剂可痊愈，反之难治。

规格：膏剂。

(张方辉)

第四节　神经系统疾病

一、脑震荡

(一)概述

脑震荡是原发性闭合性脑损伤的一种，伤后有短暂意识障碍，数分钟至 10 多分钟，一般不超过半小时。清醒后有明显的近事遗忘(逆行性遗忘)现象，对受伤前后的经过不能回忆，损伤越重，近事遗忘越明显。神经系统检查无阳性体征。腰椎穿刺检查、颅骨 X 线和头颅 CT 检查均正常。脑震荡后遗症是指在颅脑损伤 3 个月后,以头痛头晕、失眠、记忆力减退、注意力不集中等临床症状为主的一种综合征。

主要由暴力导致的脑部组织学改变及病人的身心因素和社会因素促成。具体表现为血管舒张障碍症状(以弥漫性头部胀痛或搏动性头痛为主)和癔症样反应(如情绪波动、癔症性瘫痪等)。中医认为本病与瘀血阻滞,或气血虚弱、肝肾阴虚等密切相关。

(二)辨证论治

1.气闭昏厥

主症:多系头部意外伤,伤后短时昏迷,约半小时内苏醒.醒后头晕头痛,恶心呕吐,不再昏厥,舌质淡红,苔薄白;脉沉细。

治法:通窍开闭。

例方:苏合香丸加减。

用药:白术 10g,青木香 10g,犀牛角屑 10g(代),附子 10g,朱砂(研水飞)10g,诃子(煨去皮)10g,檀香 10g,安息香(制为末用无灰酒 160ml 熬膏)10g,沉香 10g,麝香(研)10g,荜茇 10g,冰片(研)5g,乳香(研)5g,苏合香油 5g(入安息香膏内),蜂蜜、白糖适量。炼蜜为丸,每丸 3g,每服 1 丸,温开水送下,小儿用量酌减。本药只宜于寒闭实证,若脱证,热闭均非本方所宜。又本方辛窜走泄,有损胎气,孕妇忌服。

加减:可酌情使用苏气汤。乳香、没药、大黄各 3g,山羊血 2g,紫苏叶、牡丹皮、荆芥各 9g,桃仁、当归、白芍、羊踯躅各 15g。

2.瘀阻清窍

主症:多见于损伤早期,头晕头痛,烦躁不安,心胸痞闷、胸胁胀痛,心悸健忘。若头部内伤,常有近事遗忘,不能记忆受伤前后的情况,对过去的事情能清楚回忆,舌质暗红,脉细涩。

治法:通窍活血。

例方:通窍活血汤加减。

用药:赤芍 3g,川芎 3g,桃仁 9g,红花 9g,老葱 3 根(切碎),大枣 7 个(去核),麝香 0.15g(绢包),黄酒 250g。用黄酒 250g 将前 7 味药煎一盅,去渣,将麝香纳入酒内,再煎二沸,临卧服。

加减:气虚加人参、黄芪等。

3.血虚阴亏

主症:损伤日久而见肢体倦怠,头眩心悸,健忘,面黄肌瘦,舌质淡,脉沉细。

治法:补血补气,益智健脑。

例方:八珍汤。

用药:熟地黄 15g,当归 10g,白芍 10g,川芎 10g,党参 18g,茯苓 12g,白术 15g,甘草 5g。

加减:酌加黄芪,远志。

4.肾精亏虚

主症:健忘,多有耳鸣耳聋,头晕头痛,视物模糊,多梦遗精,腰膝酸软,舌红,苔薄白,脉沉细。

治法:补肾固精。

例方:(1)偏肾阴虚者用左归丸加味。

用药:熟地黄 20g,山药 10s,山茱萸 10g,枸杞子 10g,茯苓 20g,炙甘草 6g,石菖蒲 8g,远志 10g,水煎服。

(2)偏肾阳虚者用右归丸加味。

用药:熟地黄 20g,山茱萸 10g,山药 10g,枸杞子 10g,杜仲 10g,肉桂 5g,附子 4g,炙甘草 6g,巴戟天 8g,紫河车 10g。

5.肝阳上扰

主症:见于损伤早、中期,以头部损伤后晕痛并见,且每因疲劳,恼怒增剧,性情急躁,面色潮红,少寐多梦,泛泛欲吐,纳呆口苦,舌红,苔黄,脉弦数。

治法:平肝潜阳,取出瘀血。

例方:天麻钩藤饮加减。

用药:天麻10g,钩藤10g,石决明20g,黄芩8g,栀子8g,茯苓10g,杜仲8g,牛膝10g,夜交藤15g,益母草10g,桑寄生10g,当归6g,丹参9g,泽兰8g。水煎服。

加减:头痛加蔓荆子、白芷、川芎、蜈蚣等。

(三)单验方

1.半夏、天麻、白术、陈皮、茯苓、钩藤、当归、生地黄、白芍、甘草各适量。水煎服。治疗脑震荡。

2.鲜花生叶50g。水煎服。治疗脑震荡后遗症。

3.丹参、菊花各15g,川芎、白芍、柴胡、黄连各9g,钩藤16g,白芷6g,甘草5g。水煎服,适应证为脑震荡恢复期。

4.白芷、葛根、桃仁、红花、川芎各10g,赤芍12g,生姜3g,大枣15g,大葱5根。水煎服。舌红、咽干、口渴者,减姜、葱,加生地黄、牡丹皮、天花粉各15g;气虚或脾肾衰者,加黄芪、山药、黄精、枸杞子、桑螵蛸、菟丝子等。适应证:脑震荡后遗症。

(四)中成药

1.云南白药

组成:三七、重楼、麝香等。

主治:脑震荡。

用法:每次2粒,每日3次。

规格:每粒0.4g。

2.血府逐瘀口服液

组成:桃仁、红花、当归、生地黄、川芎、赤芍、牛膝、桔梗、柴胡、枳壳、甘草。

主治:本方具有活血祛瘀、行气止痛的功效,主要用于胸中血瘀、血行不畅所致的胸痛、头痛日久不愈,如针刺而痛有定处,或呃逆日久不止,或内热瞀闷,心烦失眠,急躁易怒,入暮渐热,两目暗黑等症状。

用法:20ml,每日2次。

规格:口服液。每支20ml,每盒12支。

3.脑乐静

组成:甘草浸膏、大枣、小麦。

主治:养心、健脑、安神之功,临床上用于精神忧郁、易惊失眠、烦躁等脑震荡症状。

用法:20ml,每日3次。

规格:口服液,每支20ml。

4.杞菊地黄丸

组成:枸杞子、菊花、熟地黄、山茱萸(制)、牡丹皮、山药、茯苓、泽泻。

主治:肝肾阴虚证。脑震荡后两目昏花,视物模糊,或眼睛干涩,迎风流泪等。

用法:每次9g,每日3次。

规格:丸剂,每丸9g。

二、颅内血肿

（一）概述

颅内血肿是继发性颅脑损伤常见而严重的类型，易导致颅内压进行性增高、脑疝形成，危及病人的生命。因而早期诊断，及时手术治疗是减少颅脑损伤病人病死率和致残率的重要手段。

颅内血肿根据症状出现的早晚可分为急性血肿（伤后 3d 内）、亚急性血肿（为伤后 3d 至 3 周）、慢性血肿（3 周以上）。根据血肿所在部位又分为：硬脑膜外血肿、硬脑膜下血肿、脑内血肿和特殊部位血肿（脑干血肿、基底节血肿、脑室内出血、颅后窝血肿等）。各型颅内血肿均可压迫、推移脑组织，引起进行性颅内压增高、脑疝形成。当颅内压达到平均体动脉压水平时，脑血管趋于闭塞；当中枢血液供应中断时，病人陷入脑死亡状态。

临床表现为进行性意识障碍，颅内压增高症状和局灶定位体征。

（二）辨证论治

1.瘀血攻心

主症：重伤后神昏谵语，哭笑无常或昏迷不醒，舌质绛红，或有瘀点，苔黄或腻，脉沉涩。

治法：通窍开窍。

例方：黎洞丸。

用药：牛黄、冰片、麝香各 1 份，阿魏、雄黄各 5 份，大黄、儿茶、血竭、乳香、没药、三七、天竺黄、藤黄各 10 份（隔汤煮 10 数次，用山羊血拌晒）共研细末，将藤黄化开为丸，如芡实大，焙干，稍加蜜，外用蜡皮封固，每次服 1 丸，温开水或酒送服，本品有毒不可过量，孕妇忌用。

2.血虚昏厥

主症：神志呆滞，面色爪甲苍白，目闭口张，四肢厥冷，倦卧气微，二便失禁，舌淡唇干，脉象细微。

治法：救阴回阳。

例方：参附汤合生脉散加味。

用药：人参 12g，附子 10g，沙参 10g，五味子 8g，牡蛎 15g，当归 8g，黄芪 10g，水煎服。

3.阴阳失调

主症：心悸怔忡，烦躁不安。或淡漠倦怠，或肢体肿胀，肢软乏力，昏迷嗜睡，或尿少癃闭，舌淡，脉虚弱。

治法：调和阴阳。

例方：大剂生脉饮。

用药：人参 10g，麦冬 10g，五味子 8g，水煎服。

加减：酌加黄芪、附子。

4.痰阻清窍

主症：损伤后昏厥而兼见喘急痰鸣，气急气促，呼吸困难，或昏聩迷蒙，或有发热，舌淡，苔薄腻，脉多沉滑。

治法：涤痰开窍。

例方：苏合香丸。

用药：见脑震荡篇。温水送下，每服 1 丸。

加减：若神志清醒，症状缓解后，应注意祛湿化痰，行气开郁，如导痰汤（胆南星、姜半夏、天南星、天竺黄、石菖蒲、郁金、枳实、竹沥)。

　　5.颅脑瘀血

　　主症:损伤后颅内出血,常见头昏头痛,"昏迷目闭",或清醒后再昏厥,恶心呕吐,烦躁不安,健忘,颅内瘀血若神志清醒者,常感头痛甚剧,有如锥刺、刀劈,目睛发胀,睡卧不宁。若昏不识人,为危重之象;舌有瘀斑,脉涩。

　　治法:活血化瘀。

　　例方:通窍活血汤(见脑震荡篇)。

　　6.气散气乱

　　主症:神志不清,肢体痿软不用,患肢功能、感觉发生障碍,舌淡暗,脉沉。

　　治法:理气调气。

　　例方:复原通气散。

　　用药:木香、茴香、青皮、白芷、甘草、漏芦、贝母、穿山甲(代)、陈皮各等份为末。每服3～6g,温酒调下。

　　加减:可加麝香催醒。

(三)单验方

　　1.琥珀安神汤　琥珀、龙齿、朱砂各等份研末水煎灌服,不超过3d,用于昏迷苏醒后。

　　2.昏迷　针刺人中、十宣、涌泉等穴。

　　3.呃逆　针刺天突,配内关、中脘。

　　4.呕吐　针刺内关,配足三里、天突。

(四)中成药

　　1.安宫牛黄丸

　　组成:牛黄、水牛角浓缩粉、麝香、朱砂、雄黄、珍珠、黄连、黄芩、栀子、郁金、冰片。

　　主治:清热解毒,镇惊开窍。用于热病,邪入心包,热性惊厥,神昏谵语。中风昏迷,小儿惊厥属痰热内闭者,以及脑炎、脑膜炎、脑出血等属于痰热内闭者。

　　用法:口服。一次1丸(3克),温开水送服。小儿3岁以内1次服1/4丸,4～6岁1次服半丸。

　　规格:丸剂,每丸3g。

　　2.紫雪丹

　　组成:石膏、升麻、寒水石、丁香、滑石、芒硝、磁石、朴硝、玄参、水牛角浓缩粉、木香、羚羊角(代)、沉香、麝香、朱砂、甘草。

　　主治:清热解毒,镇痉开窍。用于热病、高热烦躁、神昏谵语、惊风抽搐、斑疹吐血、尿赤便秘等症。现代多用于流行性乙型脑炎、化脓性脑脊髓膜炎、猩红热等急性热病,以及麻疹,热毒内陷而见高热喘促昏迷等症。

　　用法:冷开水调服,成人1.5～3g/次,2次/日。

　　规格:散剂,1.5g/瓶。

　　3.至宝丹

　　组成:水牛角、朱砂、雄黄、生玳瑁、琥珀、麝香、冰片、金箔、银箔。

　　主治:痰热内闭心包证。神昏谵语,身热烦躁,痰盛气粗,舌红苔黄垢腻,脉滑数,以及中风、中暑、小儿惊厥属于痰热内闭者。

　　用法:研末为丸,每服1丸,研碎开水和服,小儿半丸。规格:丸剂,每丸重3克。

4.清开灵注射液

组成:牛黄、栀子、珍珠母、板蓝根、黄芩、金银花、水牛角。

主治:清热解毒、醒脑开窍,可用于急性脑血管疾病。

用法:60~100ml加5%葡萄糖中静脉点滴。

规格:注射液,20ml/支。

5.生脉注射液

组成:人参、麦冬、五味子。

主治:脑出血血压下降者。

用法:60ml加液体静脉点滴,每日1次。

规格:注射液,20ml/支。

三、三叉神经痛

(一)概述

三叉神经痛是三叉神经一支或多支分布区内的阵发性剧烈疼痛,疼痛发作时可伴有同侧面肌痉挛以及皮肤潮红,眼结膜充血,流泪或流涎,所以又称痛性抽搐。

临床上有原发性和继发性两种,前者又称特发性三叉神经痛,多由于三叉神经受压或局部软组织粘连所致;继发性三叉神经痛主要由脑桥小脑角肿瘤、半月神经节肿瘤、血管畸形压迫所致。

根据本病的发作时表现,属于中医的"脑风"或"偏头风"。中医认为,外感风寒湿热之邪,阻遏经络;或情志内伤,肝阳上亢,郁而化火;或肾精亏虚,阴虚火旺;或脾虚湿阻气滞血瘀所致。

(二)辨证论治

1.肝胆风热

主症:发作性剧痛,痛如火燎,不敢说话。舌边尖红,脉弦劲有力。

治法:平肝清热,疏风止痛。

例方:平肝清热汤。

用药:生石决明30g,蒺藜15g,龙胆6g,炒栀子10g,当归10g,川芎10g,防风8g,羌活8g,白芷20g,细辛5g,菊花10g,生石膏20g。

加减:痛甚加乳香、没药、延胡索、全蝎、僵蚕。

2.风寒入脑

主症:三叉神经痛见舌质淡,苔薄白,脉沉弦。

治法:温散风寒,祛邪止痛。

例方:川芎茶调散加减。

用药:川芎10g,防风5g,当归15g,白芷20g,细辛3g,蕲艾10g,皂角6g,丁香6g。

加减:酌情加桂枝、附子。

3.阴虚阳亢

主症:面部胀痛,面肌或作抽搐,或麻木不仁,郁怒加重,头晕目眩,心烦面部烘热,多梦,腰膝酸软,耳中蝉鸣,咽干目赤,舌质红少苔,脉弦细而数。

治法:滋补肝肾,熄风通络。

例方:天麻钩藤饮加减。

用药:天麻 9g,钩藤 10g,石决明 20g,栀子 9g,山茱萸 15g,白芍 30g,川楝子 5g,杜仲 15g,益母草 15g,桑寄生 10g,夜交藤 20g,茯苓 10g,川芎 15g,牡丹皮 12g,水煎服,每日 1 剂。

加减:肾虚有热加黄柏、知母;耳鸣加石菖蒲、磁石。

4.瘀血阻络

主症:面颊疼痛,阵阵发作,痛如刀割、锥刺,兼有胀痛感,故痛时皱眉,呲嘴,每用手搓揉痛侧面部。病程缠绵,疼痛愈发愈重,发作频繁,迁延日久,久治不愈,日轻夜重,面色晦滞,舌质紫暗,瘀点,脉弦涩或细涩。

治法:活血化瘀,通经活络。

例方:通窍活血汤加减。

用药:赤芍 12g,川芎 18g,桃仁 12g,红花 10g,丹参 12g,地龙 12g,生姜 5 片,大枣 5 枚,水煎服,每日 1 剂,分 2~3 次。

加减:无麝香可加白芷 30~50g。

(三)单验方

1.寻骨风　寻骨风 500g 浸于 50 度高粱白酒 2500ml,密封,1 周后即可饮用。每日早晚各服 20ml,并用药棉蘸药酒外敷下关穴。

2.桑椹子　取桑椹子 150g,水煎,每日 1 剂,分 2 次服用,连用 10~20d。

3.牛蒡子　牛蒡子 20~30g,水煎服每日 1 剂,分 2 次服用,连用 10~20d。

4.僵蚕或地龙　僵蚕 10g,地龙 15g,水煎服,每日 1 剂,分 2 次服用。连用 7~15d。僵蚕或地龙研为细末,每次服用 1.5g。

5.七叶莲　七叶莲 30~50g,水煎服,每日 1 剂。

(四)中成药

1.野木瓜

组成:野木瓜。

主治:缓急止痛,用于三叉神经痛。

用法:4ml 肌内注射,每天 2~3 次。片剂每次 3 片,每天 4 次。

规格:注射液,2ml/支;片剂,0.3g/片。

2.独一味

组成:独一味。

主治:止血、止痛、活血三重功效。用于多种外科手术后的刀口疼痛、出血,外伤骨折,筋骨扭伤,风湿痹痛以及崩漏、痛经、牙龈肿痛、出血等。

用法:每次 3 粒,每日 3 次。

规格:片剂,0.3g/片。

3.强力天麻杜仲胶囊

组成:天麻、杜仲(盐制)、草乌(制)、附子(制)、羌活、独活、藁本、当归等组成。

主治:散风活血、舒筋止痛。用于中风引起的筋脉掣痛、肢体麻木、行走不便、腰腿酸痛、头痛头晕等。

用法:4~6 粒,每日 3 次。

规格:片剂,0.3g/片。

4.龙胆泻肝丸

组成:龙胆、柴胡、黄芩、栀子、泽泻、木通、车前子、当归、地黄、炙甘草。

主治:肝胆湿热证三叉神经痛。

用法:每次 6～9g,每日 3 次。

规格:丸剂,每丸 6～9g。

（沈明育）

第五节　结直肠癌

结直肠癌是指发生于结肠、直肠和肛管的恶性肿瘤,属于中医学"锁肛痔"、"肠蕈"等疾病的范畴。《外科大成》曰:"锁肛痔,肛门内外如竹节紧锁,形如海蜇,里急后重,便粪细而扁,时流臭水,此无治法。"《灵枢·水胀》曰:"肠蕈,寒气客于肠外,与卫气相搏,气不得荣,因有所系,癖而内著,恶气乃起,息肉乃生……"

近年来,结直肠癌的发病率呈明显上升趋势,目前已成为危害人类健康的三大恶性肿瘤之一。根据本病的好发部位,依次排序为直肠、乙状结肠、盲肠、升结肠、降结肠、横结肠和肛管,直肠和乙状结肠癌加在一起占大肠癌的 60% 以上,而肛管癌仅占 1%～4%。男女发病无明显差异,中位发病年龄在 45～55 岁,我国人群的结直肠癌高发年龄较西方国家有提早趋势。40 岁以下的患者占 40% 左右。

【病因病机】

结直肠癌的发病机制尚未完全明确。中医学认为,其主要病机为忧思郁怒,饮食不节,脾失健运,气机不畅,毒邪侵入,湿热蕴结,下注大肠,滞留积聚,凝结成积,以致形成肿瘤。现代医学认为,大肠癌的发病原因是遗传和环境因素之间相互作用的结果,最终导致细胞突变、异常增生所致。

遗传因素影响体现在:如具有家族性腺瘤性息肉病,遗传性非息肉病性直肠癌等家族史的患者家庭成员中,结直肠癌发病率明显增高。环境中可能存在的危险因素有:①饮食结构失调。如高脂肪、高蛋白、低纤维饮食。高脂肪饮食刺激胆汁大量分泌,致使肠道中胆汁酸和胆固醇及其代谢产物明显增加,胆汁酸的代谢产物与致癌物质环芳香烃结构相似,很可能在大肠癌的发病中担当了致癌物质的角色;低纤维素饮食使肠内容物在肠道内停留的时间延长,致癌物质与肠黏膜接触的时间延长,加强了它们的致癌作用。②过量摄入化学致癌物质。如亚硝酸胺类化合物,动物实验及回顾性分析研究表明,亚硝胺类化合物是诱发胃肠道肿瘤的重要物质。③生活土壤中缺少某些微量元素,如钼和硒等。钼是一种抗氧化剂,可以阻止致癌物质活化;硒是一种微量元素,也是一种强抗氧化剂。④慢性感染。肠道内细菌,尤其是厌氧菌对大肠癌的发生具有极为重要的作用。慢性肠道感染如慢性溃疡性结肠炎、克罗恩病、大肠腺瘤、肠血吸虫病等,长期反复的刺激易使肠组织发生突变,从而致结直肠癌。慢性肛瘘迁延不愈、慢性肛周湿疹等反复刺激肛周皮肤,亦容易诱发肛管癌。⑤腺瘤癌变。若不处理,有近 20%～30% 的腺瘤最终会演变成癌,平均需时 10 年。

发生于直肠和肛管癌的扩散可通过三种途径:

1.直接蔓延　首先沿黏膜直接向周围及深层蔓延,并沿肠腔环状进行,故容易形成肠腔狭窄,直接蔓延的速度较慢,据临床观察,癌肿侵及肠壁 1/4 环时,约需 6 个月,当肠壁的环形浸润已至 3/4 时,约需时 18 个月,并可穿透肠壁蔓延到邻近器官,当癌肿已环行一周时,肠腔即形成环状狭窄,约需时 24 个月。往往近端肠段感染。即可自阻塞点以上沿直肠周围的软组织向下发展为多数肛瘘,开口在肛门周围。当肛门括约肌或肛提肌被侵及时,容易产生肛门失禁。

2.经静脉扩散　当癌肿侵及黏膜下层时,因该处富有血供,可侵入其中小静脉,若已侵达肠壁外脂肪组织中,可侵及较大的静脉如痔上静脉,形成癌栓,经肠系膜下静脉,门静脉而转移至肝脏。此种转移,一般发生在有高度恶性的直肠癌。肛管癌亦可通过血管转移,但很少见。

3.经淋巴转移　在直肠癌病例中,由淋巴途径转移比较缓慢,但与前两者相比,是一种重要的扩散途径。一般说来,须在癌细胞已蔓延侵及肠壁处的脂肪组织中时,方能转移至附近淋巴结。在直肠下 1/3 处和直肠壶腹部的癌肿,常转移至腹膜反折下的直肠周围淋巴结,其次容易沿痔上静脉行走的淋巴结,直肠上 1/3 和直肠乙状结肠交界处癌,向上转移至沿直肠上静脉行走的淋巴结,向下面淋巴结转移的较少。

肛管癌的淋巴转移是沿会阴部的淋巴分布,首先转移至腹股沟淋巴结,后期再转移至髂外动脉周围的淋巴结。

【临床表现】

1.结直肠癌分型

(1)肿块型:肿瘤向肠腔内生长,似菜花样,瘤体较大,质脆而易出血,易继发缺血、坏死、穿孔、感染等并发症。

(2)溃疡型:瘤体呈向内凹陷的溃疡,向肠壁深层生长并向周围浸润,易出血、感染或穿透。

(3)浸润型:肿瘤沿肠壁环状或纵向浸润,易使肠腔缩小,从而出现梗阻症状。

2.病理组织分型　①腺癌:癌细胞按腺体形态排列,常由腺瘤恶变形成,也有不经过腺瘤阶段,由腺细胞突变成癌的可能。②黏液腺癌:其特点是癌组织中有大量黏液。③未分化癌:肿瘤细胞形态较早,镜下呈大量无明显分化特征的异核细胞组成。④鳞状细胞癌:癌细胞排列呈典型的鳞状上皮结构,多见于肛管癌。⑤其他:肛管癌还可出现恶性黑色素瘤、上皮内腺癌等特殊病理类型的肿瘤。

3.临床症状　结直肠癌早期可无任何特殊不适,当肿瘤进一步进展,根据肿瘤发生部位和病理性质,可表现出不同的症状。

(1)直肠刺激症状:主要表现为排便习惯改变,排便次数增多或便意频繁,排便不尽感、肛门坠胀感等。

(2)肿瘤溃烂、感染症状:如排黏液便、脓血便,有特殊腥臭味。同时合并有慢性肛周、瘘道、感染的患者易被误认为痔及肛瘘而疏忽。因此,对病程较长的患者,应及时进行局部肿物病理活检,以排除恶性病变。

(3)腹部症状:是结肠癌的常见临床表现。阵发性绞痛提示有肠梗阻,而突发性剧痛伴腹膜刺激症状提示有并发肠穿孔的可能。腹部肿块多为肿瘤本身,也可能是梗阻胀大的肠管。升、降结肠的肿瘤常位于相应的部位,活动度相对较小。横结肠、乙状结肠发生肿块时,位置极不恒定。腹部肿块不一定是原发肿瘤,也可能是大网膜、肠系膜、卵巢等处的转移瘤。

(4)肠腔狭窄及梗阻症状:当肿瘤向肠腔生长为巨形肿块,或环状浸润肠壁时,易造成有效肠腔减少,肠内容物通过障碍,从而出现腹痛、腹胀、肠音亢进、排便困难、大便形状变细、变扁等肠梗阻症状。

(5)转移征象:男性患者当肿瘤侵至尿道、前列腺、膀胱后壁,可出现尿频、尿痛、排尿不畅等症;女性可侵及阴道后壁,引起阴道分泌物增多,若侵及骶神经丛,会阴、骶部有剧烈持续性痛,并可牵涉下腹部、腰部、大腿部;肝脏腹膜转移,可见肝大、黄疸、腹水;侵及肛管则腹股沟淋巴结因转移而增大;侵至肛管和括约肌,会引起明显疼痛,括约肌因肿瘤破坏严重时,可导致肛门功能障碍。

(6)肛周刺激症状:常见于肛管癌及肛门周围癌,初起可为肛周小硬性结节,无明显自觉症状或仅伴瘙痒、潮湿等不适。当形成溃疡并向深部浸润时,可出现剧烈的疼痛,排便时加重。肛管癌的症状与痔、肛瘘、肛裂等常见病相似,即便血、排便时疼痛、便后不尽感,肛门部异物感等,较易误诊。部分肛管癌也可继发于长期不愈的肛瘘及肛周溃疡。

(7)全身症状:由于肿瘤的消耗、出血、感染和毒素吸收等,晚期可出现恶病质表现,如贫血、消瘦、乏力、低热等。

（8）实验室和辅助检查

1）直肠指检：是直肠癌诊断最简单易行的重要方法之一，我国约80％的直肠癌可经直肠指检发现。检查时要了解肿块的位置、大小、形态以及占肠周的范围、基底部活动度、肠腔有无狭窄、病灶有无侵犯邻近组织器官、盆底腹膜有无结节；还要注意手套有无染血，染血的颜色；同时强调要做好详细记录。

2）粪便隐血试验：是早期发现大肠癌的简单而无创的检查方法之一，并作为大肠癌大规模普查和对高危人群筛检的首选方法。

3）内窥镜检查：纤维或电子肠镜是目前诊断大肠癌最可靠的检查方法。它不但可以进行细胞涂片和活组织检查取得病理诊断，且能对病灶的定位、浸润范围做出诊断。超声内镜可了解肿瘤侵犯肠壁深度以及与周围脏器、血管毗邻关系，并可以发现转移灶以及有无可疑淋巴结转移，对术前分期有一定帮助。

4）X线检查：钡剂灌肠或气钡双重对比造影检查可了解全结肠的形态特点，对癌肿定位准确度高于内窥镜。对疑有肠梗阻者不宜行钡剂灌肠，更不宜作钡餐检查。

5）CT扫描、磁共振、PET-CT检查：高清影像学检查的优势在于显示肿瘤的整体形态，了解邻近组织受累情况、淋巴结或远处脏器有无转移，有助于临床分期和制定治疗方案。

6）肿瘤标记物检测：癌胚抗原和糖抗原19-9（CA19-9）是大肠癌诊断和术后监测有意义的标志物检测项目，对评价治疗效果和预后、监测术后复发和转移病变有重要意义。但两者不是大肠癌的特异性抗原，不能用作早期诊断。两者联合检测的敏感性明显高于单项检测。

【诊断与鉴别诊断】

由于结直肠癌早期症状不明显，且临床症状与部分常见肛门良性疾病相似，临床上易误诊或漏诊。当存在以下情况者，应提高警惕，及时进一步检查：①近期出现持续腹部不适、隐痛、气胀；②大便习惯改变、出现便秘或腹泻，或两者交替出现；③不明原因的便血；④原因不明的贫血或进行性体重下降；⑤腹部肿块。根据患者的典型症状、体征、肉眼、内镜下或影像学资料中的肿瘤特殊形态表现，可得出大肠癌的初步诊断，病理检验为确定诊断之金标准。除了确定诊断，对肿瘤本身进行准确分期也是大肠癌诊断中的一项重要内容。本病当与以下疾病相鉴别。

1.结直肠恶性淋巴瘤　临床表现与大肠癌相似，但相对病程较长，以持续反复不明原因的发热为首发症状，通过肠镜活检可以确诊。

2.溃疡性结肠炎　溃疡性结肠炎亦有黏液血便、消瘦乏力、贫血等表现。对于有10年以上的溃疡性结肠炎病史患者，应高度警惕癌变的可能。多需通过内窥镜检查才能鉴别。

3.克罗恩病　是一种病因不明的肠道慢性非特异性、坏死性炎症，常伴溃疡和肉芽组织增生。全胃肠道均可罹病，但好发于末端回肠和右半结肠。临床表现以腹痛、腹泻、肠梗阻等为主要症状。伴有发热、营养障碍和关节炎等全身表现。常需病理活检确诊。

【治疗】

结直肠癌的治疗策略是以外科手术为主，包括放疗、化疗以及中医中药等的综合治疗。

（一）内治

中医学认为，大肠癌属本虚标实之证。乃因脏腑气血亏虚，兼气滞、血瘀、痰凝、湿毒等久蕴聚积，相互交结而成。临床应分清虚实并结合脏腑辨证进行分型论治。

1.湿热蕴结证　腹痛偶作，下痢赤白，里急后重，下迫灼热，大便黏滞恶臭，或发热寒战，胸闷口渴；舌红，苔黄腻，脉滑数。治宜清热利湿解毒。方选槐角地榆汤加减。常用药物有：槐花、地榆、白头翁、败酱草、马齿苋、黄柏、薏苡仁等。

2.气滞血瘀证　胸闷不舒，腹胀腹痛，或痛有定处，或腹部触及肿块，结节，便血紫暗；舌质暗，有瘀斑，脉弦涩或细涩。治宜行气化瘀,解毒消癥。方选桃红四物汤加减。常用药物有:熟地黄、当归尾、赤芍、川芎、桃仁、红花、半枝莲、白花蛇舌草等。

3.脾肾阳虚证　肢冷便溏,少气无力,腹痛,五更泻;舌苔白,脉细弱。治宜温补脾胃。方选参苓白术散。常用药物有:炒党参、炒白术、茯苓、薏苡仁、豆蔻、补骨脂、吴茱萸、诃子等。

4.肝肾阴虚证　五心烦热,头晕目眩,口苦舌干,腰痠腿软,便秘;舌质红,脉细弦。治宜滋养肝肾。方选知柏地黄汤加减。

5.气血两虚证　气短乏力,便溏,面色苍白,脱肛;舌质淡,脉沉细。治宜补气养血。方选补中益气汤合四物汤加减。常用药物有:生黄芪、党参、白术、茯苓、陈皮、当归、白芍、熟地黄、升麻、柴胡、扁豆、赤石脂等。

(二)手术疗法

手术原则:①对于癌肿尚局限于肠壁内,切除病变肠段及其淋巴引流区,可以达到根治的目的。②对于癌肿已穿透肠壁或已伴有区域淋巴结转移者,行根治性手术切除,可在手术前后配合放、化疗等综合治疗。③对原发癌肿尚能切除,但已有远处转移者,首先应争取尽量切除原发灶。如转移病变为单发,则视患者情况行一期或分期切除转移灶。如转移灶为多发,则应在切除原发肿瘤后进行综合治疗。④对局部癌肿无法切除者,为防止梗阻或解除梗阻,首选内转流术;对无法作内转流术者,则可选作近端结肠造口减压术。

结直肠癌根治性切除范围应包括病变肠段及其系膜和供应的血管及引流淋巴区。但尚需根据术中探查后具体情况,结合患者年龄、全身情况、对手术耐受性等作适当调整。常用的手术方式有右半结肠切除术、横结肠切除术、左半结肠切除术、乙状结肠切除术、直肠癌前切除术(Dixon术)、经腹会阴联合切除术(Miles术)等。近年来,腹腔镜结直肠手术已广泛应用于治疗各种结直肠疾病,包括良恶性肿瘤。具有手术操作精细、局部解剖结构直视清晰、创伤小、术后肠道功能恢复快、住院时间短、美容效果好等优点。

(三)化学药物及放射治疗

由于大肠癌对化疗敏感性不高,单纯化疗提高患者的5年生存率。但是具有祛除部分手术不能完全切除的微小远处转移灶及脱落细胞,从而达到理想清除肿瘤细胞,减少术后复发和残留的作用。化疗作为综合治疗的一个重要环节,主要用于手术切除后预防复发;术中残留肿瘤或肿瘤复发,或有远处转移,不能手术者。若癌肿体积较大,手术切除困难,也可先化疗,使肿瘤缩小后再手术切除,部分可提高保肛的几率。目前最常用的药物为5-氟尿嘧啶类药物以及近年来应用的希罗达、乐沙定、开普拓(CPT-11)等新药,用药方案有单药治疗和联合用药。围化疗期根据患者反应和阴阳虚实的具体情况辨证论治。

放射治疗,由于受到小肠对放射线的最大耐受剂量(40Gy)的限制,结肠癌的放射治疗受到很大的制约。放疗主要适用于直肠癌和肛管癌,可分为术前放疗、术后放疗和术前术后放疗(即"三明治"式治疗)。术前放疗可以提高手术切除率和降低复发率;对于晚期不能手术者,少数在接受一定量放疗后可以得到手术切除的机会,甚至是根治性切除;多数可以达到缓解症状的目的,特别是镇痛效果较好。围放疗期根据实际病情辨证论治。

(四)其他疗法

1.生物治疗　是指用生物来源制剂或调节生物反应的制剂治疗肿瘤的方法,有一定的作用。它通过干扰细胞生长、转化或转移,直接发挥抗肿瘤作用;或通过激活免疫系统的效应细胞来达到对肿瘤进行杀伤或抑制的目的。随着基因工程生物技术的飞跃发展,以肿瘤免疫治疗为核心的生物治疗已日益受到关注。

2.局部治疗　有电灼和液氮冷冻(-196℃)等方式,都需在麻醉下充分显露病变的情况下进行,一般需治疗3～4次,癌肿组织脱落时,可能发生出血、穿孔等并发症。适用于不能耐受手术切除的患者。

（五）预防与调护

（1）可根据患者身体情况，有选择性地锻炼，增强体质。

（2）心理辅导，树立克服困难，战胜疾病的信心。

（3）早期发现，早期治疗。如出现临床疑似征象，应及早做专科检查，以期明确诊断。

（代立明）

第六节　痔

痔是直肠末端黏膜下和肛管皮肤下的静脉丛发生扩张、曲张所形成的柔软静脉团，又称痔疮、痔核。痔是由于人类直立而特有的疾病，国内流行病学调查显示痔的发病率占肛肠疾病的 87.25%，且女性多于男性，可发生于任何年龄，但以成年人居多。痔的发病可与解剖学因素、饮食因素、妊娠与分娩、职业和年龄等密切相关。根据痔发生部位不同，临床可以分为内痔、外痔和混合痔。

（一）中医学文献对痔成因的认识

1.**饮食不节，大便失调**　《素问》："因而饱食，筋脉横解，肠澼为痔。"《疮疡经验全书》："脏腑所发，多由饮食不节，醉饱无时……久忍大便……乃生五痔。"由于饮食没有规律，饱食酗酒，过食生冷辛辣及肥甘之品，容易引起胃肠消化功能紊乱，出现燥热内生，湿滞中阻。《医宗金鉴》："痔疮形名亦多般，不外风湿燥热源……"而形成大便不正常，或久泻久痢，或便秘燥矢，或久忍大便，登厕过久，均能导致痔疮的发生。泻痢或登厕过久，可引起肛门周围黏膜松弛下脱，血管壁弹力减退，容易造成肛门直肠血流郁结成痔；久忍大便、燥矢便秘，粪块压迫肠壁，阻断静脉回流，而动脉血照常继续流注内痔静脉丛，形成静脉内压增高，加以用力努挣，更增加静脉压力，促使静脉扩张成痔。燥矢擦伤黏膜破裂而便血不止。

2.**久坐久立，负重远行**　《医宗金鉴》："因勤苦劳役，负重远行，以致气血交错而生痔者。"《外科正宗》："或因久坐而血脉不行……及担轻负重，竭力远行……以致浊气瘀血，流注肛门，俱能发痔。"由于久坐久立，负重远行，肛门直肠静脉血液回流困难，兼因该处静脉内无静脉瓣膜阻隔和地心吸引力，容易形成血液滞留，致瘀血郁积，湿热下冲为痔。

3.**妊娠多产**　《外科启玄》："妇女因产难，"《疮疡经验全书》："妇人产育过多，"《医宗金鉴》："有产后用力太过而生痔者"，均可引起肛门直肠静脉血液回流受阻，瘀积而成痔。

4.**阴阳不和，关格壅塞**　《疮疡经验全书》云："阴阳不和，关格壅塞，风热下冲，乃生五痔。"《医贯》："关者不得出也，格者不得入也。"似可理解为，肛门直肠肿瘤、腹部痞块、心脏、肝脏等严重疾患，均可因压迫而阻隔，扰乱气血回流，所谓"阴阳不和，关格壅塞"，导致生痔。

此外，中医学还认识到痔的成因与遗传体弱有关。《疮疡经验全书》指出痔"亦有父子相传者"，说明已经注意到痔的成因与家族遗传有一定关系。近代认为，结缔组织软弱的病员，容易发生血管壁松弛、曲张，加上后天的因素，容易发生痔疮、下肢静脉曲张和疝等病症，且这些因素可以遗传到下一代。《丹溪心法》指出"痔者皆因脏腑本虚……"《医宗金鉴》指出"久病咳嗽而后生痔……"均指出体质虚弱是痔疮发生的基本因素。

综上所述，痔的成因，在《外科正宗》、《外科大成》中有概括性的叙述，"夫痔者，乃素积湿热过食炙煿，或因久坐而血脉不行，又因七情而过伤生冷，以及担轻负重，竭力远行，气血纵横，经络交错；又或酒色过度，肠胃受伤，以致浊气瘀血，流注肛门，俱能发痔"。"然饱食而成此症者必有其因。其因惟何：盖因饱食之后，或暴怒，或努力，或枯坐，或酒色，妇人或难产，小儿或夜啼等因，致气血纵横，经络交错，流注肛门而成此痔矣。如其肿者湿也,痛者火也,痒者风也,闭结者燥也"。

(二)近代对痔成因的认识

静脉曲张学说,Morgagni 根据门静脉及其属支无静脉瓣的解剖特点,指出静脉曲张与人的直立体位受液体静力压的作用有关,超限的腹内压增高,使得这些静脉扩张、迂曲成痔。关于原发性内痔为何好发于肛门的特定部位,Miles 经过研究认为,与直肠上动脉分支类型有关,直肠上动脉分左右两支,右支又分右前、右后两分支。这 3 条分支及其伴行静脉分布于右前、右后、左外侧的肛管内,故内痔亦多出现在上述特定部位。

肛垫下移学说,Thomson 认为直肠静脉丛扩张是正常现象,出生时即存在。发现直肠末端黏膜下确实有动静脉交通支,是造成组织勃起的机制。Treitz 肌是存在的,其纵行肌束分散至肛管黏膜下形成间隔,其中充斥血管丛,构成环绕肛管不均匀的增厚组织块,称之为肛垫,是人人皆有的正常结构。左侧有 1 个,右前、右后各有 1 个。肛垫是痔发生的解剖基础,肛垫向下移位是痔的发病机制。

一、内痔

发生在肛门齿线以上,直肠末端黏膜下的痔内静脉丛发生扩张、曲张而形成的柔软静脉团,好发于膀胱截石位 3、7、11 点。由于痔疮的病因、症状不同,历代文献立痔的名称很多。早在公元前 476 年前《五十二病方》最早记载了有关痔的分类和证候,将痔分为牡痔、牝痔、脉痔、血痔、胸痒(肛门痒)、巢者(肛门瘘管)、人州出(脱肛)等多种肛肠病,并最早应用结扎术和切开术治疗痔瘘。隋唐时期《巢氏病源》总结了前人对痔的临证知识,将痔分成五类:牡痔、牝痔、脉痔、肠痔、血痔,进行辨证施治,后来在《千金方》、《外台秘要》中增加了酒痔、气痔、内外痔、燥湿痔等。至明清时期,痔的命名已有二十四种之多,多以形状和性质来分类。

【病因病机】

痔的发生多与风、湿、瘀及气虚有关,常因饮食不节,大便失调,久坐久立,负重远行,妊娠多产等诸种因素,致燥热内生,下迫大肠,经络阻滞,血液回流受阻,邪热与血瘀结滞,郁积而成痔。

1.风伤肠络　风善行而数变,又多夹热,热迫血溢,血不循经而下溢出血,所下之血色泽鲜红,下血暴急呈喷射状。

2.湿热下注　多因饮食不节,恣食生冷、肥甘,伤及脾胃而滋生内湿。湿与热结,下注肛门,局部气血纵横、经络交错而生内痔;热盛则迫血妄行,血不循经,则血下溢而便血;湿热下注大肠,气机不畅,经络阻滞,则肛门内有块物脱出。

3.气滞血瘀　气为血之帅,气行血行,气滞则瘀。肛门内有块物脱出,坠胀疼痛;气机不畅,统摄无力,则血不循经而导致血栓形成。

4.脾虚气陷　老年人、多产妇、小儿久泻久痢致脾胃功能失常,脾虚气陷,无力摄纳,而出现痔核脱出不能回纳,气虚则不摄血,导致气血两虚,故可见下血量多而色淡。

【临床表现】

(一)症状

1.便血　是内痔常见症状之一。大便时或大便后流出,血量多少不等,有时仅在粪便上有几条血丝或染红便纸,或大便时,血液由肛门流出,或喷射而出。出血有发作期与间歇静止期,饮酒、过劳、便秘、腹泻、内热,往往加重发作,出血较多,而静止期时出血极少或不出血。血色呈鲜红色,系痔静脉丛中有毛细血管和中心小动脉,因排便用力擦破血管、黏膜所致。初起痔核小如樱桃样,柔软而娇嫩,容易擦碎出血机会多,以后痔的表面黏膜逐渐增厚形成纤维化,因之出血减少,但往往有续发的Ⅰ、Ⅱ期内痔,出血仍然可以是大量的。由于日久出血,引起面色萎黄无华、虚浮黄胖、头晕眼花、心悸、气急、乏力、纳呆、舌质淡白、脉细数等贫血症状。严重者血红蛋白降至2~4克。

2.脱出　内痔生长日久,痔核渐大,因受粪便压迫,遂与直肠肌层分离,向下延伸,腹压增高或大便时可脱出肛外,初起尚能自然回复,若屡屡脱出,渐至不能自行回纳,需用手推回,或平卧数小时方可回纳,再发展严重,在咳嗽、喷嚏或行走时也可以脱出,且多伴直肠黏膜脱垂。而且有时因脱出的内痔炎症水肿,被痉挛的肛门括约肌勒住于肛门外,发生血栓,嵌顿或绞窄坏死,形成青紫色痔块。可伴有剧烈疼痛、坐卧不安、发热、大便秘结等症状,并可继发肛周痈肿。

3.疼痛　单纯内痔,一般仅有肛门沉重坠胀感或大便不爽异物感,若内痔脱出肛外,不能复回,则疼痛加重,内痔形成血栓、水肿、炎症、嵌顿、坏死,则疼痛剧烈,坐卧不安。

4.瘙痒与黏液　内痔脱出常使直肠黏膜受到刺激,因而分泌物增多,刺激肛周皮肤引起瘙痒,并可引发肛周湿疹。

5.大便秘结　内痔患者多有习惯性便秘病史,此外,患者因顾虑便时出血、脱垂而不愿按时间排便,粪便久贮,干燥硬结,引起大便秘结,又助长了痔疮的发展,造成恶性循环。

历代医书对痔的症状描述极其丰富,且分别对出血、脱出、疼痛、瘙痒和便秘等痔的常见症状有详细的描述。《巢氏病源》"因便而清血随出者,血痔也"。《证治要诀》"脉痔外无形,而所下之血,一线如箭,或点滴而不已,此由脉窍中来也"。《古今医统》"结核肛内,形如莲蓬葡萄,阻塞谷道,临厕脱肛,良久方收"。"若因风热,粪燥便难"。《外台秘要》"肠痔则更衣挺出,久乃缩"。《千金方》"脉痔者,肛边有疮瘙痛,肠痔者,肛边核痛"。"痔如筋脉,痒发则面青痛甚","大便困难,强力则肛不收也"。

（二）分期

《痔临床诊治指南》(2006年中华中医药学会肛肠分会,中国中西医结合学会大肠肛门病专业委员会,中华医学会外科分会结直肠外科学组)痔根据其症状的严重程度分为四度:

Ⅰ度:便时带血、滴血,便后出血可自行停止;无痔脱出。

Ⅱ度:常有便血;排便时有痔脱出,便后可自行还纳。

Ⅲ度:可有便血;排便或久站及咳嗽、劳累或负重时有痔脱出,需用手还纳。

Ⅳ度:偶有便血;痔持续脱出或还纳后易脱出。

【诊断与鉴别诊断】

本病常有反复发作病史,有典型的便血(便中带血、滴血或喷射状出血),血色鲜红。排便或腹压增加时,肛内有块物脱出,便毕可自行缩回或需用手回纳。肛门镜检查,在齿线上方可见直肠黏膜隆起、充血,且以截石位3、7、11点尤为明显,甚者可见黏膜表面糜烂及活动性出血点。本病常需与以下疾病鉴别。

1.肠息肉　位置较低的直肠息肉便后常可脱出于肛门外,脱出的息肉一般为单个,有长蒂,头圆,表面光滑,质较痔核硬,可活动,容易出血,但多无射血、滴血现象。本病多见于儿童。

2.结直肠癌　相当于肛门直肠癌,多见于40岁以上的中老年人,可有腹泻和便秘交替的里急后重,大便形状变细,肛内肿物不能脱出于肛外,指检可触到质坚硬而凹凸不平的肿块或菜花样肿物,指套上有臭秽的脓血。肛门狭窄,大便变细,次数增多,时流臭秽的分泌物。血便中常混有糜烂组织。

3.脱肛　脱出物呈环状或螺旋状、色淡红、质地中等,表面光滑,无静脉曲张,一般不出血,肛周黏液等分泌物较多。

【治疗】

痔的治疗,在明代以前,以内服药物为主,辅以针刺、导引、熏洗、外治等法。自《太平圣惠方》有了砒剂治疗痔的记载后,南宋《魏氏家藏方》较详细地阐述了枯痔疗法,至明代完善和发展了枯痔疗法以及割痔、系痔等手术疗法。对痔的治疗,转变成以外治手术为主,内治为辅的原则,为近代治痔奠定了基础。近半个世纪以来,枯痔疗法、枯痔钉疗法、结扎疗法、注射疗法、冷冻疗法等都有很大进展。近年来国内外不少学者提出:无症状的痔无需治疗,治疗目的重在消除、减轻痔的症状。解除痔的症状较改变痔体的大小更有意义,应视为治疗效果的标准。治疗时须遵循"先保守、后手术"和重视"微创"的原则。

(一)内治

1.**辨证施治**　多适用于Ⅰ、Ⅱ期内痔;或内痔嵌顿伴有继发感染;或年老体弱;或内痔兼有其他严重慢性疾病不能胜任手术者。治疗法则,主要遵照李东垣的清热利湿、祛风润燥法和朱丹溪的滋阴凉血法为主,此外有补气、升提、气血两补等法。清热以黄芩、黄连、黄柏、山栀;利湿以防己、泽泻;祛风以荆芥、防风、秦艽;润燥以麻仁、大黄;滋阴以龟甲、知母;凉血以生地、槐角;补气以党参、黄芪;升提以升麻、人参芦等为主。

(1)风伤肠络证:大便带血、滴血或喷射状出血,血色鲜红,或有肛门瘙痒;舌红,苔薄白或薄黄,脉浮数。治宜祛风润燥,清热凉血。方选凉血地黄汤、槐花散加减。常用药物有:当归尾、生地、赤芍、黄连(炒)、枳壳、黄芩(炒黑)、槐角等。大便秘结者加润肠汤。

(2)湿热下注证:便血色鲜红,量较多,肛内肿物脱出,可自行回纳,肛门灼热;舌红,苔薄黄腻,脉滑数。治宜清热利湿止血。方选脏连丸加减。常用药物有:猪大肠、黄连。出血多者加地榆炭、仙鹤草。

(3)气滞血瘀证:肛内肿物脱出,甚或嵌顿,肛管紧缩,坠胀疼痛,甚则肛缘有血栓,水肿,触痛明显;舌质暗红,苔白或黄,脉弦细涩。治宜理气活血化瘀。方选活血散瘀汤加减,或止痛如神汤加减。常用药物有:川芎、当归尾、赤芍、苏木、牡丹皮、枳壳等。

(4)脾虚气陷证:肛门坠胀,肛内肿物外脱,需手法复位,便血色鲜红或淡红;可出现贫血,面色少华,头晕神疲,少气懒言,纳少便溏;舌淡胖,边有齿痕,苔薄白,脉弱。治宜健脾益气摄血。方选补中益气汤加减。常用药物有:黄芪、炙甘草、人参、当归、陈皮、柴胡、白术等。血虚者合四物汤。

2.**成药**　中成药多用复黄片、痔康片3片,每日3次,或用脏连丸、补中益气丸等。

(二)外治

多适用于内痔初期;或内痔后期因体弱,年老;或患严重疾病而不能胜任手术者,包括以下几类。

1.**熏洗法**　常用的有五倍子汤、苦参汤熏洗。或用:朴硝30克置于盆内,开水冲淡,先熏后洗;或用毛巾蘸药汁,乘热敷患处,每日1～2次。

2.**外敷法**　有五倍子散、枯矾粉、消痔膏或痔疮消肿止痛膏等,直接敷于患处,每日1～2次,配合熏洗法效果更佳。

3.**塞药法**　古代以药物作丸塞入肛内,如水银枣子(《疡科选粹》)具有轻度腐蚀作用,能使痔核缩小。近年来国内用凉血止血的中药制成的各类栓剂塞于肛门,国外采用角菜酸酯等黏膜保护剂制成的栓剂外用。

4.**挑治法**　该方法在民间流传已久,主要用于内痔出血,近期疗效可观。其机理主要为疏通经络,调整气血运行,促使肿消痛减。一般挑1次即可见效,若未愈可隔10日再挑1次。常用穴位有肾俞、大肠俞、长强、上髎、中髎、次髎、下髎等。

5.**冷冻法**　冷冻疗法是将特制的冷冻针头浸泡是液态氮中,再用针头接触痔核,可使痔核温度瞬间迅速下降而冻结坏死,达到止血和内痔萎缩的作用。

(三)枯痔疗法

1.**枯痔法**　肇始于南宋魏蚬《魏氏家藏方》,其药物为砒、矾及朱砂,随后历代在此基础上都有发展,方剂繁多,不胜枚举,但是大多数仍是以砒、矾为主,佐以朱砂、硫黄、月石、乳香、没药、轻粉等药物。到了明代,对枯痔法更有了进一步的应用。如陈实功著的《外科正宗》记载较详:"凡疗内痔者,先用通利药荡涤脏腑,然后用唤痔散涂之肛门内,片时自然泛出,即用葱汤洗净,搽枯痔散,早午晚每日三次,俱用温汤洗净,然后搽药。轻者七日,重者十一日,其痔自然枯黑干硬,停止枯药。其时痔边裂缝流脓,换用起痔汤日洗一次,待痔落之后,换搽生肌散或凤雏膏等药生肌敛口,虚者煎服补药,其口半月自可完矣。"又同书记载:"三品一条枪,治十八种痔瘘,凡用药线插入痔孔内,早晚二次,初时每次插药三条……至七八日药力满足,痔变紫黑,方住插药,候痔四边裂缝流脓,至十四日期满痔落,用甘草汤洗净,换搽凤雏膏或玉红膏,俱可生肌收敛。"这些都是临床实践的总结。由于枯痔疗法或多或少含有重金属成分,对患者健康造成影响,因此现代已不再使用该方法。

2.插药法　又名枯痔钉疗法,是祖国医学治疗内痔的一种有效方法。早在宋代《太平圣惠方》中有"以砒霜、黄蜡搅拌合匀,捻成条子治疗痔"。《外科正宗》有"以三品一条枪,插至七日,痔变黑色,疮边渐渐裂缝,至十五日脱落"的记载,说明枯痔钉具有腐蚀作用,能使痔核干枯坏死,达到脱落痊愈的目的。因所用药物大都具有较强的腐蚀作用,治疗时应避免伤及周围的正常组织,此法目前已少采用。

（四）其他疗法

1.针灸法　《针灸甲乙经》:"痔痛攒竹主之",《千金翼方》:"五痔,刺长强三分",《备急千金要方》:"下血不止及肠风脏毒灸命门",《类经图翼》:"五痔便血灸长强",《古今医统》:"五种痔瘘灸命门七壮,在脊中与脐对,下血脉虚涩灸百劳二三十壮,断根不发。"常用取穴:白环俞、长强、承山治痔,有镇痛消炎止血的功效。

2.肛管扩张法　由英国人 Lord 首创,采用全麻扩肛到 8 指,但容易出现血肿及排气排便、暂时性或长期失禁等并发症,因此目前国内外已很少使用。肛管扩张法原理:Lord 认为痔的存在与下端直肠及肛管出口处狭窄有关。正常排便时,结肠有蠕动波使粪块向下运行,同时肛管括约肌亦自动松弛,在不太增加直肠内压力的条件下,粪块常易排出。若因多种因素如栉膜炎致肛括约肌不能完全松弛而致肛管狭窄,粪块只能在用压力下挤出,压力过高,就使痔静脉丛充血,从而产生痔,而痔核又进一步阻塞肛管,形成"充血-梗阻-充血"的恶性循环。肛管扩张法使肛管组织恢复正常,从而治愈痔疾。

【预防与调护】

1.保持大便通畅,养成每天定时排便的习惯、尽可能缩短每次排便时间,排便后清洗肛门,保持肛门周围清洁、干燥。

2.多喝开水,多食蔬菜、水果,少食辛辣食物。

3.避免久坐久立,经常进行提肛锻炼,选择合适的体育运动。

二、外痔

外痔发生于肛管齿线以下,是痔外静脉丛扩大曲张或痔外静脉破裂或反复炎症感染纤维增生而成。由于其表面被皮肤覆盖,故不易破碎出血。外痔形状、大小、症状各异。有结缔组织性外痔、静脉曲张性外痔、血栓性外痔、炎性外痔等不同类别。祖国医学文献对此亦早有记载,《外科十三方考》"菱角形可怪,珊瑚形可恶",《秘传外科方》"鼠尾痔,俱无疼痛,遇辛劳即发,不治无害","鼠奶痔,形如鼠奶"。近代认为,鸡冠痔、蚬肉痔、重迭痔、菱角痔、珊瑚痔等结缔组织性外痔;鼠奶痔指哨兵痔;莲子痔,鸡心痔、羊奶痔、牛奶痔似指静脉曲张性外痔;葡萄痔指血栓性外痔。

【病因病机】

外痔的病因多因湿热下注;或肛门裂伤,毒邪外侵等因素致气血运行不畅,经脉阻滞;或因热伤血络,瘀结不散而成。

1.气滞血瘀　局部气血瘀滞,肠道气机不畅,不通则痛。

2.湿热下注　湿热重者,常犯于下,湿热蕴阻肛门,经络阻滞,瘀结不散而发本病。

3.脾虚气陷　年高、体弱多病者脾胃功能失常,中气不足,脾虚气陷,无力摄纳,导致肛门坠胀,肿物难以消退。

【临床表现】

本病的病程可长可短,一般仅有肛门部坠胀感、异物感等,当病情进一步发展时可出现不同症状。具体分类和表现如下。

1.炎性外痔　肛缘皮肤破损或感染,局部红肿、渗出或破溃,疼痛明显。

2.静脉曲张性外痔　肛门周围皮下静脉曲张,呈椭圆形或长形,触之柔软,平时不明显。在排便时或增加腹压后肿物体积增大且呈暗紫色,可伴坠胀感,疼痛不明显,经按揉后肿物可缩小变软,如引起水肿时则有疼痛。

3.血栓性外痔　多因便秘努挣或劳累过度而后肛门部突发剧烈疼痛,并在肛缘皮下出现一肿块,初期尚软,逐渐变硬,分界清晰,触痛明显,好发于截石位3、9点位,通常经5～7日自行吸收消退,有的虽疼痛减轻,但肿块仍然不消,触之有一小结节。

4.结缔组织性外痔　肛门边缘处赘皮增生,逐渐增大,质地柔软,一般无疼痛,不出血,仅有异物感。往往表现为肛门部不能保持清洁,常有少量粪便及分泌物积存,刺激肛门发痒不适。发生在肛门前后正中部的皮瓣,多伴有肛裂;若呈环状或花冠状,多为经产妇。

【诊断与鉴别诊断】

本病以肛门部坠胀感、异物感为主,伴有肛周潮湿、瘙痒;急性发作时肛门局部可见肿胀、疼痛,排便等刺激后症状加重。如肛门边缘赘生皮瓣,质地柔软,无触压痛;急性发作时可见皮瓣明显肿大,疼痛剧烈,甚至血栓形成,破损渗出,味臭等。本病常需与以下疾病鉴别。

1.肛门周围脓肿　肛门周围肿块,色红,肤温较高,疼痛剧烈,3～5日有波动感,伴有发热,自溃或切排引流后肿退痛减,体温下降,易形成肛瘘。

2.肛门周围囊肿　肛门周围局限性肿块,质地中等,按之有囊性感,边界清楚,表面光滑,与皮肤粘连,皮色如常,无疼痛;感染时红肿疼痛明显,并有豆渣样物。

3.肛管癌　肿块质地坚硬,不能推动,且表面高低不平,溃烂时可有脓血、黏液、腐臭的分泌物,病至后期常见肛管狭窄,大便变细或排便困难,多见于中老年患者。

【治疗】

本病临床症状通常不明显,因此,平时应保持大便通畅,注意局部清洁卫生,预防为主,对于无症状的外痔,一般无须特别治疗。若反复发作,甚至影响正常的学习、生活和工作,或患者自身要求时,方采用手术治疗。手术时,应尽可能保留"皮肤桥"创面稍作延长,避免损伤过多,形成大面积的瘢痕,以防止术后肛门狭窄等后遗症的发生。

(一)内治

1.理气化瘀法　适用于肛缘肿物突起,排便时可增大,有异物感,可有胀痛或坠痛,局部可触及硬性结节。方用活血散瘀汤加减。常用药物有:川芎、当归尾、赤芍、苏木、牡丹皮、枳壳。

2.清热利湿法　适用于肛缘肿物隆起,灼热疼痛或局部有分泌物,便干或溏。方用萆薢渗湿汤加减。常用药物有:萆薢、薏苡仁、土茯苓、滑石、鱼腥草、牡丹皮、泽泻、通草、防风、黄柏等。

3.理气健脾升提法　适用于肛缘肿物隆起,肛门坠胀,似有便意,神疲乏力,纳少便溏。方用补中益气汤加减。常用药物有：黄芪、人参、炙甘草、白术、当归等。

（二）外治

1.熏洗法　以苦参汤或五倍子汤熏洗，或热水坐浴。

2.外敷法　可以外敷消痔膏、金黄膏或黄连膏。

【预防与调护】

1.本病初期治疗得当，保持大便通畅，注意局部清洁卫生。

2.避免过食辛辣刺激的食物，症状多可控制和缓解。

三、混合痔

混合痔是直肠上下静脉丛同时曲张、扩大、相互沟通吻合，因此同一部位齿状线上下方均有痔核，上方表面为直肠黏膜，下方为肛管皮肤覆盖，实际上是内痔部分和外痔部分形成一整体者为混合痔。其症状亦具有内外痔两方面的症状，而且内痔部分和外痔部分相连，因此多发于肛门截石位 3、7、11 点。由于痔常突出于肛外，黏膜经常受到刺激，黏液分泌大量增加，使肛周潮湿不洁，瘙痒。

【病因病机】

多因内痔患者病情严重，反复脱出，或经产、负重努力、腹压增加，致筋脉横解，瘀结不散而成。混合痔的发生往往同时兼有内痔、外痔的致病因素，其大都由于内痔通过其丰富的静脉丛吻合支和相应部位的外痔静脉丛相互吻合并产生病理性肥大。

【临床表现】

本病患者病程往往较长，几年甚至几十年，常反复发作。同时兼有"内痔"、"外痔"的症状和体征。如：便血及肛门部肿物（皮赘、静脉团、血栓、水肿等），肛门坠胀，异物感或疼痛，伴有局部分泌物、瘙痒等。肛门内在齿线上下同一方位出现团块状肿物，内痔与外痔相连吻合为一体，无明显分界，括约肌间沟消失。

【诊断与鉴别诊断】

有关诊断与鉴别诊断的内容与"内痔"、"外痔"的基本一致，请参阅。

【预防与调护】

有关内容与"内痔"、"外痔"章节相同。

（代立明）

第七节　肛裂

肛裂是肛管皮肤全层裂开并形成的慢性梭形溃疡。以周期性疼痛、出血、便秘为主要特征，好发于肛管后部，其次是前部，青壮年多见，女性发病率较高。中医学称为"钩肠痔"、"裂痔"等。在清·祁坤《外科大成》记有"钩肠痔，肛门内外有痔，折缝破烂，便如羊屎，粪后出血，秽臭大痛者……"清同治十二年，我国第一部痔瘘专著《马氏痔瘘科七十二种》正式提出了"裂肛痔"的病名。

【病因病机】

中医学认为本病多系血热肠燥、大便秘结、排便暴力怒张致肛门皮肤损伤，复因染毒而成慢性溃疡裂口。《医宗金鉴》："肛门围绕，折纹破裂，便结者，火燥也。"

1.血热肠燥　常因饮食不节，恣饮醇酒，过食辛辣厚味，以致燥热内结，耗伤津液，无以下润大肠，则大便干结;临厕努责,使肛门裂伤而致便血等。

2.阴虚津亏　素有血虚,血虚津乏、生燥,肠道失于濡润,可致大便燥结,损伤肛门而致肛裂;阴血亏虚,则生肌迟缓,疮口不易愈合。

3.气滞血瘀　气为血之帅,气行则血行,气滞则血瘀。热结肠燥,气机阻滞而运行不畅,气滞则血瘀阻于肛门,使肛门紧缩,便后肛门刺痛明显。

西医学认为,长期的便秘及机械性损伤是首要因素。结合解剖、病理分析肛裂成因与以下因素有关。

1.外伤因素　干硬的粪便,异物,分娩,排便时过于用力,肛指检查或手术不当均可造成肛管皮肤损伤,是产生肛裂的基础。

2.感染因素　感染多原发于肛窦,但也可原发于肛周皮肤,如湿疹皮炎、肛门瘙痒症、肛窦炎、肛乳头炎,直肠炎等慢性炎症等。粪便所产生的氨与汗水中的氢离子协同对肛周皮肤可产生强烈的刺激作用,导致感染发生。感染时炎性细胞可以释放溶解胶原的酶,阻止上皮组织再生与延伸,从而造成肛裂长期不能愈合。

3.解剖因素　外括约肌浅环自尾骨分绕于肛门周围,在其前后向分岔处比较薄弱;肛提肌纤维又大多在肛门两侧,相比之下,前后更是薄弱;此外直肠与肛管成角,排便时,肛管后方容易受压损伤裂开。再加上肛管后多为韧带组织,血供差,弹性弱,容易破裂,一旦损伤不易修复,逐渐形成溃疡,而成肛裂。

4.内括约肌痉挛因素　由于肛管部位的慢性炎性刺激,使内括约肌处于痉挛状态,黏膜肌层和肛管皮肤弹性减弱,紧张力增强,致遇暴力扩张,肛管皮肤容易撕裂,裂伤后则疮面不易愈合,形成慢性溃疡性创面,现代研究证实肛裂的发生与局部缺血相关。

5.肛管狭窄　由于先天畸形、外伤或手术造成肛管狭窄,干硬粪便通过时容易造成肛管皮肤撕裂损伤,细菌侵入感染形成溃疡造成肛裂。

6.松紧力学原理　由于人体发育的差异,一些人黏膜下肌增厚,连同肛门皮肤及括约肌群加大了肛管阻力,降低肛门伸展度,当粪便干硬通过肛管时,扩张力和约束力对抗增强,要使粪便排出,必须加大腹压,粪便对肛管的挤压扩张力必然加强,粪便直径如果超过皮肤和黏膜下肌的伸展力,使肛管皮肤和黏膜下肌撕裂,形成损伤。如果反复撕裂损伤,创面逐渐加深,创面继发感染,组织纤维化后伸展度越来越小,如大便干燥得不到控制,反复发作引起恶性循环,形成肛裂。

【临床表现】

（一）症状

多见于20～30岁青壮年,女性为多,其主要症状为大便时肛门剧烈疼痛,并伴有少量出血,大便干燥时更甚。

1.疼痛　多由排便引起,粪便刺激被扩张的溃疡裂口,引起阵发性灼痛或刀割样疼痛,持续数分钟,待粪便通过后,疼痛减轻,称疼痛间歇期,继而由于排便的刺激,内括约肌发生持续性痉挛引起溃疡裂口剧烈而持久的疼痛,一般可持续数小时之久,使患者坐卧不安,十分痛苦,疼痛引起痉挛,痉挛增加疼痛,如此形成恶性循环,直到内括约肌疲劳松弛,疼痛才渐趋缓解,称肛裂疼痛周期。

2.出血　排便时出血也是常见的症状,一般量不多,色鲜红,有时染红便纸,或附着于粪便表面,有时滴血。

3.便秘　肛裂患者多数有习惯性便秘,又因排便引起剧痛,患者常不敢排便而加重便秘。

（二）分类

1.早期肛裂　仅在肛管皮肤上有一小的梭形溃疡,创面较浅,裂口呈绛红色,边缘整齐而有弹性,容易治愈。

2.陈旧性肛裂　早期肛裂未经适当治疗,继续感染和慢性炎症的刺激,使内括约肌经常保持收缩痉挛状态,造成裂口引流不畅,创口不易愈合,而且纤维组织增多,致裂口溃疡边缘组织增生变硬变厚,边缘皮肤潜行,形成"缸口",溃疡底部形成平整较硬的灰白组织(栉膜带)。裂口周围组织由于慢性炎症,充血水肿,使浅部静脉及淋巴回流受阻,引起裂口下端皮肤水肿及结缔组织增生,形成袋状赘皮性外痔(哨兵痔),在裂口上端齿线附近并发肛窦炎、乳头炎、乳头肥大及单口内瘘。

【诊断与鉴别诊断】

肛裂疼痛呈明显周期性。出血量一般不多,往往伴有便秘。检查可见早期肛裂溃疡边缘整齐,底红色,陈旧肛裂的溃疡边缘不整齐,底深,呈灰白色,溃疡上端的肛窦呈深红色,并可见到肛乳头肥大、哨兵痔、单口内瘘等。临床常需与以下疾病鉴别。

1.肛门皲裂　可发生于肛管任何部位,裂口表浅,仅限于皮下,常见多个裂口同时存在,疼痛轻,偶有少量出血,瘙痒症状明显,无溃疡、裂痔和肛乳头肥大等并发症,多因肛周皮肤病引起,如肛周湿疹、皮炎等。

2.肛管结核性溃疡　溃疡的形状不规则,边缘不整齐,有潜行,底部呈暗灰色并可见干酪样坏死组织,有脓性分泌物,疼痛不明显,无裂痔形成。溃疡可发生在肛管任何部位,多有结核病史,分泌物培养可发现结核杆菌,活组织病理检查可以明确诊断。

3.克罗恩病肛管溃疡　克罗恩病肛管皮肤可发生溃疡,位置可在肛管任何位置,特点是溃疡形状不规则,底深,边缘潜行,无痛,常并存肛瘘。同时伴有贫血、腹痛、腹泻、间歇性低热和体重减轻等克罗恩病的特征。

4.梅毒性溃疡　常见于女性患者,初期为肛门部的发痒刺痛,抓破后,脱痂形成溃疡。溃疡色红,不痛,底灰色常有少量脓性分泌物,呈椭圆形或梭形,常位于肛门两侧的皱折中,质地较硬,边缘微微凸起,双侧腹股沟淋巴结肿大。患者有性病史,分泌物涂片可发现梅毒螺旋体,Wasserman 试验阳性。

【治疗】

早期肛裂,可先用非手术疗法,如无效或疗效不能持久,再考虑用手术治疗。非手术疗法的目的是减轻疼痛,缓解括约肌痉挛和促使创面愈合。

(一)内治

1.辨证施治

(1)血热肠燥证:大便二三日一行,质地干硬,便时疼痛剧烈,大便时滴血或手纸染血,血色鲜红,裂口色红,肛门部灼热瘙痒;腹满胀痛,小便短赤,舌质偏红,苔黄燥,脉弦数。治宜泻热通便,滋阴凉血。方选凉血地黄汤加减。常用药物如:生地、当归尾、地榆、槐角、黄连、黄芩、天花粉、升麻、赤芍等。

(2)阴虚津亏证:大便干燥,数日一行,便时疼痛,点滴下血,裂口深红;口干咽燥,五心烦热,欲食不多,或头昏心悸,舌红,苔少或无苔,脉细数。治宜补血养阴,润肠通便。方选润肠丸加减。常用药物如:火麻仁、桃仁、大黄、当归、羌活。

(3)气滞血瘀证:肛门刺痛明显,便时便后尤甚,肛门紧缩,裂口色紫暗,肛外有裂痔,便时可有肿物脱出;舌黯,苔薄,脉弦或涩。治宜理气活血,润肠通便。方选六磨汤加减。主要药物如:大槟榔、沉香、木香、乌药、大黄、枳壳。

2.成药　中成药多用槐角丸、化痔丸、润肠片、麻仁丸等。

(二)外治

1.敷药法　此法适用于新鲜单纯性肛裂,可用消肿止痛,收敛止血、祛腐生肌作用的生肌玉红膏或黄连膏或白玉膏等涂于裂口,或用表面麻醉法,2%利多卡因胶浆适量涂抹患处,直至创面愈合。

2.熏洗法　常用具有活血止痛、收敛消肿等作用的五倍子汤、苦参汤等熏洗。或用药液作热湿敷,或每日便后用 1：5000 高锰酸钾溶液坐浴。便前坐浴可使肛门括约肌松弛以减轻粪便对裂疮的刺激；便后坐浴，可洗净粪渣，保持局部清洁，避免异物对溃疡创面的刺激，改善局部血液循环，减轻肛门括约肌之痉挛，缓解疼痛，促进溃疡愈合。

3.封闭法　于长强穴用 0.5%～1%普鲁卡因 5～10 毫升作扇形注射，隔日 1 次，5 日为 1 个疗程；亦可于裂口基底部注入长效止痛剂如复方亚甲蓝溶液 3～5 毫升，每周 1 次。

（三）其他疗法

1.针刺法　取长强、承山、三阴交、白环俞，各留针 5 分钟，7 日为 1 个疗程。也可以对长强穴行穴位注射配合截石位 3、9、12 点距肛缘 0.5 厘米处行围针治疗，早期肛裂采用强刺激，陈旧性肛裂配合电针治疗。

2.埋线法　通过采用羊肠线埋置于长强穴的方法。现代研究表明，长强穴神经分布比较密集，在此处埋线可产生一种刺激效应，对局部痛觉冲动产生抑制作用。同时还可以对肛门括约肌起到调节作用，改善局部血液循环达到治愈的目的。

3.按摩法　在局麻下用手指在肛裂处轻轻按摩 30 次约 2 分钟，再以肛裂为中心作半圆状按摩 15 次，然后对内括约肌作上下按摩，尽可能使内括约肌与外括约肌粘连分离。也可应用电按摩的物理刺激作用于肛门，发生由表及里的应答反应，从而调节其肌群，达到治愈肛裂的目的。

【预防与调护】

1.养成良好的排便习惯，及时治疗便秘。

2.饮食中应多含蔬菜水果，防止大便干燥，避免粗硬粪便擦伤肛门。

3.注意肛门清洁，避免感染。

4.肛裂后宜及早治疗，防止继发其他肛门疾病。

（代立明）

第十九章　中西医结合治疗外科疾病

第一节　胆道系统感染和胆石病

胆道系统感染和胆石病是我国的常见和多发病,据尸检资料报道,胆石病的发生率约在 7％左右。从近年的发病情况分析,在我国部分城市中胆石病的发病率已达 18％,而 80 岁以上的老年人中胆石病的发病率更高达 23％。胆道系统感染和胆石病在外科急腹症中发病率仅次于阑尾炎而居第二位。包括急性、慢性胆囊炎;急性、慢性胆管炎;胆囊、胆总管结石;肝胆管结石;急性梗阻性化脓性胆管炎等。我国大部分地区胆石的主要成分为胆色素类结石,其次是胆固醇类结石。前者多在肝胆管内产生,占胆石症的 50％～80％。后者多在胆囊内产生。由于这类疾病常互为因果,炎症与结石常同时存在。临床表现也相互联系,故合并叙述。

在中医学文献中虽无胆道系统感染和胆石病的病名。但在古代医著中对胆囊的解剖部位、生理作用和类似本病的记载颇多。早在我国第一部文字学专著《说文解字》中就指出胆是"连肝之府"。唐朝张守节在《史记正义》中也指出:"胆在肝之短叶间……盛清汁……"朴素地叙述了胆囊的解剖部位和生理作用。有关胆囊功能的认识,《灵枢·本输》中首先指出:"胆者,中精之府。"晋代《甲乙经》中继称"胆者清净之府"。后代诸家认为:"胆藏精汁,故为中精之府。"《灵枢集注》并指出:"他腑之所受者,皆至浊之物,而唯胆则受五脏之精汁也。"说明了胆囊中贮藏的胆汁是和胃,大、小肠中所盛受食物和膀胱中所贮存的尿液有区别的。同时,《灵枢·本输》中还指出:"肝合胆。"《脉诀》中进一步阐明"肝之余气,溢入于胆而成精"。这些清楚地表明在晋代我们祖先已经认识到胆汁的分泌和肝脏的功能具有密切的关系。有关胆囊的排泄功能,古人将胆囊归属于六腑的范畴,所谓"府"是"传化物而不藏"的意思。但同时,又将胆另外归属于"奇恒之府"的范畴,认为具有"亦藏"、"亦泻"的特点,初步描述胆囊既有贮藏胆汁的作用,也有排泄胆汁作用的双重特性。中医学认为胆的功能"以通降下行为顺"。就是说胆必须维持排泄功能的通畅,才是正常的,任何因素影响胆的"通降下行"时即能发病。

1973 年马王堆出土汉朝女尸,据尸解报道:"胆总管内有一块蚕豆大的胆结石,肝管内也有一块像蚕豆大的胆结石。"1975 年在湖北省江陵县凤凰山出土的公元前 167 年西汉古尸中,经解剖检查发现胆囊内含有胆固醇和胆色素等的混色结石共达 270 余粒。以上发现提供了医学上极其可贵的实物,直接证明胆石症在距今 2100 多年前汉朝时代已存在。中医学在 16 世纪则有胆石的记述,如明代李时珍《本草纲目》一书中,论及一药时说"牛之黄,牛之病也,故有黄之牛,牛病而易死,诸兽皆有黄,人之病黄者亦然"。因此类似本病的证候群早已有丰富的记载。远在二千多年前的《灵枢·胀论》中就有"胆胀者,胁下胀痛口中苦,善太息","肝胀者,胁下满而痛引少腹"的记载。《灵枢·经脉》中有"胆足少阳之脉……是动则病口苦,心胁痛"的记述,均指明胆府有病可以引起胁肋部类似胆囊疾病的腹痛症状。《灵枢·邪气脏腑病形》载:"胆病者……呕宿汁……其寒热者",则是对胆囊疾病伴有肠胃症状与寒战发热的类证记载。《灵枢·论疾诊尺》

中记载的"寒热身痛,面色微黄"的黄疸症中可能就包括了胆道急性感染、胆石病的腹痛、寒战发热、黄疸等主要症状。汉代《伤寒论·太阳病篇》描述"结胸症"的症状是:膈内疼痛、拒按、气短、心下部坚硬胀满、身发黄等。与胆道系统感染和胆石病颇为相似,并应用大陷胸汤治疗"结胸实热"证;大柴胡汤治疗"热结在里,往来寒热"证等。明李梴《医学入门》记:"有结胸发黄者,心胸满硬,按之痛不可近,大陷胸汤加茵陈。"隋代巢元方《诸病源候论》中记载的"癖黄"也与本病近似,如"气水饮停滞结聚成癖,因热气相搏,则郁蒸不散,故胁下满痛而身发黄,名而癖黄"。此外在历代各家论述中有关"胁痛、诸腹痛、黄疸、肝气及肝胃气"等病证内,均有与本病相类似描述。中西医结合治疗胆道系统感染和胆石病的辨证论治方法,基本上是从上述门类的证治中演化而来的。由此可知,中医学对本病的认识也蕴藏着许多宝贵的经验,为现代中西医结合治疗本病做出了贡献。

【病因病机】

凡暴怒忧思,或多食油腻厚味炙煿饮食,或寒温不适,或蛔虫上窜等因素,致使肝胆之气郁结,气郁化火;脾胃运化失司,湿浊内生,湿热蕴结,影响肝脏的疏泄和胆腑的通降功能,使胆气不通则痛。湿热熏蒸,胆汁逆溢肌肤而目黄、身黄,黄似橘色。肝气犯胃,胃气上逆则恶心呕吐。气血积滞,热积不散,热胜肉腐酝而成脓。甚则热毒化火则寒战、高热。火毒炽盛,毒入营血则神昏谵语、皮肤瘀斑、鼻衄、齿衄、舌绛苔燥。甚至导致舌光如镜、四肢厥冷、脉细欲绝等"亡阴"、"亡阳"之厥症。

胆为中清之府,以通降下行为顺,若湿热久蕴不散,日积月累,胆汁久经煎熬则结成砂石。胆石阻塞,更促使肝气不舒,胆汁流行受阻,则结石不断结聚增大。胆汁郁积加重,导致气滞瘀阻不散,内蕴湿热不清,则反复发作。

【临床表现】

(一)症状与体征

1.腹痛　急性胆囊炎的腹痛常发生于饱餐后的晚上或清晨,突然发生中上腹或右上腹的剧烈绞痛,为持续性发作,阵发性加剧,60%的患者疼痛可放射至右肩、左肩及腰背部。如伴有结石,则疼痛程度更为严重。急性梗阻性化脓性胆管炎,多突然发生剑突下或右上腹顶胀痛或绞痛,并向背部放射。胆总管结石发作时为剑突下阵发性绞痛。肝内胆管结石患者常感右肋缘下疼痛,并向胸或右背部放射。

2.发热　急性胆囊炎发热较轻,一般体温多在38～39摄氏度,且无寒战。化脓性胆管炎常先出现寒战,继而出现弛张型高热,体温多在38～40摄氏度。

3.黄疸　眼巩膜或全身皮肤发黄,呈橘黄色,有光泽属阳黄。急性胆囊炎,胆结石一般无黄疸,但在感染严重及结石排出过程中,由于胆总管括约肌痉挛、水肿或结石阻塞,约15%的患者可出现轻度黄疸。胆管炎,胆总管结石患者,黄疸出现快而严重,约75%患者在发病后12～24小时,就有明显黄疸。

中上腹痛、寒战高热和黄疸三者相继出现,并同时存在时,称为胆管炎综合征(夏科综合征),为胆总管或肝胆管急性梗阻继发感染,形成急性梗阻性化脓性胆管炎的严重病象,进而出现谵妄、昏迷、中毒性休克。

4.胃肠道症状　患者在腹痛后不久,即可出现恶心呕吐,吐出物多为胃内容物,呕吐次数多少不定,呕吐后腹痛并不缓解。并可伴有纳呆、厌食油腻、腹部胀气、嗳气、便秘等。

5.体征　急性胆囊炎患者以右上腹胆囊区压痛为显著,并有腹肌紧张,当胆囊颈部或胆囊管被结石梗阻时,胆囊胀大,炎症剧烈时,右上腹常可触及有压痛的肿大胆囊或炎性包块。病变在胆管时,在剑突下区有压痛。肝内胆管结石时,肝区常有叩击痛,并可触及有触痛和肿大的肝脏。

6.舌苔、脉象　早期或轻症,舌苔白腻或微黄,严重者苔黄腻或黄燥,舌质红或绛,或舌光如镜。脉弦滑数或洪数,严重者沉细而数。

(二)辅助检查

1.实验室检查　胆道系统感染时,血白细胞计数及中性白细胞比率显著升高。有胆道梗阻时,血清胆红素、黄疸指数升高,胆红素定性试验直接反应阳性,尿胆红素阳性。胆道急性感染时,部分患者可出现谷丙转氨酶升高。

2.X线检查

(1)平片:X线右上腹平片检查,混合型胆囊结石者,可在片中显影。显影者占10%～15%。

(2)造影检查:

1)口服胆囊造影:用于诊断胆囊结石和慢性胆囊炎。常用造影剂为碘番酸。用法:①检查前1日中午用高脂肪饮食。②检查前1日晚进素食;当晚6点服药3克,共6片,每隔5分钟服1片,半小时服完,服药后禁食。③检查当日早上禁食、禁饮。④服药后12～14小时摄第一片,如不显影,服药后15小时摄第二片。⑤如胆囊显影,即可吃油煎鸡蛋2个。⑥服高脂肪餐30分钟及60分钟各摄片一张。

正常胆囊显影密度应与第十二肋骨密度相近,如显影淡,多为胆囊浓缩功能差,提示胆囊有炎症。服高脂餐30分钟后,胆囊应收缩1/3以上,60分钟后应收缩2/3以上或排空,如收缩不足或不收缩,提示胆囊壁因纤维化而收缩功能差。如胆囊管由于炎症引起狭窄或梗阻时,胆囊可不显影。如胆囊内有结石者,可见有透亮阴影。

对口服胆囊造影法结果正常,而有明显的胆绞痛等症状的患者,可采用以下两种方法进一步检查。①胆囊收缩素试验:口服胆囊造影法,胆囊显影后,静脉注射胆囊收缩素75Ivy单位,在15分钟内分次摄片。如胆囊收缩少于50%,同时患者出现类似发作时的胆绞痛症状者,为阳性反应。提示有慢性炎症性病变,或胆固醇沉着症。如同时做十二指肠引流术,胆汁中发现有胆固醇结晶或蛔虫卵等现象,则对诊断更有帮助。②口服胆囊造影时,胆囊持续显影的方法:口服胆囊造影法,胆囊显影后,不进脂肪餐,仍照常饮食。第二日早晨,即服造影剂后36小时,再摄片检查。如胆囊仍持续显影,则提示胆囊排空障碍。于1976年Adams等报告26例这种造影后有胆囊持续显影的患者,经胆囊切除后症状均消失,并随访2年以上,均无胆绞痛症状复发。病理切片检查均有胆囊壁慢性炎症改变,在胆囊管周围的变化更为明显。此类病例大部分无结石存在。

2)静脉胆道造影术:常用造影剂为20%胆影钠20毫升,或50%胆影葡胺20毫升。造影剂在肝脏内浓缩后而排出,胆道系统都可显影,但以肝管,胆囊管、胆总管的显影较胆囊为清晰,故用于口服法失败之后,或已行胆囊切除的患者。以此来显示胆道内有无结石及胆管是否狭窄,也可观察胆囊内情况。但由于此法胆囊显影不如口服法造影术,故不能代替口服法造影术。造影之前宜行造影药敏感试验。

用法:①检查前一日中午进高脂肪餐,睡前用番泻叶9克开水冲服。②检查当日禁食、禁水。③造影剂可在10～20分钟内缓慢注入或滴入静脉。④注射造影剂后30分钟、60分钟、120分钟各摄片1张。⑤如果胆囊也显影,可在90～180分钟后进高脂肪餐,并于餐后30和60分钟各摄一片,以观察胆囊收缩的速度和程度。

正常情况是注射造影剂后30分钟胆道即显影,60分钟时最清晰,以后由于造影剂的流失,浓度逐渐减淡,一般120分钟时全部流失。如浓度继续升高,则可说明胆道下端有梗阻,如结石存在、括约肌狭窄或痉挛。正常胆总管横径应小于0.7厘米,达1厘米者应考虑有扩张,超过1.5厘米者,一般代表下端通过障碍。胆管内有阴影缺损、扩张或突然中断时则提示有肝内胆管结石可能。

在黄疸或肝功能不佳的患者,静脉胆道造影的胆管显影率很低或根本不显影。

3)经皮肝穿刺胆管造影(PTC):是在X线电视或B超监视下,利用特制穿刺针经皮穿入肝内胆管,再将造影剂直接注入胆道而使肝内外胆管迅速显影的一种顺行性胆道直接造影方法。本法可清楚地显示肝内外胆管的情况,包括病变部位、范围、程度和性质等,有助于胆道疾病,特别是黄疸的诊断和鉴别诊断。本法操作简便,成功率高,有胆管扩张者更易成功,检查结果不受肝功能和血胆红素浓度的影响,且并发症少,是当前胆道外科的一项重要诊断技术,已在临床广泛应用。本法为有创性检查,有可能发生胆汁漏、出血、胆道感染等并发症,术前应检查凝血功能及注射维生素 K 2～3 日,必要时应用抗生素,特别是有感染症状者。应作好剖腹探查前的各种准备工作,以备及时处理胆汁性腹膜炎、出血等紧急并发症。另外,必要时可通过造影管行胆管引流(PYCD)进行治疗。

4)内镜逆行胰胆管造影(ERCP):是在纤维十二指肠镜直视下通过十二指肠乳头将导管插入胆管和(或)胰管内进行造影。本法可直接观察十二指肠及乳头部的情况和病变,可以获得胆囊、胆管和胰管的清晰影像。对胆道疾病,特别是黄疸的鉴别诊断有较大价值,尤其适用于不适于 PTC 检查者。但可诱发急性胰腺炎和胆管炎,术后应密切观察。ERCP 亦可用于治疗,如行鼻胆管引流治疗胆道感染;行 Oddi 括约肌切开治疗 Oddi 括约肌狭窄,以及胆总管下端结石取石及胆道蛔虫病取虫等治疗。

5)术中及术后胆管造影:胆道手术时可经胆囊管插管、胆总管穿刺或置管行胆道造影,了解有无胆管狭窄、结石残留及胆总管下端通畅情况,有助于确定是否需行胆总管探查及手术方式。凡行胆总管 T 管引流或其他胆管置管引流者,拔管前应常规经 T 管或置管行胆道造影。

3.B 型超声波检查(BUS)　B 型超声波是分析人体不同组织、病灶对声波反射形成的回声强弱对比所反映在显示屏上的脏器切面像的一项技术。B 型超声波可准确地测定胆囊的大小、胆囊壁厚度、胆管的直径、厚度以及胆结石的大小、数量和位置,具有检查方便、无创伤性、可反复多次、诊断准确率高等优点,无论患者处于急性发作期还是间隙期,都是首选的检查方法。无论是胆囊结石、肝外胆管结石还是肝内胆管结石,在 B 超声像图上,结石表现为回声增强的光团或光斑,其后方常伴有声影。胆囊中未嵌塞的结石还可伴随体位变动而活动。对胆囊结石的正确率在 95% 以上。肝总管结石的或位于十二指肠上段胆总管内的结石也多能被超声发现。但胆总管的下段位于十二指肠后,因受气体干扰,超声探查常难作结论。对肝内胆管结石的诊断准确性较差。因肝内血管壁钙化等多种因素可导致假阳性,肝内胆管中缺乏足够的胆汁与胆石对比,胆石体积又比较小,容易造成假阴性。一般认为,B 超诊断胆囊结石的正确率可达 95%～97%,诊断胆总管结石的正确率为 53.30%～84%,肝内胆管结石的正确率为 80%～90%。

临床上可在 B 超引导下行经皮肝穿刺胆管造影、引流和取石等介入性治疗。此外,术中 B 超检查也有较高的应用价值。术中可将特制的超声探头放置在肝和胆管表面进行直接检查,因其不受脏器组织和胃肠气体的干扰,可提高肝胆疾病的诊断率,并及时发现残留结石,指导手术取石,降低术后结石残留率。

4.电子计算机 X 线体层扫描(CT)　可获得人体体层切面像,能分辨很小的组织密度差别,将内脏病变准确地描记下来,必要时注射碘剂作增强扫描。CT 不受胃肠道气体的影响,也是一种无损伤性的检查方法,简便、安全、准确,对肿瘤的诊断价值尤为突出,目前已成为临床一种极为重要的诊断方法。在胆道系统的诊断应用中,其对肝脏肿瘤、胆总管下端结石、胰腺和壶腹部肿瘤的显示较 BUS 更为令人满意。尤其对胆道系统的恶性肿瘤不仅能作直接诊断,而且能了解肝脏以及胆道外淋巴结有无转移,为治疗方案的选择提供参考依据。

CT 扫描可明确有无胆道梗阻,以及梗阻的范围、部位和可能的梗阻原因。胆道梗阻时,扩张的肝外胆管表现为扩张的环状低密度影,同时肝脏内可见到明显扩张的二三级胆管。当梗阻部位位于胆囊管汇入胆总管水平以下时,可以同时见到明显增大的胆囊。

胆囊结石可在 CT 图像上清晰显示,表现为胆囊内的高密度阴影,结石内钙的含量越高,则结石影的显示越清晰。胆管内结石在 CT 上较难显示,但当结石阻塞其所在胆管时,则可在结石上方见到不同程度的胆管扩张。

5.磁共振检查(MRI)或磁共振胆胰管造影(MRCP)　磁共振成像是 20 世纪 70 年代在国际上发展起来的一门崭新的成像技术,为影像诊断学开拓了一个新领域。MRI 是以人体在磁共振中发生的共振信号(电磁波)为参数,通过计算机和图像重建技术,对人体在磁场作用下受激发而产生的信号进行处理,获得磁共振图像。胆囊在空腹时由于胆汁浓缩,胆盐沉积而呈较强信号。进食后由于胆汁排空,显示为低信号。因此有人提出可以此作为胆囊功能的测定。胆石在 MRI 中显示为低密度。肝内外胆管在正常情况下多不显示,当胆管扩张时,扩张的胆管系统呈现低密度分支线条状结构。由于 MRI 检查能清楚显示肝内外胆管扩张的范围和程度,结石的分布,肿瘤的部位、大小,胆管梗阻的水平,以及胆囊病变等,并具有无损伤、安全、准确的特点,目前已成为一种极为重要的诊断方法。

6.放射性核素^{99m}Tc-IDA 扫描　用核素闪烁扫描技术诊断疾病,目前已广泛应用,从效果上看,核素闪烁扫描对各脏器疾病的诊断效果并不相同。对于胆道疾病的诊断,在目前还很不理想。

胆道系统常用的核素为^{131}I 孟加拉玫瑰红和^{99m}Tc,经由静脉注射后,由肝实质细胞摄取,再排泄入胆道,再经胆管系统排入肠道。在此过程中,用 γ 照相机进行动态照相,就可将肝胆系的功能以及各部位形态的时相变化记录下来,以观察有无异常。

核素扫描在胆道系统疾病的诊断中,对功能性疾病的诊断较好,对器质性疾病的诊断较差,对急性胆囊炎的诊断最理想。扫描时主要表现为胆囊不显影,而肝脏和胆道的其他部位显影的时相、功能和形态完全正常,其诊断准确率较 B 型超声检查更为可靠。对慢性胆囊炎的诊断效果较差。核素对胆管疾病的诊断较差,只有当胆管梗阻时,胆管梗阻段上方才有较好的显影,且时相延长,而梗阻远端胆管则不显影。核素对胆瘘的诊断较为优良,可显示胆瘘良好的影像,因此对于胆道术后疑有胆瘘的患者,用核素扫描,可得到明确的结论。

由于对核素扫描图像的解释往往存在很大的误差,且对于胆道器质性疾病诊断不很理想,因此对于胆道疾病的诊断,核素扫描仅能作为参考,而不能作为唯一的诊断依据。

【鉴别诊断】

1.胆道蛔虫病　单纯的胆道蛔虫病多见于青少年,常表现为突然发作的剑突下绞痛或呈钻顶样痛,少数患者采取膝胸卧位时疼痛可有所减轻,疼痛常阵发性发作,缓解期与常人一样可毫无症状。多数患者伴有呕吐,甚至有呕吐出胆汁者,也有呕吐出蛔虫者。疼痛发作期症状虽很重,但腹部常缺乏体征,这是胆道蛔虫症的特点。如行 B 超检查,有时在胆管内可发现虫体影像。一般而言,根据疼痛特点及 B 超检查,本病的确诊率可达 90% 以上。

2.急性胰腺炎　疼痛常在暴饮暴食后诱发。疼痛多呈持续性上腹部剧痛,有时呈刀割样痛,常向左腰部放射、呈束带状牵引痛。患者血、尿淀粉酶常明显升高;B 型超声波检查可见胰腺呈弥漫性或局限性肿大;CT 或 MRI 检查也可发现胰腺肿大等对诊断均有重要价值,如患者出现休克、腹腔穿刺抽出血性腹水,其中淀粉酶含量显著升高时,则可诊断为急性出血坏死性胰腺炎。必须指出,有时胆总管结石可诱发急性胰腺炎(称胆源性胰腺炎),此时两者的症状可发生混淆,故应加以警惕。

3.消化性溃疡穿孔　上腹部剧痛并迅速遍及全腹、体检发现腹肌板样强直,全腹有压痛与反跳痛,肝浊音界缩小或消失。X 线透视或平片可发现膈下游离气体。结合既往有溃疡史等诊断不难确定。

4.心绞痛或急性心肌梗死　少数心绞痛或急性心肌梗死患者可表现为上腹剑突下剧痛,且疼痛可向左上腹和右上腹放射。严重者常有烦躁不安、冷汗、有恐惧感或濒死感。心电图检查可发现深而宽的 Q 波、ST 段抬高及 T 波倒置等改变。血清肌酸磷酸激酶(CPK)、谷草转氨酶(AST)、乳酸脱氢酶(LDH)及肌钙蛋白、肌红蛋白升高等对诊断极有帮助。

5.急性肠梗阻　急性肠梗阻时,其疼痛部位多位于脐周,可呈阵发性加剧。肠鸣音亢进呈气过水声或金属音调。麻痹性肠梗阻时,则肠鸣音减弱或消失。X 线腹部透视或平片检查肠腔内发现有阶梯状、宽度不等的液气平面、梗阻上方的肠管呈显著性扩张时可确定诊断。B 超检查胆囊常显示正常,更有利于鉴别。

【治疗】

(一)非手术疗法

1.适应证

(1)胆总管结石横径1厘米左右;或无严重并发症的较大结石。

(2)结石或蛔虫性急性胆道感染而无明显休克者。

(3)肝管或肝内广泛小结石,手术难以彻底取净者。

(4)手术前后用以排除泥沙样或小块结石,有利于手术进行或预防复发。

2.辨证施治　根据胆石病属于发作期和静止期的不同,采取不同的治疗方法。

(1)静止期中医辨证治疗:临床上主要分为肝气郁结和肝阴不足两型治疗。

1)肝气郁结型:右中上腹时有隐隐作痛,食入作胀,胃纳不馨,嗳气,便秘,发作多与情绪变化有关,口不干;舌淡红,苔薄腻,脉平或弦。此型胁痛证因肝胆气郁,疏泄失常,肝木克土,横逆脾胃,运化失司所致。治宜疏肝利胆,健脾和胃。方选胆宁汤加减。主要药物如:茵陈、虎杖、生大黄、青皮、陈皮、郁金。

2)肝阴不足型:胁下胀满或隐痛,头目眩晕,口舌咽干欲饮,纳谷不馨,食入胀甚,妇女可见经少、经淡,舌尖红刺或裂纹或见光剥,脉细弦。此型证因肝失柔养,用刚太过,疏泄失职,脾胃受伐所致。治宜养肝柔肝,疏肝利胆。方选养肝宁胆汤加减。主要药物如:生地黄、何首乌、枸杞子、茵陈、虎杖、生大黄、生山楂、鸡内金、麦芽、玫瑰花、佛手、绿萼梅,

(2)发作期的中医辨证治疗:发作期主要根据病邪热化的程度,区分为不同的三个病变阶段,采用中医治疗。龙华医院提出:胆石病发作期发病过程中具有"邪从热化","热从燥化"的病机特点,发作期根据病邪热化的程度又可分为蕴热期、湿热期、热毒期三个递进的病理阶段。"邪从热化"的过程中交杂着"热从燥化"的病机变化。如能根据其病机特点遣方用药,甚或治其未病、先安其未受邪之地则可往往收到事半功倍之效。

1)蕴热期:胁脘隐痛,闷胀痛或窜痛,可牵引及肩背;口苦咽干,食少腹胀,大便失调(多干结),无热或低热,无黄疸,右上腹有微触痛,舌质微红,舌苔薄腻带黄,脉平或弦。证因肝胆气滞,疏泄失常,邪热蕴阻,运化失司所致。治宜疏肝清热,通下利胆。方选大柴胡汤合金铃子散加减。主要药物如:柴胡、黄芩、枳壳、茵陈、栀子、木香、川楝子、元胡、金钱草、生大黄、元明粉。

2)湿热期:胁脘疼痛如掣、如绞,拒按,手不可近,或可触及痛性包块;发热或寒热往来,口苦咽干,恶心呕吐,不思纳食,有时颜面及全身黄似橘色,便秘溲赤,舌质红,舌苔黄腻,脉弦滑或滑数。证因肝胆气滞,郁而化火或热结不散而趋热腐或成脓,并与脾湿交蒸。湿热蕴结而致。治宜清热利胆,化湿通下。方选茵陈蒿汤合大柴胡汤加减。主要药物如:茵陈、虎杖、栀子、黄芩、蛇舌草、金钱草、茯苓、薏仁、青陈皮、柴胡、生大黄、元明粉。加减法:对禀性不耐、素体阴亏者而言,进入湿热期后热邪很易燥化,出现发热不退、口干、舌红光而干、脉细数等邪恋阴伤症象,治疗时应警惕勿使这类患者气阴更为耗伤,以免病期延绵或毒邪鸱张病情恶化。如患者右上腹有肿块者,宜加三棱、莪术、赤芍;热盛伤阴者加生地、石斛、天花粉。

3)热毒期:胁脘痛重,痛引肩背,持续不解,范围较广,腹肌强直,压痛拒按或有包块;伴高热,口干唇燥,面目红赤或全身深黄,大便燥急,小便黄赤,甚至神昏谵语,皮肤瘀斑、鼻血、齿血。以至四肢厥冷,舌质红绛或紫有瘀斑。舌苔黄干、灰黑或无苔,脉微欲绝。证因肝胆热积不散,热毒化火,热腐成脓,火毒逆传心包(营血),出现热深厥深。治宜泻火解毒,养阴利胆加减。方选茵陈蒿汤合黄连解毒汤。主要药物如:茵陈、虎杖、栀子、黄芩、黄连、龙胆草、生地、生石膏、青陈皮、生大黄、元明粉。加减法:热极伤阴,口干舌绛者,加元参、麦冬、石斛;如热深厥深,肢冷自汗,脉象沉细者,加人参、知母、甘草;如亡阳出现休克者,改用人参、制附子、龙骨、牡蛎先治,待回阳后再按辨证原则施治。

3.成药、验方　目的在于控制胆道感染,促进胆汁分泌和改善胆道功能,以促进胆石的排出。国内临床上用于排石的常用中药处方如下。

(1)复方鸡胆粉胶囊:杜红光等以鸡胆汁(含鹅去氧胆酸较多)与兔脑(主要含脑磷脂、卵磷脂等)为原料研制成了复方鸡胆粉胶囊制剂治疗胆石症。共观察的52例中,其中显效的6例,占11.5%;有效的12例,占23%;改善的24例,占46.2%;无效的10例,占19.3%。总有效率为80.7%。

(2)利胆排石汤:刘荣发用利胆排石汤治疗胆石症方选:金钱草、海金砂、柴胡、郁金、枳壳、生大黄、鸡内金(分2次吞服)。随症加减:胁痛剧烈者,加川楝子、玄胡;黄疸明显者,加茵陈;湿热甚者,加蒲公英、虎杖;恶心呕吐者,加黄连、半夏;气血虚者,加太子参、当归。治疗结果:治愈62例,占54.9%;显效37例,占32.7%;无效14例,占12.4%。总有效率为87,6%。

(3)清利宣通方:江宁华用清利宣通方治疗胆石症936例,处方:云苓、川连、桑白皮、黄芩、生白芍、枳壳、生黄芪、党参、金钱草、北山楂。热重者,加银花、黄柏;胆绞痛者,加青皮、降香。结果:轻者服药1周症状、体征可基本缓解,胆石也可部分排出;一般患者服药2周后症状、体征可基本消失,胆石可大部分排出。

(4)朱氏养阴柔肝汤:郑培永等用朱氏养阴柔肝汤治疗胆石症56例。方选:太子参、生地、枸杞子、何首乌、茯苓、甘草、陈皮、黄芪。呕恶者加竹茹、半夏;阴虚者加南沙参、北沙参;肝气郁结者加绿萼梅、佛手;食少者加谷麦芽、生山楂;大便干结者加生大黄、莱菔子。每日1剂,水煎分早、晚服用。56例中,显效18例;有效37例;无效1例。总有效率为98.21%。

(5)胆石汤:卿照前针对胆石病50岁以上患者肝阴不足者较多的现象,自拟胆石汤(炙鳖甲、何首乌、熟地、枸杞子、太子参、黄芪、山药、生地、金钱草、炙甘草、芒硝、制大黄、郁金)加味,治拟滋阴益气,柔肝化石。共观察368例,肝阴不足者占56.25%,50岁以上则高达74.16%。总有效率达77.42%,与对照组之间的差异有统计学意义。

(6)利胆汤:刘光寿等在手术治疗的基础上给予胆石症患者自拟利胆汤:柴胡、黄芩、生大黄、苍术。右胁下痛甚用川芎、香附;发热重用银花、连翘;黄疸加茵陈、生栀子、蒲公英;恶心呕吐加姜半夏、竹茹;食欲不振加鸡内金、佩兰;肝胆气滞、瘀血形成加桃仁、赤芍;苔白腻加半夏、厚朴。治疗结果:120例患者,痊愈108例,占90%;好转8例,占6.7%;死亡4例,占3.33%。

(7)加味透脓散:杨家胜用加味透脓散治疗胆石症54例,治疗结果54例中治愈44例,占81%;好转7例,占13%;无效3例,占6%。总有效率94%。

4.总攻排石疗法　"总攻"疗法是1971年遵义医学院按照排石机理和药物作用设计出来的。各地所用的"总攻"疗法,就是以遵义的方法为基础,有的再精简一些。"总攻"疗法的应用有加快排石、缩短疗程、提高疗效的作用。"总攻"疗法适应予气滞型、湿热型胆石病、肝内胆管结石,残余结石和复发结石。

(1)总攻方案

时间	措施
8:30	胆道排石汤6号200毫升,芒硝6克冲服
9:30	吗啡5毫克皮下注射
10:10	阿托品0.5毫克皮下注射
10:15	33%硫酸镁40毫升口服
10:20	5%稀盐酸30毫升口服
10:25	脂餐(油煎鸡蛋2~3个)
10:30	电针右胆俞(阴极)、日月、梁门或太冲(阳极)

（2）疗程：每次总攻约需 2.5 小时。总攻次数及间隔时间应根据患者体质及攻后反应来决定。体质强、反应轻者可隔日 1 次；体质弱、反应重者，每周总攻 1 次。总攻 4～6 次为 1 个疗程。如需再进行时，应休息一个时期。给服益气养血，健脾和胃中药。

（3）总攻排石规律：泥沙样结石排出时，往往无任何反应，而大块结石排出时可发生胆绞痛，随之可能出现发热、脉数，甚至黄疸，过后突然腹痛消失，热度下降，黄疸消退。

5.体外震波碎石疗法（ESWL） 体外震波碎石（ESWL）是利用液电、压电或磁电效应产生冲击波，经介质传导和聚焦，进入人体后粉碎体内结石的一种新技术，已成为肾结石治疗史上划时代的转折，开创了治疗结石病的新纪元。在 ESWL 治疗胆结石上，也进行了大量的研究。德国慕尼黑大学于 1986 年最早将 ESWL 应用于胆囊结石的治疗，这是一项胆结石非手术治疗的突破性进展。我国从 20 世纪 80 年代后期引进这项技术后，迄今已在全国范围内得到广泛应用。

震波是一种压力梯度很大的压力波，它在物体内传播时会引起很高的拉伸内应力。由于人体组织近似弹性体，能承受较高的拉伸应力，而胆结石为脆性材料，其所承受的拉伸应力太小。因此，只要调整好震波至适当的强度，就能达到既不致对人体组织造成明显损伤，又能使结石粉碎的目的。在超声或 X 线监视下，将压瓷或液电等震波发生器所产生的震波，通过超球体反射或用声透镜聚焦的方法，使震波在进入或经过人体时强度较低，减少对人体的损伤，而在结石处聚焦后强度增大，使结石易于被击碎。

ESWL 治疗的适应证主要是胆囊结石，要求：①系无钙化的胆固醇结石。②单发结石或最多不超过 3 个的多发结石，最大直径不超过 2.5～3 厘米。③当体位变动时，可见结石移动或结石呈漂浮状。④胆囊功能较好，适合于口服溶石治疗者。

ESWL 的主要禁忌证是：①结石数目多于 3 个。②胆囊管梗阻。③结石直径超过 3 厘米或小于 0.5 厘米。④X 线显示结石钙化。⑤B 超阴性结果。⑥结石性胰腺炎。⑦合并胆管结石。⑧有严重心肺肝肾疾病史或有凝血机制障碍。⑨妊娠。⑩胆囊位置变异或畸形，难以定位者。

在临床经验积累的基础上，不少单位也将 ESWL 应用于胆管结石，但必须掌握其适应证：①胆管手术后残余结石或胆管结石曾引起胆管炎症状而需积极治疗者。②经 B 超或胆管造影检查证实存在结石者。③结石定位无困难者。④无 ESWL 治疗禁忌证者。对于下列胆管结石则不宜采用碎石治疗：①胆管炎急性发作期。②胆管内充满结石者。③胆管有狭窄或畸形需经手术矫治者。

ESWL 尽管是一种非侵入性治疗，但仍属于一种有损伤的治疗。震波可造成肺、肝、胆囊、肠道、肠系膜、肾包膜以及肾实质的损伤。震波损伤的面积大小与震波时入机体的途径和身体的体位有关；震波损伤的程度与震波冲击的能量，冲击次数及定位的准确程度有关。临床上对 ESWL 治疗后的患者应注意观察有无皮下瘀斑、血尿、血便、血丝痰、一过性腹痛、心律紊乱、急性胰腺炎等不良反应，酌情及时处理。

ESWL 治疗后的关键是对碎石片的处理。一般主张在碎石后须配合其他辅助治疗，以提高结石碎片的消溶。常用的辅助措施主要着眼于排石与溶石，临床上常用以下方法作 ESWL 后治疗：①服用胆汁酸制剂，包括单独服用 CDCA、UDCA 或 CDCAA＋UDCA。②应用推按运经仪排石治疗。③磁疗。④中药排石。⑤总攻排石。⑥综合治疗。

据报道如 ESWL 适应证选择得当，于 ESWL 前后服用胆汁酸制剂治疗，碎石片的完全消溶率 3 个月后为 20％，6 个月为 50％。但碎石后 18 个月结石复发率约为 16％，两年后复发率为 20％。对于碎石后是否立即配合排石治疗，目前尚有争议。多数认为辅助排石疗法，可望提高碎石治疗的效果。但需注意胆囊内结石片在排出过程中可能受到阻碍而产生胆绞痛，胆管梗阻和胰腺炎等并发症。在碎石治疗后近期，震波造成的胆道局部组织区存在出血、水肿等创伤反应时，更易发生上述并发症。

6.内镜疗法 随着工业技术的高度发展，内镜性能得到不断改进与提高，当今的内镜技术不仅提供诊断资料,亦已经成为一项重要的治疗手段——内镜外科。内镜技术与介入治疗的有机结合在胆石病的治疗中正发挥愈益明显的作用,内镜治疗几乎涉及各种不同类型和不同部位的胆石病。综合内镜治疗胆石病的方法主要有如下。

(1)排石治疗:对于存在胆总管下端狭窄的肝内、肝外胆管结石患者,经纤维十二指肠镜作十二指肠乳头括约肌切开(EST),促进胆结石的顺利排出。

(2)取石治疗:经纤维十二指肠镜取石治疗胆总管结石,一般需先作 EST,然后以网篮或取石钳取石。胆道镜取石则可通过经皮经肝穿刺途径或经胆道术后 T 管引流瘘道治疗肝内外胆管结石。

(3)碎石治疗:在作内镜取石治疗时,如遇结石过大难以取出,可配合应用局部碎石技术治疗,使结石粉碎易于取出或自行排出。局部应用的碎石方法有机械碎石、液电碎石以及激光碎石等。

7.针刺疗法

(1)体针:主穴:阳陵泉、胆俞、足三里。配穴:呕吐者,加内关;疼痛重者,加上脘、中脘;高热者,加曲池、内庭;黄疸者,加至阳;出现休克者,加涌泉、足三里、人中、十宣。手法:强刺激,每日 2 次,每次留针20～30分钟。

(2)耳针:穴位:胰、胆、肝、交感、神门、十二指肠。方法:选上述压痛明显 2～3 穴,强刺激,留针 30 分钟,每日 2 次。出现休克者,加取皮质下、内分泌、肾上腺。

(3)电针:电针除了能消炎止痛,使胆道感染的症状得以控制外,也可促使排出胆石。主要穴位:右侧耳穴有神门透腹、交感、胆囊、胆囊下(在胆囊穴下约 0.2 厘米)透十二指肠,左侧耳穴胰透十二指肠。同时针刺双侧体穴阳陵泉及胆囊(体虚者取足三里);或在胆经上找压痛点,进行针刺,有恶心呕吐者加内关。当针刺有针感后,用电针仪通电 20～45 分钟,负极接耳针,正极接体针,逐渐加大电量和强度,以患者能耐受为限,一般每日针 1 次,连续 3～5 次为 1 个疗程。电针同时可口服 33％硫酸镁 40 毫升或 100 毫升,每日 1 次。针刺日月、期门两穴后接针灸仪,通电 60 分钟,电流强度以患者最大耐受量为度,每日针 1 次,重者针 2 次。针后服 50％硫酸镁 30 毫升,排石率达 84.6％。

(二)手术疗法

1.适应证

(1)肝胆管结石有严重梗阻感染,并发感染性休克和其他并发症者。

(2)胆道系统梗阻和感染长期反复发作,经积极的中西医结合非手术治疗无效者。

(3)X 线造影或临床疑有胆道机械性梗阻者(如瘢痕狭窄、结石嵌顿等)。

(4)胆石症状发作频繁,或胆囊积水积脓,或急性坏死性胆囊炎,胆囊穿孔等。

2.方法

(1)胆囊切除术:适用于急性、慢性胆囊炎、胆囊结石病。包括开放胆囊切除术和腹腔镜胆囊切除术。1991 年 2 月间国内首次引进腹腔镜下胆囊切除技术,此项治疗方法受到国内外科医生的欢迎,当前国内绝大部分地区都有受过训练的医生和相应的设备,基本上 90％的胆囊切除术可在腹腔镜下施行并较安全,胆管损伤率和胆道并发症率均低于 1％。

(2)胆囊切除和胆总管切开取石术:适用于慢性胆囊炎胆石症伴有胆总管结石者,胆总管切开取石后,应放置"T"字管引流。

(3)胆肠吻合术:空肠胆管 Roux-Y 式吻合是最常用的基本术式。在遵循肝内胆管结石外科手术原则的基础上,为了达到清除结石的同时纠正胆管狭窄病变的目的,近年主张胆肠吻合口应酌情尽量向左、右肝管延伸和扩大,保证通畅引流。在保持胆肠吻合口引流通畅的同时,还需重视胆肠返流引起胆管炎的问题,故常需再添做引流肠袢的抗返流辅助手术,如乳头成形、空肠袖套式吻合等。适用于发现胆总管或肝管大量泥沙样结石,手术难以取净者,或胆总管下端狭窄者。

(4)肝叶切除术:适用于肝内肝管结石局限于一叶者(多为左外叶),切除病变的肝组织和其结石。

【预防与调护】

1.对胆道蛔虫病的患者,治疗要彻底,间断服用利胆排虫药物,使胆道内的蛔虫排尽,以预防结石的形成。

2.饮食不要过饱,忌食生冷及不消化食物,一般以进低脂流汁、半流汁、软食为宜,视病情决定;高热、呕吐、腹胀患者暂禁食,可进行静脉补液,以维持水电解质及酸碱平衡。

3.如高热、寒战的患者表现神志淡漠或烦躁不安、血压下降、脉数而弱、呼吸急促,应立即报告医生并积极做好各种急救准备,每1/2～1小时测血压、脉搏、呼吸,严密观察病情变化。

4.观察腹痛变化情况,尤其注意疼痛的性质和变化,疼痛难忍时可针刺止痛,尽量不给吗啡止痛。

5.如病情变化,需手术的患者,应做好手术前的一切准备。

6.总攻后留取大便检查有无结石排出,并进行结石鉴定。

7.严重呕吐并有腹胀者可行胃肠减压,并需随时检查胃管是否通畅。

(陈　勇)

第二节　尿石症

一、概论

尿石症是泌尿外科的常见疾病,是一种发生在泌尿系统的病理性矿化,分为肾和输尿管的上尿路结石及膀胱和尿道的下尿路结石。近年来由于体外冲击波技术和内腔镜技术的发展,尿石症的治疗手段有了新的重大突破,90%以上的结石病例可不经传统手术取石而达到治疗目的。但治疗方法上的进展并未降低结石的复发率,若未配合有效的预防措施,甚至可能增加结石复发的机会。北京医科大学泌尿外科研究所一组735例随诊病人10年内上尿路结石12.5%复发,下尿路结石8.5%复发,Takasaki统计700例病人,平均随访8.6年,结石复发率高达41.2%。

【尿石症的流行病学】

流行病学调查的目的是从宏观上了解某个地区的某种疾病的发病情况和发病因素,找出其防治措施,从而降低其发病率。在进行尿结石流行病学统计时,应将上、下尿路分开,也应区分原发性和继发性结石。约80%的肾和膀胱结石病人无明显解剖及生理异常,常称原发性结石,其余约20%尿路结石的形成多与梗阻、感染及生理异常有关,常称继发性结石。

地方性膀胱结石应作为一个特殊范畴。19世纪的欧洲、北美等地膀胱结石发病率较高,20世纪初,乳类和肉类食物丰富起来后,膀胱结石的发病率逐年减少,仅在一些贫穷地区局部存在。但随着营养水平的提高,这些地区的上尿路结石却逐渐增加,而两次大战期间都因为生活水平下降而出现上尿路结石减少和下尿路结石增多的倾向,战后经济复苏后,二者又向反方向增减。第二次世界大战后,意大利西西里岛小儿膀胱结石猛增,经用大量奶制品救济后,发病率又明显下降,证明牛奶哺养新生儿可预防膀胱结石。新中国成立前,我国贫困地区婴幼儿营养不良,膀胱结石发病率极高,1810～1919年,广州地区3492例尿石症病人中,膀胱结石就有3487例,肾结石仅5例,而建国后在同一地区近15年的3486例尿石症中,膀胱尿道结石仅占 432 例,发病率大大降低。目前,我国边远山区,尤其是那里的少数民族仍习惯用粮食喂养乳儿,故小儿膀胱结石仍有散在发生。总之,流行病学的资料已经证明,只要改善孕产妇的营养,使新生儿有足够的母乳,或用牛奶喂养,小儿膀胱结石是可以防治的。

上尿路结石形成的概率在世界各地均不相同,亚洲 1%～5%,欧洲 5%～9%,北美 13%,沙特阿拉伯 20%。根据 1992～1999 年的调查,西班牙某地区的尿结石的发病率为 2.66%;在美国,每年大约 1000 个成人中就有 1 人因泌尿系结石住院,尸检发现 1% 的人有尿石症。包括未住院的尿石症病人的实际发病率肯定更高。

近半个世纪以来,我国曾多次作过尿石症流行病学普查及全国性泌尿科病人中尿结石病人所占比例的统计。总体来讲,我国尿石症的发病率成增高趋势,南方地区高于北方地区。例如,1977 年广东省东莞地区在我国最早报告了当地居民尿石症发病情况,在普查的 12203 人中,发现尿石症病人 142 例,检出率为 11.6‰;在同一地区,1984 年再次普查尿石症检出率达 12.3‰,而 1985 年普查 865576 人,新发现尿石症病人 1212 人,检出率达 14.0‰,即年新发病率 140/10 万人。1998 年广东省湛江市普查 6827 人,发现尿石症病人 411 人,检出率高达 60.2‰。而华北、东北、西北、中南、西南、华东六大区 1981 年普查 188697 人中,仅发现尿石症 224 例,检出率为 1.2‰,可见南方尿石症发病率高,北方、中部发病率低。

在泌尿外科住院病人中尿石症所占比例的调查方面,各地基本上是一致的,1976 年北京医学院泌尿外科研究所统计了全国 29 个省市自治区 45 所医院泌尿外科住院病人总人数共计 10876 人,其中尿石症病人 2424 人,占同期泌尿外科住院病人总数的 22.30%;1980～1983 年的统计为 26%,但南北和中部各省市仍有差别,北方各省市低于 11%,中部占 11%～30%,南方各省市则高达 30%,其中广东省可达半数。如广东省佛山地区 1993～1995 年的统计,尿石症病人数占同期泌尿外科住院病人的比例竟高达 72.7%。

近几十年来,我国上、下尿路结石所占比例发生了很大变化,表现为下尿路结石急骤减少,而上尿路结石明显增多。1949～1960 年,上尿路结石只占尿石症的 32%,1960～1976 年已占 84%,至 1983 年已上升至 86%。1998 年广东湛江市普查 6827 人,在发现的 411 例尿石症病人中,肾结石占 400 例,所占比例高达 97.3%。

尿石症的发病率存在着明显的性别差异,在我国,男性尿石症病人多于女性,上尿路结石男女之比为 3∶1,下尿路结石为 6∶1。浙江省尿石症病人男女比例最大,约为 14.9∶1,福建省为 5∶1,甘肃省为 3.69～5.47∶1,广东省为 2.9∶1,广西壮族自治区为 2.86∶1。

尿石症多发生于青壮年,多数病人在 20～50 岁之间,该年龄段的病人占尿石症病人总数的 67.7%～89.62%。男性尿石症的发病年龄呈单峰分布,峰值在 30～50 岁之间,女性有两个年龄高峰,即 25～40 岁及 50～65 岁。女性出现第二个尿石高峰可能与绝经后骨质疏松,尿钙增加有关。

另外,尿石症的发病率还与地理环境、职业和种族有关。我国南部地区为亚热带,气候炎热,日照时间长,易造成缺水或尿浓缩而形成结石。高温作业、外科医生、飞行员及厨师患肾结石较多,脑力劳动者的尿石症发病率也有所增加。我国是多民族国家,尿石症的发病率差异明显,1990 年新疆自治区一组 2227 例尿石症病人中,维吾尔族病人 2167 例,占 97.31%,而汉族病人仅 60 例,占 2.68%。广西壮族自治区 1977～1986 年的尿石症调查情况则相反,汉族病人最多,占 57.1/10 万,而瑶族最少,仅 6.8/10 万。

上尿路结石左右侧无明显差异,双侧者约占 10%～20%;单个结石占 61.4%;同一器官内有多个结石者占 20.8%,而尿路多处多个结石占 17.8%。

【尿石的成分和结构】
尿结石主要由尿中难溶的无机盐、有机盐和酸的晶体所组成,另外还含有约 2%～9% 的蛋白基质。

1.晶体　尿结石中晶体成分占绝大部分。用现代物理化学方法分析尿结石,已测到多种晶体成分。临床上常以晶体成分而命名结石,如草酸钙结石、尿酸结石等。由单纯一种晶体成分组成结石,其含量达95%,可称为纯结石,但临床上少见。尿结石多以混合形式出现,但往往以一种晶体为主。尿结石中,以含钙结石最常见,在X线平片上能显影,称为阳性结石。草酸钙结石占结石的半数以上,而90%的结石都含有不等量的草酸钙。其次为磷酸钙,常以羟磷灰石的形式存在,多混杂于草酸钙结石中;另以碳酸磷灰石的形式存在于感染结石中。尿酸及尿酸盐结石少于10%,但在约30%的结石中含有此种成分。尿酸结石可透过X线,在X线平片上不显影,称为阴性结石。感染石常为磷酸镁铵及磷酸钙和尿酸铵的混合结石。胱氨酸结石只占尿石的1%左右。偶尔可见黄嘌呤结石。

2.基质　基质是一种黏蛋白复合物,存在于所有的尿结石之中,其可能来源于肾小球滤过液、肾小管表面的糖蛋白、坏死的肾小管细胞膜、肾小管分泌物、肾小管基质、间质组织和细菌。基质中有蛋白质(65%)、碳水化合物(15%)、无机矿物(10%)及水(10%)。各种结石中基质的元素组成都比较稳定,含氮(10%)、硫(1%)、碳(58%)、氢(7%)和氧(24%)。基质在尿石中的含量因结石而异,含钙结石中,基质约占2.5%,尿酸结石约2.0%,磷酸镁铵/磷灰石和胱氨酸结石各约含1.1%和9.0%的基质。结石基质成层及网状将晶体物质牢牢包裹起来,晶体物质呈树枝状或镶嵌于基质之中。基本保持其晶体形态者称粒晶结构,这种结构的结石形成时结石盐的高过饱和度更为重要。如晶体和基质呈层排列成年轮状,与矿物界的鲕石很相似,称为鲕状结构,多表明有梗阻或合并有感染。不少结石混合有上述两种结构,可以互相分层,也可以有鲕状结构掺杂于粒晶结构之中,称复合结构,常见于一、二水草酸钙结石。

了解结石的成分有利于选择适当的防治方法。结石的分析方法有:

(1)化学定性分析:测定结石溶液中所含的各种离子,推断其成分。由于各种离子对试剂的灵敏度不同,因此尚不十分精确。

(2)物理方法:可分三类:

1)元素分析:有发射光谱、原子吸收光谱、能谱仪等。

2)物相分析:有X射线衍射、红外光谱和热分析。可以精确地对结石进行定量和定性分析。

3)结构分析:有偏光显微镜和扫描电镜,可以了解结石生成的全过程及各种成分相互间的关系,标本可以长期保存是其优越性。结石结构的各部分成分不一样,取材时应分别在结石的中心和外层分别取样。

【尿石症的病因】

尿石症常是多种因素综合的结果,有时可找到其中作用很强的主要因素,如遗传性胱氨酸尿症或甲状旁腺功能亢进。但更多的是由多种较弱的因素共同促成,其中的主要因素或不突出或因条件不同而改变。人类所处的自然环境和社会环境是尿石症发生的外因,而个体本身的遗传因素、疾病和生活习惯,以及泌尿系统本身的异常如梗阻、感染、异物以及肾脏受损等特殊情况是尿石症发生的内因。以上各种因素对于每个人还可以有主次差异,如原发性高草酸尿症的病人,遗传可能是主要因素;感染性结石的病人,感染是主要因素。

1.外界环境　热带和亚热带气候湿热、干旱,结石发病率高。如东南亚诸国、印度北方、巴基斯坦、阿拉伯半岛、澳洲北部、美国南部等;我国尿石症南方发病率最高,北方最低,中部在二者之间,这表明气候条件有重要影响。高温天气使人体水分过多蒸发致尿液浓缩,结石盐易沉淀,并使尿中结石促进物活化而产生结石。人对气候的适应能力与尿石形成关系密切,炎热地区土著居民尿石症发病率往往不高,而新迁入者则发病率高。另外,炎热地带日照时间长,人体内维生素D代谢旺盛,也可能促进尿石的形成。自然条件对食物种类和供应时间也有关系。从水质上看,全世界不论硬水区或软水区都有结石多发区,故水质的软硬对结石的发病似乎不是主要因素。有人认为水中的钙可与食物中的草酸结合减少其吸收,硬水中的镁等微量元素也可有一定的成石抑制作用。

　　社会经济发展状况对结石的发生以至结石类型都有相当深刻的影响。我国近几十年来下尿路结石大幅度下降,上尿路结石逐渐上升,这与生活水平的提高,营养状态的改善有密切关系。另外,职业对尿石形成也有一定影响,如热作业工作者、司机、外科医师、厨师等患尿石症的机会多于其它工种的人。

　　2.遗传因素　遗传因素对尿石症的影响已被人们所认识。不同人种都可患尿石症,但黑色人种发病率要比其他人种低。目前已有几种尿石症已明确与遗传性因素有关,如胱氨酸尿症和原发性高草酸尿症多是常染色体隐性遗传疾病;原发性远端肾小管性酸中毒为一种常染色体显性遗传病;原发性黄嘌呤尿和部分高尿酸血症也与遗传因素有关。胱氨酸结石病人是由于肾小管酶缺乏致多种氨基酸吸收障碍而大量排于尿中,其中胱氨酸溶解度最低,形成胱氨酸尿症,容易析出成石。

　　原发性高草酸尿症为一种严重的遗传性疾病。草酸在人类是代谢的终末产物,不再进一步分解,尿中大量草酸可形成结石,还可在肾、心肌组织及多处软组织中形成异位矿化。根据酶缺乏种类的不同,原发性高草酸尿症可分为两型:Ⅰ型称乙醇酸尿症,是由于肝细胞内过氧化物酶体的丙氨酸-乙醛酸转氨酶缺乏影响了乙醛酸在过氧化物酶体内向甘氨酸转化;Ⅱ型称左旋甘油酸尿型,此型由于右旋甘油酸脱氢酶缺乏,致使羟-丙酮酸不能向右旋甘油酸转化,从而形成大量草酸和左旋甘油酸排于尿中。Ⅱ型比Ⅰ型更难治疗。原发性远端肾小管性酸中毒为常染色体显性遗传性疾病,为远端肾小管酸化尿功能障碍,使尿 pH 偏高且尿中钙增加而枸橼酸减少,易发生尿结石。遗传性嘌呤代谢障碍引起黄嘌呤尿和高尿酸尿症,可致痛风症和尿酸结石及黄嘌呤结石。上述典型的遗传性疾病只占尿石症的少数,其他作用较弱的遗传因素对尿石症的影响远多于此。经统计约 13％～46％(平均 30％)的尿石症病人有尿石的家族史,且有家族史的尿石症病人的结石复发率远高于没有家族史者。有报道表明含钙结石病人家属肠道吸收钙的能力比一般人强,也有的家属肾再吸收钙的能力比正常人弱,这些家属虽然尚未生成尿石但已有高尿钙的现象存在。与尿石症有关的多种因素,如与肠钙吸收有密切关系的钙调节蛋白,与肾主动吸收钙磷有关的物质,与草酸主动吸收有关的载体蛋白,以及尿中重要的大分子物质如酸性黏多糖、肾钙素、晶体基质、TH 蛋白等的生成和性质莫不为基因所控制,由此而形成易患尿石症的素质是很可能的。目前对吸收性高尿钙、肾性高尿钙、低磷性高尿钙以及因肠道异常吸收而导致的所谓Ⅲ型原发性高草酸尿症已有不同程度的理解。

　　3.后天疾病　甲状旁腺原发肿瘤、增生及继发性甲状旁腺机能亢进,使甲状旁腺激素分泌增加,导致既有溶骨性又有肠吸收性高血钙。虽然甲状旁腺激素可以增加一些肾小管对钙的再吸收,但由于肾小球滤过钙过多,仍然会产生明显的高尿钙。骨型者可表现骨严重脱钙和病理性骨折;肾型者即发生肾结石。由于创伤、手术、疾病或截瘫而长期卧床可致骨骼废用性脱钙而发生持续性高尿钙,令结石形成。若此类病人合并有膀胱功能障碍或神经性膀胱,则可因尿滞留或导尿引起感染,更易生成结石。类肉瘤病人肠道对 $1,25-(HO)_2D_3$ 的敏感性比正常人高,故吸收钙过多,且可引起骨骼释钙,因此易形成尿石。皮质醇症病人皮质类固醇分泌增加,促进骨钙释放,并对肾的排钙也有一定作用。多发性骨髓瘤、溶骨性多发性骨癌等促进骨质脱钙的疾病均可引起高尿钙。肠大部切除、肠吻合短路、慢性肝、胆、胰和肠道疾病伴有脂肪消化不良,脂肪同草酸竞争并与肠内钙结合,使过多的草酸被吸收而引起高草酸尿,发生草酸钙结石。慢性腹泻或回肠造瘘的病人往往发生脱水并排出酸性尿,容易形成尿酸结石。痛风病人血和尿中尿酸增加,易发生尿酸结石。恶性肿瘤和白血病病人,由于细胞失控地增殖和破坏,使嘌呤代谢增强,尤其在放疗或化疗时,尿中尿酸可显著增高,容易形成结石。继发性红细胞增多症、牛皮癣等也可引起高尿酸尿。草酸含量过高、维生素 B_6 缺乏、缺镁饮食、维生素 D 中毒等都可引起相似的肾超微结构损害。另外,维生素 K 不足可影响抑制结石形成的重要物质肾钙素的合成。近年来,氧自由基对肾的损害及与结石形成的关系的研究有所进展,发现氧自由基所导致的肾超微结构损害与其他多种致石因素所致相似,自由基可以引起细胞膜结构破坏以及钙、草酸转输紊乱,自由基的蓄积可能是肾损伤而发生尿结石的中间环节。因此一些导致肾脏氧自由基增加的因素如肾缺血、高血糖、草酸或尿酸含量过高及有关毒素等都可引起肾的损害,诱发钙化或微结石。有报道体外震波碎石可使肾产生自由基增多。肾盂肾炎是继发性远端肾小管酸中毒的主要病因。

4.饮食习惯　大多数尿结石的病人缺乏常饮水的习惯而致尿浓缩,尿中结石盐常处于过饱和状态,易于析出成石。尿浓缩还可激发尿中结石抑制物向促进物的转变,强有力地促进结石晶体的形成和聚集。文献报道遗传异常的家族成员中有经常饮水者得避免罹患尿石的病例。高动物蛋白的摄入增加了机体的酸负荷,导致尿 pH 下降而使尿液中钙和尿酸含量增加及枸橼酸盐减少。动物蛋白还可促进肠钙吸收。乳儿过早用粮食喂养,乳制品和动物蛋白缺乏是小儿膀胱结石的重要病因。动物内脏含嘌呤很高,蔬菜中菜花也含有较多的嘌呤,可使尿酸增加。蔗糖摄入可促进肠钙吸收,相应的也增加了草酸的吸收。另外,蔗糖摄入促进胰岛素分泌,导致尿钙排泄增加。因此,过多地摄入蔗糖可能导致肾实质损伤。素食者的尿钙一般较低,用米糠、麦麸治疗高钙尿特别是吸收性高钙尿有效,可起到预防结石的作用。但过多地食入菠菜、豆腐、西红柿、巧克力均可增加尿中草酸。茶是含草酸最高的植物,喝浓茶者则有患尿石症的可能。过量摄入钙可能导致高钙尿,但稍增加摄入量却有利于降低经尿排泄的草酸含量。食物愈精制吸收愈快,尿中成石成分增加,也较易形成高峰。相反,多进食含粗纤维较多的粗粮和蔬菜可减慢吸收。食盐的过多摄入可导致尿中钙和尿酸含量的增加及枸橼酸盐的减少,从而增加了尿石形成的可能。不宜饮酒。

5.药物　溃疡病病人服用碱性药物治疗时饮用牛奶所致的乳碱综合征,可使尿钙增多,尿 pH 升高,容易患磷酸钙结石。胃药中如复方氢氧化铝、三硅酸镁等含硅成分也可在结石中出现。长期使用超过 1 万单位以上的维生素 D,可导致 $1,25-(OH)_2D_3$ 过量合成,从而使肠道大量吸收钙,并发生肾钙化、肾结石和异位钙化。长期服用皮质类固醇药物,可致高尿钙和尿结石。治疗青光眼的乙酰唑胺能抑制肾小管碳酸酐酶,增加尿中重碳酸盐并减少枸橼酸的排出,提高尿的 pH 和增加尿钙饱和度,减弱抑制物的活性。大量服用维生素 C(每日达 4g)即可增加尿草酸量,如达到 9g 则尿中草酸显著增加。使用吸入麻醉甲氧氟烷、大量服用阿司匹林也有增加草酸的作用。磺胺药物结石已较少见。

6.泌尿系统本身的因素　导致泌尿系感染的细菌所产生的尿素酶可将尿素分解为氨和二氧化碳,氨与水合成氢氧化铵后增加尿的 pH,同时铵与尿中的镁和磷酸根结合成的磷酸镁铵呈高度过饱和而析出。非尿素酶细菌的感染,细菌和炎症产物也可作为异质核心诱发结石,这类结石大多含钙,而不称为感染石。梗阻可以使尿中形成的晶体、颗粒或微结石滞留在尿路中继续生长成石,还可使潴留的尿液浓缩或并发感染。最常见的梗阻是肾盂输尿管连接部狭窄和下尿路梗阻,其他如肾盏积水、海绵肾(常同时伴有远曲肾小管酸中毒)、肾输尿管畸形、多囊肾、肾囊肿并发结石也不少见。临床统计肾内型肾盂发生结石的多于肾外型肾盂者。在梗阻近端可形成结石,结石本身也可以产生梗阻及感染。另外,尿路中的异物,如不吸收的缝线、尿管、纱布、金属片以及蜡块都可以成为结石核心。

【尿石形成的机制】

尿石由晶体成分和基质所构成,在结石形成的过程中又受到尿中抑制物和促进物的影响,形成结石时抑制物和促进物也掺入构成部分基质。结石形成后各种成分也仍在不断变化,各种成分相互起作用。

1.肾脏损害　尤其是肾小管损害是非感染石发生的基础,这种损害早于结石晶体的出现。肾小管腔内排出的脱落细胞碎片及细胞器是晶体异质成核的物质基础,肾小管上皮细胞排出基质小体,可作为成核的促进物或晶体聚集的固体桥,肾脏病变为微晶体附着并进一步生长提供条件,而介导这种损害的中间环节是氧自由基。

2.晶体析出及成石　晶体物质有时泛称结石盐,它们的析出主要根据物理化学的规律,即从过饱和溶液获得能量.驱动力,再根据化学动力学的规律经过成核的质变构成晶体。这些化学动力学的主要过程为:

成核、生长、聚集和固相转化。成核是指结石盐从过饱和溶液中形成固相的过程,初始的晶核可以在无任何颗粒或表面的情况下在溶液中自发形成,称为均相成核或同质成核。在尿中总含有具有表面的固体颗粒,这些表面可以降低成核反应的活化能而促进成核,在亚稳溶液中加入晶体时往往立即成核并析出结晶,称为次级成核。放入与结晶不同的固体时,也会借其表面促进成核,称为异相成核或异质成核。晶核的生长有两个基本过程:溶质的运送过程和结合到晶格中的表面作用过程。晶体的生长方式主要有两种:螺旋生长和多核生长。晶体的生长机制不仅取决于体系的过饱和度,也受到晶体表面状态、固液之比、温度、搅拌及尿中矿化抑制物的影响。聚集是指原始的晶体粒子以面对面的一定规律结合在一起,是比生长更重要的尿石形成的危险因子。聚集并不依赖于尿液的过饱和,即使在不饱和状态下,也可能发生。与聚集同等重要的是团聚,系指晶体粒子以边角方式相结合,体系的总表面积无明显改变。晶体粒子在液体中聚集主要受范氏引力、粘接力及静电斥力的控制,尿石形成的抑制物或促进物可能通过这些机制起作用。开始形成的晶体有时还不稳定,还要向更稳定的状态演变,例如草酸钙常由三水草酸钙向二水甚至一水草酸钙演变;磷酸钙首先形成磷酸八钙,再转变为磷酸氢钙,当在碱性环境时再转变为羟磷灰石,此转变称固相转化。

3.尿石形成的促进物和抑制物　尿中结石盐达到过饱和而不立即析出是由于尿中存在多种抑制物的缘故,而结石病人尿中往往缺少抑制物或促进物过多。尿液中有许多能促进尿结石盐成核、生长和聚集的物质。包括尿晶体本身、细菌、聚合的 TH 蛋白和尿中细胞膜分解产物等。抑制物是指能减慢结晶动力学过程而对溶液饱和度无明显影响的物质,分为大分子抑制物和小分子抑制物。小分子抑制物有无机焦磷酸盐、镁盐、枸橼酸盐、磷酸枸橼酸盐和枸橼酸一金属复合物等。大分子抑制物有酸性黏多糖、类 RNA 物质、肝素、硫酸软骨素、肾钙素、非聚合的 TH 蛋白等。它们可能是非特异的结晶抑制物,也可能是游离钙清除剂,或二者兼有。小分子抑制物有的可与钙螯合而降低其饱和度,有些则可吸附于微粒表面改变其表面电能、电荷密度,使晶体粒子间相互引力减弱,并维持尿胶体的稳定性。大分子抑制物一般都与蛋白结合,因此蛋白的变质很可能即改变其性质。如 TH 蛋白在一般条件下对尿石生长和聚集是一弱抑制物,但当环境改变如尿浓缩或 pH 升高时,则可激发其聚合而变质成为很强的促进物。尿石症病人大分子物中起稳定作用的糖比例较正常人低,表明其蛋白更易聚合和变质。尿中的胆固醇和磷脂都是成核促进物。

4.基质的作用　结石约含 2%～9% 的基质,为多种成分的混合物,如血清蛋白、类黏蛋白、基质物质 A、葡胺聚糖、TH 蛋白、γ-羧基谷氨酸、脂类等,另外,基质中还存在细胞、细胞碎片及其分解产物。基质具有极强的与钙结合的能力,能在尿中导致钙盐局部饱和度增高,促进成核和结晶,也可以把周围的钙盐不断吸收进来,使尿石继续增长。另外一个过程即 TH 蛋白能在尿浓缩等条件下聚合、变质,促进草酸钙结晶的形成和团聚。随着晶体的析出和凝集,基质也不断掺入,呈层状和网状将晶体包裹起来成为牢固的团块,并在结石表面形成保护膜,即使溶石药也难发挥作用。有时某些基质还可以成为结石的核心。有些基质也可能是结石抑制剂,尿生成时在浓缩过程中不仅提高了结石盐和酸的饱和度,同时也促使了尿中大分子聚合,使它们相互键联或起某些变化,从而改变了它们的结构和性质。

5.滞留　正常人尿中也可产生一些晶体,但只要能随尿排出则不会形成结石。晶体在一定条件下大量生长,或通过聚集迅速增大为团块,或通过黏蛋白黏附在细胞壁上,这些固定颗粒滞留在尿路中则可以继续生长成为尿结石。尿石症病人尿中常出现大的晶体聚集体或鲕状的微结石,容易在肾小管中受阻,或卡在小管中或被蛋白纤维黏附在上皮上。常见结石是以附着在肾乳头集合管口上的团块为基础生长起来的。临床上肾结石早期也常为乳头钙化斑或肾盏结石,尿路有梗阻时脱落下来的小结石也不易排出而滞留起来长得更大。此外,滞留的结石还可继续发生固相转化,如草酸钙的继续脱水、重结晶、成分的转化、基质的老化等。

6.取向附生　取向附生学说可能是尿石形成的机制之一,其内容是:结石的各种晶体面的晶格排列,相互间常有明显的相似之处,如草酸钙结石常含有羟磷灰石,或以此为核心;草酸钙结石以尿酸为核心的也不少见;临床上不少患草酸钙结石的病人尿中尿酸也高,用别嘌呤醇治疗有减少复发的现象,因此推断,两种晶面如能互相有高度的配合性即可互相附生。但由于干扰因素很多,该机制的重要性有待证实。

【尿石症的病理】

1.原发性病理改变　肾小管的损伤在尿石形成过程中最早出现。在肾小管形成晶体前,在近曲小管上皮细胞顶侧就有胞浆膜性膨起,突向管腔,形成巨大的泡状结构,随着即发生上皮细胞微绒毛脱落、线粒体肿胀、空泡样变以致崩溃。胞浆溶酶体增多活跃,高电子密度的颗粒状物质及细胞碎片沉积于梗阻的管腔内,促进早期微结石的形成。在肾小管腔内、钙化灶及晶体周围可以见到由受损的肾小管上皮细胞产生和排出的 PAS 阳性物质及 PAS 阳性的蛋白管型,这是含电子密度很高的基质颗粒,结晶即在这些颗粒处开始形成。进一步发展即在肾乳头部形成钙化斑,其一旦暴露于尿中,即成为结石形成的固着基础。当钙化斑脱落后即为尿石核心。

2.继发性病理改变　结石的继发性病理改变与结石的形态、大小、活动度和所在部位关系密切,主要表现为局部损害、梗阻和感染。结石形成后可造成尿路黏膜损伤,有时可形成溃疡和肉芽组织。长期炎症刺激可使移行上皮鳞状化生,以致形成鳞癌。结石可导致尿路的完全或不完全梗阻,梗阻以上的尿路可发生扩张和积水,严重者肾实质可受压缺血、萎缩和纤维化,使患肾功能受损或完全丧失。尿石继发感染对肾组织和功能的损害将进一步加重。病原菌以大肠埃希菌多见,绿脓杆菌感染也不少见。伴有梗阻和感染容易引起脓毒症,局部形成脓肾,使病情迅速恶化。

【尿石症的诊断】

尿石症的诊断包括确定结石存在、尿石并发症及尿石病因诊断三个部分。

1.尿石存在的诊断　尿石症病人常以肾绞痛而就医,如有肉眼血尿或镜下血尿应高度怀疑本病。发作时腰腹部呈刀割样绞痛并沿输尿管行区向下放射,肾区压痛及叩击痛,常为并发梗阻或感染。但有些尿石症病人无明显临床症状,体检时偶然发现或因梗阻肾积水、肾功能不全就诊。约 90% 的含钙结石可以通过X线腹部平片及排泄性尿路造影确诊,部分不含钙的阴性结石也可在造影上以充盈缺损或影像增强而显示。症状典型但 X 线片上不显影,此或为条件不适当、结石过小、与骨重叠或为阴性结石,需行逆行插管拍摄平片或造影,加拍腹部侧位片。排泄性尿路造影还有助于判断肾功能,积水和发现各种畸形。B 超检查简便、无创,可发现阴性结石,了解有无肾积水及肾皮质厚度及其他肾外科疾病。核素肾图有助于了解肾功能及功能损害的类型,在决定功能受损的肾脏有无保留价值时,肾核素动态扫描更为准确。螺旋 CT 平扫对尿路结石有很高的检出率。MRU 在诊断尿路结石上的作用,目前仍在探讨中。有感染时作尿培养和药物敏感试验。

2.尿石并发症的诊断　尿结石形成后的主要并发症有尿路感染、梗阻、肾功能受损及有可能合并肿瘤发生。尿路感染病人出现发热、腰痛,尿中出现脓细胞,尿培养有细菌生长,诊断并不困难。对确定尿路潜在性感染却不容易,需用特殊培养方法多次培养,同时配合清晨中段尿白细胞计数或清晨尿亚硝酸盐测定。利用 B 超、CT、MRU、排泄性尿路造影、逆行插管造影等可以判断有无梗阻、肾积水情况。静态或动态核素扫描或摄像对判断肾功能可提供有价值的线索。对长期存在的肾盂或膀胱结石都要想到尿路并发肿瘤的可能,可行尿脱落细胞检查,手术时发现异常应取标本活检。

3.尿石病因的诊断　从开始接触病人即应注意病因的探索。了解病人的既往史、家族史、居住史、职业、工作性质及结石史。了解病人的饮食、饮水习惯和特殊爱好。患膀胱结石的小儿要追问其哺乳情况。了解有无与结石有关的疾病,如骨折、痛风、甲状旁腺亢进、慢性消化道疾病等,有无应用钙剂、苯妥因等与结石有关的药物。病人如有排石史或手术取石史,应了解试验室及其他检查结果。阅读 X 线片时应注意结石的部位、大小、密度和纹理,粗略推测结石的成分。注意有无胱氨酸或草酸代谢异常等遗传性疾病。检测血钙、磷、尿酸水平及 24 小时尿量、比重、空腹尿 pH、钙、枸橼酸、草酸、尿酸等。排出的结石或手术取出的结石送结石成分分析。

【尿石症的防治原则】

1.急症处理　肾绞痛和感染应立即处理。感染应及时应用抗生素,必要时可行肾穿刺引流。肾绞痛可应用抗胆碱、黄体酮类、钙通道阻断药物等。吲哚美辛栓直肠给药有一定的止痛效果。必要时可注射哌替啶镇痛。双侧输尿管结石合并梗阻无尿病人可考虑立即开放手术取石或采用其他方法解除梗阻。

2.择期处理　原则是除去结石和解除病因。但并非所有的结石都要立即处理,如无症状的肾盏小结石、海绵肾、多囊肾囊内结石等可暂不处理。在需除去结石的病例中约 90％以上的结石可以不用手术取石。体外冲击波碎石(ESWL)已成为目前肾结石的首选治疗方法,也可与经皮肾镜碎石术(PCNL)联合应用。除患肾功能严重受损无保留价值而需切肾外,应尽量保留患肾。ESWL 适用于输尿管各段结石,也可运用输尿管镜技术(URS)(包括气压弹道碎石、超声碎石和激光碎石等。)碎石或取石。若结石被肉芽包裹或结石远端输尿管有狭窄或畸形,或经腔镜治疗失败,则可开放手术治疗。直径≤4cm 的膀胱结石可经尿道采用各种方法碎石,＞4cm 的结石则应开放手术取石,同时治疗结石的病因,如前列腺增生、膀胱憩室等。合并有尿路癌肿的病人应行根治性手术。

3.预防成石　患过结石的病人应养成勤饮水的习惯,保持每日尿量在 2000～3000ml 左右。母乳喂养或补充乳制品是预防小儿膀胱结石最有效的方法。应根据结石成分及 24 小时尿成分测定选择适当食物。吸收性高尿钙病人应减少动物蛋白和食糖的入量。尿酸结石和高尿酸尿者禁食动物内脏,少食动物蛋白和菜花。高草酸尿者禁吃菠菜、巧克力、浓茶,少吃豆腐、西红柿等。饮酒可增加尿酸水平及尿液浓缩,故不宜饮酒。防石药物大致分三类:

(1)降低结石盐和酸的饱和度:噻嗪类降低尿钙和草酸;磷酸纤维素可降低肠道对钙的吸收;正磷酸盐可提高血磷而间接降低尿钙;碱化药物可增加尿中胱氨酸和尿酸的溶解度,也可降低肾小管酸中毒病人尿钙量;枸橼酸钾、酒石酸制剂可与钙螯合而降低钙的饱和度;别嘌呤醇可降低尿中尿酸;乙酰半胱氨酸可降低胱氨酸饱和度;维生素 B$_6$、钙剂可降低尿中草酸;感染石用乙酰异羟肟酸可抑制尿素酶,减少氨的生成,降低磷酸镁铵和尿酸铵的饱和度。

(2)增加尿石抑制活性的药物:有镁剂、枸橼酸钾、正磷酸、外源性酸性黏多糖及中药结石通、五苓散等。

(3)干扰促进因素的药物:有乙酰半胱氨酸、丙氨酸等。另外,高草酸尿伴有肾过氧化损害,高草酸尿症病人,可应用抗氧化剂如维生素 E,有利于结石的预防。

二、肾结石

肾结石为泌尿系常见病、多发病,男性比女性多 3～9 倍,多发生在青壮年,21～50 岁占 83.2％。左右侧的发病率无明显差异,双侧病例占 10％～20％。

【临床表现】

症状与结石大小不成比例。较大的鹿角形结石,未引起肾盏、肾盂梗阻或感染,可以长期无明显症状,同样固定在肾盏内的小结石也可以无任何症状,只是在体检时被偶然发现。较小的结石,如在肾盂内随体位变化而频繁活动,或嵌于肾盂输尿管连接部,或进入输尿管刺激管壁引起强烈蠕动或痉挛,促使结石向下移动,则可同时出现绞痛和血尿。约 40%～75%的肾结石病人有不同程度的腰痛。结石较大,其移动度很小,表现为腰部酸胀不适,或在身体活动增加时有隐痛或钝痛。较小结石引起的绞痛,常骤然发生腰腹部刀割样剧烈疼痛,呈阵发性,发作时病人面色苍白,全身出汗,伴恶心呕吐,在床上辗转翻滚,甚至出现虚脱。疼痛向下腹部、腹股沟放射。每次发作常持续数分钟,甚至长达数小时,有的病人在数日内可反复发作多次。

血尿常伴随疼痛出现,多数为镜下血尿,或呈茶色。当绞痛发作或身体活动增加时,尿内红细胞明显增加,但平时尿内亦常可见数量不等的红细胞。如肾结石合并感染,除有全身炎性症状和局部腰痛加剧外,尿内也可见大量脓细胞,由于无绞痛和肉眼性血尿,易忽略引起尿路感染的原因。少数肾结石病人可随尿排出结石或小砂粒,表现尿道短暂堵塞和刺痛。肾结石梗阻引起严重积水,病肾可在不知不觉中丧失功能,并在上腹部和腰部触及囊性肿物。孤独肾或双肾结石可能突发无尿,或出现慢性肾功能不全。

【诊断与鉴别诊断】

1.临床诊断方法　肾结石为临床常见多发病,需通过询问病史、体格检查、实验室检查、B 型超声和 X 线检查,查明结石的大小、形状、数目和部位,及其对病肾的影响,如肾功能减退、积水和感染等。自行排出和手术取出的结石需进行成分分析,检查结果对治疗和预防均有重要意义。

(1)病史:详细询问发病年龄、疼痛的部位、性质和发作情况,是否伴随肉眼血尿,有无排石史。了解病人饮食习惯和生活环境及职业,如高温工作而饮水量少,居住于结石多发地区等。有无家族性结石病史。有无痛风等代谢性疾病史,对幼儿要注意有无遗传性代谢紊乱,如高草酸尿、胱氨酸尿、肾小管酸中毒。有无过量摄入钙、草酸和蛋白质。是否因骨折或截瘫长期卧床。若有反复尿路感染史、有泌尿系解剖异常、有既往小肠切除病史、有溃疡、青光眼需用药以及长期使用皮质类固醇药物等,均对发现肾结石的原因有帮助。

(2)体检:在绞痛发作时病侧肋脊角可有压痛和叩击痛,有时局部肌紧张。无梗阻的病例,体检可无阳性体征或病区有轻度叩击痛。如结石合并重度肾积水,可在腰腹部触及囊性肿物,伴有感染者,局部有明显压痛。

(3)实验室检查:尿液测 pH,镜检可见较多红细胞、少量白细胞或晶体。有尿路感染时尿出现较多脓细胞,应作尿细菌培养及药物敏感试验。血检测钙、磷、尿酸及肾功能。结石成分分析了解结石含有的主要成分。尿沉渣晶体性状亦值得注意。测 24 小时尿钙、磷、尿酸、草酸、胱氨酸的含量,可能时尚可测定尿镁、枸橼酸、酸性黏多糖的含量。

(4)B 型超声检查:由于 B 型超声对病人无损害,可作为肾结石的筛选检查方法。B 型超声还有其特殊优点,可显示透过 X 线的阴性结石(如尿酸结石),还可了解结石在肾盏、肾盂的位置及是否存在积水。小结石回声形成光点,稍大为光斑,大者为光团或光带,光滑质硬的草酸钙结石和较大的鹿角形结石呈圆弧状回声,后部不显示。粗糙质软的小结石如尿酸石可显示全貌。结石在超声下均形成一致性强回声,5mm 直径以上结石后方均伴声影。对没有声影的强回声团,X 线平片也不能确认时,不能判定为结石。

(5)X 线检查:X 线泌尿系检查是肾、输尿管结石诊断的主要依据,可以明确结石的具体情况及其对肾脏造成的影响和损害。

X 线泌尿系平片应包括肾、输尿管、膀胱和尿道。90%以上的结石能在 X 线片上显示,根据结石的形状和显影程度可估计结石的成分,一般说来含钙成分愈多,显影也愈浓。草酸盐结石显影最浓,边缘高低不平。磷酸盐结石显影较清晰,表面平整,质地均匀。纯尿酸结石在 X 线片上不显影。各种结石在 X 线片显影程度由深至淡的顺序为草酸钙、磷酸钙和磷酸镁铵、胱氨酸、含钙尿酸盐。但大多数结石是含有多种成分的混合性结石,单纯一种成分的结石很少见。拍摄平片前应灌肠或口服泻药,排尽肠内粪块,使结石影的显示更清楚,肠腔积有大量气体亦将使结石的清晰度受影响。掌握好拍片的条件对观察显影较淡或小结石都很重要,一张满意的 X 线平片要求腰椎纹理结构和腰大肌缘显示清晰,应能看到肾脏的轮廓。右肾结石有时需加拍侧位片,以便与邻近前腹壁的胆囊结石鉴别。肾盂输尿管连接部的小结石有时需经尿路造影与肠系膜淋巴结钙化鉴别,后者在平片的位置偏内侧,且有较大活动度。

排泄性尿路造影可以了解结石在肾脏的位置,是否引起肾盂、肾盏积水及肾功能受损。造影片还可看到肾盂属于肾内型或肾外型,这对确定手术方法有一定帮助。造影片可发现尿路先天性畸形,如重复肾和输尿管、蹄铁肾、多囊肾、海绵肾、肾盂输尿管连接部狭窄等。有积水的肾脏,分泌功能很差,需加大造影剂的剂量或延迟摄片时间,有的延长至数小时以上,才有可能显示出肾盏、肾盂的轮廓。造影不显影者,可行逆行性肾盂造影,注入造影剂,显示结石的位置和肾脏的病变情况。插管和注药过程应严格无菌操作,术后给予抗生素防止上尿路继发感染。肾穿刺造影诱发感染的机会较少。

CT 在单侧或双侧肾盂或肾盏内可以发现单发或多发的斑点状、类圆形、桑葚形或不规则状的高密度影,CT 值均高于 100 以上,边界清晰。不同成分结石的 CT 参考数值如下:磷酸钙(1077～1345)、草酸钙(865～1039)、磷酸镁铵(611～871)、胱氨酸(461～594)、尿酸(328～529)。若临床高度怀疑结石而平扫无异常时,可增强扫描并延迟到肾集合系统被造影剂完全充盈,可发现阴性结石,表现为肾盂肾盏内的充盈缺损。结石引起梗阻时可以出现肾积水表现:肾皮质变薄,密度降低,肾功能减退,造影剂排泄延迟,集合系统内造影剂浓度降低,需延迟时间显影。

肾结石的 MRI 表现为 T_1、T_2 加权像均为低信号,T_2 加权像及水成像在高信号的尿液衬托下,结石成低信号,具有静脉肾盂造影的效果。当伴有肾积水时可见信号近于水,呈长 T_1、T_2 信号,肾体积增大,实质受压变薄,但不能显示较小结石。MRI 的水成像和 MRI 原始图像结合,更加准确全面,对于不能耐受尿路造影、肾穿刺造影、碘过敏病人较为适宜。

2.不同成分肾结石的特点　分析结石成分有助于了解尿石的病因。含钙结石可能由于尿钙增高或尿草酸增高引起,尿酸结石可能与饮食和代谢性疾病有关。磷酸镁铵发生于尿路感染,并常含有尿酸铵。胱氨酸结石是一种遗传病。多数结石是混合成分。

(1)含钙结石:最常见为草酸钙与磷酸钙混合结石。纯草酸盐结石较少,占 20％～30％,但草酸盐约存在于 90％ 的结石中。草酸盐结石表面高低不平,布满疣状物或尖锐突起,如桑葚状或星芒状,由于掺杂血色素而呈紫褐色。草酸盐结石的硬度高于磷酸盐和尿酸盐结石。在尿液的 pH 正常范围内对草酸钙溶解的影响不大。草酸钙在尿内达到过饱和、形成结晶和继续生长,与钙和草酸的浓度关系密切,但受焦磷酸盐、枸橼酸、镁离子以及酸性黏多糖等的抑制。

纯磷酸盐结石尤为少见,多为羟基磷灰石分布于草酸钙结石的核心及外围,或碳酸磷灰石存在于感染石中。磷酸盐结石多数体积较大,常充填于肾盏、肾盂间形成铸形结石,亦称鹿角形结石。结石呈灰白色,表面平整而粗糙,断面有时为分层结构,质脆易碎。磷酸盐结石的硬度较低,在尿内的溶解度与 pH 关系密切,在碱性尿内易沉淀,如磷灰石在 pH 6.6～7.8,磷酸镁铵在 pH 7.2～8.8 时沉淀,在酸性溶液中则可溶解。同时焦磷酸盐、枸橼酸盐和酸性黏多糖等对结晶的形成和生长有一定影响。

(2)尿酸及尿酸盐结石:多数尿酸结石呈豆粒状,圆形或卵圆形,表面光滑,黄或灰褐色。有时为多发,呈细颗粒或泥沙状,聚集于小肾盏内。硬度由于成分不同而有差别,一般为中等硬度。尿 pH>6 时尿酸结石可能溶解,在 pH 7.4 时最易被溶解,但 pH 在 4.5 以下时,约 80％尿酸成为难溶形式。

(3)胱氨酸结石:少见,占尿结石的 0.2％～1.3％,胱氨酸尿病人中 82％ 发生胱氨酸结石,35％在婴儿或儿童形成结石。可充填于肾盏、肾盂内,表面光滑或颗粒状,黄色或呈蜡样外观。能在 X 线平片均匀显影。尿液碱性时胱氨酸容易溶解,但 pH>9 才能达到很高的溶解值。

(4)黄嘌呤结石:罕见,呈黄蓝色或朱红色,圆形或卵圆形,表面平坦,有一定硬度,一般能透 X 线,当混合有其他成分时才在平片显出淡影。

3.不同病因肾结石的鉴别诊断

(1)高钙血症:其中最常见的即为原发性甲状旁腺功能亢进。此种病人比较难于和其他疾病相鉴别,当结石病人血钙浓度达到正常值的高限或超过 10.1mg/dl 时,需高度怀疑。

原发性甲状旁腺功能亢进引起的肾结石约占本病的 4%～6%,需通过系列检查筛选本病:

1)血清钙:正常空腹血清钙为 2.25～2.6mmol/L,甲状旁腺功能亢进时升至 2.6mmol/L 以上。测血钙须同时测血浆蛋白,以便计算游离钙。甲状旁腺激素主要调节游离钙,当其超过 1.65mmol/L 时应怀疑本病。

2)血清磷:正常空腹血清磷为 0.87～1.45mmol/L,本病可使血清磷降至 0.81mmol/L 以下。

3)血清碱性磷酸酶:正常空腹碱性磷酸酶为 1.5～5.0U(布氏法),在甲状旁腺功能亢进引起骨病时血清碱性磷酸酶升高。

4)24 小时尿钙、尿磷测定:低钙低磷饮食 3 天后,正常人的尿钙应少于 3.75±1.25mmol/d,甲状旁腺功能亢进时尿钙尿磷可增高。

5)肾小管磷再吸收试验:正常人高磷饮食(磷 74.2mmol/d、钙 20.0mmol/L)3 天后,肾小管磷再吸收率为 78%～89%。甲状旁腺功能亢进时降低至 10%～70%,低于 78%应考虑本病。

6)甲状旁腺激素测定:采用放射免疫法测定该激素在血内的含量,因进口试剂药盒的同位素半衰期极短,很难推广应用。北京医科大学泌尿外科研究所(1990)报告生物素-亲和素酶联免疫法(BA-ELISA)测血清的甲状旁腺激素,灵敏度高,无半衰期的限制,便于临床应用。由于尿 cAMP 与甲状旁腺激素平行,也可将尿 cAMP 检测代替血甲状旁腺激素的测定。

7)骨密度测定:骨密度降低 10%～15%时,对诊断本病有意义。

8)颈部触诊发现肿块,可配合 B 超、CT 明确诊断,必要时需行手术探查,切除肿瘤送病检。

其他出现高钙血症的情况有:恶性肿瘤,其中肺癌、肝癌占 60%,肾细胞癌占 10%～15%,造血系统肿瘤占 10%,头颈部肿瘤占 10%。恶性肿瘤引起的高钙血症或是由于骨骼破坏,或是分泌的细胞因子作用于骨髓使骨重吸收,多数是由于所分泌的 PTH 相关性多肽物质的骨质重吸收的作用。肉状瘤病、结节病性肉芽肿产生 1,25-二羟维生素 D_3,引起肠道吸收钙质增加、高钙血症和高钙尿症。它与原发性甲状旁腺功能亢进的区别在于 PTH 水平低或几乎不能检测到。甲状腺功能亢进主要是由于甲状腺素和三碘甲腺原氨酸所介导的骨质重吸收作用引起高钙血症和高钙尿。

糖皮质激素相关性:过量糖皮质激素可以增加骨质重吸收,减少成骨,造成骨质疏松。嗜铬细胞瘤和常染色体遗传的低钙尿可合并高钙血症等。

(2)高钙尿:原发性高钙尿约占不明原因含钙肾结石的 40%～60%。正常人普通饮食情况下的 24 小时尿钙应少于 6.25mmol,进低钙饮食(<5.0mmol)3 日后,尿钙应降至 3.75mmol 以下,若超过此数值为原发性高钙尿。原发性高钙尿有吸收型高钙尿、肾性高钙尿和再吸收型高钙尿三种,吸收型高钙尿原因主要在于肠道对钙吸收增加,或是继发于 1,25-二羟维生素 D_3 产物增加或低磷血症。肾性高钙尿可能是由于肾小管扩张或功能受损或感染导致肾钙降低从而使血清钙降低,甲状旁腺素增高,1,25-二羟维生素 D_3 增加从而使肠钙吸收增加。再吸收型高钙尿中的肠钙吸收增加主要伴发于依赖甲状旁腺素的骨过度重吸收,钙过滤负荷的增加最终导致肾钙分泌增加。

可采用 1g 钙负荷试验加以区别。试验前先进低钙(100mg)低钠(100mEq)饮食 1 周,留 24 小时尿测钙量。晚 9 点试验开始后禁食 12 小时,晚 9 时、12 时及次日上午 11 时各饮蒸馏水 250ml,早 7 点排空尿液,收集上午 7～9 时的尿液,此时即为禁食后的样本,9 时抽取静脉血,分别测定空腹血钙和尿钙。上午 9 时进含钙 1g 的特制饮食,再留 9 时至下午 1 时的钙负荷后 4 小时尿,测尿钙、肌酐和 cAMP。吸收型高钙尿的特点是空腹血钙正常,尿钙正常(0.00175±0.0005mmol/0.008mmol 肌酐),钙负荷后病人的尿钙升高为 0.0075±0.002mmol/0.008mmol 肌酐(正常人 0.0035±0.00125mmol/0.008mmol 肌酐),尿 cAMP 正常或偏低。肾性高钙尿的特点是空腹血钙正常,空腹尿钙偏高(0.0043±0.00075mmol/0.008mmol 肌酐),钙负荷后尿钙增高显著,达 0.0095±0.023mmol/0.008mmol 肌酐,尿 cAMP 增高。而再吸收型高钙尿在禁食和钙负载后尿钙水平和 cAMP 水平均升高。

引起高钙尿的其他原因有:长期卧床而致骨钙吸收。结节病病人肠上皮吸收大量维生素 D_3,使血内维生素 D 水平增高而发生草酸钙和磷酸钙混合形成的含钙结石。内生性或外源性的肾上腺皮质类固醇增多症,因骨骼脱钙而引起血钙和尿钙升高。溃疡病口服碱性药物同时饮用大量牛奶,易发生尿钙增高和析出结晶。

(3)肾小管酸中毒(RTA):使尿 pH 降低,二价、三价磷酸盐增多,从而使磷酸钙过饱和。共分为四型。其中 RTA-Ⅲ型现在认为是 RTA-Ⅰ型中的一种,RTA-Ⅳ型主要出现于糖尿病肾病中,不会形成结石。

肾小管酸中毒-Ⅰ型,表现为低钾血症、高氯血症、尿 pH 值小于 6.0,原因在于远端肾单位难以建立和维持小管液和血液间的离子梯度,70% 的 RTA 成年病人患有结石,80% 的病人又是女性。RTA-Ⅱ型,近曲小管对 HCO_3^- 回收障碍,导致尿 HCO_3^- 分泌增加。由于肾小管分泌 H^+ 及回收 HCO_3^- 的功能紊乱,使尿液酸化功能异常,导致慢性代谢性酸中毒。血内碳酸氢钠和钾水平降低,碱性磷酸酶升高。尿呈弱酸性或碱性,pH 难以酸化至<6.0。尿液钙增高、枸橼酸减少。RTA 诊断标准如下:①低钾血症、高氯血症、代谢性酸中毒;②排除其他引起酸中毒的情况;③此时如尿 pH>5.5,为 RTA-Ⅰ型;④如尿 pH>5.5,无或有轻度酸中毒,采用氯化铵负荷试验,口服氯化铵 100mg/kg,每小时留尿共 5 次,本病病人的尿 pH>5.5,血 CO_2 结合力<20mmol/L,则为不完全 RTA-Ⅰ型;⑤如尿重碳酸盐增多,则行重碳酸盐负荷试验。

(4)高草酸尿:高草酸尿可以分为三种临床分型:原发型、肠源型、轻度代谢性高草酸尿型。

原发性高草酸尿是一种先天性酶缺陷疾病,临床罕见,本病有两型:

Ⅰ型因丙氨酸乙醛酸转氨酶缺乏,导致乙醛酸转变成乙醇酸和过多的草酸,尿分泌的草酸和乙醇酸增多。它是常染色体隐性先天性遗传疾病,常表现为:肾钙沉着症、体内草酸积聚、未治疗病人常在 40 岁前死于肾衰竭。

Ⅱ型为 D-甘油酸脱氢酶或乙醛酸盐还原酶缺乏而致尿中产生过多 L-甘油酸和草酸。

肠源性高草酸尿常继发于胃肠道感染性疾病或小肠切除术、回肠短路术后。草酸大量吸收有三个原因:

1)吸收障碍综合征,由于肠道有大量不吸收的脂肪酸,脂肪酸与肠腔内的钙和钙盐结合,与草酸结合的钙不足而使草酸大量吸收。

2)胆酸不能进入末段回肠被吸收后自肝脏随胆汁排出,胆酸与肠腔内的钙结合成不吸收的皂化钙,大量游离的草酸便吸收而从尿内排出。

3)肠道食草酸杆菌是一种厌氧的革兰阴性杆菌,具有分解草酸的能力。该菌可被抗生素和胆酸抑制,回肠短路术后胆汁直接进入回肠抑制食草酸杆菌生长,可降低肠道分解草酸的能力,导致草酸吸收增加。尿中可见二水草酸钙的信封状晶体。

轻度代谢型高草酸尿,在特发性结石病人中的致病原因中占重要位置,在大多数特发性结石病人中可发现红细胞膜对草酸的通透性增加。

(5)高尿酸尿:可以形成尿酸或尿酸盐结石,也可存在于含钙结石中,其参与含钙结石形成的机制有:

异质成核使尿酸和尿酸盐晶体形成结石核心。尿酸影响尿中的天然结石抑制物如酸性黏多糖、GAGS、Heparin 的抑制活力使草酸钙形成结晶。饮食中过多的嘌呤摄入是高草酸尿的主要原因。但有部分病人即使进食无嘌呤食物也可以产生高草酸尿，这可能是由于产生内源性尿酸的结果。慢性腹泻时尿量减少使尿酸过饱和。肠道炎症如溃疡性结肠炎和回肠造口术，尿酸排出量增多。先天或后天疾病引起高血尿酸或/和高尿尿酸。先天性为常染色体显性遗传疾病，病人的尿液呈持续酸性。部分病人合并痛风，约 25％ 的痛风病人有尿酸结石。痛风病人的内生性尿酸增多，尿 pH 较低，血尿酸水平超过正常的上限（男性 416.38mmol/L，女性 327.16mmol/L）。少数骨髓增殖性疾病如淋巴瘤可引起高尿酸尿，肿瘤病人进行化疗也可增加血和尿内的尿酸水平。高尿酸尿的病人血尿酸不一定升高，尿中可出现红褐色尿酸沉淀，镜下检出尿酸晶体具有参考价值。

（6）高胱氨酸尿：胱氨酸结石占尿石 0.2％～1.3％。高胱氨酸尿为先天性代谢缺陷疾病，肾小管对胱氨酸、精氨酸、鸟氨酸和赖氨酸再吸收不良。在尿 pH4.5～7.0 时其溶解度为 300～400mg/L，碱性尿可稍提高溶解度。正常人胱氨酸排出少于 100mg/L，遗传基因杂合子的胱氨酸尿排出为 100～300mg/L，而纯合子的胱氨酸尿排出高达 500～1000mg/L，因此纯合子的胱氨酸尿易形成胱氨酸结石。尿中发现典型的六边形晶体对诊断很有帮助。

（7）感染石：与感染有关的结石占肾结石的 15％～20％，女性较男性多两倍，很容易复发。感染石的成分多为六水磷酸镁铵和磷酸钙。感染石形成的条件是：尿 pH 值等于或 ＞7.2，出现氨，并且有产脲酶菌。细菌分解尿素使尿呈强碱性，导致磷酸盐的成分沉淀。能分解尿素的细菌包括变形杆菌、绿脓杆菌、克雷伯杆菌和葡萄球菌。大肠杆菌一般不产生脲酶，若其形成结石多系复合感染。另外一个细菌感染引起结石形成的原因是增加晶体黏附。氨可以损伤正常移行上皮黏膜上的葡糖胺聚糖层，利于细菌黏附、组织发生炎症、产生有机基质、晶体基质互相作用。感染石还多发生于长期置管引流合并炎症、脊髓损伤或神经源性膀胱功能紊乱病人。大多数鹿角形结石由感染石构成，他们可以不断长大直至充满整个集尿系统，多数不透射线。细菌可以在感染石中存活，有人在使用甲醛溶液保存数年的感染石中培养出细菌，因此感染石实际上是尿路持续感染的原因。应作尿培养及药物敏感试验。

三、输尿管结石

输尿管结石一般来自肾脏，左右侧的发生率基本相同。结石一般停留在输尿管的生理性狭窄部，包括肾盂输尿管连接部、输尿管与髂血管交叉处及输尿管膀胱壁段，约 70％ 位于输尿管下段。输尿管结石的自行排出率为 31％～93％，直径小于 4mm 的结石多能自行排出，4～5.9mm 的结石约 50％ 可自排，超过 6mm 者仅 20％ 可自排。

【临床表现】

输尿管结石男性多于女性，多发生在 20～40 岁之间。输尿管结石的症状与肾结石相似，主要为绞痛和血尿。由于输尿管管腔细小，有间歇蠕动波不断推送尿流下行，一旦有结石停留，虽部分尿液可从结石周边流过，仍将造成尿路不同程度的梗阻，同时结石对输尿管的机械性刺激，引起管壁剧烈痉挛，使绞痛和血尿较肾结石更为明显。绞痛沿输尿管向外阴部和股内侧放射，疼痛部位因结石的位置而异，输尿管上段结石引起上腹部和腰部疼痛，输尿管中段和下段结石引起腹部相应部位疼痛和压痛。也可偶发生肾-肾反射而引起对侧腰痛。输尿管中下段结石造成肾盂和输尿管上段梗阻和积水，可出现腰部胀感不适，邻近膀胱壁的结石也可发生膀胱刺激征，如尿频、尿急、尿痛。结石引起输尿管痉挛，使黏膜损伤加重，常有肉眼性血尿或镜下的大量红细胞。女性病人偶可在阴道穹隆部触及输尿管下段的较大结石。

【诊断】

根据典型的绞痛和血尿发作,容易想到输尿管结石。绞痛时尿液中有多量红细胞。B型超声检查有时可发现输尿管上段结石,伴有输尿管和肾盂扩张。输尿管中下段结石一般看不到结石影,但可见扩张的输尿管。超声检查提示输尿管内单个或多个大小不等的强回声团,后伴声影,多在1cm以下,常位于三个狭窄区。只显示弧形强光带伴有声影者常以草酸钙结石为主,疏松结石常显示完整轮廓并伴淡声影,多为尿酸构成的结石。结石光团以上部位的输尿管可显示正常或轻度增宽,集合系统轻度分离。

X线检查仍是诊断输尿管结石最重要的方法。90%以上的输尿管结石均可在X线泌尿系平片上显示,但输尿管中上段结石需与肠系膜淋巴结钙化鉴别,后者每次摄片的位置均有较大变动。相当于骶髂关节高度的结石常因骨质重叠而显示不清,有时还需与骨岛和阑尾粪石鉴别。输尿管下段结石需与静脉石鉴别,后者为盆腔血管钙化所致,其特点是阴影较小、圆形、位置偏外侧,边缘显影较浓。

为了明确输尿管结石的诊断,了解结石以上的泌尿道有无积水,肾功能是否受影响,应进一步作排泄性尿路造影检查,观察平片显示的结石是否与输尿管影重叠。如积水较重,肾功能受损,显影不满意,采用大剂量造影剂和延迟拍片的方法,争取明确输尿管结石和积水的诊断。倘若大剂量造影的结果仍不满意,则需再作逆行性肾盂造影。当输尿管导管插至结石处受阻,先摄一平片,了解导管是否恰好顶住结石。将导管稍向下拉,注入造影剂,进一步证实结石是否位于输尿管内,或显现结石以上的输尿管腔结构。对透X线的尿酸结石,可在显示的输尿管腔阴影内出现充盈缺损,但需与误注入的空气气泡相鉴别。有时透X线结石被造影剂遮盖而显示不清,将氧气或空气代替造影剂或可显出结石影,空气造影时病人取头低脚高位,注入气体的量一般不超过7～10ml,压力不要太大。

核素肾图显示尿路梗阻曲线,对碘过敏不能作尿路造影的病人有助于诊断。

CT平扫可见输尿管内大小不等、边缘光滑、圆形或椭圆形的高密度或软组织密度灶,病变以上部分的输尿管和肾盂显示扩张。阴性结石需增强扫描。MRI也可以清晰显示输尿管结石并有肾盂输尿管造影的效果。

输尿管结石需与肿瘤、息肉鉴别诊断。肿瘤的症状以血尿为主,疼痛不明显。应留新鲜尿检查有无脱落的肿瘤细胞。注意尿路造影片上充盈缺损的特点。在作逆行性肾盂造影插入输尿管导管前,观察输尿管口有无喷血或肿瘤、息肉随蠕动波从输尿管内伸出,并要排除膀胱肿瘤。对高度怀疑输尿管肿瘤的病例可经尿道置入输尿管肾镜直接观察病变,或用毛刷取标本做细胞学检查。

【肾、输尿管结石的预防】

上尿路结石的复发率较高,5年约20%,10年约40%。防止结石复发的主要措施是准确诊断引起结石的病因,根据不同病因采取特殊的防治方法。若泌尿道存在梗阻和感染应予根除。自行排出或手术取出的结石做成分分析,针对不同成分,开展食饵疗法和药物治疗。病人要养成多饮水的习惯,积极配合医务人员做好长期随诊工作。

表19-1为欧洲泌尿外科协会推荐的输尿管结石取石原则。

表 19-1　输尿管结石取石原则(欧洲泌尿外科协会推荐方案)

	上段结石	中段结石	下段结石
不透光结石	(1)原位 ESWL	(1)俯卧位原位 ESWL	(1)原位 ESWL
	(2)将结石上推后 ESWL	(1)URS＋碎石	(1)URS＋碎石
	(3)经皮顺行 URS	(2)UC/静脉造影对比＋EWSL	(2)UC＋ESWL
	(4)URS＋碎石	(2)将结石上推后 ESWL	

续表

	上段结石	中段结石	下段结石
		(3)经皮顺行 URS	
感染石或伴发感染结石	(1)AB+原位 ESWL	(1)AB+俯卧位原位 ESWL	(1)AB+原位 ESWL
	(2)AB+将结石上推后 ESWL	(1)AB+URS+碎石	(1)AB+URS+碎石
	(3)AB+经皮顺行 URS	(2)AB+UC/静脉造影对比+EWSL	(2)AB+PN+原位 ESWL
	(4)AB+URS+碎石	(2)AB+将结石上推后 ESWL	(2)AB+UC+ESWL
		(3)AB+经皮顺行 URS	
尿酸结石	(1)支架管+口服药	(1)俯卧位原位 ESWL	(1)原位 ESWL 静脉造影对比
	(2)原位 ESWL+口服药	(1)URS+碎石	(1)URS+碎石
	(3)经皮顺行 URS	(2)UC/静脉造影对比+ESWL	(2)UC+对比+ESWL
	(4)URS+碎石	(2)上推结石后 ESWL	(3)PN+对比+ESWL
		(2)支架管+口服药	
		(3)经皮顺行 URS	
胱氨酸结石	(1)原位 ESWL	(1)俯卧位原位 ESWL	(1)原位 ESWL
	(2)上推结石后 ESWL	(1)URS+碎石	(2)URS+碎石
	(3)经皮顺行 URS	(2)UC/静脉造影对比+ESWL	(2)UC+ESWL
	(4)URS+碎石	(2)上推结石后 ESWL	
		(3)经皮顺行 URS	

ESWL:体外震波碎石;UC:输尿管导管;AB:抗生素;PN:经皮肾造瘘置管。数字1、2、3表示首选和次选,但并列时表示疗效相同,任选其一。URS:输尿管镜

四、膀 胱 结 石

膀胱结石分原发性结石和继发性结石。原发性膀胱结石多见于营养不良,特别是缺乏动物蛋白摄入的幼儿。根据1949～1960年的统计,膀胱结石占尿路结石总数的58％,其中93.4％发生于广东、贵州、云南、湖南等地山区习惯于用粮食喂养的幼儿。近几十年来,由于饮食结构的改善,婴幼儿多用母乳或乳制品喂养,因此小儿原发性膀胱结石发病率大大下降,现仅占尿路结石总数的12.3％,散发在稍落后的边远山区及少数民族地区。继发性膀胱结石多发生于成年人,并多与下尿路梗阻有关,如尿道狭窄、膀胱颈梗阻、前列腺增生、膀胱憩室、神经源性膀胱等。膀胱有异物、长期留置导尿管、感染、某些代谢性疾病、寄生虫时易形成结石。上尿路结石排至膀胱也是原因之一。

【结石成分与形状】

膀胱结石的成分受尿 pH 值及成石因子过饱和度的影响。非感染结石多以尿酸、尿酸盐和草酸钙为主,感染结石多以磷酸镁胺、磷酸钙和碳酸磷灰石为主。但由于尿 pH 值不恒定,致使膀胱结石可由不同的尿盐结晶分层而成。膀胱结石以周围环境而铸形,因尿液的冲刷,结石的不断滚动,因此多为圆形、椭圆形、扁圆形,少有成角结石。但憩室内和部分嵌入后尿道的结石,可呈马蹄形、珊瑚形或哑铃形。以异物为

核心的结石无定形。膀胱结石可单发,占70%左右,多发性结石少则2～3个,多者可达数十个至数百个。多发结石因相互碰撞常呈多面体形。结石体积差异很大,小者如砂石,大者可达千克以上,甚至占满膀胱。

【病理改变】

膀胱结石所致的病理改变主要是感染、下尿路梗阻、肾功能损害及致癌。膀胱结石如表面光滑,在膀胱内滞留时间不长,不致造成膀胱的明显病理改变。但结石的长时间机械刺激则可引起膀胱黏膜的炎性改变及继发感染,使膀胱黏膜充血、水肿、出血、溃疡形成,甚至发生穿孔。长期感染者可产生膀胱周围炎及上行性感染。结石还可造成下尿路梗阻,致使膀胱壁增厚,肌纤维组织增生,及小梁、憩室形成。长期的下尿路梗阻,可因膀胱输尿管返流导致输尿管、肾盂积水,也可因上行性感染发生输尿管炎及肾盂肾炎,致使肾功能受损。结石对膀胱壁的长期慢性刺激,可使膀胱壁组织细胞变性甚至癌变。

【临床表现】

膀胱结石的症状主要有排尿困难、血尿和膀胱刺激症状。排尿困难是由于结石骤然堵塞膀胱颈而引起,其特点是排尿过程中尿线突然中断,改变体位如蹲位或卧位能缓解。结石对膀胱颈的强烈刺激,可引起阴茎根部和会阴部剧烈疼痛,甚至可放射到背部、髋部、足底部,病儿常牵拉阴茎,大汗淋漓、哭闹喊叫,并不断变化体位以减轻疼痛。膀胱结石的机械性刺激可造成膀胱黏膜损伤,故常有肉眼血尿。结石的刺激还可引起尿频、尿急、尿痛的膀胱刺激症状,结石静止时刺激症状可减轻。结石有时可嵌于膀胱颈口造成梗阻,使排尿困难,甚至发生尿潴留,病人用力排尿时,可同时挣出粪便,有的可引起直肠脱垂、痔及疝。膀胱结石合并感染常使膀胱刺激症状加重,可有血尿及脓尿。结石梗阻严重可造成上尿路积水和炎症,甚至影响肾脏功能。发生癌变者除血尿外,尿脱落细胞检查可发现癌细胞。

【诊断】

少数病例,尤其是已有残余尿者,结石可较大也无症状,仅在作体验时发现。大部分膀胱结石均有症状,如典型的排尿突然中断、终末性尿痛、血尿等。尿液镜检可见红细胞和脓细胞。结石较大者,男性经直肠和下腹部,女性经阴道和下腹部双合诊,有可能摸到结石。B型超声检查可见膀胱区有结石引起的强光团,其后方有明显的声影。改变体位的B超动态观察,可见结石移动情况,X线泌尿系平片是诊断膀胱结石的主要方法,摄片范围应包括上尿路以及膀胱底部和后尿道,以免遗漏上尿路结石及嵌入膀胱颈或后尿道的结石。X线平片发现膀胱区结石影时,可加摄侧卧位膀胱区平片,结石有明显移位者表明不是输尿管末端结石。X线片上固定于异常部位的结石影,应考虑为膀胱憩室内结石、巨大前列腺叶、黏附于膀胱肿瘤表面的结石或膀胱缝线上的结石,需进一步检查加以鉴别和证实。另外,还需与盆腔静脉石、淋巴结钙化、肠道粪石等相鉴别。膀胱镜检查可直接看到结石的数目、大小、形状和色泽,同时可观察有无前列腺增生、膀胱颈梗阻、膀胱憩室、膀胱异物或膀胱肿瘤等病变。

五、尿道结石

尿道结石多为肾、输尿管或膀胱结石向下排经尿道并嵌入尿道所致,也有少数尿道结石原发于尿道狭窄、尿道异物或开口于尿道的憩室中。多发生于1～10岁的儿童,90%为男性,结石常嵌顿于尿道前列腺部、球部、舟状窝及尿道外口。

【临床表现】

结石嵌顿于尿道可引起排尿困难、尿线变细或滴沥状,有时可发生急性尿潴留。结石部位有明显疼痛和压痛,若合并感染则局部疼痛加剧,尿道口有脓性分泌物,膀胱刺激症状加剧。前尿道结石可能于阴茎体部触及结节状肿物,尿道外口偶可见露出的部分结石。男性尿道憩室继发结石,排尿梗阻症状可不明显,尿道口有分泌物,阴茎下方可触及结石,有的病人可摸到随排尿压力充起的囊状憩室。女性尿道憩室继发性结石,主要症状为下尿路感染,尿频、尿急、排尿痛、脓尿及血尿,性交痛为突出症状。

【诊断】

男性前尿道结石可在阴茎、会阴部触及,后尿道结石可经直肠触及,女性尿道结石及憩室内结石可经阴道触及。后尿道结石可经直肠 B 超及 X 线拍片明确诊断。偶有病例需作尿道造影、金属尿道探子试触结石或尿道镜直接观察。

【治疗】

采用镇痛、解痉药物及非药物治疗对症治疗可暂时解除患者痛苦,病因治疗,可采用手术方式(切开取石、微创手术取石、碎石)、体外震波碎石、药物排石等方法及中医药辨证施治。

(一)肾绞痛的治疗

肾绞痛是泌尿系结石病的常见急症,需紧急处理,应用药物前注意与其他急腹症仔细鉴别。目前缓解肾绞痛的药物较多,可以根据自身条件和经验灵活地选用。

1.非甾体类镇痛抗炎药物　常用药物有双氯芬酸钠(扶他林)和吲哚美辛(消炎痛)等,双氯芬酸钠50毫克,肌内注射。吲哚美辛 25 毫克,口服,或者吲哚美辛栓剂 100 毫克,塞肛。

2.镇痛药　常用药物有二氢吗啡酮(5～10 毫克,肌内注射)、哌替啶(50～100 毫克,肌内注射)、布桂嗪(50～100 毫克,肌内注射)和曲马多(100 毫克,肌内注射)等。阿片类药物在治疗肾绞痛时不应单独使用,一般需要配合阿托品、654-2 等解痉类药物一起使用。

3.解痉药　M 型胆碱受体阻断剂(硫酸阿托品、654-2),钙离子阻滞剂(心痛定),α 受体阻滞剂(坦索罗辛),黄体酮等。

(二)中医药内治

1.辨证施治

(1)气滞证:腰部或少腹部剧烈绞痛,阵发性加剧,伴有恶心呕吐,或仅表现腰部、少腹部胀痛,尿中有红细胞或肉眼可见血尿,舌苔白腻,脉弦紧,或苔脉皆无变化。治宜行气利水,通淋排石。方选石韦散或琥珀散加减。常用药物如:金钱草、海金砂、冬葵子、滑石、石韦、萆薢、萹蓄、车前子、泽泻、虎杖、元明粉等。

(2)湿热证:腰部或少腹疼痛持续,恶心呕吐,发热,有尿频、尿急、尿痛,小便浑赤,淋沥不畅,或有血尿、脓尿,舌苔黄腻,脉滑数或弦数。治以清利湿热,通淋排石。方选八正散加减。常用药物如:木通、车前子、萹蓄、凤尾草、瞿麦、大黄、黄柏、泽泻、金钱草、生山栀等。血尿者,加大小蓟、地榆。

(3)肾虚证:结石日久,腰痛、腿膝瘦软无力。偏阴虚者兼见头晕目眩、耳鸣、面色憔悴、盗汗,舌质红少苔或苔剥,脉细数;偏阳虚者兼见畏寒喜热、面色㿠白、自汗,面目浮肿,舌淡苔白,脉沉迟。治宜补肾为主。偏肾阴虚者,方选六味地黄丸加减。常用药物如:大生地黄、女贞子、菟丝子、枸杞子、淮山药、金钱草、虎杖、牛膝、石韦等。偏肾阳虚者,方选附桂八味丸加减。常用药物有熟附片、肉桂、熟地黄、山茱萸、菟丝子、淮山药、金钱草、鸡内金、补骨脂等。

2.验方

(1)金钱草 30～90 克,水煎服,每日 1 剂。

(2)冬葵子 30 克,水煎服,每日 1 剂。

(3)石榴皮根 30～60 克,水煎服,每日 1 剂。

(4)鸡内金 18 克,芒硝 18 克,共研细末,每日 2 次,每次 6 克,温开水冲服。

(5)茅莓根 30 克(鲜草 120 克),酒酿 120 克加水适量煎服,每日 1 剂。

(6)金钱草 30 克,玉米须 30 克(或根、叶 120 克),每日 1 剂水煎,2 次分服。

（三）总攻排石疗法

总攻排石疗法是有机地集中若干中西医治疗措施，在一个较短时间内使其同时发挥治疗作用，达到提高排石的目的，能有效提高排石率，缩短疗程。

1.适应证　输尿管结石直径小于1厘米，无严重泌尿系感染，无明显狭窄梗阻，无或仅有轻度肾盂积水，肾功能正常。

2.总攻方案

6：00	饮水（茶水更佳）500毫升
6：30	氢氯噻嗪50毫克
7：30	饮水500毫升
8：00	饮水500毫升
8：30	中药清利湿热、通淋排石之剂1帖煎200毫升口服
9：30	阿托品0.5毫克肌注
9：40	电针肾俞（－），膀胱（＋），适用于肾、输尿管上、中段结石；肾俞（－），水道（＋），适用于输尿管下段结石；关元（－），三阴交（＋），适用于膀胱或尿道结石初弱刺激，后强刺激，针20分钟
10：00	起床活动跳跃

3.病情观察　总攻治疗中需严密观察病情，如疼痛部位下移，说明结石向下移行。总攻治疗后疼痛加剧，以后又突然缓解，或出现明显膀胱刺激症状，尿流变细，尿流中断及排尿痛等情况，说明结石可能已经排至膀胱或后尿道。如出现轻度膀胱刺激症状，可能为结石到达输尿管膀胱开口区。若总攻后绞痛持续不解，表明无效。

4.疗程　总攻治疗以6～7次为1个疗程，每周进行2次，总攻治疗后结石下移或排而未净者，可继续进行下一疗程，2个疗程间隔1～2周。

5.注意事项　若总攻治疗后，结石久停不动，体壮者加用破瘀散结中药，如穿山甲、三棱、莪术、乳香、没药等，再行总攻，可提高疗效；体质虚弱者，总攻治疗前，宜中药调治后再行总攻治疗；总攻后如患者出现神疲乏力、食欲减退、头晕等，可给以中药益气健脾养血之剂；连续多次使用氢氯噻嗪等利尿药进行总攻时，每日服氯化钾3次，每次1克，以预防低血钾。

（四）肾区体位叩击疗法

采用肾区体位叩击法，辅以中草药、电针、总攻和理疗等综合治疗，可提高肾结石的排石率，由于肾下盏结石的体位关系排出较困难，因此须依结石部位采用不同的体位，变下为上，同时适当地进行肾区叩击，变静为动，有利于结石排出。经研究证实，进行肾区体位叩击时，肾脏确有较大的移动幅度，侧卧时前后移动3～5厘米，为肾内结石的活动造成有利条件。另外，肾结石患者经肾区叩击后有80％患者出现不同程度血尿，认为这是结石活动的结果，但在正常人进行肾脏叩击，并无血尿。

具体方法为结石位于下盏者，采用头低臀高半倒立位；结石位于上盏时，采用坐位并加跳跃；结石位于中盏时，采用患侧向上位置侧卧。在12肋下缘，骶棘肌外缘的腰上三角处，以手握拳，每秒1次有规律叩击，不感到疼痛为宜，每次3～10分钟，每日3次。肾区叩击疗法最好在服中草药或大量饮水后、总攻后进行。

（五）针刺疗法

1.体针　主穴：肾俞、膀胱俞、三阴交、关元。配穴：疼痛重者，加足三里、京门。强刺激，每日2次，每次留针20～30分钟。

2.电针　取穴:肾,输尿管上、中段结石,肾俞(-),膀胱(+);输尿管下段结石,肾俞(-),水道(+)。强度宜由弱到强至患者能耐受为度,持续20～30分钟,每日1～2次。

3.水针　取穴同体针,每次选1～2穴,用10%葡萄糖水2～5毫升,每日1次,30次为1个疗程。

4.耳针　取穴:肾、输尿管区,或压痛点区。强刺激,留针15～40分钟。

(六)体外冲击波碎石(ESWL)

90%以上的泌尿系统结石可以采用ESWL进行治疗。

1.肾结石　直径小于或等于2厘米的肾盂结石ESWL为最佳选择。2～3厘米的结石一般仍为首选,但往往需要多次碎石。对于难治的直径大于4厘米以上铸状或者鹿角状结石,可根据具体情况选择治疗方案,首选经皮肾脏穿刺碎石术(mPNNL),如果进行ESWL治疗,应先安置双J形输尿管导管,避免碎石术后结石碎屑形成“石街”堵塞输尿管。

2.输尿管结石　输尿管各段结石均可行ESWL进行治疗。但那些在输尿管内停留时间较长或结构致密及边缘毛刺的结石治疗效果较差。体积较大如直径2厘米以上或经多次碎石治疗后效果不理想的结石,可改用输尿管镜碎石方法治疗。

3.膀胱结石　一般可采用ESWL治疗。对较大膀胱结石可采取腔镜钬激光碎石。

4.尿道结石　尿道结石不适宜直接行ESWL。

(七)手术疗法

1.适应证

(1)结石直径大于1厘米,或结石表面不规则呈多角形者。

(2)尿路有梗阻狭窄,或曾有多次感染发作局部炎症粘连较重者。

(3)合并重症感染、积水,经治疗无效,而严重威胁肾功能者。

(4)双侧输尿管结石梗阻引起尿闭者。

2.方法

(1)尿道结石:前尿道结石,用手揿住结石嵌顿之上,从尿道外口注入消毒甘油,使下段胀起,自上向下挤压结石,可能使结石排出。后尿道结石可用金属探条推入膀胱内,再作处理,有些病例须作尿道切开取石术。

(2)膀胱结石:结石直径小于3厘米者,可经尿道放入碎石器夹碎结石,再冲洗出碎渣。或行耻骨上膀胱切开取石术。

(3)肾及输尿管结石:肾结石包括肾盂切开取石,肾切开取石术;肾部分切除及肾截除术等。输尿管结石,行输尿管切开取石,或结石在输尿管下端时可经膀胱切开取石。

(陈　勇)

第三节　前列腺炎

前列腺炎是前列腺受到致病菌感染和(或)某些非感染因素刺激而出现骨盆区疼痛不适、排尿异常、性功能障碍等临床表现的泌尿、男性生殖系统综合征(PS),是成年男性的常见疾病。慢性前列腺炎属于中医“精浊”等范畴,急性前列腺炎属于“热淋”等范畴。它分为四型:Ⅰ型为急性细菌性前列腺炎,是一种前列腺的急性感染。Ⅱ型为慢性细菌性前列腺炎,是一种前列腺的复发感染。Ⅲ型为慢性非细菌性前列腺炎/

慢性骨盆疼痛综合征（CP/CPPS），是没经证明的感染；该型又分为Ⅲa（炎症性慢性骨盆疼痛综合征）和Ⅲb（非炎症性慢性骨盆疼痛综合征）两种亚型。Ⅳ型为无症状性炎症性前列腺炎。前列腺炎患者占泌尿外科门诊患者的8％～25％，且以50岁以下的成年男性患病率较高；尸检患病率为24.3％～44.0％。

【病因病理】

（一）中医

房事不洁，精室空虚，湿热之邪从精道内侵，湿热壅滞，气血瘀阻精室而成。或相火妄动，所愿不遂，或忍精不泄，肾火郁而不散，离位之精郁滞精室，为相火所灼，败精郁热搏结精室而发。或饮食不节，嗜醇酒肥甘，酿生湿热，注于下焦，结于精室而发。或外感湿热毒邪，壅聚于下焦精室而成。

（二）西医

1.细菌性前列腺炎　由细菌感染引起，90％～95％为革兰阴性菌感染，其中约80％为大肠杆菌。多为单一微生物感染，偶尔有两种或两种以上的感染。感染途径有病菌经尿道外口直接逆行进入前列腺的上行性尿道感染，排尿后膀胱的病菌随尿液逆流到前列腺的下行性尿道感染，以及疖、痈、扁桃体、龋齿及呼吸道感染灶通过血行或淋巴传播到前列腺感染，或直肠和邻近器官细菌直接扩散浸润感染。细菌感染后前列腺腺泡有大量白细胞浸润，组织水肿。大部分患者治疗后炎症可以消退，少数严重者可导致前列腺脓肿。

2.非细菌性前列腺炎　大多慢性前列腺炎属此类，发病原因尚不完全清楚。可能的发病原因主要有沙眼衣原体、支原体、滴虫、真菌、病毒等其他微生物感染；性生活无规律、勃起而不射精、性交中断或长途骑车、尿液反流、长时间坐位工作致盆腔及前列腺充血，盆底肌肉痉挛，以及心理、免疫等因素。

【临床表现】

（一）急性前列腺炎

1.症状　突发会阴部胀痛，疼痛向腰骶及大腿根部放射，常伴尿频、尿急、尿痛及直肠刺激症状。或有全身恶寒发热、头身疼痛、口干口苦。

2.体征　直肠指检前列腺饱满肿胀，压痛明湿，局部温度升高，表面光滑，形成脓肿时或可触及波动感并常发生尿潴留。

3.实验室检查　尿常规检查白细胞增多；尿道分泌物革兰染色常可找到致病菌，细菌培养及药敏试验可确定病原体及敏感药物。血常规检查或有白细胞及中性粒细胞增多。

（二）慢性前列腺炎

1.症状　常有尿频，排尿时不适感、烧灼感、尿不尽；或有睾丸、精索、会阴、腰骶隐痛不适；或有便后或尿后尿道口白色分泌物溢出。

2.体征　直肠指检前列腺饱满、增大、质软、轻度压痛。病程长者，前列腺缩小、变硬、不均匀，有小硬结。

3.实验室检查　前列腺液镜检白细胞＞10个/高倍视野，卵磷脂小体减少或消失可诊断为前列腺炎。若细菌培养有固定的致病菌生长为慢性细菌性前列腺炎（Ⅱ型）；无固定致病菌生长为慢性非细菌性前列腺炎（Ⅲa型）；前列腺液镜检及细菌培养均正常为非炎症性慢性骨盆疼痛综合征（Ⅲb型）；前列腺液镜检白细胞增多、卵磷脂小体减少或消失，但无任何前列腺炎的症状和体征为炎症性无症状性前列腺炎。

【诊断】

根据排尿异常及会阴、睾丸、精索、腰骶疼痛以及便后或尿后尿道口有白色分泌物溢出的症状；经直肠前列腺指检的体征；结合前列腺液镜检及细菌培养的结果；即可明确前列腺炎的诊断。

【鉴别诊断】

（一）慢性附睾炎

慢性附睾炎可有阴囊、腹股沟部隐痛不适症状，类似慢性前列腺炎。但慢性附睾炎有输精管增粗、可扪及触痛的结节。

（二）前列腺增生症

仅见于老年男性，以尿频、排尿困难、尿线变细、残留尿增多为主要临床表现，前列腺液镜检无异常。通过B超、经肛门指检发现前列腺增大可协助诊断。

（三）精囊炎

精囊炎和慢性前列腺炎可同时发生。但精囊炎除有类似前列腺炎症状外，还有血精及射精疼痛的特点。

（四）精索静脉曲张

部分精索静脉曲张患者也有会阴、阴囊内不适，但无其他慢性前列腺炎症状，且阴囊精索静脉彩超检查提示精索静脉曲张。

【治疗】

（一）中医

1.内治

（1）热毒壅盛证

证候：尿频、尿急、尿痛，寒战高热，或有终末血尿、脓尿，排尿困难或尿闭，舌红，苔黄腻，脉数。

治法：清热解毒排脓。

方药：五味消毒饮合透脓散加减。高热不退加牡丹皮、生地；尿闭不出加王不留行。也可服龙胆泻肝丸，每次6g，每日2次。

（2）气滞血瘀证

证候：少腹、会阴、睾丸坠胀不适，或有血尿，血精，舌紫或有瘀点，苔白或黄，脉沉涩。

治法：活血散瘀。

方药：前列腺汤加减。也可服前列通瘀胶囊，每次4粒，每日3次。

（3）湿热蕴结证

证候：尿频、尿急、尿痛，有灼热感，排尿或大便时尿道有白浊溢出，会阴、腰骶、睾丸坠胀疼痛，苔黄腻，脉滑数。

治法：清热利湿。

方药：八正散或大分清饮加减。也可服清浊祛毒丸，每次8g，每日2次

（4）阴虚火旺证

证候：腰膝酸软，头昏眼花，失眠多梦，遗精或血精，阳事易兴，排尿或大便时尿道口有白浊滴出，舌红，苔少，脉细数。

治法：补肾滋阴，清泄相火。

方药：知柏地黄丸汤合萆薢分清饮加减。也可服知柏地黄丸，每次4g，每日3次；或萆薢分清丸每次4g，每日3次。

（5）肾阳虚损证

证候：头昏神疲，腰酸膝冷，阳痿早泄，甚至稍劳即尿道有白浊溢出，舌淡胖，苔白，脉沉细。

治法：温肾固精。

方药:金锁固精丸合右归丸加减。也可服金锁固精丸,每次 1 丸,每日 2 次;或右归丸.每次 5g,每日 3 次。

2.外治

(1)野菊花栓或前列安栓塞肛,每次 1～2 粒,每日 1～2 次。

(2)湿热蕴结或气滞血瘀型用金黄散 15～30g,山芋粉或藕粉适量,水 200ml,调煮成薄糊状,微冷后保留灌肠每天 1 次。或用葱归溻肿汤坐浴,每次 20 分钟,每天 2～3 次。其他证型的前列腺炎用四物汤合大承气汤,坐浴或保留灌肠,每天 1～2 次。

3.针刺疗法

(1)急性前列腺炎:早期湿热下注证选膀胱俞、中极、阴陵泉,平补平泻,隔日针刺 1 次。

(2)慢性前列腺炎:腰阳关、关元、中极、肾俞、命门、志室、三阴交、足三里,上述穴位分组交替使用,中弱刺激,隔 1～2 日 1 次,并可配合艾条灸法。

(二)西医

1.急性细菌性前列腺炎

(1)一般治疗:积极卧床休息,大量饮水或输液;使用止痛、解痉、退热药物以缓解症状。

(2)抗菌治疗:常选用复方磺胺甲噁唑;喹诺酮类如环丙沙星、氧氟沙星;以及头孢菌素、妥布霉素、氨苄西林、红霉素等。如淋球菌感染可用头孢曲松;如厌氧菌感染则用甲硝唑。1 个疗程 7 日,可延长至 14 日。

(3)手术治疗:急性尿潴留应避免经尿道导尿引流,须用耻骨上套管穿刺造瘘。并发前列腺脓肿则应经会阴切开引流。

2.慢性细菌性前列腺炎

(1)一般治疗:避免长时间骑、坐,忌酒及辛辣食物。性生活应有规律,不宜过频。前列腺按摩,每周 1 次,以引流炎性分泌物。

(2)抗菌治疗:首选红霉素、复方磺胺甲噁唑、多西环素(强力霉素)等具有较强穿透力的抗菌药物。目前应用于临床的药物还有喹诺酮类、头孢菌素类等,亦可以联合用药或轮回用药,以防止耐药性。

(3)物理治疗:热水坐浴及局部超短波透热、局部敏感抗生素离子导入等,可减轻局部炎症,促进吸收。

3.慢性非细菌性前列腺炎

(1)一般治疗:每日 1 次热水坐浴,每周 1 次前列腺按摩。去除易造成盆腔、前列腺充血的因素,往往可有良好的疗效。

(2)抗生素治疗:病原体为衣原体、支原体可用米诺环素、多西环素及碱性药物,其他可用红霉素、甲硝唑等。

(3)对症治疗:α 受体阻滞剂解痉止痛,改善症状。

【预防与护理】

1.预防感冒着凉。受凉后可引起交感神经活动兴奋,使尿道内压增加,前列腺管也因收缩而排泄障碍,产生郁积充血,往往使症状发生反复或加重。

2.注意饮食。不要过食肥甘厚味、辛辣炙煿之品,勿吸烟饮酒。喝酒后可引起前列腺充血,使症状加重。

3.生活要有规律。保持心情舒畅,注意劳逸结合,不要久坐或长时间骑车,以防影响会阴部血液循环。性生活不要过于频繁,不要性交中断,强忍精出,宜戒除手淫习惯。

4.积极治疗身体其他部位的慢性感染病灶如慢性扁桃体炎、溃疡性结肠炎等。

5.前列腺按摩时,用力不宜过大,按摩时间不宜过长,按摩次数不宜过频。急性前列腺炎则禁忌按摩。

(陈　勇)

第四节　良性前列腺增生

良性前列腺增生(BPH)简称前列腺增生,过去称前列腺肥大,是一种前列腺细胞良性增生导致膀胱颈出口梗阻,引起排尿障碍的老年男性常见病。本病属于中医"精癃"等范畴。以进行性尿频、尿线变细、射程缩短、排尿困难为临床特征。50 岁以上男性约有 50%患 BPH,80 岁以上本病患者达到 80%~100%。

【病因病理】

(一)中医

年老脾肾气虚是发病之本。脾气虚推动乏力,不能运化水湿;肾阳虚命门火衰,膀胱气化无权;终致痰湿凝聚,阻于尿道而生本病。或有肝气郁结,疏泄失常,致气滞血瘀,阻塞尿道。或憋尿过久,败精瘀浊停而不散,凝滞于溺窍,致膀胱气化失司而发为本病。或房劳竭力,血瘀精室,久成癥块,阻塞水道,终发为癃。或外感湿热,或水湿内停郁而化热,或饮食不节酿生湿热,或恣饮醇酒聚湿生热等,致湿热下注,蕴结不散,瘀阻下焦,诱发本病。

(二)西医

1.病因　发病病因不完全清楚,目前公认的是与老龄和有功能的睾丸两个要素有关,二者缺一不可。BPH 的发病率随年龄的增长而增加。随着年龄的增大,前列腺也不断增生长大,男性 35 岁以后前列腺可有不同程度的增生,50 岁以后多出现临床症状。前列腺的正常发育有赖于雄激素,青春期前切除睾丸,前列腺即不发育,老年后也不会发生前列腺增生。前列腺增生的患者在切除睾丸后,增生的上皮细胞会发生凋亡,腺体萎缩。性激素的调控、前列腺间质细胞和腺上皮细胞相互影响、各种生长因子的作用、随着年龄增长体内性激素平衡失调以及雌、雄激素的协同效应等可能是前列腺增生的重要病因。

2.病理　前列腺增生主要发生于前列腺尿道周围移行带,增生组织呈多发结节,并逐渐增大。增生的腺体将外周的腺体挤压萎缩形成前列腺外科包膜,与增生腺体有明显界限,易于分离。增生腺体突向后尿道,使前列腺尿道伸长、弯曲、受压变窄,尿道阻力增加,引起排尿困难。此外,前列腺内尤其是围绕膀胱颈部的平滑肌内的 α 肾上腺素能受体激活,使该处平滑肌收缩,可明显增加前列腺尿道的阻力,造成膀胱出口梗阻。为克服排尿阻力,逼尿肌增强其收缩能力,逐渐代偿性肥大,肌束形成粗糙的网状结构,加上长期膀胱内高压,膀胱壁出现小梁小室或假性憩室。如膀胱容量较小,逼尿肌退变,顺应性差,出现逼尿肌不稳定收缩,患者有明显尿频、尿急和急迫性尿失禁,可造成输尿管尿液排出阻力增大,引起上尿路扩张积水。如梗阻长期未能解除,逼尿肌萎缩,失去代偿能力,收缩力减弱,导致膀胱不能排空而出现残余尿。随着残余尿量增加,膀胱壁变薄,膀胱无张力扩大,可出现充盈性尿失禁或无症状慢性尿潴留,尿液反流引起上尿路积水及肾功能损害。梗阻引起膀胱尿潴留,还可继发感染和结石形成。

【临床表现】

(一)症状

早期症状仅以尿频为主,特别是夜尿次数增多,每次尿量不多,起病缓慢,逐渐加重,严重者可出现急迫性尿失禁。在尿频的同时出现渐进性排尿困难,尿线变细、尿流缓慢、射程缩短、排尿时间延长、排尿费力,逐渐出现尿流中断和尿后余沥、尿不尽感。然后是尿潴留。前列腺增生患者因膀胱出口梗阻,尿液长期不能顺利排出而产生慢性尿潴留,表现为尿频、排尿不畅、尿不尽感,严重时可因膀胱内残余尿量增多出现充溢性尿失禁(又称假性尿失禁)。

部分患者因便秘、寒冷、劳累、饮酒、久坐等刺激可诱发急性尿潴留,致使膀胱内充满尿液却突然不能排出、胀痛难忍、辗转不安,有时从尿道溢出部分尿液,但不能减轻下腹疼痛。

部分患者还可合并尿路感染,出现尿频、尿急、尿痛等膀胱刺激症状;有的可伴发膀胱结石或血尿。长期慢性尿潴留患者,可出现神疲乏力、食欲不振、消瘦贫血、口渴、皮肤黏膜干燥、舌苔增厚,血中非蛋白氮增高等慢性肾功能不全病象。长期排尿困难导致腹压增高,还可引起腹股沟疝、内痔与脱肛等。

(二)体征

前列腺增生患者均需做直肠指诊检查。多数患者可触及增大的前列腺,表面光滑,质韧,有弹性,边缘清楚,中间沟变浅或消失,即可作出初步诊断。指检结束时应注意肛门括约肌张力是否正常。

(三)其他检查

1.B超检查 可清晰显示前列腺体积大小、增生腺体是否突入膀胱。并可测定膀胱残余尿量、了解有无膀胱结石、上尿路有无继发积水等。

2.尿流率检查 确定患者排尿的梗阻程度。检查时要求排尿量在 150~200ml,如最大尿流率<15ml/s表明排尿不畅;如<10ml/s 则表明梗阻较为严重,常是手术指征之一。

3.尿流动力学检查 通过测定排尿时膀胱逼尿肌压力变化等,可了解是否存在逼尿肌反射不能、逼尿肌不稳定和膀胱顺应性差等功能受损情况。

还可行前列腺特异性抗原(PSA)测定以排除前列腺癌。放射性核素肾图检查有助于了解上尿路有无梗阻及肾功能损害。

【诊断】

1.临床表现 50 岁以上男性出现典型的尿频、夜尿次数以及尿线变细、尿流缓慢、射程缩短、排尿时间延长、排尿费力等排尿不畅的临床表现,须考虑有前列腺增生的可能。

2.体格检查 直肠指诊触及增大的前列腺,中间沟变浅或消失,即可作出初步诊断。

3.其他检查 前列腺 B 超、CT、MRI 等检查可帮助确诊并发现并发症。

【鉴别诊断】

(一)膀胱颈挛缩

亦称膀胱颈纤维化,多为慢性炎症所致,发病年龄较轻,多在 40~50 岁出现排尿不畅症状,但前列腺体积不增大,膀胱镜检查可以确诊。

(二)前列腺癌

前列腺有结节,质地坚硬,血清 PSA 升高。B 超引导下前列腺穿刺活检可确诊。

(三)尿道狭窄

多有尿道损伤及感染病史,尿道膀胱造影与尿道镜检查可确诊。

(四)神经原性膀胱功能障碍

症状与 BPH 相似,有排尿困难、残余尿量较多、肾积水和肾功能不全。但前列腺不增大。为动力性梗阻,患者常有中枢或周围神经系统损害的病史和体征,如有下肢感觉和运动障碍、会阴皮肤感觉减退、肛门括约肌松弛或反射消失等。静脉尿路造影常显示上尿路有扩张积水,膀胱常呈"圣诞树"形。尿流动力学检查可以明确诊断。

【治疗】

(一)中医

1.内治

(1)脾肾气虚证

证候:尿频,尿线细,滴沥不畅,排尿无力,甚或尿闭不通或夜间遗尿,神疲乏力,纳谷不香,面色无华,腰膝酸软无力,或有便溏脱肛,舌淡苔白,脉细无力。

治法:补脾益气,温肾利尿。

方药:补中益气汤加菟丝子、肉苁蓉、补骨脂、车前子等。

(2)气滞血瘀证

证候:小便不畅,尿线变细或点滴而下,或尿道涩痛,闭塞不通,或会阴、小腹胀满隐痛,偶有血尿或血精,舌质黯或有瘀点瘀斑,苔白或薄黄,脉弦或涩。

治法:活血化瘀,通气利水。

方药:代抵当汤加瞿麦、篇蓄。伴血尿者酌加大蓟、小蓟。

(3)湿热下注证

证候:小便频数黄赤,尿道灼热或涩痛,排尿不畅甚或点滴不通,小腹胀满,发热,口苦口渴不欲饮,大便秘结,舌黯红,苔黄腻,脉滑数或弦数。

治法:清热利湿,消癃通闭。

方药:八正散加减。

(4)肾阴亏虚证

证候:小便频数不爽,淋沥不尽,头晕目眩,腰酸膝软,失眠多梦,咽干,舌红,苔黄,脉细数。

治法:滋肾养阴。

方药:知柏地黄汤加味。

(5)肾阳不足证

证候:小便频数,夜间尤甚,尿线变细,余沥不尽,尿程缩短,点滴不爽,甚则尿闭不通,精神萎靡,面色无华,畏寒肢冷,舌质淡润,苔薄白,脉沉细。

治法:温补肾阳,通窍利尿。

方药:济生肾气丸加减。也可补中益气丸,每次 6g,每日 2 次。癃闭舒胶囊,每次 3 粒,每日 2 次。济生肾气丸,每次 6g,每日 2 次。

2.外治　用于急性尿潴留小便不通时急则治其标,如未见效则应导尿。

(1)敷脐疗法:小便不通可用麝香适量填脐中,再以葱白捣烂敷脐上,外用胶布固定;或食盐 250g,炒热,布包熨小腹部;或取独头蒜 1 个、生栀子 3 枚、盐少许,捣烂如泥敷脐部。

(2)取嚏或探吐法:用消毒棉签刺激鼻腔取嚏,或以皂角粉适量吹鼻取嚏,或用消毒棉签刺咽喉探吐,使上窍开则下窍自通。

3.针灸疗法　尿潴留者可针中极、归来、三阴交、膀胱俞、足三里;灸气海、关元、水道等穴。

(二)西医

1.非手术治疗

(1)观察等待:良性前列腺增生患者若长期症状较轻,不影响生活与睡眠,一般无需治疗,可观察等待。但需密切随访,如症状加重,应选择其他方法治疗。

(2)药物治疗:治疗前列腺增生的药物很多,常用的药物有 α 受体阻滞剂、5α 还原酶抑制剂、植物类药等。其中 α 受体阻滞剂能减少尿道阻力,改善排尿功能,常用药物有特拉唑嗪、哌唑嗪、阿夫唑嗪、多沙唑嗪及坦索罗辛等,对症状较轻、前列腺增生体积较小的患者有良好的疗效。5α 还原酶抑制剂是激素类药物,在前列腺内阻止睾酮转变为双氢睾酮,故可使前列腺体积部分缩小,改善排尿症状。一般在服药 3 个月之后见效,停药后症状易复发,需长期服药,对体积较大的前列腺与 α 受体阻滞剂同时服用疗效更佳。

2.手术治疗　前列腺增生梗阻严重、残余尿量较多、症状明显而药物治疗效果不好,身体状况能耐受手术者,应考虑手术治疗,疗效肯定。如有尿路感染、残余尿量较多或有肾积水、肾功能不全时,宜先留置导尿管或膀胱造瘘引流尿液,并抗感染治疗,待上述情况明显改善或恢复后再择期手术。开放手术多采用耻骨上经膀胱或耻骨后前列腺切除术。经尿道前列腺切除术(TURP)适用于大多数良性前列腺增生患者。

3.尿潴留的处理　急性尿潴留治疗原则是解除病因,恢复排尿。如病因不明或梗阻一时难以解除,应先引流膀胱尿液解除病痛。急诊处理可行导尿术。尿潴留短时间不能解除者,放置导尿管持续引流,1周左右拔除。急性尿潴留患者不能插入导尿管时,可采用粗针头耻骨上膀胱穿刺的方法吸出尿液。有膀胱穿刺造瘘器械可在局麻下直接或 B 超引导下行耻骨上膀胱穿刺造瘘,持续引流尿液。若无膀胱穿刺造瘘器械,可手术行耻骨上膀胱造瘘术。如梗阻病因不能解除,可以永久引流尿液。急性尿潴留放置导尿管或膀胱穿刺造瘘引流尿液时,应间歇缓慢地放出尿液,避免快速排空膀胱,内压骤然降低而引起膀胱内大量出血。

4.其他疗法　激光治疗,目前应用钬(Ho)激光、绿激光等治疗前列腺增生,疗效肯定;经尿道球囊高压扩张术;前列腺尿道网状支架;经尿道热疗;体外高强度聚焦超声等。这些治疗方法对缓解前列腺增生引起的梗阻症状有一定疗效,适用于不能耐受手术的患者。

【预防与护理】

1.有前列腺增生病史者,要注意及时排尿,勿长时间憋尿,避免膀胱过度充盈。

2.不要过度劳累,慎起居,避风寒,忌饮酒、喝浓茶及食辛辣刺激食物。

3.保持大便通畅,保持阴部清洁卫生。

4.长期留置导尿管者应定期更换尿管,冲洗膀胱,防止感染。

(陈　勇)

第五节　前列腺癌

前列腺癌发病率呈明显的地理和种族差异,如加勒比海及斯堪的纳维亚地区最高,东亚地区最低,相差百倍以上。在美国,前列腺癌是男性发病率最高的恶性肿瘤,尤其是非裔美国人,2005 年新增病例 232090 例,死亡 30350 例。亚洲前列腺癌发病率远低于欧美国家,但是近年来呈上升趋势。中国 1993 年前列腺癌发生率为 1.71 人/10 万人口,1997 年升高至 2.0 人/10 万人口。

1992~1999 年间美国新增白人前列腺癌患者中 86% 是局限性的;自 1991 年以来远处转移前列腺癌病例数每年以 17.9% 递减;局限性前列腺癌患者 5 年生存率近 100%,远处转移患者 5 年存活率为 33.5%;1983~1985 年间前列腺癌患者 5 年总体生存率为 75%,而 1995~2000 年间提高到 99%。这些变化归功于前列腺特异性抗原(PSA)用于前列腺癌普查、积极预防和治疗水平的提高。

一、病因和发病机制

(一)病因

前列腺癌流行病学研究表明,年龄是最明显的危险因子,随着年龄增长,前列腺癌发病率也明显升高。另一个重要危险因子是遗传,如果一个直系亲属(兄弟或父亲)患前列腺癌,其本人患前列腺癌的危险性会增加 1 倍;两个或两个以上直系亲属患前列腺癌,相对危险性增至 5~11 倍;有前列腺癌家族史的人比无家族史的患病年龄要提早 6~7 年。

日本男性前列腺癌发生率是北美男性的 1/30,可是北美的日本移民生活 1~2 代后,其后裔的前列腺癌死亡率达到当地居民的 1/2。这表明,饮食和环境因素在前列腺癌发生中也起重要作用。重要的危险因素包括高动物脂肪饮食、红色肉类的消耗量、肥胖、吸烟量、白酒饮用量和低植物摄入量等。大豆及豆制品、绿茶、番茄、红葡萄酒等有可能降低前列腺癌发病率。前列腺癌与机体内维生素 E、维生素 D、胡萝卜素、硒等水平低下关系密切,而与总蛋白质、碳水化合物、镁、锌、铁、铜等无相关性。这些危险因素并不能确定为存在因果关系的病因。不过,重视这些危险因素,在降低前列腺癌的发生率上还是有一定的效果。

前列腺癌发病危险因子还包括性活动和职业等社会因素。性活动方面:首次遗精年龄越小,危险性越大;有手淫习惯者危险性较高;再婚者危险性最高;性传播疾病,尤其是淋病,可增加前列腺癌的危险性 2~3 倍,等等。性行为活跃者,体内有较高的睾酮水平,或许促进了前列腺癌的发展。输精管结扎术与前列腺癌之间的关系仍有争议。职业方面,如农民和从事镉职业的工人等,患前列腺癌的机会大。

遗传因素决定了临床前列腺癌的发生发展,外源性因素可能影响潜伏型前列腺癌发展至临床型前列腺癌的进程。外源性因素只是危险性因子,具体作用仍是未来前列腺癌流行病学研究的重点。

(二)发病机制

前列腺癌是遗传易感性肿瘤。近几年围绕前列腺癌的发病机制开展了大量富有成效的研究。

1.前列腺癌形成的分子机制

(1)前列腺癌的遗传易感性:近 20 年来遗传流行病学研究发现,约 42% 的前列腺癌患者存在遗传易感背景,虽然未表现出癌遗传综合征。前列腺癌的遗传性可能由某个常染色体显性遗传的等位基因来控制,如 CYP 基因。目前有两个比较认可的前列腺癌易患基因:①位于 17p12 上的 HPC2/ELAC2 基因,是金属依赖性的水解酶,参与 DNA 链内交联的修复和 mRNA 的编辑,其多态性或许增加了患前列腺癌的风险。②位于 8p22 上的巨噬细胞杀伤受体-1 基因(MSR1),在遗传性前列腺癌患者中经常会发生缺失,而且参与前列腺癌变。

(2)体细胞遗传变异

1)染色体变异:前列腺癌基因变异有两大特点:一是抑癌基因某些片段的缺失多于扩增如染色体区域 6q、8p、10q、13q、16q 和 18q;二是染色体的缺损多见于前列腺癌形成的早期阶段,而其扩增更多见于激素难治性前列腺癌中,如染色体区域 7p/q、8q 和 Xq 以扩增更多见,说明癌基因的激活参与前列腺癌晚期的间变。前列腺癌最常见的染色体缺损区域是 8p 和 13q。

2)前列腺癌的相关基因:目前研究较多的前列腺癌相关基因改变包括:NKX3.1 丢失,GSTP1 扩增,AR 和维生素 D 受体(VDR)基因多态性等。不过,只有 AR 基因明确参与前列腺癌的形成和进展。

AR 基因位于 Xq11-12 上,其第一外显子的可变性最大,基因多态性多位于该区域,如氨基末端的重复序列(CAG)n 和(GGC)n。这两种多态性可能对前列腺癌遗传易感性产生重要影响。AR 基因突变绝大多数是单个氨基酸的替代,分散在整个配体结合区,从而影响受体和激素结合。突变可致 AR 缺失、数量减少或结构异常,如配体结构区 T877A 点突变,不仅能使 AR 与雄激素结合,还能被孕激素、雌二醇激活,甚至非固醇类抗雄激素制剂。

2.前列腺癌细胞生物学行为　前列腺癌细胞的生物学行为(包括黏附、转移、浸润、间变等)不仅取决于遗传基因,还依赖于由细胞因子和不同细胞组成的微环境。

前列腺细胞内信号传导决定了细胞增殖、分化和凋亡基因的表达水平等。信号传导通路异常将促进前列腺癌细胞的恶性变,主要通路是受体酪氨酸激酶(RTK)信号和磷酸肌醇-3-激酶(PI3K)/Akt 信号,前者参与前列腺癌细胞的增殖,并抑制凋亡,后者在激素难治性前列腺癌中更活跃。

鼠双微基因 2(MDM2)位于 12q13,14 上,在多种肿瘤中表现为突变或扩增。MDM2 作为一种锌指蛋白,能够结合 P53 蛋白并使 P53 的转录调节功能失活,而且还可以不依赖 P53 途径发挥作用,如下调 E2F 转录因子 1(E2F1),参与前列腺癌放疗后局部复发、远处转移。MDM2 过表达可作为前列腺癌预后的预测因素。前列腺癌 MDM2 过表达患者,5 年远处转移率为 20.1%,总死亡率仅为 28.3%。

3.雄激素非依赖性前列腺癌的形成 激素非依赖型前列腺癌的形成机制非常复杂,涉及肿瘤异质性、AR 变异、自分泌/旁分泌环形成及癌基因与抑癌基因改变四方面。

目前认为,激素非依赖性前列腺癌的出现是因为组织中激素敏感的癌细胞组织被大量不依靠雄激素生长的前列腺肿瘤干细胞和(或)神经内分泌细胞所取代。长期抗雄激素治疗的前列腺癌患者,前列腺组织中嗜铬粒蛋白(Cg)A 表达明显增多,此时内分泌治疗无效,而且病情呈进展性。因此,NE 细胞的大量增多预示激素非依赖性前列腺癌的出现。

二、病理和分期

尸检发现,病理型前列腺癌在 50 岁男性的发病率为 10%,80 岁则高达 80%。病理学诊断包括定性、分级和分期,有助于治疗方案的制定和准确的预后。

(一)癌前病变

前列腺主要有两类公认的癌前病变,即前列腺上皮内瘤和不典型腺瘤样增生,前者病理学特点为细胞异型性,后者为细胞不典型生长而无细胞异型性。

1.前列腺上皮内瘤 前列腺上皮内瘤(PIN)也称为导管内异型增生或大腺泡异型增生,病理学特点为前列腺导管、小管、腺泡的上皮细胞异常增生。PIN 分为两级:低分级(LPIN)和高分级(HPIN)。HPIN 是癌前病变,而 LPIN 与癌无明显关系,一般无需做出病理诊断。因此,临床上通常将 HPIN 直接称为 PIN。

PIN 常见于 40 岁以上男性,好发于前列腺外周带,病变呈多灶性,发病率随年龄的增长而增加。PIN 形态学特点:①细胞数目明显增多,核呈假复层,核染色质增多,胞核增大,形状不一,空泡化,细胞被核塞满;②核仁大于 $1\mu m$;③基底细胞层有中断。不同形态的 PIN 与将来发展为前列腺癌的类型无相关性,也无判断预后价值。PIN 与前列腺癌形态学不同之处在于,PIN 有完整或至少不连续的基底细胞层,而前列腺癌丧失了整个基底细胞层。

PIN 与前列腺癌的关系密切,发病机制相似。在正常前列腺穿刺标本中,PIN 检出率仅为 0.15%~16.5%;而在前列腺癌标本中,86% 发现伴有 PIN,其中 64.5% 的 PIN 呈多灶性,且 63% 的病灶位于外周带。

血清 PSA 对 PIN 的诊断价值还不确定。单纯 PIN 并不会引起血清 PSA 升高,如果 PIN 患者血清 PSA 水平升高,提示合并前列腺癌。因此,PIN 患者血清 PSA 值持续升高,或高于 10ng/ml 时,应高度怀疑前列腺癌的存在,首次前列腺穿刺活检至少 10 点;如果穿刺结果阴性,则需要进行重复活检,以免遗漏。

2.非典型腺瘤样增生 前列腺非典型腺瘤样增生(AAH)是一类伴有新腺体形成的良性前列腺上皮增生性病变,又称为不典型小腺泡增生或腺病。AAH 常伴发于 BPH,容易与高分化前列腺腺癌或小腺泡型前列腺癌混淆。AAH 结构上类似癌,但细胞形态呈增生样,无明显癌浸润现象和癌性腺泡,而且有不完整节段性基底细胞。

AAH 多位于移行区和尖部。前列腺穿刺活检标本中较少见,仅为 2.5%。AAH 与前列腺癌的关系尚未完全被确认。有报道,前列腺癌患者伴 AAH 者多于无癌患者,而且高级别 AAH 中 80% 以上合并前列腺癌。所以,AAH 可以当作前列腺癌的癌前病变来对待。

AHH 的病理学诊断标准为一群密集的小腺泡,衬以单层分泌上皮,无核异型又无核仁的细胞呈小腺体样增生。其组织学病理特征为：①病变区增生的腺体小，常呈簇状、局灶片状或境界较清楚的结节状病灶，少数显示浸润现象，腺体排列紧密，多为小腺体或大小腺体混合。②新生的腺体内衬分泌上皮，立方形或柱状。③腺体呈圆形、卵圆形或长形，腺体间可见少量间质，偶见腺体背靠背现象。④增生腺体细胞分化成熟，胞质丰富较透明，核仁不清或有小核仁。⑤管腔内有时出现淡嗜伊红性分泌物，个别出现晶状体。⑥可有基底细胞或不连续节段存在，细胞角蛋白（CK34βE12）呈节段性阳性。

（二）前列腺癌的类型

前列腺癌具有隐匿性特点，大部分患者发展缓慢而无临床表现。通常依照发现方式，前列腺癌可分为四大类型。

1.潜伏癌　是指患者生前没有前列腺疾病的临床表现，尸检时才发现有前列腺原发腺癌。潜伏癌可起源于前列腺任何部位，但以中心区和外周带多见，一般分化良好。

2.偶发癌　患者以良性前列腺疾病就诊，手术组织标本的病理检查过程中意外发现前列腺癌。组织学特征为分化较好的腺癌，以管状腺癌和筛网状腺癌为主，少数为低分化腺癌。

3.隐匿癌　患者无前列腺疾病的临床表现，但已经出现淋巴结转移或病理性骨折，经病理证实为前列腺癌，然后在前列腺穿刺活检中进一步被证实。这类患者血清 PSA 和前列腺酸性磷酸酶（PAP）水平往往升高显著。

4.临床癌　临床诊断为前列腺癌，并经前列腺穿刺活检确诊，血清 PSA 不同程度升高。多数患者直肠指诊可触及前列腺结节，直肠超声检查提示前列腺结节外形不规整，内部回声不均匀。

（三）前列腺癌的病理学检查

前列腺癌中，95％以上为腺泡上皮来源的腺癌，好发部位依次为外周带 75％，移行带 20％ 和中央带 5％。腺癌中 85％ 呈多中心性，可能是前列腺内部转移的缘故，以外周区多见。

前列腺癌组织学诊断基于两个标准：低倍显微镜下组织结构的改变和高倍显微镜下细胞改变，其特征如下：①腺体结构改变：腺泡双层结构消失，只见一层分泌型肿瘤性上皮细胞；腺腔内乳头或锯齿状结构消失，代之为排列紧密的小腺泡，有的腺泡周围间质很少，呈"背靠背"；腺泡共壁或筛状，分化低时可呈实性巢状、梁状、条索状结构；基底细胞层缺如，消失范围一般认为必须多于 3 个连续腺泡，因正常前列腺中少数腺泡也可以没有基底细胞，因而基底细胞的存在与否是鉴别癌与其他良性病变的重要特征之一。②细胞间变：核增大，染色质靠边、凝集，核膜清晰；核仁明显增大，尤其是出现直径大于 $1.2\mu m$ 的核仁，或出现 2～3 个偏位的大核仁，则更有诊断价值。③浸润：腺泡旁有单个或成簇细胞向腺泡外伸出，并脱离腺泡散落在间质中，前列腺周围组织的浸润表现为神经组织和纤维脂肪组织中出现肿瘤性腺泡或细胞团，提示为晚期癌，可作为一个重要的预后指标。

其他一些病理学变化，如腺癌腺腔内的酸性黏液、类结晶和胶原性小结等，虽然非诊断性，但对前列腺癌的鉴别诊断有一定的参考价值。当光镜下不足以做出前列腺癌诊断时，免疫组织化学检查可以协助明确诊断。

（四）分级

前列腺癌的病理分级目前较常用的方法有 Broders 分级、Anderson 分级、Mostofi 分级、Gleason 分级等。WHO 建议使用 Mostofi 分级，因为该方法较为简单；而临床上更多使用 Gleason 分级，在判断患者预后及疗效上更准确。

1.Mostofi 分级　Mostofi 分级是从核的异型性和腺体的分化程度两方面对肿瘤的恶性程度作出判断。核的异型性是指核的大小、形状、染色质分布和核仁的变化而言，分轻度（核分级Ⅰ级）、中度（核分级Ⅱ级）、重度（核分级Ⅲ级）。腺体的分化程度分四级：高分化是指肿瘤由单纯的小腺体或单纯的大腺体组成；

中分化指由复杂的腺体、融合的腺体或筛状腺体组成的肿瘤；低分化是指肿瘤主要为散在的或成片的细胞构成，有很少的腺体形成；未分化指肿瘤主要由柱状或条索状或实性成片的细胞组成。在描写前列腺癌分级时要兼顾细胞学特征和腺体结构，如低分化腺癌（核分级Ⅱ级）。

2.Gleason分级　Gleason分级法是根据腺体分化的程度以及肿瘤在间质中的生长方式作为分级的标准，以此来评价肿瘤的恶性程度。因其重复性强，形态操作简单，不费时，目前在国内外被广泛应用于临床。Gleason分级主要在低、中倍显微镜下观察组织结构改变，不对个别癌细胞形态进行判断。Gleason评分系统兼顾了肿瘤不同区域组织结构的变异，即主要的和次要的两种方式。Gleason分级标准见表19-2。

表19-2　前列腺癌Gleason分级标准

级别	肿瘤边界	腺体结构	腺体排列	浸润
1级	清	单个、分散、圆形或卵圆形、规则	密、背靠背	少见
2级	欠清	同上但稍不规则	分散	可见
3级	不清	形状大小不一，含筛状或乳头状改变	更分散，成团块边缘整齐	明显
4级	重度不清	小且融合，排列成条索状	融合成不规则团块	极明显
5级	重度不清或团块	少有腺体形成，有小细胞或印戒细胞，包括粉刺癌	排列成实性片状或团块状，中心坏死	极明显

（1）Gleason组织类型分级：Gleason 1：极为罕见。腺体大小均匀一致，排列紧密，互相挤压，背靠背，细胞分化良好，膨胀型生长，几乎不侵犯基质，肿瘤多呈圆形，边界清楚。一些病理学家称Ⅰ级癌为"小区性腺病"。

Gleason 2：很少见。多发生在前列腺移行区，癌腺泡被基质分开，呈简单圆形，腺体大小不一，不规则，腺体排列较疏散，有较多不典型的单个细胞，可见浸润现象。

Gleason 3：最常见，多发生在前列腺外周区，腺体的体积和形态明显不规则，且向周围间质浸润，肿瘤边缘尚整齐，构成乳头状或筛状肿瘤，胞质多呈碱性染色。

Gleason 4：分化差，腺体不规则融合在一起，形成微小腺泡型、筛状或乳头型，肿瘤边缘破坏及浸润，腺体小但排列紧密，核仁大而红，胞质可为碱性或灰色反应。

Gleason 5：极度分化不良，肿瘤边缘全被破坏，肿瘤呈实性或中心坏死的筛状肿瘤，偶尔有分散的腺腔形成。癌细胞核大，核仁大而红，胞质染色可有变化。

（2）Gleason分级的组织学计分

1）计分标准：前列腺癌细胞多型性，可以在一个癌内有2个以上级别。Gleason按腺体分化程度分为5级，1级为分化最好，5级分化最差；同时取主要的和次要的两种生长方式，分别进行评分。然后将两者得分相加，即为Gleason评分。分化最好者为（1+1）2分；分化最差者为（5+5）10分；所以Gleason系统是两方面、五分级、十分计的分级法。上述的主要的和次要的生长方式一般以所占面积而定，占面积大者为主要生长方式，占面积次大者为次要生长方式，但次要生长方式必须占肿瘤面积的5%以上，少于此比例则不计。

2）评分方法：①如果只有单一级别，或另一级别所占肿瘤面积小于5%，则主要的和次要的为同一级别。②若最低级别所占面积小于整个肿瘤的5%，则该级别忽略不计。③若各级所占面积均超过5%，则只计最低级和最高级。④若最高级所占面积大于5%，而其他某一级别所占比例最大，则将比例最大者计为主要的，最高级为次要的。⑤若最高级所占面积小于5%，而其他两级别所占比例较大，则删去最高级。⑥若级别不连续，如1、3、5，则记录分级最高两种。⑦组织有微小变形或炎症变异或挤压变形均忽略不计。

（3）注意事项

1）Gleason 评分一致时，如 Gleason 评分为 8 分时，可由 4＋4、3＋5、5＋3、2＋6 和 6＋2 等不同组成，但患者的预后基本一致。

2）临床上有时为方便理解，常把 Gleason 分级计分总分为 2～5 分视为高分化癌，6～8 分为中分化癌，而 9～10 分为低分化癌。

3）前列腺穿刺活检标本与根治性切除术标本 Gleason 评分往往有差别，两者符合率为 36％，高估率为 18％，而低估率则达 46％。两种标本的 Gleason 评分差异主要原因是前列腺癌组织结构的生物学多样性和组织形态特征。不仅在同一病例的不同部位有不同结构的癌组织同时存在，而且同一部位相邻的腺体可以有不同结构的不同级别的癌组织存在。因此，活检时遗漏某些结构的癌组织是不可避免的。

另外，低级别癌由于生长缓慢，其在整个癌组织中所占比例越来越小；而高级别癌侵袭生长快，其所占比例则越来越大。因此，在中高分化前列腺癌的评分时，结合穿刺阳性针数的比例能有效筛选精囊侵犯的危险病例；对于穿刺标本 Gleason 评分＜4 的病例，尤其是穿刺阳性针数少的病例，一方面可以重复活检阳性针数周围的组织；另一方面，为了避免 Gleason 评分只根据组织结构不考虑瘤细胞的异型性的不足之处，可兼用 WHO 分级。

三、临床表现

早期前列腺癌的临床症状多呈隐匿性，一部分患者甚至是在接受前列腺电切术或开放手术中才被发现。许多患者是在体检时经直肠指检发现前列腺硬结或质地硬，或常规行血清 PSA 检查时发现异常升高而进一步就诊的。前列腺癌的临床表现和良性前列腺增生症类似，以排尿障碍为主；晚期则以局部浸润或远处转移症状为主。

（一）排尿功能障碍症状

前列腺癌患者的排尿功能障碍一般呈渐进性或短时期内迅速加重，表现为尿频、排尿费力、尿线变细、排尿不尽感、夜尿增多、排尿困难、充盈性尿失禁，甚至反复尿潴留。起源于外周带前列腺癌对后尿道管腔压迫较少且较晚，因此排尿障碍的症状不易察觉；而来自尿道周围腺体的前列腺癌患者可早期出现下尿路梗阻症状。当外周带前列腺癌患者出现排尿障碍时，预示前列腺癌已发展至晚期。

外周带起源的前列腺癌易侵犯膀胱直肠间隙的组织器官，如精囊、输精管、膀胱颈以及输尿管下端。前列腺癌患者的血尿发生率虽然仅为 15％，但有时可以引起严重的肉眼血尿，易与膀胱癌混淆。可能原因是梗阻致膀胱颈部或后尿道表面血管丰富且易破损，或肿瘤侵犯膀胱三角区和前列腺尿道部所致。

老年人突然出现血精时应考虑前列腺癌的可能性。前列腺内膜样癌可以在疾病早期出现血精。如肿瘤侵犯并压迫输精管会引起患者腰痛以及患侧睾丸疼痛，部分患者还诉说射精痛。癌灶突破包膜侵犯阴茎海绵体的盆腔神经丛的分支时，可出现会阴部疼痛及勃起功能障碍等症状。前列腺癌较少浸润、破坏尿道外括约肌，故真性尿失禁少见。前列腺癌向直肠方向发展时，可以压迫直肠，出现便秘、腹痛、便血或间断性腹泻等异常表现，类似直肠癌的表现。

当前列腺癌向膀胱腔内发展并浸润三角区时，可引起不同程度的膀胱出口梗阻和（或）输尿管开口受压，发生急、慢性尿潴留或肾积水。当出现双侧肾积水时，表现为上尿路梗阻症状，最终将导致肾功能不全，表现为少尿、无尿、全身水肿、腹水、高钾血症等。

（二）转移所致症状

前列腺癌首诊时可以是转移性症状，其中以转移性骨痛最为明显，而无下尿路梗阻症状。最常见的转移部位是盆腔内淋巴结群及全身骨骼。

1.骨骼转移　常见转移部位依次是脊椎的胸、腰部、肋骨、骨盆,股骨、胸骨和颅骨转移比较少见。表现为持续的、剧烈的腰、背、髋部疼痛及坐骨神经痛,疼痛严重程度可影响预后。病理性骨折以股骨和肱骨为多见,脊椎骨折少见,不过可引起截瘫。部分患者出现骨髓抑制症状,表现为出血、白细胞水平低下或贫血。80%的前列腺癌骨转移为成骨性改变。

2.淋巴结转移　常无明显症状。髂窝淋巴结肿大压迫髂静脉导致下肢水肿和阴囊水肿,腹主动脉旁淋巴结肿大可压迫输尿管或局部病变浸润输尿管开口,而引起单侧或双侧肾积水,继发少尿、腰痛、尿毒症等。

3.内脏转移　肝转移表现为肿大、黄疸、肝功能异常;胃肠道转移表现恶心、呕吐、出血、上腹痛等。

4.远处实质器官转移　肺转移表现为咳嗽、咯血、呼吸困难、胸痛、胸腔积液;肾上腺转移表现为肾上腺功能不全、乏力;睾丸转移表现为睾丸、精索结节样病变。

5.神经症状　前列腺癌伴神经症状者达20%,原因是脊椎转移导致脊髓被压迫或侵犯。压迫部位常在马尾神经以上,胸椎 $T_{1\sim6}$ 最多见。表现为疼痛、知觉异常、括约肌功能失常、四肢疲软无力等。颅脑转移多数无明显症状,可引起头痛、嗜睡、复视、吞咽困难等。垂体转移可致失明。

6.内分泌症状　前列腺癌可出现库欣综合征和抗利尿激素分泌异常,表现为疲乏、低钠血症、低渗透压、高钙血症或低钙血症。

7.恶病质　前列腺癌晚期会出现全身情况恶化、极度消瘦、DIC、严重贫血等表现。

四、诊断

(一)病史

大多数前列腺癌患者早期无任何症状,接受直肠指检或血清 PSA 检查时才被发现。有些前列腺癌患者的早期症状,通常不是下尿路梗阻症状,而是局部扩散和骨转移引起的表现。因此,了解患者的前列腺癌家庭史就非常重要。出现以下三种情况时,家族性前列腺癌的可能性大:①家族中有 3 个或 3 个以上的前列腺癌患者;②父系或母系中三代均有前列腺癌患者;③家族中有 2 个以上亲属在 55 岁前患前列腺癌。对于前列腺癌家族史阳性的男性人群,应该从 40 岁开始定期检查、随访。

(二)直肠指检

细致的直肠指检(DRE)有助于前列腺癌的诊断和分期。典型的前列腺癌直肠指检征象是前列腺坚硬如石头、边界不清、不规则结节、无压痛、活动度差,但是差异大,浸润广、高度恶性的癌灶可能相当软。前列腺结节还必须与前列腺结石、肉芽肿性前列腺炎、结核性前列腺炎等良性病变相鉴别。

直肠指检可发现前列腺周缘区的病灶,而中央区、前列腺前部及移行区的肿瘤,尤其是小于 0.5cm 的肿瘤病灶,就难以触及;而且主观性强,对比性差。所以,现在不推荐直肠指检作为前列腺癌筛查方法。

直肠指检诊断前列腺癌的准确率与血清 PSA 水平存在一定关系。有报道比较 PSA 水平和直肠指检检出率的关系后发现,受检者血清 PSA 0~1.0ng/ml、1.1~2.5ng/ml 和 2.6~4.0ng/ml 时直肠指检的准确率分别为 5%、14%和 30%。

(三)PSA 检查

血清 PSA 是目前诊断前列腺癌、评估各种治疗效果和预测预后的一个重要且可靠的肿瘤标记物。健康男性血清 PSA 值一般为 0~4ng/ml,主要以 cPSA 形式存在。就同一正常个体而言,血清 PSA 水平是相当稳定的,年变化率在 0.5ng/ml 以下。

1.PSA 相关指标及其应用　为了提高 PSA 灰区(4～10ng/ml)患者的前列腺癌检出率和准确率,近年来采用了一些基于 PSA 发展的相关指标,如 f/tPSA、cPSA、c/tPSA 等。这些指标在诊断前列腺癌,以及减少不必要前列腺穿刺活检中,已显示出较好的临床价值,但仍有待于循证医学来规范其标准值和使用范围。

(1)年龄相关 PSA:年龄相关 PSA 是针对不同年龄组设立不同的血清 PSA 正常值范围,从而提高不同年龄人群中前列腺癌的检出率,在早期诊断方面有一定价值。男性随着年龄增加,PSA 水平相应升高,见表 19-3。

表 19-3　男性 PSA 水平与年龄的参考范围、

年龄(岁)	国内标准(ng/ml)	Oestering 亚洲标准(ng/ml)	Anderson 修改标准(ng/ml)
40～49	0～1.5	0～0.2	0～1.5
50～59	0～3.0	0～3.0	0～2.5
60～69	0～4.5	0～4.0	0～4.5
70～79	0～5.5	0～5.0	0～7.5

(2)PSA 密度:PSA 密度(PSAD)是指单位体积前列腺的 PSA 含量,以 PSA 值与前列腺体积之比表示,正常值<0.15。对于 PSA 灰区患者,PSAD 临界值为 0.19 时诊断前列腺癌的特异性>70%。

1994 年 Kalish 首先提出移行带 PSA 密度(PSAT)这个概念,即血清 PSA 水平与前列腺移行带间的比值。对 PSA 灰区的患者,PSAT 以 $0.35ng/(ml \cdot cm^3)$ 作为临界值时,诊断前列腺癌的敏感性和特异性分别达 86% 和 89%。

对于 PSA 灰区患者,前列腺体积较小时(<40ml),fPSA/tPSA 低于临界值时肿瘤可能性大;而前列腺体积较大时(≥40ml),PSAT 值越高,前列腺癌的可能性越大。

(3)PSA 速率:通过对同一患者连续检测血清 PSA,可以得到 PSA 速率(PSAV)和血清 PSA 倍增时间(PSADT)。PSAV 是指血清 PSA 水平的年均升高幅度,临界值为 0.75y/(ng.ml)。前列腺癌患者的 PSAV 的特点是,在缓慢升高的基础上突然快速升高,可以比临床表现提前 7～9 年出现。因此,PSAV 的优势在于能纵向比较同一患者每年 PSA 水平变化的幅度,可以早期发现前列腺癌患者,尤其是生化复发的重要预测指标。

(4)f/tPSA:单独检测 fPSA 对前列腺癌诊断的意义不大,可是 f/tPSA 可以显著提高 tPSA 灰区时前列腺癌的检出率。目前临床上 f/tPSA 临界值≤18% 应用较广泛。f/tPSA 与前列腺体积有一定关系,当前列腺体积<40cm³ 时,f/tPSA 才有鉴别诊断价值。

(5)cPSA 及其相关参数:除 cPSA 外,还有 cPSA 的相关参数,包括 cPSA 百分比(c/tPSA)、cPSA 密度(cPSAD)及 cPSA 移行区指数(cPSA-TZ)。临界值为 2.5ng/ml 时,血清 cPSA 诊断 PSA 灰区前列腺癌患者的敏感性为 87%,特异性为 42%;如果 cPSA 和 f/cPSA 相结合,可使敏感性提高到 83%,特异性至54%。以 cPSA-TZ 的临界值为 0.31 时,诊断前列腺癌的敏感性为 93%,特异性可增至 72%。由于前列腺肿瘤组织比良性组织每克增加的 PSA 多,cPSA-TZ 和 cPSAD 在发现前列腺癌上更有价值,特别对于体积小的前列腺。

2.PSA 的临床应用　PSA 可以用于前列腺癌普查。男性应从 45 岁开始检查 PSA,有前列腺癌家族史可以从 40 岁开始。PSA<2.0ng/ml 时,如果 DRE 阴性,两年一次的检查并不会漏诊一个可治愈的肿瘤。对于那些有家族史或有侵袭性倾向的前列腺癌患者来说,更频繁、更集中的检查也是必要的。

以 PSA≥4.0ng/ml 作为异常时,其诊断前列腺癌敏感性为 87%、特异性为 27%;以 PSA≥2.0ng/ml

作为异常时,其敏感性为 96%、特异性只有 13%。可见 PSA 缺乏足够的特异性,会导致许多 PSA≥4.0ng/ml 患者接受不必要的前列腺穿刺活检。为了减少这种不必要的穿刺活检,临床医师可以同时结合 PSAD、PSAV、年龄相关 PSA 等来综合判断。

对于 PSA≥10ng/ml 的患者,可以直接进行前列腺穿刺活检来明确诊断。对于 PSA 灰区患者,目前临床一般先参考 f/tPSA 比值。f/tPSA 临界值的选用应个体化。如果希望检出更多的肿瘤患者,以 27% 作为分界值时,其特异性仅为 30%,但敏感性却从 87% 升高到 94%;如果为了避免不必要的活检,同时又保证与 tPSA 相似的敏感性,可选 f/tPSA≤21% 为临界值,敏感性为 84%,23% 的患者可避免不必要的活检。

血清 PSA 检查是前列腺癌客观评价指标,其水平受许多因素的影响,除了年龄外,还有一些因素,如前列腺体积和肿瘤体积、射精、医源性因素等。

(四)经直肠超声检查

超声检查是前列腺癌影像学检查的首选方法。前列腺超声检查有经腹、经直肠、经尿道三种途径,其中以直肠超声检查最常用。经直肠超声检查(TRUS)可以清晰显示前列腺内结构、移行区和血流变化,精确测量前列腺和前列腺内肿块体积。前列腺癌好发于外周带,解剖位置上在直肠前侧,非常适合 TRUS。

TRUS 可发现直径>5mm 的癌灶。随着超声技术的发展,传统灰阶、二维 TRUS 发现前列腺癌不理想的状况将得到显著改善。对于 PSA 水平升高伴直肠指检阴性或阳性的患者,TRUS 可以提高前列腺内病灶或系统穿刺活检的成功率。

典型的前列腺癌二维灰阶 TRUS 声像图为外周带或移行区低回声,占 70% 左右。由于约 30% 或更多的前列腺癌灶呈等回声或高回声,另外,部分低回声病灶也可能是良性或炎性结节,因此,TRUS 诊断前列腺癌的价值不如 PSA 和 DRE。现阶段,灰阶 TRUS 只用于前列腺系统穿刺活检。

灰阶 TRUS 的典型前列腺癌声像图表现为前列腺体积增大,左右不对称,形态不一致;包膜异常隆起,连续亮线中断有破坏,局部层次不清;内部回声不均匀,病灶常出现在后叶或左右侧叶,内外膜结构界限不清;侵犯邻近组织,可在精囊、膀胱、膀胱直肠窝或直肠壁探及肿块回声,或有膀胱颈部不规则增厚,突入膀胱。TRUS 可以发现前列腺内 50% 未触及的肿瘤;与 TRUS 未能发现的肿瘤相比,这些肿瘤体积较大,病理分期更差;前列腺内阳性检出率为 17%～57%。TRUS 预测前列腺外浸润的敏感性为 23%～66%,特异性为 46%～86%,阳性检出率为 50%～62%,阴性预测率为 49%～69%。

Sauvain 等认为,能量多普勒超声(PDUS)诊断前列腺癌的敏感性高达 92.4%,并能发现是否存在穿透包膜的血管,从而评价前列腺癌包膜外扩散情况。PDUS 可以提高 8 点前列腺穿刺活检的准确性。穿刺前用 PDUS 扫描前列腺获取血流供应情况和可疑癌灶位置等,前列腺体积<50cm³,普通灰阶超声的检出率为 48.08%,PDU 为 55.36%,后者中 70% 可以显示血管不规则分布,并减少穿刺点,同样能获得准确结果,因此提高了前列腺穿刺活检的敏感性和特异性。对于前列腺癌复发肿瘤,PDUS 联合 TRUS 诊断的敏感性和特异性分别为 93% 和 100%,阳性预测值和阴性预测值分别为 100% 和 75%。由于彩色多普勒超声(CDUS)和 PDUS 对小血管、低灌注的前列腺癌的显现价值有限,以及前列腺癌灶周围血管过度形成只有 21.4%,故单独使用发现前列腺癌的价值不大。

3D 超声显像和 PDUS 技术联合使用能重建前列腺血流真实的解剖图像,对判断血管的变化很重要。Unal 等用三维对比增强显像前列腺癌,阳性预测率为 87%,阴性为 79%。3D 显像的敏感性高于 DRE、灰阶 TRUS 及 PDUS,但不如 PSA,所以联合 3D 超声显像和 PSA 水平诊断前列腺癌更有临床价值。不过,3D 超声不能发现直径为 1～2mm 的小卫星癌灶。

TRUS 除了应用于前列腺癌的诊断,还可以用于对各种治疗的监测和疗效评价,尤其是对前列腺癌去雄激素治疗的监测。应用 PDUS 比较了前列腺癌患者在去势术前和术后前列腺体积和肿瘤血管阻力指数的变化，发现前列腺体积和阻力指数在去势术后均很快出现减小，而且血流出现动态变化的时间要早于前列腺体积缩小的时间，这与组织学上的发现相吻合。TRUS 可以动态显示前列腺癌治疗前后肿瘤体积和肿瘤内血流变化，较客观评价治疗效果，以便决定是否维持原有治疗方案，或采用其他治疗方案。TRUS 还可以引导前列腺癌进行冰冻治疗和射频消融，并在近距离放射治疗中协助精确放置放射性粒子等。

（五）经直肠前列腺穿刺活检

现在基本不采用经直肠前列腺随意穿刺活检，而是在 TRUS 引导下，不仅对明确或可疑病灶进行穿刺，还对前列腺进行分区，以便系统地穿刺。

前列腺穿刺活检与 TRUS 不同回声的关系：低回声结节的穿刺阳性率为 25.5%，而无低回声结节患者的阳性率为 25.4%，两者无差别；对低回声和等回声病灶分别穿刺，阳性率分别为 9.3% 和 10.4%，两者比较也无差别。因此，尽管 TRUS 可以发现低回声病灶，但低回声病灶本身的穿刺阳性率和等回声无差别。如果有条件，可以应用 PDUS 代替灰阶 TRUS 引导前列腺穿刺活检，能显著提高首次和第二次穿刺的阳性率。

1.患者选择　直肠指检发现前列腺结节和血清 PSA＞10ng/ml 的患者，都应该接受前列腺穿刺活检。PSA4～10ng/ml 时，如果 PSAD＞0.26ng/（ml·cm^3）和（或）f/tPSA＜18%，或 TRUS、CT、MRI 发现前列腺有可疑病灶时，均必须进行前列腺穿刺活检。

2.穿刺活检的方法　患者的准备：首先是向患者介绍穿刺活检的过程、目的、风险和价值。对于那些太紧张的患者可以适当应用镇静药。经 TRUS 穿刺前，要求患者排干净大便，必要时使用开塞露或灌肠。常规检查血常规和出凝血时间。穿刺前如患者使用抗凝药物，则应停用。有严重肛门疾病或肛门改道的患者则不能进行，而严重糖尿病、严重脑、心血管疾病、出血倾向和凝血障碍的患者应慎重；如必须活检，应做好各种应急措施，以防发生意外和继发菌血症等。

穿刺活检的步骤：①患者常取左侧卧位，并尽量靠近床边；②专用直肠探头，频率一般为 5～7.5MHz，如果用 PDUS 指引时，可用 9MHz，并配以专用穿刺架，18～20G、长 20cm 的穿刺针或枪；③TRUS 获取前列腺情况，设计穿刺区域和针数；④穿刺时避开较大的搏动性血管，深度 1cm；如果病灶明确，则在结节上穿刺 2 针，其他不同部位再穿刺 3～4 针；如果病灶可疑或不明确，以前常规采用前列腺系统 6 点穿刺活检，现在认为至少 10 点，增加外周区和中央区穿刺点；⑤穿刺时局部麻醉，多应用利多卡因凝胶，尤其是对年龄大或心理焦虑的前列腺癌患者。一般 10～15 分钟即可完成从检查到穿刺的全过程。

穿刺活检后处理：①预防性口服抗生素，连用 1～3 天；②嘱患者多饮水，保持大便通畅，注意观察术后反应，如血尿、血精、便血等，发现异常后随时就诊，及时处理。

3.穿刺活检针数　TRUS 引导下 6 点前列腺系统穿刺活检术是标准术式，被称为"金标准"。穿刺点平均相距 1cm，六点分别在前列腺中叶旁两侧矢状面上的基底部、中部和尖部。首次穿刺诊断前列腺癌的准确率为 28.5%，对于前列腺体积＜40cm^3，应该是可行的。

回顾性分析大量临床资料后发现，常规 6 点系列穿刺活检存在缺陷，即外周区穿刺点太少，易漏诊好发于外周带的肿瘤病灶。6 点系统穿刺阳性检出率还随着前列腺体积增大而下降。Uzzo 等对 1021 例接受标准的经直肠超声引导 6 点前列腺系统穿刺活检术的患者进行比较研究后指出：对于前列腺体积＜50ml 的患者，活检阳性率为 38%；而对于前列腺体积＞50ml 的患者，活检阳性率仅 23%（P＜0.05）。显然，对于前列腺体积较大的患者，穿刺点数有必要个体化，如增加外周区和移行区穿刺点的 13 点穿刺法。

4.关于重复穿刺　对于 PSA 2.5～10ng/ml 的患者，常规 TRUS 首次前列腺穿刺活检的阳性检出率为 47.05%，第 2 次可以检出 5.6%。为了提高穿刺总的检出率，对首次前列腺穿刺活检阴性的患者，有必要进行重复穿刺。重复活检可以在 6 周后进行,不增加疼痛和并发症。

重复穿刺的依据:①tPSA 水平:PSA 值为 4~10ng/ml 的前列腺癌患者,第一次和第二次穿刺阳性率分别为 22% 和 10%,而且第二次中 84% 在外周区,16% 在移行区。在预测重复穿刺阳性率上,一般认为 f/tPSA<30% 和 PSA-TZ>0.26ng/(ml·cm³) 的患者更有穿刺价值。因此,如果 PSA>10ng/ml 的患者,第一次穿刺阴性,肯定要重复穿刺;如果 PSA 介于 4~10ng/ml,则可以依据 f/tPSA 和 PSA-TZ 值来判断,两次穿刺间隔时间为 6~12 个月。②病理学检查:如果第一次穿刺阴性,但出现了高级上皮内瘤,需要重复穿刺,尤其是同时伴有 PSA 水平高(>10ng/ml)和异常 DRE 或 TRUS 发现。③前列腺体积:考虑到 6 点系列穿刺的标本总量为 90mm 的前列腺组织(6mm×15mm),在前列腺体积>45cm³ 和移行区>22.5cm,6 点穿刺肯定是不够的,必须增加穿刺点。前列腺体积>50cm³ 时,一般为 12~15 点。

重复穿刺的技巧:大部分前列腺癌起源于外周区,重复穿刺提高检出率主要在外周区,达 96%,而移行区单独检出率仅为 1.8%~2.4%。因此,重复穿刺应增加前列腺尖-背部的针数。

关于穿刺活检停止的问题,Djava 等比较了前列腺穿刺活检第一、第二、第三和第四次的肿瘤检出率分别为 22%、10%、5% 和 4%;局限性肿瘤依次为 58.0%、60.9%、86.3% 和 100%,而且,第三和第四次检出的肿瘤 Gleason 分级、分期和肿瘤大小均低。第一次和第二次的穿刺并发症一致,但后 2 次要增多。因此,第二次复穿刺可以进行,第三次或第四次应尽量避免,除非是高度怀疑或(和)前两次穿刺仍高度怀疑者。

5.穿刺组织病理学诊断前列腺穿刺标本 Gleason 评分与随后的根治术标本 Gleason 评分间普遍存在偏差,符合率仅为 42%;穿刺活检 Gleason 评分偏低达 49%,偏低 2 分以上 27%,评分偏高为 9%。Gleason 评分 2~4 时穿刺标本评分容易偏低,而 8~10 时评分易偏高。

当 Gleason 评分<4 时,尤其同时伴穿刺阳性针数少时,应重复活检;当 Gleason 评分>7 时,分析前列腺穿刺阳性针数比例在前列腺癌精囊浸润和非浸润组差异有显著性意义,可以弥补 Gleason 评分在临床指导作用中的欠缺,筛选出有侵袭性病例。不过,穿刺标本 Gleason 评分偏差与前列腺体积、患者年龄、血清 PSA 水平、穿刺阳性针数比例、分级及病理分期无关。

6.穿刺的并发症 TRUS 指引下的前列腺系统穿刺活检术是安全的,很少需要住院治疗。主要并发症有血尿、血便、血精,罕见前列腺脓肿、高热、败血症等严重感染。出血最常见,大约有 50% 的患者表现为肉眼血尿,穿刺前列腺中线部位会使这样的并发症升高。如肉眼血尿显著,可用导尿管或膀胱冲洗以排出血凝块。穿刺结束后行直肠指诊可以明确有没有直肠出血,如发现显著的直肠出血,可以将合适大小的阴道棉条润滑后塞入直肠留置几小时可有效止血。很少需要内腔镜在直肠内行止血。前列腺活检后很少感染,发生率仅为 2.5%。预防性应用抗生素能降低感染的发生。感染患者如发热、寒战、尿路感染等一般在门诊即可治愈。

（六）CT/MRI

CT 和 MRI 对前列腺内癌灶的诊断率均不高,但能显像盆腔淋巴结转移、前列腺包膜外浸润情况、远处脏器转移灶等,对临床分期有一定的帮助。随着影像学检查技术和材料的改进,在提高前列腺癌检出率上有所突破,如 3D 质子磁共振波谱分析(MRS)。

1.CT 检查 常规 CT 平扫时,不能分辨出前列腺的周边带、中央带及移行带,而且前列腺癌低密度癌灶与正常腺体相似;强化 CT 扫描时,可发现前列腺密度正常或小片状低密度灶或前列腺外形局限性轻度隆起,但总的来说,CT 对局限性前列腺癌的诊断率相当低。CT 预测前列腺包膜外侵犯的敏感性为 2.5%~75%,特异性为 60%~92%;判断精囊浸润的敏感性为 5.8%~33%,特异性为 60%~90%。

CT 对前列腺癌转移灶的敏感性也较低,如不能辨别小淋巴结或肿瘤微浸润造成假阴性,分不清增大的淋巴结是由于炎症或是肿瘤转移引起导致假阳性。CT 对血清 PSA>20ng/ml 的前列腺癌患者,淋巴结转移阳性检出率只有1.5%。事实上,CT对前列腺癌临床分期的价值不大。近年来,CT更多用于前列腺癌放疗前剂量图的计算和指引近距离放疗时的粒子精确放置,后者效果明显优于超声。

2.MRI检查　MRI具有较好的组织分辨率和三维成像特点。前列腺外周带T_2加权像中高信号区内出现低信号征象时,前列腺肿瘤的可能性大,准确性达80%。起源于中央区及移行区BPH的MRI信号与前列腺癌相似,而且外周区T_2加权出现低信号也不是前列腺癌所特有的,所以MRI不能诊断发现前列腺癌,尤其是前列腺内微小肿瘤。不过,MRI可以区别局限性与侵犯性前列腺癌。预测前列腺癌侵犯包膜或包膜外浸润的准确率达70%~90%。

前列腺癌MRI分期往往偏高,原因可能是:①前列腺癌一般为散在性、多灶性,而且肿瘤浸润范围在辨别上存在主观性或部分伴有前列腺炎;②MRI可能因前列腺炎、出血、纤维化及前列腺周围带两旁血管神经纤维表现T_2低信号而引起分期偏差,如穿刺3周后行MRI检查时穿刺区局部出血对影像显示的影响小。

直肠内线圈MRI可以更好显示前列腺各分区的解剖结构,并能明确肿瘤位置、体积和向外侵袭等情况。直肠内线圈MRI显示精囊侵犯准确率为70.5%,特异性和敏感性分别为92%和20%;显示包膜外浸润的准确率为65%,特异性和敏感性分别为87%和37.5%。而且,直肠内线圈MRI更容易发现前列腺内直径>1.0cm的肿瘤,检出率达89%;但对<0.5cm的肿瘤检出率较低,仅为5%。

（七）放射性核素骨扫描

放射性核素骨扫描是一种无创伤性检查,可以发现前列腺癌患者的骨转移癌灶。常规X线片难以发现骨实质微小改变,而全身骨扫描一般能比X线片提前3~6个月甚至更长时间发现前列腺癌骨转移灶。不过,现在不推荐早期或常规对前列腺癌患者进行骨扫描,因为PSA≤20ng/ml时骨转移阳性率仅为1%。

（八）放射免疫显像

放射免疫显像是以抗肿瘤抗体为载体,以放射性核素为"弹头",对肿瘤原发病灶和(或)转移病灶进行显像的技术。目前经美国FDA批准上市检测前列腺癌的是[111]In-Capromab pendetide,又称Prostacint,为抗前列腺特异性膜抗原(PSMA)的鼠源性IgC抗体,对于检查前列腺癌盆腔淋巴转移情况有很好的显像效果,敏感性、特异性、阳性预测值和阴性预测值分别为67%、80%、75%和73%。虽然放射免疫显像在前列腺癌诊断上取得一定成果,但不推荐用于低风险和中风险的前列腺癌患者,可以用于晚期前列腺癌患者。如果携带治疗性放射性核素时,还可以同时进行治疗。

【治疗】

（一）中医治疗

1.湿热蕴结

主症:小便不畅,尿线变细,小便滴沥不通或成癃闭,偶有血尿,口苦口干,时有发热,会阴部胀痛,拒按,舌质红,苔黄腻,脉滑数。

治法:清热利湿,通淋散结。

方药:八正散(《太平惠民和剂局方》)加减。

用药:瞿麦30g,萹蓄30g,泽泻10g,车前子15g,滑石30g,栀子10g,灯芯草、大黄、木通、生甘草各6g,每日1剂,早晚各服1次,水煎服。

加减:尿血明显者加大蓟、小蓟、地榆、白茅根凉血止血;大便秘结者加重大黄,另加芒硝;毒热壅盛尿痛较明显,发热较高者加白花蛇舌草、龙葵。

2.气滞血瘀

主症:小便点滴而下,或时而通畅,时而阻塞不通,少腹胀满疼痛,伴腰背、会阴疼痛难涩,行动艰难,烦躁不安,舌质紫暗或有瘀点,脉涩或细数。

治法:活血化瘀,祛痛散结。

方药:桃仁红花煎(《素庵医案》)加减。

用药:桃仁、红花、生地黄、赤芍、当归各 9g,川芎 6g,制香附 9g,丹参 9g,青皮 6g,穿山甲 9g(代),延胡索 9g。

加减:本型多属正盛邪实期,须辨证准确方能用本方。伴右胁疼痛者加柴胡、郁金;会阴部痛甚者加制马钱子 0.9g;口舌生疮者合导赤散;口黏无味,咳吐白痰者加法半夏,桔梗;下肢肿甚者加白术、泽泻。

3.肾阳亏虚

主症:小便不通或点滴不爽,排尿乏力,神疲怯弱,腰膝冷痛,下肢酸软,畏寒肢冷,喜温喜按,大便溏泻,尿流渐细,舌淡,苔润,脉沉细。

治法:温补肾阳,渗利水湿。

方药:真武汤加味(《伤寒论》)

用药:制附子、白术、茯苓各 15g,白芍 10g,生姜 3g,龙葵 15g,白英 15g。

加减:尿血多者加黄芪益气摄血;脾虚纳呆者加党参、白术;大便溏泻明显者加党参、山药。

4.气阴两虚

主症:尿流变细,排出无力或点滴不通,面色无华,贫血消瘦,倦怠乏力,心悸怔忡,动则气促,头晕眼花,饮食减退,身疼腰痛,潮热盗汗,舌红,苔少或无苔,脉细数。

治法:益气健脾,养阴滋肾。

方药:生脉散加味(《内外伤辨惑论》)

用药:太子参 15g,麦冬 12g,五味子 6g,制何首乌 12g,枸杞子 12g,生黄芪 15g,炙鳖甲 9g,炙龟甲 9g,紫石英 10g,蛇莓 10g。

加减:眩晕,耳鸣者加菊花、女贞子;伴津亏便结者加玄参、决明子、肉苁蓉;血虚甚者加熟地黄、阿胶。

(二)单验方

1.生黄芪、党参、白花蛇舌草、半枝莲各 30g,陈皮 6g,甘草 6g。将上药水煎 3 次后合并药液,分早、中、晚内服。每日 1 剂。

2.复方龙蛇羊泉汤:蜀羊泉(白英)、龙葵、蛇莓、土茯苓各 30g,海金沙 15g,灯芯草 5g,每日 1 剂,水煎内服。

(三)中成药

1.爱迪注射液

组成:斑蝥、人参等。

主治:具有清热解毒、消瘀散结的效能,主要用于前列腺癌、肝癌的治疗。

用法:50～100ml 加入生理盐水或 5％葡萄糖注射液中静滴,一日 1 次,每 15d 为 1 个疗程,毒副作用主要为面红、荨麻疹、发热等。

规格:注射液,每瓶 50ml。

2.蟾酥注射液

组成:含蟾酥水溶性提取物吲哚类总生物碱。

主治:具有解毒消炎抗癌的作用,可用于前列腺癌、胃肠癌的治疗。

用法:10～20ml 加入 5％葡萄糖注射液 500ml 中稀释后滴注,一日 1 次,30d 为 1 个疗程。

规格:注射液,每支 10ml。

（四）西医治疗

1.**根治性前列腺切除术**　主要适用于前列腺癌局限在前列腺以内者,但有已侵犯精囊和淋巴结者经根治手术后获长期生存。以前常用经会阴前列腺切除术,近年普遍采用耻骨后前列腺癌根治术。前列腺癌手术并发症有:阳痿、完全尿失禁、压力性尿失禁、直肠损伤、尿道膀胱吻合口狭窄。另外有切口感染,血栓栓塞、淋巴水肿等并发症。前列腺癌根治术的手术死亡率 $1\%\sim5\%$。目前较广泛应用的根治性前列腺切除术是"保留神经的前列腺根治术"。

2.**放射治疗**　A、B 期前列腺癌外照射治疗 $80\%\sim90\%$ 可得到控制,失败常因为有转移,10% 为局部照射无效,$25\%\sim30\%$ 兼有远处转移和局部照射无效。所用放射治疗者 70% 在 24 个月内。5 年无肿瘤生存率 B 期最高为 80%,C 期最高为 56%,有肿瘤侵犯直肠、膀胱、盆壁、输尿管无癌生存超过 3 年者。放射治疗可缓解转移性骨痛。

放射治疗的并发症:$30\%\sim40\%$ 患者有急性胃肠道反应,常在第 4 周发生,包括腹泻、直肠不适、里急后重;约 5% 因而停止治疗;慢性胃肠并发症为慢性腹泻,直肠溃疡,狭窄和瘘道占 12%;泌尿系统并发症有尿频、排尿困难、血尿。有报道亦可引起尿道狭窄,尿失禁,外阴和下肢浮肿,阳痿等。

3.**内分泌治疗**　前列腺细胞的正常代谢功能依赖于雄激素,睾酮在前列腺内变为双氢睾酮。睾酮 90% 从睾丸产生,在血循环中睾酮 57% 结合于性类固醇结合球蛋白,40% 与白蛋白结合,仅 3% 为游离的功能性睾酮,进入前列腺细胞浆内,使之成为双氢睾酮,随后与受体结合成复合物进入细胞核,结合于核染色质的 DNA;激活的 DNA 产生 mRNA,mRNA 为前列腺细胞蛋白质合成的密码,对其代谢极为重要。前列腺内细胞对雄激素的依赖各不相同,癌细胞大多数依赖于雄激素,内分泌治疗直接去除雄激素可抑制其生长。前列腺癌细胞越像前列细胞者越依赖雄激素,未分化癌及导管癌常不依赖雄激素,内分泌治疗无效。肾上腺分泌雄烯二酮和脱氢异雄酮,近年以为这些雄激素对前列腺癌的发生和发展关系极小。

4.**睾丸切除术**　睾丸切除可使血清睾酮从 500ng/dl 降至 50ng/dl,从而有效地阻止了大多数依赖雄激素前列腺癌的代谢,使癌消退。睾丸切除术后可能出现阵发性发热、出汗、阳痿等。

5.**雌激素**　无论天然或合成的雌激素都可通过垂体性腺轴降低睾酮水平,抑制垂体释放促性腺激素黄体生成素(LH),亦可增加性类固醇结合球蛋白,降低睾丸内睾酮的合成,增加垂体催乳素分泌,降低前列腺细胞内 DNA 合成。常用已烯雌酚每月 $1\sim2$mg,可使睾酮达到去睾水平,但对心血管系统有并发症,雌激素连续应用 2 年以上去睾成为不可逆。

6.**抗雄激素药物**　主要作用是阻止雄激素作用于靶细胞,抑制前列腺细胞核的 DNA 合成。

7.**促性腺释放激素类似物(LHRH-A)**　长期大量应用 LHRH-A 不仅不会引起促性腺激素分泌过多,反而抑制垂体释放促性腺激素,LHRH-A 开始使 Leydig 细胞产生睾酮上升 $3\sim5$ 个月,以后下降,$21\sim28$d 即可达到去睾水平。该药优点是副作用少,无心血管并发症,停药后睾丸功能有可复性。有时可用之检查前列腺癌对雄激素是否依赖,如依赖可继续用药或睾丸切除。LHRH-A 常用药为 Buserelin,1 个月即可达到药物去睾,近年在用长效缓释 LHRH-A,1 次用药有效期达 1 个月。

8.**化学治疗**　由于前列腺癌 $70\%\sim80\%$ 依赖雄激素,故优先考虑内分泌治疗,化学治疗常在内分泌、放射等治疗失败以后采用。

（陈　勇）

第四篇　泌尿外科

第二十章　泌尿外科疾病主要症状

询问病史时,应仔细了解各症状间的相互联系和出现顺序,对于某些重要症状应准确记录其部位、范围、性质和程度。这有助于对病变进行初步定性和定位。

一、疼痛

泌尿男生殖器官病变引起的疼痛可呈剧烈绞痛,也可以表现为隐痛或钝痛,呈持续性或间歇性。疼痛与泌尿男性生殖系统空腔脏器内压升高、实质器官包膜张力增加或平滑肌痉挛有关,主要见于尿路梗阻及炎症。由于泌尿男性生殖系统多受自主神经支配,疼痛定位往往不准确。

(一)肾区疼痛

肾区痛一般局限于一侧肋脊角,呈持续性钝痛或阵发性绞痛,运动后疼痛可能加剧。钝痛多见于肾或肾周感染、积水或巨大占位病变等,因肾包膜扩张并受牵引所致。绞痛多见于结石引起上尿路急性梗阻,也见于血块、脱落组织等阻塞肾盂出口处或输尿管,引起输尿管平滑肌痉挛、肾盂内压力升高,表现为腰腹部突发性剧痛,呈阵发性。绞痛常放射至下腹部、脐部、腹股沟处、睾丸或大阴唇及大腿内侧。肾脏剧烈胀痛多见于肾脓肿、肾梗死、肾周围炎等急性炎性疾病,常伴全身症状,如寒战、高热等。肾恶性肿瘤早期不引起疼痛,晚期可因梗阻和侵犯受累脏器周围神经而造成持续性疼痛。

由于腹腔神经节和肾邻近腹腔脏器受刺激,肾区剧痛时可合并消化道症状,如反射性恶心、呕吐、腹胀等。此时,右侧肾绞痛应与急性胆囊炎、胆石症、急性阑尾炎等疾病鉴别。不过,腹腔内脏器疼痛很少呈绞痛样,且多伴有腹肌紧张,并常向肩部放射,这是由于膈肌和膈神经受刺激的原因。$T_{10} \sim T_{12}$ 肋间神经受刺激时产生的疼痛易与肾区疼痛混淆。这类疼痛表现为肋脊角针刺样疼痛,有时向脐周放射,且可随体位变化而得到改善。

(二)输尿管疼痛

输尿管因剧烈蠕动、管腔急性扩张以及平滑肌痉挛均会引起疼痛,表现为突发性、多样性,如输尿管走行区的钝痛或绞痛。输尿管绞痛多为结石或血块堵塞输尿管后所致,向患侧腰部、下腹部、股内侧和外生殖器等部位放射。疼痛区域可提示输尿管梗阻的部位:输尿管上段梗阻时,疼痛可向外生殖器放射;输尿管中段梗阻时,伴患侧下腹部疼痛,右侧应与急性阑尾炎鉴别;输尿管下段梗阻表现为膀胱刺激征和耻骨上不适感,在男性可沿尿道反射至阴茎头部。

输尿管绞痛常伴发血尿,应仔细询问两者出现的时间顺序:绞痛先于血尿者,多见于上尿路结石;当血尿先于绞痛时,则可能由血块阻塞输尿管所致,应排除肾肿瘤等疾病。输尿管慢性、轻度梗阻一般不引起疼痛,有时可表现为钝痛。

(三)膀胱区疼痛

细菌性或间质性膀胱炎患者表现为间歇性耻骨上区疼痛,膀胱充盈时更显著,同时伴有尿频、尿急或排尿困难,排尿后疼痛感可部分或完全缓解。膀胱颈口或后尿道结石引起急性梗阻时可出现耻骨上、阴茎头及会阴部放射性剧烈疼痛。膀胱肿瘤晚期或原位癌患者也可出现膀胱区疼痛,提示肿瘤已侵犯盆腔内组织,多伴有严重的膀胱刺激征。

排尿痛是部分膀胱炎患者典型的症状,呈烧灼样或针刺样,多在排尿初出现,排尿末加重,放射至尿道远端,常伴有脓尿及膀胱刺激征,甚至出现尿闭感。长期抗感染治疗的膀胱炎患者,如果疼痛不缓解,反而逐渐加重,应考虑膀胱结核。

急性尿潴留引起膀胱过度膨胀时,可导致膀胱区胀痛不适,此时下腹部能扪及包块。慢性尿潴留患者尿潴留和膀胱膨胀呈缓慢进展,即使残余尿超过 1000ml,也很少有膀胱疼痛不适。

(四)前列腺、精囊疼痛

前列腺、精囊痛多因炎症导致前列腺水肿和包膜扩张所致。疼痛主要集中于会阴部或耻骨上区,向后背部、腹股沟、下腹、阴囊、睾丸以及阴茎头等处放射。急性炎症引起的疼痛较重且伴有寒战、发热,同时合并膀胱刺激症状,直肠指诊时前列腺、精囊部位有明显触痛。慢性炎症引起的疼痛程度较轻,部位多变,且病史长,全身症状少见。严重的前列腺肿胀可造成急性尿潴留。

前列腺、精囊肿瘤引起的疼痛因肿瘤部位、大小及浸润情况而异。前列腺癌除了可以侵袭周围组织、骨盆、腰骶部和直肠等部位引起疼痛,还可引起一侧或两侧坐骨神经痛。癌性疼痛多剧烈且伴有消瘦等恶病质表现。

(五)阴囊区疼痛

阴囊区疼痛多由阴囊及其内容物病变所致。急性且剧烈疼痛多见于睾丸或睾丸附件扭转、急性睾丸附睾炎、创伤等;慢性疼痛多发生于精索静脉曲张、睾丸鞘膜积液、睾丸肿瘤等,呈胀痛及坠痛。精索静脉曲张引起患侧阴囊坠胀不适,久立或劳累后加重,平卧或上托阴囊可以缓解。由于睾丸的胚胎起源紧邻肾脏,阴囊内容物炎症或肿瘤时可引起患侧腰部坠胀感。

阴囊区疼痛可分为原位痛和牵涉痛。前者多见于睾丸附睾炎症、创伤和扭转等,疼痛范围局限,可沿精索向同侧腰部放射;后者可由输尿管、膀胱三角区、膀胱颈以及前列腺等部位的疼痛放射而致,但阴囊内容物无触痛。肾脏、腹膜后或腹股沟的疼痛也可放射至睾丸。此外,对任何阴囊区疼痛患者还应排除嵌顿性或绞窄性腹股沟斜疝。

(六)阴茎疼痛

疲软状态下感阴茎痛多见于尿道、膀胱以及前列腺的炎症或结石,表现为排尿或排尿后尿道内刺痛或烧灼感。包皮嵌顿时,静脉回流障碍,阴茎胀痛明显。阴茎勃起时疼痛多见于阴茎海绵体硬结症、尿道下裂或(和)阴茎异常勃起。阴茎头或尿道病变引起的阴茎疼痛,应排除特异性感染,如性传播疾病,应仔细检查阴茎头是否有溃疡、疱疹、糜烂,尿道外口有无脓性分泌物等。

二、排尿相关症状

排尿/储尿期症状多见于下尿路(膀胱和尿道)疾病,目前临床上应用下尿路症状(LUTS)来概括,并取代以前常用的膀胱梗阻性症状和膀胱刺激征。LUTS 包括刺激症状(如尿频、夜尿增多、尿急、急迫性尿失禁等)和梗阻症状(如排尿困难、尿不尽感、尿末滴沥等)。

(一)尿痛

尿痛指排尿时或排尿后耻骨上区或尿道内烧灼样、针刺样痛感,与尿频、尿急合称为膀胱刺激征。病因多见于膀胱、尿道炎症或结石。病变刺激膀胱及尿道黏膜或深层组织,引起膀胱、尿道痉挛及神经性反射。排尿初痛多见于尿道炎,而膀胱炎为排尿中或排尿后痛。

(二)尿频

尿频是指排尿次数明显增加。正常成人每日排尿 4～6 次,夜尿 0～1 次,每次尿量 200～300ml。尿频者 24 小时排尿＞8 次,夜尿＞2 次,每次尿量＜200ml,伴有排尿不尽感。生理情况下,排尿次数与饮水量、温度高低、出汗多少等有关。病理性尿频特点是排尿次数增加,夜尿增加,而每次尿量少。

尿频患者多因膀胱功能性容量降低所致。膀胱出口梗阻时,膀胱顺应性降低,残余尿增多。结核性膀胱和间质性膀胱炎患者,由于膀胱肌层广泛纤维化,发生膀胱挛缩,膀胱容量显著降低,引起严重尿频,有时每次排尿量仅 10ml。

膀胱本身病变,如炎症、结石、异物、肿瘤等,或膀胱周围病变,如子宫肌瘤、盆腔脓肿等,都可以导致膀胱容量降低,出现尿频。精神、心理等因素,如焦虑、恐惧等,也可引起尿频,其特点是白天尿频明显,夜间入睡后消失。尿频伴尿量增加常见于糖尿病、尿崩症及肾浓缩功能障碍等疾病。

(三)尿急

尿急是一种突发且迫不及待要排尿的感觉,严重时引起急迫性尿失禁。尿急见于下尿路炎症(如急性膀胱炎)、膀胱过度活动症、高敏感低顺应性的神经源性膀胱等病理情况,也可以由焦虑等精神因素引起。

(四)排尿困难

排尿困难是指膀胱内尿液排出受阻引起的一系列症状,表现为排尿等待且费力、排尿间断或变细、尿线无力、尿线射程变短、排尿末滴沥状等。尿末滴沥是前列腺增生症的早期症状,排尿困难呈渐进性,可伴发急性尿潴留或肾功能受损。

排尿困难病因分为三类:机械性梗阻见于尿道狭窄、尿道肿瘤、先天性尿道瓣膜等;动力性梗阻见于糖尿病、脑脊髓病变、盆腔手术损伤盆神经或阴部神经等;混合性梗阻多见于前列腺增生症、急性前列腺炎等。排尿困难男性多见于前列腺增生症和尿道狭窄,而女性常由膀胱颈硬化症或心理因素所致;儿童则可能与神经源性膀胱和后尿道瓣膜有关。

(五)尿潴留

尿潴留表现为膀胱内充满大量尿液,不能排出致下腹部膨隆和(或)胀痛,分为急性与慢性两类。急性尿潴留多见于下尿路机械性梗阻,如尿道狭窄和前列腺增生症突然加重,或药物所致一过性尿潴留。慢性尿潴留是指膀胱内尿液长期不能完全排空,有残余尿存留,多见于神经源性膀胱或渐进性的机械性梗阻。慢性尿潴留患者多以充盈性尿失禁就诊。

(六)尿失禁

尿失禁是指尿液不由自主流出体外。尿失禁分为 4 种类型:

1.真性尿失禁　是指在任何时候和任何体位时均有尿液不受意识控制而自尿道口流出。因尿道外括约肌缺陷、严重损伤或尿道支配神经功能障碍,膀胱括约肌丧失了控制尿液的能力,表现为膀胱空虚、持续流尿且没有正常的排尿,多见于神经源性膀胱、女性尿道产伤以及前列腺手术引起的尿道外括约肌损伤等。

2.压力性尿失禁　是指平时能控制排尿,但在腹腔内压突然升高时,发生尿失禁的现象。多见于经产妇或绝经后妇女,也可见于男性前列腺手术后,表现为咳嗽、喷嚏、大笑或增加腹压的运动时有尿液突然自尿道口流出。病因包括尿道肌肉本身缺陷;阴道前壁的支撑力减弱;肛提肌、尿道外支持组织和盆底肌肉功能障碍;功能性尿道缩短;膀胱尿道后角消失;尿道倾斜角增大等。

3.充盈性尿失禁　又称为假性尿失禁,是由于膀胱内大量残余尿所致。患者不时地滴尿,无成线排尿,多见于慢性下尿路梗阻疾病。

4.急迫性尿失禁 是指因强烈尿意,出现快速的尿液流出。该尿失禁分为两类:①运动性急迫性尿失禁,系逼尿肌无抑制性收缩,使膀胱内压超过尿道阻力所致,见于膀胱以下尿路梗阻和神经系统疾病;②感觉急迫性尿失禁,是由膀胱炎性刺激引起的一个症状。精神紧张、焦虑也可引起急迫性尿失禁。急迫性尿失禁和压力性尿失禁常混合存在。

(七)漏尿

漏尿是指尿液不经正常尿道排出,而是从其他通道流出,如阴道或肠道,也称为尿道外性尿失禁。发生漏尿的常见疾病有膀胱阴道瘘、尿道阴道瘘、尿道直肠瘘等。如果瘘孔小,患者一般正常排尿,往往因尿道瘘周围炎症就诊才发现;如果瘘孔大,则尿液全部由尿路相通的器官流出,易诊断。尿道直肠瘘可表现为尿道排出气体或含粪便的尿液,且肛门排尿。

先天性输尿管异位开口也是漏尿的常见原因之一。输尿管开口于尿道或女性阴道时,女性患者有正常排尿,同时伴有持续性少量尿液流出,易被误认为慢性的阴道分泌物。由于输尿管开口多在尿道外括约肌的近端,男性患者一般很少发生尿失禁。漏尿也可见于脐尿管瘘和膀胱外翻等先天性畸形。

(八)遗尿

遗尿是指儿童在睡眠时发生不自主排尿。遗尿在3岁以内儿童中应视为正常现象,大部分可以自愈。6岁以上仍遗尿时应视为异常。女性儿童的遗尿应排除输尿管异位。遗尿原因有大脑皮质发育迟缓、睡眠过深、遗传或泌尿系统疾病等。

(九)尿流中断

尿流中断是指在排尿过程中出现不自主的尿线中断。膀胱结石患者易出现尿流中断,改变体位时可以继续排尿,常伴有阴茎头放射性剧痛,或尿道滴血。前列腺增生症患者也会发生尿流中断。

三、尿液相关症状

(一)血尿

血尿指尿中含有过多的红细胞。离心尿液每高倍视野($\times 400$)中红细胞计数$\geqslant 3$时称为镜下血尿;而每1000ml尿中含有1ml以上血液时可呈肉眼血尿。血尿程度与潜在的后果无相关性,但是血尿程度越重时,发现病变的几率就越大。

1.肉眼血尿和镜下血尿 肉眼血尿几乎都存在泌尿系统病变,其中40%的肉眼血尿来源于膀胱;而镜下血尿依靠目前的检查手段能明确病因的机会并不高。内科血尿一般为肾小球性血尿,由肾前性疾病或肾小球疾病引起,应用相差显微镜可观察尿中有变形红细胞及管型,尿蛋白定性$\geqslant ++$。外科血尿为非肾小球性血尿,红细胞形态正常,无管型,尿蛋白定性$\leqslant +$。

服用某些药物或食物时尿液可呈红色,如利福平、氨基比林、卟啉、胡萝卜等,尿液镜检无红细胞可以与血尿区别。血尿还应与血红蛋白尿、肌红蛋白尿相区别,后者常见于溶血反应、大面积烧伤、肢体挤压伤等,尿液镜检无红细胞,但隐血试验阳性。

2.血尿时段 依据排尿过程中血尿出现的时间可对病变进行初步定位,常采用三杯试验来帮助区别。初始血尿提示尿道或膀胱颈出血;终末血尿提示病变位于膀胱三角区、膀胱颈或后尿道;全程血尿提示出血来自膀胱或膀胱以上尿路。尿道损伤引起的尿道流血时,血液鲜红,尿中并不含有血液,不能误认为血尿,血尿发作时,应进行膀胱镜检查,可以区分血尿来自膀胱或上尿路,如果发现输尿管口喷血,则上尿路来源血尿可以基本确定。

3.血尿伴随症状 血尿伴肾绞痛应考虑上尿路梗阻,如结石或血块;血尿伴单侧上腹部肿块多为肾肿瘤、肾积水、肾囊肿或肾下垂;血尿伴双侧上腹部肿块常为多囊肾;血尿伴膀胱刺激征多为下尿路炎症引起,其次为肾结核或晚期膀胱肿瘤等;血尿伴下尿路梗阻症状见于 BPH 和膀胱结石等。无痛性肉眼血尿,呈全程间歇性或持续性,应高度警惕泌尿系恶性肿瘤的可能,最常见的是膀胱肿瘤。

环磷酰胺等抗癌药物全身应用时,可引起化学性出血性膀胱炎。膀胱内灌注抗癌药物,如卡介苗、丝裂霉素等也可导致化学性出血性膀胱炎,有时伴高热。盆腔肿瘤,如宫颈癌、前列腺癌、膀胱癌等在放疗后,可发生放射性膀胱炎,表现为严重肉眼血尿和下尿路刺激症状。

4.血块的形状　尿液中含血块说明血尿程度较严重。新鲜血尿伴大小不等、形态不规则的血块时提示膀胱或前列腺部尿道出血。肾或输尿管出血为暗红色,血块如条状或蚯蚓状,可伴有腰部疼痛不适,无排尿不畅。

5.血尿鉴别诊断　年龄和性别对分析血尿病因有帮助。年轻血尿患者多因泌尿系结石、感染、畸形或外伤所致;老年患者的血尿则提示膀胱肿瘤或 BPH;女性血尿一般与尿路感染、妇科疾病或月经污染有关;男性患者一般较少发生血尿,一旦出现血尿,往往提示有潜在病变,应详细检查。

肾实质疾病,如各型肾炎、肾病,可以引起血尿,多为镜下血尿,同时伴有高血压、水肿、蛋白尿、管型尿等。肾血管畸形(如动脉瘤、动静脉瘘、血管瘤、肾梗死等)导致的血尿特点为反复发作的镜下或肉眼血尿,多见于青少年患者。如肠系膜上动脉和腹主动脉之间角度过小,压迫左肾静脉,引起肾淤血,可出现血尿,临床称为胡桃夹综合征。运动性血尿一般原因不明确,可能与肾静脉淤血,肾、膀胱黏膜血管损伤出血有关。

全身性疾病,如糖尿病、血友病、白血病等,可以发生血尿,有时为首发症状,应引起重视。后腹腔或盆腔的恶性肿瘤、炎症肿块等压迫、刺激、浸润泌尿系统时也可以出现镜下或肉眼血尿,此时多伴有患侧肾积水。

原因不明的血尿称为特发性血尿,约占血尿患者的 20%,可能的原因包括肾血管畸形、微结石或结晶、肾乳头坏死等。

(二)脓尿

脓尿常为乳白色,混浊,严重时有脓块,多见于尿路感染。正常人尿液中含有少量白细胞,如果离心尿液中白细胞≥10 个/高倍视野,或普通尿检白细胞≥5 个/高倍视野时,应视为异常。根据排尿过程中脓尿出现的时间以及伴发症状可对病变进行初步定位。初始脓尿为尿道炎;脓尿伴膀胱刺激征而无发热多为膀胱炎;全程脓尿伴膀胱刺激征、腰痛和发热提示肾盂肾炎。

引起脓尿的泌尿系感染常分为非特异性感染和特异性感染两大类。非特异性感染的致病微生物以大肠埃希菌最常见,其次为变形杆菌、葡萄球菌、肠球菌,厌氧菌、衣原体、真菌等较少见。特异性感染主要指由结核分枝杆菌和淋病奈瑟菌引起。

(三)乳糜尿

乳糜尿是指尿液中混有乳糜液而使尿液呈乳白色或米汤样,内含有大量脂肪、蛋白质、红细胞及纤维蛋白原。如其中红细胞较多,可呈红色,称为乳糜血尿。乳糜溶于乙醚,故乙醚可使乳糜尿变清,从而确诊乳糜尿。该试验称为乳糜试验,可鉴别乳糜尿与脓尿、结晶尿。乳糜尿的常见病因是丝虫病,其次为腹膜后肿瘤、结核或外伤等。

(四)气尿

排尿时尿中出现气体,称为气尿,多见于尿路与肠道之间有瘘管相通时。这些瘘管除手术、外伤引起外,更多见于结核、炎性肠病、放射性肠炎、乙状结肠癌等。气尿也可见于膀胱、肾盂内产气细菌感染,糖尿病患者的发生率较高。尿中的产气菌分解高浓度的尿糖产生二氧化碳,排尿时便有气体出现。

（五）尿量异常

正常成人每日尿量为 700～2000ml，平均 1500ml，尿比重波动在 1.003～1.030。通常情况下，尿量增加，尿比重则相应下降，以维持体液平衡。

1.多尿指每日尿量＞2500ml，典型患者每日尿量＞3500ml。泌尿外科疾病中，多尿常见于急性肾后性肾功能不全的多尿期，系肾浓缩功能减退或溶质性利尿所致。

2.少尿临床上将每日尿量＜400ml 定义为少尿。突发性少尿是急性肾衰竭的重要标志。肾前性、肾性和肾后性因素都可造成少尿，见于休克、脱水、尿路梗阻、尿毒症等。

3.无尿临床上将每日尿量＜100ml 定义为无尿。持续性无尿见于器质性肾衰竭，表现为氮质血症或尿毒症，称为真性无尿症；结石或肿瘤引起输尿管完全性梗阻所致的无尿称为假性无尿症。急性血管内溶血也可以引起无尿。

四、尿道分泌物

尿道分泌物是指在无排尿动作时经尿道口自然流出黏液性、血性或脓性分泌物。正常尿道口应无分泌物，只是在性冲动时由尿道口流出白色清亮的黏液。

（一）血性尿道分泌物

血性尿道分泌物包括尿道出血和血精。尿道出血多来自尿道外伤或尿道、精阜肿瘤，患者常在无意中发现内裤上有陈旧性血迹。血精是前列腺、精囊疾病的特征性表现，病因以炎症、肿瘤或结核为多见。

（二）脓性尿道分泌物

脓性分泌物最多见于淋病奈瑟菌性尿道炎，表现为尿道流脓，并伴有急性尿道炎症状及尿道口红肿，挤压尿道近端后可见淡黄色脓液自尿道外口流出。淋病性尿道炎的诊断，可取少量脓液涂片行革兰染色，常在白细胞内查到革兰阴性双球菌。非特异性尿道炎的分泌物量较少，呈稀薄状或水样黄色。非特异性尿道炎的常见致病微生物为大肠埃希菌、链球菌、葡萄球菌、沙眼衣原体、解脲支原体等。

（三）黏液性分泌物

黏液性尿道分泌物见于性兴奋及慢性前列腺炎。性兴奋时，前列腺充血，腺泡分泌增加及腺管扩张，当腹压增高或会阴部肌肉收缩时，前列腺液便从尿道口流出。慢性前列腺炎患者常在清晨从尿道口流出少量色清的黏液性分泌物，或分泌物将尿道外口黏合。患者如果在大小便后，发现有少量乳白色、黏稠分泌物流出尿道外口时，俗称"滴白"，显微镜下检查可见较多的白细胞和脓球。

五、肿块

由于泌尿系器官解剖位置较隐蔽或不甚注意，当这些器官出现肿块时，往往已存在一定时间。肿块多因肿瘤、畸形、感染、外伤、梗阻性疾病等所致。

（一）腹部、腰部肿块

上腹部两侧或腰部发现肿块时，都应与正常肾脏相鉴别。体型瘦长的人，深呼吸时可触及正常肾脏下极，故肾下极肿块较上极更易扪及。当肾脏肿块可以触及时，应仔细触摸肿块的大小、质地、活动度、坚硬度，有无结节等。肾肿瘤多为实性，质地坚硬，表面光滑或呈分叶状。肿瘤早期时，有一定的活动度；晚期时肿瘤浸润周围组织而固定，此时多有局部剧痛的症状。肾中下极巨大肿瘤可越过腹部正中线。脓肾或肾周感染之肿块可有明显的腰痛、叩击痛，患者向患侧弯曲的体位以减轻疼痛。肾囊肿和肾积水形成的肿块表面光滑,多有囊性感。

多囊肾一般是双侧性的,两侧上腹可触及巨大肾脏,表面呈囊性结节样。小儿腹部肿块常见于肾母细胞瘤和巨大肾积水,质地明显不同。肾损伤引起的肾周围血肿及尿外渗时,在患侧腹部和腰部可触及痛性肿块,如出血未控制,肿块可进行性增大。肾下垂者,肾移动范围明显增大,坐位和侧卧位时均较易触及。

(二)下腹部肿块

下腹部触及肿块时,首先应排除尿潴留。最可靠的方法是超声检查,其次是导尿术,如果导尿后肿块消失,并引流出大量尿液,表明肿块是膨胀的膀胱。

膀胱、盆腔内恶性肿瘤以及隐睾恶变等患者都可以在下腹部耻骨上触及肿块。脐部常见肿块为结核性腹膜炎所致的粘连性包块,肠系膜淋巴结结核或肿瘤,横结肠包块及蛔虫团等;左下腹常见肿块为乙状结肠肿瘤、血吸虫病、左侧卵巢或输卵管包块;右下腹常见肿块为盲肠、阑尾的炎性病变、肿瘤及右侧卵巢或输卵管肿块;下腹部常见包块为膨胀的膀胱、膀胱肿瘤、妊娠子宫及子宫肿瘤等。盆腔肿块除腹部检查外,还应经直肠或阴道进行双合诊,确定肿块大小、位置和活动度。

(三)腹股沟区肿块

腹股沟触及肿块时,首先应考虑疝,肿块多可回纳入腹腔,咳嗽时出现。如果疝内容物为大网膜时,触及为实性,应与淋巴结、精索囊肿或隐睾等相鉴别。

腹股沟肿大淋巴结多为炎性或阴茎癌转移。炎性淋巴结表现为压痛明显,活动度大,而癌性淋巴结多相互融合,质坚硬,活动度差,确诊需进行活检。如果阴囊空虚,在腹股沟处触及肿块时,首先应考虑隐睾。

(四)阴囊内肿块

阴囊内容物包括睾丸、附睾和精索等。触诊发现阴囊内肿块时,首先应判断肿块所处的解剖位置。阴囊内肿块以斜疝最常见,其特征为无痛性肿块,可以还纳。睾丸鞘膜积液呈囊性,透光试验阳性。痛性肿块多为急性睾丸附睾炎,上托阴囊可使疼痛缓解;其次为睾丸扭转,多见于青少年,急性发病,睾丸上提,托起阴囊疼痛反而加剧,超声检查可明确诊断。

精索静脉曲张患者可在阴囊内、睾丸上极可触及曲张静脉丛形成的软性肿块,站立时明显,平卧时缩小或消失,应与疝或交通性鞘膜积液相区别,超声检查可确诊。睾丸肿瘤质地坚硬,体积增大。附睾、精索肿瘤极为罕见。附睾结核早期与慢性附睾炎难以区别,晚期则表现为特征性的"串珠样"。

(五)阴茎肿块

幼儿包茎内包皮垢可形成小肿块,但一般与皮肤不粘连。阴茎头部肿块常见于阴茎癌、乳头状瘤或尖锐湿疣。阴茎背侧或冠状沟处皮下条索状肿块,无压痛,质软如橡皮样,应考虑为阴茎硬化性淋巴管炎。阴茎海绵体炎时,阴茎红肿,可触及条索状硬结,压痛明显;慢性时,表现为纤维化或硬结。海绵体肿块多见于阴茎硬结症,肿块位阴茎远端背侧,条索状,勃起后疼痛,严重时阴茎弯曲变形。

(六)前列腺肿块

前列腺部触及肿块应注意区别肿瘤还是非特异性炎性结节、结核或结石。早期前列腺癌可以在前列腺表面触及孤立的硬结节;晚期时,癌肿占据整个前列腺,向直肠腔凸出,质地坚硬,表面结节感,不光滑,与周围界限不清。

六、男性性功能相关症状

(一)阴茎勃起功能障碍

勃起功能障碍(ED)是男性最常见的性功能障碍,指阴茎不能达到和维持足以进行满意性生活的勃起。

根据病因,ED 分为心理性、内分泌性、神经性、动脉性、静脉性和医源性六大类;临床上则分为器质性 ED(动脉性、静脉性、神经性和内分泌性)、心理性 ED 及混合性 ED。器质性 ED 约占 50%,病因主要有糖尿病、心血管疾病、脑脊髓病变、服用药物等。

(二)性欲障碍

1.性欲低下　性欲低下是指对性交的欲望意念冷淡,或根本无要求,或厌恶而拒绝性交等。性欲低下男性患者在外界刺激下仍有阴茎勃起,这不同于 ED。而女性表现为无性高潮。导致性欲低下的病因以精神因素为主,多有与性有关的创伤史,也与器质性疾病有关。女性发病率明显高于男性。

2.性欲亢进　性欲亢进是指性欲望、性冲动过分强烈和旺盛,造成性兴奋频繁,性行为要求迫切,性交频率增加而自我感觉不满足为临床特点。患者常无自我主诉,多发现于性心理调查或性伴侣所述。

(三)射精异常

1.早泄　早泄是射精障碍中最常见的疾病,发病率占成人男性的 35%～50%。早泄是指阴茎能勃起,性交时当阴茎插入阴道前或接触阴道后,即出现射精,性生活双方都不满意。性交时射精快慢无一定的标准,个体差异很大。因此,有正常性功能的男性在性交时偶尔出现射精过早,不应视为病态;只有经常射精过早,以致不能完成性交全过程时,才视为早泄。

2.不射精　不射精是指性欲正常的男子在性交过程中,勃起的阴茎插入阴道后,始终达不到性高潮且不能产生节律的射精动作,也没有精液射出尿道外口的一种异常现象。射精活动是神经、内分泌、生殖系统共同参与、协调的复杂生理反射结果,以上任何部位的病变均可以引起不射精。

根据病因分类:①功能性不射精:由于射精中枢受到大脑皮质的抑制或者由于脊髓射精中枢反应阈值太高或性刺激程度不足,正常性交动作不能诱发射精,但可以有梦精或手淫射精,主要病因有各种精神心理障碍、长期手淫、阴道松弛等;②器质性不射精:脊神经损伤、医源性射精神经系统受损等可以导致不射精,患者性交中还是睡梦中均无射精现象;③药物性不射精:部分药物可抑制射精,如镇静剂、安眠药、抗抑郁剂等,影响程度与药物剂量及用药时间有关;④混合性不射精:多由精神心理因素和服用药物造成的。

3.逆向射精　是指患者性生活随着性高潮而射精,但是射精时精液全部自后尿道逆向流入膀胱,不从尿道口流出。正常射精时尿道内口闭锁以防止精液向膀胱逆流,而逆行射精则是由于尿道内口关闭不全,导致精液逆行射入膀胱。原发性逆行射精较为罕见,继发性逆行射精可见于前列腺电切术后、尿道外伤等。逆向射精的诊断依据是射精后尿液中含大量精子。

4.射精痛　性兴奋或射精时患者感阴茎根部或会阴部疼痛,被迫中止性交,或遗精时痛醒。射精痛的病因有精囊炎、前列腺炎、前列腺结石、附睾炎、尿道狭窄等。由于射精痛,使患者畏惧射精,可能发展成心理性 ED 或功能性不射精。

(四)无性高潮

无性高潮是女性常见性功能障碍,是指女性有正常性欲,但在性交中仅有低水平快感,很少出现或从不出现性高潮,从而得不到性满足。

(五)血精

血精是男科临床最常见的症状之一,指精液中混有血液。血精可呈鲜红色、咖啡色或暗红色,含血凝块,或仅在显微镜下有少量的红细胞。血精的常见病因有:①精囊及前列腺疾病,如精囊炎、前列腺炎、前列腺及精囊的结核、结石、损伤等;②肿瘤,如精囊及前列腺的癌肿,精阜乳头状瘤;③血液病,如紫癜、白血病等;④其他,如精囊静脉曲张、会阴部长期反复压迫、精阜旁后尿道上皮下静脉扩张破裂等。

七、全身症状

发热、寒战是泌尿生殖系感染最常见的全身症状。对体重明显下降的老年人应进行详细检查，排除恶性疾病。

（一）发热

发热是当机体在致热原作用下或各种原因引起体温调节中枢的功能障碍时，体温升高超出正常范围（36.2～37.2℃）。在对发热为主诉的患者进行问诊时，特别要重视发热热型、有无寒战、诊治经过以及传染病接触史、手术史、服药史等。

1.发热分类　常见的热型有稽留热、弛张热、间歇热、不规则热、癌性发热、波状热、消耗热、见于败血症。泌尿外科疾病常见热型为间歇热和不规则热，前者见于慢性泌尿男性生殖系统感染，后者主要见于肾癌。在疾病过程中，两种或两种以上热型交互存在，热型可由典型稽留热变为弛张热。由于抗菌药物的普遍应用，及时控制了感染；或由于解热药与肾上腺皮质激素的应用，也可使发热变为不典型。此外，热型还与个体反应有关，例如老年人，发热可不高或甚至无发热。

根据体温高低，发热可分为 3 种，即低热（37.3～38℃），中等度热（38.1～39℃），高热（39.1～41℃）。

2.发热与泌尿外科疾病的关系　发热对泌尿系统有一定的影响。体温上升和高热持续时，体内的水分和钠盐潴留，同时肾小管的再吸收功能增强，导致尿量减少、比重增高，尿中氯化物含量降低。感染性发热时由于高热和病原体毒素的作用，可以使肾实质细胞发生变性，尿中出现蛋白质和管型。

严重泌尿系统感染可引起急性发热，见于急性肾盂肾炎、急性前列腺炎和急性附睾炎等。对于有尿路梗阻，特别是输尿管结石引起的上尿路梗阻的患者，症状的出现提示败血症，必须及时解除梗阻因素，引流尿液。发热伴膀胱刺激征和肾区叩压痛时，应考虑肾盂肾炎、肾周围炎或肾周脓肿等。

慢性尿路感染是女性患者常见的低热病因。部分患者可无明显的尿路刺激症状，甚至尿常规检查也可正常，而仅以低热为唯一临床表现。疑为尿路感染所致的低热时，应反复多次地进行尿常规检查和培养，中段尿每高倍视野有 5 个以上白细胞，细菌培养阳性，且菌落计数大于 105/ml 时，则诊断可以成立。

恶性肿瘤有时首发症状为低热。肾癌患者发热的发生率为 10％～20％。部分患者发热是其就诊的唯一症状，常为 39℃ 以下的低热，偶为稽留热。发热原因多认为与肿瘤产生的致热原有关。另有研究发现，原发性肿瘤可能分泌白细胞介素-6 从而导致肿瘤性发热。在切除肿瘤后，体温多能恢复正常。

3.原因不明发热　病因可概括为四大类，即感染、肿瘤性疾病、结缔组织-血管性疾病、诊断不明。其中感染、肿瘤性疾病、结缔组织-血管性疾病等三大类占约 80％ 以上患者的病因。在年龄方面可区分为三个不同的组别，6 岁以下的不明原因发热以感染性疾病为多见，特别是原发性上呼吸道、泌尿道感染或全身感染；6～14 岁年龄组则以结缔组织-血管性疾病和小肠炎症性疾病为最常见；14 岁以上的成人组，虽然感染性疾病仍占首位，但肿瘤性疾病的发病率明显地增长。

（二）恶病质

恶病质也称为恶病体质，是晚期恶性肿瘤患者极度消瘦、衰竭的一种表现，严重影响患者的治疗效果和生活质量。具体表现有厌食、贫血、进行性体重下降、极度消瘦，皮肤干燥松弛、肋骨外露、代谢失常等，俗称"皮包骨头"。据统计，约 50％ 癌症晚期患者伴有恶病质，其中 10％～25％ 的患者死于恶病质。

造成恶病质主要有三方面因素：①肿瘤的全身作用：由于肿瘤过度过快生长，尤其是全身多脏器转移后，增加基础代谢率或改变酶的利用，消耗了大量的热量和蛋白质，如果继发出血、发热和继发感染时，这种消耗会成倍增加。②肿瘤的局部作用：例如胃肠道的梗阻，造成食欲明显下降，甚至完全不能进食，加重了消耗程度和速度。③治疗对局部和全身的影响。

（李雪锋）

第二十一章 泌尿系统损伤

第一节 泌尿系统损伤概述

创伤是指机械性(动力性)的致伤因子造成人体组织结构连续性破坏和功能障碍的伤害。针对具体器官和组织的创伤称为损伤。肾的腹侧有腹腔脏器,背侧有强健的腰背部肌肉保护,不易被损伤;输尿管不仅有上述组织、器官保护,而且是肌性器官、有一定的活动度,更不易损伤;膀胱空虚时有骨盆保护,较充盈时,膨出耻骨联合上方,被损伤的概率增加。

一、分类

人类的活动,如生产、生活、医疗、战争、自然灾害均可造成泌尿系统损伤。近年来,我国经济高速发展,部分相关的安全措施制定和落实不到位,造成我国进入事故多发期,泌尿系统损伤发病率呈逐年上升趋势。

(一)闭合性损伤

泌尿系统的闭合性损伤包括钝器撞伤、高处坠落伤、骑跨伤等。有明确的受伤经过,患肾处的皮肤可有挫伤,可伴有肋骨骨折、肺损伤等。

(二)开放性损伤

泌尿系统的开放性损伤包括锐器扎伤、锐器贯通伤、枪伤等。体表多有明确的出血表现。

二、伤情评估和紧急处理

泌尿系统损伤大多伴发胸、腹、腰部或骨盆等器官严重损伤,是全身复合伤或多发伤的一部分。对于泌尿系统损伤的患者首先应该进行伤情评估,其包括:详细追问什么东西致伤、怎样受伤及其经过、受伤后有何不适。伤情评估时要特别注意,患者生命体征是否平稳,是否合并有胃肠、肝脾、骨等其他组织器官损伤。

泌尿系统损伤的首要处理原则是纠正失血性或感染性休克,维持生命体征平稳,包括:输血补液、使用血管活性药物、纠正酸中毒、抗感染等;其次是评估各个组织器官的损伤,优先处理损伤严重、危及生命的损伤。

(李雪锋)

第二节　肾损伤

一、病因

按照肾损伤的机制可分为闭合性损伤、开放性损伤、医源性损伤和自发性肾破裂。

1.闭合性肾损伤　大多数肾损伤是闭合性损伤。常常继发于交通事故、高处坠落、钝器伤、带有身体接触的对抗性体育运动等，以交通事故为主。

（1）直接暴力：腰部或上腹部突然受到撞击或挤压，使肾移位作用于肋骨或脊椎而受到损伤。多见于交通事故。

（2）间接暴力：高处跌落，足部或臀部着地及和急剧刹车所产生的减速性损伤是最常见的间接暴力损伤。

2.开放性肾损伤　枪弹伤和刺伤是开放伤的最常见原因。

3.医源性肾损伤　随着内镜和微创技术的应用，医源性肾损伤有增加趋势，如经皮肾穿刺造瘘术、经皮肾镜取石术，逆行肾盂造影、内腔镜检查和治疗、体外冲击波碎石术可产生肾损伤并发症。

4.自发性肾损伤　肾在病理条件下，如肾积水、肾肿瘤、肾结核、肾结石等，轻微外力作用可引起肾破裂。

二、临床表现

1.常见临床表现　肾损伤的临床表现因损伤程的不同而不同，主要包括：休克、血尿、疼痛、腰腹部肿块、发热等。

（1）休克：严重肾全层裂伤、肾蒂损伤或合并其他脏器损伤时，患者因大量失血而发生失血性休克。这往往是肾损伤患者死亡的主要原因。

（2）血尿：肾损伤后出血，血液进入集合系统导致血尿。严重肾裂伤患者有大量肉眼血尿，并可有血块阻塞尿路，继发肾绞痛。血尿与损伤的程度不一定成比例。

（3）疼痛：肾包膜下血肿、肾周围软组织损伤、出血或尿外渗都可以引起患侧腰、腹部疼痛。血液、尿液渗入腹腔或合并腹内脏器损伤时，可以出现全腹疼痛和腹膜刺激症状。

（4）腰腹部肿块：血液、尿液渗入肾周围组织可使局部肿胀，形成肿块。

（5）发热：血肿、尿外渗继发感染，可伴有发热等全身中毒症状。

2.肾损伤的分级　肾损伤的分级对于治疗方法的选择、预后的评估具有重要意义。目前，美国创伤外科协会（AAST）建立的肾损伤分级系统被世界广泛应用。

三、诊断

1.病史与体检　有腹部、背部、下胸部外伤或受对冲力损伤的病史，结合疼痛、肿块、血尿等临床表现和体征及时作出诊断，以免贻误。

2.血、尿常规检查 血常规中的血红蛋白和红细胞压积的持续监测可以反映患者是否有进行性出血，白细胞的变化可以反映是否存在继发感染。尿常规检查可以反映肾损伤。

3.特殊检查 B超和CT检查可以反映肾损伤的部位和程度，有无血肿和尿外渗及对侧肾是否有损伤等，尤其是CT检查，临床应用广泛。选择性肾动脉造影可显示肾动脉和肾实质损伤情况。

四、治疗

1.非手术治疗 轻度肾损伤多用非手术治疗。方法包括：绝对卧床休息2～4周；密切监测血压、脉搏和体温变化，观察尿液颜色的变化，监测血红蛋白和红细胞压积；及时补充血容量和热量，维持水、电解质平衡；早期应用广谱抗生素预防感染；止痛、镇静剂对症治疗。

2.手术治疗 适用于所有开放性损伤和严重的闭合性损伤。如果肾损伤患者在非手术治疗期间发生以下情况，需手术治疗：积极抗休克后生命体征未见改善；血尿逐渐加重，血红蛋白和红细胞压积持续降低；腰、腹部肿块明显增大；不能除外腹腔脏器损伤。

（李雪锋）

第三节 输尿管损伤

一、病因

开放性手术损伤常发生在骨盆、后腹膜的手术，如结肠、直肠、子宫切除术；腔内器械损伤常发生在逆行输尿管插管、输尿管镜手术、经皮肾镜手术中；放射性损伤见于肿瘤放疗后；外界暴力，如枪击、锐器刺伤等较少见；输尿管自发破裂临床非常罕见，多与输尿管本身疾病相关。

二、临床表现和诊断

1.输尿管损伤的临床表现

（1）血尿：输尿管损伤患者可有血尿，但血尿的程度与创伤的严重程度不一定成正比，没有血尿并不能排除输尿管损伤的存在，可伴腰肋部瘀斑和肋脊角触疼。

（2）尿外渗，尿性囊肿和尿瘘：输尿管损伤后尿液渗入腹膜后，进入腹腔可引起腹膜炎和麻痹性肠梗阻。尿液积聚体内可形成尿性囊肿，合并感染时则形成脓肿，伴有输尿管慢性局部坏死时常形成尿瘘。

（3）感染：局部尿液积聚、输尿管坏死可继发感染，表现为发热等症状。

（4）梗阻：输尿管梗阻是输尿管损伤最常见的临床表现，可引起患侧腰痛，肾积水，双侧输尿管损伤或孤肾输尿管损伤可表现为无尿，血肌酐和尿素氮升高。

2.输尿管损伤的诊断 充分全面地了解病史，详细的体检和选择B超、静脉肾盂造影等辅检方法有助于及时确诊。因输尿管损伤可以缺乏特异的临床表现，诊疗时具备了解是否存在输尿管损伤的意识是早期诊断的关键。如不能及时确诊，延期诊疗将显著增加处理的难度和并发症的发生率。

三、治疗

输尿管挫伤和逆行性插管所致的小穿刺伤可选用保守治疗。输尿管损伤的手术治疗包括:清除外渗尿液;如为钳夹伤或小穿孔,可从输尿管切口插入输尿管支架引流管;如输尿管被结扎,应去除结扎线,切除输尿管缺血段,作对端吻合,并留置输尿管支架引流管;如为输尿管断离、部分缺损,则可选择输尿管端端吻合术、输尿管膀胱再吻合或膀胱壁瓣输尿管下段成形术。

(李雪锋)

第四节　膀胱损伤

一、病因

1.开放性损伤　子弹、火器或锐器贯通所致,常合并有其他器官的损伤。

2.闭合性损伤　多发生于膀胱处于充盈状态下的下腹部损伤,如踢伤、碰撞伤、骨盆骨折等。酒后膀胱充盈,驾驶摩托车出现车祸是膀胱闭合性损伤的高危因素。

3.医源性损伤　器械操作、放射治疗、注入腐蚀剂或硬化剂所致膀胱损伤均属医源性膀胱损伤。

二、临床表现

1.损伤的临床分类

(1)膀胱挫伤:损伤局限在膀胱黏膜或肌层,可有局部出血或血肿、血尿,但无尿外渗。

(2)膀胱破裂

1)腹膜外型:膀胱壁破裂,且腹膜完整。尿液外渗到膀胱周围组织及耻骨后间隙,沿骨盆筋膜到盆底,或沿输尿管周围疏松组织蔓延到肾区。

2)腹膜内型:膀胱壁和腹膜均破裂,尿液流入腹腔,引起腹膜炎。多见于膀胱后壁和顶部损伤。

2.临床表现

(1)休克:膀胱破裂引起尿外渗和腹膜炎,骨盆骨折所致剧痛、出血,可引起失血性休克和(或)感染中毒性休克。

(2)腹痛:腹膜外型膀胱破裂时,尿外渗和血肿形成引起下腹部疼痛,直肠指检可触及肿物和触痛。腹膜内型膀胱破裂时,尿液流入腹腔引起急性腹膜炎,伴移动性浊音阳性。

(3)血尿和排尿困难:膀胱破裂时,患者表现为有尿意,但不能排尿或仅排出少量血尿。

三、诊断

依照患者的病史症状和体征,并结合导尿试验和影响学检查可以明确诊断。

导尿试验:严格无菌条件下以软导尿管进行导尿,如能导出清亮尿液,可初步排除膀胱破裂;如不能导出尿液或仅导出少量尿液,则膀胱破裂之可能性很大。此时可注入生理盐水 200mL,停留 5min,如能抽出同量或接近同量的液体,说明膀胱无破裂。若进出的液体量差异很大,提示可能有膀胱破裂。因液体外漏时吸出量会减少,腹腔液体回流时吸出量会增多。若导尿管不能顺利插入膀胱时,不应勉强,切记使用暴力,否则会加重损伤。

四、治疗

1.一般处理原则　一般处理原则包括完全尿流改道、早期留置导尿管或耻骨上膀胱造瘘、充分引流膀胱周围、闭合膀胱壁缺损。

2.保守治疗　膀胱挫伤或小裂伤,症状较轻,可保留导尿 7～10 天,使用敏感抗生素,预防感染。

3.手术治疗

(1)腹膜内型膀胱破裂:应积极手术治疗,包括探查腹腔脏器、清除腹腔内尿液、缝合腹膜、在膀胱外修补膀胱破口、膀胱造瘘。

(2)腹膜外型膀胱破裂:对严重的腹膜外膀胱破裂,如膀胱破裂广泛、骨盆骨折移位严重或粉碎,应采用手术治疗。保证引流通畅,并积极控制感染。目前,也有医院采用腔镜手术进行尿道会师术等。

(李雪锋)

第五节　尿道损伤

一、病因

开放性尿道损伤多因弹片、锐器所致,伴有阴囊、阴茎或会阴部贯通伤。闭合性损伤为挫伤、撕裂伤或腔内器械直接损伤。尿道损伤多见于男性。前尿道的球部损伤比较常见,多见于骑跨伤,后尿道的膜部损伤比较常见,多见于骨盆骨折。

二、临床表现和诊断

1.临床表现

(1)前尿道损伤:前尿道外伤后可有尿道外口滴血或血尿。尿道挫伤时仅有水肿和出血,可以自愈。伴有受损伤处疼痛和排尿困难,甚至发生尿潴留。同时伴有会阴部、阴囊处肿胀、瘀斑、血肿。前尿道断裂后,用力排尿时,尿液可从裂口处渗入周围组织,形成尿外渗。血液和尿液可渗入会阴浅筋膜包绕的会阴浅袋,使会阴、阴囊、阴茎肿胀,有时向上扩展至腹壁。因为会阴浅筋膜的远侧附着于腹股沟部,近侧与腹壁浅筋膜深层相连续,后方附着于尿生殖膈,尿液不会外渗到两侧股部。

(2)后尿道损伤:后尿道损伤常伴有骨盆骨折,合并大出血时,可以引起创伤性、失血性休克。后尿道损伤同样有尿道出血、下腹部痛、排尿困难,甚至发生急性尿潴留。后尿道损伤时,尿外渗及出血沿前列腺尖处而外渗到耻骨后间隙和膀胱周围,会阴、阴囊部出现血肿及尿外渗。

2.诊断　导尿试验可以检查尿道是否连续、完整。在严格无菌操作下,如能顺利插入导尿管,则说明尿道连续而完整。一旦插入导尿管,应留置导尿1周以引流尿液并支撑尿道。如一次插入困难,不应勉强反复试插,以免加重创伤和导致感染。

后尿道损伤患者直肠指检可触及直肠前方有柔软、压痛的血肿,前列腺尖端可浮动。若指套染有血液,提示合并直肠损伤。

三、治疗

1.前尿道损伤　前尿道挫伤及轻度裂伤、症状较轻、尿道连续性存在的患者,不需特殊治疗,可自愈。应预防感染。必要时插入导尿管引流1周。尿道断裂应急诊施行经会阴尿道修补术或断端吻合术,留置导尿管2～3周。尿道断裂严重者,会阴或阴囊形成大血肿,可作膀胱造瘘术。

2.后尿道损伤　损伤严重伴大出血的患者应首先输血、补液,监测生命体征。一般不宜插入导尿管,避免加重局部损伤及血肿感染。后尿道损伤是否应该急诊一期修补,还是应该暂时膀胱造瘘或尿道会师,二期再进行尿道修补仍然有争议。

(李雪锋)

第二十二章　泌尿男性生殖系统感染

第一节　泌尿、男性生殖系统感染概述

一、病因

致病菌是泌尿、男性生殖系统感染的病因。引起泌尿、男性生殖系统感染的致病菌大多为革兰阴性杆菌,其中最常见的是大肠杆菌。

二、感染的途径

感染的途径包括上行感染、血行感染、淋巴感染和直接感染四种,其中前两种最为常见。

(一)上行感染

致病菌经尿道外口、尿道进入膀胱引起下尿路感染,如果再经过输尿管口进入输尿管腔,就可以播散至肾,引起上尿路感染。如果细菌具有的黏附力和毒力较强,或输尿管机械性和动力性梗阻导致输尿管正常蠕动受阻,上行感染更容易发生。致病菌大多为大肠杆菌。

(二)血行感染

当机体免疫功能低下时,身体其他器官感染灶内的细菌直接由血行传播至泌尿、生殖系统,引起泌尿、生殖系统感染,成为血行感染。

(三)淋巴感染

较少见。致病菌从邻近器官的病灶,如肠道的严重感染或腹膜后脓肿等,经淋巴管传播至泌尿、生殖系统,引起泌尿、生殖系统感染。

(四)直接感染

由于邻近器官的感染直接蔓延所致,如阑尾脓肿、盆腔化脓性炎症等。

三、诊断

泌尿、男性生殖系统感染的诊断应该包括:是否有感染、什么位置的感染、致病菌是什么、感染的程度如何、是否伴发全身或泌尿、生殖系统的其他疾病。明确泌尿系感染取决于尿液内找到细菌或白细胞,正确方法采集尿标本是诊断的重要环节。

（一）尿液检查

1.尿常规检查 尿常规检查需要严格地留取尿液标本，减少假阳性和假阴性的发生率。尿液标本留取后可在显微镜下观察，如每高倍视野白细胞超过 5 个则为脓尿，提示尿路感染。

2.细菌培养和菌落计数 如菌落计数超过于 $10^5/mL$，可诊断感染，$10^4 \sim 10^5/mL$ 之间为可疑感染，必要时重复检查。

（二）影像学检查

影响学检查包括：B 超、尿路平片、排泄性尿路造影、膀胱或尿道造影、CT、放射性核素和核磁共振水成像（MRU）等。这些检查可以明确有无泌尿系畸形、梗阻、结石、肿瘤、良性前列腺增生；可以明确尿流动力学功能有无减退、双肾功能有无损害等。

四、治疗原则

泌尿、男性生殖系统感染的治疗原则依照感染的性质、位置、致病菌、感染的程度、是否伴发全身或泌尿、生殖系统的其他疾病而不同。

（一）明确感染的性质

临床上治疗泌尿系感染症状时，必须明确感染的性质和致病菌，依据尿细菌培养和药敏试验结果，有针对性地用药，这是治疗的关键，但尚无尿细菌培养结果时，可先根据尿沉淀涂片革兰染色来初步估计致病菌，选择恰当的药物。

（二）明确感染的位置

鉴别上尿路感染还是下尿路感染在治疗上具有重要意义，前者症状重、预后差、易复发；后者症状轻、预后佳、少复发。因此治疗时使用抗生素的强度、疗程均有较大差异。

（三）明确血行感染还是上行感染

血行感染发病急剧，有寒战、高热等全身症状，应用血药浓度高的抗菌药物，静脉给药；上行感染以膀胱刺激症状为主，应用尿液浓度高的抗菌药物和解痉药物。

（四）处理、治疗伴发的其他疾病

治疗泌尿、生殖系统感染时应该注意是否存在感染的诱发因素，如泌尿系梗阻、全身疾病等，应该给与共同治疗。否则，感染的治疗效果差、感染易复发。

（五）恢复尿路抗感染的屏障

改善尿液 pH 是最主要的手段。如果尿液为酸性，宜用碱性药物，如碳酸氢钠等，使尿液碱性化以抑制病菌生长，并用适合于碱性环境的抗菌药物。反之，如果尿液为碱性，则宜用酸性药物，如维生素 C 等，并应用适应于酸性环境的抗菌药物。

（佟凯军）

第二节 上尿路感染

上尿路感染包括肾及其周围、肾盂和输尿管的感染，有症状重、预后差、易复发的临床特点，是泌尿、生殖系统感染治疗的重点。

一、急性肾盂肾炎

（一）概述

急性肾盂肾炎是肾盂和肾实质的急性细菌性炎症。致病菌主要为大肠杆菌。感染途径多为上行感染和血行感染。女性发病率高于男性数倍。

（二）临床表现

1.全身表现　急性肾盂肾炎的全身表现比较突出，大部分患者会出现高热伴寒战，体温可达 39℃ 以上，大汗淋漓后体温下降，以后又可上升，持续 1 周左右，可伴有头痛、全身痛以及恶心、呕吐等。

2.腰痛　急性肾盂肾炎患者往往会有患侧腰痛，体检时可发现有明显的患肾压痛和肋脊角叩痛。

3.膀胱刺激征　上行感染所致的急性肾盂肾炎起病时即出现尿频、尿急、尿痛、血尿的症状，以后出现全身症状。血行感染者常由高热开始，而膀胱刺激症状随后出现，甚至膀胱刺激症状不明显。

（三）诊断

急性肾盂肾炎的诊断依靠病史、典型的临床表现、体征和相应的辅助检查。辅助检查可以发现：尿液常规检查中可发现脓细胞、红细胞、蛋白、管型和细菌，尿细菌培养尿中菌落超过 $10^5/mL$，血常规白细胞计数和中性粒细胞比例增多明显。

（四）治疗

1.全身治疗　全身治疗包括患者卧床休息，给予足够的热量和蛋白质支持，提高患者全身的免疫功能。同时，比较重要的是嘱患者多饮水，或是给予大量输液，增加患者的排尿量，以利于炎症产物排出。

2.抗菌药物治疗

（1）复方新诺明（TMP/SMX）：对除铜绿假单胞菌外的革兰阳性及阴性菌有效，是最为广泛应用的抗生素，而且也适合于早期的经验治疗。

（2）喹诺酮类药物：抗菌谱广、作用强、毒性少，也是较为广泛应用的，而且也适合于早期经验治疗的抗生素。但是因可能引起骨髓抑制，不宜用于儿童和孕妇。

（3）氨基糖苷类抗生素：单用或者结合青霉素治疗是针对肾功能正常患者最常使用的经验方案。

（4）青霉素类药物和头孢菌素类抗生素：第一、二代头孢菌素可用于产酶葡萄球菌感染。第二、三代头孢菌素对严重革兰阴性杆菌感染作用显著。第二、三代头孢菌素往往价格昂贵，当患者的病情稳定，一般在治疗后的 48～72h 后，并且尿培养和药物敏感试验结果回报时，通常可以转为口服药物治疗。

（5）其他类抗生素：去甲万古霉素适用于耐甲氧西林的葡萄球菌、多重耐药的肠球菌感染及对青霉素过敏患者的革兰阳性球菌感染。亚胺培南（泰能）抗菌谱广，对革兰阴性杆菌杀菌活性好。这两种抗生素适用于难治性院内感染及免疫缺陷者的急性肾盂肾炎。

抗生素治疗应该坚持个体化原则，结合细菌培养和药敏试验结果选择敏感抗生素，疗程通常为 7～14 日。通常首先选择静脉用药，待患者体温正常，临床症状改善，尿细菌培养转阴后改口服维持治疗。

3.对症治疗。

二、肾积脓

肾实质感染所致广泛的化脓性病变，或尿路梗阻后肾盂肾盏积水、感染而形成一个积聚脓液的囊腔称为肾积脓。致病菌有革兰阳性球菌、革兰阴性杆菌或结核分枝杆菌。多在肾结石、肾结核、肾盂肾炎、肾积水等疾病的基础上，并发化脓性感染而形成。

（佟凯军）

第三节　下尿路感染

一、急性细菌性膀胱炎

急性细菌性膀胱炎多见于青年女性,多为上行感染,很少由血行感染及淋巴感染所致,男性患者常合并有急性前列腺炎、良性前列腺增生、包皮炎、尿道狭窄、尿结石、肾感染等诱发因素。致病菌多数为大肠杆菌。

(一)临床表现和体征

急性细菌性膀胱炎临床表现的主要特点是:发病突然,尿痛、尿频、尿急的膀胱刺激三联征明显,全身症状不明显。某些患者甚至因排尿时的尿道烧灼感不敢排尿。可伴有终末血尿或全程血尿,甚至有血块排出。可伴有急迫性尿失禁。体温正常或低热。耻骨上膀胱区可有压痛,但无腰部压痛。

(二)诊断和鉴别诊断

尿沉渣检查可见白细胞增多,也可有红细胞。尿道有分泌物也应作涂片细菌学检查。膀胱炎应与其他以排尿改变为主要症状的疾病鉴别,包括阴道炎、尿道炎等。阴道炎有排尿刺激症状伴阴道刺激症状,常有阴道分泌物排出且恶臭。尿道炎有尿频、尿急,但不如膀胱炎明显,有尿道脓性分泌物。

(三)治疗

1.全身治疗　多饮水,口服碳酸氢钠碱化尿液,减少尿路刺激。可使用颠茄、阿托品,或者使用热敷、热水坐浴等方法解除膀胱痉挛。

2.抗菌药物应用　可选用复方新诺明、头孢菌素类、喹诺酮类等药物。近年,口服单剂磷霉素治疗单纯性膀胱炎也取得了良好效果,缩短了患者的治疗疗程,节省了患者的费用。

二、慢性细菌性膀胱炎

慢性细菌性膀胱炎是上尿路急性感染的迁移或慢性感染所致,亦可诱发或继发于某些下尿路病变,如良胜前列腺增生、慢性前列腺炎、尿道狭窄、结石或异物、尿道旁腺炎等。

临床表现以反复发作或持续存在的尿频、尿急、尿痛,并有耻骨上膀胱区不适。诊断根据病史和临床表现诊断不难,但必须考虑反复发作或持续存在的原因,否则难以彻底治疗。

治疗方法包括:应用抗菌药物,保持排尿通畅,处理诱发尿路感染的病因。病程较长,抵抗力弱者,应全身支持,加强营养。

三、尿道炎

尿道炎的致病菌包括革兰阴性菌和革兰阳性菌。其中通过性接触传播途径,由淋球菌或非淋球菌的病原体所致的急、慢性尿道炎较为常见,属性传播疾病。

(佟凯军)

第四节   男性生殖系统感染

男性生殖系统感染中常见有前列腺炎和附睾炎,以急性细菌性前列腺炎和慢性前列腺炎为例。

一、急性细菌性前列腺炎

急性细菌性前列腺炎大多由尿道上行感染所致。致病菌多为革兰阴性杆菌或假单胞菌,也有葡萄球菌、链球菌、淋球菌及衣原体、支原体等。

(一)临床表现

发病突然,有寒战和高热,尿频、尿急和排尿痛,会阴部坠胀痛。可发生排尿困难或急性尿潴留。

(二)诊断

有典型的临床表现和急性感染史。直肠指检前列腺肿胀、压痛、局部温度升高,表面光滑,形成脓肿则有饱满或波动感。

(三)治疗

积极卧床休息,应用敏感高效的抗菌药物,并使用止痛、解痉、退热等对症治疗缓解症状。抗菌药物常选用复方新诺明、喹诺酮类、头孢菌素等。厌氧菌感染则用甲硝唑。一疗程 7 日,可延长至 14 日。预后一般良好,形成前列腺脓肿时,应经会阴切开引流。

二、慢性前列腺炎

慢性前列腺炎分为细菌性前列腺炎和非细菌性前列腺炎。

(一)慢性细菌性前列腺炎

其致病菌有大肠杆菌、变形杆菌、克雷白菌属、葡萄球菌或链球菌等,也可由淋球菌感染,主要是经尿道上行感染所致。

1.临床表现和体征   尿频、尿急、尿痛,排尿后和便后常有白色分泌物自尿道口流出;会阴部、下腹隐痛不适,有时腰骶部、耻骨上、腹股沟区等也有酸胀感;性功能减退;可伴有头晕、头胀、乏力、疲惫、失眠、情绪低落、疑虑焦急等。直肠指检前列腺呈饱满、增大、质软、轻度压痛。

2.辅助检查   前列腺液检查前列腺液白细胞＞10 个/HP,卵磷脂小体减少,可诊断。B 超显示前列腺组织结构界限不清、混乱。

3.治疗   首选红霉素、复方新诺明、强力霉素等具有较强穿透力的抗菌药物,亦可以联合用药或几种药物轮流使用,防止耐药。综合治疗可采用热水坐浴及理疗减轻局部炎症,促进吸收。忌酒及辛辣食物,避免长时间骑、坐,需要有规律的性生活。

(二)慢性非细菌性前列腺炎

大多数慢性前列腺炎属此类,发病可能与性生活无规律、勃起而不射精、性交中断或长途骑车、长时间坐位工作致盆腔及前列腺充血等有关。过量饮酒及辛辣食物常可加重前列腺炎症状。致病原为衣原体、支原体则可用米诺环素、多西环素及碱性药物。α 受体阻滞剂可以解痉、改善症状。热水坐浴、前列腺按摩往往也可有良好的疗效。

三、急性附睾炎

（一）病因

急性附睾炎多见于中青年，常由泌尿系感染和前列腺炎、精囊炎扩散所致。开放性前列腺切除或经尿道前列腺电切后，可使菌尿经输精管逆流至附睾，引起附睾炎。

（二）临床表现

发病突然，全身症状明显，可有畏寒、高热。患侧阴囊明显肿胀、阴囊皮肤发红、发热、疼痛，并沿精索、下腹部以及会阴部放射。附睾睾丸及精索均有增大或增粗，可伴有膀胱刺激症状。

（三）诊断

根据典型临床表现，易于诊断。但要注意与附睾结核和睾丸扭转相鉴别。

（四）治疗

将阴囊托起可以缓解疼痛，应选用广谱抗生素治疗。

（佟凯军）

第二十三章 泌尿系结石

第一节 肾结石

【概述】

肾结石发病男性比女性多 3～9 倍,多发生在青壮年,21～50 岁占 83.2%。左右侧的发病率无明显差异,双侧病例占 10%。

【临床表现】

1.疼痛为主要症状 疼痛程度与结石大小不成比例。较大的鹿角形结石,未引起肾盏、肾盂梗阻或感染,可以长期无明显症状,同样固定在肾盏内的小结石也可以无任何症状,只是在体检时做 B 型超声或 X 射线泌尿系统平片时被偶然发现。较小的结石,如在肾盂内随体位变化而频繁活动,或嵌于肾盂输尿管连接部,或进入输尿管刺激管壁引起强烈蠕动或痉挛,促使结石向下移动,同时可出现绞痛和血尿。

40%～75% 的肾结石患者有不同程度的腰痛。结石较大,其移动度很小,表现为腰部酸胀不适,或在身体活动增加时有隐痛或钝痛。较小结石引起的绞痛,常骤然发生腰腹部刀割样剧烈疼痛,呈阵发性,发作时患者面色苍白,全身出汗,伴恶心、呕吐,在床上辗转翻滚,甚至出现虚脱。疼痛向下腹部、腹股沟放射。每次发作常持续数分钟,甚至长达数小时,有的患者在数日内可反复发作多次。

2.血尿 常伴随疼痛出现,患者有时发现尿呈茶色,多数为镜下血尿。当绞痛发作或身体活动增加时,尿内红细胞明显增加,但平时尿内亦常可见数量不等的红细胞。如肾结石合并感染,除有全身炎性症状和局部腰痛加剧外,尿内也可见大量脓细胞,由于无绞痛和肉眼性血尿,易忽略引起尿路感染的原因。

3.少数肾结石患者可随尿排出结石或小砂粒 表现尿道短暂堵塞和刺痛。

4.肾结石梗阻引起严重积水 病肾可在不知不觉中丧失功能,并在上腹部和腰部触及囊性肿物。孤立肾或双肾结石可能突发无尿,或出现慢性肾功能不全。

【诊断与鉴别诊断】

肾结石为临床常见、多发病,需通过询问病史、体格检查、实验室检查、B 型超声和 X 射线检查,查明结石的大小、形状、数目和部位,及其对病肾的影响,如肾功能减退、积水和感染等。自行排出和手术取出的结石需进行成分分析,检查结果对治疗和预防均有重要意义。

1.病史 详细询问疼痛的部位、性质和发作情况,是否伴随肉眼血尿,有无排石史。了解患者饮食习惯和生活环境,如高温工作而饮水量少,居住于结石多发地区等。有无家族性结石病史。有无痛风等代谢性疾病史。因骨折或截瘫长期卧床。

2.体征 在绞痛发作时病侧肋脊角可有压痛和叩击痛,有时局部肌紧张。无梗阻的病例,体检可无阳性体征或肾区有轻度叩击痛。如结石合并重度肾积水,可在腰腹部触及囊性肿物,伴有感染者,局部有明显压痛。

3.实验室检查　尿液测 pH 值,镜检可见较多红细胞、少量白细胞或晶体。有尿路感染时尿出现较多脓细胞,应作尿细菌培养及药物敏感试验。

4.B 型超声检查　由于 B 型超声对病人无损害可作为肾结石的筛选检查方法,B 型超声还有其特殊优点,可显示透过 X 射线的阴性结石(如尿酸结石),还可了解结石在肾盏、肾盂的位置及是否存在积水。但对没有声影的"强回声团",X 射线平片也不能确认时,不能判定为结石。

5.X 射线检查　X 射线泌尿系检查是肾结石诊断的主要依据,可以明确结石的具体情况及其对肾脏造成的影响和损害。

X 射线泌尿系平片应包括肾、输尿管、膀胱和尿道。90％以上的结石能在 X 射线片上显示,根据结石的形状和显影程度可估计结石的成分,一般说来含钙成分愈多,显影也愈浓。各种结石在 X 射线片显影程度由深至淡的顺序为草酸钙、磷酸钙和磷酸镁铵、胱氨酸、含钙尿酸盐。但大多数结石是含有多种成分的混合性结石,单纯一种成分的结石很少见。

排泄性尿路造影可以了解结石在肾脏的位置,是否引起肾盂、肾盏积水及肾功能受损。造影片还可看到肾盏属于肾内型或肾外型,这对确定手术方法有一定帮助。造影片可发现尿路先天性畸形,如重复肾、重复输尿管、蹄铁肾、多囊肾、海绵肾、肾盂输尿管连接部狭窄等。但造影不显影者,为明确结石与泌尿道的解剖关系,可行逆行性肾盂造影,即经膀胱镜向患侧输尿管口插入导管,注入对比剂,显示结石的位置和肾脏的病变情况。

【治疗】

肾结石的治疗首先应对症治疗,如绞痛发作时用止痛药物,若发现合并感染或梗阻,应根据具体情况用药物控制感染,必要时输尿管插管或肾盂造瘘,保证尿液引流通畅,以利炎症控制,防止肾功能损害。同时积极寻找病因,按照不同成分和病因制订治疗和预防方案,争取从根本上解决问题,尽量防止结石复发。

1.一般治疗

(1)大量饮水:较小结石有可能受大量尿的推送、冲洗作用而排出,尿液增多还有助于感染的控制。结石病人每日应饮水 2000～3000ml,并养成长期多饮水的习惯。

(2)止痛:解痉药如颠茄合剂、阿托品,镇痛药如吗啡、哌替啶,可较好控制绞痛。钙拮抗剂硝苯地平(心痛定)10mg 舌下含服,或 5～10mg 每日口服 3 次,止痛效果迅速。镇痛药吲哚美辛(消炎痛栓剂)及孕激素黄体酮均有很好的缓解绞痛的作用。针灸疗法如针刺肾俞、三阴交、阿是穴等穴位及耳针亦有助于疼痛症状的控制。

(3)控制感染:结石引起尿路梗阻,梗阻时容易发生感染,感染尿内常形成磷酸镁铵结石,这种恶性循环使病情加重。因此除积极取出结石解除梗阻外,还需使用抗菌药物控制或预防尿路感染。

2.外科治疗　包括开放性手术、腔内泌尿外科手术及体外冲击波碎石术,根据具体情况采用适宜的治疗方法,但以损伤性较小的体外冲击波碎石为首选。

(1)体外冲击波碎石术:大多数肾结石可用体外冲击波碎石术治疗,因其相对损伤性少,现已成为肾结石的首选治疗方法。但如果肾盏颈狭窄,结石击碎后不能排出,或有急性炎症,碎石可使炎症扩散,不宜选用此法。巨大肾结石被击碎成大小石块堆积和堵塞于输尿管中下段,形成长段串状"石街",可引起肾盂积水和重度感染,应及时处理恢复尿路通畅。这种病例有时用手术取石或许更加安全。

(2)开放性手术:目前大部分肾结石可用冲击波碎石术治疗,但有的地区缺少这种条件,还需采用手术取石方法。或结石较大呈鹿角状,估计难以通过体外冲击波碎石或腔内泌尿外科手术解决问题,或采用以上方法易发生尿路梗阻感染,危及病肾或威胁病人生命时,均应酌情使用适宜术式摘取结石。

1)肾切除术：鹿角状结石有巨大肾积水或合并感染，病肾已无功能，而对侧肾功能正常者，可作肾切除术。

2)肾盂、肾窦切开取石或肾盂、肾实质切开取石术：多数肾盂和肾盏结石均可通过切开肾盂的方法取出。结石较大，肾盂为肾内型，可切开肾门脂肪和肾盂外膜，细心的沿肾窦方向分离，使肾盂有较大范围切开探查或摘取结石。鹿角形结石不能切开肾盂取出者，可纵行切开肾盂，切口斜向肾实质继续朝下延伸，使结石能整块取出，肾实质切口用肠线间断褥式缝合。

3)肾实质切开取石术：多发性或鹿角形结石，可酌情切开肾实质取出结石。位于肾盏的小结石，用肠线分层缝合肾盏黏膜和实质。

4)肾部分切除术局限于上、下极肾盏内的结石，肾盏颈狭小不能从肾盂摘除结石者，为保留更多正常肾组织，可做肾部分切除术。但这种情况结石对肾脏功能的影响仅是局部的，除合并重度感染或症状显著外，一般无需手术处理。

(3)腔内泌尿外科手术：较大结石不能自行排出，或术后残留结石无法排出，可采用经皮肾镜取石术。通过套入式扩张器建立皮肾通道，置入工作鞘和肾镜鞘，在肾镜直视下钳取结石，也可用机械碎石器或动力碎石器(超声、液电、激光碎石器或气压弹道碎石器)将结石击碎后取出。

（佟凯军）

第二节　输尿管结石

【概述】

输尿管结石男性多于女性，多发生在 20～40 岁之间。输尿管结石一般均来自肾脏，左右侧的发生率基本相同。结石一般停留在输尿管的生理性狭窄部，包括肾盂输尿管连接部、输尿管与髂血管交叉处及输尿管膀胱壁段，约 70% 位于输尿管下段。直径小于 4mm 的结石多能自行排出，4～5.9mm 的结石约 50% 排出，超过 6mm 者仅 20% 排出。据报道输尿管结石的自行排出率为 31%～93%。

【临床表现】

1.疼痛和血尿　输尿管结石的症状与肾结石相似，主要为绞痛和血尿。由于输尿管管腔细小，有间歇蠕动波不断推送尿流下行，一旦有结石停留，虽部分尿液可从结石周边流过，仍将造成尿路不同程度的梗阻，同时结石对输尿管的机械性刺激，引起管壁剧烈痉挛，使绞痛和血尿较肾结石更为明显。绞痛沿输尿管向外阴部和股内侧放射，疼痛部位因结石的位置而异，输尿管上段结石引起腹部和腰部疼痛，输尿管中段和下段结石引起腹部相应部位疼痛和压痛。也可偶尔发生肾-肾反射而引起对侧腰痛。

2.腰部不适及膀胱刺激　征输尿管中下段结石造成肾盂和输尿管上段梗阻和积水，可出现腰部胀感不适，邻近膀胱壁的结石也可发生膀胱刺激征，如尿频、尿急、尿痛。结石引起输尿管痉挛，使黏膜损伤加重，常有肉眼性血尿或镜下的大量红细胞。女性患者偶尔可在阴道穹隆部触及输尿管下段的较大结石。

3.恶心、呕吐　输尿管结石引起输尿管管腔内压力增高，管壁局部扩张、痉挛和缺血。由于输尿管与肠有共同的神经支配而导致恶心、呕吐。

4.并发症表现　并发感染可有发热、畏寒、寒战等全身症状。结石所致肾积水，可在上腹部扪及增大的肾。双侧输尿管结石引起完全性梗阻或孤立肾输尿管完全性梗阻，可导致无尿，出现尿毒症。

【诊断与鉴别诊断】

1.诊断

(1)根据典型的绞痛和血尿发作，容易想到输尿管结石。

（2）经尿常规检查证实绞痛时有较多红细胞。

（3）B 型超声检查有时可发现输尿管上段结石，伴有输尿管和肾盂积水。输尿管中下段结石一般看不到结石影，但可见扩张的输尿管。

（4）X 射线检查仍是诊断输尿管结石最重要的方法。90% 以上的输尿管结石均可在 X 射线泌尿系平片上显示，但输尿管中上段结石需与肠系膜淋巴结钙化鉴别，后者每次摄片的位置均有较大变动。相当于骶髂关节高度的结石常因骨质重叠而显示不清，有时还需与骨岛和阑尾粪石鉴别。输尿管下段结石需与静脉石鉴别，后者为盆腔血管钙化所致，其特点是阴影较小、圆形、位置偏外侧，边缘显影较浓。

（5）为了肯定输尿管结石的诊断，了解结石以上的泌尿道有无积水，肾功能是否受影响，应进一步做排泄性尿路造影检查，观察平片显示的结石是否与输尿管影重叠。如积水较重，肾功能受损，显影不满意，采用大剂量对比剂和延迟拍片的方法，争取明确输尿管结石和积水的诊断。倘若大剂量造影的结果仍不满意，则需再作逆行性肾盂造影。当输尿管导管插至结石处受阻，先摄一平片，了解导管是否恰好顶住结石。将导管稍向下拉，注入对比剂，进一步证实结石是否位于输尿管内，或显现结石以上的输尿管腔结构。对透 X 射线的尿酸结石，可在显示的输尿管腔阴影内出现充盈缺损，但需与误注入的空气气泡相鉴别。有时透 X 射线结石被对比剂遮盖而显示不清，将氧气或空气代替对比剂或可显出结石影，空气造影时病人取头低脚高位，注入气体的量一般不超过 7~10ml，压力不要太大。对个别不易明确诊断病例，需加做 CT 检查。

2.鉴别诊断　输尿管结石需与肿瘤、息肉鉴别诊断。肿瘤的症状以血尿为主，疼痛不明显。应留新鲜尿检查有无脱落的肿瘤细胞。注意尿路造影上充盈缺损的特点，在作逆行性肾盂造影插入输尿管导管前，观察输尿管口有无喷血或肿瘤、息肉随蠕动波从输尿管中伸出，并要排除膀胱肿瘤。对高度怀疑输尿管肿瘤的病例可经尿道置入输尿管肾镜直接观察病变，或用毛刷取标本做细胞学检查。

【治疗】

使用解痉药物治疗绞痛，酌情应用止血药和抗菌药物，具体方法与肾结石相同。

1.中西医结合疗法　主要目的是促进结石的排出，包括大量饮水、使用解痉、利尿的中西药和针灸治疗等。中药排石汤因辨证论治，处方各有不同，但大多有金钱草、车前子、木通、萹蓄、石韦、滑石、鸡内金等。针灸治疗的穴位采用肾俞、膀胱俞、中极、关元、三阴交、阿是穴等。还可采用总攻疗法，具体方法为：清晨服中药排石汤 300ml 及双氢克尿噻 25mg，稍停片刻饮水 1500ml，半小时后皮下注射阿托品 0.5mg，鼓励患者起床跳跃活动，2h 后皮下注射新斯的明 0.5mg。每周总攻治疗 2 次，6 次为一疗程。

2.女性输尿管下端结石　可用手指在阴道内向下推送，有时可将结石挤入膀胱而排出。

3.内镜取石或碎石　输尿管镜适用于处理中、下段输尿管结石。如结石阻塞于输尿管口，可扩张或切开输尿管口。若结石位于中、下段，在输尿管中用扩张器或气囊扩张后，置入导丝和输尿管镜到达结石下方，在窥视下用套篮、爪钳夹取结石。如结石较大可用超声、液电、激光或气压弹道碎石器将结石击碎后取出。结石取净后，输尿管壁可能发生水肿或功能障碍，应留置导管引流，同时加强抗感染药物治疗。上段输尿管结石也可用经皮肾镜顺行取石或碎石。

4.体外冲击波碎石　结石在输尿管内被紧密包裹，碎石效果不如肾结石，尤其在输尿管内停留较久的结石，局部形成炎性肉芽肿和纤维组织，使碎裂的结石不易排出。有时需插入导管造成结石旁的空隙以提高效果。

5.输尿管切开取石术　结石直径超过 1.0cm，采用其他方法无效，需施行输尿管切开取石术。术前 1h 应复查 X 射线平片，了解结石位置选择适宜切口。输尿管切口应在结石上方，推出或夹出结石，减少术后狭窄的机会。取石后应自切口向下插输尿管导管至膀胱，确认远端通畅。输尿管壁纤维性病变较重，或输尿管下端结石，术后易发生输尿管狭窄或尿瘘，应留置双 J 导管。

（佟凯军）

第三节　膀胱结石

【概述】

新中国成立初期,F 尿路结石多于上尿路结石,上、下尿路结石的比例为 1∶2.2,膀胱结石占 58％,多见于山东、广东、湖南、贵州等地的山区。近年来上下尿路结石之比发生明显变化,上尿路结石已超过下尿路结石数倍。但不同地区、不同民族,由于生活、饮食习惯各异,膀胱结石的发病率也不同。男性多于女性,约为 10∶1,且多见于小儿和老年人。原发性膀胱结石多发于男孩,小儿膀胱结石的病因与营养不良和低蛋白饮食有密切关系,如喂母乳和牛乳的小儿发病率明显降低。成年人膀胱结石多为继发性结石,与下尿路梗阻有密切关系,如尿道狭窄、膀胱颈梗阻、前列腺增生、神经源性膀胱等。膀胱有异物时易形成结石。

【临床表现】

1.排尿困难、排尿中断　排尿困难由于结石骤然堵塞膀胱出口处而引起,其特点是排尿过程尿线突然中断,改变体位如蹲位或卧位能使之改善。排尿过程结石强烈刺激膀胱颈,引起阴茎根部和会阴部剧烈疼痛,病儿常牵拉阴茎,大汗淋漓,哭闹喊叫,并变换体位以减轻疼痛。有的结石嵌于膀胱颈口,排尿十分困难,甚至发生急性尿潴留,病人用力排尿时,可使粪便同时被排出,有的引起直肠脱垂或疝。

2.血尿　排尿终末时结石造成黏膜机械性损伤,常有肉眼血尿。

3.膀胱刺激症状　白天患者起床活动时结石随之在膀胱内滚动,刺激膀胱可引起尿频、尿急、尿痛,夜晚静卧时因结石不动,膀胱刺激症状也明显缓解。

4.膀胱结石常合并感染　使膀胱刺激症状加重,伴有血尿和脓尿,有的患者有排石史。结石梗阻严重者可引起上尿路积水和炎症,甚至影响肾脏的功能。膀胱因结石的长期慢性刺激,可能发生黏膜鳞状化生或鳞状上皮癌。

【诊断与鉴别诊断】

1.根据典型的排尿突然中断、终末性尿痛或血尿等症状,可初步诊断为本病。

2.直肠指诊或可触及结石。

3.尿液镜检可见红细胞和脓细胞。

4.B 型超声检查可见膀胱区有结石引起的强光团,其后方有明显的声影。检查过程嘱患者改变体位,可观察到结石随之移动的情况。

5.X 射线泌尿系平片是诊断膀胱结石的主要方法,摄片时应包括上尿路以及膀胱底部和后尿道,以免遗漏上尿路结石及嵌于膀胱颈或后尿道的结石。平卧位拍摄的 X 射线片在膀胱区发现结石影,有时尚需加拍侧卧位的膀胱区平片,结石有明显移位者表明不是输尿管下端结石。在 X 射线片上固定于异常部位的结石影,应考虑膀胱憩室内结石、巨大前列腺叶或黏附于膀胱肿瘤表面的结石,需再做膀胱造影或膀胱镜检查加以证实。

6.如无 B 型超声和 X 射线检查条件可经尿道插入金属尿道探子,探尖在膀胱内转动,若有金属撞击结石的感觉便可作出诊断,但此法不适于幼儿和老年的前列腺增生症患者。

7.膀胱镜检可直接看到结石的数目、大小、形状和颜色,同时观察有无前列腺增生、膀胱颈梗阻、膀胱憩室、膀胱异物或膀胱肿瘤等病变。

【治疗】

1.具备腔内泌尿外科手术器械的医院应采用机械碎石钳,在直视下将结石逐块夹碎取出或冲洗出膀胱。在夹取结石过程膀胱腔内应有适量冲洗液,以免膀胱壁被夹住而造成膀胱损伤。有时还可使用超声、液电、激光和气压弹道碎石器等设备将膀胱结石击碎后,再用冲洗器吸出结石碎屑。

2.手术治疗耻骨上膀胱切开取石术较简便易行。但术前必须查明病因,在解决膀胱憩室、膀胱肿瘤、前列腺增生症等疾病的同时取除膀胱结石,术中必须解除下尿路梗阻,术后在尿道留置导尿管或放置耻骨上膀胱造瘘管。

3.体外冲击波碎石术可在俯卧位进行,但因治疗费用较高,对较大结石的效果也不够满意,故仅个别病例使用。

(佟凯军)

第四节　尿道结石

【概述】

尿道结石多为肾、输尿管或膀胱结石向下排出时堵塞于尿道而就诊。有尿道狭窄、尿道憩室及异物存在时亦可致尿道结石。多发生于1～10岁的儿童。90%为男性,结石常嵌顿于尿道前列腺部、舟状窝或尿道外口。

【临床表现】

1.排尿困难　结石嵌顿于尿道引起排尿困难、尿线变细或滴柱状排尿,有时发生急性尿潴留。

2.疼痛　结石部位有明显疼痛和压痛,排尿时有尿痛,可放射至会阴部剧痛。

3.尿道肿物　前尿道的结石可触及结节状肿物,尿道外口偶尔可看到露出的部分结石。

4.感染　尿道结石合并感染者除局部疼痛加重,尿道口有脓性分泌物外,膀胱刺激症状亦加剧。

5.尿道憩室继发结石　排尿梗阻症状不明显,尿道口有分泌物,阴茎下方可触及结石,有的病人可摸到随排尿压力充起的囊状憩室。

【诊断与鉴别诊断】

1.结石病史,典型排尿困难、尿道疼痛伴硬性肿物症状。

2.男性前尿道结石可在阴茎、会阴部触及,后尿道结石可在直肠触及,女性尿道结石可在阴道前壁触及。

3.后尿道结石需摄X射线片明确诊断。偶尔有病例需作尿道造影、金属尿道探子试触结石或尿道镜直接观察。

【治疗】

1.靠近尿道口的小结石,可注入大量液状石蜡试行挤出,或用蚊式钳、尖镊将其夹出,亦可将探针的前段弯成钩状,试行将结石勾出。但结石较大者不宜勉强反复试挤结石,避免造成尿道黏膜广泛损伤。嵌于尿路外口或舟状窝的结石,有时需切开尿道外口取出结石。

2.前尿道结石采用阴茎根部阻滞麻醉下,压迫结石近端尿道,阻止结石后退,注入无菌液状石蜡,再轻轻地向尿道远端推挤,勾取或钳出。结石紧嵌于前尿道不能取出或推回膀胱者,可阴茎侧边作直切口,将切口拉向中央,再切开尿道摘取结石,并用肠线分层缝合,防止术后尿瘘形成。

3.后尿道的结石可用尿道探子将其推回膀胱,再用经尿道机械碎石钳将其夹碎或行耻骨上膀胱切开取石术。偶尔有在尿道前列腺部和膀胱嵌顿的哑铃状大结石,需切开膀胱,缓慢松动结石后完整取出。由于结石长期嵌于后尿道,结石取除后可能出现尿失禁。

4.尿道憩室有结石者应将憩室与结石一并切除。

(佟凯军)

第二十四章　泌尿系结石急症的治疗

第一节　肾绞痛

一般来说,肾区疼痛是一复杂的症状而非疾病过程,正因如此,一旦患者有肾区疼痛的症状,弄清其潜在的病因是非常必要的,具体的疼痛的治疗应针对疾病本身。在未找到原因以前,或者找不到原因的情况下,疼痛本身的治疗是非常必要的。只有在极少数的情况下找不到病因,如果找不到潜在的肾源性原因,应与腹部其他系统疾病相鉴别,另外其疼痛也可能是神经系统来源或心理性的。

一、肾脏疼痛的神经解剖和病理生理

疼痛的感知是基于周围神经末梢和特殊受体发生的复杂过程。信号通过精细、复杂的神经从传入脊髓,然后再传入脑干、丘脑和大脑皮质。下丘脑在疼痛感知、情绪方面有重要作用。躯体疼痛不同于内脏痛,躯体疼痛定位更准确,疼痛的来源和定位可以准确地确定,躯体疼痛更剧烈,发生和缓解的很快。躯体疼痛与内脏疼痛不同在于疼痛受体类型和密度的不同,也与相关的神经纤维的类型和传导速度有关。

(一)疼痛受体

躯体疼痛受体较内脏疼痛受体更专一,可以更加具体地感知其位置、强度、数量和持续时间。当有一阈上刺激刺激疼痛受体,在其神经末梢即产生电冲动即动作电位,沿着小的有髓或无髓神经纤维向中央传导,疼痛的感知被称为伤害性知觉。

内脏受体通常是对于压力变化或张力变化或化学刺激敏感的自由神经末梢。在泌尿生殖系统肾脏的被膜和肾盂分布大量的对于扩张和强烈的等长收缩敏感的受体,而在输尿管则分布很少,这些受体通常分布在黏膜下。输尿管急性梗阻后据 Laplacels 定律($T = \pi r^2 P$)管壁张力(T)或肾盂压力(P)增加,而牵拉黏膜下受体导致腰部疼痛(肾盂周围被膜受体)或肾绞痛(肾盂肾盏受体)。采用电刺激或压力刺激远离肾盂的肾脏被膜受体并不产生疼痛,然而电刺激、压力的升高,肾盂周围肾被膜牵拉,肾盂或肾脏动静脉的牵拉则可以产生疼痛。侧腰部的疼痛通常被感知为脊肋区疼痛,偶尔也表现在肋骨下区。肾盂肾盏或输尿管蠕动频率和强度的增加可以被输尿管疼痛受体感受,如同管壁张力增加一样或许会导致肾绞痛。肾绞痛的主要原因是肾盂及上尿路的扩张而不是输尿管蠕动的亢进或者痉挛。只有 9% 的几内亚猪的输尿管神经纤维的机械性感受器可以感受到输尿管的收缩,而 100% 输尿管纤维可以感受到扩张。有害的黏膜刺激可以被肾盂、输尿管的化学感受器感知。肾脏化学感受器的激活增加脊髓中间神经元的活性,但是这被认为在疼痛的产生上只起到很小的作用。施于肾盂的冷、热刺激并不产生疼痛,尽管此时输尿管的活动因周围温度的改变而频率增加,强度增加。

（二）传入神经纤维

感受伤害性刺激传入神经末梢形成小的有髓（A-δ）和无髓神经纤维（C）伴随局部血管结构。疼痛纤维的传导速度很慢（A-δ）最高可以达到 30m/s，C 类 0.3m/s）。A-δ 纤维属于躯体性质，而 C 类通常是内脏性质的和自主神经系统（交感和副交感）。大部分的肾和输尿管传入纤维是 C 类，其平均速度为 0.4m/s。来源于肾动脉后传入信息以叶间动脉和弓状动脉分支部位最为显著，而源于肾小动脉和肾小球的传入信息则很少。肾静脉的神经分布稀疏。较少的纤维进入肾皮质和肾小管，髓质和乳头未发现有传入纤维。

传入纤维加入肾脏神经通过交感神经节沿交感神经通路到达脊髓胸$_{11}$～腰$_2$背侧脊髓神经节。这些神经节也接受通过较大的，较少的，低级内脏神经（源于胸$_5$～胸$_{12}$）的传入纤维，但是还不能明确是否源于肾脏传入纤维是否通过这些神经进入脊髓。交感神经既有传入神经也有传出神经，传出神经在调节伤害性刺激进入中枢神经系统有一定的作用。副交感神经也是通过迷走神经传入肾主动脉和腹腔神经节。自由性传入、传出加上伤害性动作电位其基本作用很可能是为了参与肾-肾反射和全身心血管反射。肾-肾反射从本质和效果上来讲是血管性的，比如，肾脏血供的减少致使肾脏灌注压力的下降由肾脏传入小动脉神经感受到，传出神经兴奋导致肾-肾反射产生传出小动脉收缩以维持肾小球滤过压力。相似的反射被发现调节垂体抗利尿激素的释放，并在输尿管、肾盂肾盏蠕动中起作用。

（三）脊髓上传通路

大多数的肾脏传入神经纤维是交感神经节前纤维，通过背侧神经节，在与中间神经元形成突触联系后加入脊髓丘脑束或脊髓网状通路。通过阻塞猫的肾盂输尿管连接部刺激肾脏的化学感受器节兴奋脊髓网织细胞神经元。

神经元在肾脏疼痛感知上有重要的作用。在灵长类上尿路后梗阻胸腰的脊髓丘脑束的细胞。同样，在猴类 T_{10}～L_3 脊髓丘脑束的神经元对肾神经的刺激、A-δ 和 C 纤维刺激产生反应。在 T_{11}～L_2 节段，对输尿管梗阻产生反应的细胞位于远端，对于肾动脉梗阻产生反应的细胞位于近端，而对于肾静脉梗阻发生反应的细胞位于中间。脊髓丘脑束很可能是肾脏疼痛上传至棘上结构的重要传导通路，因为脊髓丘脑束是其他类型躯干和内脏疼痛上传通路。

（四）脊上环路及调节

尽管大多数肾脏传入纤维进入脊髓，但它们的功能在很大程度上依赖与脊上线路，与脊髓神经元交替作用。在猫类，T_{11}～L_2 节段神经元因 A-δ 和 C 类纤维传入而兴奋并向内侧髓质网状结构和头、尾侧腹外侧髓质放射。这些反应由内脏神经和背侧神经根可以追踪到。丘脑腹后侧神经核逆向活动可以经 A-δ 和 C 类纤维传入肾脏。脊上结构也调节脊神经活动的传入和传出。在哺乳动物模型中，位于背侧和颈部脊髓交缝处的神经核可以增强脊上线路对于肾脏传入的 A-δ 和 C 类纤维的抑制。这种作用可以通过阻断颈段而阻断，产生去抑制效应。所有信息都证实肾脏疼痛的感知是一复杂的神经活动过程，需要中枢神经系统的调节与参与。

疼痛的感知是基于周围神经末梢和特殊受体的支架的过程。信号通过精细、复杂的神经从传入脊髓，然后再传入脑干、丘脑和大脑皮质。下丘脑在疼痛感知方面有重要作用。躯体疼痛不同于内脏痛，躯体疼痛定位更准确，疼痛的来源和定位可以准确地确定，躯体疼痛更剧烈，发生和缓解的很快。躯体疼痛与内脏疼痛不同在于疼痛受体类型和密度的不同，也与相关的神经纤维的类型和传导速度有关。

二、前列腺素在肾绞痛的发作中起的作用

前列腺素（PGs）是由 20 个碳原子组成的不饱和脂肪酸，有一个环戊烷和二条脂肪酸，依其机构的不同

有 A、B、C、D、E、F、G、H 及 I 等多种,前列腺素都是花生四烯酸的衍生物统称花生四烯酸。体内多种细胞可以合成前列腺素,肾内合成的前列腺类激素包括前列腺素(PGs)、血栓素(TXA_2)、白三烯(LT)和脂氧素(LX)等。通常每种细胞主要产生一种 PGs,PGs 几乎参与了所有细胞代谢活动,并且与炎症、免疫、过敏、心血管病等重要病理过程有关,在调节细胞代谢方面具有重要作用。花生四烯酸是 PGs 合成的底物,其生物合成分三步:①磷脂酶 A_2 被活化,水解磷脂酶释放花生四烯酸。②被释放出来的花生四烯酸经不同的氧化酶催化产生不同的产物。③前列腺素 H_2 是各个前列腺素的共同前体,可以被不同的合成酶作用,转化成具有不同生物活性的终末产物如前列环素(PGI_2)、前列腺素(PGE_1 PGE_2)、血栓素(TXA_2)等。在单侧输尿管梗阻时花生四烯酸的代谢有四个基本途径:①花生四烯酸经 15-脂氧化酶和 5-脂氧化酶的作用,合成脂氧素 A、B。②经脂氧化作用生成白三烯,白三烯具有减少肾脏血流量和肾小球滤过作用。③经细胞色素 P-450 作用产生一系列产物,包括二元醇、环氧化物、羟花生四烯酸素,它们具有多种生物活性,包括血管活性、离子转运和肾素释放,并在调节肾脏功能中起重要作用。④经环氧合酶作用后,生成环内过氧化物前列腺素 G_2(PGG_2)和前列腺素 H_2(PGH_2)。

肾小球内皮细胞、上皮细胞、系膜细胞、髓质集合管上皮细胞和间质细胞、髓袢升、降支上皮细胞,以及血管内皮细胞和平滑肌细胞等均能合成 PGs。肾内前列腺素特别是 PGI_2 在肾皮质合成,有显著扩张血管作用,它可增加肾血流量和肾小球滤过率(GFR),并有利钠和对抗抗利尿激素(ADH)对集合管对水的重吸收作用而起到利尿的作用。人肾小球合成的 PGs 以 PGI_2 最高,肾脏合成的前列腺素大量的在肾脏分解,较多的被分泌入肾静脉和淋巴循环,肾脏合成的前列腺素远大于尿液中前列腺素代谢物的排出量,但其排出量可以反映肾脏花生四烯酸代谢过程。

前列腺素的合成情况,与肾脏活动密切相关的 PGs 是 PGI_2 和 TXA_2。肾动脉狭窄、缺氧、肾神经受刺激以及输尿管阻塞所致的肾血流减少均能刺激 PGs 的合成。

PGs 对肾脏的作用:①PGs 对无机盐排泄的调节:PGs 有明显的排钠效应,其引起利钠尿的机制可能是舒张血管及对 Na^+ 重吸收的抑制。PGA_2 和 PGE_2 引起血管舒张,尤其是肾小球入球小动脉,从而增加了肾血流量和肾小球滤过率则尿量相应增加。PGA_2 和 PGE_2 通过抑制肾小管细胞膜上 Na^+-K^+-ATP 酶的活性,使细胞内 Na^+ 不易转运至肾小管周围液体中,影响肾小管对钠和水的重吸收而产生利尿。②PGs 对水排泄的调节:PGs 通过多种途径调节水的吸收和尿的浓缩能力,可能是通过 G 蛋白系统降低环磷腺苷(cAMP)浓度而对肾小管 Na^+ 的转运发生抑制,尿液稀释。PGs 可以抑制 ADH 增加远曲小管和集合管上皮细胞对水通透性作用,水的重吸收减少,尿液稀释,尿量产生增多。PGs 可以减少 NaCl、尿素等溶质在髓袢升支粗段的重吸收并使髓质集合管的尿素通透性降低增加了髓质部血流量而利尿。PGs 还可以使肾脏的血流重新分配即髓质的血流下降而皮质血流量增加而使尿量产生增加。③PGs 与肾素分泌的调节:PGs 可以刺激肾素的合成和分泌,而肾素的作用产物反过来促进 PGs 的分泌。当髓袢升支粗段末端的钠流量明显减少时,刺激该处的致密斑的钠感受器,肾素的分泌增加。④PGs 对肾血流量和肾小球滤过率的影响:基础情况下 PGs 对血管紧张性无显著的影响,但在循环血量不足时,肾内血管紧张素 Ⅱ(ANG Ⅱ)合成增加,它引起肾血管强烈收缩,又可以刺激 PGs 的合成和释放,PGs 又可以抑制 ANG Ⅱ 的缩血管作用,使肾脏保持正常的血流量而不至于显著下降。⑤其他:PGs 可以直接激活感受器引起疼痛,也可以通过提高细胞内 cAMP 水平激活 PKA 等途径,降低通道的激活电压,从而提高初级传入神经元末梢细胞膜的兴奋性,降低感受器的感受阈值。PGs 本身可以引起局部炎症水肿而加重梗阻,PGs 还可以通过增强或延长了组胺、5-羟色胺和缓激肽等致痛物质对感觉神经末梢的致痛作用,使机体对疼痛的敏感性增强。

PGI_2 对于血管的作用是舒张性的,但其对于不同的血管舒张的程度是不同的,对于肾小球入球小动脉的舒张作用较对肾小球出球小动脉的作用明显,因此使肾小球的血液供应相对增加,肾小球毛细血管血压升高而有效滤过压增加,进一步使尿量的产生增加。

尿路梗阻后的 TXA_2 释放增加,具有收缩入球小动脉,减少肾血流量和肾小球滤过率的作用。TXA_2 被证明是由血小板微粒体合成并释放的强烈刺激输尿管平滑肌收缩的物质,输尿管结石的梗阻,输尿管平滑肌强烈收缩甚至痉挛而使肾盂、输尿管内压力进一步升高。

非甾体类抗炎药物(NSAID)是 PGs 合成过程中重要酶——环氧化酶(COX)抑制剂,减少花生四烯酸转变成前列腺素、血栓素、前列环素等炎症介质,具有解热、镇痛和抗炎的作用,环氧化酶是控制前列腺素类化合物产生的重要限速酶。

Aaron 等人通过犬类输尿管梗阻模型研究发现酮咯酸(非甾体类抗炎药物)在 15 分钟内减少肾脏血流量 35%,同时肾盂内压力下降($P<0.05$),而对正常肾脏血流和滤过率无明显改变。UlrikeZwergel 等采用导尿管水囊人造输尿管梗阻的动物模型,通过肾造口术直接测定肾盂内压力,应用非甾体类抗炎药物治疗后前列腺素水平下降,肾盂压力明显下降,他们认为非甾体类抗炎药物通过抑制前列腺素的合成而使肾盂压力下降达到缓解疼痛的目的,同时也进一步证实了肾盂内压力增高致肾绞痛这一说法。目前研究认为 NSAID 通过以下三个方面在肾绞痛发作中发挥作用:①降低肾盂、输尿管腔内压力,通过抑制前列腺素介导的肾小球入球小动脉的舒张而使尿量的生成减少。②减少炎性反应和组织水肿。③抑制输尿管平滑肌的活动,降低肾盂、输尿管内压力。NSAID 降低了输尿管收缩的频率、收缩的幅度,直至最终使收缩完全抑制,但有研究认为 NSAID 抑制输尿管的收缩频率和强度,其在结石的排出治疗上的作用是有限的和不肯定的,将来还需要进一步研究并阐明 NSAID 是否会对结石的排出产生影响。

三、急性输尿管梗阻肾绞痛的病理生理学变化

首先梗阻初期约 3 个小时内,机体为了克服梗阻而代偿性地增加肾血流量和肾盂、输尿管内压力。输尿管结石梗阻对肾脏的前列腺素合成是一个有力的刺激源,前列腺素合成的增加导致肾脏血流量增加、利尿以及诱发炎症和水肿,促使输尿管蠕动增加、增强。由于输尿管梗阻肾间质压力增高,导致髓质 PGE_2 和一氧化氮(NO)的合成增加约 25%,两者使肾脏血流增加,在肾脏血流量增加的同时,梗阻输尿管的蠕动频率和强度增加,使输尿管腔内压力进一步增加。肾盂和输尿管腔内压的增高又可以导致肾盂-静脉反流、肾盂-肾小管反流、肾盂-淋巴反流和肾盂-间质反流。其次,梗阻后 5 小时内,肾流量下降到原有水平而输尿管压力继续上升。机体为维持肾小球滤过率而收缩出球小动脉,由于出球小动脉收缩而保持肾滤过生成尿液,进一步增加了肾小管内的压力。再者,梗阻 5 小时后肾血流量继续下降,约 18 小时后降为正常的 $40\%\sim50\%$,输尿管内压力恢复到原有水平。

输尿管梗阻后对肾小球滤过率的影响:首先入球小动脉收缩,导致肾有效血流量和肾小球毛细血管压力降低,故而肾小球滤过率降低。其次,梗阻后肾小管和肾小囊内压升高,有效滤过压降低。再者,肾内血流量重新分布,有效滤过面积减少,从而使肾小球超滤系数(kf)下降,引起肾小球滤过率降低。此外,梗阻后肾内管-球反馈调节机制受到破坏,也与肾小球滤过率降低有关。

输尿管梗阻对肾小管功能的影响:急性完全梗阻期(5~8 分钟)后,梗阻早期 PGE_2 的产生增加,PGE_2 阻断远曲小管和集合管对抗利尿激素(ADH)的敏感性。输尿管梗阻还可以出现肾远曲小管泌 H^+ 功能障碍,K^+ 排泄障碍,提示近曲小管转运功能受损。

正常情况下肾盂、输尿管平滑肌通过其自发收缩功能将尿液以"尿团"形式输送至膀胱,以肾盂的收缩频率最高,其控制了其余潜在的启动区域,输尿管蠕动平均 4 次/分,"尿团"速度约 2~6cm/s,但其自律性机制未完全阐明。过去认为输尿管平滑肌仅存在肾上腺素能介质的交感神经节后纤维,目前研究表明,输

尿管平滑肌也存在胆碱能受体,输尿管的功能除受交感神经调控外,还受副交感神经的部分调控,调节输尿管平滑肌蠕动的频率和幅度。在远端输尿管腔内急性梗阻的情况下,为克服其阻力,输尿管平滑肌收缩频率和幅度均升高,同时输尿管张力增大,使得管腔内压力明显升高。有实验证明输尿管平滑肌电活动与肾盂、输尿管腔内压力有关,在人体和动物实验中均发现随着尿液灌注的增加,输尿管的蠕动逐渐加快、加强,腔内压力随之升高,当蠕动波发生时管腔内压力明显升高甚至达到 $20 \sim 60 cmH_2O$(正常生理状况下输尿管腔内压力 $7 \sim 13 cmH_2O$),在保持灌流速度稳定的情况下;腔内压力不同输尿管蠕动频率不同,两者呈正比线性关系,即肾盂、输尿管腔内压力升高又促进其蠕动。

肾脏的疼痛受体是游离的自主神经末梢,在肾被膜和肾盂分布较密集,而在输尿管分布则很稀疏。这些疼痛受体属内脏感觉受体,对于扩张性刺激、牵拉刺激十分敏感,并且可以产生不愉快的情绪反应,可能是因为其传入通路与引起恶心、呕吐及其他自主神经效应的通路有密切的联系。实验证实电刺激或肾被膜压力升高时远离肾盂的肾被膜疼痛受体并未感受刺激产生绞痛,肾盂周围的肾被膜、肾动脉、肾静脉受牵拉时产生侧腰部的疼痛,只有肾盂、肾盏的黏膜下神经末梢接受过多的刺激才产生肾绞痛。动物实验说明冷、热等刺激可以使肾盂、输尿管蠕动频率和强度增加但并未产生疼痛反应,因此可以得出蠕动频率和强度增加并未导致肾绞痛的发生,可能通过其游离神经末梢接受管壁压力增加的刺激促进肾绞痛的发作。已经证实了哺乳动物集合系统存在化学感受器,局部炎症、水肿可以增加脊髓中间神经元的活性,但被认为只起到了很小的作用。内脏的疼痛通过自主神经 c 类传入纤维进入胸$_{11}$至腰$_2$脊髓后角进行换元,换元后第二级神经元再发出神经纤维在脊髓中央管前交叉至对侧,沿躯体感觉的同一通路上行,经脊髓丘脑束和感觉投射系统到达大脑皮质而感知疼痛。由于来自体表和来自内脏器官或躯体结构的传入神经可能集中在同一脊髓节段,而这些集中的神经纤维有一个共同的传导路径而使痛觉投射到与实际内脏相关的躯体皮质区而感觉到体表的疼痛。或者是来自内脏和躯体的传入纤维到达脊髓后角的同一区域内非常接近的不同的神经元,患病内脏的传入冲动可以提高临近的躯体感觉神经元的兴奋性,对体表的冲动产生异化作用使较弱的躯体传入冲动也感知疼痛,即所谓的牵涉痛,因此可以理解肾脏的疼痛常牵涉到腰部、脊肋角和上腹部,同样输尿管的疼痛牵涉到下腹部、腹股沟和会阴部。总之,目前认为肾绞痛的主要原因是肾盂、输尿管急性扩张而非蠕动亢进甚至痉挛。

四、肾绞痛的诊断

(一)血、尿常规,血生化检查

血、尿常规检查是急性肾绞痛最基本的诊断和鉴别诊断的检查。血常规是了解肾绞痛有无合并感染存在;而尿常规中存在红细胞常作为诊断结石梗阻性肾绞痛的首要条件,同时尿常规检查也常用于肾绞痛的鉴别诊断。

(二)影像学检查

目前用于诊断泌尿系结石的方法很多,临床上常用的影像学检查方法有 X 线平片、静脉肾盂造影、逆行尿路造影、CT 和 B 超等。以下重点介绍超声在肾绞痛诊断中的作用。

1.超声检查 由于该方法快速、简便和无创等优点,被广泛作为首选的方法采用。有人认为它在定位输尿管结石敏感性差,但作者的经验是 98% 的输尿管结石 B 超都可明确诊断。因此,对结石影像学的诊断,已经基本完善,但对于结石病来说,单有影像学诊断是远远不够的,除影像学的诊断以外,还应该考虑到结石成分的诊断。但目前在获得结石标本以前,结石成分诊断一般通过 X 线表现可以初步断定,但在未获得结石标本以前,不能完全确定结石的化学成分。随着诊断技术的发展,也许将来在治疗前就可以清楚的了解结石的成分、结石的硬度以及对各种治疗方法的反应;结石的诊断除形态诊断、成分诊断以外,更重要的是病因学的诊断,由于结石的病因复杂,有些结石的成因还未完全搞清楚,结石病的研究者们正在为完全了解结石的成因而努力,将来会在诊断结石的同时得到病因的诊断。

2.肾动脉血管阻力指数测定(RI)　超声多普勒测定肾动脉血管 RI 值是一个反映血管阻力程度的功能性生理参数,与血管弹性和肾间质改变等诸多因素相关。自从 1899 年 Platt 等根据动物实验结果把多普勒血流测定用于临床肾脏疾病以来,RI 值已广泛用于上尿路梗阻性疾病的研究。多普勒超声检测动脉 RI 值,此方法准确、快速、简便、无创,有较好的重复性和一致性,其在上尿路梗阻诊断中的作用日益受到重视,有人认为应用多普勒测定肾脏动脉的 RI 值可以预测其肾脏功能在梗阻解除后的恢复情况,对于临床的治疗提供较大的帮助。我们也认为 RI 值在诊断输尿管梗阻性上有一定的价值。马胜利等人通过制造大白兔单侧输尿管部分梗阻模型证实随着梗阻时间的延长,肾内动脉收缩期和舒张期血流速度呈直线下降,RI 值逐步升高,说明 RI 值高低可以初步反映肾盂输尿管腔内压力的情况。我们发现肾绞痛重度疼痛△RI 值(患肾与健侧肾脏 RI 值的比值)高于中度疼痛组和轻度疼痛组($P<0.05$),提示肾绞痛患者疼痛程度越重其△RI 值越高即肾盂压力愈高,因此我们得出肾绞痛的疼痛程度与肾盂、输尿管腔内压力密切相关。我们得出三种不同疼痛程度的患侧肾脏 RI 值比较无统计学意义,△RI 值比较有统计学意义,可能是由于病例选择上存在一定的误差,比如各年龄段的构成的不同或者存在其他干扰因素所致,也可能是 RI 值反应肾脏阻力情况敏感性较△RI 值要低。Plaat 等报道输尿管梗阻时积水肾 RI 值显著升高,将 RI 值>0.7 和△RI 值>0.1 作为输尿管梗阻的诊断标准,敏感性为 92%,特异性为 88%。曹江燕等人得出结论是在诊断上尿路梗阻中△RI 值比 RI 值有更高的准确度,RI 的最佳临界值为 0.68,其敏感性和特异性分别是 79.1% 和 76.2%,△RI 值的最佳临界值为 0.064,其敏感性和特异性分别是 93.0% 和 96.6%。Azmi Haroun 则认为△RI 值在完全性输尿管梗阻患者有很好的敏感性和特异性,但在不完全性梗阻者则敏感性较低。杨秋红等人通过研究也得出了相似的结论,多普勒超声检测肾动脉 RI 值,在上尿路梗阻的早期诊断中具有较高的准确度,然而许多因素可以造成 RI 的个体差异是影响诊断准确度的重要因素,因此我们认为△RI 值能有效减少这种个体差异而提高诊断准确度。

五、肾绞痛的鉴别诊断

输尿管结石是造成肾绞痛的主要原因,偶尔由于血块或输尿管狭窄急性梗阻也可引起急性肾绞痛。但由于肾绞痛可以伴有放射痛和胃肠道症状,临床常需和一些泌尿系统以外疾病进行鉴别诊断。

1.神经肌肉原因　①肌肉疼;②带状疱疹。

2.胸腔原因　①胸膜炎;②急性心肌梗死。

3.腹腔和腹膜后的原因　①急性阑尾炎;②十二指肠溃疡;③急性胆囊炎;④腹腔动脉瘤。

4.妇产科方面的原因　①急性盆腔炎;②宫外孕;③卵巢囊肿扭转。

六、肾绞痛的治疗学新观点

对于重型肾绞痛的标准治疗是胃肠外的阿片类镇痛药。这种治疗的结果是迅速达到止痛剂量,同时避免了患者由于口服药物通常的恶心。然而镇痛药可加重胃肠道症状,而且可造成过度镇静。非甾体类消炎药是环氧合酶抑制剂(合成花生四烯酸产物),非阿片类镇痛药,其疼痛减轻机制就不同于阿片类镇痛药。除了直接影响疼痛途径,NSAIDs 也可能影响肾功能和输尿管压力。尽管其有止痛的效果,但这些作用也可能对肾功能有决定性影响。

许多研究已经证实了 NSAIDs 对于肾绞痛的疗效。Holmlund 和 Sjodin(1978)报道了第一例静脉内使用吲哚美辛的病例。其他使用 NSAIDs 的报道,包括二氯芬酸和萘普索也接连出现。一个由临床药理协作组(西班牙分会)报告的随机、双盲、多中心的 451 例临床报道,包括氨基安替比林(NSAIDs)、二氯芬酸(NSAIDs)和阿来西定(麻醉剂)。在这个研究中,二氯芬酸证明和阿来西定一样有效(onymous,1991),相似的结果也出现在印度的多中心研究中(Marthak 等,1991)。

对于 NSAIDs 解除绞痛的机制有数种理论。前列腺素是一种早就了解的,由于接受组胺和缓激肽刺激后,疼痛敏感受体释放出来的致痛物质。而且其也能影响中枢痛觉机制。因而,抑制前列腺素合成就可以干扰局部和中枢痛觉机制。除了局部疼痛介质的释放,肾绞痛的痛觉机制也很可能来自于肾盂和输尿管壁继发梗阻导致的张力和压力的增加。因而,减轻压力的机制也很可能减轻疼痛。Allen 与其合作者(1978)证实了单侧输尿管闭塞,经吲哚美辛治疗后,输尿管压力下降。Sjodin 与其协作者研究了吲哚美辛对于大鼠单侧输尿管闭塞后,球囊压和肾盂压的影响。他们的研究表明,在大鼠的单侧输尿管闭塞后,吲哚美辛可减少肾盂压和进球小管滤过压约 30%。一个以急性梗阻狗为研究对象的 4 个 NSAIDs 药物的研究,证实使用这些药物后,可减少 30%～50% 的肾盂压。Lennon 与其同事(1993)比较了 NSAIDs 和吗啡对于体外输尿管收缩性的影响。哌替啶和 NSAIDs 都能够抑制输尿管阶段性自发性收缩。对于输尿管施加影响可能减轻疼痛,也能够促进结石通过。

众所周知,梗阻的最初时期,肾髓质中前列腺素合成增加,增加了肾血流量和利尿作用。因此,NSAIDs 也能因减少在肾血流增加和利尿作用时产生的前列腺素类物质而减轻疼痛。Perlmutter 与其同事(1993)测量了一个严重梗阻模型,痛力克对于肾血流量和输尿管压力的影响。在狗急性输尿管梗阻的 4 个小时后,使用痛力克,证明了梗阻肾血流量下降了 35%,输尿管压力下降了 20%。

总而言之,NSAID 已经被证明其与阿片类镇痛剂在治疗绞痛方面有同样的疗效。NSAID 抑制了因前列腺素增加而由前列腺素介导的疼痛途径,也使输尿管收缩性下降,肾盂和球囊压,肾血流量下降。然而,肾血流量下降可能也会决定受影响肾脏的功能。因而,在使用 NSAIDs 前,临床医师应在患者经历疼痛时,认真考虑肾功能状态。NSAIDs 作为短期治疗药物非常安全,但是发现其有潜在的肾脏不良反应。一般来说 NSAIDs 对肾功能的损害易发生于肾脏局部缺血或肾脏的缩血管物质活性过高的情况下;不存在这两种情况时,NSAIDs 不会引发肾损害。尽管对于一个已经存在肾功能不全的患者来说,NSAIDs 会对其肾功能产生不良影响,但对于功能正常的肾脏并无影响。有学者认为长期使用该类药物可能诱发的肾脏损害包括:①血流动力学介导的可逆性急性肾功能不全;②急性间质性肾炎伴或不伴肾病综合征;③慢性间质性肾炎及肾乳头坏死。

有学者证明,在狗的单侧输尿管闭塞后 19 小时,向肾动脉内灌注维拉帕米,肾小球滤过率和肾血流量以剂量依赖性增加。此与利尿和尿钠增多密切相关。Fleming(1987)也证实大鼠在 9～12 周单侧输尿管闭塞后,使用钙通道阻滞剂,有助于改善积水肾的肾血流量。尽管未得到临床证实,钙通道阻滞剂可能对试图改善其梗阻后肾功能的慢性单侧输尿管闭塞的患者有益。这对于那些初始肾功能就不好的患者尤其有意义。这一治疗方法,在建议推广使用前仍需要更多的临床数据。

七、肾绞痛的治疗

肾绞痛是泌尿外科的常见急症,需紧急处理,应用药物前注意与其他急腹症仔细鉴别。目前缓解肾绞痛的药物较多,各地可以根据自身条件和经验灵活地应用药物。

（一）药物治疗

1.非甾体类镇痛抗炎药物 常用药物有双氯芬酸钠(扶他林)和吲哚美辛(消炎痛)等,它们能够抑制体内前列腺素的生物合成,降低痛觉神经末梢对致痛物质的敏感性,具有中等程度的镇痛作用。双氯芬酸钠还能够减轻输尿管水肿,减少疼痛复发率,常用方法为 50mg,肌内注射。吲哚美辛也可以直接作用于输尿管,用法为 25mg,口服,或者吲哚美辛栓剂 100mg,塞肛。双氯芬酸钠会影响肾功能不良患者肾小球滤过率,但对肾功能正常者不会产生影响。

2.镇痛药 为阿片激动药物,作用于中枢神经系统的阿片受体,能缓解疼痛感,具有较强的镇痛和镇静作用,常用药物有二氢吗啡酮 5～10mg,肌内注射、哌替啶 50～100mg,肌内注射、布桂嗪(强痛定)50～100mg,肌内注射和曲马朵 100mg,肌内注射等。阿片类药物在治疗肾绞痛时一般不单独使用,需要配合阿托品、654-2 等解痉类药物一起使用。

3.解痉药 M 型胆碱受体阻断剂,常用药物有硫酸阿托品和 654-2,可以松弛输尿管平滑肌,缓解痉挛。通常剂量为 20mg,肌内注射。不应单独使用,与阿片类药物一起使用有缓解呕吐的作用。

4.黄体酮 可以抑制平滑肌的收缩而缓解痉挛,对止痛和排石有一定的疗效。

5.钙离子阻滞剂 硝苯地平 10mg 口服或舌下含化,对缓解肾绞痛有一定的作用。

6.α 受体阻滞剂(坦索罗辛) 近期国内外的一些临床报道显示,α 受体阻滞剂在缓解输尿管平滑肌痉挛,治疗肾绞痛中具有一定的效果。但是,其确切的疗效还有待于更多的临床观察。

对首次发作的肾绞痛治疗应该从非甾体抗炎药开始,将其作为首选药。如果疼痛持续,可换用其他药物。吗啡和其他阿片类药物应该与阿托品等解痉药一起联合使用。

当预计输尿管结石有自行排出的可能时,可给予双氯芬酸钠的片剂或栓剂 50mg,每日 2 次,3～10 天。

（二）针灸

中医治疗中,针灸刺激肾俞、京门、三阴交或阿是穴也有解痉止痛的效果。

（三）泌尿外科微创治疗

当疼痛不能被药物缓解或结石直径大于 6mm 时,应考虑采取外科干预治疗措施。其中包括：

1.体外冲击波碎石治疗 将 SWL 作急症处置的措施,通过碎石不但能控制肾绞痛,而且还可以迅速解除梗阻。并且达到治疗输尿管结石的作用。

2.输尿管内放置支架管 由于输尿管结石梗阻引起的肾绞痛,可在 X 光或 B 超监视下放置 D-J 导管,不仅可以缓解肾绞痛的症状,而且还可以配合 SWL 治疗。

3.经输尿管镜碎石取石术 如上述措施都不能达到缓解梗阻和治疗疼痛的作用,也可考虑急症经输尿管镜碎石取石术。

4.经皮肾造瘘引流术 特别适用于结石梗阻合并严重感染的肾绞痛病例。

治疗过程中注意有无合并感染,有无双侧梗阻或孤立肾梗阻造成的少尿,如果出现这些情况需要积极的外科治疗,以尽快解除梗阻。

（李雪锋）

第二节 急性上尿路梗阻性无尿

一、概述

泌尿系统任何部位出现的梗阻,最终均出现肾积水及肾功能受损。而由于结石所引起的梗阻性肾衰竭有以下几种情况:①孤立肾合并输尿管结石完全梗阻;②双侧输尿管结石完全梗阻;③一侧肾损害无功能合并对侧输尿管结石完全梗阻;④一侧输尿管结石梗阻绞痛,可以引起对侧肾-肾反射性无尿。急性完全性梗阻比慢性部分梗阻进程快,且严重;可以发生一系列梗阻所产生的病理生理学变化。梗阻后易出现感染,感染又加速疾病的发展,出现合并症及肾功能加速破坏。所以对梗阻结果的迅速认知是很重要的,肾脏功能的减退在梗阻解除后可以终止甚至逆转。因此,梗阻性肾病同大多数肾脏疾病不同,及时解除梗阻,它是有可能恢复和治愈的。切不可因为条件不足或认识不足而延缓治疗,从而造成肾脏不可逆性损害。

二、输尿管梗阻的病理生理学改变

1.梗阻后肾脏的病理变化 输尿管梗阻导致肾盂内、肾间质、集合管内压力增高,如果梗阻解除较快,可能有轻微的或没有损害。如果梗阻时间较久,则有严重的肾单位损害,以致功能丧失。

梗阻开始初期,肾重量因水肿而增加,4～6周后,肾重量仍继续增加,但水肿已被萎缩改变所代替。肾细胞损害发生在近、远曲肾小管及集合管。先是管腔扩张,后为细胞萎缩,4周后累及肾实质,肾皮质、髓质均变薄。动物实验证明,输尿管梗阻 24 小时后,除上述的一些改变外,还有成纤维细胞、单核细胞浸润。

严重的积水肾有广泛扩张的肾盂,伴随肾乳头变平或形成空洞。Bellini 导管是最先受到影响的肾脏结构,接着,其他乳头状结构也被涉及到。最终,侵犯到肾脏皮质组织,在一些严重病例当中,皮质会减少到只剩下一薄层肾组织包绕着巨大的囊性的输尿管肾盂。

组织学上,在实验动物上见到的积水肾的早期改变是管状系统的扩张,主要是集合管和远曲小管,接着,细胞变平,临近近端小管的细胞发生萎缩。小球结构通常能较好的保存。鲍曼腔可能扩张,最终发生球旁纤维化。血管拉长和其他血管改变造成了内部弹性膜的破裂,这种破裂在肾盂的动脉内也可见到。管道缺血的后遗症、肾脏血流减少和梗阻联合效应造成的后果是肾脏间质纤维化和单核细胞浸润。有关浸润发展的潜在机制在本章节的病理生理部分有详细的描述。此外,感染(肾盂肾炎)在肾脏实质纤维化的发展过程中以及梗阻肾脏的病理性改变中起了一定的作用。

2.逆流现象 正常的肾盂压力在 $100～980Pa(1～10cmH_2O)$,梗阻后可高达 $5.88～8.82kPa(60～90cmH_2O)$,以后逐渐下降,并维持在相对的正常高值,在输尿管梗阻,肾盂压力过高时,就出现逆流。

(1)肾盂静脉逆流:在动物实验中,肾盂压力超过 $9.8～12.74kPa(100～130cmH_2O)$ 时即可出现肾盂静脉逆流。尿液从肾盂经肾盏穹隆部进入邻近静脉,从而降低肾盂压力,使肾脏仍可继续排泄,维持肾脏功能。在慢性梗阻时,这种缓冲作用,对延缓疾病的发展,有重要意义。

(2)肾盂肾小管逆流:在作逆行肾盂造影时,推注压力稍大,可出现这种逆流。在输尿管梗阻时,理论上也应出现这种逆流,但实际如何,现还无定论。如果可能产生,对缓解肾实质的病理改变有利。

这里应当强调的是肾小管回吸收问题。多方研究表明,梗阻时肾小管的回吸收功能加强,表现是钠回吸收加强,而且是等渗再吸收,回收量也加大,这对维持肾小球的滤过有极重要的意义。

(3)肾盂淋巴逆流:肾脏淋巴系统的完整存在,对减轻由梗阻而引起的肾脏病理改变,延缓疾病发展过程,有重要作用。如果在结扎输尿管的同时,破坏了淋巴系统的回流(结扎淋巴管),肾脏病变发展快,产生萎缩、坏死的时间缩短,反之则延长。结扎输尿管时,可看到肾输出淋巴管扩张,淋巴流量增大(正常的流量约相当于尿排泄量)。如果结扎淋巴管,则出现广泛性的肾实质、肾门脂肪,甚至肾包囊水肿。

肾盂积水时,主要靠肾盂淋巴回流来维持部分肾功能。它分流肾盂尿入淋巴系统,调节肾小球的滤过和肾间质液的流出,以延缓疾病的发展。

(4)肾盂间质逆流:肾盂间质逆流、肾盂周围外渗,也是常见的一种逆流。输尿管梗阻,肾盂内压力升高,液体可逆流到肾实质并可外渗到肾周围软组织中,但并无漏存在。肾间质水肿,不一定是由逆流造成,更多的是由于肾内静脉压增加所致。肾盂周围外渗有时比较明显,甚至报告有出现尿性腹水者。

很多作者发现,输尿管梗阻,管内压力超过 3.92kPa($40cmH_2O$)时,尿量、尿氯化物及 PSP 排出均减少。压力超过 5.88kPa($60cmH_2O$)时,肌酐、尿素排出均减低,这可能与发生逆流有关。

输尿管梗阻时出现的各种逆流现象,可以看作是机体的一种保护性机制或是缓冲作用。

三、双侧输尿管梗阻(BUO)的病理生理学改变

1.肾血流(RBF)改变　梗阻(单侧或完全)开始时,肾血流量的改变分成三个阶段:①早期肾血流量的增加至少 25% 以上,此时梗阻近端的管腔内压力增加;②数小时内(3～5 小时),肾血流量恢复到原来水平,此时梗阻近端输尿管内压力继续上升;③此后肾血流量下降,18 小时后,为正常的 40%～50%,而输尿管内压力下降到开始水平。此后肾血流量及近端输尿管内压力继续降低,8 周时,肾血流量降低到正常的 12%(动物实验与人类均如此)。上述肾血流量变化的同时,有肾内激素分泌变化。这些改变均早于肾组织学改变,因此考虑肾血流量改变可能与肾内激素分泌变化有关。单侧输尿管梗阻早期,肾小球入球小动脉阻力减低,到第 3 阶段,肾血流量明显减低时,入球小动脉明显收缩,这也支持激素分泌变化参与调节的学说。

上述肾血流量改变,在肾内并不一致。在髓质 24 小时内血流量减少为正常的 20%,此时皮质出现肾血流的再分布,内层增多,外层减少。

单侧输尿管梗阻(UUO)中表现的肾血流三个阶段变化及输尿管压力的变化在双侧输尿管梗阻(BUO)和孤立肾中单侧输尿管梗阻看不出来。BUO 开始 90 分钟后 RBF 增加,这和 UUO 中表现一样。但是,在 BUO 发生的 90 分钟后至 7 小时内,与同样间隔时间相比,BUO 中 RBF 比 UUO 中的有显著降低。在 BUO 比 UUO 发展到更深程度的过程中,RBF 的降低伴随着肾血管阻力的增加。然而,BUO 发生的 24 小时之后,RBF 的降低和肾血管阻力的增加与 UUO 发生 24 小时之后的程度一样,输尿管压力比 UUO 高。Gulmi 和他的助手们(1995)发现 BUO 后的 48 小时,有效的 RBF 显著下降。在这项研究中,与 11 个小时前期梗阻相比,BUO 解除之后,残留的 RBF 显著升高。Jaenike(1972)的研究显示,BUO 后的肾血流的分布与 UUO 模型中的有很大的不同。应用放射显微镜,他发现 55% 的肾血流仍留在肾皮质,只有 14% 的血流转移至最里面的肾区域。Yarger 和他的同事(1972)通过微穿刺表明,整个肾脏及单个肾单位的对氨基马尿酸盐(PAH)的清除均下降(分别下降 17% 和 55%)。Sloez 和他的助手们(1976),应用静脉注入[125I]白蛋白显示出,BUO 后 18 小时,肾髓质的血流下降至正常血流的 8%。

2.肾小球滤过率(GFR)改变　肾小球滤过率在血流量变化的同时也有改变。肾血流量低,肾小球毛细

血管压力低,肾小球滤过率也随之降低。在梗阻开始阶段,入球小动脉阻力减低,但由于肾小管内压力增加,肾小球滤过率仍受影响,仅可保留80%。以后,在多种因素的影响下,虽然肾小管内压力降低,但此时入球小动脉阻力增加(收缩),故肾小球滤过率仍低。实验证明,增加肾内血管床阻力的部位是入球小动脉。因为肾小管此时管腔是空虚的,说明是低压、低流量。直接测定单侧梗阻肾小球毛细血管的压力也是降低的,这也表明是血管收缩物质分泌增多,引起入球小动脉收缩所致。

肾小球滤过率低是以肾单位为单位,此时管球反馈机制也起到一定的调节作用。梗阻开始时,肾间质水肿,管球反馈机制受抑制,而以后逐渐增加,这也与肾小球滤过率低有关。

BUO后48小时的GFR与梗阻前相比明显降低(为对照组的22%)。Jaenike也通过BUO后24小时的小鼠观察到了这种降低,GRF比对照组下降了20%。通过微穿刺,Jaenike也发现了单个肾单位GFR为正常的34%。但是,Yarger和Hams表明,有功能的肾单位的数量和它们的GFR,在BUO后比在UUO后高。Yarger和Harris也证实了,BUO后24小时表浅肾单位的滤过降至84%,近髓质肾单位的滤过率降至49%,而UUO后则分别为40%和12%。

Dal Canton和同事在BUO后24小时的小鼠上做微穿刺的研究。他们也发现BUO解除梗阻后单个肾单位的GFR(SNGFR)降至正常的40%,继而小管内的压力从14mmHg升至30mmHg。肾小球囊内压也有少量的改变(梗阻前后分别为46mmHg和50mmHg)。梗阻解除后,入球小动脉阻力升高了52%,导致梗阻后的低SNGFR。因此,在BUO和UUO中,都存在输尿管梗阻后24小时的SNGFR的降低。在UUO中,入球小动脉阻力继发性升高,而在BUO中,小管压继发性增高而入球小动脉阻力有轻微的改变。

肾小球前的血管舒张,肾小球后的血管收缩,最后是肾小球前的血管收缩。

3.输尿管压力的改变 在BUO和UUO中的前4.5小时,输尿管压力变化一样:压力逐渐增加。然而,BUO后的4.5小时之后,输尿管压力持续升高至24小时,而在UUO中,经过24小时的梗阻输尿管压力逐渐下降至可控制的水平。输尿管压力的增加至少被记录了BUO发生的48小时。DalCanton和他的助手们通过微穿刺BUO后24小时小鼠证实了小管压力从14.1mmHg增加至28.9mmHg,$P<0.005$。小管压力的变化引起了静水压梯度从37.1mmHg到20mmHg的降低,也引起了传入小球的有效滤过压从16.6mmHg到5.4mmHg的降低,$P<0.001$。Yarger和同事通过微穿刺BUO后24小时的小鼠也测量了近曲小管和远曲小管的压力,分别为30mmHg和27.7mmHg,而UUO后的小鼠压力分别为9.2mmHg和6.5mmHg,$P<0.001$。两组微穿刺的研究证实了观察者通过监测输尿管压力得出的结论:BUO后24小时输尿管压力的增加。在那里得出了一个BUO和UUO的不同之处:BUO经过肾小球前血管舒张的一个时期和肾小球后血管收缩的一个时期达到这个状态。这解释了输尿管压力递进和持续的增高,尽管肾血流降低和肾血管阻力增加。相反,在UUO的过程中,肾脏经历了三个阶段,肾小球前的血管舒张,肾小球后的血管收缩,最后是肾小球前的血管收缩。

4.前列腺素与血栓素水平 单侧输尿管梗阻,肾内花生四烯酸的代谢异常,使前列腺素、血栓素分泌改变,影响肾血流量和肾小球滤过率。

肾脏髓质可分离出三种前列腺素(PG)。可能由乳头部间质细胞合成,经髓襻进入髓质。前列腺素代谢过程中,如果血栓素合成酶释放过多,前列腺素(PGH_2)可以转化成血栓素(TXA_2),然后经过水解,变成血栓素B_2(TXB_2),其是一种强力血管收缩剂。

动物实验在单侧输尿管梗阻时,前列腺素(PGE_2)释放增加(PGH_2也增加),血栓素(TXA_2)也增加(未梗阻侧健肾则测不出),肾脏微粒体分析,花生四烯酸代谢酶增加,也说明花生四烯酸代谢增加。这些改变在肾髓质反应更为明显,血栓素含量更多。

梗阻时上述各种物质的作用机制如何,目前还不清楚,合理的解释应当是梗阻过程中肾血流量的增加是前列腺素作用的结果；而血流量减少，则与血栓素有关。因为梗阻使肾内压力增高，导致前列腺素（PGE_2、PGH_2）释放增加，从而使肾血量增加。吲哚美辛能起抑制作用。至于血栓素 TXA_2 释放增加，是否能在减少肾血流量上起作用，目前还有争论。结合实验动物血栓素合成阻断剂（OKY-046），尿中排出的 TXB_2 可减少 90％，但肾血流量无改变。同样，用血栓素受体竞争剂，亦未能得出阳性结果。但另一些研究者，如 Klahr 用抑制血栓素合成的方法，Yarger 用另一种抑制剂"Imidazole"均可逆转或改善梗阻时所产生的肾血流量的减少。这种差异如何解释尚无定论，可能血栓素释放增加不是梗阻时肾血流量减少的唯一因素，而有另外的收缩物质存在。

上述花生四烯酸代谢的改变，也可能是肾脏组织损伤的反应，这种情况也可见于多种病因引起的急性肾小管坏死的过程中。其他如巨噬细胞浸润、血小板释放因子等，在梗阻时对前列腺素、血栓素的代谢方面，均有作用。

5.血管紧张素分泌增加　单侧输尿管梗阻时，血管紧张素分泌增加。其机制有二：①梗阻早期，肾血流量增加时，入球小动脉阻力减低，刺激肾素分泌增加；②致密斑部的钠浓度降低，这是因为肾小球滤过率降低所致。

在单侧输尿管梗阻的早期，肾素分泌增多，产生的血管紧张素也增多，但随着时间的推移，分泌逐渐减少，因此大多数肾积水患者，周围血肾素水平是正常的。

6.心钠素增加　输尿管梗阻出现氮质血症时，血心钠素明显增高。心钠素来自心房，心房扩张时释放增加。钠在体内潴留，心钠素分泌也增加。输尿管梗阻解除后，由于钠利尿作用，钠离子迅速外排，血浆心钠素浓度也恢复正常，故可作为肾功能恢复情况的监测指标。

一些调研者提出在 BUO 过程中一种物质的蓄积影响了肾小球的血流动力学，导致 BUO 晚期肾小球前的血管舒张和肾小球后的血管收缩。这种物质在 UUO 中不被蓄积，因为它可以被对侧的肾脏排泄。Wilson 和 Honrath 在小鼠的交叉循环研究中证实了这种物质。在 BUO 后 24 小时的供体小鼠和正常的受体小鼠之间行交叉循环，钠和水的排泄立即会升高。这些在 UUO 后 24 小时的供体小鼠中不会发生。

Hams 和 Yarger 也提出，循环利尿因素的存在，这种因素只在 BUO 的过程中蓄积。他们观察到 BUO 梗阻解除后，对侧肾切除后的 UUO 及用对侧肾的尿素静脉注入引起的 UUO 梗阻解除，尿量增加和钠的排泄有所增加。相反，单一的 UUO 的动物没有梗阻后利尿和尿钠排泄。

ANP 的发现为对 ANP 在 BUO 中作用的研究铺平了道路。ANP 有较多的生理效应，包括：血管平滑肌的舒张，尿钠的排泄和利尿等。ANP 的排泄和利尿功能能引起：①通过近球小动脉的舒张和出球小动脉的收缩引起 GRF 的升高；②毛细血管球的超滤量的增加；③球-管反馈机制的抑制：肾小球的血流动力学引起的 ANP 来解释 BUO 中 RBF、输尿管压力及肾小球滤过的显著变化，ANP 已被先前的研究者提出，并作为循环利尿和尿钠排泄的物质。

Fride 与合作者证实，在 BUO 后 24 小时的小鼠血浆中有高水平的 ANP，而在 UUO 中则没有（393pg/ml vs 261pg/ml，P＜0.01）。Purkerson 和助手显示 BUO 后 24 小时的小鼠血浆 ANP 水平 400ng/ml，相比之下，UUO 后 24 小时小鼠血浆中 ANP 水平 71pg/ml，（P＜0.01），对照组中 81pg/ml（P＜0.01）。Gullmi 和合作者显示在具有 BUO 或孤立肾的 UUO 的 9 个患者的前瞻性研究中，ANP 有强烈释放。在尿路梗阻的患者中，血浆 ANP 水平平均为 130pg/ml，对比年龄一致的对照组中，ANP 水平为 46pg/ml，P＜0.01。Gulmi 和助手们也证实了在 BUO 后 48 小时的高容量的狗血浆中，ANP 水平有显著的提高。

7.免疫学变化　在单侧输尿管梗阻时可出现免疫学变化，但其实际意义尚不清楚。Schreiner 发现，梗阻后的肾脏，在肾小球、肾皮质、髓质均有明显的白细胞浸润，主要是巨噬细胞与抑制性淋巴细胞。解除梗阻后这些改变立即消失。这些改变与肾血流动力学改变同时出现，也与血栓素增多有关。如果出现肾实质坏死，这些改变就不明显。

四、急性上尿路梗阻无尿的诊断与治疗

随着现代影像诊断技术的发展,根据一些发病特点、依靠先进的诊断手段,逐步进行分析,大多能及时明确诊断。

(一)发病历史与体检

双侧上尿路梗阻,一侧梗阻开始多无症状,而没引起重视。待双侧或孤立肾发生梗阻,可出现急性疼痛,少尿或无尿,进而可出现肾衰竭一系列症状。

1.发病情况　急性上尿路梗阻无尿的发病情况可有多种多样:①患者没有任何症状,但在受轻度外伤后,因出现血尿而被发现,这多见于特发性肾积水患者。②反复发作的尿路感染,多伴有尿路梗阻。前列腺增生或肾积水未经导尿术前,感染发病率约占8%～10%,而幼儿与妇女的膀胱反流,感染并发率25%以上。③原发病的特殊表现。④肾区或膀胱区肿块,如肾积水或胀大的膀胱。⑤尿频、尿急、排尿困难或尿潴留,有时有尿痛或血尿,多见于下尿路梗阻。⑥疼痛。如肾积水,肾盂内压力增高过快,刺激肾包膜而致疼痛;间歇性肾积水或输尿管结石梗阻的肾绞痛。⑦无尿、少尿或多尿等尿量变化。如输尿管完全梗阻、间歇性肾积水等。⑧贫血、进行性肾衰竭。⑨肾小管功能减退的特殊症状。⑩高血压。

2.其他检查　其他检查包括体检、常规检查及特殊检查。残余尿测定、膀胱压力测定、尿流率测定、内镜等,应掌握适应证。

(二)超声波检查

B超检查已成为尿路梗阻诊断的首选方法,可清楚地显示肾实质、肾盂及输尿管扩张的状态,也可显示梗阻部位及了解病变情况。特别是孕妇和儿童超声检查具有简便和无创的优点。

对于急性上尿路梗阻性无尿超声波检查不仅可以确定梗阻的部位和病因,而且还可以了解梗阻所造成肾积水的程度。采用多普勒超声血流显像检查和血管阻指数(RI值)的检查方法,不仅可以较早发现有梗阻性肾损害存在,而且还可以判断肾损害的程度和预后。

(三)静脉尿路造影

静脉尿路造影是常用的诊断方法。但有时因梗阻严重,肾小球滤过率低,可能显影不良,此时可采用两种措施:①静脉连续滴注造影剂,可能把已有扩张的肾盂、肾盏、变薄的肾实质及扩张的输尿管显示清楚;②把注入造影剂后的摄片时间延迟到24～36小时,可获得比较清楚的尿路造影。

急性尿路梗阻时,静脉尿路造影可显示较对侧浓的肾实质像,肾影增大,显影迟缓,肾盂输尿管扩张。约有1/5的急性梗阻患者,造影可见肾及输尿管周围有造影剂外渗。

近年来对静脉尿路造影有两项改进:①用非离子、低渗透压性造影剂,商品名"优维显",过敏反应少,毒性低,造影时可加大药量,对小儿更安全。②利尿剂静脉造影,也称速尿静脉尿路造影。临床上本造影可把22%的介于梗阻或非梗阻之间的患者鉴别清楚。在一般IVU进行之前,给速尿0.5mg/kg。除有一般IVU的诊断价值外,还可显示利尿后肾脏大小的变化、梗阻的严重程度及梗阻侧肾脏功能状态等。

(四)逆行肾盂造影

在上尿路梗阻时,因肾功能欠佳,IVU造影失败,可作此检查。但需通过膀胱镜检查及输尿管插管。增加了患者的痛苦,并有造成上行感染之可能,故应严格掌握适应证和无菌技术。其优点是可同时作分肾功能测定及分肾尿液检查。

(五)顺行性肾盂尿路造影

顺行性肾盂尿路造影亦称"穿刺肾盂造影"。在B超引导下,直接穿刺肾盂,然后造影。方法有:①用

穿刺针直接注入造影剂造影;②经皮穿刺,放置导管,通过导管注入造影剂并可抽吸尿液作检查(包括 Whitaker 试验)。

(六)尿路平片

腹部平片可观察肾脏轮廓大小,输尿管、膀胱区是否有结石,有无胸腰椎及腰大肌阴影改变,有无骨转移,有无前列腺及精囊钙化等,对诊断有帮助。

(七)排尿性膀胱尿道造影

经尿道或经耻骨上膀胱穿刺将造影剂注入膀胱,令患者排尿,然后拍片或拍动态电影,可全面了解膀胱排尿时的动态相,如有无输尿管反流,后尿道瓣膜或尿道狭窄等。

(八)肾盂压力测定

肾盂压力测定亦称"肾盂压力流量研究(Whitaker 试验)"。对判定早期上尿路梗阻有重要意义。与顺行性尿路造影的操作相同,经导管以每分钟 10ml 的速度注入液体(盐水或与造影剂的混合液)。上尿路正常时应能通畅地通过进入膀胱,在灌注 10~20 分钟后,测定压力。若无梗阻,肾盂内压力为 1.18~1.47kPa (12~15cmH$_2$O)。一般说来即使稍有梗阻但压力在此范围内时,也无手术的必要。如果超过时说明存在对肾功能有影响的梗阻。但有些作者把上限规定为 2.16kPa(22cmH$_2$O)。作肾盂灌注压力测定的同时,也可以分别作肾盂及膀胱的压力测定(不灌注液体),正常肾盂压在 0.1~0.98kPa(1~10cmH$_2$O)。有梗阻者可高达 2.45~5.88kPa(25~60cmH$_2$O)。

Whitaker 试验对判定上尿路梗阻很有帮助,对是否采用手术治疗也可提供参考。但其早期诊断符合率各作者报道不一,一般在 50%~96% 之间。本试验的结果受很多因素的影响,也由于带有创伤性,不易重复,故其应用受到限制。

(九)肾核医学检查

1.利尿性肾图　用"I-Hippuran 或 ^{99}Tc-DTPA"作标准肾图,3 分钟后,静脉内注入速尿 0.5mg/kg,再作肾图。可能有以下几种结果:①两次肾图均是正常曲线,说明没有梗阻;②梗阻性肾图,利尿后恢复正常,说明没有梗阻或有梗阻也不足以引起肾功能改变;③第一次肾图正常,利尿后出现梗阻性肾图,说明有梗阻存在;④两次均为梗阻性肾图。

利尿性肾图在临床上应用价值很大,其诊断符合率达 92%。还可观察标记物排出时间,测定标记物半排出量时间,如在 10 分钟内,则无梗阻,20 分钟以上有梗阻。

2.闪烁扫描照相　常规的 Tc-DTPA 闪烁扫描照相,可显示肾脏大小、功能状态等。近来又有用标记的红细胞作闪烁照相,可以测定肾血流量,两肾对比,以了解梗阻肾受损害的程度。

(十)CT 扫描与磁共振成像

不是所有尿路梗阻患者均需作此检查,但它对病因学的诊断有帮助,应用时要严格掌握适应证。这两项检查价值在于:①可以清楚地显示肾脏大小、轮廓、肾结石、肾积水、肾实质病变及肾实质剩余状况;还能鉴别肾囊肿或肾积水。②可以辨认尿路以外引起的尿路梗阻病变。如腹膜后肿瘤、盆腔肿瘤等。③行断层扫描的同时作强化造影,可了解肾脏的功能状态。特别是磁共振水造影成像,不需用造影剂,可显示尿路梗阻的情况。

五、上尿路梗阻性无尿的治疗

肾和输尿管结石是引起输尿管梗阻最常见的原因,其治疗包括止痛,解除梗阻及治疗感染。

急性上尿路梗阻性无尿所导致肾衰竭治疗原则概括起来包括:①去除危及生命因素。②解除梗阻及治疗并发症,特别是尿路感染,以保护肾功能。③明确梗阻的原因,如必要行特殊治疗。

具体治疗方法包括:

(一)急症输尿管插管

输尿管插管是最简便,快捷引流尿液的方法。常常是输尿管梗阻性无尿首选的治疗方法。

如因结石嵌顿严重,插管失败,则需改用以下的治疗方法。

(二)急症行输尿管镜碎石置管术

如果在梗阻无尿的早期,病情不是非常危重,可行急症输尿管镜碎石取石术,并同时放置 D-J 导管,不仅可以快速引流尿液,同时还可去除病因。

(三)经皮肾造瘘术

有时由于病情紧急或合并有感染存在,经超声引导,在局麻下行经皮肾造瘘术是一种快速有效地解除梗阻的好办法。原发病变待患者一般情况改善后再择期处理。

经皮肾造口术可以迅速而有效地引流肾盂和肾收集系统,并有很低死亡率的特点使之成为急性上尿路梗阻的主要治疗方法。除了治疗尿路梗阻外,它还结合经皮肾镜技术治疗肾、输尿管结石。超声与 X 线均可用于引导经皮肾造口术的操作,而超声引导经皮肾造口术的操作具有简单,快捷和易于普及应用的优点。

1.适应证、技术和并发症　经皮肾造口术的适应证在逐渐增加。超声介导的经皮肾造口术的主要适应证是梗阻性尿路疾患和肾盂积脓。尚具有正常肾功能的尿路梗阻患者,可以于静脉尿路造影后,直接在 X 线透视下,行经皮肾造口术。但是许多严重肾梗阻患者的排泌时间有明显的延迟,因此,他们在排泄性尿路造影中使用上述 X 线检测系统将很难对肾收集系统作出很好的观察。而 B 超对肾收集系统的观察不依赖于肾功能,同时避免了尿路造影剂对肾脏的微小但不可忽视的毒性作用。

超声介导的经皮肾造口术避免了非可视下顺行肾盂造影术的使用。超声介导使穿刺肾收集系统的操作步骤较 X 线操作大大减少。超声引导有以下几个明显的优点:①因为操作步骤较 X 线指示大大减少,所以手术时间亦减少;②不通过经静脉或直接注入肾收集系统等任何方式注射显影剂;③仅要求开始使用很小管径的皮针穿刺肾收集系统,理论上可以减小肾实质的损伤,更新的实时超声监测系统使穿刺肾收集系统时,可以更好地对穿刺针作连续地观察。

最好的方法是将超声介导经皮肾造口术与 X 线指示联合使用。超声下进行肾收集系统的穿刺,而以下的导管和导丝的放置在 X 线监测下完成。虽然可以在超声指示下,可以完成经皮肾造口术的全过程,但是,很难通过 B 超对导管和导丝作出较准确的定位。对于那些病情严重以至于不能送到介入治疗中心的患者,可以在床旁实施超声介导的经皮肾造口术。通常情况下,X 线监测下将导管和导丝放置到肾收集系统是最好的方法,我们支持在介入治疗中心使用便携式实时超声仪以便可与 X 线指示协同应用。

准备做经皮肾造口术的患者人数很少,与其他损伤性操作一样,要研究如何避免严重的损伤性出血。对怀疑有肾盂积脓的患者,应在治疗前给予静脉广谱抗生素治疗。成人应给予局麻和适量镇静药,小孩要用全身麻醉。

2.操作技术　经皮肾造口术常采用俯卧位。腹侧垫高。穿刺点在腋后线第十二肋下。这种例外穿刺位可以避免经过结肠、肝脏、脾脏和胸膜,穿刺点选在相对无重要血管的肾正中冠状面可以减少造口术引起的出血程度。此外,避免了通过较大的脊柱旁肌肉群,从而使患者感觉比正后侧穿刺少些痛苦。

虽然在 B 超介导经皮穿刺入肾收集系统过程中,可以使用多种穿刺针,包括 16G 带有针鞘和针心的套装针,以及 21 号 Cope 针。相对小号的穿刺针引起的出血亦少,直径 0.180cm 的导丝在肾收集系统抽吸尿液后可以直接通过针鞘穿入,然后使用一个扩张器。使直径 0.38cm 的导管穿入肾收集系统,再使用最后的导管前还要用更大的扩张器扩张一下。对于术后有肾周疤痕形成或体型肥胖的患者,用更大的穿刺针(如5F)穿刺肾周组织而不会弄弯针头。一般是使用8～12F的单猪尾管作为引流,导管最后缝在回肠造瘘口的塑料盘上来固定。

3.并发症　经皮肾造口术的主要并发症是出血、菌血症、气胸、尿外渗和尿瘘;而暂时的血尿和腰胁痛是常见的较轻的并发症。如果血尿不能很快地清除或者进行性加重,应及时采用血管造影来排除假性动脉瘤的可能。

4.导管的处置　导管需要引起特别的注意。在放置后前4天每8小时应该用5～10ml的消毒盐水对导管进行冲洗,第5～7天每日1次。若B超显示仍有残留液体时,可再用消毒盐水做冲洗和抽吸。这种冲洗可降低肾盂腔内容物的黏稠度,改善引流情况,保持导管的开放。开始每日做超声检查以确定疗效,以后改为每两周1次。利用介入超声密切注意导管情况。

当造成梗阻的原发病变解除后,应在拔管前2天用夹子夹闭导管,如果无积液和发烧,则可以拔管了。

留管时所有的患者应该给予静脉抗生素治疗。前24～48小时可以出现发热,白细胞计数多在1周内恢复正常。

5.禁忌证　除了无法纠正的出凝血异常外,经皮引流肾造瘘无绝对的禁忌证。绝大多数的凝血疾患可以被纠正到能允许引流术的实施。

(四)体外冲击波碎石

选择较小并容易击碎的输尿管结石,有较大把握能快速缓解梗阻的病例可采用此方法。并严密观察术后利尿情况,如利尿情况不能改善急性肾衰的症状,应及时采取其他有效措施。

(五)开放手术取石

以上是针对急性梗阻性无尿和去除病因所采取的治疗方法。同时还应根据不同患者所伴随的并发症采取不同的治疗措施。

1.由于急性上尿路梗阻性无尿所导致严重电解质紊乱病情危重的患者,应先进行积极的内科治疗或透析治疗。

2.合并尿路感染的患者:在药物控制的同时,积极采取措施使梗阻感染的尿液快速引流是最佳的选择。在上尿路梗阻合并尿路感染的治疗上,以及时解除梗阻,保留肾功能和阻止感染扩散为原则,其解除梗阻的方法与治疗上尿路梗阻性无尿相同。

3.梗阻后利尿的治疗:梗阻后利尿是指严重的部分或完全尿路梗阻解除后出现尿量显著增多。尽管并不常见,但需要仔细进行水电解质评估,补充氯化钠,碳酸氢钠,钾及水分,补充不感丢失及尿液中进行性丢失的水分。通常0.45%氯化钠溶液对于尿液丢失水分的补充比较适合,但尿液中电解质应定期检查,并且补钾是必须的。梗阻后利尿需与水分摄取过量导致生理性利尿及过量静脉补液所致医源性利尿相鉴别。通过减少静脉补液8～12小时,观察血容量、尿量及体重的变化可评估由于尿钠丢失的程度。

对于慢性不全梗阻和肾小管功能障碍患者,尿液中过度失水(有时提示肾源性糖尿病尿崩症),同时伴有氯化钠或碳酸氢钠的丢失,因此需要口服氯化钠和(或)碳酸氢钠,同时摄入大量水分。应注意鉴别其他疾病引起腹泻、呕吐或过度出汗所致的失水过多。

(张贺清)

第三节　急性下尿路梗阻性无尿

急性下尿路梗阻性无尿在女性很少见,在男性多见于老年性前列腺增生和膀胱结石的患者。而在中、青年多见于尿道结石尿道狭窄的急性梗阻。本节主要介绍结石造成急性梗阻性无尿的治疗。

一、下尿路梗阻的病理生理学改变

下尿路梗阻后,主要改变在膀胱。而梗阻尿道的近端,可出现不同程度的扩张,严重者可出现尿道憩室。排尿时膀胱压力增高,待压力超过 $19.6kPa(200cmH_2O)$ 时,上尿路也逐渐出现改变。50%出现反流,很多出现肾积水,肾功能逐渐丧失。

尿道梗阻的实验研究提示,梗阻开始,膀胱的重量增加很快,膀胱壁各层组织均增殖肥厚。在尿道梗阻产生后的1周内,膀胱重量增加9倍,梗阻6周,增重10～12倍。此时可见膀胱黏膜表面有小梁形成,膀胱肌肉增殖,但未见有丝分裂现象,同时有胶原纤维沉积。此外细胞间隙有弹力纤维沉积。如果梗阻没有解除,代偿功能失调,膀胱逐渐扩张,肌肉收缩无力,膀胱不能完全排空。膀胱代偿失调后影响上尿路的机制有二:①膀胱内压升高,包括产生反流、反压力的作用;②膀胱壁、膀胱三角区肥厚(增生),形成机械性的输尿管膀胱段梗阻。当下尿路出现梗阻时,特别是代偿失调后,膀胱内压力增加,输尿管排空不全。开始时输尿管增加收缩频率,但仍排空不全,内压也增加,最终出现肾积水及肾功能受损。前列腺增生产生下尿路梗阻的患者,50%还可以发生膀胱逼尿肌不稳定。动物实验证实,尿道梗阻,60%发生逼尿肌不稳定,另有14%发生膀胱顺应性减低。此时在高压力下只能排出少量尿液。解除梗阻后短期内,50%动物逼尿肌不稳定仍继续存在。发生这种逼尿肌不稳定的机制,有些作者认为是膀胱出口梗阻,产生高敏感性去神经作用的结果。可以发现此类患者(包括动物实验)其逼尿肌自律神经支配明显减少。

二、急性下尿路梗阻无尿的诊断

(一)临床表现

前列腺增生和尿道结石均可表现为尿频,尿急,排尿困难和尿潴留。但前列腺增生临床表现发病缓慢,而尿道结石多是突然发病。

(二)病史

详细了解病史,是否下尿路梗阻无尿是急性发作,还是缓慢发生。了解有无近期发作的肾绞痛的病史,并了解有无外伤和性病史。

(三)血常规及血生化检查

血常规及血生化检查是了解有无感染和肾功能是否正常。

(四)特殊检查

1.B超检查　B超检查采用经会阴和经直肠B超检查,B超不仅可以发现尿道和膀胱有无结石。前列腺增生的程度。同时还可以实时动态观察患者排尿时尿道开放的情况。

2.放射学检查　包括:①膀胱尿道区平片,了解有无尿道和膀胱结石;②尿道逆行造影检查,了解尿道梗阻的部位,程度和原因;③静脉尿路造影(IVU)。IVU对于由良性病变所致膀胱出口梗阻的诊断是否有用还存在一些争论。特别是急性下尿路梗阻无尿的患者,这项检查时间上常是不允许的。有人认为 IVU 不改变膀胱出口梗阻的治疗方案,另一些人认为这项检查是必须的,因为在未真实了解上尿路情况之前不宜处理下尿路梗阻。如果恶性肿瘤引起梗阻,就应该行 IVU 检查以评估上尿路情况及肿瘤分期。在有先天发育异常的儿童通常做 IVP 检查,可显示由下尿路梗阻所致上尿路的异常情况。膀胱内压力升高或逼尿肌肥大引起输尿管下端梗阻均可造成肾积水。由于膀胱充盈显影较好,膀胱反流造影通常比膀胱排泄性造影更有助于诊断。因为需要下尿管,膀胱造影并不经常使用,特别是考虑膀胱梗阻是由尿道狭窄或前列腺癌所引起时行该项检查。前尿道梗阻可通过逆行尿道造影评价。多数情况下,尿道外括约肌可产生足够的阻力使前尿道扩张,从而显示梗阻段。但逆行尿道造影并不能充分评估后尿道,排泄性或逆行膀胱造影可显示这段尿道。通常将这两项检查结合起来较全面的了解尿道的情况。

3.尿道膀胱镜检查　尿道膀胱镜检查可以直视下了解全尿道和膀胱的情况,了解有无结石,狭窄和前列腺增生。如果发现结石不大,还可以直接在尿道镜下进行碎石和取石治疗。

4.尿道动力学检查　由于梗阻无尿而不能通过测量尿流率了解膀胱出口梗阻情况。这项检查为无创的,其检测逼尿肌压与尿道阻力的差值,其应用膀胱内压描记法去计算逼尿肌压力。该项检查量化了膀胱压力-容积关系。排泄阻力的增加可由解剖上的损伤例如尿道狭窄引起,或由排尿时尿道外括约肌松弛障碍引起。神经系统病变患者可有逼尿肌收缩时膀胱括约肌无力,这种情况更适于用肌电图和尿道压力描记分析。

三、下尿路梗阻急性无尿的治疗

尿道结石多见于男性,多数来自肾和膀胱以上尿路,排出过程中经过尿道时被阻或停留于尿道前列腺部、球部、阴茎部以及舟状窝或外尿道口处。表现为排尿困难、急性尿潴留、剧烈疼痛等泌尿外科急症,以往多采用膀胱切开取石治疗,随着腔内技术的发展,经尿道碎石方法不断更新,许多损伤小、恢复快、并发症少的腔内碎石方法逐步取代开放手术。不论采用什么方法取石或碎石,一定要尽可能采取创伤最小的方法去除结石,避免造成尿道损伤。

少数患者的尿道结石是继发在尿道狭窄部近端或在尿道憩室内形成。治疗方案的选择一定要尽可能同时解除引起结石的原因,避免结石再发。

尿道结石的治疗原则:尿道黏膜组织脆弱,避免其损伤,减少并发症才是关键。故治疗中要注意:①避免盲视下的尿道操作。前尿道可见结石,可采用传统的直视下钳夹法。前尿道不可见结石,视同后尿道结石处理,放弃传统的盲视下的挤捏和钩出法,因盲视下损伤机会大。②避免反复有力的尿道操作,保护尿道黏膜。尿道内不可见结石,无论前尿道还是后尿道,不用传统的硬性和强度大的探条,而代替以柔软光滑的尿管,试顶回膀胱,膀胱镜下再做处理。若阻力大,亦不易强行进入,因其往往提示结石存留时间长,与尿道黏膜有粘连或嵌顿紧密,用尿道探条大力或用尿管反复试插会导致损伤。可见结石即使采用钳夹法,如有阻力,也不应用力操作。避免造成黏膜损伤,造成医源性尿道狭窄。③经尿管尝试不能顶回的尿道结石,用输尿管镜在液压泵的辅助下,不断冲水保持视野清晰,直视在尿道原位行气压弹道碎石。击碎结石后,结石与黏膜的粘连和嵌顿会逐渐松解,自然脱落冲入膀胱,有效地避免损伤尿道黏膜。④体积过大的尿道结石适于开刀手术。碎石治疗费时而有难度,且经常合并感染或憩室,手术取石的同时可切除尿道憩室及行尿道成形术一次解决。

(一)非手术治疗

1.留置导尿管　急性下尿路梗阻性无尿,导致尿路完全梗阻伴有急性肾功能不全需要立即处理,梗阻的部位决定了处理的方法。如果梗阻发生在膀胱远端,传统的方法是留置导尿管即可,这种方法可以缓解尿潴留,同时将结石推回膀胱,择期再行体外碎石或腔镜碎石治疗。

2.钳夹取石　传统的处理思路是根据结石部位采取不同的处理方法。前尿道结石主张力争用挤捏、钳夹、钩出等手法及器械取石,取石过程中要求动作轻柔、操作仔细,钳住碎石后可以在尿道内轻轻旋转,表明异物钳没有钳住尿道黏膜才可以退出,但往往因结石粗糙、嵌顿、局部炎症以及无法直视结石,钳夹黏膜而造成尿道损伤。后尿道结石主张用金属探条将结石推回膀胱,再按膀胱结石处理。但有的结石存留尿道时间长,不好推入或者在反复推入过程中易造成尿道损伤。上述两种方法目前仍在很多基层医院使用,但如果有条件的单位应建议采用腔镜碎石取石治疗。

(二)经内腔镜微创治疗

1.尿道结石的气压弹道碎石　可在局麻下操作,采用8F的输尿管镜,或直工作腔的尿道镜,先用气压弹道将结石击碎,再用套石篮将结石取出。如果结石较大,须将结石击成小的颗粒,利用水压将结石通过输尿管镜和尿道之间的空隙冲出体外。

2.激光碎石　尿道结石的激光碎石治疗须在鞍麻或硬膜外麻醉下操作。可将结石粉碎成粉末状,并用水冲出。

3.超声波碎石　超声碎石的优点是将结石粉碎成粉末状,通过负压吸引将碎石吸出。

4.液电碎石　因为会造成尿道黏膜损伤,仅用于膀胱结石碎石治疗。

(三)开放手术治疗

1.膀胱造瘘术　可采用膀胱穿刺造瘘或开放造瘘术缓解急性尿路梗阻性无尿,待择期行尿道碎石。

2.尿道切开取石术　包括尿道外口切开取石术和经会阴尿道切开取石术,以及经耻骨上尿道取石术,此方法适于后尿道结石,须配合尿道探子将结石推回膀胱取出。

尿道结石的治疗应根据不同医院的具体条件决定是否需要手术或内腔镜治疗。急性下尿路梗阻性无尿,导致尿路完全梗阻伴有急性肾功能不全需要立即处理,梗阻的部位决定了处理的方法。如果梗阻发生在膀胱远端,传统的方法是留置导尿管即可,有时需行耻骨上膀胱造瘘术。随着内腔镜碎石技术的发展,很多尿道结石和膀胱结石都可以急症碎石,并同时立即缓解由于梗阻造成的无尿。

(李雪锋)

第四节　肾输尿管结石合并急性肾盂积脓

脓肾是输尿管结石最严重的并发症之一,占梗阻性脓肾的60.5%,致病菌以大肠杆菌多见。由于尿液在肾盂内的长期积聚及结石本身的原因,导致肾盂感染,使肾脏积脓。细菌可逆行至肾集合管,肾小管,使之发生感染。而结石引起泌尿系梗阻导致肾盂内压力增高,引起脓性尿液的重吸收、肾盂和淋巴逆流,肾盂和静脉逆流以及可能的脓性尿液外渗可使尿液和细菌直接进入肾实质或血液,导致化脓性肾炎和脓毒血症。而肾盂内压力的升高又降低了药物到达肾脏的量,会导致快速的肾功能损坏甚至致命的脓毒血症,进而出现感染性休克,多脏器衰竭等严重后果。重症脓肾有两种类型,一是临床上出现持续高热等菌血症危象,病情重,抗生素治疗效果不佳,谓症状型重症脓肾。二是并发肾周围炎或肾周脓肿,导致患肾与周围组织严重粘连,肾功能基本消失,手术切除患肾相当困难,谓手术型重症脓症。症状型重症脓肾的治疗,单纯抗生素治疗效果不佳,需急诊输尿管内插管或经皮肾穿刺,并发症多。

既往较多作者认为大多数脓肾需早期切除,但是随着近年来多种广谱抗生素的问世,引流方法的改进、腔内技术的进展以及诊断手段的提高,脓肾行保肾手术治疗成功率大大增加,使保肾手术在脓肾的治疗中占有重要地位。近期文献报告 75% 临床上结石引起的梗阻性肾积脓患者最终可保存肾功能。这是由于在肾盂内高压的同时,肾脏本身具有的反流机制(此时尿液大部经肾盂静脉回流)及肾盂的进一步扩张,使肾小球与肾小管间的压力差一直存在,因此肾小球仍能保持一定的滤过功能,在肾组织未完全破坏的情况下解除梗阻及控制感染后,肾功能有可能得到不同程度的恢复。因此,在脓肾的治疗上,以及时解除梗阻,保留肾功能和阻止感染扩散为原则。

因此,近年来多采用迅速引流尿液,积极全身抗感染治疗等支持治疗来进行保肾治疗。目前常用的解除输尿管梗阻引流的方法有:经皮肾穿刺造瘘术,膀胱镜下逆行插管引流,开放性手术取石引流,输尿管镜碎石、取石术或输尿管镜下留置双 J 管后配合体外震波碎石等。脓肾患者的病情各不相同,因此需要用不同的方法来治疗不同类型的患者,比如肾盂铸型结石引起的脓肾可考虑经皮肾造瘘术,并做好充分的引流,二期进行碎石术;下尿路结石可考虑进行输尿管镜治疗;结石较小,逆行插管成功后可选择体外震波碎石治疗;全身情况差可先行经皮肾穿刺造瘘术,等到全身情况改善后再施行二期手术。脓肾治疗仅仅单纯解除结石梗阻尚有不足,由于患肾功能不良,血液内有效抗菌药很难到达患肾集合系统,常导致感染难以控制,另外患肾缺乏的有效冲刷,感染易反复发作,脓尿迁延不愈。因此强调充分的引流冲洗及抗菌药应用,亦是保肾成功的关键。一般认为保肾成功与否主要取决于:术前充分准备和准确把握保肾指征;术中解除梗阻和正确留置内外引流管以及术后保持患肾通畅引流;积极的抗感染治疗等三方面。当然对于肾功能丧失的患者,控制感染后还应在二期行肾切除术,但可以降低直接进行一期肾切除手术的危险性。对于症状型脓肾出现感染性休克征象者,应争取早期发现,及时给予抗休克治疗。

一、外科急症引流

(一)适应证

1.脓毒血症　指对感染的全身炎症反应和全身炎症反应综合征(SIRS),包括以下两项或更多:①体温高于 38℃ 或体温低于 36℃;②心率大于 90 次/分;③呼吸急促,呼吸频率大于每分钟 20 次,或者过度换气,部分 CO_2 分压低于 32mmHg;④白细胞计数改变,大于 $12.0 \times 10^9/L$ 或低于 $4.0 \times 10^9/L$ 或者不成熟中性大于 10%。

2.输尿管结石合并梗阻继发感染患者　白细胞计数大于等于 $17.0 \times 10^9/L$ 或者体温大于等于 38℃,而抗生素不能有效控制者。

(二)引流方法

1.肾造瘘术　肾积脓的外科干预可追溯到 1906 年,Albarran 首先采用肾造瘘术,患者稳定后实施肾切除术。随着经皮肾造瘘术的发展,经皮肾造瘘术代替开放肾造瘘术。也有一些人认为,开始就进行肾切除术较肾造瘘术后再进行肾切除的相关并发症更少。因此,开始就进行肾切除术成为了肾积脓的首选。然而暂时性肾脏引流为保留一定的肾功能提供了可能。Camunex 等采用经皮肾穿刺引流术治疗 73 例肾积脓,挽救了 83.1% 的肾单位。同样地,Lezin 等对 23 例肾积脓患者采用经皮肾引流后挽救了 78.3% 的肾脏。事实上,经皮肾穿刺造瘘术减少了革兰氏阴性菌所引起的脓毒血症的死亡率,分别为经皮肾穿刺造瘘术组 7.4%,抗生素和激素治疗组 40%,开放造瘘组 12.5%。经皮肾造瘘术有以下优点:①引流肾脏集合系统的脓液,通过肾造瘘管造影明确梗阻原因和部位,根据 24 小时患肾造瘘管引流的尿量情况判断患肾功能的转归。②如果有必要该引流管可进行冲洗,缓解暂时的梗阻,同时可利用肾造瘘通道注入抗生素加强局部抗感染治疗,并可进行溶石或经皮肾镜取石术。③管道可以根据需要使用不同管径(8～12F),一般较逆行插管管径粗,利于引流。④可以避免对梗阻输尿管操作可能引起的穿孔和加重感染。⑤可以采用局麻治疗,不需要麻醉师和全麻,可能能够避免带来的血流动力学不稳定。

术后肾造瘘管留置时间一般为2周左右,拔管前一般先夹管1~2天,观察该肾引流是否通畅,再决定是否拔除。

虽然经皮肾造瘘术没有较高的并发症,但是经皮肾造瘘术仍有一定的危险性。Lee等回顾了160例(169次)急症行经皮肾造瘘术的患者,其中69例(43%)存在梗阻和感染。98%成功放置,严重并发症是出现脓毒血症(3.6%,术前没有)、出血而需要输血(2.4%)。次要并发症为27.7%,包括导管脱出(4.8%)、尿外渗(4.3%)、肺炎/肺不张(1.8%)、胸腔积液(1.2%)、麻痹性肠梗阻(2.4%)、持续6小时以上的发热(12.6%)。Yoder等回顾报道了70例经皮肾造瘘术治疗肾积脓的患者,并发症发生率为28%,包括感染性休克(7%)、出血性休克(1.4%)、低血压(2.9%)、发热/寒战(14%)。

2.膀胱镜下逆行插管引流 随着内引流管的发展,也有人认为在膀胱镜下置管可替代经皮肾引流。早期的导管放置困难,也容易出现远近距离的移动。而新导管的出现可以更容易放置,位置也更可靠。逆行插管采用内引流可以使患者更加舒适,有更低的并发症。但是,内引流不能对引流效果进行评估,而且膀胱镜下行逆行插管引流有一定盲目性,对于输尿管结石停留时间较长,局部已有炎性水肿和息肉形成的患者,输尿管导管通过结石的可能性小,也容易造成输尿管黏膜下损伤和假道,甚至穿孔。一个23例患者逆行插管的报道显示,逆行插管的失败率较高,可达30%。Pocock等报道在138例各种梗阻患者的插管中出现8例(5.8%)穿孔。碎石术前插管穿孔率为2%~8%。导管移位0.1%~7%。导管堵塞1%~7%。膀胱刺激症状和疼痛包括肋缘下痛为17%~19%,耻骨上痛20%,尿频42%,血尿42%。

逆行插管后患者保持半卧位和留置尿管,有助于防止逆流引起肾盂感染。双J管留置期一般不超过6个月,国产管在4~6周内取出,以免在管壁形成结石,造成拔管困难。留管期间积极二期处理相关结石。

3.输尿管镜碎石、取石术 输尿管镜取石术治疗梗阻性肾积脓具有损伤轻,引流畅,恢复快,痛苦少等优点。但当肾盂内压力超过35~55cmH$_2$O时即会出现肾静脉反流,加重全身感染。因此,实际应用时必须控制灌注压力,以免引起肾静脉、肾小管、淋巴管的反流使感染扩散。也有人认为结石梗阻性肾积脓时,肾盂内压力已经增高,但肾乳头的"瓣膜功能"可起防止反流的作用,只要术中控制低压灌注,操作轻巧,避免损伤输尿管,松动结石后,先引流肾内脓液,降低肾盂压力后再恢复灌注,并应用抗生素,手术还是安全可行的。有人认为该方法仅适于输尿管下段结石梗阻性肾积脓病例,且结石较小(<0.6cm左右),可以一次完成取石及引流者。对于较大结石需用超声碎石的患者,以及中上段结石梗阻感染病例估计较长时间操作者,宜先插输尿管导管引流,控制感染后再行取石术。为了减少并发症,在治疗过程中应注意以下几点:①术前应用抗生素及必要的支持治疗,这有利于改善全身状况和降低手术危险性;②利用液压灌注泵水压扩张输尿管口,减少输尿管口机械性损伤;③操作中如遇阻力,不可强行进镜或退镜,应摆动式进退镜,尽量使导丝位于视野中央;④保持视野清晰,对活动的结石采用旁敲侧击碎石,提高碎石成功率,避免碎石探杆误伤输尿管壁;⑤因患者体质通常较虚弱,手术者必须熟练掌握输尿管镜碎石、取石术的操作技能,手术时间应尽量缩短;⑥当输尿管镜进入输尿管后,应尽量降低冲洗液的压力及流速,减少结石返回肾内的几率,同时可减少术中、术后的并发症,如冲洗液外渗、菌血症等;⑦对病情严重者,可先行经皮肾穿刺造瘘引流脓液,待病情稳定后再行输尿管镜碎石、取石术,术后用生理盐水自肾造瘘管进行冲洗,有利于肾内感染的迅速控制及残留结石碎片的顺利排出。

4.开放取石术 开放手术创伤较大,而此类患者中毒症状加重,全身状况差,手术危险性及并发症的发生率较高。目前已很少作为常规引流方式,往往作为上述几种方法失败或没有内腔镜条件的医院进行急症引流的方法。

也有研究结果显示:输尿管插管和经皮肾穿刺在效果上没有明显区别。包括体温和白细胞恢复正常、并发症发生率、患者不适(除经皮肾造瘘者诉腰痛外)。选择哪种方法可能主要取决于血小板减少情况和结石大小。血小板在抵御微生物方面具有重要作用,细菌或病毒引起的急性感染可以使巨核细胞生成受到抑制,血小板更新加快。因此,血小板减少可以作为一个多器官障碍严重程度的指标。另外还应根据医院和患者情况,如果患者可能需要经皮肾碎石术最好采用经皮肾造瘘术。如果患者只是一个孤立输尿管结石,将来可能采用体外震波或输尿管镜碎石,则最好采用输尿管逆行插管。放射科和泌尿科医师的经皮肾造瘘技术的熟练程度也是选择经皮肾造瘘术的一个影响因素。一些社区医院缺乏相应的放射科医生,输尿管插管则可能成为唯一的可选方法。

虽然经皮肾穿刺造瘘术并发症高于逆行插管,但是严重的并发症两者都很低。在一些医院,对于感染的肾积水患者,也就是脓肾,开始试图逆行插管。如果成功,结合全身抗生素治疗,患者可能会治愈。但是,经皮肾穿刺造瘘术常常是更必要。多数情况下是脓肾的选择。经皮肾穿刺造瘘术优于逆行插管有以下理由:①脓肾往往意味着输尿管堵塞,插管困难或不可能。另外,试图通过梗阻的输尿管增加了并发症的危险。②脓肾引流的东西往往较黏稠,因此,有效的减压往往需要较粗的导管,输尿管导管常规是 8F,而经皮肾造瘘术常规使用 12～14F,大孔径导管不太容易被黏稠物堵塞,引流更加快速。③经皮肾造瘘术能够准确估测感染肾脏的引流情况,通过监测引流导管量可以感染物的量和治疗后的尿量。而大多数输尿管插管是内引流,很难准确估测感染肾脏的引流情况。

到目前为止,一般认为经皮肾穿刺造瘘术还是多数患者的选择,虽然输尿管插管的并发症低于经皮肾造瘘术,但是选择引流方法最应该考虑的问题是引流是否充分。另外,也有人在解除梗阻后采用肾造瘘管和输尿管内置双 J 管相结合行造瘘管低压冲洗,保持引流通畅,同时配合敏感抗生素。其优点是:①利于术后脓苔、残留结石排出,有助于减少漏尿、感染及狭窄等并发症。②由于是对冲引流,避免了肾盂内压力过高所引起的感染扩散,而且局部应用抗菌药可获取更好的疗效。③双 J 输尿管支架管可有效防止输尿管"石街"形成,最大限度保护肾功能。近几年,应用输尿管镜技术治疗结石梗阻性肾积脓也是一种引流的新方法,具有解除梗阻、充分引流脓液并同时去除结石的优点,掌握好适应证、谨慎采用也有一定的应用前景。

虽然多数人认为梗阻性感染应积极引流,但是也有人认为对于梗阻性感染进行急症强制性引流并不是绝对通用。1983 年 Klein 等对 16 例梗阻合并感染的患者进行了水化和广谱抗生素治疗,所有患者反应良好,11 例患者在 48 小时内自行排出了结石。

总之,结石性脓肾的保肾治疗需注意以下几点:①早期诊断和治疗肾盂积脓是防止肾功能不可逆性损害和预防脓毒症以及减少肾切除率的关键;②诊断脓肾:当穿刺抽出脓液时,即可诊断为脓肾;③提供病原菌信息,用于指导临床用药;④一期手术及二期手术的经皮肾造瘘能第一时间解除梗阻,有助于改善全身情况和控制感染,对成功保肾意义重大;⑤充分掌握保肾条件,如不能确定患肾有否功能,则术前行肾造瘘,可评估脓肾的残留肾功能;⑥对危重、不能耐受手术的患者,可行经皮肾造瘘作为一种过渡性治疗。

二、抗感染治疗

抗生素的使用原则:感染是导致感染性休克的基本原因,及时选用足量有效的抗生素积极控制感染,是决定治疗成败的关键。若抗菌药物使用不当,感染未能有效的控制,即使血液已恢复灌注,循环障碍已解除,血压仍会升而复降,休克反复,甚至可以加重。抗生素应早用、足量(首剂可给冲击量)、联合、静脉给药、疗程足够。为保持一定的血药浓度,给药速度不宜太慢,一次给药可在 30～60 分钟内滴入,并根据抗生素的种类,分次投药,一般6~8小时一次。有肾功能不全时,对肾脏有毒性的药物要慎用,如必须使用,则应根据肾脏损害的程度,适当减少用药剂量及延长用药时间。对于轻度肾脏损害者,可用原剂量的1/2;中度肾脏损害时用1/2~1/5量;重度肾损害则只能用1/5~1/10量。此外,如有脓肿,胸、腹腔化脓性感染病灶存在时,则应及早切开引流或穿刺抽吸积脓。

抗生素的选择:由于治疗大多是在病原学诊断或药敏结果未明确前开始的,因此,基本上都属于经验治疗的范围。近年来,由于广谱、强有力的抗生素的广泛使用,某些细菌感染的临床表现不再具有特征性,感染时的菌谱构成及其抗生素的敏感性也发生了明显的变化。因此,越来越多的菌株出现耐药,而且是多重性的耐药菌株,这些均给传统上的经验用药提出了挑战。此外,革兰阴性细菌对临床常用的大多数抗菌药物的耐药率也高达50%以上。因此,按一般经验治疗时应采用广谱抗生素,而一旦获得可靠的病原学诊断依据,则应改用针对性的、相对窄谱的抗生素治疗,即目标治疗。两者是整个治疗过程的两个阶段,是有机联系和统一的。经验治疗前应尽可能留取血、尿等标本做病原学检测,待病原菌明确后,再根据药敏结果针对性地应用抗生素。一般来说,革兰阴性菌感染可选用氨基糖苷类抗生素与广谱青霉素或头孢菌素类联合用药。由于氨基糖苷类抗生素具有耳、肾毒性副作用,因此,为慎重起见,原则上6岁以下的儿童不用氨基糖苷类抗生素,6岁以上的儿童慎用。临床较常用的有庆大霉素和丁胺卡那霉素。庆大霉素虽价格低廉,但对其耐药的菌株(如绿脓杆菌、肠杆菌)逐年呈上升趋势,近年已逐渐废弃。如伴有肾功能不全,可选取用第三代头孢菌素类,如头孢他啶、头孢哌酮钠,头孢曲松等。但近年来由于第三代头孢菌素广泛应用,导致产超广谱 β-内酰胺酶(ESBLs)的革兰阴性菌呈逐年增多趋势。对产 ESBLs 革兰阴性菌感染者宜选用如亚胺培南、美罗培南等碳青霉烯类抗生素,也可以选用 β-内酰胺类、β-内酰胺酶抑制剂的合剂或者头孢霉素类、第四代头孢菌素(马斯平)、环丙沙星、阿米卡星等治疗。此外,还可以根据药物敏感的范围进行试验试用。大肠杆菌仍然是肾盂肾炎的主要致病菌,其对萘啶酸类、第3代头孢菌素类、链霉素类抗菌药和亚胺培南、氨曲南等敏感。

三、感染性休克的预防和治疗

感染性休克的定义:1991年美胸科学会和危重医学学会联合讨论提出以下概念:①全身炎性反应综合征(SIRS):包括下述两种或两种以上的临床症状:体温>38℃或<36℃,心率>90次/分,呼吸>20次/分或 $PaCO_2$<32mmHg,WBC>$12×10^9$/L 或<$4×10^9$/L 或幼稚细胞>10%;②脓毒症:由感染引起的SIRS;③感染性休克:脓毒症伴有低血压,即在充分补液及排除其他原因后,收缩压<90mmHg 或较基础值降低≥40mmHg,并伴有组织灌注不足的表现,如乳酸酸中毒、尿量减少和神志淡漠等。

感染可引起细菌毒素释放,激活机体的免疫系统引起中性粒细胞、巨细胞和内皮细胞释放细胞因子、炎性介质,引起以下心血管系统的一系列改变:①血管扩张,对血管活性物质反应性降低;②小动静脉扩张,毛细血管通透性增加,有效循环容量降低,③心肌抑制因子和一氧化氮的负性肌力作用使心肌收缩降低。感染性休克时,机体需氧量增加,但氧供给下降,组织对氧的摄取和利用能力受到严重损害,无氧代谢增加导致血乳酸含量升高,细胞缺氧和坏死,最终演变为多器官功能障碍和机体坏死。至今,感染性休克的死亡率仍然较高。

感染性休克是由病原体及其毒素或抗原抗体复合物在人体内引起的以微循环障碍为主要临床表现的危重综合病症。当确立感染性休克的诊断时,需立即积极救治,力争尽快改善循环状态,在十几个小时内纠正休克。

1.严密监护及应急治疗　安置患者于平卧位,下肢略抬高,呈头低足高位。伴呼吸困难或心力衰竭者可半卧位。予以保暖。安静休息,供氧治疗,并及时吸痰,保持气道通畅,以利提高氧疗效果;尽早建立静脉通路,必要时采取深静脉穿刺置静脉导管来保障静脉输液和用药。以物理降温法控制高热,同时密切监测患者的意识、体温、血压、脉搏、呼吸、尿量,有条件时监测中心静脉压或有效血容量、动脉内压力、肺毛细血管嵌楔压及心功能状况,同时追查心电图、动脉血气分析等。

2.迅速控制感染 应用广谱、高效抗生素要早期、足量、联台、静脉用药,待致病菌和药物敏感试验检测结果出来后,依据病情适当调整抗生素,合并厌氧菌感染者可联合应用抗厌氧菌的基本药甲硝唑,力争迅速控制致病菌。患者在感染性休克状态选用抗生素一定要注意患者的肾脏功能情况,分析其能否耐受所用的抗生素或有无肾脏损害,肾脏排泄药物能力是否降低,依此酌情调整药物种类、剂量及用药天数。同时还要注意抗生素的其他毒副作用或过敏反应,以及发生二重感染的迹象。

3.抗休克治疗

(1)扩容治疗早期补足有效血容量,维持正常的微循环灌注:成人常选用706代血浆500ml/日或低分子右旋糖酐500～1000ml/日(用药前需做过敏试验)等胶体液,必要时可选血浆、白蛋白或全血。也可选生理盐水等晶体液或配伍5%或10%葡萄糖或5%葡萄糖盐水溶液,最好在中心静脉压监测下补液,对心、肾功能健全的中青年休克者最初2～3小时可输入500～1000ml左右液体,全日总液量约3000ml左右。对高龄或心、肾功能欠佳者宜应适当减慢补液速度并严密观察心、肾功能变化,保持中心静脉压在12cmH$_2$O左右,力争在2～3患者小时内改善患者的微循环状态,十几小时至24小时内纠正休克。当患者的四肢逐渐温暖,皮肤发绀消退,尿量增加,每小时达30ml以上,脉搏逐渐有力,每分钟速率低于100次,收缩压维持在90mmHg以上,脉压差大于30mmHg时,说明扩容治疗较为适宜。

(2)及时纠正酸中毒:感染性休克发生酸中毒多选用5%碳酸氢钠,可依酸中毒的轻重调整给药剂量。轻度酸中毒每日给药200～400ml,重度酸中毒每日约给600ml,分2～3次静脉点滴,有条件时应参考血二氧化碳结合力,动脉血pH和血气分析调整碳酸氢钠的用量。

(3)应用血管活性药:选用血管活性药需保障患者的有效血容量,及时纠正酸中毒:①血管舒张药:此类药可解除血管痉挛,改善组织、细胞的灌注,减轻心脏负荷,改善肺水肿,使心排出量增加。但禁用于低血容量,高排低阻型休克。②阿托品:每次给0.5～1mg或山莨菪碱(654-2)每次5～10mg,依病情15～20分钟重复1次,观察患者如为面色红润、尿量增加、四肢温暖、血压回升时,逐渐减量及延长给药间隔时间至停药:若用5次以上效果不佳时应考虑换其他血管舒张剂。用本类药需注意心率变化及其他副反应,患青光眼者禁用。③多巴胺20～40mg加入5%葡萄糖200～500ml液中静脉点滴,依治疗反应和病情调整剂量。④多巴酚丁胺按每分钟每公斤体重5μg左右给药,并依病情调整剂量。⑤血管收缩药:此类药可使血管收缩。对循环灌注不利,从理论方面看不利于纠正休克,但临床上对于高排低阻型休克或已适当补充血容量但血压仍不回升或为应急促使血压升高来保障生命器官的血液供应时,可暂时低浓度、小剂量应用收缩血管药或酌情与舒张血管药联合应用。常选间羟胺10～20mg加入葡萄糖溶液中静脉滴入。休克纠正后逐渐减量至停药。

4.应用皮质激素 酌选氢化可的松5～10mg/(kg·d)或地塞米松0.2～0.5mg/(kg·d),分次静脉途径给药,依病情调整剂量,或者采用大剂量皮质激素甲泼尼龙20mg/(kg·d)加入葡萄糖溶液500ml中静脉滴注。多采用给药2～3天短程疗法,并配合其他抗休克措施。

5.维护重要脏器的功能

(1)心:休克后期显示不同程度的心功能不全,需调整输液速度,在补足血容量的同时酌加血管舒张药有助于纠正休克和降低心脏负荷,改善心功能。发生心力衰竭时可予吸氧、毛花苷丙强心、速尿利尿,氨茶碱止喘等,忌用吗啡。

（2）肺：保持气道通畅，迅速给氧，必要时气管插管或切开，辅以呼吸机治疗，纠正低氧血症和高碳酸血症。控制肺的炎症，应用皮质激素等也有助于保护呼吸功能，但忌用吗啡类药物。

（3）肾：监测尿量变化，追查尿常规和肾功能，纠正肾衰竭。

（4）脑：保护脑细胞，防治脑水肿，酌情选用脱水剂降低颅内压力。

6.应用纳洛酮　本药可拮抗机体在休克应激状态下释放 β-内啡肽类物质的作用，迅速逆转内啡肽对呼吸和循环系统的抑制作用，对纠正休克是有益的。给药方法：纳洛酮 0.4～0.8mg 静注或静滴，重症者酌用 0.8～1.2mg，依据病情间隔 1～2 小时，需要时重复用药。

7.连续血液净化（CBP）　CBP 能够缓慢、持续、等渗地清除溶质，血浆晶体渗透压改变慢，细胞外液容量变化小，血流动力学稳定，即使是血压低的患者亦能良好耐受。CBP 通过不断地清除氮质代谢产物和毒素，纠正酸中毒，从而改善内环境，往往可以使休克得以迅速纠正。因此，有人推荐对于重症感染患者经过积极抗感染治疗仍不能控制病情而发展成感染性休克的患者，应及早进行 CBP 治疗，以免造成肾脏等多器官的不可逆损害，同时也可提高救治的成功率。

四、肾切除术

直到 20 世纪 80 年代早期，肾切除术一直是结石性脓肾的主要治疗方法，曾有报告肾切除率高达 86.84%（33/38）。围手术期并发症多，包括出血、损伤邻近器官、感染性休克等，病死率很高。过去症状多不易控制，反复发作，病程长，肾脏功能受损严重，造成肾切除率高。目前认为，只有对于患肾功能极度减退，经皮肾造瘘后肾功能好转不明显，尤其是肾盂尿量在 200ml/24h 的患者，才宜将患肾切除。这是由于患肾缺乏尿液的有效冲刷，感染易反复发作，甚至继发脓毒血症，后果严重的缘故。

脓肾的肾切除手术难度较大，可采用以下方法：①选择良好暴露的腰部切口及创面止血：选择 11 肋间切口入路，可获得良好暴露。术野出血往往为创面渗血，采取用血垫填塞止血，待阻断肾蒂后渗血一般可停止，遇束状组织予钳夹结扎。②被膜下肾切除：这是手术成功的关键，尤其右侧脓肾切除时，可防止下腔静脉和十二指肠损伤。肾周炎症时，肾被膜水肿增厚，且与肾周组织粘连更甚。手术时找到被膜下分离平面，并紧贴被膜下分离，直视下耐心仔细分离。必要时深部巨大脓肾需切开排脓，有利于深部显露和直视操作。当一个分离"平面口"困难时，可另辟一相对容易分离的"平面口"操作，依此多个分离"平面口"交替进行分离，往往有"山重水复疑无路，柳暗花明又一村"的感觉，接近肾门时出被膜。③灵活阻断肾蒂：因肾周炎症，肾蒂往往水肿粗短脆弱，并与周围组织粘连，采用一般肾切除的三钳法比较困难。必要时可仅上一把肾蒂钳，采用多重分束缝扎肾蒂。必要时可采取导尿管捆扎、手捏、肾蒂钳或弧形长钳等相互配合阻断肾蒂而完成手术。

（张贺清）

第五篇　骨外科

第二十五章　上肢损伤

第一节　肱骨干骨折

一、应用解剖

肱骨干上端起始于外科颈,下端止于肱骨内外侧髁上缘连线。上半部分呈圆柱形,下半部分呈三棱柱形。体中部的前外侧面有呈"V"形的三角肌转子,为三角肌在肱骨的附着点。该肌止端处的凹陷是一个重要的解剖标志,它相当于肱骨的中段,是肱肌和喙肱肌的起止点及滋养动脉进入肱骨的位置。于此平面,有桡神经和肱深动脉经桡神经沟绕过肱骨背面,尺神经向后穿内侧肌间隔离开肱骨。肱骨下端前后扁平微向前倾,形成两个关节面,参与组成肘关节;其两侧突起为内、外上髁,并分别向上延为内、外上髁嵴。

肱骨的血供主要来自滋养动脉、干骺动脉及骨膜动脉 3 个系统,上端的动脉主要来自旋肱后动脉,经小孔入骺端,故此处血供好,骨折愈合较好。肱骨体的血供主要来自肱动脉及肱深动脉发出的滋养动脉,经滋养孔入骨干后分为升、降两支,并与两端的骨骺动脉及骨膜动脉相吻合。肱骨下段的动脉主要来自肱深动脉及尺侧副动脉等。

当肱骨在不同水平发生骨折时,肱骨上的不同附着肌肉将断端向不同方向牵拉而产生不同的移位。当骨折位于三角肌止点以上时,近骨折段受胸大肌、背阔肌和大圆肌牵拉而内收,远骨折段受三角肌牵拉而外展,但因同时受肱三头肌、肱二头肌和喙肱肌的牵拉而使两骨折段重叠。当骨折位于三角肌止点以下时,三角肌牵拉近骨折段外展,远骨折段受肱三头肌和肱二头肌牵拉而向上移位。

二、损伤机制

肱骨骨折最常见的损伤机制是直接暴力,如棍棒的直接打击、机械挤压、高处坠落伤、刀等锐器的砍伤。此类骨折中开放性骨折的发生率高于闭合性骨折,而且骨折线多为横行骨折或粉碎性骨折,肱骨中上段更为多见。而摔倒时手或肘部着地暴力向上传导多引起肱骨中下段斜形或螺旋形骨折,多伴有蝶形骨折片。此外,两人之间强力掰手腕、运动员投掷标枪等亦可引起。

三、分类

肱骨骨折与其他部位的骨折一样,根据不同的分类标准有多种骨折分类。最常见的按骨折的部位分为：肱骨上段骨折、中段骨折和下段骨折。根据骨折端是否与外界相通而分为开放性骨折和闭合性骨折。按骨折线的形状分为：横断骨折、螺旋形骨折、粉碎性骨折和多段骨折。根据是否有病理因素的存在而分为创伤性骨折和病理性骨折。

AO 的骨折分类则根据骨折的部位和类型将每个骨折予以统一的标准化分类。前两位代表骨折的部位，后三位代表骨折的形态特点。肱骨干为 12，表示骨折形态的第三位为型（以 ABC 表示），第四位和第五位分别表示组和亚组。随分类的数字越大则损伤的能量越大，骨折越严重。这样的统一分类有助于不同学者之间的交流和资料的积累。

四、临床症状和体征

和其他骨折一样，肱骨干骨折可出现疼痛、肿胀、活动受限、局部压痛、畸形、反常活动及骨擦音等。此外，还应仔细检查前臂及手的血管神经功能，以免遗漏肱动脉、桡神经损伤患者。对于间接暴力受伤的患者还应仔细检查从手、腕、前臂、肘部、上臂至肩关节锁骨在内的暴力传递的整个上肢，以免遗漏。有些骨折不一定有明显的体征，对于怀疑骨折的患者应该常规行肱骨 X 线片检查，而不应强求骨折的特有体征，以免加重患者的痛苦和损伤。X 线片应包括肱骨上、下端。对于高度怀疑的患者，应在石膏等保护下 2 周后复查 X 线片。

五、治疗

肱骨干骨折的治疗方法主要可以分为保守治疗和手术治疗。保守治疗主要有石膏、牵引等。手术治疗的方法主要有钢板、髓内钉、外固定支架等。在具体治疗中应根据骨折的类型、病人的职业对治疗的要求、医生的经验、医院的医疗水平和设备、患者的期望值等具体情况具体分析。总的原则是：用最简单、最安全的方法尽最大努力地恢复患者肢体的功能。

1. 保守治疗　由于肩关节的功能代偿，在四肢骨折中，肱骨达到功能复位的标准最低。一般认为肱骨短缩＜2cm，侧方移位＜1/3，前后成角＜20°，外侧成角＜30°，＜15°的旋转畸形都是可以接受的，对功能无明显影响。

保守治疗优点是费用低，免于开刀的痛苦和恐惧，以及可以避免手术失败带来的桡神经损伤、感染等不良后果。但治疗期间患者生活质量较低，如采用悬垂石膏等治疗患者夜间无法平卧等。

保守治疗的适应证：移位不明显的简单骨折和有移位的骨折（经手法整复后达到功能复位的标准）。

常用的治疗方法：

(1)悬垂石膏：1933 年首次用于治疗肱骨干骨折的悬垂石膏是非手术疗法中使用较多的一种。这种石膏固定术对于较大斜面的肱骨骨折的疗效要比横形及短斜形满意。常见的缺点：石膏笨重，引起病人的不适及肩关节功能障碍；一部分骨折成角愈合；石膏很难做到稳固固定，病人肥胖时尤其如此；一些病人因骨折断端分离导致延迟愈合或不愈合；尤其在老年人，应防止肩关节半脱位。悬垂石膏为管形长臂石膏，上自骨折近侧至少 2～3cm，下至腕部，在腕桡侧加环，经环将伤肢悬吊于胸前，利用石膏的重量做持续牵引。在石膏固定后的 2 周内，病人只能取坐位或半卧位而不能平卧，且可通过改变石膏的厚度来调整牵引的力量。

(2)手法复位和小夹板固定：采用相应手法整复移位，再在上臂前、后、内、外侧共用 4 块小夹板做外固定，扎带松紧要适宜，过松可引起再移位，过紧可影响患肢的血循环，熟悉小夹板固定方法，并注意定期观察,常能获得满意疗效。此法比用石膏或牵引更方便。

(3)其他方法:有"U"形石膏、塑料支架、肩"人"字形石膏、胸肱石膏、尺骨鹰嘴骨牵引等。

2.手术治疗　尽管非手术疗法相关类型的肱骨骨折愈合率较高,并发症少,但仍有一部分肱骨骨折需行手术治疗。切开复位内固定的适应证:①保守治疗不能达到满意的对位和对线;②合并的肢体损伤需要早期活动;③多段骨折;④病理性骨折;⑤骨折伴有大血管损伤;⑥伴发损伤的治疗要求卧床休息;⑦漂浮肘。有些肱骨干骨折伴有肘关节骨折,需要早期活动该关节,是内固定的相对适应证。严重的神经疾患,如不能控制的帕金森病,不可能配合闭合方法治疗,也可以是一个适应证。同时做上肢和下肢牵引常很困难,在这种情况下,对肱骨干骨折也可选用切开复位内固定治疗。

对于长斜形骨折可以有限切开,用螺钉对骨折端进行加压固定。

钢板内固定术:钢板内固定术为手术疗法中的常用方法,以 AO 动力加压钢板为代表,骨折愈合率可达 96% 以上,不愈合率为 6.7%～10.2%。钢板内固定术相比较而言对手术操作要求高,发生并发症的机会多,特别是桡神经损伤,可达 10%～16%,骨髓炎的发生率为 6.9%,再次取钢板有损伤桡神经的危险。

髓内针技术:治疗长骨骨折的髓内针技术由 Rush 及 Kuntscher 首先创立,他们分别采用的是弹性及钢性髓内针。髓内针技术与钢板内固定相比,有几个明显的优点,较少的创伤便可复位骨折端,保护了骨外的血运,神经血管损伤的可能性减少。虽然肱骨的解剖结构适于行髓内针固定,但由于髓内针抗旋能力差、易滑出等缺点,过去使用较局限。Stern 等 1984 年对 70 例行髓内针固定的肱骨骨折进行回顾性研究表明,并发症的发生率为 67%。

为了解决髓内针抗旋能力差及易滑出的缺点,人们对髓内针技术进行改进,逐步采用多根 Ender 髓内针技术,继续发展了带有交锁装置的髓内钉,这样便达到抗旋、防滑、稳定固定的目的。有不少学者报道此技术疗效优良,但 Robinson 等的报道中 30 例病人有 12 例因锁定不良针尾撞击肩部引起疼痛,导致肩关节功能障碍。5 例病人虽固定良好,但肩关节功能仍恢复较差,提示手术进针时肩袖损伤。术后的并发症为 87%。现在还有膨胀自锁髓内钉,依靠髓内钉与骨髓腔之间的摩擦力达到稳定,目前还需进一步的随访观察。

髓内钉可由骨的任何一端插入,但我们通常愿从近端插入。若从远端插入,髓内钉必须有足够的长度,以进入肱骨头的松质骨部,因为肱骨干的近 1/3 髓腔宽大,不能充分固定髓内钉,髓内钉的远端必须与后侧皮质平齐,否则可能刺激肱三头肌。Strothman 等通过尸体研究发现:与完整标本相比,具有逆行入口的标本的扭力降低 30%～40%。

钢板和髓内钉各有优缺点,AO 动力加压钢板抗旋、抗弯性能强,固定牢靠,愈合率高。但操作技术要求高、创伤大、感染等并发症多,尤其是对桡神经的损伤。髓内针技术使手术创伤降低,保护了骨的血运,也使钢板固定术中容易出现的桡神经损伤机会减少。为了更好地抗旋及防止髓内针滑出,交锁钉逐渐代替了以往的髓内针,目前用于肱骨的带锁髓内钉系统有数种,基本概念、适应证和技术操作适用于大多数带锁髓内钉系统。这些系统的不同之处主要在于近端锁钉的方向、钉的横断面形状和远端锁钉的方法。但都有操作易出现失误、手术时间长、在 X 线下暴露时间长等缺点,近端螺钉的拧入还有伤及腋神经的危险。膨胀自锁髓内钉试图靠自身几何形状的设计克服这些缺点,并能达到稳定固定,但实验表明其抗弯、抗旋能力明显劣于交锁钉。

继发于恶性肿瘤的病理骨折通常使用髓内固定。在这种情况下稳定和舒适较最终的愈合更为重要,可对病理性骨折应用甲基丙烯酸甲酯骨水泥嵌合固定髓内钉,以增加稳定性。Dijkstra 等回顾性研究了 37 例病理性骨折或将要骨折的病人,发现放射治疗结合静态带锁髓内钉或动力加压钢板,并加用甲基丙烯酸甲酯骨水泥治疗后,在上臂功能或术后的生活质量方面两种方法并无差别。采用闭合方法不能获得满意复位的多段骨折应该使用髓内钉固定治疗。

外固定支架适用于肱骨严重粉碎性骨折、骨折伴骨缺损、需要多次清创的严重开放性骨折、表面皮肤条件差而不能切开复位的严重开放性骨折。首选单平面、外侧固定的固定架。术中应该注意保护桡神经，桡神经在肱骨中、远 1/3 交界处穿过外侧肌间隔，如有必要，应手术分离。骨折上下端各使用两枚粗的固定架针，距骨折处至少 3cm。如果必要，最近侧的固定针应沿三角肌止点前缘从前外方向插入。对于远侧 1/3 骨折，必须把较低处的固定针从外向内穿过肱骨小头和滑车的中心。滑车的内侧皮质不应破坏，避免损伤尺神经。把较高处的固定针经尺骨鹰嘴窝外侧柱插入，此处要避免桡神经损伤。固定架两端固定针的针距应接近 5cm 或 ＞5cm，防止固定针的失败。固定架固定后，一定不能限制肘关节活动。一旦 X 线显示骨折完全愈合，可去除连接杆，检查骨折是否临床愈合。

六、合并症

1.桡神经损伤　肱骨干骨折合并症中以桡神经损伤最常见。桡神经紧贴肱骨干后方的桡神经沟走行，它在上臂远端穿过外侧肌间隔前行进入前臂的位置相对固定，如遇较大的暴力，骨折移位明显或者搬动过程中缺乏有效'固定，骨折端或骨折碎片直接损伤神经，也可以是锐器等直接损伤桡神经。通常桡神经损伤是挫伤或轻度牵拉伤，也可以是部分或完全断裂。损伤后表现为垂腕、垂拇、垂指、虎口区痛触觉消失。但应注意在屈曲掌指关节的情况下仍能伸指间关节，这是手部内在肌肉的作用。

一般以非手术方法治疗肱骨干骨折，用动力夹板固定腕关节和手指。如骨折已愈合，经 3～4 个月神经功能还没有恢复，可做神经探查。因为神经常仅为挫伤或牵拉伤，其功能可望自行恢复。常规神经探查有可能增加不必要的手术和并发症。早期探查和修复断裂的神经的效果并不比后期修复效果好。保守治疗观察已超过 3 个月，肌电图表现仍无进展时可考虑行神经探查术。

虽然桡神经麻痹一般采用非手术方法治疗，但有 3 种例外情况。如果桡神经麻痹伴有肱骨干开放性骨折，应在创口冲洗和清创的同时探查桡神经；若发现桡神经完整，仅需要观察等待骨折愈合。如有证据表明桡神经被骨块刺破或嵌于骨块之间，则需要早期探查。Holstein 和 Lewis 报道了一种桡神经嵌入肱骨远 1/3 闭合性螺旋骨折的骨块间所出现的综合征。他们指出，桡神经在上臂远 1/3 穿过外侧肌间隔处活动度最小，这些远端 1/3 骨折通常呈斜形和向外侧典型成角，并伴有远侧骨块向近侧移位。桡神经被外侧肌间隔固定于近端骨块，在进行闭合复位时可能被嵌压于骨块之间。在手法整复或上臂悬吊石膏固定之前，桡神经的功能可能是正常的，而在骨折整复后桡神经的功能可能丧失。此时，应该进行神经探查。如果神经嵌压于骨端之间应游离神经，并对骨折做内固定。我们在这种情况下选择加压钢板固定骨折。如果因为一些其他适应证，如多发伤、粉碎性骨折、漂浮肘或大血管损伤等需要切开复位和内固定早期修复肱骨骨折时，也应该做早期神经探查。对开放性骨折进行早期清创时，也应探查神经。

2.血管损伤　肱骨干骨折合并血管损伤是一种紧急情况，需及时恰当的处理。血管造影是检查血管的损伤位置和情况的金标准。但有时由于客观条件限制，不必完全依靠血管造影。一旦怀疑有血管损伤，就应做好手术探查的准备。先行骨折内固定，再行血管修复。

3.骨折延迟愈合或不愈合　肱骨干骨折的发生率相对较高，仅次于胫骨。除了糖尿病、贫血、严重营养不良等全身情况外，主要的局部因素包括以下几点：

（1）骨折部位：肱骨的滋养动脉通常在肱骨中下 1/3 或中点附近的前内侧进入，肱骨中下 1/3 骨折后，该滋养动脉的损伤直接影响骨折断端的血运，容易导致骨折延迟愈合或不愈合。

（2）骨折的严重程度：如高能量的 C 型骨折较 A 型骨折更容易发生延迟愈合和不愈合。

（3）开放骨折：损伤能力大，软组织损伤严重，局部血运差，而且容易发生感染，易于发生骨折不愈合。

（4）手术时广泛剥离软组织，影响骨折端的血供，从而影响骨折的愈合。尤其是要注意保留粉碎性骨折块的血供。

（5）骨折端固定的稳定性：也是影响骨折愈合的重要因素。因此应该掌握手术适应证，选用合理的固定方式，以达到骨折端的稳定固定。

（6）感染：也是影响骨折愈合的一个重要因素，术中应注意无菌操作，对于开放性骨折更应注意清创等操作。

（徐　会）

第二节　桡尺骨骨折

一、概述

前臂与上下尺、桡关节一起具有旋前、旋后功能，对日常生活至关重要。尺桡骨骨折，可视为前臂"关节"的关节内骨折，较其他骨干骨折更需要解剖复位以获得良好功能。

（一）相关关节

尺桡骨在近端由肘关节囊和环状韧带连接，远端通过腕关节囊、掌背韧带及三角纤维软骨复合体相联系。

上尺桡关节由桡骨头的柱状唇与尺骨的桡骨切迹组成。环状韧带与尺骨的桡骨切迹围成一个纤维骨环，包绕着桡骨头的柱状唇。环状韧带约占纤维骨环的 3/4，可适应椭圆形桡骨头的转动。上尺桡关节的下部是方形韧带，其前后缘与环状韧带相连，内侧附着于尺骨的桡骨切迹下缘，外侧连接至桡骨颈。桡骨头的运动范围受方形韧带的制约：前臂旋前时，方形韧带的后部纤维紧张；前臂旋后时，其前部纤维紧张。

下尺桡关节由尺骨头的侧方关节面与桡骨的尺骨切迹组成。在尺骨茎突的基底部与桡骨的尺骨切迹之间有三角纤维软骨盘附着。后者是下尺桡关节最主要的稳定结构。旋转活动中三角纤维软骨盘在尺骨头上作前后滑动，前臂旋前时其背侧缘紧张，前臂旋后时其掌侧缘紧张。

（二）尺桡骨的形态及运动

尺骨较直，髓腔较狭窄，桡骨的形态较复杂，在冠状面形成旋前弓和旋后弓，在矢状面上也存在向背侧的弯曲。

尺骨相对固定，桡骨围绕尺骨作旋转运动，旋转轴自桡骨头至尺骨茎突。桡骨自旋后至旋前运动时，尺骨向背侧、桡侧作弧线摆动。尺骨的弧线摆动以尺骨近端为轴心，当桡骨旋转时，尺骨的旋转以及运动轴有移动。通常前臂旋转范围约为旋前 80° 及旋后 90°。

维持桡骨的弧度和复杂形态至关重要，尤其是向外侧的弧度，与骨折后前臂旋转功能的恢复密切相关。最大桡骨弧度和最大桡骨弧度定点值是用来描述桡骨形态的重要参数。

最大桡骨弧度（a）：前臂正位 X 线片上，桡骨结节至桡骨远端最尺侧突起做连线，做此线之垂线至桡骨最大外侧弧度处，垂线长度以 mm 为单位，为最大桡骨弧度。

最大桡骨弧度定点值（A）：桡骨结节至桡骨远端最尺侧突起连线长度为 Y，与最大桡骨弧度线有一交点，桡骨结节至交点的长度为 X，A＝X/Y×100。

最大桡骨弧度正常值：(15.3 ± 0.3)mm，最大桡骨弧度定点值正常值（LMRB）：(59.9 ± 0.7)。

最大桡骨弧度的改变与前臂功能密切相关，最大桡骨弧度定点值（LMRB）不超出正常的 5％时，前臂旋转功能优良，握力正常。LMRB 过度矫正或矫正不足时均影响旋转功能及握力。

前臂功能评定多采用 Grace 和 Eversmann 的方法。优：骨折愈合，旋转功能达健侧的 90％；良：骨折愈合，旋转功能达健侧的 80％；可：骨折愈合，旋转功能达健侧的 60％；差：骨折不愈合或旋转功能达不到健侧的 60％。

文献报道，LMRB 与正常相比差异为 (4.7 ± 0.7)％时，结果为优、良，差异为 (8.9 ± 1.8)％时，结果为可。

（三）骨间膜

骨间膜为尺桡骨之间致密的纤维结缔组织，自桡骨斜向远端止于尺骨，中 1/3 增厚为中央束，宽度约 3.5cm。骨间膜于前臂轻度旋后位（旋后 20°）时最紧张，前臂旋前时松弛。切断下尺、桡三角软骨复合体，前臂稳定性减少 8％；切断三角软骨复合体及骨间膜中央束近端的骨间膜，稳定性减少 11％；切断中央束，前臂稳定性减少 71％。

中央束是前臂重要的稳定结构，在桡骨头损伤需切除时，对保持桡骨在长轴方向上的稳定性起重要作用。骨间膜挛缩将造成前臂旋转功能障碍。

（四）前臂的肌肉

按功能，前臂旋转肌分为 2 组，即旋前肌组——旋前方肌和旋前圆肌；旋后肌组——旋后肌和肱二头肌。

按结构特点也分为 2 组：一组为短而扁的旋转肌——旋前方肌和旋后肌。它们的止点在桡骨的两端，前臂旋转时，一肌收缩另一肌放松，属静力肌。另一组为长肌——旋前圆肌和肱二头肌，它们的止点在曲柄状桡骨的 2 个突出点上，肌肉收缩时，桡骨沿着前臂的旋转轴进行旋转，属动力肌。

桡骨骨折位于旋后肌与旋前圆肌止点之间时，肱二头肌和旋后肌共同产生使近骨折端旋后的力量。骨折位于旋前圆肌止点以远时，旋后力量被一定程度地中和，近骨折端通常在轻度旋后位或中立位。因此，在对前臂骨折进行闭合整复调整旋转力线时，桡骨骨折的部位可帮助判断桡骨远骨折段需要纠正的旋转度数。

此外，起于前臂尺侧而止于腕关节及手部桡侧的肌肉，如桡侧腕屈肌，产生使前臂旋前的力量；起于尺骨和骨间膜背侧的肌肉，如拇长展肌、拇短展肌和拇长伸肌，产生使前臂旋后的力量。

（五）X 线检查

为统一描述的需要，均在前臂中立位拍摄 X 线片，肘关节正位时前臂为侧位，肘关节侧位时前臂为正位。

前臂骨折后拍摄 X 线片时，为减少患者的痛苦，不能强求上述前臂与肘关节的一致，须按如下要求拍摄：①包括上、下尺桡关节；②以肘关节正、侧位为标准，不纠正前臂所处的位置。

对 Evans 方法进行改良，用来判断前臂骨折后两骨折端的旋转错位程度。

在肘关节侧位前臂 X 线片上，以桡骨结节为标志，由中立位开始至最大旋后位，桡骨结节由后向前旋转，根据其形态变化可以得知前臂旋后程度。

在肘关节侧位前臂 X 线片上，根据桡骨远端尺骨切迹的前角或后角与尺骨头的重叠范围，可以判断桡骨远端旋前或旋后的程度。尺骨切迹的前角较大而尖锐，后角较小而圆钝，下尺桡关节向背侧倾斜 30°，因此下尺桡关节间隙在前臂旋后 30°时显示最清楚，前后角均不与尺骨头重叠，自此旋前则前角逐渐与尺骨头重叠，旋后则后角与尺骨头重叠。

前臂旋转时尺骨并不旋转。从尺骨正面观察，尺骨茎突位于尺骨头背面正中。尺骨骨折时，远骨折段受旋前方肌牵拉而发生旋后。肘正位和侧位前臂 X 线片上均可以观察尺骨远骨折段旋转程度。

前臂骨折后要获得满意的功能，仅仅恢复尺桡骨的长度是不够的。必须恢复轴向和旋转对位以及桡骨弧度。鉴于前臂骨折后所涉及的骨与关节的复杂性以及许多非正常状态下的肌肉作用，通过闭合复位获得解剖复位极其困难。因此，对绝大多数移位的成人前臂骨折要行切开复位内固定。

二、桡尺骨双骨折

（一）损伤机制

前臂受到不同性质的暴力，会造成不同特点的骨折。

1.直接暴力　打击、碰撞等直接暴力作用在前臂上引起的尺桡骨骨折，骨折线常在同一水平，骨折多为横形、蝶形或粉碎性。

2.间接暴力　暴力间接作用在前臂上，多为跌倒时手掌着地，暴力传导至桡骨，并经骨间膜传导至尺骨。桡骨中上 1/3 处骨折常为横行、短斜行或带小蝶形片的粉碎骨折。骨折常向掌侧成角，短缩重叠移位严重，骨间膜损伤较重。骨折水平常为桡骨高于尺骨。

3.绞压扭转　多为工作中不慎将前臂卷入旋转的机器中致伤，此种损伤常造成尺、桡骨的多段骨折，易合并肘关节及肱骨的损伤。软组织损伤常较严重，常有皮肤撕脱及挫裂，多为开放骨折。肌肉、肌腱常有断裂，也易于合并神经血管损伤。尺、桡骨骨折的损伤机制则是多样化的。

（二）骨折分类

桡尺骨骨折通常根据骨折的位置、骨折的形式、骨折移位的程度、骨折是否粉碎或是否有骨缺损以及骨折闭合或开放进行分类。每一因素都对骨折治疗的选择和预后有影响。

较为常用的是矫形创伤协会分类方法及 AO 组织关于长管状骨骨折的综合分类，但前臂的骨折分类在临床应用并不广泛。

为了描述的方便，根据尺、桡骨长轴上的位置将其分为 3 部分：桡骨近段：桡骨结节至桡骨弓的起始部；桡骨中段：整个桡骨弓（远至骨干开始变直处）；桡骨远段：桡骨弓远点至干骺端分界处。尺骨的划分与桡骨平齐。上下尺桡关节损伤对尺桡骨骨折的治疗和预后有很大影响，因此，判断尺桡骨骨折是否合并上下尺桡关节损伤是绝对必要的。有效的治疗要求将骨折和关节损伤作为一个整体进行处理。

（三）临床表现

在成人，无移位的尺桡骨骨折罕见。症状和体征包括疼痛、畸形、前臂和手部的功能丧失。检查者不能尝试引出骨擦感，这既引起患者疼痛，也易加重软组织损伤。但在闭合整复时，要感觉骨折复位时的错动。

物理检查包括详细的桡神经、正中神经、尺神经的运动和感觉功能的评价。神经损伤在尺、桡骨骨折的闭合损伤中并不常见。需仔细检查前臂的血运情况及肿胀程度。如果前臂肿胀明显且张力大，可能已经存在骨筋膜间室综合征或正在进展中。必须详细检查以判定或除外这种情况。判定骨筋膜间室综合征最有价值的临床检查是手指被动伸直活动，如果出现前臂疼痛或疼痛加剧，则很可能存在骨筋膜间室综合征，而桡动脉搏动存在并不能排除骨筋膜间室综合征。如果患者失去感觉或不配合，需测定筋膜间室压力。确诊后需立即进行切开减张。

开放骨折，尤其是枪伤，通常合并神经及大血管的损伤。对此必须仔细地判定。开放性骨折需要紧急治疗。首先应在伤口上加盖无菌敷料。在急诊室探查伤口是错误的，这很容易将污染带至深层，增加感染机会。在手术室正规清创时可以更加客观和全面地评价软组织损伤程度。

尺桡骨骨折的 X 线表现决定于损伤机制和所受暴力的程度。低能量损伤的骨折线通常为横断或短斜行,而高能量损伤的骨折线常为严重粉碎或呈多段骨折,常合并广泛的软组织损伤。对可疑前臂骨折,至少应拍摄前后位和侧位 X 线片,有时需要加拍斜位片。X 线片上必须包括肘和腕关节。准确的影像学判定可能需要拍上下尺桡关节多视角的 X 线片,以决定是否存在关节的脱位或半脱位。通过桡骨干、桡骨颈以及桡骨头中心的直线在任何投射位置都应通过肱骨小头的中心。合并的关节损伤对诊断是至关重要的,它对治疗和预后有重要影响。在普通前后位及侧位 X 线片上,很难判定前臂的旋转力线。通过改良的 Evans 方法常有帮助。

(四)治疗方法

包括石膏制动、钢板螺丝钉固定、髓内针固定以及外固定架固定等。每种方法都有其适应证。绝大多数的尺桡骨骨折能够通过解剖复位、稳定的钢板固定以及早期的功能锻炼而得到有效治疗。

手术与非手术的选择移位的尺桡骨骨折主要通过手术治疗。一般不能采用闭合复位的保守疗法,除非患者有手术禁忌证。手术治疗的适应证如下(表 25-1)。成人无移位的尺桡骨骨折极少见。

表 25-1　尺桡骨骨折切开复位的适应证

1.所有移位的成人尺桡骨骨折
2.所有移位的单一桡骨骨折
3.单一尺骨骨折成角大于 10°
4.所有的 Monteggia 骨折
5.所有的 Galeazzi 骨折
6.开放骨折
7.骨折并发骨筋膜间室综合征

1.石膏制动

(1)要点:对无移位的骨折用塑形好的长臂石膏制动于肘关节屈曲 90°,前臂中立位。石膏应从腋窝至掌指关节,保证手指充分活动。骨折有可能在石膏内发生成角。如果颈腕吊带托在骨折远端的石膏部分,当前臂近端的肌肉肿胀消退或萎缩时,因为前臂远端的软组织少,石膏仍保持贴服,骨折发生成角畸形。防止这种成角的方法是在骨折处近端的管形石膏上固定一钢丝环,颈腕吊带通过钢丝环使用。无论多么理想的石膏外固定,无移位骨折都有可能发生移位。因此,在骨折后的 4 周内应每周拍摄 1 次 X 线片,严密随诊,一旦发生移位,应切开复位内固定。

(2)严格掌握闭合复位、石膏制动的适应证:由于解剖结构的特点,闭合复位很难使尺桡骨骨折获得满意的复位及保持良好的位置。对绝大多数移位的尺桡骨骨折不建议常规进行闭合复位、石膏制动。闭合复位治疗的尺桡骨骨折,最终结果不满意率高,且不愈合及畸形愈合率较高。当骨折发生在尺桡骨远端时,闭合整复的结果比较满意。

(3)整复的技巧:闭合整复时,必须使肌肉松弛,最好在臂丛或全身麻醉下进行。X 线透视下,屈肘 90°,对牵引部位进行保护,牵引拇、示、环指及上臂下段,直接触摸下对尺骨进行复位。根据桡骨结节位像,将前臂置于适度的旋后位置对桡骨进行整复。当骨折对位对线满意后,用包括肘关节的石膏固定并完善塑形。拍前后及侧位 X 线片评价复位。不能达到接近解剖复位的任何位置都不能接受。根据桡骨骨折的位置,前臂通常置于旋后或中立位进行制动。

外伤产生的尺桡骨弓形骨折(塑性弯曲)少见,可导致前臂旋转功能的严重障碍。如果怀疑这种情况,应拍健侧 X 线片进行对比。纠正这种畸形所需力量很大,容易造成移位骨折,且外固定难于控制骨折端的位置。文献中建议最好行髓内针固定,但有些医院有数例通过闭合整复获得良好功能的病例。

(4)石膏制动后的处置:鼓励患者进行手指的主动屈伸活动以利消肿,每日数次,间歇进行,仔细观察手部的血液循环以及运动能力,直到肿胀消失。如发现血液循环有问题,应立即剖开石膏及衬垫。缺血挛缩远比骨折错位的后果严重。

石膏制动后的1个月内应每周拍摄1次X线片进行复查。以后,每2周复查1次,直至骨折愈合。可于4~6周时更换石膏1次,应注意此时即使存在一些骨痂,骨折仍有发生成角的可能。

2.切开复位内固定

(1)手术时间:移位的成人尺桡骨骨折应尽早进行内固定,最好在伤后24~48小时内。除非合并其他严重损伤不允许手术。尽早手术无论是在手术操作还是在功能恢复方面均有好处。

(2)手术入路:除非血管有损伤,手术应在止血带下进行。对桡骨骨折,一般采用掌侧Henry切口。入路在肱桡肌与桡侧腕屈肌之间。对桡骨远1/3及近1/3骨折应将钢板放在掌侧,虽然这违背钢板应放在张力带侧(背侧)的原则,但掌侧软组织覆盖好,且掌侧骨面平整,易于置放钢板,并非单纯依赖张力带理论。对桡骨中1/3骨折最好将钢板置放在桡侧,塑型适宜的钢板置放在桡侧可以最好地保持桡骨最大弧度,但将钢板放在掌侧更易操作。过去常采用的背外侧Thompson切口,入路在桡侧腕短伸肌与指总伸肌之间,因容易损伤骨间背侧神经而越来越少被采用。该切口在中远段受到拇长展肌和拇短伸肌的影响使操作不便且背侧骨面不平整也较少应用。对尺骨骨折,沿尺骨嵴偏前或偏后切口,使皮肤切口在肌肉上方,而不是直接在骨嵴上方。尽量使尺、桡骨切口之间的皮肤宽度最大。入路在尺侧腕伸肌与尺侧腕屈肌之间,钢板可置放在掌侧或背侧骨面,取决于骨面与钢板适合的情况或粉碎骨块的位置。

(3)钢板螺丝钉内固定:动力加压钢板(DCP)固定治疗前臂骨折是目前大多数作者首选的方法。其要点为:①骨折部位的显露:术中应在骨膜下切开暴露骨折端,但应最小程度的剥离骨膜,即仅在骨折部位及置放钢板的位置剥离骨膜。取Henry切口时,切开旋前圆肌止点时应将前臂旋前,因旋前圆肌止于桡骨背侧,这样可避免切断肌肉组织,减少出血;切开旋后肌止点时则应将前臂旋后,因旋后肌止于桡骨掌侧。②钢板螺丝钉的选择:钢板的长度要根据钢板的宽度、骨折的形态以及骨折碎块的数量来选择。一般每一主骨折段至少要用3枚螺丝钉固定。现在多采用3.5mm系列动力加压钢板(DCP),因为4.5mm的动力加压钢板在钢板取出后再骨折的发生率明显高于3.5mm系列的钢板。当骨折不稳定或骨折粉碎严重时,需适当增加钢板的长度。置放钢板时,使骨折两端的钢板长度尽量保持一致,以便没有螺丝钉离骨折线的距离小于1cm,否则会在螺丝钉孔和骨折之间产生劈裂,损害固定效果。因此,最好选用较长的钢板,使接近骨折的1个钉孔不拧入螺丝钉。对斜行骨折,要在另一个方向单独应用拉力螺丝钉或通过钢板应用折块间拉力螺丝钉。通过骨折或相关骨块的拉力螺丝钉固定,可使固定的稳定性增加40%。③骨折的复位:尽可能地将粉碎的骨折块保留并与主要骨折块之间用拉力螺丝钉固定,以获得折块间加压。当尺、桡骨双骨折时,需将2处骨折分别暴露,在应用钢板固定前,将2处骨折都进行复位并临时固定,否则,当先固定一处骨折而复位另一处骨折时,先行的固定和复位有可能失效。对不稳定骨折,可先用1枚螺丝钉将钢板与一侧骨段固定,然后再将骨折另一端与骨钢板复合体复位,采取这种方法,软组织剥离较小,且较易处理骨折端粉碎骨块。桡骨钢板的准确塑型可以防止人为的桡骨弧度的改变。为了保持正常的桡骨弧度,将钢板轻微倾斜置放到骨干长轴上是可以接受的。

(4)切口的关闭:术后要求只缝合皮肤及皮下,不要缝合深筋膜。前臂深筋膜很紧,如勉强缝合,其水肿和出血会使前臂骨筋膜间室压力增加,可能引起缺血性挛缩。术后应放置引流,以减轻血肿及肿胀,术后24小时后拔除。

(5)术后处理:要根据每例患者的具体情况进行处理。如骨折粉碎不严重,内固定稳定,术后不需要外固定,可用敷料加压包扎,抬高患肢直到肿胀开始消退。患者麻醉一恢复,即应指导患者开始行肘部、腕部及手指的轻微主动活动。术后 10 天左右,患者通常基本恢复前臂及相邻关节的活动范围。如果患者不能很好配合或没有获得稳定的内固定,加压包扎后,可用前臂"U"形石膏制动 10～12 天。伤口拆线后,再用长臂石膏托制动。石膏托必须在 X 线片显示有骨愈合后才能去除,通常在术后 6 周以后。在有骨愈合证据以前,应禁止患者参加体育活动及患肢持重物。定期复查,每月 1 次,每次拍 X 线片。在获得稳定内固定的情况下,很难确定骨愈合的准确时间。如果没有不愈合的放射学征象存在,如激惹性骨痂、骨折端骨吸收或螺钉松动,也没有临床失败的征象,如感染和疼痛,则可认为愈合在正常地发展。X 线片上显示骨折线消失,且没有刺激性骨痂,是骨折愈合的确切指征,平均愈合时间一般为 8～12 周。

3.髓内针固定治疗尺桡骨骨折　鉴于尺桡骨形态的复杂性以及骨折后要求解剖复位,一般不能应用髓内针治疗尺桡骨骨折。因为髓内针固定难于使骨折解剖复位,尤其是很难控制骨折端的旋转。仅在某些特殊情况下应用,其适应证:节段性骨折;皮肤条件差(如烧伤后)的患者;加压钢板术后内固定失效及不愈合;多发骨折患者的前臂骨折;骨质疏松患者的前臂骨折等。

(五)并发症

1.不愈合和畸形愈合　尺、桡骨骨干骨折的不愈合率相对较低。Anderson 报告的 330 个(244 例)尺、桡骨骨折应用加压钢板内固定的病例中,有 9 例不愈合(2.7%),4 例迟延愈合(1.2%)。通常由于感染、开放复位及内固定不稳定或没有获得满意的复位以及采取闭合复位进行治疗。准确的切开复位和稳定内固定一般能够控制不愈合的发生。对不愈合者通常需要 2 次手术治疗。

2.感染　尽管采取了各种措施防止感染,一些开放骨折和切开复位的闭合骨折仍会发生感染。在一些有广泛软组织损伤的患者中,其发生率较高。Stern 和 Drury 报告 3.1%(2/81)出现了骨髓炎,2 例均有广泛软组织挫伤。如发生感染,需要切开伤口进行引流、扩创和充分灌洗。要进行伤口分泌物培养和药物敏感试验,并应用合理的抗生素进行治疗。浅表的感染通常仅应用抗生素即可。对较深的感染,则需要切开伤口进行引流,或使用石膏外固定。如内固定没有失效,则不需要取出。尽管有感染存在,通过切开引流和应用抗生素,许多骨折仍能够获得骨折愈合。骨折愈合后,则可取出内固定物。

对内固定物失效和明显不愈合的晚期感染,应取出内固定物及所有死骨;开放伤口进行换药并放置灌洗装置。如果扩创后骨折端有骨缺损,通过换药消除感染后,可用一长钢板固定骨折并进行植骨。术前要作一系列检查以确保植骨安全。另外,有时可应用外固定架固定。如骨缺损超过 6cm,则可行带血管蒂的游离腓骨移植以桥接骨缺损。

3.神经损伤　神经损伤在尺桡骨闭合性骨折和仅有小伤口的开放性骨折中少见,通常发生在合并广泛软组织缺损的损伤中。在这种损伤中,如果主要神经失去功能,应在清创时进行探查,以发现神经连续性是否完整的如伤口清洁,软组织床充分,可行一期修复;否则可将两端进行缝合,并与邻近的软组织进行固定,阻止其回缩,为晚期修复创造条件。若神经损伤是手术所致,则应作如下处理:部分神经损伤可观察数周或数月,看是否有恢复,如术后 3 个月无恢复,应行探查术;完全损伤时,且进行手术时未显露神经,则应在术后数小时或数天进行探查,以发现神经损伤是否由于钢板压迫或缝合所致;如果在术中观察到神经,而且术者确信神经没有损伤,则不必进行探查,等待神经恢复是合适的处理。

4.血管损伤　如果尺、桡动脉功能正常,侧支循环好,损伤其中任何一支,对手的血运没有明显影响。因此,当一支动脉损伤时,可给予结扎处理。除非在几乎离断的开放性创伤中,出现两支主要动脉均发生撕脱的情况,此时,通常神经、肌腱和骨骼的损伤也非常严重,有可能需要进行截肢术。但在一些合适的病例可行断肢再植或血管吻合。

5.骨筋膜间室综合征　前臂筋膜间室综合征通常与骨折合并有肱骨髁上骨折、前臂刀刺伤、软组织挤压伤以及术中止血不彻底或关闭伤口时缝合深筋膜有关。以往诊断筋膜间室综合征总结出"SP"征,即疼痛、苍白、感觉异常、麻痹瘫痪、脉搏消失。前臂掌侧张力大、手指被动过伸疼是早期诊断骨筋膜间室综合征的重要依据。存在桡动脉搏动也不能排除骨筋膜间室综合征。对感觉迟钝、疼痛抑制或神志不清醒的患者应作筋膜间室压力测定,以确定诊断,避免延误治疗。当组织压升高达 $40\sim45$ mmHg(舒张压为 70mmHg)时,应考虑进行切开减张术。当组织压大于或等于舒张压时,组织灌注停止,即使远端动脉存在搏动也应该进行切开减张。切开减张时,应从肘关节到腕关节作广泛的筋膜切开,包括纤维束及腕横韧带。可通过术中关闭切口前放松止血带并进行彻底止血、不缝合深筋膜而只缝合皮肤和皮下而避免手术后的骨筋膜室综合征。

6.创伤后尺、桡骨骨桥形成(交叉愈合) 尺、桡骨交叉愈合发生率较低。骨桥形成常出现在有下列情况时:①同一水平粉碎、移位严重的双骨骨折;②前臂挤压伤;③合并颅脑损伤;④植骨位于尺、桡骨之间;⑤经同一切口暴露尺、桡 2 骨;⑥感染;⑦螺钉过长穿过骨间膜。如果发生交叉愈合后前臂固定于较好的功能位置,最好不作任何处理;如前臂位置不佳,可通过截骨将前臂置于较理想的功能位置。有时可以尝试进行骨桥切除,曾有获得较好功能的报道。切除后应彻底止血,并在骨桥切除的部位植入软组织进行隔开。

7.再骨折 包括钢板取出过早、原骨折部位再骨折以及创伤引起钢板一端部位的骨折。加压钢板提供了坚强内固定,传导到前臂的正常应力受到钢板的遮挡,从而使骨骼受到的应力减弱,坚强内固定后的钢板下皮质骨变薄、萎缩,几乎成松质骨的特点,如果软组织剥离广泛,缺血性坏死和再血管化会进一步减弱皮质骨的强度。过早取出钢板,即使较小的创伤也可引起原骨折部位或邻近部位的骨折。骨折愈合后,只有当①钢板位于皮下引起患者明显不适;②患者计划重返原来的对抗性体育活动时,才考虑取出钢板。如果要取出钢板,至少应在术后 18 个月以上。过早取出钢板,再骨折的发生率较高。钢板取出后,上肢应至少保护 8 周,并避免较强的外力活动,6 个月后再完全恢复正常活动。再骨折与以下因素关系密切:①原始损伤能量高,压砸、开放损伤或多发损伤发生率高;②粉碎骨折原始复位时未获得理想的复位与加压;③X 线片显示骨折未完全愈合。

三、桡尺骨开放骨折

(一)概述

桡尺骨开放骨折的发生率较高,在全身的骨折中,其发生率仅低于胫骨骨折。其高比例与桡尺骨骨折损伤机制中高能量损伤的频率以及桡尺骨位置较浅有关。

(二)骨折分类

应用 Smith 以及 Gustilo 和 Anderson 改良的分类方法,尺桡骨开放骨折可分为 3 型:

Ⅰ型:伤口清洁,小于 1cm;

Ⅱ型:伤口大于 1cm,没有广泛软组织损伤、皮瓣或撕脱;

Ⅲ型:节段性开放骨折,合并广泛软组织损伤的开放性骨折或创伤性截肢。

1984 年,Gustilo 等人又将第Ⅲ型分为 A、B、C 3 个亚型。ⅢA 型:枪伤,骨折有足够的软组织覆盖,不论是否有广泛软组织撕裂伤、皮瓣或高能量创伤,不考虑伤口大小;ⅢB 型:农业损伤,合并广泛软组织损伤、骨膜剥离和骨骼外露,通常伴有严重污染;ⅢC 型:开放性骨折合并需要修补的血管损伤。第Ⅰ、Ⅱ型伤口明显多于第Ⅲ型伤口,通常由骨折片的尖端刺破皮肤造成。

(三)治疗方法

1.治疗步骤 进行细微而广泛的清创后,必须对骨折进行一期切开复位内固定或外固定架固定。如果不能准确判断软组织是否仍然存在血运，可以在2～3天后再次甚至多次扩创术。

如果没有感染迹象，术后静脉应用抗生素2天。对植皮的开放伤口，应在2天后再给予口服抗生素5～7天较为安全。如果开放伤口较清洁，没有感染迹象，可在关闭或覆盖伤口时进行植骨。近年来，大多数作者认为，如果清创彻底，一期内固定是安全可靠的。

2.伴随软组织损伤的处理　ⅢB及ⅢC型损伤，不采用某种形式的固定，则处理软组织损伤极其困难。外固定架可对骨折提供较好的稳定，有利于对软组织进行修复。提倡对软组织进行早期重建，结果明显好于晚期重建者。

3.外固定架的应用　对合并软组织缺损、骨缺损和严重粉碎的开放性尺桡骨骨折，外固定架的应用越来越广泛。它们有3种基本的类型：Hoffmann单边单平面型、Hoffmann双边双平面型以及Hoffmann-Vidal贯穿型。由于有损伤血管神经组织的危险，贯穿固定的外固定架在前臂骨折中的应用受到了一定的限制。应用外固定架的指征如下：

(1)合并严重的皮肤和软组织开放损伤。

(2)合并骨缺损或骨折粉碎需维持肢体长度。

(3)合并软组织缺损的开放性肘关节骨折脱位而不能应用内固定者。

(4)某些不稳定的桡骨远端关节内骨折。

(5)感染性不愈合。

4.内固定与外固定的灵活应用　无论选择内固定或外固定架，都应根据具体情况而定。对某些患者一骨应用内固定，而对另一骨用外固定架固定可能是最好的固定方法，尤其是一些长骨远、近端的骨折。当选择内固定时，要保证固定的强度来稳定前臂骨折，以便对伤口进行处理。和处理其他开放骨折一样，对伤口进行充分的冲洗和彻底的清创是最重要的。在急诊室进行伤口培养后，应静脉应用抗生素，并在术中和术后继续应用。注意必须注射破伤风抗毒素。

（徐　会）

第二十六章　下肢损伤

第一节　髌骨骨折及脱位

一、髌骨在膝关节生理运动中的主要作用

1.传导并增强股四头肌的作用力。

2.维护膝关节的稳定。

3.保护股骨髁,使其免受直接外伤性打击。

移位的髌骨骨折损害伸膝装置的功能,造成伸膝受限和无力,髌骨关节面的严重移位或位置不良会引起髌骨关节的退行性变,髌骨骨折的治疗目标是获得完全的解剖矫正愈合,以恢复膝关节的正常功能,而绝非简单的恢复伸膝装置的连续性。

二、发病机制与分型

髌骨骨折的发生率约1%,以青壮年多见,大多数髌骨骨折发生在屈膝时用力收缩股四头肌的创伤事件或膝前遭受的直接打击,如由汽车仪表盘撞击或棒球杆打击也会引起髌骨骨折。通常,骨折时髌骨受力越大,粉碎越严重,切开复位和内固定的难度越大。

髌骨骨折的分类根据其受伤机制可分为4个基本类型:横断型、粉碎型、纵型和撕脱型。

三、临床表现

通常在创伤事件后患者会有膝部疼痛。常可见擦伤和肿胀。大多数患者由于伸膝装置不完整而不能主动伸膝,在移位的髌骨骨折处,常可在骨折块之间摸到缺损。

多块髌骨骨折可有骨擦感,但没有骨擦感不能除外骨折。如果膝部肿胀明显,穿刺抽吸有助于缓解疼痛,并可向关节内注射麻醉剂以便进行膝韧带的彻底检查。

髌骨骨折应拍摄前后位、侧位及轴位 X 线片,对骨折进行影像学检查和评估。横形骨折在侧位 X 线片上最清楚,而垂直型骨折、骨软骨骨折及关节面不平最好在轴位 X 线片上观察。有时需要对比观察对侧膝关节的 X 线片,以便将急性髌骨骨折与二分髌骨鉴别开来,二分髌骨是由于髌骨上外侧部分未融合所致,一般为双侧。

四、治疗

Bostrom 认为,骨折分离 3～4mm 及关节面不平 2～3mm 以内可以接受非手术治疗。非手术治疗包括:应用从踝关节至腹股沟的长腿管型石膏将膝关节伸直位固定 4～6 周,固定期间在可忍受的限度内允许负重。

合并伸肌支持带撕裂的骨折、开放性骨折以及超过 2～3mm 的移位或关节面不平的骨折,最好采用手术方法治疗。髌骨骨折最佳的治疗方法仍有不同的观点。可接受的方法包括以下 3 种:

1.各种钢丝张力带技术　对于髌骨骨折的固定,AO 学组已经应用并且推广了张力带钢丝固定原则。通过将钢丝置于适当的位置,可将造成骨折块移位的分离力及剪切力转换为骨折部位的压应力,这可使骨折更快地愈合并允许膝关节术后立即活动及功能锻炼。先用两根平行的 1.6mm 克氏针进行初步复位。然后,在克氏针后方用 1.0mm 或 1.2mm 环扎钢丝穿过肌腱和韧带,钢丝可绕成简单的环形,也可绕成 8 字,但前者常能够获得更大的稳定性。用硬膜外穿刺针引导有助于将钢丝穿过韧带和肌腱,再沿钢丝抽出导管,这时就可以拧紧钢丝了。将克氏针的一端弯成 120°,然后旋转使得折弯部能够压住张力带钢丝,在最终拧紧环扎钢丝后,再将克氏针打入至骨内。如果必要,可将对侧剪短,以防止内固定突出。固定骨折后,用粗的可吸收线修补支持带的撕裂。

2.螺丝钉固定　对骨质较好或纵裂的髌骨简单骨折病人,可采取拉力螺钉固定或拉力螺钉结合钢丝固定。

3.部分髌骨切除术、全髌骨切除术　如果骨折粉碎及关节面损害的程度非常严重,已不能保留整个髌骨,则有行髌骨部分或完全切除的指征。但对髌骨切除术目前存有异议,故在行髌骨部分或完全切除时要绝对慎重。只要存在 25% 长度以上的髌骨,伸膝装置的功能就能够接受。髌骨完全切除术会造成伸膝力量的严重丧失。因此,只要可能,就应避免完全切除髌骨。如果确实不能保留部分髌骨,应切除骨块并修补支持带,完全切除髌骨会造成伸膝装置变长,因此在修补时应将支持带重叠缩短以避免伸膝无力。

五、并发症和结果

1.疼痛与股四头肌无力　只有获得准确的解剖复位和稳定的内固定时,髌骨骨折的治疗才能得到最好的结果,髌骨骨折后的慢性疼痛或股四头肌无力并不少见,尤其是骨折分离＞2mm 或关节不平整＞1mm 时。这些慢性症状是复位不良的结果还是由于创伤造成不可逆的软骨损伤的结果目前还不清楚。

2.感染　闭合性髌骨骨折中感染的发生率少于 2%,可以通过应用预防性抗生素并严格遵守无菌操作来减少发生率。

3.不愈合　如果骨块分离得不宽,髌骨不愈合很少见,在切开复位和内固定过程中应减少对骨折块的剥离。切除小的粉碎骨块可以减少这种并发症,因为这些骨折块常已失活,对骨折愈合没有帮助。不愈合引起的严重症状常可通过稳定的内固定或髌骨部分切除来改善。

4.内固定不适　内固定引起症状是常见的并发症,因为大多数人髌骨旁的软组织很少,所以钢丝或缝线常常突出。必须牢记骨折的稳定固定是最重要的,通常可以在术后 12 个月,愈合和重塑完成后取出突出的内固定,但如果可能,术中应将克氏针剪短以避免突出,环扎钢丝的扭结不应位于髌骨前方,否则无法避免钢丝结的突出。

5.创伤性关节炎　关节面有较大的台阶时,髌骨骨折会造成创伤性关节炎,但多大的台阶不会引起关节退行性病变还不清楚。

（徐　会）

第二节　胫腓骨干骨折

胫腓骨由于部位的关系,遭受直接暴力打击的机会较多,因此胫腓骨骨折在全身长管状骨骨折中最为多见,约占全身骨折的13.7%。其中以胫腓骨双骨折最为常见,胫骨骨折次之,单纯腓骨骨折最少。因胫骨前内侧紧贴皮肤,所以开放性骨折比较多见,有时伴有广泛的软组织、神经、血管损伤,甚至污染严重,组织失活。这给治疗带来了很大的困难,选择一种最好的治疗方法,一直是骨折治疗的研究方向。

一、发病机制

1.直接暴力　胫腓骨干骨折多见于交通事故和工伤,可能是撞击伤、车轮碾压伤、重物打击伤。暴力常来自小腿的前外侧,所造成的胫腓骨骨折往往在同一水平面上,骨折线多呈横断形或短斜形,可在暴力作用侧有一三角形的碎骨片。骨折后,骨折端多有重叠、成角、旋转等移位。较大暴力或交通事故伤多为粉碎性骨折,有时呈多段,因胫骨前内侧位于皮下,骨折端极易穿破皮肤,肌肉也会有较严重的挫伤。即使未穿破皮肤,如果挫伤严重,血运不好,亦可发生皮肤坏死、骨外露,容易继发感染。巨大暴力的碾挫、绞轧伤可能会有大面积皮肤剥脱、肌肉撕裂、神经血管损伤和骨折端裸露。

2.间接暴力　多为高处坠落、旋转暴力扭伤、滑跌等所致的骨折,骨折线多呈长斜形或螺旋形,胫腓骨骨折常不在同一平面上,即胫骨中下端而腓骨可能在上端,一般腓骨骨折线较胫骨骨折线高。软组织损伤一般较轻,有时骨折移位后骨折端可戳破皮肤形成开放性骨折,这种开放性骨折比直接暴力所造成的污染好得多,软组织损伤轻,出血少。

骨折的移位取决于外力的大小、方向,肌肉收缩和伤肢远端重量等因素。暴力较多来于小腿的外侧,因此可使骨折端向内侧成角,小腿的重力可使骨折端向后侧倾斜成角,足的重量可使骨折远端向外旋转,肌肉收缩又可使两骨折端重叠移位。儿童胫腓骨骨折遭受的外力一般较小,而且儿童的骨皮质韧性较大,多为青枝骨折。

二、分类

对骨折及伴随软组织损伤的范围和类型进行分类可以让医生确定最佳的治疗方案,也可使医生能追踪治疗的结果。

胫骨骨折的OTA分型:胫骨骨折分为42-A、42-B、42-C三大型,每型又分为三种亚型。

42-A型:

A1:简单骨折,螺旋形。

A2:简单骨折,斜形(成角大于或等于30°)。

A3:简单骨折,横形(成角小于30°)。

42-B型:

B1:蝶形骨折,蝶形块旋转。

B2:蝶形骨折,蝶形块弯曲。

B3:蝶形骨折,蝶形块游离。

42-C 型：

C1：粉碎骨折，骨折块旋转。

C2：粉碎骨折，骨折块分段。

C3：粉碎骨折，骨折块不规则。

三、临床表现及诊断

临床检查局部疼痛明显，肿胀及压痛，可有典型的骨折体征，骨折有移位时畸形明显，可表现为小腿外旋、成角、短缩。应注意是否有神经、血管损伤，检查足趾伸屈活动是否受影响，足背动脉和足跟内侧动脉搏动强度及小腿张力是否增高。

骨折引起的并发症往往比骨折本身产生的后果更加严重，应避免漏诊，需尽早处理。小腿远端温暖以及足背动脉搏动未消失决非供血无障碍的证据，有任何可疑时，都有必要进行多普勒超声检查，甚至动脉造影。对小腿的肿胀应有充分的警惕，尤其是触诊张力高、足趾伸屈活动引起相关肌肉疼痛时，有必要进行筋膜间室压力的检查和动态监测。

软组织损伤的程度需要仔细地检查和评估，有无开放性伤口，有无潜在的皮肤剥脱、坏死区。捻挫伤对皮肤及软组织都会造成严重的影响，有时皮肤和软组织损伤的实际范围需要经过数天的观察才能确定。这些对于骨折的预后有重要的意义。

儿童青枝骨折或裂缝骨折临床无明显畸形，受伤小腿可抬举，仅表现为拒绝站立及行走，临床检查时使伤侧膝关节伸直，在足跟部轻轻用力叩击，力量可传导至骨折端，使局部产生明显疼痛。

X-ray 检查可进一步了解骨折的类型及移位，分析创伤机制、骨膜损伤程度以及移位趋势等。X-ray 检查时应注意包括整个小腿，有些胫腓骨双骨折的骨折线不在同一水平面上，可因拍摄范围不够而容易漏诊，也不能正确的判断下肢有无内外翻畸形。

四、治疗

胫腓骨骨折的治疗目的是恢复小腿的负重功能。完全纠正骨折端的成角和旋转畸形，维持膝、踝两关节的平行，使胫骨有良好的对线，小腿才能负重。在治疗过程中重点在于胫骨，因为胫骨是下肢的主要负重骨，只要胫骨骨折能达到解剖复位，腓骨骨折一般也会有良好的对位对线，不一定强求解剖复位，但有时腓骨骨折的解剖复位固定有助于稳定其他结构。

每例骨折都各具有其特殊性，应根据每个病人的具体情况，如骨折类型、软组织损伤程度及有无复合伤等，进行客观的评价和判断，决定选择外固定还是开放复位内固定。

（一）闭合复位外固定

适用于稳定性骨折、经复位后骨折面接触稳定无明显移位趋势的不稳定骨折。稳定性骨折无移位、青枝骨折、经复位后骨折面接触稳定无明显移位趋势的横行骨折、短斜行骨折等，在麻醉下进行手法骨折闭合复位，长腿石膏外固定。复位尽量达到解剖复位，但坚决反对反复多次地、甚至是暴力式的整复，如果复位不满意，宁可改行开放复位内固定。膝关节应保持在 20°左右的轻度屈曲位，以利控制旋转。如果屈曲过多，伸膝装置紧张，牵拉胫骨近端使得近骨折端上抬，骨折向前成角。踝关节应固定在功能位，避免造成踝关节背伸障碍，行走以及下蹲困难。石膏干燥坚固后可扶拐练习患足踏地及行走，2～3 周后可开始去拐循序练习负重行走。

（二）跟骨牵引外固定

适用于斜行、螺旋形、轻度粉碎性的不稳定骨折以及严重软组织损伤的胫腓骨骨折。对于不稳定骨折，单纯的外固定可能不能维持良好的对位对线。可在麻醉下行跟骨穿针，牵引架上牵引复位，短腿石膏外固定，用4～6kg重量持续牵引，应注意避免过度牵引。3周左右后，达到纤维连接，可除去跟骨牵引，改用长腿石膏继续固定直至骨愈合。

骨折手法复位后，对于稳定性骨折，对位对线良好者，可考虑应用小夹板外固定。小夹板外固定的优点是不超关节固定，膝、踝两关节的活动不受影响，如果能够保持良好的固定，注意功能锻炼，骨折愈合往往比较快，因此小夹板外固定的愈合期比石膏外固定者为短。但小夹板外固定的部位比较局限，压力不均匀，衬垫处皮肤可发生压疮，甚至坏死，需严密观察；小夹板外固定包扎过紧可能造成小腿筋膜间室综合征，应注意防止。

石膏固定的优点是可以按照肢体的轮廓进行塑型，固定牢靠，尤其是管型石膏。Sarmiento认为膝下管型石膏能减少胫骨的旋转活动，其外形略似髌腱承重假体，使承重力线通过胫骨髁沿骨干达到足跟，可以减少骨延迟愈合及骨不愈合的发生率，并能使膝关节功能及时恢复，骨折端可能略有缩短，但不会发生成角畸形，但如果包扎过紧，可造成肢体缺血，甚至发生坏死；包扎过松、肿胀减轻后、肌肉萎缩都可使石膏松动，骨折发生移位。因此石膏固定期间应随时观察，包扎过紧应及时松开，发生松动应及时小心更换。长腿石膏固定的缺点是超关节范围固定，可能影响膝、踝两关节的活动功能，延长胫骨骨折的愈合时间。因此，可在长腿石膏固定6～8周后，骨痂已有形成时，改用小夹板外固定，开始循序功能锻炼。

闭合复位外固定虽经常发生一些较小的并发症，但却有较高的骨折愈合率，而且很少发生严重的并发症，而且经济。它适用于多种类型的胫腓骨骨折的治疗，但需要花费较长的时间，需要医生的耐心、责任心以及病人的信心和配合。

跟骨牵引复位外固定有其独特的优点，但随着骨折固定方法的日新月异，现在已很少作为胫腓骨骨折的终极治疗，而往往是早期治疗的权宜之计。长时间的牵引会严重影响病人的活动，可能会引起一系列并发症，尤其是老年人，更需警惕。

（三）开放复位内固定

胫腓骨骨折的骨性愈合时间一般较长，长时间的石膏外固定，对膝、踝两关节两关节的功能必然造成影响。而且，由于肿胀消退、肌肉萎缩及负重等原因，石膏外固定期间很可能发生骨折再移位，造成骨折畸形愈合，功能障碍。因此，对于不稳定胫腓骨骨折采用开放复位内固定者日益增多。根据不同类型的骨折可采用螺丝钉固定、钢板螺丝钉固定、髓内钉固定等内固定方法。

1.螺丝钉固定　适用于长斜行骨折及螺旋形骨折。长斜行骨折或螺旋形骨折开放复位后，采用1～2枚螺丝钉在骨折部位固定，可按拉力螺钉固定技术固定。通常这些拉力螺钉与骨折线呈垂直拧入。1～2枚螺丝钉固定仅能维持骨折的对位，固定不够坚强，需要持续石膏外固定10～12周。尽管手术操作简单，但整个治疗过程中仍需石膏外固定，因此临床上应用受到限制。

2.钢板螺丝钉固定　不适合于闭合治疗的，尤其是不稳定的胫腓骨骨折均可应用。应用钢板螺丝钉，尤其是加压钢板治疗胫腓骨骨折时，应该采用改进的钢板固定技术和间接复位技术，小心仔细处理软组织，否则会引起骨的延迟愈合及很高的并发症发生率。加压钢板的类型有多种，应针对不同类型骨折做出不同的选择，就目前医疗情况而言，LC-DCP（有限接触动力加压钢板）为首选。应用近年来发展起来的LISS固定系统，通过闭合复位，经皮钢板固定的方法治疗胫腓骨骨折，具有操作简便、手术损伤小、固定可靠、术后恢复和骨折愈合快的优点，值得在有条件的单位推广使用。

胫骨前内侧面仅有皮肤覆盖，缺乏肌肉保护，所以习惯把钢板置于胫骨前外侧肌肉下面。但这样不能获得最大的稳定性以及最大限度地保护局部血运。

AO学派非常强调,骨干骨折的钢板应置于该骨的张力侧。从步态的力学分析,人体的重力线交替落于负重肢胫骨的内或外侧,并不固定,所以AO学派没有提出胫骨的张力侧何在,也没有强调钢板应置于胫骨的内侧。

从骨折的创伤机制和肌肉收缩作用而言,胫腓骨骨折的移位趋势多为向前内成角,前内侧的骨膜多已断裂,而后外侧则是完整的,是软组织的铰链之所在。因此胫骨的张力侧在内侧,外侧是完整的软组织铰链。钢板置于胫骨内侧,既可使内侧的张应力转为压应力,又可利用其外侧的软组织铰链增强骨折复位后的紧密接触以及稳定。

另外,胫骨前内侧的骨膜严重破坏,局部血运破坏,保护对侧完整的骨膜以保护尚存的血供极为重要。如果按照旧习惯,把钢板置于外侧,则不仅将仅存的来自骨膜的血供完全破坏,也将滋养动脉破坏,危及髓内血供。可见,就大多数胫腓骨骨折而言,钢板放在胫骨内侧可达到骨折稳定的要求,也符合保护局部血运的原则。这也正是BO所要求的。

所以当胫骨前内侧软组织条件许可的情况下,钢板应放在内侧,但由于胫骨前内侧的皮肤及皮下组织较薄,严重损伤后容易坏死,可把钢板放在胫前肌的深面、胫骨的外侧。

3.髓内钉固定 大部分需要手术治疗的胫腓骨骨折,可采用髓内钉治疗,尤其是不稳定性、节段性、双侧胫腓骨骨折。用于胫骨的髓内有多种,如Ender钉、Lottes钉、矩形钉、自锁钉、交锁钉等。Ender钉、Lottes钉适合治疗轴向稳定的各型胫腓骨骨折,它可以防止胫骨发生成角畸形,但可能发生骨折端旋转、横移位等,有将近50%的病人仍需要石膏辅助固定。Wiss等建议对发生在膝下7.5cm至踝上7.5cm范围并至少有25%的骨皮质接触的骨折方可用Ender钉治疗。胫骨交锁髓内钉基本上解决了对旋转稳定性的控制,可用于膝下7cm至踝上4cm的轴向不稳定性骨折。

胫骨交锁髓内钉的直径一般为11～15mm。距钉的顶部4.5cm处有15°的前弯,以允许髓内钉进入胫骨近端的前侧部位;在钉的远端6.5cm处有3。的前弯,在插髓内钉时起到一个斜坡的作用,以减少胫骨后侧皮质粉碎的机会;髓内钉的近端和远端各有两个孔道,以供锁钉穿过;锁钉为5mm的自攻丝骨螺丝钉。

对于骨干峡部的稳定性胫腓骨骨折,如横形、短斜形、非粉碎性骨折等,可以采用动力型胫骨交锁髓内钉,有利于骨折端间的紧密接触乃至加压。对于所有不稳定性胫腓骨骨折,髓内钉的近、远两端各需锁2枚锁钉,以维持肢体的长度及控制旋转。Ekeland等报告应用胫骨交锁髓内钉获得较好的结果,但他们认为应慎用动力型或简单的无锁胫骨交锁髓内钉,因为大部分的并发症都发生于动力型胫骨交锁髓内钉,他们也不赞成对胫骨交锁髓内钉常规的做动力性加压处理。

由于不扩髓和扩髓相比具有以下潜在优点:手术时间短,出血少,合并严重闭合性软组织损伤者能较少的干扰骨内膜血供等。所以大多数学者推荐采用不扩髓髓内钉。Keating等报告了一项随机前瞻性研究,他们对不扩髓和扩髓胫骨交锁髓内钉所治疗的开放胫腓骨骨折进行了比较,除不扩髓组的锁钉断裂较高外,不扩髓和扩髓胫骨交锁髓内钉治疗的开放胫腓骨骨折的其他结果在统计学上没有显著性差异。Du-welius等建议将不扩髓交锁髓内钉用于治疗合并较严重软组织损伤的胫腓骨骨折,而将扩髓交锁髓内钉用于治疗没有明显软组织损伤者。

值得一提的是,由于胫骨交锁髓内钉治疗胫腓骨骨折日渐盛行,使得一些骨科医生将其应用范围扩大至更靠近近端和远端。因此,在胫骨近1/3骨折采用交锁髓内钉治疗,出现胫骨对线不良成为常见问题,应引起重视。

4.外支架固定 无论是闭合或开放性胫腓骨骨折均可应用,尤其是后者,更有实用价值。用于合并有严重皮肤软组织损伤的胫腓骨骨折,不仅可使骨折得到稳定固定,而且方便皮肤软组织损伤的观察和处理。用于粉碎性骨折或伴有骨缺损时，可以维持肢体的长度，有利于晚期植骨。而且不影响膝、踝关节的活动，甚至可以带着外支架起床行走，所以，近年来应用较广。具体应用在开放性胫腓骨骨折节中阐述。

五、预后

（一）筋膜间室综合征

筋膜间室综合征主要发生在小腿、前臂以及足，以小腿更为多见，也更加严重。它并不是只发生于高能量损伤，也并不是只发生于闭合性损伤中，低能量的损伤和开放性损伤也可出现。小腿的肌肉等软组织损伤或骨折后出血形成血肿，加上反应性水肿，或包扎过紧，使得筋膜间室内压力增高，可以造成血液循环障碍，形成筋膜间室综合征。

小腿的筋膜间室综合征发生于胫前间隙最多，胫后间隙次之，外侧间隙最少，多数有多间隙同时发生。胫前间隙位于小腿前外侧，内有胫前肌、伸趾肌、第三腓骨肌、胫前动静脉和腓深神经。当间隙内压力增高时，小腿前外侧肿胀变硬，明显压痛，被动伸屈足趾时疼痛明显加剧，随后发生伸趾肌、胫前肌麻痹，背伸踝关节和伸趾无力，但由于腓动脉有交通支与胫前动脉相同，因此，早期足背动脉可以触及。

筋膜间室综合征是一种进行性疾病，刚开始时症状可能不明显，一旦遇到可疑情况，应密切观察，多做检查，做到早期确诊、及时处理，避免严重后果。由于筋膜间室综合征筋膜间室内压力增高所致，早期的切开减压是有效的治疗手段。要达到减压的目的，就要把筋膜间室的筋膜彻底打开。早期的彻底切开减压是防止肌肉、神经发生坏死以及永久性功能损害的有效方法。

（二）感染

开放性胫腓骨骨折行钢板内固定后，发生感染的几率最高。Johner 和 Wruhs 报告当开放性胫腓骨骨折应用钢板内固定时，感染率增加到 5 倍。但随着医疗技术和医药的不断发展，感染的发生率明显下降。尽管如此，仍不可小视。对于开放性胫腓骨骨折，有条件的选择胫骨交锁髓内钉和外支架固定是明智的。一旦感染发生，应积极治疗。先选择有效的药物以及充分引流，感染控制后，应充分清创，清除坏死组织、骨端间的无血运组织以及死骨，然后在骨缺损处植入松质骨条块，闭合创口，放置引流管作持续冲洗引流，引流液中加入有效抗生素，直至冲洗液多次培养阴性。如果原有的内固定已经失效，或妨碍引流，则必须取出原有的全部内固定物，改用外支架固定。如果创口无法直接闭合，应选择肌皮瓣覆盖，或者二期闭合。

（三）骨延迟愈合、不愈合和畸形愈合

胫腓骨骨折的愈合时间较长，不愈合的发生率较高。导致胫腓骨骨折延迟愈合、不愈合的原因很多，大致可以分为骨折本身因素和处理不当两大类，多以骨折本身因素为主，多种原因同时存在。

1.骨延迟愈合　Russel 在 1996 年对胫骨骨折的愈合期提出了一般标准：闭合-低能量损伤：10～14 周；闭合-高能量损伤：12～16 周；开放性骨折平均 16～26 周；Castilo Ⅲb Ⅲc：30～50 周。一般胫骨骨折超过时限尚未愈合，但比较不同时期的系列 X 线片，它仍处于愈合过程中，可以诊断骨延迟愈合。根据不同资料统计约有 1%～17%。在骨折治疗过程中，必须定期复查，确保固定可靠，指导循序功能锻炼，促进康复。

对于胫骨骨折骨延迟愈合，如果骨折固定稳定、可靠，则可以在石膏固定保护下及时加强练习负重行走，给以良性的轴向应力刺激，以促进骨折愈合。当然也可以在骨折周围进行植骨术，方法简单，创伤小。另外，还可以采用电刺激疗法。

2.骨不愈合　一般胫骨骨折超过时限尚未愈合，X 线上有骨端硬化，髓腔封闭；骨端萎缩疏松，中间有较大的间隙；骨端硬化，相互间成为杵臼状假关节等。以上 3 种形式的任何 1 种，可以诊断骨不愈合。骨不愈合的病人在临床上常有疼痛、负重疼痛、不能负重、局部在应力下疼痛、压痛、小腿成角畸形、异常活

动等。

胫骨的骨延迟愈合和不愈合的界限不是很明确的、骨延迟愈合的病人，患肢可以负重，以促进骨折愈合，但如果是骨不愈合病人，过多的活动反而会使骨折端形成假关节，所以应该采取积极的手术治疗。可靠的固定和改善骨折端周围的软组织血运是主要的手段。

对于胫骨骨不愈合，如果骨折端已有纤维连接，骨折对位、对线可以接受时，简单有效的治疗方法是在胫骨骨折部位行松质骨植骨，术中注意保护局部血液循环良好的软组织，骨折部不广泛剥离，不打开骨折端。胫骨前方软组织菲薄，可能不适合植骨，可以行后方植骨。

对于骨折位置不能接受，骨端硬化，纤维组织愈合差者，需要暴露骨折端，打通髓腔，采用 LC-DCP、胫骨交锁髓内钉、外固定支架重新进行可靠的固定，再在骨折端周围、髓腔内植入松质骨条块。

如果是骨折处局部有瘢痕或皮肤缺损引起的骨不愈合，改善局部血运则有利于骨折的愈合。可以选用腓肠肌内侧头肌皮瓣转位覆盖胫前中以及上 1/3 皮肤缺损；比目鱼肌肌皮瓣转位覆盖胫骨中下段皮肤缺损；也可以用带旋髂血管的皮肤髂骨瓣游离移植修复胫骨骨缺损和局部皮肤缺损。

对于骨缺损引起的骨不愈合，可以根据骨缺损的情况采取不同的方法。如果骨缺损不是很大，在 5～7cm 以内，可以取同侧髂骨块嵌入胫骨骨缺损处植骨。骨缺损在 5～7cm 以上，可以采用带血管的游离骨移植术。

3.畸形愈合　胫骨骨折的畸形容易发现，一般都得到及时的纠正，畸形愈合的发生率较低。但粉碎性骨折、有软组织或骨缺损以及移位严重者，容易发生畸形愈合，注意及时发现，早期处理。前文亦已提及，在胫骨近 1/3 骨折采用交锁髓内钉治疗，极易发生成角畸形。

从理论上讲，凡是非解剖愈合，都是畸形愈合。但许多非解剖愈合，其功能和外观都是可以接受的。所以判断骨折畸形愈合要看是否是造成了肢体功能障碍，或有明显的外观畸形。这也可以作为骨折畸形愈合是否需要截骨矫形的标准。

4.创伤性关节炎、关节功能障碍　由于骨折涉及关节，骨折固定时间长、固定不当，骨折畸形愈合，筋膜间室综合征后遗症等原因，都会造成创伤性关节炎、关节功能障碍。无论是创伤性关节炎还是关节功能障碍，一旦发生，都缺少有效的治疗方法，关键在于预防。

5.爪状趾畸形　小腿的后筋膜间室综合征会遗留爪状趾畸形；胫骨下段骨折骨痂形成后，趾长伸肌在骨折处粘连也可引起爪状趾畸形。爪状趾畸形可以影响穿鞋、袜，也可能影响行走，应注意预防。病人早期要练习伸屈足趾运动。如果爪状趾畸形严重，被动牵引不能纠正，可以行趾关节融合术或屈趾长肌切断固定术等。

（徐　会）

第三节　股骨颈骨折

【概论】

股骨颈骨折多发生于老年人，随着社会人口年龄的增长，股骨颈骨折的发生率不断上升。年轻人中股骨颈骨折的发生主要由于高能量创伤所致，常合并有其他骨折。股骨颈骨折存在 2 个主要问题：①骨折不愈合；②晚期股骨头缺血坏死。因此一直是创伤骨科领域中重点研究的对象之一。

【股骨颈骨折的病因学因素】

1.骨骼质量　股骨颈骨折多发生于老年人，女性发生率高于男性。由于老年人多有不同程度的骨质疏松,而女性的体力活动相对较男性少,再加上由于生理代谢的原因其骨质疏松发生较早,故即便受伤暴力很小,也会发生骨折。目前普遍认为,尽管不是唯一的因素,但骨质疏松仍是引起股骨颈骨折的重要因素,甚至于有些学者认为可以将老年人股骨颈骨折看做是病理性骨折。骨质疏松的程度对于骨折的粉碎情况(特别是股骨颈后外侧粉碎)以及内固定后的牢固与否有直接影响。

2.损伤机制　大多数股骨颈骨折创伤较轻微,年轻人股骨颈骨折则多为严重创伤所致。Kocher 认为创伤机制可分为 2 种:①跌倒时大转子受到直接撞击;②肢体外旋。在第 2 种机制中,股骨头由于前关节囊及髂股韧带牵拉而相对固定,股骨头向后旋转,后侧皮质撞击髋臼而造成颈部骨折。此种情况下常发生后外侧骨皮质粉碎。年轻人中造成股骨颈的暴力较大,暴力沿股骨干直接向上传导,常伴有软组织损伤,骨折也常发生粉碎。

【股骨颈骨折的分型】

股骨颈骨折的分型有很多种,概括起来可分为 3 类:①根据骨折的解剖部位进行分类;②根据骨折线的方向进行分类;③根据骨折的移位程度进行分类。

Garden(1961)根据骨折移位程度将股骨颈骨折分为 4 型。Ⅰ型:不全骨折,股骨颈下方骨小梁部分完整,该型包括所谓"外展嵌插型"骨折;Ⅱ型:完全骨折,但无移位;Ⅲ型:完全骨折,部分移位,该型骨折 X 线片上可以发现骨折远端上移、外旋,股骨头常表现为后倾,骨折端尚有部分接触;Ⅳ型:完全骨折,完全移位,该型骨折 X 线片上表现为骨折端完全失去接触,而股骨头与髋臼相对关系正常。

Garden 分型中自Ⅰ型至Ⅳ型,股骨颈骨折严重程度递增,而不愈合率与股骨头缺血坏死率也随之增加。Garden 分型在国际上已被广泛应用。

Frandsen 等人对 100 例股骨颈骨折分别请 8 位医生进行 Garden 分型,结果发现,8 位医生进行分型后的相互符合率只有 22%,对于移位与否的争议占 33%。有学者曾对 212 例股骨颈骨折进行 Garden 分型,有 17 例存在分型争议。由此可见,Garden 分型中移位的判断与主观因素有密切关系。危杰、毛玉江等在研究中发现,骨折移位程度与股骨头缺血坏死及股骨头晚期塌陷有极大的相关关系。但 GardenⅠ型与Ⅱ型之间、GardenⅢ型与 GardenⅣ型之间则没有统计学上的差异,GardenⅠ、Ⅱ型与 GardenⅢ、GardenⅣ型之间有明显统计学差异。Eliasson 等(1988)建议可将股骨颈骨折简单地分为无移位型(GardenⅠ、Ⅱ型)及移位型(GardenⅢ、GardenⅣ型)。

【治疗方法】

大多数股骨颈骨折需要手术治疗。只有少数无移位骨折和外展嵌插的稳定型骨折可进行卧床 8～12 周的保守治疗

1.股骨颈骨折的内固定治疗　无移位及嵌插型股骨颈骨折(GardenⅠ、Ⅱ型)约占所有股骨颈骨折的 15%～20%。无移位的股骨颈骨折虽然对位关系正常,但稳定性较差。嵌插型股骨颈骨折骨折端相互嵌插,常有轻度内翻。由于骨折端嵌入松质骨中,其内在的稳定性也不可靠。Lowell 认为嵌插型股骨颈骨折只要存在内翻畸形或股骨头后倾超过 30°便失去了稳定性。由于嵌插型股骨颈骨折的患者症状轻微,肢体外旋、内收、短缩等畸形不明显,骨折端具有一定的稳定性,因此,对此是采取保守治疗还是采取手术治疗仍存在争议。目前认为,对于无移位或嵌插型股骨颈骨折,除非患者有明显的手术禁忌证,均应考虑手术治疗,以防止骨折发生再移位,并减少患者的卧床时间,减少发生骨折合并症。

移位型股骨颈骨折(GardeⅢ、Ⅳ型)的治疗原则是:①解剖复位;②骨折端获得加压;③坚强内固定。

移位型股骨颈骨折如患者无手术禁忌证均应采取手术治疗。由于股骨颈骨折的患者多为老年人,尽快手术可以大大减少骨折合并症发生及原有心肺疾病的恶化。Bredhal 发现 12 小时之内进行手术治疗的患者死亡率明显低于迟延手术对照组。另外,急诊手术尽快恢复骨折端的正常关系,对于缓解对股骨头颈

血供的进一步损害有一定的益处。Marsie 统计的一组患者中,12 小时之内手术者,股骨头缺血坏死率 25%,13～24 小时之内手术者,股骨头缺血坏死率 30%,24～48 小时之内手术者,股骨头缺血坏死率 40%。目前多数作者主张应在 6～12 小时之内急诊手术。

(1)骨折复位:骨折的解剖复位是股骨颈骨折治疗的关键因素。直接影响骨折愈合及股骨头缺血坏死的发生。Moore 指出,X 线显示复位不满意者,实际上股骨颈骨折端接触面积只有 1/2。由于骨折端接触面积减少,自股骨颈基底向近端生升的骨内血管减少或生长受阻,从而降低了股骨头颈血液灌注量。

复位的方法有 2 种,即闭合复位和切开复位。应尽可能采取闭合复位,只有在闭合复位失败,无法达到解剖复位时才考虑切开复位。

1)闭合复位:临床上常用的股骨颈骨折闭合复位方法有 2 种。McElvenny 法:将患者置于牵引床上,对双下肢一同施行牵引;患肢外旋并加大牵引;助手将足把持住后与术者把持住膝部一同内旋;肢体内旋后将髋关节内收。Leadbetter 法:Leadbetter 采用髋关节屈曲位复位方法,首先,屈髋 90°后行轴向牵引,髋关节内旋并内收。然后轻轻将肢体置于床上,髋关节逐渐伸直。放松牵引,如肢体无外旋畸形即达到复位。

股骨颈骨折复位后通常应用 X 线片来评价复位的结果。闭合复位后,应用高质量的 X 线影像对复位的满意程度进行认定。Simon 和 Wyman 曾在股骨颈骨折闭合复位之后进行不同角度 X 线拍片,发现仅正、侧位 X 线片显示解剖复位并未真正达到解剖复位。Lowell 提出:股骨头的凸面与股骨颈的凹面在正常解剖情况下可以连成一条 S 形曲线,一旦在 X 线正、侧位任何位置上 S 形曲线不平滑甚至相切,都提示未达到解剖复位。

Garden 提出利用"对位指数"(后被称为 Garden 指数)对股骨颈骨折复位进行评价。Garden 指数有 2 个角度数值:在正位 X 线片上,股骨颈内侧骨小梁束与股骨干内侧骨皮质延长线的夹角正常为 160°,在侧位 X 线片上股骨头中心线与股骨颈中心为一条直线,其夹角为 180°。Garden 认为,如果复位后 Garden 指数在 155°～180°之内即可认为复位满意。

2)切开复位:一旦闭合复位失败,应该考虑切开复位,即直视下解剖复位。以往认为切开复位会进一步损害股骨头颈血供。近年来,许多作者都证实切开复位对血供影响不大。Banks 的结论甚至认为切开复位后不愈合率及股骨头缺血坏死率均有下降。其理由是,首先切开复位时关节囊切口很小,而解剖复位对血供恢复起到了良好的作用。切开复位可采用前侧切口或前外侧切口(Watson-Jones 切口)。有人提出,如存在股骨颈后外侧粉碎,则应选择后方切口以便同时植骨。但大多数作者认为后方切口有可能损害股骨颈后外侧残留的血供,故应尽量避免。

3)复位后的稳定性:股骨颈骨折复位后稳定与否很大程度上取决于股骨颈后外侧是否存在粉碎。如果出现后外侧粉碎,则丧失了后外侧的有效骨性支撑,随后常发生复位失败以至骨折不愈合。Banks 发现在股骨颈骨折术后骨折不愈合的患者中,有 60%原始骨折有后外侧粉碎。Scheck 等人认为即使内固定物置放位置正确,也无法抵消股骨颈后外侧骨缺损所造成的不稳定。因此,有人主张,对于伴有后外侧粉碎的股骨颈骨折,可考虑一期进行植骨。

(2)内固定方式:应用于股骨颈骨折治疗的内固定物种类很多。合格的内固定原则是坚强固定和骨折端获得加压。应再次强调,解剖复位在治疗中至关重要,因为不论何种内固定材料都无法补偿不良复位所产生的问题。各种内固定材料均有自身的特点和不足。医生应该对其技术问题及适应证非常熟悉以便选择应用。

三翼钉作为治疗股骨颈骨折的代表性内固定物曾被应用多年,由于其本身存在许多问题而无法满足内固定原则的要求,在国际上早已失用。目前经常应用的内固定材料可分为多针、螺钉、钩钉、滑动螺钉加侧方钢板等。

1)多针:多针固定股骨颈骨折为许多作者所提倡。多针的种类很多:主要有 Knowles、Moore 和 Neufeld 等。多针固定的优点主要是可在局麻下经皮操作,从而减少出血、手术死亡及感染的危险。其缺点是:①固定强度不足;②在老年骨质疏松的患者中,有在股骨粗隆下进针入点处造成骨折的报道;③存在固定针穿出股骨头的可能。多针固定时如进针过深,此针道应该废弃,否则如再次经此针道穿针,容易穿出股骨头。

多针固定时,每根针应相互平行,许多作者的试验结果证明,多针平行打入股骨颈(不论何种形式排布:三角形、四边形等)可有效地防止骨折端旋转,并且增加骨折端的稳定性。Moore 发现多针固定采取集中排布方式,则股骨颈骨折的不愈合率增加。

多针固定总的牢固强度较弱,因此主要适用于年轻患者中无移位的股骨颈骨折(Garden Ⅰ、Ⅱ型)。

2)钩钉:Stromgqvist 及 Hansen 等人设计了一种钩钉治疗股骨颈骨折,该钉插入预先钻孔的孔道后在其顶端伸出一个小钩,可以有效地防止钉杆穿出股骨头及向外退出,手术操作简便,损伤小,Stromqvist 认为可降低股骨头缺血坏死率。

3)加压螺钉:多根加压螺钉固定股骨颈骨折是目前主要提倡的方法,其中常用的有 AO 中空加压螺钉、Asnis 钉等。中空加压螺钉的优点有:骨折端可获得良好的加压力;3 枚螺钉固定具有很高的强度及抗扭转能力;手术操作简便,手术创伤小等。由于骨折端获得加压及坚强固定,提高了骨折愈合率。Rehnberg(1989)、Asnis(1994)报道中空加压螺钉治疗股骨颈骨折愈合率分别为 100% 和 96%。有学者对于 212 例应用 AO 中空加压螺钉治疗股骨颈骨折患者进行了回顾性研究,发现骨折愈合率为 95.8%。术后患者可以早期活动肢体,有效地防止骨折合并症发生。但对于严重粉碎骨折,单纯螺钉固定的支持作用较差,有继发骨折移位及髋内翻的可能。

4)滑动螺钉加侧方钢板:滑动螺钉加侧方钢板主要有 AO 的 DHS 及 Richards 钉,其特点是对于股骨颈后外侧粉碎、骨折端缺乏复位后骨性支撑者提供可靠的支持。其头钉可沿套管滑动,对于骨折端产生加压作用,许多作者指出,单独应用时抗扭转能力较差,因此建议在头钉的上方再拧入 1 颗加压螺钉以防止旋转。

5)内固定物在股骨头中的位置:对于内固定物在股骨头中的合理位置存在较大的争议。Cleceland、Bailey、McElvenny 等人均主张在正、侧位 X 线片上,内固定物都应位于股骨头中心。任何偏心位置的固定在打入时有可能造成股骨头旋转。另外股骨头中心的关节下致密的骨质较多,有利于稳定固定。Fielding、Pugh 和 Hunfer 等人则主张内固定物在正位 X 线片上偏下、侧位上略偏后置放,主要是为了避免髋关节内收、外旋时内固定物切割出股骨头。Lindequist 等认为远端内固定物应尽量靠近股骨颈内侧,以利用致密的股骨距来增加其稳定性。尽管存在争议,目前一致的看法是由于血供的原因,内固定物不应置于股骨头上方。关于内固定物进入股骨头的深度,目前一致认为应距离股骨头关节面至少 5mm 为宜。

2.人工关节置换术在股骨颈骨折中的应用　1940 年,Moore 与 Bohlman 首先应用金属人工假体置换术治疗股骨近端骨肿瘤。随后人工关节技术不断发展。在对于新鲜股骨颈骨折治疗方面,人工关节置换术曾被广泛应用于老年人移位型骨折。应用人工关节置换术治疗老年人股骨颈骨折主要基于 2 点考虑:①术后患者可以尽快肢体活动及部分负重,以利于迅速恢复功能,防止骨折合并症,特别是全身合并症的发生,使老年人股骨颈骨折的死亡率降低。这一点曾被认为是应用人工关节置换术的主要理由。近年来,内固定材料及技术不断发展提高。当代的内固定材料完全可以满足上述要求。因此,人工关节置换术的这一优点便不再突出。②人工关节置换术对于股骨颈骨折后骨折不愈合及晚期股骨头缺血坏死是一次性治疗。关于这一点有许多不同意见。首先,目前无论采用何种技术方法,对于新鲜骨折不愈合及晚期股骨头缺血坏死都无法预测。其次应用当代内固定材料后,多数作者报道股骨颈骨折不愈合率低于 5%。

另外晚期股骨头缺血坏死的患者中只有不到 50% 因症状而需进一步治疗。总体而论,股骨颈骨折的患者内固定治疗之后,如骨折愈合而未发生股骨头缺血坏死者,其关节功能评分大大高于人工关节置换者。同时,人工关节置换有其本身的缺点:①手术创伤大,出血量大,软组织破坏广泛。②存在假体松动等危险而补救措施十分复杂。因此,目前的趋势是对于新鲜股骨颈骨折,首先应争取内固定。对于人工关节置换术的应用,不是简单根据年龄及移位程度来决定,而是制定了明确的适应证标准。Thomas. A. Russell 在第 9 版凯氏手术学中对于人工关节置换应用于新鲜股骨颈骨折的治疗提出了相对适应证和绝对适应证,国际上对此也予以承认,简介如下:

(1)相对适应证

1)患者生理年龄在 65 岁以上,由于其他病患,预期寿命不超过 10~15 年。

2)髋关节骨折脱位,主要是指髋关节脱位合并股骨头骨折。特别是股骨头严重粉碎骨折者。

3)股骨近端严重骨质疏松,难以对骨折端进行牢固固定,这一点十分相对。因为严重疏松的骨质不但难以支撑内固定物,同样也难以支撑人工假体。如应用人工假体,常需同时应用骨水泥。

4)预期无法离床行走的患者,其目的主要是缓解疼痛并有助于护理。

(2)绝对适应证

1)无法满意复位及牢固固定的骨折。

2)股骨颈骨折内固定术后数周内固定物失用。

3)髋关节原有疾患已适应人工关节置换。如原来已有股骨头无菌坏死、类风湿关节炎、先天性髋脱位、髋关节骨性关节炎等,并曾被建议行人工关节置换。

4)恶性肿瘤。

5)陈旧性股骨颈骨折,特别是已明确发生股骨头坏死塌陷者。

6)失控性发作的疾病患者。如癫痫、帕金森病等。

7)股骨颈骨折合并髋关节完全脱位。

8)估计无法耐受再次手术的患者。

9)患有精神疾患无法配合的患者。

总之,对于绝大多数新鲜股骨颈骨折,首先考虑解剖复位,坚强内固定。人工关节置换术则应根据患者的具体情况,按照其适应证慎重选用。

3.陈旧股骨颈骨折及股骨颈骨折不愈合的治疗　对于陈旧股骨颈骨折在诊断时间上分歧很大。King 认为股骨颈骨折由于任何原因而未经治疗超过 3 周即可诊断为"陈旧骨折"或"骨折不愈合"。Reich 认为诊断陈旧股骨颈骨折的时间标准应为伤后 6 周。Delee 将诊断时间定为 3 个月。究竟股骨颈骨折未经诊治多长时间后仍可行内固定抑或人工关节置换术尚无定论。一般认为,可将陈旧性股骨颈骨折分为 2 类:①根据适应证可行人工关节置换术者。②不需或无法行人工关节置换术者。

对于后者,根据不同情况,可考虑闭合或切开复位、坚强内固定。由于陈旧股骨颈骨折不愈合率较高,常需在切开复位的同时行植骨术。常用的有肌骨瓣植骨、游离腓骨植骨等。Meyer 报道其一组 30 例陈旧股骨颈骨折病例(30~90 天)采取内固定加肌瓣植骨方法治疗,骨折愈合率为 72%。Nagi 报道一组 16 例 6~62 周陈旧股骨颈骨折病例,应用螺钉固定加腓骨移植,愈合率达 100%。目前认为,植骨术对于骨折愈合有肯定的作用,但对于股骨头缺血坏死及晚期塌陷则无影响。截骨术曾被用来治疗股骨颈骨折不愈合,但由于截骨术后肢体短缩,股骨头与髋臼正常生理关系改变,晚期合并症较多,目前很少提倡应用。

股骨颈骨折不愈合在无移位型骨折中很少发生。在移位型股骨颈骨折中的发生率曾普遍被认为约

20%～30%。近20年来,由于内固定材料的改进及手术技术的改进,骨折愈合率大为提高。目前多数文献报道股骨颈骨折术后愈合率为85%～95%。关于不愈合的诊断标准,多数作者认为6～12个月仍不愈合者即可确定诊断。

影响骨折愈合的因素有:骨折复位质量,固定牢固程度,骨折粉碎情况等。Cleveland的研究证明骨折复位,固定与骨折愈合有明确的相关关系。Banks的一组病例中股骨颈后外侧皮质粉碎者不愈合率为60%。另外患者年龄,骨质疏松等因素也对愈合有一定影响。Phemister认为尽管存在不愈合,但股骨头形态及关节间隙会在很长时间内保持完好。一旦经过治疗骨折愈合,关节功能可以恢复。

在治疗方面应注意以下3点:股骨头血供,股骨颈长度,骨质疏松情况。在治疗方面也可分为人工关节置换和保留股骨头两类。如股骨头完整,股骨颈长度缺损不大,颈干角基本正常可行单纯植骨。股骨头外形正常,股骨颈有一定短缩合并髋内翻者可酌情考虑截骨术、植骨术或两者结合应用。对于股骨头血供丧失、股骨头严重变形、股骨颈明显缺损或严重骨质疏松难以进行内固定的患者则应选择人工关节置换术。

4.年轻人股骨颈骨折的治疗　年轻人中股骨颈骨折发生率较低。由于年轻人(20～40岁)骨骼最为致密,造成骨折的暴力必然很大,因此损伤更为严重。有人认为,年轻人股骨颈骨折与老年人股骨颈骨折应区分开来,而作为一个专门的问题来研究。Bray、Templeman和Swiontkowski等人甚至认为年轻人股骨颈骨折不适应于Garden分型或Pauwels分型。

年轻人股骨颈骨折有以下特点:①骨密度正常。②创伤机制多为高能量暴力。③骨折不愈合率及股骨头缺血坏死率均高于老年人股骨颈骨折。④股骨头缺血坏死改变后多伴有明显症状。⑤人工关节置换术效果不佳。

年轻人股骨颈骨折后骨折不愈合率及股骨颈缺血坏死率各作者报道不同,分别为25%(Kuslich)至62%(Protzman和Burkhalter)及45%(Kuslich)至90%(Protzman和Burkhalter),多数人认为愈合后较差的原因在于创伤暴力较大、损伤严重、难以解剖复位及坚强固定。

Cave指出,对于所有股骨颈骨折均应解剖复位,在年轻人股骨颈骨折中解剖复位尤为重要,一旦闭合复位难以奏效,应积极采取切开复位。

由于较高的股骨头缺血坏死发生率,许多人认为应尽早(6～12小时之内)实施手术。常规在术中切开前关节囊进行关节内减压。Swiontkowski等人治疗了27例12～49岁的股骨颈骨折患者,均可在手术达到解剖复位。以AO6.5mm螺钉坚强固定,均行前关节囊切开,所有患者手术时间均在伤后8小时之内。结果显示,无骨折不愈合病例,缺血坏死率只有20%,他们建议12～24个月后去除内固定物。

目前多数作者认为Bray及Templeman所提出的原则是成功治疗年轻人股骨颈骨折的关键:①急诊手术(伤后12小时之内)。②一定要解剖复位,必要时切开复位。③多枚螺钉坚强固定。有人补充提出前关节囊切开减压的必要。

5.股骨头缺血坏死　股骨颈骨折后股骨头缺血坏死的发生率不同作者报道差异很大,其发生差异的原因可能在于各组病例骨折移位程度不同。

移位型股骨颈骨折发生后,股骨头便可以被认为已部分或全部失去血供。Phemister、Cano等人认为,血供的重建主要靠残留血供的爬行替代。血供重建主要有3个来源:①圆韧带动脉供血区域与其他部分的吻合。②骨折端骨内血管的生长,这一过程较为缓慢。骨折端的移位及纤维组织生成都将阻碍骨内血管的生长。因此,良好的骨折复位,牢固的固定极为重要。③股骨头未被关节软骨覆盖部分血管的长入。

关节囊内股骨颈骨折发生后,关节囊内的出血及凝血块将增加关节囊内的压力,产生所谓"填塞效应"。许多作者认为填塞效应对于股骨头的血供有一定影响,甚至是股骨头晚期塌陷的原因之一

(Stromqvist 等)。实验表明,当关节囊内压力大于舒张压时,股骨头内血流明显减慢,甚至可造成骨细胞坏死。因此,很多作者主张在内固定手术时应行关节内穿刺或关节囊部切开,以减小关节囊内压力,对降低股骨头坏死的发生率有一定作用。

骨折端的复位情况对于股骨头血供有很大影响,骨折端复位不良、股骨头旋转及内外翻都将使圆韧带动脉及其他残留的动脉扭曲,从而影响股骨头血供。Garden 指出,任何不良复位都会使股骨头缺血坏死及晚期股骨头塌陷的发生率增加。

内固定物也是股骨头血供的影响因素之一。Linton、Stromqvist 等均指出,内固定物的体积增大对股骨头的血供是有害的。另外内固定物的位置也对股骨头的血供产生影响。许多作者认为,内固定物置于股骨头外上方时将会损伤外侧骺动脉(股骨头主要血供动脉)。因此,应避免将内固定物置于股骨头上方。内固定物(如三翼钉)会使骨折端产生一定分离,同时反复的捶击振动,会造成不同程度的骨损伤。目前认为,应选择置入时对股骨头颈损伤较小的内固定物。

股骨头缺血坏死的分类与分期:Ficat 和 Arlet 将股骨头缺血坏死分为 4 期(1980):Ⅰ期股骨头正常;Ⅱ期股骨头内出现骨硬化及囊变;Ⅲ期股骨头软骨下塌陷;Ⅳ期关节间隙窄、关节塌陷及骨性关节炎。

股骨颈骨折后股骨头的缺血改变或股骨头缺血坏死与晚期股骨头塌陷是不同的两种病理变化。股骨头缺血坏死是指在股骨颈骨折的早期,继发于骨折、复位及固定之后股骨头发生的缺血改变。实际上,骨折一旦发生,股骨头血供即部分或全部受到破坏。而晚期股骨头塌陷是在股骨颈骨折愈合之后,股骨头血供重建过程中,关节软骨下骨在尚未修复的坏死区域发生骨折,从而造成股骨头的变形。股骨颈骨折后股骨头均不可避免发生缺血改变,而由于不同的损伤程度,不同的治疗方法等因素使得血供重建的时间与范围不同。部分患者股骨头血供未获得重建,而股骨头受到应力作用而发生软骨下骨骨折,即造成股骨头晚期塌陷。股骨头晚期塌陷的发生率低于股骨头缺血坏死率。

综上所述,股骨颈骨折后股骨头是否成活取决于 2 个因素:①残留的血供系统是否足够营养股骨头。②能否在股骨头晚期塌陷之前重建股骨头血供。对于新鲜股骨颈骨折的治疗原则是解剖复位、骨折端获得加压并坚强固定,以保护残留血供,为血供重建提供条件。

(徐　会)

第四节　股骨干骨折

股骨干骨折是下肢常见的骨折,近 20 多年由于治疗方法的进步,并发症明显减少,但股骨干骨折仍是下肢损伤患者致残和致死的重要原因之一。

【功能解剖】

股骨是一个长管状结构,近端起于髋关节,远端止于膝关节,它是人体最长和最坚强的骨。股骨干骨折后受到多个肌肉力量的作用而使大腿产生畸形,在粗隆下和高位股骨干骨折后,臀中肌的作用使股骨近端外展,髂腰肌牵拉小转子而使近骨折端屈曲和外旋。内收肌则使多数股骨干骨折产生短缩和内收。股骨远端特别是到达股骨髁上部位的骨折,由于腓肠肌的牵拉作用则使骨折端趋向于屈曲成角。

【损伤机制】

正常股骨干在遭受强大外力时才发生骨折。多数原因是车祸、行人被撞、摩托车车祸、坠落伤和枪弹伤等高能量损伤。行人被撞多数合并头部、胸部、骨盆和四肢损伤;摩托车车祸主要合并骨盆和同侧小腿损伤;摔伤很少合并主要器官的损伤;很小的力量即引起股骨干骨折通常是病理性骨折。

【分类】

股骨干骨折现在还没有一个统一的分类,常用的分类是 AO 分类:分为简单(A)、楔形(B)和复杂骨折(C)。简单骨折按照骨折线的倾斜程度又分为几个亚型;楔形骨折包括螺旋、弯曲和粉碎性楔形;复杂骨折则包括节段性骨折和骨干广泛粉碎骨折。AO 分类对选择合适的治疗方法或预测预后的作用还未明确。

【临床表现】

股骨干骨折临床容易诊断,可表现为大腿疼痛、畸形、肿胀和短缩。多数骨折由于高能量损伤所致而常合并其他损伤,所以应进行包括血流动力学的全面体检非常重要。骨科诊断包括全面检查整个肢体,观察骨盆和髋部是否有压痛,同时合并骨盆或髋部骨折可以出现局部淤血和肿胀。骨折后由于患者不能移动髋部,故触摸大腿近端和臀部十分重要。臀部饱满和股骨近端呈屈曲内收畸形则表明合并发生了髋关节后脱位。股骨干骨折常合并膝关节韧带损伤,可在骨折内固定后再进行临床和 X 线的应力检查;神经血管损伤虽然少见,但必须在术前进行详细检查。

脂肪栓塞综合征(FES)是股骨干骨折的严重并发症,若检查发现有不明原因的呼吸困难和神志不清,需考虑发生脂肪栓塞综合征的可能,应进行血气分析等进一步的检查。

X 线投照应包括骨盆正位、膝关节正侧位和整个股骨的正侧位,如果术前髋关节处于外旋位,应内旋股骨近端拍摄髋关节正位 X 线片,以免漏诊股骨颈骨折。胸部 X 线片有助于诊断脂肪栓塞综合征和判断其进展情况。

【治疗方法】

(一)非手术治疗

1.牵引　牵引是治疗股骨干骨折历史悠久的方法,可分为皮牵引和骨牵引,皮牵引只在下肢损伤的急救和转运时应用。骨牵引在 1970 年以前是股骨干骨折最常用的治疗方法,现在则只作为骨折早期固定的临时方法,骨牵引有足够的力量作用于肢体使骨折获得复位,通常使用胫骨结节骨牵引或股骨髁上骨牵引,股骨髁上骨牵引比胫骨结节骨牵引能够对骨折端提供更为直接的纵向牵拉,但在骨折愈合后膝关节僵直的发生率较高。

虽然股骨干骨折的治疗已转移到手术治疗,但患者偶尔也必须采取牵引治疗,过去几十年在治疗开放和闭合损伤方面取得了成功,仍需要掌握这方面的知识。

(二)手术治疗

1.固定方法

(1)外固定架:由于外固定架的固定针经常把股四头肌与股骨干固定在一起,所形成的瘢痕能导致永久性的膝关节活动丧失,另外股骨干骨折外固定架固定固定针横穿髂胫束和股外侧肌的肌腹后针道感染率高达 50%,所以现在外固定架不能作为闭合股骨干骨折的常规治疗方法。外固定架可作为一种股骨干骨折临时固定。外固定架固定股骨干骨折最主要适应证常用于多发创伤,这种损伤由于合并其他损伤需要进行快速、稳定的固定;外固定架固定股骨干骨折还用于 III 型开放性骨折。这些病人一旦情况改善,可将其更换为内固定(钢板或髓内针),多数作者认为 2 周内更换为内固定是安全的。超过 2 周应在取出外固定架后全身应用抗生素和局部换药,2 周后再更换为内固定。

(2)钢板:切开复位钢板内固定现在不再是治疗股骨干骨折的首选方法。其手术适应证包括髓腔极度狭窄的骨折;邻近骨折的骨干有畸形;股骨干骨折合并同侧股骨颈骨折;合并血管损伤需广泛暴露以修补血管的严重骨折;多发创伤不能搬动的患者等。

钢板内固定的优点主要有直视下骨折切开复位可以获得解剖或近解剖复位;不会增加骨折以远部位损伤,如股骨颈骨折和髋臼骨折等;不需要特殊的设备和放射科人员。缺点一是固定所需要广泛剥离软组织、形成股四头肌瘢痕、大量失血。二是钢板固定属偏心固定,力臂比髓内针长 1～2cm,增加了内固定失效的危险。文献所报告的内固定的失效率是 5%～10%,股骨干骨折钢板内固定的感染率高于保守治疗和闭合复位髓内针内固定,感染率是 0%～11%。三是由于钢板下骨皮质的血供受到损害或产生的应力遮挡效应,可造成钢板取出后发生再骨折。

简单的骨折,最少也应该应用 10 孔的宽 4.5 的钢板。对于粉碎骨折,骨折端两侧至少有 5 枚螺丝钉的距离。过去推荐每侧至少 8 层皮质固定,现在钢板的长度比螺丝钉的数目更重要。应用长钢板和少的螺丝钉固定并没有增加手术的创伤,螺丝钉经皮固定钢板。每侧 3 枚螺丝钉固定,生物力学最大化,1 枚在钢板的末端,1 枚尽可能接近骨折端,1 枚在中间增加钢板和骨的旋转稳定性。横断骨折可以预弯钢板,通过加压孔加压骨折端。斜型骨折应用通过钢板的拉力螺丝钉加压骨折端。对于粉碎骨折采用钢板固定时应用牵开器复位股骨干骨折以获得正常的力线和长度,不追求绝对的解剖复位,避免了一定要获得解剖复位而对骨折端软组织进行的广泛剥离,也不剥离骨折端,并使用桥接钢板代替加压钢板,骨痂由骨膜形成而不是一期愈合,缩短了愈合时间,明显改善了钢板固定的临床疗效。

尽管钢板有许多缺点,但只要正确选择其适应证,正确掌握放置钢板的手术技术,也可取得优良的结果。

(3)带锁髓内针:股骨干大致呈直管状结构,是进行髓内针固定的理想部位。髓内针有多个优点:首先,髓内针所受到的负荷小于钢板,使得它不易发生疲劳折断;第二,骨痂受到的负荷是逐渐增加的,刺激了骨愈合和骨塑形;第三,通过髓内针固定可以避免由于钢板固定所产生的应力遮挡效应而导致的骨皮质坏死。在理论和实践中,髓内针固定比其他形式的内固定和外固定还有许多优点。虽然进行闭合髓内针固定需要特殊的设备和放射技术人员,但是它容易插入,而且不需要钢板固定时的所进行的广泛暴露和剥离。因为闭合髓内针技术没有破坏骨折端的血肿,也没有干扰对骨折愈合早期起关键作用的细胞和体液因子,所以闭合髓内针技术是股骨骨折的一种的生物固定,较小的手术剥离和减少感染率。

1)顺行带锁髓内针(髓内针从近端向远端插入):闭合复位顺行带锁髓内针固定是治疗股骨干骨折的金标准。愈合率可高达 99%,而感染率和不愈合率很低(<1%)。顺行带锁髓内针几乎适合于所有股骨干骨折。闭合带锁髓内针的临床结果大部分取决于术前、术中仔细计划。包括髓内针的长度和直径:长度应在股骨残留骺线和髌骨上缘之间,直径不小于 10mm;体位、复位方法和是否扩髓和锁钉的数目。精确的髓内针入点是非常关键的,开孔应在粗隆中线的后侧和大转子窝的粗隆突出的内侧。这样保证开孔将位于冠状面和矢状面股骨干髓腔轴线上。对于所有骨折进行常规静力锁定可以减少继发于没有认识到的粉碎骨折的术后内固定失效。

2)逆行髓内针(髓内针从远端向近端插入):逆行髓内针的主要优点是入点容易,骨折复位不影响其他部位的损伤:主要适应证有同侧股骨干骨折合并股骨颈骨折、髋臼骨折、胫骨骨折、髌骨骨折和胫骨平台骨折。相对适应证是多发创伤的病人,双侧股骨干骨折,肥胖病人和孕妇。对于多发骨折或多器官损伤的病人,平卧位对病人的稳定最好,逆行髓内针插入能够快速地完成,双侧股骨干骨折用逆行髓内针固定不用变换体位,血管损伤的病人需要修复血管,可以快速插入不锁定的髓内针有利于血管修复,肥胖的病人,顺行髓内针入点非常困难,而逆行髓内针较容易。

逆行髓内针的禁忌证是膝关节活动受限和低位髌骨,不能够合适插入髓内针,粗隆下骨折由于逆行髓内针对稳定性的担心,也不易选用逆行髓内针;开放骨折有潜在的感染的危险,导致膝关节感染,也不可以选择逆行髓内针。

【术后康复】

1.闭合髓内针术后,患者尽早能够忍受的肌肉和关节活动。指导患者股四头肌力量练习和渐渐负重,

所有患者应尽早离床活动,对于多发创伤患者,即使仅仅坐起来也可减少肺部并发症

2.特殊类型骨折的治疗:未合并其他部位骨折和软组织损伤的股骨中段简单的横断和短斜骨折,用闭合髓内针治疗容易。但是多数股骨干骨折的部位和类型复杂可能合并其他损伤,所以多数股骨干骨折治疗时需要在标准髓内针做一些改进,以下常见情况是股骨干骨折特殊治疗。

(1)粉碎骨折:粉碎骨折是高能量损伤的标志。粉碎骨折常伴随大量失血或开放性骨折,发生全身并发症如脂肪栓塞综合征也高。静力锁定带锁髓内针已取代其他方法用于治疗粉碎骨折。这些髓内针可达到远近端的髓腔,恢复股骨的轴线,没必要复位粉碎骨折,骨折块自髓腔移位2cm,不影响骨折愈合,在此部位将形成丰富的骨痂。在系列X线片的研究中,在骨折愈合过程中移位的皮质骨块成角和移位逐渐减少。不建议用髓内针加钢丝捆绑骨折块这种方法,这种方法是引起骨折愈合慢或不愈合的主要原因。

(2)开放性股骨干骨折:股骨干开放性骨折通常是由高能量的损伤引起,还可能合并多个器官的损伤。股骨干开放性骨折过去几十年的临床研究表明积极的手术治疗更能取得明显效果。Ⅰ和Ⅱ型的开放性骨折髓腔没有肉眼污染最好急诊用髓内针治疗。ⅢA开放股骨干骨折如果清创在8小时内可行髓内针固定,如果存在清创延迟或ⅢB损伤,可选择外固定架治疗。股骨干开放性骨折合并多发创伤的患者,应用外固定架固定治疗。对于动脉损伤需要修补的骨折(ⅢC)外固定架是最好的稳定,因为它能快速完成血管修复后再调整。肢体血供恢复后,外固定架可以换成钢板或髓内针。ⅢC开放性骨折合并多发损伤不稳定的患者,有截肢的相对适应证。

(3)股骨干骨折合并同侧髋部骨折:股骨干骨折合并同侧股骨颈骨折的发生率约1.5%~5%。股骨颈骨折通常为垂直剪切(Pauwel Ⅲ)型,股骨颈骨折移位小和不粉碎。股骨干骨折时因不能用X线诊断整个股骨全长,股骨颈骨折常被延迟诊断,大约1/4到1/3的股骨颈骨折初诊时被漏诊,股骨干骨折合并同侧隐性股骨颈骨折早期漏诊率更高,临床医生应通过对患者的受伤机制分析,应考虑隐性股骨颈骨折的可能,术前可用CT明确诊断,行股骨干骨折带锁髓内针时术中和术后密切注意股骨颈骨折存在,可以减少股骨颈骨折的延误诊断。

现在最常用的方法是用逆行髓内针固定股骨干骨折,股骨颈骨折用空心钉或DHS固定,还有钢板加空心钉固定,顺行髓内针加空心钉固定股骨干合并股骨颈骨折,重建髓内针用一内固定物同时有效固定股骨近端和股骨干两骨折,后两项技术的主要并发症是对一些股骨颈骨折不能达到解剖复位。

(4)股骨干骨折合并同侧髋关节脱位:文献报道的这种损伤50%的髋脱位在初诊时漏诊。髋脱位后平片股骨近端内收,所以对股骨干骨折进行常规骨盆X线片检查是避免漏诊的最好方法。股骨干骨折合并同侧髋关节脱位需急诊复位髋脱位,以预防发生股骨头缺血坏死,股骨干用钢板或髓内针进行固定。伤口关闭后闭合复位髋脱位。

(5)股骨干骨折合并同侧股骨髁间骨折:股骨干骨折合并股骨髁间骨折存在2种类型:一是股骨髁间骨折近端骨折线与股骨干骨折不连续;二骨骨髁间骨折是股骨干骨折远端的延伸—这种损伤有多种方法治疗,包括两骨折切开复位-钢板固定;两骨折切开复位分别用两钢板固定;股骨髁间骨折切开复位,而在股骨干插入髓内针进行固定。带锁髓内针对这2处损伤可提供良好的固定,特别对股骨髁间骨折无移位者。

(6)髋关节置换术后股骨干骨折:髋关节置换术后股骨干骨折不常见,外伤后,应力集中在股骨假体末端引起骨折,这种骨折分为3型:Ⅰ型,螺旋骨折起于柄端的近端,骨折位置被假体末端维持。Ⅱ型,在假体末端的骨折。Ⅲ型,假体末端以下的骨折。治疗根据骨折类型和患者是否能耐受牵引和第2次手术,Ⅰ型骨折假体柄维持骨折稳定,骨牵引6~8周,这时患者有足够的骨痂也许保护性负重,通常需要带骨盆的股骨支具。Ⅱ型骨折可以保守治疗,也可以把以前的股骨柄换为长柄,Ⅲ型骨折可以保守治疗或切开复位加压钢板内固定。如Ⅲ型骨折发生在股骨远1/3,可以用逆行髓内针治疗。

【并发症】

并发症的类型与严重程度和治疗骨折的方法有关。近年随着治疗的改进特别是闭合带锁髓内针出现并发症明显降低。

1.神经损伤　在治疗股骨干骨折中引起神经损伤有以下几种形式:骨牵引治疗的患者小腿处于外旋状态,腓骨近端受到压迫,腓总神经有可能损伤,特别在熟睡和意识不清的患者容易发生。这种并发症通过调整牵引方向,在腓骨颈部位加用棉垫,鼓励患者自由活动牵引装置来避免。

术中神经损伤原因一是复位困难过度牵引,复位困难的原因是手术时间延迟,试图强行闭合复位,牵引的时间长、力量大,一般股骨干骨折3周后闭合复位困难,采取有限切开能够避免这种并发症。二是患者在手术床不适当的体位直接压迫。会阴神经和股神经会受到没有包裹的支柱的压迫:仔细包裹水平和垂直面的支柱可以防止这种损伤。

2.血管损伤　强大的暴力才能导致股骨干骨折,但血管损伤并不常见。虽然穿动脉破裂常见,在骨折部位形成局部血肿,但股骨干骨折后股动脉损伤小于2%,由于血管损伤发生率低往往被忽视。穿动脉破裂术后患者血压不稳定,股骨干局部肿胀可触及波动,应立即手术探查,结扎血管,清除血肿。

股动脉可以是完全或部分撕裂或栓塞和牵拉或痉挛。微小的撕裂可以引起晚期血管栓塞。虽然下肢通过穿动脉有丰富的侧支循环,股动脉栓塞不一定必然引起肢体坏死,但是血管损伤立即全面诊断和治疗对保肢非常重要。

3.感染　股骨干骨折钢板术后感染率约为5%,闭合带锁髓内针感染率约小于1%。感染与骨折端广泛剥离、开放性骨折、污染的程度和清创不彻底有关。多数感染患者在大腿或臀部形成窦道流脓。患者在髓内针后数周或数月大腿有红肿热痛,应怀疑感染。平片可以看到骨膜反应和骨折部位密度增高的死骨,血液检查包括白细胞记数和血沉、C-反应蛋白对诊断不重要,对评价以后的治疗有一定帮助。

股骨感染需要手术治疗,如果内固定对骨折稳定坚强应保留,治疗包括彻底清除死骨和感染的软组织、伤口换药和合理应用抗生素。多数股骨干骨折即使存在感染也可在4～6个月愈合,骨折愈合到一定程度可取出髓内针,进行扩髓取出髓腔内感染的膜和骨。如果内固定对骨折不能提供稳定,需考虑其他几种方法。骨折稳定程度通过髓内针锁定或换大直径髓内针来增加。如果股骨干存在大范围死骨,取出髓内针后彻底清创,用外固定架或骨牵引固定,在骨缺损部位放置庆大霉素链珠。患者在伤口无渗出至少3个月后,开始植骨。

4.迟延愈合和不愈合　骨折不愈合的定义和治疗还存在许多争议,迟延愈合指愈合长于骨折的愈合正常时间。股骨干骨折6个月未获得愈合即可诊断为迟延愈合。诊断不愈合最少在术后6个月结合临床和连续3次X线无进一步愈合的迹象诊断,多数骨不愈合的原因是骨折端血供不良、骨折端不稳定和感染和骨折端分离骨缺损和软组织嵌夹,骨折端血供不良主要原因是开放性骨折和手术操作中对骨折端软组织的广泛剥离,骨折端稳定不够主要是髓内针长度不够和继发的锁钉松动。另外既往有大量吸烟史,术后非甾体消炎药的应用和多发创伤也是骨折不愈合的因素。

有多种方法治疗骨折不愈合,包括动力化、交换大直径的髓内针、钢板固定和植骨,或几种方法合并使用:动力化通过去除锁钉的方法治疗骨折不愈合,似乎是一种简单有吸引力的方法,但临床报告很失望,一项报告治疗骨折迟延愈合,在4～12个月动力化,一半以上的病人不愈合,需要其他治疗,问题严重的是一半病人肢体短缩2cm以上,因此常规不推荐动力化。扩髓换大直径髓内针临床报告的区别很大,愈合率有的达96%,有的只有53%。效果不明确。有作者报告取出髓内针后采用间接复位的方法用钢板固定加自体髂骨植骨的方法取得了明显的疗效。骨折端存在明显不稳定时,在髓内针加侧板稳定旋转不稳定,是一种简单有效经济的方法,报道愈合率可达100%。

5.畸形愈合 股骨干骨折畸形愈合在文献中被广泛讨论,短缩畸形愈合一般认为短缩大于 1cm,但大于 2cm 患者就可能产生症状。成角畸形通常定义为在矢状面(屈-伸)或冠状面(内-外翻)大于 5°的成角,髓内针固定总发生率在 7%～11%。髓内针固定预防成角畸形应在复位、扩髓、插入和锁钉时注意。正确的入点和保证导针居髓腔中央能够减少成角畸形的发生。如导针偏离中心,可以通过一种称为"挤压"螺丝钉的技术矫正。严重的畸形愈合通过截骨矫正,再用带锁髓内针固定。旋转畸形小于 10°的病人无症状,超过 15°可能有明显的症状,表现在跑步和上楼梯有困难。术后发现超过 15°的旋转,应立即矫正。

6.膝关节僵直 股骨干骨折后一定程度的膝关节僵直非常常见,僵直与骨折部位、治疗方法和合并的损伤有关。颅脑损伤和异位骨化都会影响膝关节活动,多数认为钢板固定会使膝关节僵直。股骨干骨折在屈曲和伸直都受影响,一般表现为被动屈曲和主动伸直受限。屈曲受限主要是股四头肌瘢痕,特别是股内侧肌。积极的康复主动练习膝关节活动能够有效的预防。股骨干骨折固定后在开始 6～12 周无明显进展,需要考虑麻醉下活动,晚期行膝关节松解术。

7.异位骨化 髓内针后臀肌部位的异位骨化的确切原因还不清楚。可能与肌肉损伤导致钙代谢紊乱有关,也可能与扩髓碎屑没有冲洗干净有关,但前瞻性研究,冲洗髓内针伤口并未减少异位骨化的发生。异位骨化临床上症状少,很少有异位骨化影响髋关节的活动报道,推荐在股骨干骨折获得愈合和异位骨化成熟后进行治疗,可同时进行髓内针取出和切除有症状的异位骨化,术后用小剂量的放射治疗或口服吡罗昔康。

8.再骨折 股骨干骨折愈合后在原部位发生骨折非常少见,多数发生在钢板取出后 2～3 个月,且多数发生在原螺丝钉钉孔的部位。预防再骨折一是内固定物一定要在骨折塑形完成后取出,通常钢板是术后 2～3 年,髓内针是术后 1 年;二是取出钢板后,应逐渐负重,以使骨折部位受到刺激,改善骨痂质量。股骨干再骨折通常可采用闭合带锁髓内针治疗,一般能够获得愈合,患者可很快恢复完全负重。

(徐 会)

第五节 髋关节脱位

髋关节脱位和骨折脱位是一种高能量创伤,常见致伤原因为车祸伤,好发于青壮年。在以往常被认为是较为少见的损伤。近十年来随着轿车在我国日益走入百姓家庭,髋关节骨折脱位也逐渐成为一种常见的严重创伤。

该类创伤应严格按急诊处理,否则将诱发创伤性休克或增加股骨头缺血坏死等并发症。

髋关节脱位常合并股骨头、髋臼后壁或股骨颈骨折,以及其他部位骨骼和重要脏器损伤。骨盆、脊柱及膝部的合并损伤,可改变脱位后的典型体征,容易漏诊。髋关节复位后,关节内残留的碎骨片容易漏诊,并可导致创伤性关节炎甚至髋关节活动受限等严重并发症。

髋关节常分为后脱位、前脱位及中央型脱位。

一、髋关节前脱位

髋关节前脱位较少见,仅约占髋脱位的 10%。

【损伤机制】

当股骨暴力下外展外旋时,大转子或股骨颈以髋臼上缘为支点,迫使股骨头穿破前关节囊而脱位。此时若髋关节屈曲较大,则常脱位于闭孔或会阴处,若髋关节屈曲度小,则易脱于耻骨横支处。

【骨折分类】

1973 年 Epstein 将髋关节前脱位分为 2 型:

Ⅰ型:高位型(耻骨型)

ⅠA 型:单纯前脱位于耻骨横支;

ⅠB 型:前脱位伴有股骨头骨折;

ⅠC 型:前脱位伴有髋臼骨折。

Ⅱ型:低位型(闭孔型)

ⅡA:单纯前脱位于闭孔或会阴部;

ⅡB:前脱位伴有股骨头骨折;

ⅡC:前脱位伴有髋臼骨折。

【临床表现与诊断】

明确外伤史。患肢剧烈疼痛,髋活动受限。患肢常处于外旋、外展及轻度屈曲位,有时较健肢稍长。

应强调复位后再次拍片,以明确是否合并骨折,CT 检查可以发现关节内接近 2mm 的碎骨块,MRI 则可帮助判断关节唇的完整性及股骨头的血供情况。

【治疗】

早期诊断和急诊复位是十分重要的,全麻或腰麻可放松髋部强大的肌肉,避免暴力下复位时对股骨头关节软骨的进一步损伤。试行闭合复位次数应限定在 3 次以内,否则会加重软组织损伤而影响愈后。

闭和复位方法与髋关节后脱位大致相似,主要有以下 3 种:

Stimson 法:令患者上半身俯卧于检查床一端,患髋及膝各屈曲 90°,一助手通过下压骶骨或抬伸健肢而固定骨盆。术者一手握持患者足踝部,并轻度旋转股骨,一手用力下压小腿近端后部而复位。此法不适用于患髋处于伸展位的耻骨前脱位。

Allis 法:患者仰卧于低床或地上,一助手面向患者足侧蹲位,用一手和前臂向下按牢患者骨盆,另一手于患肢股骨近端向外侧持续牵拉股骨。术者面对患者头侧,使患侧髋和膝屈曲接近 90°,将患者足踝抵于术者会阴部,用双手或前臂合抱患肢小腿近端,利用腰背肌伸直力量向上提拉患髋,再适度内、外旋股骨复位。

Bigelow 法:患者仰卧,术者面对患者头侧,适度屈曲患者髋和膝关节,双手合抱患肢小腿近端。先沿大腿纵轴方向持续牵引,同时将患髋依次内收、内旋和屈曲,然后再外展、外旋并伸直。此复位轨迹类似于"?",在复位过程中,如感到或听到弹响,患肢伸直后畸形消失,则已复位。此法应注意极度内收、内旋时应循序渐进,应持续牵引并适度用力,否则易造成股骨颈或股骨头骨折。复位前、后均应拍 X 片,必要时行 CT 检查,以利发现复位前的无位移骨折或复位后关节内较小的骨折块。

如在麻醉下 2 次以上闭合复位失败,应急诊行切开复位。可选择 Watson-Jones 等手术入路。若合并有移位的股骨颈骨折,可直接行切开复位内固定。若合并股骨头骨折,骨块较小及不在负重区时,可选择闭合复位后观察,或切开复位时切除骨折块;若骨块大于股骨头的 1/3 或处于负重面,应行切开复位内固定。

闭合复位成功后应行 3～4 周的皮牵引,对合并股骨颈或股骨头骨折的病例可在手术后牵引 4～8 周。

【并发症】

1.早期并发症　主要为合并神经血管损伤及闭合复位失败。前者主要为Ⅰ型前脱位或开放损伤时股骨动静脉或股神经损伤,此时最有效的治疗方法为立即复位髋关节脱位。造成后者的原因为闭孔处的骨性阻挡,或为股直肌、髂肌和髋关节前关节囊的阻挡,对此切开复位是必要的。

2.晚期并发症　大多数髋关节前脱位病例的最终治疗结果是满意的,但最新研究表明有约1/3的病例因发生创伤性关节炎而疗效欠佳,这主要集中在合并股骨头颈骨折、髋臼骨折或发生股骨头缺血坏死的病例。对创伤性关节炎的治疗仍应以预防为主,即解剖复位和对髋关节内较小骨折块的切除术等。

单纯性髋关节前脱位病例的股骨头无菌性坏死率稍低于后脱位者,约为8%。其发生主要是由原始损伤的程度所决定的,且与延迟复位和反复多次闭合复位密切相关,可在脱位后2～5年内发生。早期负重未增加其坏死率,但因股骨头塌陷等原因加重症状,所以在复位后的2～6个月中行MRI检查,可早期诊断并及时对症治疗。

二、髋关节后脱位

髋关节后脱位占急性髋关节脱位的绝大多数,且随着车祸等高能量损伤的增多而变的较为常见。

【损伤机制】

最常见的创伤机制为髋及膝关节均处于屈曲位时,外力由前向后作用于膝部,再经股骨干而达髋部。如高速行驶的汽车突然刹车,乘客膝部暴力撞击仪表板而脱位,此时屈曲的股骨干若处于内收位或中立位,常发生单纯后脱位,若处于轻度外展位,则易发生合并髋臼后上缘骨折的后脱位。

另一种创伤机制为外力由后向前作用于骨盆,使股骨头相对后移而脱位。如弯腰劳动时被塌方的重物砸击骨盆。

【骨折分类】

临床上多采用 Thompson 和 Epstein 分型,共分5型:

Ⅰ:单纯后脱位或合并裂纹骨折。

Ⅱ:髋关节后脱位,合并髋臼后缘较大的单一骨折块。

Ⅲ:髋关节后脱位,合并髋臼后唇粉碎骨折,有或无一个主要骨折块。

Ⅳ:髋关节后脱位,合并髋臼唇和顶部骨折。

Ⅴ:髋关节后脱位,合并股骨头骨折。

经上述分型,判断髋关节复位后的稳定性无疑是十分重要的。通常Ⅲ型以上骨折脱位可发生不稳定,判定的方法除根据复位前 X 光片显示骨折块大小和复位后头臼的位置关系外,还应依据复位中及复位后术者的手感而定。

【临床表现与诊断】

典型患者有明确创伤史,患肢呈现屈曲、内收、内旋和短缩畸形。可触及大转子上移和臀后部隆起的股骨头,髋关节主动活动丧失,被动活动时常出现剧痛。但有报道当合并股骨头骨折时,股骨头嵌顿于髋臼后缘,未出现患肢的短缩、内收和内旋畸形。特别是合并同侧股骨干骨折时,常因症状不典型而容易漏诊。

髋关节后脱位中合并坐骨神经损伤的病例约占10%～14%,同时合并股骨头、股骨干骨折及膝关节韧带损伤的病例也不少见,所以在急诊检查时应除外上述合并伤的可能。

患者除拍摄患髋正位及侧位外,还应常规拍摄骨盆轻度前倾的侧位,其方法为拍摄患侧卧位,身体前倾15°的侧位片。此法可除外健侧髋臼的干扰,较为清楚地观察患髋的髋臼及坐骨切迹。方法为骨盆前倾15°侧位。患侧紧贴 X 线片盒,患者向前倾斜15°,管球垂直片盒投照。

即使患者因疼痛难以拍侧位片,也应在麻醉后及复位前拍片,详细观察是否存在股骨头及髋臼骨折,以及可能在复位时移位的股骨颈无位移骨折。

复位后应立即拍摄双髋正位及患髋侧位,以便了解复位的程度,关节内是否残留骨折块及髋臼及股骨头骨折是否需要进一步手术。有多位学者认为当髋关节间隙较健侧可疑增宽时,应行 CT 检查,其原因在于此类患者多数存在能被 CT 发现的髋臼及股骨头骨折。

【治疗】

1.Ⅰ型骨折脱位　　以急诊闭合复位为主,近年文献强调:①麻醉下复位以减少进一步的损伤;②12 小时内复位并发症发生率低。其闭合复位方法仍以 Stimson 法、Bigelow 法和 Allis 法为主。

Stimson 法:患者上半身俯卧于检查床一端,患髋及膝各屈曲 90°,一助手通过下压骶骨或抬伸健肢而固定骨盆。术者一手握持患者足踝部,并轻度旋转股骨,一手用力下压小腿近端后部而复位。

Allis 法:患者仰卧于低床或地上,一助手面向患者足侧蹲位,用双手向下按压患者骨盆。术者面对患者头侧,使患侧髋和膝屈曲接近 90°,将患者足踝抵于术者会阴部,用双手或前臂合抱患肢小腿近端,利用腰背肌伸直力量向上提拉患髋,再适度内、外旋股骨复位。

Bigelow 法:患者仰卧,助手面向患者足侧蹲位,用双手向下按压患者双侧髂前上棘。术者面对患者头侧,使患侧髋和膝屈曲接近 90°,适度屈曲患者髋和膝关节,双手合抱患肢小腿近端。先沿大腿纵轴方向持续牵引,同时将患髋依次内收、内旋和屈曲,然后再外展、外旋并伸直。此复位轨迹类似于"?",在复位过程中,如感到或听到弹响,患肢伸直后畸形消失,则已复位。此法应注意极度内收、内旋时应循序渐进,应持续牵引并适度用力,否则易造成股骨颈或股骨头骨折。复位前、后均应拍 X 片,必要时行 CT 检查,以利发现复位前的无位移骨折或复位后关节内较小的骨折块。

复位后应行影像学检查,并行 3 周左右皮牵引,以利关节囊恢复并避免再脱位的发生。开始负重的时间虽有争议,且延长非负重时间至半年以上并不减少缺血坏死,但一般应在复位 4 周后,疼痛及痉挛消失,关节活动大致正常时开始,必要时可延长至 12 周再完全负重。

2.Ⅱ至Ⅳ型骨折脱位的治疗　　在Ⅱ至Ⅳ型骨折脱位的治疗上争议较大,大多数学者同意闭合整复是多数病例的首选,但强调只能在麻醉下试行 1 次,以避免多次整复造成股骨头的进一步损伤。

Epstein 认为一期切开复位内固定(ORIF)的疗效明显好于闭合复位者、先闭合复位再 ORIF 者及延期复位者,且先闭合复位再 ORIF 者又优于单用闭合复位者。因此他建议对Ⅱ至Ⅳ型病例采取急诊切开复位内固定术。其理由主要有:①91% 以上的Ⅱ至Ⅳ型病例存在关节镜下的关节腔内碎骨片或经软骨骨折,切开复位可去除碎骨;②对有髋臼后壁较大骨块的病例可重建关节稳定性;③可确保精确复位,降低创伤性关节炎的发生率。

多数学者认可的 ORIF 的指征主要包括:髋臼后壁骨折块较大等原因引起的髋关节不稳定;CT 等证实复位的关节腔内有碎骨块残留;髋臼或股骨头骨块可能阻挡闭合复位者。

临床上如何判断复位后关节的稳定性十分重要。除依据主治医师经验及复位时的手感外,复位后的髋关节一般应满足内收位屈髋 90°而不脱位。有学者试验后认为骨折块小于髋臼后壁面积的 20% 时,髋关节稳定,而大于 40% 时,髋关节不稳定。所以采用螺旋 CT 估计后壁骨折块的大小对判定关节的稳定性或有帮助。

尽管有学者认为髋关节前方入路并不增加股骨头缺血坏死率,但我们通常选用髋关节后侧入路,切断近端外旋肌进入。其原因主要是髋后脱位的损伤主要集中在后侧,既避免进一步的软组织及血供的损伤,又利于Ⅱ至Ⅳ型骨折髋臼后壁的复位及固定。

手术中应强调彻底清除髋关节腔内的骨折块,准确复位股骨头及髋臼骨折块,尽可能保护周围软组织。对Ⅱ型骨折可采用直径 4mm 的半螺纹松钉或皮质骨钉固定;皮牵引 3 周后练习髋、膝活动,术后 6 周逐渐负重。对内固定欠牢固或保守治疗的患者应牵引 6～8 周,再开始练习髋关节活动及逐渐负重。Ⅲ型骨折 ORIF 牢固者治疗与Ⅱ型骨折基本相同,较大面积的粉碎骨折除部分可应用克氏针、重建钢板及弹性钢板固定外,对无法有效固定者可取整块髂骨重建髋臼后壁。总之,获得一个稳定的髋关节对Ⅲ骨折的最终疗效往往是至关重要的。

Ⅳ型骨折一般可试行闭合复位 1 次,复位后行 X 线或 CT 检查以了解髋臼骨折情况,必要时,采用 ORIF 治疗,术后骨牵引 6～12 周。该型骨折愈后较差。

三、髋关节后脱位合并股骨头骨折(Ⅴ型)

髋关节后脱位合并股骨头骨折是一种少见的损伤。在 1869 年 Birkett 通过尸体解剖首次报告了此种损伤,此后由于病例数量少,分类不统一,及容易漏诊及误诊,在 1980 年以前的英文文献中仅报告了 150 个病历。近年来,随着高速交通的发展,此类患者明显增多,但其治疗对大多数骨科医生而言仍是一个颇为棘手的问题。

【损伤机制】

髋关节后脱位合并股骨头骨折是一种高能量损伤,多与车祸有关;尤其在撞车时未使用安全带、屈髋屈膝撞击引起。其次为摔伤,也有报告说对大转子的直接暴力也能引起此种损伤。

创伤作用机制为暴力沿股骨干长轴传导,股骨头向后上移位,此时:屈髋 90°,造成髋关节后脱位;屈髋 60°,坚硬的髋臼后缘对股骨头产生剪式应力,造成骨折。Pip-kinⅠ型为内收型骨折,PipkinⅡ型为外展位损伤;当股骨头骨折后,与颈相连的部分成锐性边缘,在暴力继续作用下,向近端从骨膜下剥离,有时甚至达髂嵴,此时股骨头在骨膜下固定,持续的脱位暴力造成股骨颈骨折为 Pip-kinⅢ型损伤。

当屈髋大于 60°时,发生锤砧作用,使髋臼易骨折,且髋臼及股骨头的关节软骨破坏,Ⅱ期形成变性,愈后差。

【分类】

Thompson 分型的第 Ⅴ 型为髋后脱位合并股骨头、颈的骨折,之后 Pipkin 又将第 Ⅴ 型分为 4 个亚型。

Ⅰ型:髋关节后脱位伴股骨头陷凹中心远侧的骨折。

Ⅱ型:髋关节后脱位伴股骨头陷凹中心近侧的骨折。

Ⅲ型:Ⅰ或Ⅱ型伴股骨颈骨折。

Ⅳ型:Ⅰ或Ⅱ型伴有髋臼骨折。

从上述分类方法,基本能判断出损伤的严重程度和预后;该分类体系得到了大多数医生的认同。

临床近十年来发现多例Ⅰ型合并Ⅱ型的骨折病例。

【临床表现】

病因多为交通伤。临床表现典型特征为患肢的缩短、内旋、内收、屈曲畸形,有时伴有同侧肢体的损伤,如股骨干、膝、小腿等,有时因为搬运等原因,会使脱位复位,而失去上述体征,且常因高能量损伤致全身大脏器损伤或伴有休克等病情,容易漏诊。

放射学:对创伤病人一定要有骨盆正侧位平片,必要时辅以 CT 等检查。

【治疗】

对髋关节后脱位合并股骨头骨折的治疗,包括手法整复及手术治疗,然而采取哪种方法仍有很大分歧。Epstein 等研究表明,手术能获得较好的效果,且提倡Ⅰ期手术,因为手法复位对关节面、股骨颈会造成进一步损伤,即使尝试手法复位后再行手术治疗,预后也会较差。而 Stewar 等研究则显示:经手法复位治疗后,功能随时间的增长会有改善;而手术治疗只能逐渐变差。Epstein 指出经五年随诊,功能上只会逐渐变差。学者均认为应急诊处理,尽早复位。动物试验发现股骨头缺血坏死仅见于脱位 6 小时以上的情况。根据临床及随诊发现,早期复位能使股骨头血供尽早及完全恢复,延至 12 小时以上则有害。且由于高能量损伤,在纠正心肺异常,出血的同时,尽早复位能减轻低血压。

手法复位:不适当的手法复位能造成进一步的损伤,如 Bigelow 环绕复位施加太大应力于股骨颈,使股骨颈与髂骨翼发生杠杆作用,能造成Ⅰ型及Ⅱ型骨折加重为Ⅲ型骨折。另外,环绕时加大旋转,还能造成坐骨神经损伤,因此整复前后一定要详查下肢神经的功能。Stimson 法因需患者俯卧位,而较少应用。临床上我们常在麻醉下应用 Allis 法复位。复位后应达到:①髋关节解剖复位;②股骨头解剖复位。

手法复位后摄双髋正位片,确定复位及作双侧对比,如与对侧 X 线片比较,关节间隙增大超过 2mm 则提示①关节内游离碎骨块;②复位不完全;③软组织嵌入。此时应作 CT 等检查并考虑切开复位内固定。随后应评估髋关节稳定性,在屈髋 0°～30°内轻微活动髋关节,如能保持稳定,并经影像学确认解剖复位则可行牵引治疗 6 周,之后再经 6 周免负重活动。

手术治疗:由于存在关节内碎骨块及软组织嵌入等因素影响复位,故多需手术治疗。

手术适应证:①手法复位失败或髋关节在复位后的 X 线片及 CT 片上未及解剖复位。②复位后髋关节不稳定。③明显的髋关节粉碎骨折或复位后骨折块移位大于 2mm。④手法复位后出现坐骨神经症状。⑤合并股骨颈骨折。⑥股骨头承重区大块骨折。

手术入路的选择:Ⅰ型骨折位于股骨头前内下部,采用髋后侧入路时,需极度内旋股骨,股骨头脱位时骨折面正对着髋臼方向,不便于骨折块复位及内固定。但后侧入路便于髋臼后壁骨折的处理,不影响股外侧动脉升支等血液供应,当骨块较小而仅需切除时,是一种较好的选择。

髋后外侧入路既可保护血供,又利于骨折块的固定,且对于Ⅲ型骨折股骨颈的空心钉固定也十分方便,是一种较为常用的手术入路。

较大折块(大于 1/3)时内固定是必要的,股骨头中心凹陷远侧折块通常较小,且属于非负重区,可行切除,不影响功能;有学者认为没有必要切除,因为股骨头部分缺损,会影响与髋臼的适合性,但研究中未发现明显差异。不论手术切除或内固定,术后仍需要牵引 6 周。

切开复位时应注意保护股骨头的血供,约有超过 1/3 的病例其残留于关节内的较大骨块仍有关节囊等软组织与髋臼相连,原则上应尽量保留,但不能因此而过分延长手术时间或影响复位质量。部分学者对圆韧带提供血供的重要性持怀疑态度。

对股骨头骨折块多采用可吸收钉或直径 4mm 的半螺纹钉埋头后固定。可吸收钉的最大优点在于股骨头晚期坏死塌陷时,其本身不会对髋臼软骨造成进一步的损害。拧入可吸收钉前,钻头钻孔长度应大于钉长 6mm 以上,并可用小注射器向钻孔内注入起润滑作用的生理盐水。对Ⅲ型骨折,还应加用空心钉固定股骨颈。Ⅳ型骨折的髋臼骨折块多因较小而可以切除,其疗效与Ⅰ、Ⅱ型骨折大致相当,明显好于Ⅲ型骨折。

应用人工关节置换术主要考虑年龄因素。小于 40 岁的患者,即使为 PipkinⅢ型损伤也应考虑切开复位内固定,而对于大于 65 岁或原先关节内就有病变的患者,可考虑各种形式的关节置换成形术。

【并发症】

早期并发症主要有坐骨神经损伤、无法闭合复位及漏诊膝关节损伤,后者包括股骨远端、胫骨平台或髌骨骨折,其发生率可高达 25% 左右。而前两者的发生率与其他髋关节骨折脱位大致相仿,并也多需手术治疗。

晚期并发症主要有以下 3 种：

（1）股骨头缺血坏死：Ⅰ、Ⅱ、Ⅳ 型坏死率为 60～40％，Ⅲ 型坏死率高达 90％ 以上。多数学者强调应在受伤后 6～12 小时内复位髋关节，并应在 3～6 个月避免负重。

（2）创伤性关节炎：其发病率在 30％ 以上。早期行 ORIF 可通过清除关节内碎骨头，准确复位及确保髋关节的稳定性而减少关节炎的发生。

（3）髋关节周围骨化。

（马文龙）

第二十七章 手、足外科损伤

第一节 手外科体检法

进行手部检查时,整个患肢要充分暴露,全面检查。检查肩、肘关节的主动活动,前臂的旋前旋后活动范围非常必要,因为这些关节如果活动受限,也会妨碍手功能的正常发挥,检查时要注意各关节的主被动活动范围差异。

一、皮肤检查

正常手掌皮肤厚,移动性差,表面不规则,潮湿红润。正常手背皮肤菲薄、松弛,移动性好。手背是水肿好发部位,一旦发生水肿,手的屈曲常常受限。检查者要注意是否有水肿、皮肤皱缩、颜色改变、湿润度、瘢痕、皮肤病损等改变。

二、肌肉检查

手部肌肉可分为外在肌和内在肌。手外在肌肌腹在前臂,而肌腱止于手部,它们又分为外在屈肌和外在伸肌。屈肌位于前臂掌侧,其功能是屈腕或者屈指;伸肌位于前臂背侧,其功能是伸腕或者伸指。手内在肌的起点和止点均在手部。

(一)手外在肌检查

1.外在屈肌检查

(1)拇长屈肌:拇长屈肌腱止于拇指末节指骨基底掌侧,检查该肌功能时,嘱患者屈曲拇指末节,检查者通过嘱患者抗阻力屈曲拇指末节,评估该肌肌力。

(2)屈指深肌:控制患者近侧指间关节于伸直位,主动屈曲末节。

(3)屈指浅肌:将中环小指中的两指控制于伸直位,另外一个手指屈曲,该指近侧指间关节能屈曲,表示该指屈指浅肌功能完好。这是因为中环小指屈指深肌腱有共同的肌腹,其中任何一个手指的屈指深肌都不能单独屈曲。当将三个手指中的两个控制于伸直位时,屈指深肌肌腹被被动拉向远端,另一个手指的屈指深肌腱也变得松弛,因而不能再起屈指作用,只能依靠具有单独屈指功能的屈指浅肌屈曲近侧指近关节。同样方法可以检测其他两个手指的屈指浅肌功能。由于示指屈指深肌肌腹独立,因此这种检查法不适用于示指。

(4)尺侧屈腕肌、桡侧屈腕肌和掌长肌:尺侧屈腕肌止于豌豆骨,桡侧屈腕肌止于第二掌骨掌侧,掌长肌与掌腱膜相延续。令患者屈腕,检查者可触摸到这三根肌腱的张力。如果此时同时令拇指与小指对指,掌长肌更加容易显露。

2.外在伸肌检查　　外在伸肌肌腹覆盖前臂背侧,它们的肌腱跨过腕关节,止于手部。在通过腕背支持带时,分别通过六个骨纤维管,从桡侧到尺侧,这六个股纤维管依次分布:

(1)第一骨纤维管:内有拇长展肌和拇短伸肌肌腱通过。前者止于第一掌骨基底背侧,后者止于拇指近节基底背侧。嘱患者张开虎口,可触及腕背最桡侧肌腱隆起,并进入拇指。

(2)第二骨纤维管:内有桡侧腕长伸肌和桡侧腕短伸肌,它们的肌腱分别止于第二、三掌骨基底。检查时嘱患者握拳用力伸腕,检查者可触及这两根肌腱。

(3)第三骨纤维管:内有拇长伸肌腱,该肌腱桡过桡骨远端的 Lister 结节,止于拇指末节基底背侧。检查时,将手平放在桌面上,然后令患者向背侧抬起拇指,即可见该肌腱绷起。

(4)第四骨纤维管:内有伸指总肌和食指固有伸肌肌腱。检查伸指总肌功能,让患者伸直手指,可以观察到掌指关节伸直;检查示指固有伸肌功能,可以令患者握拳,然后单独伸直示指,此时,食指掌指关节的伸直动作,就由示指固有伸肌完成。

(5)第五骨纤维管:内有小指固有伸肌腱,检查时,令患者握拳,然后单独伸直小指,此时,小指掌指关节的伸直动作,就由小指固有伸肌完成。

(6)第六骨纤维管:内有尺侧腕伸肌腱,该肌腱止于第 5 掌骨基底背侧。检查时,令患者握拳,抗阻力伸腕并尺偏,可触及该肌腱张力。

3.肌腱粘连的检查

(1)屈指肌腱粘连检查:屈肌腱粘连的检查包括粘连的诊断和粘连部位的确定。肌腱粘连发生后,手指屈伸功能障碍。其中,主动屈曲功能受限,而被动屈曲功能正常,也就是说,主被动活动范围不一致,被动活动范围大于主动活动范围,由此可以确定肌腱粘连存在。

通过检查皮肤瘢痕及骨折或炎症部位等可以确定肌腱粘连部位。有肌腱粘连处,当主动屈指时,可见瘢痕和粘连皮肤有移动现象;同时可触及紧张绷起的肌腱。但如果肌腱损伤范围大,瘢痕多,或者肌腱与深部组织如骨膜或腱鞘粘连时,这种现象不明显。

也可以利用关节活动情况,进一步确定肌腱粘连部位。屈肌腱粘连发生后,从粘连处至肌腱止点的一段肌腱距离是固定的,而肌腱弹性差,没有伸缩余地,如果被动伸展这段距离内的一个关节,也就是增加了这段肌腱间的距离,就会引起另一关节的屈曲,来代偿由于距离的增大而引起的肌腱长度不足。而在肌腱粘连部位以近活动关节,则不会引起这种变化。

(2)伸肌腱粘连检查:伸肌腱粘连的检查同样根据主动伸指和被动伸指范围不一致,被动伸指活动范围大于主动活动范围来确定。确定粘连的部位,除了可以通过受伤部位、瘢痕和皮肤随肌腱伸舒移动等现象来确定外,也可以通过关节活动情况来确定。在粘连部位以远的范围内,如果被动屈曲一个关节,会造成伸肌腱从粘连处至肌腱止点一段张力增大,造成该关节以远的关节被动伸展,甚至过伸。这种现象称为"伸指肌腱阳性征"。而被动屈曲粘连部位以近的关节,则粘连部位以远的关节则没有这种变化。例如,肌腱在手背发生粘连,除有主动伸指障碍外,当屈曲腕关节时,没有明显的伸指肌腱紧张现象,当被动屈曲掌指关节时,出现了"伸指肌腱阳性征",说明粘连部位在腕关节以远,掌指关节以近。

(二)手内在肌检查

手内在肌的起点和止点均在手内,包括大鱼际肌、拇收肌、蚓状肌、骨间肌和小鱼际肌。

1.大鱼际肌　　大鱼际肌覆盖第一掌骨,包括拇短展肌,拇短屈肌和拇对掌肌。这些肌肉的功能是使拇指旋前和对掌。检查方法是令患者拇指指尖与小指尖互相碰触,并使指甲互相平行。另一种检查方法是将手背平放于桌面上,然后令拇指竖起,与手掌呈 90°角。此时,触摸大鱼际肌,看是否有收缩。用同样的方法检查对侧大鱼际肌,利于发现肌肉外观和功能的轻度改变。通常情况下,大鱼际肌由正中神经返支支配,但也有一部分患者大鱼际肌的一部分肌肉由尺神经支配。

2.拇收肌　拇收肌由尺神经支配,检查该肌肉功能的方法是:令患者用拇指和示指近节桡侧用力夹持一张纸条,检查者牵拉纸条另一端,如果该肌肉力弱或者没有功能,拇指指间关节将屈曲,即 Froment 征阳性。用同样的方法检查对侧,以观察细微差别。

3.骨间肌和蚓状肌　骨间肌和蚓状肌的功能是屈曲掌指关节,伸指间关节;骨间肌还能使手指外展和内收。骨间肌由尺神经支配,检查方法是令患者伸直手指,做分指动作,同时检查者触摸第一骨间背侧肌是否有收缩。另一种检查方法是将手掌平放在桌子上,然后保持手指伸直的情况下,将中指掌指关节背伸,并作尺偏桡偏动作(这个动作排除了部分患者外在伸肌腱的分指并指功能)。

4.小鱼际肌　小鱼际肌包括掌短肌,小指短屈肌,小指展肌和小指对掌肌。这些肌肉可以作为一个整体进行检查,嘱患者伸直手指,并拢五指,然后单独将小指外展(小指与其他四指分离),检查者触摸小鱼际肌,可以触及肌肉收缩。

5.手内在肌挛缩检查　检查手内在肌是否有挛缩,将掌指关节被动过伸,检查者被动屈曲近侧指间关节;然后再将掌指关节屈曲,同样被动屈曲近侧指间关节。如果掌指关节屈曲时,近侧指间关节能被动屈曲,而掌指关节背伸时,近侧指间关节不能充分屈曲,说明手内在肌有挛缩,称"手内在肌阳性征"。

三、神经检查

手部由正中神经、尺神经和桡神经三大神经支配,这三根神经穿过前臂肌肉的位置,就是神经卡压好发的地方。这三根神经分别支配腕、拇指和手指活动。

(一)正中神经

正中神经经过前臂时,首先穿过旋前圆肌,并支配下列肌肉:旋前圆肌、桡侧腕屈肌、掌长肌、指浅屈肌、指深屈肌桡侧半、拇长屈肌和旋前方肌。进入腕管后,正中神经与九根屈肌腱伴行,并发出返支支配拇短展肌、拇短屈肌和拇对掌肌。向前延续为指总神经,并从指总神经中发出分支,支配示中指蚓状肌。该神经进入手掌,延续为指固有神经,支配拇示中指及环指桡侧半手指感觉。

(二)尺神经

尺神经从肱骨内髁的后方,向前经尺侧腕屈肌的两个头之间进入前臂。在前臂,它支配如下肌肉:尺侧腕屈肌和指深屈肌的尺侧部分(通常支配环小指指深屈肌,偶尔也支配中指);在腕关节部,它通过 Guyon 管,该管的尺侧壁为豌豆骨,桡侧壁为钩骨钩,背侧壁为腕关节深横韧带,掌侧壁为腕横韧带。然后发出分支支配小鱼际肌(小指展肌,小指短屈肌,小指对掌肌),七条骨间肌,环小指的蚓状肌和部分或全部拇收肌。

(三)桡神经

桡神经进入前臂前,发出分支支配肱三头肌、肘后肌、肱桡肌和桡侧腕长伸肌;进入前臂后,发出分支支配桡侧腕短伸肌;然后穿过旋后肌,发出分支支配前臂如下肌肉:旋后肌、伸指总肌、小指固有伸肌、尺侧腕伸肌、拇长展肌、拇短伸肌和食指固有伸肌。这些肌肉的功能是伸腕、伸掌指关节、伸直和外展拇指。桡神经不支配手内在肌。

(四)手部的感觉神经支配及检查法

正中神经离开腕管时,分成指总神经,然后再发出指固有神经,支配拇指、示指、中指和环指桡侧半的掌侧皮肤感觉。指固有神经还发出背侧支,支配示指、中指和环指桡侧半近侧指间关节以远的指背皮肤。

尺神经在钩骨钩以远发出指固有神经,支配小指和环指尺侧半皮肤;尺神经手背支在尺骨茎突远侧进入手背,支配手背尺侧半皮肤、小指和环指尺侧半背侧皮肤。

桡神经支配手背桡侧 3/4 皮肤感觉,拇指背侧以及食指、中指和环指桡侧半近侧指间关节以近的皮肤。

在进行神经功能检查时,要注意神经支配区有变异可能。例如,尺神经和正中神经的感觉支配区的变异,整个环指和中指尺侧半,可以由尺神经支配;或者整个环指均有正中神经支配。

感觉功能是手部最重要的功能之一,一只没有感觉的手,即使手部肌腱和关节都完好,也很少被患者使用。

1.感觉正常的皮肤有湿润感,手部神经功能丧失后,也同时丧失了交感神经支配,支配区域因此出现干燥现象,这对于临床评估手部神经功能非常有用。

2.两点辨别试验:检查器械可以用专门仪器,也可以用回形针代替。但要求针尖不能太尖,否则容易刺破皮肤。检查时,患者闭上双眼,手部平放在桌子上,以稳定被查手指;检查者沿手指纵向测试,用回形针的两脚轻触手指尺侧或桡侧皮肤,让患者辨别是一点或者两点接触皮肤。两点之间的距离从大到小,直到患者不能分辨为止。此时,能分辨的最小两点距离,就是两点辨别试验值,指端正常两点辨别试验值应该小于 6mm。

四、循环检查

手部血液由桡动脉和尺动脉供应,在手掌部,两根动脉互相吻合成掌浅弓和掌深弓,使手部具备双套血液供应。

手部血液循环的评估,通过观察指端和甲床颜色和甲床毛细血管反应来进行;通过 Allen 试验,可以检查尺桡动脉通畅情况。检查方法如下:嘱患者握拳,将手内血液驱出,检查者用双拇指分别按压腕部的尺桡动脉,阻断血流通过,再嘱患者伸开手指到功能位,此时全手应是苍白的,检查者先松开压迫桡动脉的手指,如果受检手掌和手指迅速由白变红,时间小于 5s,说明桡动脉是通畅的,并且血流能够顺利进入尺动脉系统。重复上述步骤,松开压迫尺动脉的手指,如果受检手部和手指能迅速由白变红,说明尺动脉通畅,且尺动脉血流能顺利进入桡动脉系统。Allen 试验也可用于检测一个手指的两侧指固有动脉通畅情况,将手指驱血后,压迫两侧指固有动脉,然后松开一侧,如果手指迅速充血,说明该侧指固有动脉通畅,且与对侧指固有动脉有良好沟通。同样重复检测对侧指固有动脉通畅情况。

(徐　会)

第二节　手部常见感染

一、皮肤及皮下组织感染

(一)表皮下脓肿

感染发生的位置非常表浅,位于表皮下,脓肿四周软组织炎症浸润不明显,疼痛仅限于炎症局部,很少影响手的功能。治疗将脓肿表面的表皮切除,清理干净脓性分泌物即可。注意脓腔深层是否有小孔与深部组织相通,如感染已经过小孔浸润至皮下,则引致皮下脓肿与表皮下脓肿共存,临床表现为哑铃状脓肿,手术需切开真皮层至脓腔引流方可解决问题。

(二)指蹼间隙感染

典型的病例多继发于体力劳动者手部的胼胝感染,指蹼间隙感染初始发生于手掌,因为手掌侧皮肤厚韧,并与深层组织有纤维索条连续,皮肤不易移动,使得手背侧肿胀明显,这一假象容易造成误诊,而感染后的脓液聚集在掌侧,临床表现为手背侧肿胀、疼痛,压痛却集中在掌侧。

治疗分为全身治疗和局部切开引流。全身治疗除对症应用抗生素,还应治疗其他能够加重感染的疾病,如控制血糖,改善病人身体一般状况;切开引流选择掌侧平行指蹼横行切口,注意保护掌侧神经血管束;感染严重病例背侧掌骨头之间纵行切口。指蹼感染切开引流应及时,因感染可通过蚓状肌管至掌中间隙,引起掌中间隙感染,增加治疗难度。

(三)甲沟炎、甲下脓肿

通常由于手指末节砸伤,末节骨折,甲下血肿,指甲卫生保持不好,异物刺入甲板下方,嵌甲或拔倒刺引起,感染初始时可表现在一侧甲沟;后可经甲下至对侧甲皱襞,可扩散整个甲沟形成脓肿,也可合并甲下脓肿。临床症状为感染侧甲皱襞红肿、疼痛、压痛,脓液形成后局部可有波动感。

早期可保守治疗,脓肿形成后应行切开引流,切口应在感染较重的一侧,切开后将切口两侧的皮瓣掀起,清除脓腔,内充填油纱条,如果感染已侵犯整个甲沟及甲下,需行拔甲术或部分拔甲术。切不可一味要求保留甲板而使引流不充分,感染长期不愈合,需二次手术,严重可造成慢性感染。

拔甲时注意保护甲床,使用扁而圆钝的剥离器剥离,甲板取下后检查甲沟内有无残留碎甲板,以免影响愈合。拔甲后 3～5 个月甲板可重新覆盖甲床。

(四)脓性指头炎

多由指腹处刺伤引起。初期只有轻微疼痛,病情进展较快,患指疼痛随脉搏搏动而跳动,很快出现发热、食欲不振等全身症状,血常规检查可出现白细胞增高。末节指腹由皮肤到指骨的纤维隔分成许多小间隙,而末节指横纹处的横行纤维使末节指腹相对封闭。由于这些纤维隔的存在,使得末节指腹一旦发生肿胀,张力即增高,立刻会引起疼痛;皮下组织与指骨直接衔接,脓性指头炎可引起末节指骨骨髓炎。

脓性指头炎治疗主要为切开引流。切口应选择在指腹侧方,纵行,切口可适当延长。但一般不采用指腹掌侧正中切口和指端鱼口状切口,指腹切口易造成瘢痕,影响指腹感觉;而鱼口状切口虽然引流较通畅,但愈合后会因指腹远端皮肤附着点缺损而形成阶梯状或鱼口状畸形。

如果感染严重,脓肿使指腹掌侧皮肤坏死破溃,则可在掌侧行扩创或切开引流。除切开引流,脓性指头炎的治疗还需辅以全身治疗,对症使用抗生素,病情严重者还可同时配合理疗。

二、深层组织及间隙感染

(一)化脓性腱鞘炎

化脓性腱鞘炎是一种严重的手部感染,目前临床上已很难见到。病因多由于手指掌侧横纹处被刺伤或邻近指蹼感染扩散而引起,血缘性感染较少见。由于鞘管内血管较少,滑液较丰富,除肌腱外内无分隔和其他组织,一旦发生感染,很容易扩散到整个鞘管;如果是拇指拇长屈肌腱或小指屈肌鞘管感染,可通过桡、尺侧滑囊扩散到前臂,鞘管内空间很小,血液循环差,炎症引起的渗出液在狭小的空间内形成较高的张力,这些因素均可造成肌腱坏死,或由于感染后活动受限,治疗时制动,渗出液的吸收,纤维组织增生等诸多原因,对手指功能影响很大。

化脓性腱鞘炎病情凶猛,发展迅速,初期即可出现全身症状,高热、寒战、血常规白细胞增高;典型的局部表现为手指肿胀,僵于屈曲休息位,主、被动过屈或过伸时疼痛剧烈,手指皮肤颜色呈深红色,整个手指鞘管区压痛明显。化脓性腱鞘炎一经诊断,需积极进行全身治疗加局部治疗。

化脓性腱鞘炎手术应在臂丛麻醉或全身麻醉下进行。术中应用上臂止血带,患指不驱血,要求手术在无血手术野进行。病变早期,手指侧方及远侧掌横纹切开皮肤,分别切开 A_1 滑车附近和远指横纹处的鞘管,并开窗,如鞘管内脓液较稀薄,肌腱质地良好,可放置引流管(塑料或硅胶软管),冲洗鞘管内脓液,至冲洗液清亮,缝合皮肤。术后定时或持续冲洗,待感染控制后,拔出引流管,术后石膏固定;病变晚期,手术打开鞘管后,发现脓液黄色、黏稠,肌腱已变性、坏死,保留部分鞘管用作滑车,切除所有坏死肌腱及鞘管,充分引流,开放伤口,内充填油纱条,术后石膏固定,换药至伤口愈合。术后视手指情况第二或第三天开始早期功能锻炼。早期切开引流或晚期扩创引流术均需做脓液细菌培养。

(二)化脓性滑囊炎

化脓性滑囊炎多由于化脓性腱鞘炎引起,单纯性化脓性滑囊炎较少见。临床表现为手掌部红肿、压痛,病情严重时可波及前臂,化脓性滑囊炎全身症状较严重,发热、寒战,甚至可出现精神症状。全身治疗和局部治疗应同时进行。

桡侧滑囊炎切开引流治疗时先在拇指近节侧方切开皮肤并向掌横纹处延长,打开鞘管,注意保护拇指指神经和鱼际支,从拇短屈肌深浅两头间进入,切开滑囊;尺侧滑囊炎时,切口多位于小鱼际桡侧,第4、5掌骨间掌侧,切开皮肤及掌腱膜,打开尺侧滑囊,合并小指化脓性腱鞘炎时,小指尺侧可切口,打开鞘管。手术充分引流,放置引流管;合并前臂滑囊炎时,可前臂相应切口,充分引流,控制感染。

(三)间隙感染

多数感染继发于化脓性腱鞘炎或皮下脓肿,也可由于异物刺伤直接引起。临床表现为相应部位红肿、压痛;病情严重时可出现全身发热等症状,但比化脓性滑囊炎和化脓性腱鞘炎症状轻,全身治疗加保守治疗,如感染控制不好,则应考虑行切开引流术。

鱼际间隙感染时大鱼际及虎口处红肿,压痛明显,拇指多呈外展位,主被动活动拇、食指均疼痛加剧。切开引流时掌侧切口位于大鱼际纹处,切开掌腱膜,术中注意保护指神经及鱼际支,背侧切口位于虎口,第1背侧骨间肌桡侧,于骨间肌和内收肌之间分离进入感染的间隙;掌中间隙感染时疼痛,红肿位于掌心,有时掌心凹陷消失,而手背肿胀明显于掌侧,第3、4指蹼间隙加大。切开引流手术切口位于手掌中横纹附近,屈肌腱尺侧即为感染的脓腔,切开脓腔,充分引流;前臂间隙感染多继发于滑囊感染或间隙感染,在控制感染来源的同时,前臂远端尺侧方切开引流,于尺侧腕屈肌、尺动脉、尺神经深层与尺骨之间进入间隙。间隙感染切开引流后,伤口内放置橡皮条或油纱条引流,部分开放伤口,制动。积极换药,配合理疗和体疗。

(四)手指关节化脓性关节炎

手指化脓性关节炎多继发于邻近软组织感染,血源性感染或关节直接被异物刺伤较少见。如果临床怀疑血源性感染,需明确感染源,可通过体检,X线片,关节穿刺感染液检查,细菌培养来确定。化脓性关节炎全身症状较轻,手指局部症状严重,红肿,关节微屈,主被动活动疼痛剧烈,皮肤易破溃,但伤口经久不愈合,X线片示病变部位软组织肿胀,关节间隙变窄,晚期关节软骨破坏。

化脓性关节炎治疗应全身治疗加局部治疗同时进行。早期感染的关节可穿刺,抗生素冲洗,如果感染控制不理想,病程持续时间较长,则应选择切开引流,如此时已有坏死骨形成,应在切开引流的同时,行扩创,坏死骨摘除术,开放伤口,放置引流条,术后制动,辅以理疗和体疗,感染控制后,可二期关闭伤口。

(五)骨髓炎

手部骨髓炎多继发于邻近软组织感染,血源性骨髓炎很少见。临床骨髓炎的诊断可以通过X线片,核素骨扫描及病变部位穿刺液细菌培养确定,治疗原则为引流,静脉抗生素及制动。急性和亚急性骨髓炎,死骨尚未形成,可选用全身静脉抗生素治疗,如治疗效果不理想,可同时行局部穿刺;如脓液形成较多,单纯穿刺引流不能使引流充分,需行扩创切开引流,坏死组织清除术;如炎症持续得不到有效控制,会形成死骨,此时转为慢性骨髓炎,手术需行扩创,切开引流,死骨摘除术。摘除死骨遗留的空腔可在感染控制 6~8 个月后行植骨术;如果手指感染严重,功能障碍明显,可考虑行截指术。

(六)咬伤

人和动物咬伤是最常见的手部咬伤。近十年咬伤的发生率明显上升,其中人咬伤和动物咬伤各占 50%,而动物咬伤以狗和猫咬伤最常见,其他动物如马、驴、老鼠、猴子、鱼等偶见。人和动物咬伤有以下特点:人类口腔中含有多种细菌,不洁口腔中的细菌以厌氧菌为多,其中金黄色葡萄球菌和链球菌,以及厌氧类杆菌均与咬伤后的严重感染有关。动物口腔中含有的出血性巴斯德菌与动物咬伤后感染有密切关系。Talen(1999)年统计动物咬伤后感染率可达 50%。

牙齿穿透皮肤,将细菌直接植入深部组织,伤口小而深。人咬伤通常发生在人与人争斗,手握拳时,受伤部位常位于掌指关节背侧,可合并伸指肌腱损伤。感染表现为局部红肿,很小的伤口,但肿胀和局部炎症反应很明显。

治疗上小的擦伤用清水及肥皂水注射冲洗,不需要应用预防性抗体;对于一些小的,表浅的伤口可行清创手术,安尔碘冲洗伤口,开放伤口,敷料包扎;深部组织损伤或握拳伤应在满意的麻醉下,彻底扩创,清除所有污染组织,开放伤口,过氧化氢及安尔碘冲洗;如伤口已经感染,则应切开扩创,清除坏死组织,反复冲洗,如感染很难控制,可考虑行截指术。

(徐 会)

第三节 跟骨骨折

一、解剖特点

1.跟骨是足部最大一块跗骨,是由一薄层骨皮质包绕丰富的松质骨组成的不规则长方形结构。

2.跟骨形态不规则,有 6 个面和 4 个关节面。其上方有三个关节面,即前距、中距、后距关节面。三者分别与距骨的前跟、中跟、后跟关节面相关节组成距下关节。中与后距下关节间有一向外侧开口较宽的沟,称跗骨窦。

3.跟骨前方有一突起为跟骨前结节,分歧韧带起于该结节,止于骰骨和舟骨。跟骨前关节面呈鞍状与骰骨相关节。

4.跟骨外侧皮下组织薄,骨面宽广平坦。其后下方和前上方各有一斜沟分别为腓骨长、短肌腱通过。

5.跟骨内侧面皮下软组织厚,骨面呈弧形凹陷。中 1/3 有一扁平突起,为载距突。其骨皮质厚而坚硬。载距突上有三角韧带、跟舟足底韧带(弹簧韧带)等附着。跟骨内侧有血管神经束通过。

6.跟骨后部宽大,向下移行于跟骨结节,跟腱附着于跟骨结节。其跖侧面有 2 个突起,分别为内侧突和外侧突,是跖筋膜和足底小肌肉起点。

7.跟骨骨小梁按所承受压力和张力方向排列为固定的 2 组,即压力骨小梁和张力骨小梁。2 组骨小梁之间形成一骨质疏松的区域,在侧位 X 线片呈三角形,称为跟骨中央三角。

8.跟骨骨折后常可在跟骨侧位 X 线片上看到 2 个角改变。跟骨结节关节角(Bohler 角),正常为 25°～40°,由跟骨后关节面最高点分别向跟骨结节和前结节最高点连线所形成的夹角。跟角交叉角(Gissane 角),由跟骨外侧沟底向前结节最高点连线与后关节面线之夹角,正常为 120°～145°。

二、损伤机制

跟骨骨折为跗骨骨折中最常见者,约占全部跗骨骨折的 60%。多由高处跌下,足部着地,足跟遭受垂直撞击所致。有时外力不一定很大,仅从椅子上跳到地面,也可能发生跟骨压缩骨折。跟骨骨折中,关节内骨折约占 75%,通常认为其功能恢复较差。所有关节内骨折都由轴向应力致伤,如坠伤、跌伤或交通事故等,可能同时合并有其他因轴向应力所致的损伤,如腰椎、骨盆和胫骨平台骨折等。跟骨的负重点位于下肢力线的外侧,当轴向应力通过距骨作用于跟骨的后关节面时,形成由后关节面向跟骨内侧壁的剪切应力。由此造成的骨折(原发骨折线)几乎总是存在于跟骨结节的近端内侧,通常位于 Gissane 十字夹角附近,并由此处延伸,穿过前外侧壁。该骨折线经过跟骨后关节面的位置最为变化不定,可以位于靠近载距突的内侧 1/3,或位于中间 1/3,或者位于靠近外侧壁的外侧 1/3。如果轴向应力继续作用,则出现以下 2 种情况:内侧突连同载距突一起被推向远侧至足跟内侧的皮肤;后关节面区形成各种各样的继发骨折线。前方的骨折线常延伸至前突并进入跟骰关节。Essex Lopresti 将后关节面的继发骨折线分为两类:如果后关节面游离骨块位于后关节面的后方和跟腱止点的前方,这种损伤称为关节压缩型骨折;如果骨折线位于跟腱止点的远侧,这种损伤称为舌形骨折。

三、分类

跟骨骨折根据骨折线是否波及距下关节分为关节内骨折和关节外骨折。

关节外骨折按解剖部位可分为:①跟骨结节骨折;②跟骨前结节骨折;③载距突骨折;④跟骨体骨折。

关节内骨折有多种分类方法。过去多根据 X 线平片分类,如最常见的 EssexLopresti 分类法把骨折分为舌形骨折和关节压缩型骨折。其他人根据骨折粉碎和移位情况进一步分类,如 Paley 分类法等。

根据 X 线平片分类的缺点是不能准确地了解关节面损伤情况,对治疗和预后缺乏指导意义。因此,大量 CT 分类方法应运而生。现将较常见的 Sanders 分类法介绍如下:

其分型基于冠状面 CT 扫描。在冠状面上选择跟骨后距关节面最宽处,从外向内将其分为三部分 A、B、C,分别代表骨折线位置。这样,就可能有四部分骨折块,三部分关节面骨折块和二部分载距突骨折块。

Ⅰ型:所有无移位骨折。

Ⅱ型:二部分骨折,根据骨折位置在 A、B 或 C 又分为ⅡA、ⅡB、ⅡC 骨折。

Ⅲ型:三部分骨折,根据骨折位置在 A、B 或 C 又分为ⅢAB、ⅢBC、ⅢAC 骨折。典型骨折有一中央压缩骨块。

Ⅳ型:骨折合有所有骨折线。

四、临床表现及诊断

跟骨骨折是足部的常见损伤,以青壮年伤者最多,严重损伤后易造成残疾。外伤后后跟疼痛,肿胀,踝后沟变浅,瘀斑,足底扁平、增宽和外翻畸形。后跟部压痛,叩击痛明显。此时即高度怀疑跟骨骨折的存在。

　　X线对识别骨折及类型很重要。X线检查：跟骨骨折的X线检查应包括5种投照位置。侧位像用来确定跟骨高度的丢失（Bohler角的角度丢失）和后关节面的旋转。轴位像（或Harris像）用来确定跟骨结节的内翻位置和足跟的宽度，也能显示距骨下关节和载距突。足的前后位和斜位像用来判断前突和跟骰关节是否受累。另外，摄一个Broden位像用来判断后关节面的匹配，投照时，踝关节保持中立位，将小腿内旋40°，X射线管球向头侧倾斜10°～15°。特殊的斜位片能更清楚地显示距骨下关节。如果医生治疗此类骨折的经验比较丰富，三种X线影像可能即已足够，但是，为了对损伤进行全面的评估，通常需要CT扫描检查。应该进行2个平面上的扫描：半冠状面，扫描方向垂直于跟骨后关节面的正常位置；轴面，扫描方向平行于足底。CT检查更清晰显示跟骨的骨折线及足跟的宽度，CT扫描结果现已成为骨折分类的基础和依据。此外，跟骨属海绵质骨，压缩后常无清晰的骨折线，有时不易分辨，常须根据骨的外形改变、结节关节角的测量来分析和评价骨折的严重程度。

五、治疗

　　各类型跟骨骨折治疗共同的目标如下：①恢复距下关节后关节面的外形；②恢复跟骨的高度（Bohler角）；③恢复跟骨的宽度；④腓骨肌腱走行的腓骨下间隙减压；⑤恢复跟骨结节的内翻对线；⑥如果跟骰关节也发生骨折，将其复位。制定治疗计划时尚需考虑病人年龄、健康状况、骨折类型、软组织损伤情况及医生的经验。

　　1.跟骨前结节骨折　　跟骨前结节骨折易误诊为踝扭伤，骨折后距下关节活动受限，压痛点位于前距腓韧带2cm，向下1cm处。无移位骨折采用石膏固定4～6周。骨折块较大时，行切开内固定；陈旧骨折或骨折不愈合有症状时，可手术切除骨折块。

　　2.跟骨结节骨折　　跟骨结节骨折有2种类型：一种是腓肠肌突然猛烈收缩牵拉跟腱附着部，发生跟骨后撕脱骨折；另一种为直接暴力引起的跟骨后上鸟嘴样骨折。治疗骨折无移位或少量移位时，用石膏固定患肢于跖屈位6周。若骨折块超过结节的1/3，且有旋转及严重倾斜，或向上牵拉严重者，可手术复位，螺丝钉固定。术时可行跟腱外侧直切口，以避免手术瘢痕与鞋摩擦。术后用长腿石膏固定于屈膝30°跖屈位，使跟腱呈松弛状态。

　　3.载距突骨折　　单纯载距突骨折很少见。无移位骨折可用小腿石膏固定6周。移位骨折可手法复位足内翻跖屈，用手指直接推挤载距突复位。较大骨折块时也可切开复位。骨折不愈合较少见，不要轻易切除载距突骨块，因为有可能失去弹簧韧带附着而致扁平足。

　　4.跟骨体骨折　　跟骨体骨折因不影响距下关节面一般预后较好。骨折机制类似于关节内骨折，常发生于高处坠落后。骨折后可有移位。如跟骨体增宽，高度减低，跟骨结节内外翻等。此类骨折除常规X线片外，还应做CT检查，以明确关节面是否受累及骨折移位情况。骨折移位较大时，可手法复位并石膏外固定，或切开复位内固定。

　　5.关节内骨折　　关节内骨折是跟骨中最常见的类型，治疗意见分歧较大：

　　(1)保守疗法：适用于无移位或少量移位骨折，或年龄大、功能要求不高或有全身并发症不适于手术治疗的病人。鼓励早期开始患肢功能运动及架拐负重。此法可能遗留足跟加宽、结节关节角减少、足弓消失及足内外翻畸形等。

　　(2)骨牵引治疗：跟骨结节持续牵引下，按早期活动原则进行治疗，可减少病废。

　　(3)闭合复位疗法：病人俯卧位，在跟腱止点处插入1根斯氏针，针尖沿跟骨纵轴向前并略微偏向外侧,达后关节面下方后撬起。撬拨复位后再用双手在跟骨部做侧方挤压,侧位及轴位透视,位置满意后,将斯氏针穿入跟骨前方。粉碎骨折时,也可将斯氏针穿过跟骰关节。然后用石膏将斯氏针固定于小腿石膏管型内。6周后去除石膏和斯氏针。此方法适用于某些舌状骨折。

(4)切开复位术:适用于青年人,可先矫正跟骨结节关节角,及跟骨体的宽度,再手术矫正关节面。做跟骨外侧切口,将塌陷的关节面撬起,至正常位置后,用松质骨填塞空腔保持复位。术后用管型石膏固定8周。若固定牢固,不做石膏外固定,疗效更满意。

6.严重粉碎骨折 严重粉碎骨折,年轻病人对功能要求较高时,切开难以达到关节面解剖复位,非手术治疗又极有可能遗留跟骨畸形而影响功能,一期融合并同时恢复跟骨外形可以缩短治疗时间,使病人尽快地恢复工作。在切开复位时,亦应有做关节融合术的准备,一旦不能达到较好复位,也可一期融合距下关节。手术时用磨钻磨去关节软骨,大的骨缺损可植骨,用钢板维持跟骨基本外形,用1枚6.5mm或7.3mm直径全长螺纹空心螺钉经导针固定跟骨结节到距骨。

六、并发症及后遗症

1.伤口皮肤坏死,感染 外侧入路L形切口时,皮瓣角部边缘有可能发生坏死,应注意:术中延长切口时,小心牵拉软组织并保持为全厚皮瓣至关重要;外侧皮缘下应放置引流以防止形成术后血肿;延迟拆除缝线,甚至达3周以上,在此期间不应活动以减轻皮瓣下的剪切力;围手术期常规应用抗生素。一旦出现坏死,应停止活动。如伤口感染,浅部感染,可保留内植物,伤口换药,有时需要皮瓣转移。深部感染,需取出钢板和螺钉。

2.距下关节和跟骰关节创伤性关节炎 由于关节面骨折复位不良或关节软骨的损伤,距下关节和跟骰关节退变产生创伤性关节炎。关节出现疼痛及活动障碍。可使用消炎止痛药物、理疗、支具和封闭等治疗。如症状不缓解,应做距下关节或三关节融合术。

3.足跟痛 可由于外伤时损伤跟下脂肪垫或骨刺形成所致,也可因跟骨结节的骨突出所致。可用足跟垫减轻症状,必要时行手术治疗。

4.神经卡压 神经卡压较少见,胫后神经之跖内或外侧支以及腓肠神经外侧支,可受骨折部位的软组织瘢痕卡压发生症状,或手术损伤形成神经瘤所致。非手术治疗无效时,必要时应手术松解。

5.腓骨长肌腱鞘炎 跟骨骨折增宽时,可使腓骨长肌腱受压,肌腱移位,如骨折未复位,肌腱可持续遭受刺激而发生症状,必要时可手术切除多余骨质,使肌腱恢复原位。也可因术中外侧壁掀开时,损伤腓骨肌腱,有限的骨膜下剥离及仔细牵拉可避免此并发症。

6.复位不良和骨折块再移位 准确恢复跟骨结节到合适外翻对线是基本要求,术中应多角度拍摄X线片以避免此并发症。如果负重过早会导致主要骨折块的移位,病人至少应在8周内禁止负重以避免该并发症。

(徐 会)

第四节　距骨骨折

距骨骨折占全身骨折的 0.14%～0.9%,占足部骨折的 3%～6%。由于距骨传导全部体重至足部,其表面的 60%～70% 为关节面所覆盖,加之其血供主要集中于距骨颈周围,距骨骨折合并脱位时常易发生距骨体缺血坏死,使其在足部骨折治疗中占有十分重要的地位。

距骨骨折中 13% 为开放性骨折,合并足踝骨折者约为 19%～28%,合并跟骨骨折者约为 11%～18%,合并跖骨骨折者约为 18%。

距骨分为头颈体 3 部分,其表面约 60%～70% 的面积被 7 个关节面所占据。距骨体内侧关节面呈半月形,其面积仅为呈三角形的距骨体外侧关节面的 1/2,后者尖端向外突出,称为距骨体外侧突或外侧肩。距骨体下面是后距跟关节,位于距骨沟的后外方,构成距下关节面的最主要部分。

距骨的血液供应较为复杂,变异较多,概括起来主要来自胫后动脉、足背动脉及腓动脉的分支。其中跗骨管动脉与近端跗骨窦动脉最为重要,两者在跗骨管内以血管干直接吻合或以血管网吻合,后者则依据吻合网的位置不同,供应距骨体的动脉主要可以是内侧的三角支动脉和跗骨管动脉或外侧的跗骨窦动脉。

一、距骨颈骨折

距骨颈骨折在距骨骨折中最为常见,约占总数的 50%～80%。

【骨折分类】

最常采用 Hawkin 分型:

Ⅰ型:距骨颈无位移骨折。

Ⅱ型:距骨颈移位骨折,伴有距下骨折半脱位或全脱位。

Ⅲ型:距骨颈移位骨折,伴有距下关节及胫距关节半脱位或全脱位。

Ⅳ型:距骨颈移位骨折,合并胫距、距下及距舟关节的半脱位或全脱位。

【临床表现与诊断】

距骨颈骨折的致伤原因主要为坠落伤、重物砸伤、车祸伤或运动伤等。其男女比例大致为 3:1,且多发于 20～35 岁的男性青年。

无移位的距骨颈骨折可存在足踝背部较为明显的肿胀,压痛以内、外踝前方、下方为剧。Ⅱ型以上骨折除增加相应的关节脱位畸形外,Ⅲ型、Ⅳ型骨折还可见到脱位的距骨体压迫皮肤,严重者可造成皮肤缺血、坏死,开放骨折的发生率也有所增加。

影像学方面正位 X 线片可见到距下关节内翻脱位,侧位可观察距骨体脱位的程度。距骨体于踝穴内旋转超过 90°,骨折面朝向后外或距骨体逸出踝穴外,均为Ⅲ型骨折。

由于骨折线走行的不同,距骨颈、体骨折常易混淆,区别的方法应着重观察侧位距下关节面的骨折线位置,若骨折线涉及距下关节面则为距骨体骨折。

CT 可帮助了解距骨颈骨折粉碎程度,骨折块排列及距下关节受累情况,对手术入路及固定方式的选择意义重大。积水潭医院常采用的方法为拍摄患足距骨平行于距下关节面及垂直于距下关节面的 1mm 加密 CT 片,加矢状面重建。

【治疗】

1.Ⅰ型骨折　骨折无移位,仅需将踝关节置于中立位,短腿石膏前后托固定6~8周,去石膏后立即开始关节功能锻炼,待X线显示骨折愈合后,再开始负重行走。

2.Ⅱ型骨折　首先行麻醉下的闭合手法或撬拨复位。其方法为跖屈前足使距骨头与距骨体成一直线,再内翻或外翻跟骨复位距下关节。复位时应注意距骨头颈的轴线位于距骨体轴线水平内收20°的位置上。由于距骨上无肌肉附着,一旦复位成功骨折端将较为稳定。应用短腿石膏前后托固定8~10周。闭合复位位置不满意时,应尽早切开复位内固定。原因为良好的复位不仅利于骨折生长,减少创伤性关节炎的发生率,而且即使发生距骨体缺血坏死,多数也能在适当延长不负重期后,得以缓解甚至恢复,常能获得较好的结果。

3.Ⅲ型骨折　闭合复位治疗Ⅲ型骨折极少成功,但仍可一试。首先应通过全麻或腰麻使肌肉放松,再于跟骨上横穿1枚斯氏针准备牵引。复位时先极度背伸踝关节,再外翻跟骨,由后向前推挤距骨体进入踝穴,最后通过内翻跟骨而复位距下关节。一旦成功应用石膏固定12周,以利于血供恢复。

Ⅲ型骨折手术治疗预后差,治疗方法的选择分歧较大。由于距骨缺血坏死率可达70%~100%,且多数继发踝关节和距下关节创伤性关节炎,有少数学者对Ⅲ型骨折首选Ⅰ期两关节融合术,并认为早期关节融合术可促进距骨血管再生,改善血供。

多数学者选择切开复位内固定术,他们建议手术中行内踝(偶见外踝)截骨术,主要理由为:①距骨体常脱位于内踝后内侧;②手术中较易复位且较少损伤周围软组织;③避免损伤三角韧带,从而保护了被认为是距骨体最重要供血动脉的三角支动脉和跗骨管动脉。切开复位内固定的学者取得了9%~56%的Ⅲ型骨折治疗优良率。

4.Ⅳ型骨折　Ⅳ型骨折是少见且极为严重的骨折,愈后差。治疗应尽力避免Ⅰ期关节融合手术。若行切开复位内固定术,固定距骨颈骨折除可用空心钛钉外,亦可选用2枚可吸收钉固定,这样既能预防距骨体缺血坏死塌陷时螺钉损伤胫骨关节面,又能避免取出螺钉操作对血供造成的损害。随后纠正距舟关节脱位,再用2枚科氏针固定舟骨和距骨头,术后4周拔针。

切开复位内固定术手术入路的选择。距骨骨折的手术入路主要有前内侧、后内侧、后外侧及前外侧4种。

前内侧入路走行于胫前肌与胫后肌之间,其优点为:①可直视下于胫距关节内上角水平内踝截骨,直视距骨颈、体内侧;②若合并内踝骨折,可同一切口内完成内固定;③将内踝翻向远端而直视下保护三角韧带及距骨内侧血供;④可直接显露脱位的距骨体并利于其复位;⑤由后向前固定距骨颈较符合生物学力学要求。但此入路首先应注意保护胫后血管神经及三角韧带的中后束,强调暴露并保护胫后肌后再行内踝截骨;其次在由后向前固定距骨颈时,应使螺钉头稍偏向内侧,以符合距骨的解剖要求。

【并发症】

1.早期并发症　主要为皮肤坏死和继发感染手术中不应勉强闭合伤口,可考虑减张植皮或延期3~5天再闭合伤口。无论手术与否,均可能发生皮肤坏死,一旦皮肤坏死造成距骨外露,多需转移皮瓣覆盖创面。

2.晚期并发症

(1)距骨缺血坏死(ANT):距骨缺血坏死的原因主要有酗酒、高脂血症、高尿酸血症、闭塞性脉管炎等,还可因系统性红斑狼疮(SLE)、哮喘、肾病等疾病而使用皮质激素引起,但距骨严重的骨折脱位是其最常见的原因之一。

50%的距骨颈骨折可发生缺血坏死,Hawkins Ⅰ型骨折坏死率为0%~13%;Ⅱ型坏死率为20%~

50％；Ⅲ型坏死率为80％～100％。

距骨缺血坏死无创诊断的最敏感方法为MRI,X线片一般在缺血坏死1～3个月后显示骨密度增高及囊性改变,而骨折愈合期或死骨的血管重建期均可使同位素扫描呈现阳性。而早期进行MRI检查,局灶或弥漫性低信号区可提示距骨缺血坏死。

保护距骨颈血供可减少ANT的发生率。1例患者术中所见,脱位的距骨体已无软组织相连,但三角韧带于距骨颈内侧附着良好,6年后复查无ANT,及时准确的复位固定使AOFAS评分为优。可能的解释是距骨体体积较小,仅约为股骨头的1/3,及时准确的复位及适当的固定使血管的成功爬行替代成为可能。

早期治疗可推迟负重3～6个月,或髌韧带支具部分负重。以利血供自然恢复。有报道采用髓蕊减压、距骨钻孔及跟骨骨瓣移植促进血供恢复,疗效尚不肯定。

晚期治疗可适当选择距下关节融合,胫-距-跟关节融合术,Blair融合术或4关节融合术。目前积水潭医院常采用3至4枚直径6.5mm的空心钉加压固定融合术,疗效肯定。

(2)创伤性关节炎:常继发于距骨缺血坏死之后,也可因距骨复位不良等原因而发病。创伤性关节炎以距下关节多见,踝关节次之。对后者可选用第二代人工踝关节置换术,疗效肯定。患者关节融合术仍是多数医生的首选治疗方法。

距骨畸形愈合的发生率约为25％,以内翻成角畸形最为常见,该畸形改变足内侧纵弓,限制踝关节及距下关节活动,同任何距骨体的旋转畸形一样,均因大大增加创伤性关节炎的发生率而严重影响疗效。

二、距骨头骨折

【概述】

距骨头骨折仅占全部距骨骨折的5％。该骨折常伤及距骨头关节面及距舟关节,晚期常可发生距舟关节创伤性关节炎。

【损伤机制】

距骨头以压缩骨折最为常见。主要是足背伸时胫骨远段前缘挤压距骨头或踝跖屈位时轴向压力造成距骨头内侧压缩骨折。后者常合并舟骨骨折及距舟关节脱位。

【临床表现与诊断】

单纯距骨头骨折少见,有时仅有内踝前方的轻度肿胀及淤血,常容易漏诊。其诊断强调对距舟关节及跟骰关节的细致触诊。同时应常规拍摄足正位、侧位及斜位了解关节情况,必要时CT扫描确定骨折的粉碎程度。

【治疗】

无移位距骨头骨折可用石膏固定6～8周。骨折移位但无明显脱位者仍可石膏制动,其原因为距舟关节为不规则关节,骨折不易固定且并不能降低距舟关节创伤性关节炎的发生率。移位者切开复位内固定的指征为:①骨折涉及大于50％的距骨头关节面;②应力下Chopart关节不稳定;③关节面移位大于3mm。

切开复位距骨头后用空心钛钉埋头后固定,此时足踝外科所常用的小关节撑开器非常有用。距舟脱位者复位后可用2枚克氏钉固定舟骨及距骨。

距舟关节创伤性关节症状较重时可采用关节融合术治疗,必要时应考虑3关节融合术。

三、距骨体骨折

【概述】

距骨体是距骨关节面最为集中的部位,其骨折发生率占距骨骨折的13%～23%。该骨折缺血坏死及创伤性关节炎的发生率高,前者为25%～50%,后者约为50%。

【骨折分类】

最常采用Sneppen分型:

Ⅰ型:距骨滑车关节面压缩骨折。

Ⅱ型:距骨体冠状面、矢状面或水平面的骨折。

Ⅲ型:距骨后突骨折。

Ⅳ型:距骨体外侧突骨折。

Ⅴ型:距骨体压缩粉碎性骨折。

【临床表现与诊断】

其症状体征类似于距骨颈骨折。其中距骨后突内侧结节(PMTT)骨折临床少见,极易漏诊。其早期症状体征不典型,X线片常为阴性。诊断特点主要有:①内踝下后方肿胀并压痛最明显;②主被动屈伸拇指,内踝后方有疼痛。③PMTT骨折常合并距下关节内翻脱位,复位脱位后再次拍片时可发现骨折。踝关节正位片有时可见距骨靠近内踝尖处的横行或三角形骨折线,但侧位片距骨后方的骨折块应注意与距骨后突仔骨(发生率为8%)相鉴别。CT片可确诊。

距骨体骨折常规拍摄踝关节正侧位。断层扫描检查对了解距骨体移位情况及手术入路的选择十分重要。

【治疗】

1.Ⅰ型骨折　主要是经距骨滑车关节面的软骨骨折,可根据软骨所处位置及骨折移位程度决定治疗方法。

当软骨骨折块仍与距骨体相连,或位于内侧滑车的骨折块移位小,未明显进入踝关节时,可用短腿石膏中立位或内翻位固定6周。

对进入关节内的游离小骨块应在关节镜下切除,小于1.5cm^{2}的软骨缺损区可利用"微骨折"技术进行镜下钻孔。

当骨折块进入踝关节或位于距骨体外侧结节时,若骨折块大于所在关节面的1/3,应给予切开复位内固定;反之可切除。

2.Ⅱ型骨折相对较为常见　可采用切开复位,可用直径4mm的半螺纹松质骨钛钉或空心钉固定,早期功能锻炼。一旦坏死可行踝关节和/或距下关节融合术。

3.距骨后突骨折(Ⅲ型骨折)　占距骨体骨折的20%。由于强大的距腓后韧带附着,距骨后突外侧结节骨折较距骨后突内侧结节(PMTT)骨折多见。治疗常采用短腿石膏跖屈15°位固定4～6周。若有患者因疼痛不缓解而再次就诊,行骨块切除术后疗效满意。

当足极度背伸外翻时,由于后胫距韧带牵拉可发生不累及关节面的PMTT骨折,其治疗常采用短腿石膏跖屈15°位固定4～6周,疗效满意。而在受到足跖屈内翻暴力时,由于跟骨载距突向后上方顶撞PMTT,可发生累及距下关节面的骨折,此时切开复位,可吸收钉或半螺纹钛钉固定疗效佳。PMTT骨折常见的并发症为骨折不愈合疼痛及移位骨块压迫踝管所致的踝管综合征。对PMTT骨折不愈合且症状较重的患者,行骨块切除术后疗效满意。

4.Ⅳ型骨折 占距骨体骨折的24%。当距骨体外侧突骨折块直径大于1cm或移位大于2mm时,应行切开复位内固定术。移位小于2mm时可石膏固定4~6周,直径小于1cm时可行骨块切除术。

5.垂直压缩骨折(Ⅴ型骨折) 治疗将主要依据骨折粉碎程度及骨折块涉及关节的大小等情况而决定。骨折块较完整者可复位,可吸收钉或空心钛钉内固定;粉碎较重者由于缺血坏死率及创伤性关节炎发生率很高,可考虑一期踝关节和(或)距下关节融合;陈旧骨折脱位者可行踝、距下关节融合术等。近年来我们对粉碎较重且距骨体高度压缩1/2以上的年轻患者采用前内加前外双侧入路,复位距骨体后用3层皮质的髂骨撑开植骨,多枚中3.0~4.0mm的空心钛钉固定,取得了较好的中短期疗效。

【并发症】

常见并发症与距骨颈骨折类似,其中创伤性关节炎的发生率较高。治疗方法仍以选择适当的关节进行融合为主,第二代人工踝关节置换术亦有较好的中短期疗效。

(徐 会)

第二十八章　骨科护理

第一节　四肢骨折患者的康复护理

【概述】

（一）四肢骨折概述

四肢骨折包括上肢骨折和下肢骨折,常见的四肢骨折有肱骨干骨折、肱骨髁上骨折、尺桡骨干双骨折、Colles 骨折、股骨颈骨折、股骨干骨折和胫腓骨干骨折等。其病因是骨组织受暴力作用,或患病骨骼遭受轻微外力,而发生骨折。主要原因是直接暴力、间接暴力、肌肉牵拉、积累性损伤、骨科疾病。按骨折处是否与外界相通分为闭合性骨折和开放性骨折。根据骨折的程度分为完全性骨折和不完全性骨折。根据骨折的形态分为裂缝骨折、青枝骨折、横形骨折、斜形骨折、螺旋形骨折、粉碎性骨折、嵌插骨折、压缩性骨折、凹陷性骨折、骨骺分离。根据骨折端的稳定程度分为稳定型骨折和不稳定型骨折。依据骨折后的时间分为新鲜性骨折和陈旧性骨折。

多数骨折有不同程度的移位,其发生与以下因素有关:暴力的大小、作用力的性质及方向、肢体远端的重量、肌肉牵拉力、搬运及治疗是否适当。骨折端常见的移位方式有以下五种:成角移位、侧方移位、短缩移位、分离移位、旋转移位。骨折的愈合过程基本经历血肿炎症机化期、原始骨痂形成期、骨板形成塑性期。

（二）临床表现

1.主要表现　①休克:多见于骨盆骨折、脊柱骨折、股骨骨折和严重的开放性骨折等。患者常因大量出血,广泛的软组织损伤,剧痛或合并其他损伤等引起休克。②体温升高:一般骨折体温正常,当骨折内有大量出血、血肿吸收以及组织损伤后产生的反应,可导致体温略有升高,一般不超过 38℃。

2.专有体征和一般症状

（1）专有体征:畸形、反常活动、骨擦音或骨擦感。以上三项体征,只要发现其中之一,即可确诊。但是,不完全骨折、嵌插骨折等常不出现骨折专有体征。检查时不可故意摇动伤肢,使之产生异常活动和骨擦音,以免增加患者痛苦,或使锐利骨折端损伤血管、神经及其他软组织。

（2）一般症状:与其他组织损伤类似的症状。主要表现为疼痛和压痛、局部肿胀与淤斑、功能障碍。

（三）并发症

1.早期并发症　休克、败血症、气性坏疽、脂肪栓塞综合征、骨筋膜室综合征、大血管损伤、内脏损伤、神经损伤等,这些并发症对于患肢乃至全身的损害,有时比骨折本身更严重。

2.晚期并发症　因长期卧床、治疗不当所致,如坠积性肺炎、压疮、泌尿系统感染、深静脉血栓形成等。

【治疗进展】

(一)治疗骨折的原则

1.复位　根据骨折的部位和类型,选用手法复位、牵引复位或手术切开复位。主要用对位(指骨折端的接触面)和对线(指骨折段在纵轴上的关系)来衡量。完全恢复到正常解剖学位置,称为解剖复位。虽未达到解剖关系的对合,但功能无明显影响者,称为功能复位。大多数骨折均可用手法复位,应尽早复位,但有时肢体肿胀严重,甚至有张力性水疱,或者血液循环不畅,可抬高患肢,待消肿后及时进行复位。手术切开复位仅适宜于:①手法复位或牵引复位失败;②骨折端有软组织嵌入;③关节内骨折手法复位后达不到解剖复位;④骨折合并主要血管、神经损伤;⑤多处或多段骨折;⑥陈旧性骨折已不能达到复位者。

2.固定　已复位的骨折必须持续地固定在良好位置,直至骨折愈合。要注意观察肢体的血液循环状况。常用的外固定用物有夹板、石膏绷带、骨折外固定器、外展支架等。常用的内固定用物有接骨板、螺丝钉、髓内钉、加压钢板、自体或异体植骨片。有些内固定术必须加用外固定。

3.功能锻炼　功能锻炼是治疗骨折的重要组成部分,可使患者迅速恢复正常功能。必须充分发挥患者的主观能动性,指导患者按一定方式循序渐进地进行功能锻炼。不同类型的骨折,治疗方法和预后也不同。

(二)四肢骨折的治疗

1.肱骨骨干骨折治疗原则　①无移位或移位不明显的骨折:以夹板或石膏固定4~6周。②移位明显的骨折采用手法复位,小夹板或超关节夹板固定。屈肘90°,前臂置于中立位,以三角巾悬吊6~8周。横断骨折可以用U形石膏,斜形或螺旋形骨折可用石膏固定4~8周。③手法复位失败或开放性多段骨折,或伴桡神经损伤患者采用切开复位,可用螺丝钉或髓内钉做内固定。

2.肱骨髁上骨折治疗　①手法复位,小夹板或石膏做外固定,较常见。②持续鹰嘴牵引,用于肿痛严重者,可牵引3~5天后,再行手法复位。③手术治疗,用于手法复位失败或血管受压者,可行切开复位,克氏针交叉做内固定。

3.尺桡骨骨干双骨折治疗　治疗中恢复尺桡骨的轴线及两骨之间的骨间隙十分重要,否则将影响前臂的旋转功能。手术治疗尺桡骨骨干骨折,只限于断端复位不良、骨间隙消失或骨折端疑有软组织嵌入者。

4.Colles骨折治疗　手法复位,用小夹板或石膏做外固定。

(1)无移位的骨折,采用前臂背侧石膏托固定,将手和腕固定于功能位4周。

(2)移位型骨折,骨折整复后,用前臂背侧石膏托固定,将腕部固定于旋前及掌屈尺偏位4周。

(3)不稳定型骨折,采用穿针外固定的方法。例如,在前臂近端和掌骨横穿细钢针,牵引复位,然后将钢针固定在管形石膏内,起维持牵引、防止骨折端移位的作用。

(4)Colles骨折畸形愈合的手术治疗,手术指征是患腕向桡侧倾斜,腕关节功能严重受限,下尺桡关节分离且疼痛。手术方法如下:①尺骨下端切除术,适用于因下尺桡关节炎或脱位引起腕部疼痛和旋转受限者。②桡骨下端截骨植骨术及Campbell's手术,适用于桡骨下端骨折畸形愈合、关节面向背侧倾斜和桡骨短缩明显者。

5.股骨颈骨折治疗　股骨颈骨折愈合较慢,一般需5~6个月,而且骨折不愈合率较高,均为15%。影响骨折愈合的因素与年龄、骨折部位、骨折类型、骨折和移位程度、复位质量及内固定坚强度有关。

(1)外固定:持续皮牵引,用于无明显移位的外展稳定型骨折。一般多采用患肢牵引或穿抗足外旋鞋8~12周,防止患肢外旋和内收,需3~4个月愈合,极少发生不愈合或股骨头坏死。骨折在早期有错位的可能,故有人主张采用内固定为妥。至于石膏外固定已很少应用,仅用于较小的儿童。

(2)手法复位内固定:用于内收骨折或有移位的骨折及青少年骨折,即在X线透视下,手法复位,证实骨折断端解剖复位后再行内固定,内固定的形式很多,归纳为以下几种类型。①Smith-Petersen 三刃钉内固定:自 1929 年 Smith-Petersen 首次创用三刃钉以来,使股骨颈骨折的疗效显著提高,至今仍为常用的内固定方法之一。②滑动式内固定:现有各种不同式样的压缩钉或针。压缩钉或针可在套筒内滑动,当骨折线两侧有吸收时,压缩钉或针向套筒内滑动缩短以保持骨折端密切接触,早期承重更利于骨折端的嵌插。③加压式内固定:此种内固定物带有压缩装置,能使骨折端互相嵌紧以利于愈合。常用的有 Charnley 带有弹簧的压缩螺丝钉和 Siffert 使用的螺丝栓等。④多针或钉内固定:根据股骨上端骨结构和生物力学原则分别插入 2～4 根螺丝钉或钢钉,不但固定牢靠,而且可减少对股骨头的损伤,如 Moore 针或 Hagia 针等。

(3)内固定同时植骨:对于愈合较困难或陈旧性骨折,为了促进其愈合,于内固定同时植骨,植骨方法有以下两种。①游离植骨:如取腓骨或胫骨由大转子下插入股骨头,或用松质骨填充骨缺损等。②带蒂植骨:较常用的是缝匠肌蒂骨瓣植骨术。随着显微外科技术的进展,已开展带血管蒂植骨术,如旋髂深动脉骨瓣的骨移植术。

(4)人工股骨头置换:用于年龄在 60 岁以上,股骨头下型骨折有明显移位或旋转者,陈旧性股骨颈骨折,骨折不愈合,或股骨头缺血性坏死,若病变局限在股骨头或颈部,可行人工股骨头置换,若病变已损坏髋臼,需行全髋置换术。目前较常用的有钴合金珍珠面人工股骨头、注氮钛合金微孔面人工股骨头、双动中心锁环型人工股骨头等,髋臼损害的用高分子聚乙烯人工髋臼置换,临床应用均取得了较好的效果。

(5)老年患者采用综合治疗:①尽可能不采用手术,尽量减小创伤对已损伤部位的破坏;②早期活动,早期功能锻炼,促进血液循环,减少关节僵硬;③通过药物扩张剩余毛细血管和修复破损毛细血管,促进血液供应,保证药物有效成分到达病变部位。

6.股骨骨折治疗　　无论是开放性还是闭合性股骨骨折,如有合并伤,必须考虑优先处理,如贻误诊断或处理不恰当,常为造成死亡的重要原因。由于股骨骨折,常有周围软组织严重挫伤,如急救输送时未做好固定,骨折端活动反复刺伤软组织(如肌肉、神经、血管等),特别是股动静脉、腘动静脉的破裂,可以引起大出血。股骨骨折后骨髓腔的出血量也常达 1000～1500mL。因此观察和治疗休克是治疗股骨骨折重要的一环,不可忽略。

(1)非手术治疗:股骨完全骨折不论何种类型,皆为不稳定型骨折,必须用持续牵引1克服肌肉收缩,维持一段时间后再用外固定。常用牵引方法有以下几种。①悬吊牵引法 3～4 周经 X 线检查有骨痂形成后,去掉牵引,开始在床上活动患肢,5～6 周后负重。②动滑车皮肤牵引法(罗索氏牵引法):适用于 5～12 岁儿童。在膝下放软枕使膝部屈曲,用宽布带在腘窝向上牵引,同时小腿行皮肤牵引,使两个方向的合力与股骨干纵轴成一直线,合力的牵引力为牵引重力的两倍。有时亦可将患肢放在托马氏夹板及 Pearson 连接架上,进行滑动牵引。牵引前可行手法复位,或利用牵引复位。③平衡牵引法:用于青少年及成人股骨骨折。

(2)手术治疗:近年来由于外科技术的提高和医疗器械的改善,手术适应证有所放宽。具体的手术适应证如下。①牵引失败。②软组织嵌入:骨折端不接触,或不能维持对位,检查时无骨擦音。③合并重要神经、血管损伤,需手术探查者,可同时行开放复位内固定。④骨折畸形愈合或不愈合者。股骨上 1/3 或中上 1/3 骨折多采用髓内针固定术。此法具有术后不用外固定及早期下床活动的优点。过去用开放式打入髓内针的方法,近十年来已被在 X 光电视机(XTV)控制下、仅在穿针处做小切口、不显露骨折端的闭合穿刺法所代替。闭合穿刺法损伤小,出血少,不破坏骨折端的血液供给,有利于骨折愈合。

7.胫腓骨骨干骨折治疗　　胫腓骨骨干骨折的治疗原则,主要是恢复小腿的长度和负重功能。因此,必须重点处理胫骨骨折。对骨折端的重叠、成角和旋转移位,应完全矫正,避免影响小腿的负重功能和发生关节劳损。无移位的骨折可仅用夹板固定,直至骨折愈合。胫腓骨骨干骨折的治疗方法应根据骨折类型和软组织损伤程度选择：①手法复位后用小夹板或石膏外固定：用于稳定型横骨折或短斜骨折。②跟骨牵引：用于斜形、螺旋形或轻度粉碎性骨折，牵引5周后，再改用外固定。③切开复位内固定：用于手法复位失败者。

（三）康复护理

在骨折的康复过程中，复位、固定与功能锻炼是三个重要环节，缺一不可。不少患者以为复位、固定完后便万事大吉，不注重功能锻炼，结果骨折愈合后，肢体却发挥不了正常功能。由于四肢出现骨折时，有时会合并神经损伤，如果四肢骨折后对肢体感觉运动变化的关注不足，康复护理不力，同样也会导致严重的后果。因此，术后及早进行康复护理，加强功能锻炼和神经功能的治疗，不仅能加快骨折愈合，防止发生毗邻未受伤关节的功能障碍，更重要的是可以防止因肌肉粘连、关节僵硬及肌肉萎缩所引起的受伤关节的功能障碍，恢复患者的肢体功能，最大限度地防止、减少骨折的后遗症和并发症。

1.骨折患者的分阶段康复护理

（1）骨折早期：伤后1～2周，局部肿胀、疼痛，骨折未愈合，活动关节的杠杆不稳，加上外固定的限制，妨碍了患肢和关节的活动。此期功能锻炼视骨折的部位和严重程度而异，主要形式是使肌肉行等长收缩，每天进行多次，每5～20min做100次收缩。肢体末端的关节，如上肢的手指或下肢的足趾，只要未包括在外固定之内，每日应多次进行活动锻炼。骨折部位上下关节暂不活动.而身体其他未骨折的各部位关节、肢体均应进行功能锻炼。上肢用力握拳和充分屈伸活动手指，反复交替进行，下肢以股四头肌收缩锻炼，用力使踝关节背伸、跖屈，及伸屈活动足趾等为主，促使受伤肢体消肿。

①握拳伸指的动作：将患肢的手掌及五指伸开，然后握拳，进行一伸一握，次数由少到多，握拳伸指动作能改善腕部及前臂肌肉的血液循环，增加肌张力，以避免掌指的关节囊粘连及肌肉萎缩，适用于上肢各部骨折锻炼。

②吊臂屈肘的动作：用颈腕带将患肢的前臂悬吊于胸前，用力握拳，使前臂的肌肉紧张，接着屈曲肘关节，然后伸屈至颈腕带容许的范围，亦可用健肢托住患肢的腕关节，进行肘关节的屈曲锻炼，此动作有改善上肢的血液循环、防止关节粘连和肌肉挛缩的作用，适用于上肢各部位的骨折。

③跖踝屈伸的动作：取仰卧位或坐位将患肢的踝关节尽量跖屈和背伸，此动作有促进下肢血液循环，及防止踝关节粘连、强直的作用，适用于下肢骨折。

④股四头肌收缩的动作：取仰卧位做股四头肌收缩和舒张动作，此动作有促进下肢血液循环、防止股部肌肉萎缩的作用，适用于下肢骨折。

（2）骨折中期：伤后2～8周，局部疼痛消失，骨折部位日趋稳定，已经固定的关节其关节囊、韧带等粘连或挛缩，肢体肌肉明显萎缩，力量减弱。除继续进行患肢肌肉等长舒缩活动外，应帮助患者活动上、下关节，动作应缓慢，活动范围由小到大，活动幅度和力量逐渐加大。先做单一的关节屈伸活动，而后几个关节协同锻炼，活动范围由小到大，但不能太粗暴、剧烈，以逐步恢复肢体功能，同时限制各种不利于骨折连接和稳定的活动，可选择空拳屈腕、抬臂屈伸、摩肩旋转、顶颈耸肩和抬腿屈膝等动作。

①空拳屈腕的动作：患肢的手半握拳，前臂置于中立位，腕关节尽量掌屈，然后伸屈至中立位，活动的幅度逐渐加大，此动作有恢复腕关节屈腕功能的作用，避免腕关节囊及屈伸肌腱的粘连，适用于上肢骨折。

②抬臂屈伸的动作：用健肢托住患肢的腕部，使肘关节尽量屈曲，然后伸直，屈曲、伸直的幅度由小到大，此动作能促进上肢血液循环，防止肘关节粘连，适用于上肢骨折的中、后期。

③摩肩旋转的动作：用健肢托住患肢的前臂，以辅助患肢的肩关节做前、后、内、外旋转活动，幅度由小到大，逐渐增加次数，此动作有松解肩关节囊粘连的作用，适用于上肢骨折的中、后期。

④顶颈耸肩的动作：患肢肘关节屈曲90°，上臂紧贴胸壁，以保持上肢正常轴线，这时用力将上臂的肌

肉收缩，产生对骨折端的纵向挤压力，使肩关节向上提升，此动作能促进上肢血液循环，增强上臂的肌张力，使骨折端紧密嵌插，避免骨折端的分离移位，适用于上臂骨折中、后期。

⑤抬腿屈膝的动作：取仰卧位，将股部的肌肉用力收缩，接着用大腿带动小腿进行膝关节屈曲，然后放松，伸直下肢，此动作有促进下肢血液循环，增加肌张力，预防股部肌肉萎缩和膝关节粘连强直的作用，适用于下肢锻炼。

（3）骨折后期：此期骨折已愈合并除去了外固定，骨折部的骨痂部分已愈合，关节活动范围已经逐渐恢复正常，锻炼的重点应放在肌肉和关节的全面锻炼上，以逐步恢复机体的功能。功能锻炼的目的是增强肌力、克服痉挛与恢复关节活动度。增强肌力的措施，主要是在抗阻力下进行锻炼，从最简单的上肢提重物、下肢踢沙袋等开始，到各种机械性物理治疗，如划船、蹬车等。关节活动练习有主动锻炼与被动活动，或用关节练习器，可选择上肢鲤鱼摆尾、单手擎天、径直下蹬、伸膝抬腿、脚底滚筒、屈髋下蹲等动作。

①上肢鲤鱼摆尾的动作：患肢的前臂取中立位，手半握拳，将腕关节背伸，然后掌屈，状如鱼尾摆动，此动作能加大腕关节屈伸的功能锻炼，有增强肌张力的作用，适用于上肢各部位骨折的锻炼。

②单手擎天的动作：健手置于胸前，患肢的腕关节呈背伸，上臂紧贴胸壁，将肩关节向前上方高举，并伸直肘关节，然后徐徐放下，此动作可预防肩关节囊粘连及肌肉挛缩、增大肌张力。

③径直下蹬的动作：取仰卧位，将下肢伸直，保持正常的轴线，用力将脚跟部往床板上做蹬的动作，能使骨折端受到纵向力的挤压，刺激骨折端有利于骨折愈合，适用于下肢骨折中、后期及小腿骨折。

④伸膝抬腿的动作：取仰卧位，将股部的肌肉用力收缩，使整个下肢伸直抬高约 45°，然后徐徐放下，此动作能促进下肢血液循环，增强肌张力，预防股四头肌萎缩，适用于下肢骨折的锻炼。

⑤脚底滚筒的动作：取站立位，小腿自然下垂，地面放置一个直径 5～10cm 的竹筒或铁管，脚踏在竹筒或铁管上，进行来回推拉滚动，使膝关节伸直、屈曲，此动作有助于膝、踝关节屈曲功能的恢复。

⑥屈髋下蹲的动作：患者的脚分开与肩同宽，双手扶在双膝上，徐徐下蹲，使髋、膝关节屈曲，增强肌张力，恢复髋、膝关节的屈曲功能，适用于下肢骨折的功能锻炼。

2.训练关节活动度和肌力　早期关节活动度训练以被动活动为主，如他人帮助患者活动关节，有条件的可使用 CPM 机进行功能锻炼。术后 3 天可开始逐步加强主动的关节活动，如腕关节骨折后，可自主活动腕关节等。康复训练要逐步加大并维持关节的最大活动度，切忌小范围快节奏活动，这样不仅无助于关节活动度的改善，而且对骨折局部也有影响。肌力训练以主动锻炼为主。人体上、下肢的功能各有侧重：上肢侧重于精细动作，这些功能的恢复是功能锻炼的重点，锻炼时要注意手指屈伸都要达到最大限度，以防止手部关节僵硬、粘连；下肢的主要功能是负重，但在下肢骨折愈合前如果过度负重会造成固定物松动、折断，所以下肢骨折的康复一定要遵循"早活动、逐步负重"的原则。

3.高度关注神经功能的变化　骨折时，若伴有周围神经受损，未得到及时（术后 3 个月内）有效的治疗，则该神经所支配肢体的感觉、运动功能将减低或丧失。因此，骨折后如果出现肢体感觉减退、缺失和过敏（包括麻木、痛觉过敏等）以及骨折远端活动功能受损等情况，应高度警惕是否为骨折时合并神经损伤，最好及时就诊处理，以免引起肢体的功能障碍。一旦超过 3 个月，再想治疗恢复极为困难。

对于骨折合并神经损伤且已行过神经吻合术的患者，如果上述异常情况持续存在，最常见的有三种可能：①神经损毁相当严重；②受损的神经部位距离其支配区域太远，恢复十分缓慢或难以恢复；③术后局部瘢痕形成，卡压神经。四肢骨折合并神经损伤后的具体情况非常复杂，患者一定要及时复诊，应在医生的指导下进行功能锻炼并确定进一步治疗的方案。

4.术后患者康复护理的注意事项

（1）功能锻炼必须在医务人员的指导下进行。

（2）功能锻炼应根据骨折的稳定程度，可从轻微活动开始逐渐增加活动量和活动时间，不能操之过急，若骤然做剧烈活动可使骨折端再移位，同时也要防止有些患者不敢进行锻炼，对这样的患者应做耐心说服工作。

（3）为了加速骨折愈合与恢复患肢功能，对骨折有利的活动应鼓励患者坚持锻炼，对骨折愈合不利的活动要严加防止，如外展型肱骨外科颈骨折的外展活动、内收型骨折的内收活动、伸直型肱骨髁上骨折的伸直活动、屈曲型骨折的屈曲活动、前臂骨折的旋转活动、胫腓骨干骨折的内外旋转活动、桡骨下端伸直型骨折的背伸活动等都应防止。

（4）建议患者术后多食含钙丰富的食物；补充维生素 D、维生素 C；多吃富含胶原的猪皮和猪蹄等食物，以促进骨痂生长和伤口愈合；鸡蛋、瘦肉等高蛋白质的食物，都有利于骨骼的形成；多食富含粗纤维的薯类和果蔬，以防骨折后较长时间卧床而发生便秘。

一、骨外固定器治疗骨折的康复护理

【概述】

骨外固定是治疗骨折的一种方法，它是指在骨折的远、近端经皮穿放高强度钢针，再将体外稳定系统与裸露于皮外的针端连接起来，以达到固定骨折的目的。此固定体系称为骨外固定器或外固定架，此法既非一种内固定，也不同于外固定。使用骨外固定器治疗骨折已有 160 余年历史，但直到第二次世界大战后才真正受到重视和发展，近 20 年来，由于材料力学、骨生物力学和骨折愈合基础理论等相关学科的发展，以及高能量外力所致的严重开放性粉碎性骨折的技术日臻完善，骨外固定器现已成为治疗骨折的标准方法之一，并扩大应用于截骨矫形和一些骨病的治疗。

促进骨外固定器治疗骨折成为一种公认的标准方法的人当属苏联著名学者 Ilizarov，他发明的多孔性全环式外固定器，使得骨外固定稳定性和针道感染两个最主要问题得到较满意的解决。Ilizarov 早在 20 世纪 50 年代即广泛开展骨外固定治疗严重开放性骨折、骨不连和骨缺损，并发表了一系列的文章，但未引起西方国家的注意，直到 20 世纪 70 年代以后，才由 Monticell 介绍到欧洲，10 年后掀起了 Ilizarov 技术热，成立了 Ilizarov 方法应用和研究协会。与此同时，国内以李起鸿为代表的半环槽式外固定器研制成功，并广泛用于临床，用于数百例开放性骨折和骨不连、骨缺损伴肢体短缩者的治疗，几乎全部愈合，取得了显著疗效，目前国内使用最为广泛的骨外固定器有李氏半环槽式外固定器和仿 De Bastiani 的单边式外固定器。

（一）设计要求

任何骨外固定器都包括固定针、固定针握持夹和体外连接杆三种基本部件。最理想的骨外固定器，应该是固定的稳定性好、易于多方向穿针、钢针的生物相容性好与强度高、固定后可留有足够的空间、材料可供选择以适应不同部位治疗需要，上述因素是设计新型骨外固定器时所必须考虑的因素。

（二）分类

骨外固定器在不断改进与发展，其形式很多，通常按功能、构型与力学结构来分类。

1.功能分类法

（1）单纯用于固定的骨外固定器：固定前先要整复骨折，骨折整复对位后再行安装。

（2）兼备整复和固定的骨外固定器：李氏半环槽式外固定器属于此类。固定后能进行复位和必要的再调整，以纠正轴线偏差。但是，这类外固定器均还不够理想，主要是灵巧性差。

2.构型分类法　按骨外固定器的几何学构型，现代的各种骨外固定器可归结为以下六型。

（1）单边式（亦称半针或钳式）：这是最简单的构型，其特点是螺钉仅穿出对侧骨皮质，在肢体一侧用连接杆将裸露于皮外的钉端连接固定。

(2)双边式(亦称权针或框架式):螺钉贯穿骨与对侧软组织和皮肤,在肢体两侧各用1根连接杆将螺钉端连接固定,如 Charnley、Anderson 与 AO 双边式外固定器均属这种类型。

(3)四边式(亦称四边框架式):这是 Hoffmann 外固定器复杂的组合,其特点是肢体两侧各有两根伸缩滑动的连接杆,每侧的两杆之间也有连接结构。Vidal-Adrey 外固定器为其代表。这种骨外固定器的稳定性更好,但体积庞大,调整的灵活性也最差。

(4)半环式:这类骨外固定器有牢固的稳定性,特别适用于严重开放性骨折和各种骨不连及肢体延长者,以国内李氏半环槽式骨外固定器为代表。

(5)全环式:这种类型的骨外固定器将全环套放于肢体上,可实施多向性穿针固定,但不及半环式简便。

(6)三角式(亦称三边式):可供2或3个方向穿针,多采用全针与半针相结合的形式实现多向性固定。以 AO 三角式管道系统为代表。Vidal 在其设计的四边形框架基础上于矢状面加放第5根连接杆与半针固定,形成 Vidal 三角式外固定器,从而加强了抗前后弯曲力。

3.力学结构分类法 骨外固定器的几何构型是其力学性能的主要因素,基本反映了固定的牢固程度,即固定刚度。但就其力学结构的稳定性而言,目前使用的骨外固定器,可简单分为单平面半针固定型、单平面全针固定型、多平面固定型三类。

(三)优点与缺点

1.优点 骨外固定之所以被公认为治疗骨折的方法之一,是由于它具有以下几个优点。

(1)能为骨折提供良好的固定而无需手术:经皮穿针外固定创伤小,失血量极少,可迅速将骨折端固定,这在有紧急的胸、腹或颅内伤等多发伤时尤为重要。采用骨外固定器稳定地固定骨折端,亦有利于减少失血和便于搬动患者、做必要的检查或立即手术,以减少威胁生命的有关损伤。

(2)便于处理伤口的创面而不干扰骨折复位固定:对于需要保持开放的伤口,便于再清创、更换敷料及观察损伤的组织,也不妨碍带血管蒂的复合组织瓣的应用。骨外固定器应留有足够的空间,以便于逐步准备创面,供施行修复手术。

(3)可根据治疗需要对骨折断端施加挤压力、牵伸力或中和力,固定后尚可进行必要的再调整,以矫正力线偏差。

(4)可提供固定性:固定强度主要取决于骨外固定器和骨组织的几何构型与材料性能,骨外固定器和骨组织相连后其固定性可以调整。例如,增加或减少连接杆和钢针数目,即可改变固定性。在骨折初期用高刚度固定,这对软组织愈合十分有益。骨折后期改用弹性固定,以利于骨折愈合与重建。固定强度的可调整是骨外固定器突出的优点。

(5)允许早期活动骨折上下的关节:稳定地固定后,疼痛可逐渐消失。无痛性早期活动有利于改善血液循环、减轻肿胀与防止肌肉萎缩。早期功能锻炼,有促进骨折愈合和患肢功能恢复的效果。

(6)适用于治疗感染性骨折与感染性骨不连:局部软组织菲薄或瘢痕广泛的骨不连,骨外固定器也常是首选的治疗方法,有避免分期手术治疗的优点。

(7)便于抬高患肢以利于血液循环,可避免压迫肢体后侧组织,这在骨折合并肢体烧伤或皮肤广泛剥脱伤时尤为重要。

(8)易于卸除,无需再次手术摘除固定物。

2.缺点

(1)与石膏和小夹板相比,用骨外固定器治疗需要经皮穿放钢针或螺钉,而穿钉不仅要求技术,也要求对皮肤与针道进行护理,针孔处将遗留难看的瘢痕。

(2)占用一定的空间,不便穿脱衣裤,患者可能因美学原因不接受骨外固定器。某些患者,甚至对骨外固定器有恐惧感。

(3)针道需要穿越肌肉时,将影响肌肉收缩,使钢针平面下的关节活动受到一定程度的限制。

(4)不像金属内固定能长期放在骨上,使用骨外固定器时,钢针松动与针道感染有一定的发生率,针道一旦发生感染,则难以及时采用切开复位和内固定。

【治疗进展】

骨外固定器曾经被认为是治疗开放性骨折的最佳选择,而经过一段时间的实践,人们发现在许多情况下,对开放性骨折早期行内固定治疗是安全的。近年来,随着 BO 理念的发展,微创、保护损伤部位血液循环的有效固定原则越来越深入人心,骨外固定器已经不是内固定无法使用时的替代治疗,而是与内固定并驾齐驱,它不仅可以维持骨折部位的稳定、便于软组织的观察和护理、可早期进行术后锻炼、减少开放手术相关的软组织损伤、不需要第二次手术取出置入的金属异物,而且缩短了手术时间,为肢体创伤的治疗提供了更广阔的空间。

(一)适用范围

1.伴有广泛软组织损伤的严重开放性骨折,如污染严重的胫腓骨骨干骨折。

2.伴有软组织损伤严重的近关节部位的骨折,尤其是胫骨的近、远端的骨折,以及桡骨远端的骨折。

3.多发伤(如合并严重的脑外伤、颅内压增高或肺挫伤、呼吸困难)时,患者全身情况尚不稳定,而全身出现多处肢体骨折。在休克复苏成功后,应早期固定不稳定的骨折和复位脱位的关节。

4.它是治疗儿童长骨骨折的一种选择。

5.非创伤性疾病,创伤后骨折畸形或不愈合的情况。

(二)常用的骨外固定器

1.Hoffmann 外固定器　　它不仅是临时性急救治疗方法,而且还满足了微创手术的全部要求,主要用于治疗开放性骨折和假关节感染。

2.Ilizarov 外固定器　　具有多向、多平面,可牵伸、可加压的多种功能的全环式外固定器,适用于治疗肢体不等长、骨折对线不良或骨折延迟愈合。

3.半环槽外固定器　　用克氏针做多平面固定的骨外固定器。

4.Bastiani 外固定器　　单边单平面式,可行骨折复位、固定、延伸和加压。

5.AO 外固定器　　典型的简单针外固定器,轻巧牢固,可在任何平面对骨折进行复位或加压,有良好的可调性。

6.沟槽式外固定器　　可随骨折复位和固定的需要进行各个方向和各种角度的调节,可矫正骨折缩短、分离、成角和侧方移位。

7.组合式外固定器　　目前创伤骨科较为理想的外固定器,在我国已广泛使用,治疗骨折以固定功能为主,还有牵伸和加压作用,用于延长肢体。

8.无针外固定器　　固定钳代替固定针,使用方便,可迅速固定患肢,主要用于复杂的小腿骨折的临时固定,为后期进一步手术提供方便。

(三)骨外固定器的并发症

1.针道感染　　针道感染是最常见的并发症,感染的固定针可能会发生松动,失去固定功能,并可能带来慢性骨髓炎。

(1)无菌性炎症反应:主要表现为针道口肿胀,有渗液,但细菌培养呈阴性,往往不涉及深部软组织,也不影响整个治疗过程。

（2）针道细菌性感染：主要表现为针道分泌物增多，呈脓性，细菌培养呈阳性，针道口周围皮肤和软组织红肿，局部疼痛。进一步发展至深部，可造成骨髓炎和关节感染。

2.骨外固定器松动　这是骨外固定器治疗中常见的问题，它影响骨外固定系统的稳定性，导致骨折愈合不良和继发感染。其原因如下。

（1）固定针被周围皮质骨破坏，可逐渐由正常的骨改建所代偿。

（2）螺钉与胫骨骨干不垂直、不平行，导致受力不均匀引起松动。

（3）多数为过早下地，骨折断端移位以及跌倒、碰撞也可使骨外固定器松动。

3.骨折延迟愈合与骨不连　骨折延迟愈合与骨不连是骨外固定器治疗的另一个主要并发症，发生率较高，主要因素如下。

（1）骨外固定器类型不适合。

（2）适应证的选择和使用技术不当。

（3）患者的全身状况较差和损伤严重。

4.神经和血管损伤　这类并发症少见，操作者要有良好的局部解剖知识，这类并发症是完全可以避免的。固定针直接对着神经或血管时虽常将其推到侧方，但直接贯穿神经或血管也是有可能的。如固定针紧贴血管或神经，可因慢性蚀损而造成神经或血管损伤。因此，预防方法是注意避开血管或神经，另外针道可能经过神经、血管，穿针时要准确缓慢，避开高速电钻。发生神经和血管损伤的主要原因如下。

（1）在穿针过程中直接刺伤血管。

（2）钻入时热损伤。

（3）进针部位缠绕。

5.关节挛缩及活动受限甚至脱位　主要原因如下。

（1）关节挛缩多见于肢体延长的患者，发生率为 $1\%\sim7\%$，由于延长牵伸时，影响跨越双关节的肌肉，导致肌力不平衡。

（2）关节活动受限，特别是股骨干骨折时，往往产生膝关节受损，其主要原因可能是固定针影响了髂胫束的活动。

（3）关节脱位：发生于骨延长过程中，尤其是关节发育不良，关节处于不稳定状态下，出现不对称的肌张力改变时，发生关节脱位及半脱位。

【康复护理】

骨外固定的成功，像其他任何手术一样需要做好充分的术前准备，术中严格执行操作规程，术后进行良好的护理和康复治疗。骨外固定器操作简便、安全，能使患者术后早期下地活动及进行功能锻炼，减少患者因长期卧床及超关节固定而产生多种并发症。正确的护理与康复训练，可帮助患者树立战胜疾病的信心，加深对骨外固定器的认识，有效减小并发症，并获得最佳疗效。

（一）术前护理

1.心理护理　大多数患者对骨外固定器的结构和性质不了解，从而对其治疗效果持怀疑态度。针对患者这种心理，可把骨外固定器拿至患者床边，介绍其结构、固定原理及其优越性，说明应用该固定器后能早期进行患肢功能锻炼，减少并发症，缩短骨折愈合时间，而且可以避免常规内固定手术痊愈后取内固定物的痛苦。将手术成功的病例介绍给患者及其家属，以此解除患者及家属的疑虑心理，使其能积极配合。

2.术前准备　首先做好患者全身情况的检查及准备，鼓励患者加强营养支持。术前进行严格的备皮操作，减少伤口感染的机会，目前主张手术当日备皮，择期手术者提前1天洗澡更衣，对于开放性骨折应立即做好术前的准备。

（二）术后护理

1.密切观察患者血压、脉搏、呼吸　对于有高血压、心脏病的患者最好进行心电监护。

2.预防和消除肢体肿胀　术后将患肢置于功能位，抬高30°，以利于静脉回流、减轻肿胀。术后要注意观察患肢末梢的颜色、甲床充盈的情况、皮温感觉变化，发现问题及时向医生汇报，及时处理。

3.预防针眼处感染　用骨外固定器治疗骨折，不论是开放性或闭合性，针眼处皮肤护理极为重要。护理措施如下。

（1）针道周围用敷料轻轻遮挡，以防污物流入，若填塞过紧，分泌物排泄不畅，可反复感染。

（2）针道后期护理：一般可用敷料轻轻遮挡针道，亦可单纯用75%酒精润湿针孔，2～3次/天，同时密切观察针孔有无红、肿、分泌物及发热等，如发现上述情况，应加强局部换药。

（3）遇有针道严重感染的患者，要立即报告医生，加强局部护理，保持引流通畅，加强全身支持治疗及抗感染治疗。

（4）注意观察骨外固定器是否有松动的情况，术后患者需要进行功能锻炼，由于部分患者运动量过大或者骨质疏松容易造成钢针松动，故应定时检查螺丝情况，及时拧紧螺母，以保证骨外固定器对骨折端的牢固固定。在进针处的皮肤与骨外固定器间填塞纱布，防止皮肤滑动，发现问题应随时向医生汇报。

（5）骨折患者恢复功能锻炼很关键，整复和固定只是治疗的基础，功能锻炼才是治疗的开始。运用骨外固定器治疗骨折最大的优点是可以早期进行功能锻炼。尽早开始受伤部位上下关节的活动：如全身情况允许和固定有足够的稳定性，则应鼓励患者早日扶拐下地练习患肢部分负重行走。功能锻炼的强度以不应引起疼痛为宜，关节活动幅度要大，但频率要小。

①术后第1天，可要求其活动足趾、手指等。

②术后第3天可指导患者在床上进行肌肉收缩、舒张等锻炼，以后每天逐渐加大运动量，患者主动或被动活动关节，可有效促进静脉血液、淋巴液等回流，减少手术区组织液的渗出，有利于肢体血液循环，促进肿胀消退，防止关节僵硬、肌肉萎缩，有利于骨折愈合和肢体功能恢复。

③术后2周可扶拐杖下床活动，早期宜不负重行走。

④术后4周X线片与术后第一次X线片进行比较，若骨痂生长，固定可靠，同时能够耐受疼痛，可逐渐负重行走。若出现患肢肿胀、青紫等属于正常现象，应及时向患者解释清楚。

⑤术后12周，当所有关节内的骨折线及植骨均愈合牢固后才可以完全负重，一旦X线片显示骨折已经愈合牢固，可去除骨外固定器。下肢骨外固定器可配合戴铰链式膝部支具，辅助进行康复锻炼。

⑥可给予电脑骨折治疗仪（EDIT）和CPM机治疗。EDIT可促进骨折愈合，通过电磁波刺激，有利于成骨细胞的生长，加快愈合，促进肢体肿胀消退，有很好的辅助治疗作用，下肢骨折患者可进行CPM机锻炼1次/天，每次30～60min，循序渐进，每日增加5°～10°，以不引起疼痛为宜。

（三）健康指导

1.嘱患者保持针孔周围皮肤干燥，每日用75%酒精润湿2次，隔天更换敷料1次。

2.每日坚持功能锻炼，由于固定针与软组织摩擦，针道周围皮肤可能出现红肿、微痛及少量浆液渗出，特别是固定针穿过肌肉丰富的上臂、大腿时更易发生，一旦发生，应减少或停止锻炼，加强针孔护理，分泌物较多时应及时就诊。

3.定期门诊复查，通常是在4～6周时，对患肢进行X线检查，评价骨折愈合与负重的进展程度。

4.加强营养，摄入高蛋白质、高热量、高维生素饮食，增强机体抵抗力，促进骨折愈合。

二、负压封闭引流技术在开放性骨折中的应用与康复护理

【概述】

负压封闭引流(VSD)技术是一种处理各种复杂创面和用于深部引流的全新方法,相对于现有各种外科引流技术而言 VSD 技术是一种革命性的进展。该技术予 1992 年由德国乌尔姆大学创伤外科 Fleis-chmann 博士所首创,最先用于骨科领域治疗软组织缺损和感染性创面。1994 年,裘华德教授等在国内率先引进这一新型引流技术。近十余年来国内外诸多学者将其应用于各种急慢性复杂创面的治疗或促进移植皮肤的成活方面,并取得了良好的效果。经过近年来的临床应用和积极发展,VSD 技术已成为处理骨科和外科多种创面的标准治疗模式。

(一)适应证

1.急性创面。

2.感染创面或伤口。

3.各种慢性创面及难愈性创面。

4.各种位于体表的窦道和瘘管。

5.外科术后需要引流的伤口。

6.大面积皮肤缺损。

7.陈旧性烧伤创面、新鲜性烧伤创面、糖尿病性溃疡。

(二)禁忌证

活动性出血、癌症溃疡伴出血伤口。

(三)操作注意事项

1.操作时禁止拖拽引流管,以免造成漏气或将引流管拽出医用贴膜。

2.更换负压罐时,先关夹子,再拔掉导管,防止渗液回流。

3.本产品禁止用于创面负压引流以外的临床操作。

4.一次性使用,用后销毁。

5.打开包装,立即使用。

6.主要的配件已灭菌,如包装破损,则禁止使用。

7.包装内发现异物禁止使用。

8.只能用于临床创面负压引流。

9.各配件要连接紧密,形成密闭系统。

(四)医用海绵或吸水敷料使用说明

1.开启密封包装袋取用。

2.吸引连接管长管连接梯形接头(或 Y 形连接器)与负压罐盖的侧面出口。

3.吸引连接管短管连接负压罐盖的上方出口与阻水过滤器。

4.另一吸引连接管短管连接阻水过滤器与微电脑创面负压治疗机(或其他适合创面负压治疗的负压源)。

5.将医用海绵或吸水敷料裁剪成合适大小,覆盖或填塞至患处,最后用医用贴膜将整个伤口密封好(密闭伤口时可以采用固定胶进行辅助固定)。

6.根据需要调节微电脑创面负压治疗机。

7.如果需要冲洗伤口可以用三通阀连接。

（五）注意事项

1.早期合理应用：对有明显适应证的患者早期使用可起到事半功倍的疗效，而对创面小、无明显感染或无严重感染威胁的且经济状况差的患者，可酌情使用。

2.彻底清创，不留死腔，注意血液循环情况：引流不能代替清创，适度地清创仍是必要的，良好的血运是肉芽组织生长的基础，必要时需重建血液循环通道。

3.配合抗感染治疗：尽管 VSD 技术使创面处于负压、相对隔离和清洁状态，但抗厌氧菌治疗也不应忽视。

4.每天吸出的渗出物中含大量蛋白质、液体、电解质等，应防止发生负氮平衡和水、电解质及酸碱紊乱，加强患者全身营养，增强抗病能力。

5.选择床头中心负压吸引较理想，若无条件可用电动吸引，但噪声较大。吸引压力维持在$-450\sim-125$mmHg。引流物不多时使用负压引流瓶较方便，每日小于 20mL 时可以拆管。

6.若吸引连接管连续负压吸引瓶后发生塌陷、敷料干硬、引流管堵塞或漏气、出血，应及时处理，如经管注射生理盐水、冲管、更新管道或重新封闭、查看出血原因等。

7.一般敷料$5\sim7$天后拆除，有时也可$2\sim3$天后拆除，最长不超过 10 天，视创面需要，必要时可使用敷料$2\sim3$次，甚至$4\sim5$次。

8.尽管 VSD 技术有着与传统疗法难以达到的优势，但只是一个过渡手段，最终还需二期手术——植皮。VSD 技术以医用泡沫作为中介，利用高负压，能够彻底去除腔隙或创面分泌物和坏死组织，促进创面愈合。VSD 技术是外科引流技术的革新，临床实践证明，该技术疗效显著可靠、安全、应用简便，对治疗各种复杂创面是一种简单而有效的治疗方法，疗效远优于常规治疗。VSD 技术也使医疗费用得以降低，明显减轻了患者的痛苦，值得在临床上广泛推广和应用。

【治疗进展】

VSD 技术是我国开展的一种创伤新治疗法。该方法是利用生物半透膜阻止外界细菌入侵，持续的负压状态可改变细菌生长的环境，刺激组织新生良好的肉芽创面，减少毒素的吸收，减轻组织的水肿，促进局部血液循环；创伤早期使用生物半透膜将开放伤口闭合，使组织渗出液经生物半透膜滤过，将无营养的坏死组织废物经硅管引流，保持伤口清洁。有些医院采用 VSD 技术治疗四肢皮肤软组织缺损合并肌腱、骨骼外露，创口污染严重，有可能截肢的患者，效果显著。其优点是能够彻底去除腔隙、创面的分泌物或坏死组织，促进愈合，粘贴生物半透膜，可阻止外界细菌的入侵，使之处于封闭状态。VSD 技术是处理体表创面及进行深部体腔引流的一种新方法，创面修复是一个复杂的生物学过程，受许多因素影响。临床上有多种方法和手段可促进创面愈合，VSD 技术是其中之一。

负压封闭引流的创面淋巴细胞浸润消退较快，增生期胶原合成出现较早，修复期可见到收缩性纤维合成增强。其治疗方法如下。

1.彻底清除创面的坏死失活组织或容易坏死的组织、异常分泌物和异物等，开放所有腔隙，确保软组织和骨组织的血供，清洗创周皮肤。

2.按创面大小和形状设计、修剪带有多侧孔的引流管的 VSD 敷料，使引流管的端孔及所有侧孔完全为 VSD 敷料包裹。每 1 根引流管周围的 VSD 敷料不宜超过 2cm，即$4\sim5$cm 宽的 VSD 敷料块中必须有一根引流管。遇大面积创口时将引流管串联合并，降低引流管数量，引流管出管的方向以方便引流管密封为原则。覆盖填充敷料，将设计好的 VSD 敷料加以缝合固定，使敷料完全覆盖创面，如创面较深，须将 VSD 敷料填充底部，不留死腔。

3.擦干净创面周围皮肤,用生物半透膜封闭 VSD 敷料覆盖着的整个创面。良好的密封是保证引流效果的关键,耐心、细致、灵活地完成密封工作可以用"叠瓦法"粘贴敷料。用"系膜法"封闭引流管超出创面边缘的部分,即用薄膜将引流管包绕,多余的薄膜对贴成系膜状,可以有效地防止松动和漏气,或用"戳孔法"密封引流管,遇到特殊部位如手足部就用包饺子法粘贴,生物半透膜的覆盖范围应包括创周健康皮肤 2cm 的范围。

4.根据需要用三通管将所有引流管合并为一个出口,引流管接负压装置,开放负压。

5.将负压调节在 -450~-125mmHg 的范围,负压有效的标志是填入的 VSD 敷料明显瘪陷,薄膜下无液体积聚。

6.确保负压封闭引流正常后,一般 5~7 天拆除 VSD 敷料,有时最短 2~3 天,最长不超过 10 天。检查创面,如果肉芽组织生长饱满、鲜红嫩活,随即植皮闭合创面,否则可重新填入 VSD 敷料继续引流,有时要更换敷料 2~3 次,甚至 4~5 次,直至创面新鲜再行植皮手术,修复创面。

【康复护理】

VSD 技术是近年来发展起来的用于治疗创面的一项新技术,它利用生物半透膜使开放创面封闭,使用专用负压机产生一定的负压,通过引流管和敷料作用于清创后的创面。目前的研究证明,该疗法能够快速增加创面血管内的血流,显著促进新生血管进入创面,刺激肉芽组织的生长、充分引流、减轻水肿、减少污染、抑制细菌生长,能够直接加快刨面愈合,或为手术修复创造条件,是一种高效、简单、经济、促进创面愈合的纯物理疗法。

(一)术前护理

1.心理护理　一般这种患者都是经历了突发外伤打击,常表现为极度的悲伤、抑郁、悲观甚至恐惧。患者的情绪波动大、变化快,容易发脾气、不配合家人和医疗人员的工作。所以在日常的护理工作中,每一位责任护士都应当积极做好心理护理工作,要以微笑面对患者,主动热情地和患者进行情感上的交流,如倾听患者的受伤经历,让患者通过倾诉释放内心的压力和抑郁。同时护士对患者表示同情和关心,通过日常巡视和查房的机会,多鼓励患者和对患者进行健康教育,介绍必要的相关知识,如手术具体过程、手术前和手术后需要注意的事项。对患者疾病相关的疑问给予全面、细致的解答,解除患者的顾虑。也可以组织患者间相互沟通、交流,使其相互传递经验,增强认同感和给予心理安慰,以此来减轻患者的心理负担,以更好的心态、更积极的态度来配合医院的治疗和护理。同时护士还应该注重患者的个体差异,根据这些差异特点,给予个性化的心理护理,使其更好地适应各种治疗。

2.备皮　多毛部位需要备皮,以利于手术后生物半透膜的紧密粘贴,防止皮肤毛孔内的细菌繁殖而引起感染。

3.用物准备　应在患者回病房前备好负压装置,防止血液凝固堵塞引流管。

(二)VSD 技术术后护理

1.术后观察和处理　注意观察体温、脉搏、呼吸、血压、创面边缘皮肤情况。引流 1 周左右揭除生物半透膜,肉芽新鲜组织行Ⅱ期缝合或植皮。VSD 后,将引流部位抬高 10°~20°,同时确保引流管出口处于低位。

2.封闭持续负压的观察和护理　在治疗过程中必须时时保持密封有效的负压状态,这是 VSD 技术成功的关键。有效的封闭持续负压吸引使渗出的组织液能有效地经过 VSD 敷料过滤,将吸附在组织上的组织细胞保留下来,过多的组织液通过引流吸引管被及时循环利用,这样才能加速新鲜肉芽组织的生长,在植皮后成活率才能提高。负压维持的时间应注意以下几点。

(1)一次性负压封闭引流可维持有效引流 5~7 天,一般在 7 天后拔除或更换引流管。

(2)对于大面积股骨外露、肌腱外露等,考虑到周围肉芽组织生长速度,一般行 VSD 3～4 次,时间达 15～30 天。

(3)对污染比较严重的创面,如碾挫伤、散弹枪击伤、爆破伤等一般行 VSD 2～3 次,时间可能长达 15～20 天。

(4)植皮后采用 VSD 加压打包,负压状态需要维持 12～15 天。

(5)负压引流的压力范围调节在－450～－125mmHg。有研究报道,在－125mmHg 压力下能较快消除慢性水肿,增加局部血流,促进肉芽组织生长。负压有效的标志是填入的 VSD 敷料明显瘪陷,薄膜下无液体积聚。如在负压下瘪陷的医用泡沫恢复原状,生物半透膜下出现积液或负压瓶上的压力指示器伸展,是负压失效的标志,应立即给予处理。负压失效最常见的原因是漏气,听到漏气声应查找漏气位置,最常见的漏气位置为引流管或固定钉的系膜处,以及三通接头的连接处和边缘有液体渗出、皮肤褶皱处,甚至是无序贴膜导致膜与膜之间有"漏贴空白"处,这时需要用生物半透膜密封漏气处。

(6)对于裸露的肌腱和骨骼周围在 1 周内就能生长出新鲜的肉芽组织,从孔道中长出新鲜的肉芽组织会逐渐生长和周围肉芽组织汇合,逐渐覆盖创面。

3.引流管的护理 密切观察引流管的通畅情况,检查各引流管接头连接良好,引流管无受压、扭曲,引流管内有液体柱流动,在无引流液引出的情况下看不到液体流动,此时通过负压值判断负压泵的运转情况;引流管的管形存在,VSD 敷料密封严密无塌陷,若医用泡沫由瘪陷转入鼓胀,生物半透膜下出现积液而负压瓶上的压力指示器仍显示正常负压,是引流管被堵塞的标志,应立即通知医生,可逆行缓慢注入生理盐水浸泡,堵塞的引流物变软后,重新接通负压源,如仍被堵塞,需要多次操作,甚至更换 VSD 敷料,确保负压引流管的通畅。

4.疼痛的观察与护理 护士应了解疼痛的性质、程度,正确评估疼痛的程度,了解其影响因素,可安慰患者,借助看书、看电视、听音乐分散其注意力,减轻疼痛,必要时遵医嘱给予镇痛剂。

5.营养的观察与护理 鼓励患者进食高热量、高维生素、易消化饮食,以促进创面内肉芽组织的生长,防止并发症的发生。

6.心理活动的观察与护理 向患者详细介绍 VSD 治疗创面的相关知识,消除患者的紧张心情,鼓励患者积极配合、坚持治疗和护理,有利于早日康复。

(三)术后患肢护理

术后患肢护理需要注意以下几点。

1.易压迫的部位,如背部、骶尾部等处,应经常更换患者的体位,用垫圈、被子等将其垫高、悬空,防止 VSD 的引流管被压迫或折叠,因而阻断负压源。

2.应选择透明的吸引瓶,并经常更换,在更换吸引瓶时,为防止吸引瓶内的液体逆流,可先夹住引流管,再关闭负压源,最后才能更换吸引瓶。

3.注意观察 VSD 敷料是否塌陷,引流管管形是否存在,有无大量新鲜血液吸出。当发现有新鲜血液大量吸出时,应立即通知医生,仔细检查创面内是否有活动性出血,并作出相应的正确处理。

4.VSD 敷料内有少许坏死组织和渗液残留,有时会透过生物半透膜散发出臭味,甚至出现黄绿色,应特殊处理。

5.指导功能锻炼:为了防止关节僵硬、肌肉萎缩,应行局部的肌肉收缩运动,并进行远端关节的功能锻炼。

(1)早期:

1)主动运动:消除水肿最有效、最可行和花费最少的方法。主动运动有利于静脉和淋巴回流。远端未被固定的关节,需要各个方向的全范围运动,一天数次。以保持各关节活动度,防止其挛缩。尽可能进行主动运动和抗阻力运动,以防止肌肉萎缩及拇指外展。有困难时,可进行助力运动或被动运动。在上肢应特别注意肩外展及外旋、掌指关节屈曲及拇指外展,在下肢则注意踝背伸运动。中老年人发生关节挛缩的可能性很大,更应该特别注意。

2)局部肌肉等长收缩练习:有节奏的肌肉等长收缩练习可防止失用性肌萎缩,无痛时可逐渐增加用力程度,每次收缩持续 5s,每次练习收缩 20 次,每天进行 3～4 次。开始时可在健侧肢体试行练习,以检验肌肉收缩情况。

3)对健侧肢体和躯干应尽可能维持其正常活动,尽可能尽早起床。必须卧床的患者,尤其是年老体弱者,应每日做床上保健操,以改善全身情况,防止压疮、呼吸系统疾病等并发症。

(2)后期:主要是通过运动疗法,促进肢体运动功能的恢复。若基本运动功能恢复不全,影响日常生活自理能力时需要进行日常生活活动能力(ADL)训练和步行功能训练。以适当的器械治疗为辅助,装配矫形器、拐杖、手杖、轮椅等作为必要的功能替代工具。

1)主动运动恢复关节活动度:受累关节进行各种运动轴向的主动运动,轻柔牵伸挛缩、粘连的组织。运动时应遵守循序渐进的原则,运动幅度逐渐增大。每个动作重复多遍,每日数次。

2)助力运动和被动运动:可先采用主动助力运动,以后随着关节活动范围的增加而相应减少助力。对组织挛缩、粘连严重者,可使用被动运动,但被动运动的方向与范围应符合解剖及生理功能。动作应平稳、缓和、有节奏,以不引起疼痛为宜。

3)关节松动技术:对僵硬的关节可配合热疗进行手法松动。治疗师一手固定关节近端,另一手握住关节远端,在轻度牵引下,按其远端最需要的方向做前/后、内/外、外展/内旋松动,使组成关节的骨端能在关节囊和韧带等软组织的弹性范围内发生移动。

4)关节功能牵引:轻度的关节活动障碍经过主动运动、助力运动及被动运动练习,可以逐步消除。存在较顽固的关节挛缩、粘连时,可进行关节功能牵引,特别是加热牵引,这是一种较好的治疗方法。

(3)恢复肌力:逐步增加肌肉训练强度,引起肌肉的适度疲劳。若患处肌力在 3 级以上,则肌力练习应以抗阻力练习为主,可以按渐进抗阻力练习的原则做等长、等张或等速练习。等张、等速练习的运动幅度随关节活动度的恢复而加大。肌力练习应在无痛的运动范围内进行,若关节内有损伤或其他原因致运动达一定幅度时有疼痛,则应减小运动幅度。受累的肌肉应按关节运动方向依次进行练习,并直至肌力与健侧相等或相差小于 10% 为止。肌力的恢复为运动功能的恢复准备了必要条件,同时亦可恢复关节的稳定性,防止关节继发退行性变,这对双下肢负重关节尤为重要。

(4)物理治疗:局部紫外线照射,可促进钙质沉积与镇痛;红外线治疗、蜡疗可作为手法治疗前的辅助治疗,具有促进血液循环、软化纤维瘢痕组织的作用;超声波可软化瘢痕、松解粘连;局部按摩对促进血液循环、松解粘连有较好的作用。

(5)恢复 ADL 及工作能力:改善动作技能与技巧,增强体能,从而恢复至患者伤前 ADL 及工作能力。

(6)平衡及协调功能练习:应逐步增加动作的复杂性和精确性,并进行速度的练习与恢复静态、动态平衡及防止倾倒的练习。下肢肌力及平衡协调功能恢复不佳,是引起跌倒或其他损伤的重要原因,尤其是对老年人威胁最大,需要特别注意。

(董立红)

第二节　脊柱外科康复护理

一、颈椎患者的康复护理

(一)概述

颈椎病是因颈椎、颈椎间盘、韧带退行性改变,导致颈椎失稳,刺激或压迫邻近组织、结构如脊神经根、脊髓、椎动脉、交感神经而引起的一系列症状。颈椎位于头颅和活动度较小的胸椎之间,活动度大,容易受到慢性损伤,产生退行性变。好发于中老年人,男性多于女性。颈椎间盘退行性变是颈椎病发病的主要原因。发育性颈椎椎管狭窄是颈椎病的发病基础。慢性劳损是颈椎骨关节退变的最主要因素,颈椎病约有半数的病例的发病与外伤有关,喉咙部炎症可诱发颈椎病的症状出现或使病情加重。根据颈椎病的症状,临床上常将其分为颈型、神经根型、脊髓型、交感型、椎动脉型。各型颈椎病临床表现如下。

1.颈型颈椎病

(1)颈项强直、疼痛,肩背疼痛发僵,不能做点头、仰头及转头活动,呈斜颈姿势。需要转颈时,躯干必须同时转动,也可出现头晕的症状。

(2)少数患者可出现反射性肩臂手疼痛、胀麻,咳嗽或打喷嚏时症状不加重。

2.神经根型颈椎病

(1)颈痛和颈部发僵,常常是最早出现的症状。有些患者还有肩部及肩胛骨内侧缘疼痛。

(2)上肢放射性疼痛或麻木。这种疼痛和麻木沿着受累神经根走行和支配区放射,具有特征性,因此称为根型疼痛。疼痛或麻木可以呈发作性,也可以呈持续性。有时症状的出现与缓解和患者颈部的位置和姿势有明显的关系。颈部活动、咳嗽、喷嚏、用力及深呼吸等,可以使症状加重。

(3)患侧上肢感觉沉重、握力减退,有时出现持物坠落。可有血管运动神经的症状,如手部肿胀等。晚期可出现肌肉萎缩。

3.脊髓型颈椎病

(1)多数患者首先出现一侧或双侧下肢麻木、沉重感,随后逐渐出现行走困难,下肢肌肉发紧、抬步慢,不能快走。继而出现上下楼梯时需要借助上肢扶着拉手才能登上台阶。严重者步态不稳、行走困难。患者双脚有踩棉花感。有些患者起病隐匿,表现为自己想追赶即将驶离的公共汽车,却突然发现双腿不能快走。

(2)出现一侧或双侧上肢麻木、疼痛,双手无力、不灵活,写字、系扣、持筷等精细动作难以完成,持物易落。严重者甚至不能自己进食。

(3)躯干部出现感觉异常,患者常感觉在胸部、腹部或双下肢有如皮带样的捆绑感,称为束带感。同时下肢可有烧灼感、冰凉感。

(4)部分患者出现膀胱和直肠功能障碍,如排尿无力、尿频、尿急、尿不尽、尿失禁或尿潴留等排尿障碍,大便秘结。性功能减退。病情进一步发展,患者须拄拐或借助他人搀扶才能行走,直至出现双下肢呈痉挛性瘫痪,卧床不起,生活不能自理。

4.交感型颈椎病

(1)头部症状:如头晕或眩晕、头痛或偏头痛、头沉、枕部痛,睡眠欠佳、记忆力减退、注意力不易集中等。偶有因头晕而跌倒者。

（2）眼耳鼻喉部症状：眼胀、干涩或多泪、视力变化、视物不清、眼前好像有雾等；耳鸣、耳堵、听力下降；鼻塞、过敏性鼻炎、咽部异物感、口干、声带疲劳等；味觉改变等。

（3）胃肠道症状：恶心甚至呕吐、腹胀、腹泻、消化不良、嗳气及咽部异物感等。

（4）心血管症状：心悸、胸闷、心率变化、心律失常、血压变化等。

（5）面部或某一肢体多汗、无汗、畏寒或发热，有时感觉疼痛、麻木但是又不按神经节段或走行分布。以上症状往往与颈部活动有明显关系，坐位或站立位时加重，卧位时减轻或消失。颈部活动多、长时间低头、在电脑前工作时间过长或劳累时明显，休息后好转。

5.椎动脉型颈椎病

（1）发作性眩晕，复视伴有眼震。有时伴随恶心、呕吐、耳鸣或听力下降。这些症状与颈部位置改变有关。

（2）下肢突然无力而猝倒，但是意识清醒，多在头颈处于某一位置时发生。

（3）偶有肢体麻木、感觉异常，可出现一过性瘫痪和发作性昏迷。

（二）治疗进展

【非手术治疗】

1.非手术治疗的适应证　神经根型颈椎病，颈型颈椎病，早期脊髓型颈椎病，手术治疗后的恢复期治疗，实验性治疗。

2.非手术治疗方法　颈椎牵引；颈椎制动，包括石膏围领及颈围；轻手法按摩；避免有害的工作体位，如长时间低头者；保持良好的睡眠休息体位，睡眠时保持正确的睡姿和睡枕的合适高度；理疗、封闭疗法、针灸和药物外敷。

【手术治疗适应证】

颈椎髓核突出及脱出者，以椎体后缘骨质增生为主的颈椎病，颈椎不稳症，吞咽困难型颈椎病，后纵韧带骨化症。

（三）康复护理

【术前护理】

1.心理护理　颈椎病由于病程长或伴有进行性的肢体活动功能障碍，而且手术部位高，易发生高位截瘫或死亡，患者存在高度精神和情绪不安，对术后机体康复持怀疑态度等，产生各种各样的情绪反应，术前恐惧心理和不同程度的焦虑，直接影响手术效果。因此，护士应对患者的情绪表示了解，关心和鼓励患者，介绍疾病相关知识，介绍手术目的及优点，讲解一些成功的案例，使患者产生安全感。

2.体位训练　拟行颈椎后路手术患者，术中患者需要俯卧在手术台的支架上，以两肩、上胸及两髂部为支撑点，胸腹部悬空以减轻腹压，减少术中椎管内出血，并有利于呼吸。因为手术中俯卧时间很长，患者在手术时难以忍受，因此术前训练尤为重要，瘫痪患者不宜进行此训练，避免加重脊髓损伤而危及生命。方法：将被褥与枕头垫起放置于床的中间，患者俯卧其上，头颈前倾，双上肢自然后伸，同时可将小腿下方垫枕，保持膝关节适当屈曲以缓解肌肉紧张及痉挛抽搐。开始时10～30分/次，2～3次/天，以后逐渐增加至每次2～4h，初练时感觉呼吸困难，3～5天后即能适应。颈椎前路手术患者指导患者去枕仰卧，肩部垫枕，使颈稍后伸并制动。

3.气管、食管推移训练　气管、食管推移训练主要是为颈前路手术做准备。因颈前路手术入路系经内脏鞘（包括甲状腺、气管、食管）与颈血管神经鞘（包括颈总动脉、颈内动脉、颈内静脉、迷走神经）间隙而抵达椎体前方，故术中需将内脏鞘牵拉向对侧方可显露椎体前方或侧前方，为避免术中牵拉损伤，减轻术后患者咽喉部及食管的不适症状,术前护理人员应教会患者自己用2~4指插入切口一侧的颈内脏鞘与血管鞘之间,持续地向非手术侧牵拉推移。因为颈血管鞘、颈内脏鞘间和椎体间隙均为疏松结缔组织,张力较低,经过多次、反复、持续的气管食管推移训练可使其间的疏松结缔组织获得松解。

(1)气管食管推移训练前向患者解释训练的目的和要求,使其理解和配合,一般在手术前5~7天进行,推移宜在饭后1h进行,以免推移牵拉时刺激引起患者恶心、反胃等不适。

(2)推移训练时取仰卧位,枕头垫于肩下,头后伸,训练者用2~4指指端在皮外置于气管侧旁,将气管食管持续向非手术侧推移,开始时用力尽量缓和,频率为5分/次左右,使患者有个适应过程。

(3)患者刚开始推移时若出现不适、局部疼痛、恶心,甚至头晕、心跳加快等症状,可休息10~15min后再继续推移,直至能适应推移训练,并尽可能避免牵拉过程中断,开始每天一般为3次,每次15~20min,以后每天逐渐延长推移时间,增加到每天3~5次,每次60min,训练到符合手术要求时为止,即气管被推移过中线持续1h以上,患者无明显不适。

(4)如体形较胖,颈部粗短者,推移训练应适当加强,为获得较好的推移效果,以便术中暴露椎前间隙,要求必须将气管推移越过颈部中线。

(5)对老年体弱者进行推移训练,开始时应动作轻柔,幅度由小到大,间隔时间由长到短,持续时间由短到长,让其逐渐适应,增加其耐受性,以免发生意外。

4.呼吸功能训练　脊髓型颈椎病患者老年人居多,由于颈髓受压呼吸肌功能降低,加上长期吸烟等因素,伴有不同程度的肺功能低下,表现为潮气量减少,肺的通气量下降,易引起肺部感染,因此,术前指导患者练习深呼吸、吹气球等肺功能训练,以增加肺活量。

5.术前肢体运动感觉情况评估　包括四肢肌力、肌张力、各种反射、感觉异常平面、括约肌的功能等。

6.术前常规护理　责任护士术前了解病情,评估患者全身情况,遵医嘱完善各种术前检查。术前6h禁食,4h禁水,遵医嘱备血。

【术后护理】

1.病情观察　密切观察患者血压、心率、呼吸情况,四肢皮肤温度情况,感觉运动情况,伤口处敷料的渗血情况,如有异常,及时汇报医生,协助处理。

2.引流管护理　保持切口引流管的在位通畅,防止扭曲受压滑脱,观察引流液的色、质、量,一般24h不超过100mL,如超过100mL提示可能有活动性出血,24h引流量小于20mL即可拔管,观察有无脑脊液外漏,若术后引流量多,且色淡,切口敷料有无色或淡红色均匀渗出液,提示有脑脊液外漏。一般术后24h伤口引流量在20~90mL,无颈前血肿和脑脊液外漏发生,均在术后2~3日拔除引流管。

3.体位护理　术后患者颈部佩戴颈托制动,可减少出血,还可防止植骨块的滑脱。首先去枕平卧6h,6h后颈部可垫一个5cm厚的软枕,保持脊柱水平,24h内应禁止颈部的活动,术后第2天开始肢体放松及伸屈活动锻炼。

4.呼吸道的护理　给予氧气3L/min吸入,保持呼吸道通畅,床边备吸痰装置,及时吸出呼吸道分泌物。痰液黏稠、喉头水肿者予以雾化吸入,常规采用生理盐水10mL、庆大霉素8万单位、α-糜蛋白酶4000单位,每日2次,以减少喉头水肿和稀释分泌物,利于痰液排出,缓解咽部不适感。床边备气管切开包,以便急需时使用。

5.预防压疮的护理　颈椎术后严格制动,皮肤护理尤为重要,既要求勤翻身,又讲究翻身方法。具体措施:患者回房后先平卧6h,6h后酌情每2~4h轴线翻身1次;翻身时头下垫一软枕,脊柱保持平直,勿屈曲、扭转,避免拖、拉、推,至少两人翻身,一人扶头、肩,另一人扶躯干、四肢,同步翻身,使脊柱保持一条直线;同时注意保持床铺整洁、无渣屑皱折潮湿,必要时可睡卧气垫床。

6.预防尿路感染　每日温水清洗尿道口 2 次,保持导尿管通畅,注意尿液的色、质、量的变化。指导患者多饮水,每日多于 2000mL,夹管定时放尿,训练膀胱功能,指导患者使用腹压或做下腹部按摩,术后 3 天左右拔除导尿管,鼓励患者自主排尿。

7.饮食指导　术后告知患者禁食禁水 6h,然后由流质开始向半流质饮食、软食、普食过渡。指导其术后三期饮食。①早期(1～2 周):宜进食清淡易消化有营养之品,如乌鱼汤、瘦肉汤、蛋花汤等,忌食牛奶、豆浆等产气食物,多吃新鲜蔬菜、水果。②中期(3～4 周):宜进食清补食品,如鸽子汤、黑木耳、鸡肉等健脾益气之品。③后期(5 周后):宜补益肝肾、强筋骨之品,如枸杞核桃猪脊汤、栗子、花生、杏仁、牛肉、羊肉等食物,但切忌过补,忌辛辣、煎炸、油腻及海腥发物,如辣椒、花椒、烟酒、虾蟹、鲤鱼、老鹅、大公鸡等。

【康复训练】

术后鼓励患者及早进行功能锻炼,可早期了解神经恢复情况,并可减轻肌肉无力、萎缩,促进血液循环,防止静脉血栓。

1.四肢功能锻炼　术后第 1 天即可开始进行,上肢锻炼具体方法:指腕关节运动,伸腕、屈腕、伸指、屈指活动,屈肘、伸肘、上臂外展、内收运动。每日上午、下午各进行 1 组,每组 20～30 次。下肢锻炼的方法:股四头肌舒缩运动,患者平卧腿伸直,足尖向下,绷紧 5～10s,然后放松,两腿交替。进行直腿抬高运动及趾踝关节的屈伸训练。对肢体不能活动者,应指导其家属做好各关节的被动活动,以防肌肉萎缩和关节僵硬。

2.行走功能锻炼　对于植骨稳定、切口愈合良好的患者,术后 3 天至 1 周可进行行走训练。须遵循循序渐进的原则,首先帮患者佩戴合适的颈托,先扶患者取 90°坐位,再取床边坐位,床边站位,床旁行走,屋内行走,走廊行走。行走训练时,专人在患者旁指导并起保护作用,防止患者出现体位性低血压。

【出院指导】

1.出院后继续佩戴颈托 3～6 个月,避免颈部屈伸和旋转活动。

2.若颈部出现剧烈疼痛或吞咽困难、有梗阻感,可能为植骨块移位或脱落,应立即回院复查。

3.继续肢体的功能锻炼,术后 3 个月,经拍 X 线片示植骨椎间隙已完全融合后,可进行颈部功能锻炼,开始时做颈部屈伸、旋左、旋右活动,然后再做颈部旋转活动。

4.日常生活中注意勿久坐低头,以防复发。

二、腰椎患者的康复护理

(一)概述

脊柱为人体的中轴骨骼,是身体的支柱,有承重、减振、保护、运动等功能。腰椎作为脊柱的四个生理弯曲之一可以保持脊柱自身稳定与平衡。由于腰椎处于脊柱的最低位,负荷很大,又是活动段与固定段的交界处,因而损伤机会很大。腰椎损伤的因素有腰部肌肉、筋膜、韧带、椎间盘小关节等急性或慢性损伤,椎间盘损伤,腰椎骨折或脱位。工作和日常生活中久坐、频繁的屈曲或长时间保持一个姿势容易引起腰椎过度疲劳,使腰椎在压力的作用下整体下沉缩短,从而容易引起椎间盘向后突出。长时间的驾驶很容易使腰椎和汽车产生共振,这种共振使得腰椎不断地被压缩与拉伸,同时还使周围软组织跟着产生疲劳,导致腰椎间盘的新陈代谢速度减慢,从而加快腰椎和椎间盘的老化进程。

椎间盘是位于相邻两椎体间的纤维软骨盘,由内、外两部分构成。外部称为纤维环,由多层纤维软骨以同心圆紧密排列而成,坚韧而富有弹性。内部称为髓核,为柔软而富有弹性的胶状物质。椎间盘不仅将相邻椎体牢固地连为一体,还可承受压力、吸收振荡、减缓冲击,保护脑和内脏,并赋予脊柱以一定的运动功能。椎间盘各处厚度不同,胸部中段最薄,向上、向下则逐渐增厚,腰部最厚,故脊柱腰段活动度最大。成年人由于椎间盘发生退行性改变,在过度劳损、负重、体位骤变或用力不当的情况下,可致纤维环破裂,因纤维环前厚后薄,髓核易向后或后外脱出,压迫脊髓或脊神经根,产生腰腿痛等症状,称为椎间盘突出症。该症多发生在运动幅度大、负重大的腰椎间盘。

腰椎病的典型症状是腰痛及腿部放射性疼痛。但由于髓核突出的部位、大小、椎管管径、病理特点、机体状态及个体敏感性等不同,临床表现也有一定差异。95%以上的腰椎病患者有腰痛。患者自觉腰部持续性钝痛,平卧位减轻,站立则加剧,一般情况下尚可忍受,腰部可适度活动或慢步行走,或者表现为突发的腰部痉挛样剧痛,难以忍受,需卧床休息。80%患者出现下肢放射痛,常在腰痛减轻或消失后出现,表现为由腰部至大腿及小腿后侧的放射性刺激或麻木感,直达足底部。重者可为由腰至足部的电击样剧痛,且多伴有麻木感。疼痛轻者可行走,呈跛行状态;重者需卧床休息,喜欢屈腰、屈髋、屈膝位。有的患者感觉下肢麻木、冷感及间歇性跛行。马尾神经症状主要见于中央型髓核脱出症,临床上较少见。可出现会阴部麻木、刺痛,大小便功能障碍。女性可出现尿失禁,男性可出现阳痿。严重者可出现大小便失控及双下肢不全性瘫痪。X线检查能直接反映腰部有无侧突、椎体退行性变和椎间隙有无狭窄等。CT可用于鉴别有无椎间盘突出或突出方向等。MRI可显示椎管形态,全面反映出各椎体、椎间盘有无病变及神经根和脊髓受压情况,有较大诊断价值。

(二)治疗进展

【非手术治疗】

非手术治疗包括按摩推拿、针灸、电疗、拔罐、激光、超声波、石蜡疗法等。由于腰椎病的患者多数伴随慢性腰肌劳损、梨状肌肉紧张、肌肉痉挛造成的腰腿痛,所以一般医院会用理疗、推拿、针灸等治疗手段来缓解肌肉的紧张和痉挛。理疗的方法很多,包括直流电疗法、直流电药物离子导入疗法、低频电疗法、中频电疗法、超声波疗法、红外线疗法、特远电磁波疗法等。它的作用机制是产生热效应、改善局部血液循环、增强代谢、对神经和肌肉产生良性刺激、消炎、消肿、止疼。

【药物疗法】

药物疗法:目的为止疼,减轻水肿粘连及肌痉挛。

1.非甾体类抗炎药　用于镇痛,常用的有阿司匹林及布洛芬等。

2.皮质类固醇　为长效抗炎药,可用于硬膜外封闭或局部注射。经硬膜外穿刺置管,常用醋酸泼尼龙75mg加2%利多卡因至20mL,分4次注药,每隔5~10min注药1次,每周1次,3次为1个疗程。

3.髓核化学溶解法　将胶原酶注入椎间盘或硬脊膜与突出的髓核之间,以达到选择性地溶解髓核和纤维环,从而缓解症状的目的。但应用此法时需警惕过敏反应和局部的出血、粘连。

【手术治疗】

对诊断明确,症状严重,经非手术治疗无效或有马尾神经受压症状者应考虑手术治疗。可根据椎间盘的位置和脊柱的稳定性选择手术类型。

1.椎板切除术和髓核摘除术　将一个或多个椎板、骨赘及突出的髓核摘除或切除,可减轻神经受压,是最常用的一种手术方式。

2.椎间盘切除术　将椎间盘部分切除。

3.脊柱融合术　在椎体间插入一个楔形骨块或骨条以稳定脊柱。

4.经皮穿刺髓核摘除术　在X线监控下插入椎间盘镜或特殊器械,切除或吸出椎间盘以达到减轻椎间盘内压力和缓解症状的效果。

【牵引疗法】

牵引是治疗腰椎病的最有效措施之一。通过力学作用力与反作用力的原理,对腰椎施加牵引力,拉宽椎间隙从而达到如下目的:一是减轻椎间盘压力,促使椎间盘回纳,解除对神经根等组织的刺激和压迫;二是消除炎症,促进血液循环;三是解除肌痉挛,改善局部血液循环。一般采取盆骨水平牵引,牵引重量为7～15kg,牵引时抬高足端床尾作为反牵引力,每天2次,每次1～2h,持续3～4周。

(三)康复护理

【心理护理】

卧床休息导致患者生活难以自理,患者心理负荷重,容易引起急躁情绪。在巡视病房过程中,护士应多与患者进行交流,给患者安慰和必要的解释。向患者介绍治疗成功的案例,帮助患者解除紧张和急躁情绪,减轻顾虑和担忧,以增加患者战胜疾病的信心。

【减轻疼痛】

1.休息　急性期患者绝对卧硬板床休息3周,若病情允许,可下床活动。

2.体位　患者仰卧位,屈膝,腘窝处放一个小枕。告知患者在翻身时避免弯曲脊柱。

3.药物镇痛　根据医嘱给患者应用镇痛药或非甾体消炎止痛药。

【康复锻炼】

1.缓解肌痉挛　对因疼痛而致活动受限者给予前述控制疼痛的措施,同时予以局部热敷以缓解肌痉挛。

2.体位　保持患者处于缝线张力最小的体位。

3.功能锻炼

(1)四肢肌肉、关节的功能锻炼:卧床期间坚持定时做四肢关节的活动,以防止关节僵硬。

(2)直腿抬高练习:术后第1天开始进行股四头肌的舒缩和直腿抬高运动,每分钟2次,抬放时间相等;逐渐增加抬腿幅度,以防止神经根粘连。

(四)腰椎肌肉康复锻炼

腰背部肌肉是维持腰椎稳定性的重要结构之一,加强项腰背部肌肉的锻炼,有助于维持及增强腰椎的稳定性,从而延缓腰椎劳损退变的进程,可以有效地预防急、慢性腰部损伤和腰痛的发生。由于腰腿痛而卧床休息或者佩戴腰围治疗的患者,腰部不活动、不受力,长此以往可以引起腰肌的失用性萎缩和无力,因此,应当加强腰背肌的锻炼。

1.飞燕式

(1)俯卧床上,去枕;双手背后,用力挺胸抬头,使头胸离开床面。

(2)同时膝关节伸直,两大腿用力向后也离开床面。

(3)持续3～5s,然后肌肉放松休息3～5s为一个周期。

2.五点支撑法和三点支撑法

(1)仰卧在床上,去枕屈膝。

(2)双肘部及背部顶住床,腹部及臀部向上抬起,依靠头部、双肘部和双脚这五点支撑起整个身体的重量。

在五点支撑法的基础上将双上肢抬离床面,持续3～5s,然后腰部肌肉放松,放下臀部休息3～5s为一个周期。

3.注意事项

(1)对于腰肌力量较弱或者肥胖的人来说,飞燕式可能比较费力,可以采用五点支撑法进行锻炼。患者可以根据自己的实际情况,选择适合自己的方法进行锻炼。

(2)腰背肌锻炼的次数和强度要因人而异,每天可练十余次至百余次,分3～5组完成。应当循序渐进,每天可逐渐增加锻炼量。

(3)锻炼时不要突然用力过猛,以防因锻炼腰肌而扭了腰。

(4)若锻炼后次日感到腰部酸痛、不适、发僵等,应适当减少锻炼的强度和频度,或停止锻炼,以免加重症状。

(5)如果已经有腰部酸痛、发僵、不适等症状,应当停止锻炼或在医生指导下行腰背肌锻炼;在腰腿痛急性发作时应当及时休息,停止练习,否则,可能使原有症状加重。

4.预防保健措施

(1)注意休息。休息能够使身体各部位积聚的紧张压力得以释放,保证身体协调性,减少发生各种急性疼痛的机会。

(2)锻炼腰背肌:70%左右的患者都有脊椎的椎间盘突出症状,可以通过锻炼腰背肌肉减少椎间盘突出。出现疼痛后要到专科医生处正确分辨身体的疼痛症状,而在预防方面,一些简单的方法就可以奏效。

(3)游泳是个非常好的锻炼方式。此外,可以到健身房选择那些专门锻炼腰背肌的器械。另外,五点支撑法(平躺,以头顶、双肘和双脚支撑体重,成拱桥状)和倒走法可充分锻炼腰背肌肉。如果腰背肌发达,那么就等于在腰上缠上了一块天然的护腰带,可对腰背部起到重要的保护作用。

(4)工作时要保持正确的姿势,可时而按摩腰腿部,或做一下体操,以缓解腰部肌肉的紧张。要注意久坐对腰部不利,易引发腰痛,所以饭后少看电视。

(5)保持良好的生活习惯,防止腰腿受凉,防止过度劳累。

(6)站或坐姿势要正确。脊柱不正,会造成椎间盘受力不均匀,是造成椎间盘突出的根源。正确的姿势应该"站如松,坐如钟",胸部挺起,腰部平直。同一姿势不应保持太久,适当进行原地活动或腰背部活动,可以解除腰背肌肉疲劳。

(7)锻炼时压腿弯腰的幅度不要太大,否则不但达不到预期目的,而且还会造成椎间盘突出。

(8)提重物时不要弯腰,应该先蹲下拿到重物,然后慢慢起身,尽量做到不弯腰。

(五)出院指导

1.腰椎间盘突出的患者应卧硬板床,以避免脊柱屈曲;仰卧位时,应用小枕使膝屈曲45°。

2.避免腰部脊柱屈曲和旋转扭曲。避免长时间坐或站立,应采取适当的姿势;先蹲下,将重物从地上抬起时用腿部的力量站立;搬重物站起时脚放平,以提供更好的支撑。

3.超重或肥胖者在必要时应该控制饮食量和减轻体重。

4.制订康复计划和锻炼项目,坚持锻炼。

5.穿平跟鞋,以对身体提供更好的支撑。

6.纠正不良体位、姿势。

【经皮穿刺腰椎间盘髓核摘除术的康复护理】

1.概述　腰椎间盘突出症是常见的腰痛病,因其突出的髓核连同残存的纤维环和覆盖在环上的后纵韧带组织压迫附近的脊神经,患者常表现为腰痛伴坐骨神经痛,严重时剧痛难忍,严重影响日常生活。大多数早期患者经卧床休息、牵引、神经阻滞及经皮穿刺椎间盘减压(APLD)等方法可缓解症状,而有急性神经根功能障碍的患者需行椎板减压、椎间盘髓核摘除手术治疗。经皮穿刺腰椎间盘髓核摘除术是治疗腰椎间盘突出的新技术,其治愈率和成功率较高,而且具有操作简单、易于掌握、手术创伤小、术后患者可早期走路等特点。该治疗是经过椎间盘开窗,抽吸髓核,使其盘内压力降低,突出部分的髓核回纳,部分病例甚至改变原来突出方向,沿开窗通道突出,从而减轻甚至消除对脊神经根的压迫而达到治疗目的。也有人认为,APLD的治疗机理是通过改变椎间盘及神经根周围的化学物质,使疼痛症状消失,即所谓的化学媒质理论。患者在手术前、手术中由于其生理、心理变化而有其特殊性,所以,护士运用护理程序,结合患者的生理、心理特点对患者实施身心整体护理,对提高手术的成功率及预后有一定的意义。经皮穿刺腰椎间盘髓核摘除术可显著地降低椎间盘内压,减少椎间盘突出物,减弱或消除神经根损害的压力机制,因此具有较满意的疗效。但并不是所有的腰椎间盘突出症患者均适合这一疗法,它有一定的适应证和禁忌证。

2.治疗进展

(1)手术进展:美国哈佛医学院的 Mixter 和 Barr 于 1934 年首次用手术证实并治愈腰椎间盘突出症。目前经后路腰椎间盘切除术是国、内外应用最广泛的术式,其手术成功率在 80%～90%。经典的后侧入路为半椎板、全椎板切除或开窗髓核摘除术。其应用指征不再赘述。通过远期疗效的比较,椎板切除尤其是全椎板切除损伤大、优良率低、并发症多,应尽可能避免。而小切口椎板间开窗椎间盘髓核摘除术具有损伤小、恢复快、疗效好、并发症少的优点,值得提倡。手术治疗腰椎间盘突出症虽然普遍采用后路手术,但由于它破坏了腰椎骨性结构和韧带的完整性,干扰了椎管内的脊神经,且常常引起椎管内积血和瘢痕形成,而使得手术效果受到一定影响。为了克服上述弊端,一些学者采用前路腰椎间盘切除、椎间植骨融合的术式治疗腰椎间盘突出症,其疗效确有提高。但融合性前路手术显露范围广,操作难度大,损伤程度重,出血量多,术后卧床时间长,这些缺点是显而易见的;而且,融合部分椎体将造成其相邻节段椎间关节的应力集中,这是加速腰椎及腰骶关节退行性变的重要因素。Hult 于 1950 年首先作了非融合性前路手术治疗腰椎间盘突出症的报道,取得了良好的疗效。以后报道逐渐增多,手术成功率为 80%～95%。

(2)手术适应证与禁忌证

1)适应证:临床上有明显的腰痛、下肢放射痛及下肢麻木等腰椎间盘突出症状,经物理检查及 CT 和(或)MRI 扫描确认为腰椎间盘突出症,且突出部位与临床表现一致者均为本疗法的适应证。

2)禁忌证:非椎间盘病变所致的腰腿痛,如严重脊柱退变、单纯椎管狭窄、单纯脊柱不稳;椎间盘突出明显钙化;椎间隙狭窄小于 7mm,髓核钳进入盘内无法张开;游离型移位位置较远的椎间盘突出;椎间盘术后硬膜囊、神经根粘连。

3.康复护理

(1)术前准备

1)术前指导:术前患者宜卧硬板床,床铺保持清洁、平整。术前训练患者大小便,让患者多做深呼吸及扩胸运动。教会患者佩戴腰围做翻身活动,并鼓励患者进行腰背肌训练以增强力量。术前详细了解,记录患者双下肢感觉运动情况,以便于术后进行比较,评估手术效果。如患者出现疼痛,可遵医嘱使用镇痛药物,达到减轻患者痛苦、保证患者充足睡眠的作用。

2)训练患者术中卧位:指导患者进行俯卧训练,以便配合手术。

3)心理护理:详细阅读患者病历及各项检查结果,了解患者的症状和体征,以作为手术后病情观察的对比依据。由于经皮穿刺腰椎间盘髓核摘除术是一项新技术,患者容易产生紧张、惧怕心理,担心手术效果。应根据患者年龄、文化程度做好针对性的心理护理,用通俗易懂的语言向患者讲解该手术的优点、操作过程和麻醉方式,回答患者的疑问,消除患者对疾病与手术的忧虑、恐惧,增强患者战胜疾病的信心。

(2)术后观察护理重点

1)生命体征:术后 24h 内密切观察生命体征、尿量及患者意识情况。

2)引流液的观察:观察引流液的颜色、性状及量。经常挤压引流管,确定引流通畅。正常引流液为血性,暗红色,每天 50～200mL。若引流量每天大于 400mL 或两小时大于 200mL,则说明有继发性出血,应立即报告医生,并采取平卧位压迫止血,积极配合医生治疗。

3)定期观察手术切口情况:注意手术切口敷料渗血情况,若渗血较多应及时更换。

4）观察双下肢感觉运动情况：麻醉清醒后，指导患者行足趾运动，足背伸、跖屈，足趾背伸、跖屈以判断 L_4、L_5 神经支配区域的肌力情况。麻醉清醒者，检查踝、膝腱反射，如病理特征存在，说明脊髓无明显损伤。

（3）术后并发症的观察与早期发现

1）马尾神经损伤：若双下肢进行性麻木，肌力降低，会阴部麻木，应高度警惕马尾神经损伤的发生，应及时通知医生。

2）脑脊液漏：密切观察引流量及颜色，若引流液呈淡红色，或切口敷料渗出较多的淡黄色液体，要高度怀疑为脑脊液漏。这时应立即关闭引流管，协助患者取头低足高位，床位抬高 20cm，同时密切观察患者血压及头晕头痛情况。如不及时处理，脑脊液流出过多可引起低颅压性头痛，严重者可发生脑疝。

3）椎间隙感染：术后发生椎间隙感染与无菌操作不严格、营养不良、老年体弱、合并糖尿病、身体抵抗力降低有关。主要的临床表现：术后原腰腿痛症状消失，而术后 4～10 天又出现比以前更剧烈的腰痛，血沉增快等。在护理患者的过程中，要注意观察切口周围有无红、肿、热、痛及波动感。鼓励患者多吃高蛋白质、高热量、高纤维素、高维生素的食物。

4）手术部位血肿：如手术伤口渗血较多而引流不畅，椎管内血肿形成，可压迫脊髓，加重脊髓损伤。护士在巡视患者时应注意观察下肢感觉情况，若出现脊髓压迫症状时立即通知医生，必要时手术处理。

5）压疮：易出现在高龄、重症疾病及神经系统疾病的患者中，好发于腰骶尾部、足跟、臀部等，因此应指导患者经常变换体位，保持受压部位清洁、干燥。

6）饮食护理指导：术后 3 天内以软食为主，少量进食牛奶及含糖量高的饮食，以免导致腹泻。术后 5 天可进食高蛋白质、易消化的食物。

7）功能锻炼：锻炼腰背肌和腹肌，使之强壮，可以减轻由于腰椎退变而导致的节段性不稳，从而减轻症状。腰背肌锻炼的方法有两种。①平卧在床上，双膝弯曲把脚放在床上，而后用力将臀部抬起，离开床面约 10cm，这时会感到腰背肌在用力。坚持 3～5s 放下，如此反复 10 下，每天做 3 次。②俯卧在床上，双上肢伸直放在身体两侧，上身用力抬起约 10cm，同样坚持 3～5s 放下，如此反复 10 下，每天做 3 次。腹肌的锻炼是做仰卧起坐，每天做 10 次。通过锻炼，患者可以拥有强壮的肌肉来支撑保护腰椎，从而减少腰椎间盘突出症的复发。

（4）出院宣教

1）主要关注下床活动的时间，前提是先佩戴好腰围，在进行下床活动时，由少到多，循序渐进。腰围起到保护腰椎、减轻负重的作用，但是，腰围使用时间不宜超过 1 个月，以免出现腰部肌肉萎缩；如果是两个以上节段腰椎间盘手术者，3 个月内应该在腰围保护下下床活动，避免弯腰负重。

2）日常生活中的自我保护：在日常生活中除非躺下，无论是站或坐，都不要使腰椎保持一个姿势过久，要做一下向前挺腰的动作，动作要轻柔；要避免弯腰过久，要避免搬抬重物，从地下捡东西时要先弯曲膝关节，再弯腰；如果发生了较剧烈的腰腿痛，可以平卧在硬板床上，局部用冰袋或热水袋（塑料或橡胶袋里放冰块或热水）敷，也可以用热疗设备（如周林频谱仪或红外线灯等）做局部热疗，可以减轻和缓解症状。

【人工颈、腰椎间盘置换术发展历史及临床应用】

1.概述　人工颈、腰椎间盘置换术，是一种治疗颈、腰椎间盘疾病的最新的手术方法，与传统手术相比，人工颈、腰椎间盘置换术可以更好地维持脊柱的生理弯曲和保留更多的脊柱活动度。其中，人工颈椎间盘置换术是一种比较先进的治疗颈椎间盘突出等疾病的技术，它在前路椎间盘切除后通过在椎间隙置入一个可以活动的人工假体，代替原来的椎间盘并行使其功能，从而实现了保留运动节段、减少相邻节段继发退变的目的。目前以 Bryan 椎间盘系统为代表的各型人工椎间盘系统已得到越来越多的应用。随访结果显示，术后症状明显改善或消失，颈椎运动功能得到保留，未发现相邻节段发生退行性变加快的迹象。而人工腰椎间盘置换术是针对腰椎间盘突出等疾病的,手术对重症患者是一种很好的选择,具有恢复椎间隙高度及椎间孔容积而不增加相邻节段应力载荷等优点,目前在国内外的应用越来越广泛。研究结果显示,术后患者椎间隙高度恢复正常,腰腿痛症状消失,患者能够恢复正常工作和生活。

(1)发展历史

1)人工颈椎间盘置换术自从 20 世纪 60 年代开始出现,Obinson 和 Smith 首先报道应用颈前路减压植骨融合术治疗颈椎病以来,颈前路减压植骨融合术一直被认为是治疗颈椎病的有效方法。但后来人们发现术后可发生相邻节段继发性退变和不稳定,从而影响术后远期疗效。20 世纪后期出现的人工颈椎间盘置换术为解决该难题提供了新的方法。人工颈椎间盘置换术的目的是用人工颈椎间盘假体来替代原有椎间盘的功能,减少相邻节段的继发性退变和不稳定发生。自从 2002 年 Goffm 最早报道应用人工颈椎间盘置换术以来,目前,全世界行人工颈椎间盘置换术已超过 1 万例。我国 2003 年开始应用该项技术,现已实施 1000 多例手术。大量的研究报道表明,如适应证选择恰当,手术操作规范,其临床疗效令人满意。目前,尽管其临床应用价值已得到广泛肯定,但其远期疗效仍需进一步证实。同时,与其相关的并发症也不可忽视,如假体松动、假体磨损、异位骨化、自发性融合等。因此,在目前情况下,颈椎前路融合术仍然是治疗颈椎病的主流。而人工颈椎间盘置换术只是其中一种可供选择的治疗方法。今后,随着新型人工颈椎间盘假体的不断问世,人工颈椎间盘置换术可望成为治疗颈椎病的重要方法,但它难以取代颈椎融合术的地位。

2)人工腰椎间盘置换术:国外从 20 世纪 80 年代开始进行人工腰椎间盘的临床应用研究。2004 年,美国 FDA 批准 ChariteSBⅢ型腰椎人工椎间盘置换术用于下腰痛患者的治疗。有文献报道认为,ChariteSBⅢ型腰椎间盘置换术的临床疗效与前路椎体间融合术基本相同,如手术指征选择合适,人工腰椎间盘置换术可取代前路椎体间融合术。但长期随访结果表明,人工腰椎间盘置换术存在多种并发症,如假体下沉、松动、移位和自发性融合等。因此,近年来国内外行人工腰椎间盘置换术呈减少趋势。但随着人工腰椎间盘假体的设计理念不断更新和新产品的问世,人工腰椎间盘置换术仍可望有较好的临床应用价值和前景。

(2)临床应用

1)术前准备:①X 线片、CT 或 MRI 检查及椎间盘造影。②记录并测量置换的椎间隙高度。③男性大于 50 岁、女性大于 45 岁应做骨密度测定(BMD)。④血、尿常规,血液生化、心肺功能检查。

2)手术方法:在气管内或持续硬膜外麻醉下行左下腹直肌旁切口(长约 10cm),腹膜外入路显露相应椎间盘隙,采用 C 臂 X 线摄片机定位,切除病变椎间盘,选择大小合适的金属盖板及厚度合适的聚乙烯髓核,置入椎间盘假体。C 臂 X 线摄片机检查假体在椎间关节的位置,缝合前方纤维环。放置引流,缝合切口。

(3)适应证与禁忌证

1)人工颈椎间盘置换适应证:脊髓型颈椎病、神经根型颈椎病,主要以软性压迫为主的;颈椎间盘突出需行前路减压手术者;不存在明显椎间隙狭窄及颈椎节段性不稳者;年龄小于 55 岁,且后方小关节无明显退变、活动良好者。

2)人工颈椎间盘置换禁忌证:严重骨质疏松者;严重颈椎不稳定者;创伤、感染、肿瘤患者;强直性脊柱炎、类风湿关节炎者;弥漫性特发性骨质增生、后纵韧带骨化症(OPLL)者。

(3)人工腰椎间盘置换(ADR)的适应证目前尚未统一,在欧洲,ADR 主要的适应证为盘源性腰痛和椎间盘摘除术后失败综合征。手术适应证如下:反复发作的腰背痛明显大于腿痛;明显腰部活动受限;无明显的放射性疼痛;已接受了规范的非手术治疗;腰痛病史超过 1 年;椎间盘造影证实为椎间盘源性腰痛。

2.康复护理

(1)术前准备

1)术前指导

①术前患者宜卧硬板床,床铺保持清洁、平整。

②术前训练患者大小便,让患者多做深呼吸及扩胸运动。教会患者佩戴腰围做翻身,并鼓励患者进行腰背肌训练以增强力量。

③术前详细了解、记录患者双下肢感觉运动情况,以便于术后进行比较,评估手术效果。

④如患者出现疼痛,可遵医嘱使用镇痛药物,以达到减轻患者痛苦,保证患者充足睡眠的作用。

2)训练患者术中卧位:指导患者进行俯卧训练,以便配合手术。

3)心理护理:详细阅读患者病历及各项检查结果,了解患者的症状和体征,以作为手术后病情观察的对比依据。由于人工腰椎间盘置换术是一项新技术,患者容易产生紧张、惧怕心理,担心手术效果。所以应根据患者年龄、文化程度做好针对性的心理护理,用通俗易懂的语言向患者讲解手术的优点、操作过程和麻醉方式,耐心回答患者的疑问,消除患者对疾病与手术的忧虑、恐惧,使患者增强战胜疾病的信心。

(2)术后观察护理重点

1)生命体征:术后 24h 内密切观察生命体征、尿量及患者意识情况。

2)引流液的观察:注意观察引流液的颜色、性质及量。经常挤压引流管,确定引流通畅。正常引流液为血性,暗红色,每天 50~200mL。若引流量每天大于 400mL 或 2h 大于 200mL,则说明有继发性出血,应立即报告医生,并采取平卧位压迫止血,积极配合医生治疗。

3)定期观察手术切口情况:注意手术切口敷料渗血情况,若渗血较多应及时更换。

4)观察双下肢感觉运动情况:麻醉清醒后,指导患者行足趾运动,足背伸,跖屈;足趾背伸,跖屈以判断 L_4、L_5 神经支配区域的肌力情况。麻醉清醒者,检查踝、膝腱反射,如病理特征存在,说明脊髓无明显损伤。

(3)术后并发症的观察与早期发现

1)马尾神经损伤:若双下肢进行性麻木、肌力减弱、会阴部麻木,应高度警惕是否为马尾神经损伤,并及时通知医生。

2)脑脊液漏:密切观察引流量及颜色,若引流液呈淡红色,或切口敷料渗出较多的淡黄色液体,应高度怀疑脑脊液漏,并立即关闭引流管,协助患者取头低足高位,床位抬高 20cm,同时密切观察患者血压及头晕头痛情况。如不及时处理,脑脊液流出过多可引起低颅压性头痛,严重者可发生脑疝。

3)椎间隙感染:术后发生椎间隙感染与无菌操作不严格、营养不良、年老体弱、合并糖尿病、身体抵抗力降低有关。主要临床表现:术后原腰腿痛症状消失,而术后 4~10 天又出现比以前更剧烈的腰痛,血沉增快等。在护理过程中,要注意观察切口周围有无红、肿、热、痛及波动感。鼓励患者进食高蛋白质、高热量、高纤维素、高维生素的食物。

4)手术部位血肿:手术伤口渗血较多而引流不畅,椎管内形成血肿,可压迫脊髓而加重脊髓损伤。护士在巡视患者时注意观察患者下肢感觉情况,出现脊髓压迫症状时应立即通知医生,必要时手术处理。

5)压疮:易出现在高龄、重症疾病及神经系统疾病的患者中,好发于腰骶尾部、足跟、臀部等,因此,应指导患者经常变换体位,保持受压部位清洁、干燥。

(4)功能锻炼

1)术后 6h 可指导患者进行踝关节主动屈伸训练、直腿抬高训练,以促进血液循环、增加肌肉力量、防止神经根粘连。

2)拔除引流管,复查 X 片,位置良好者可遵医嘱佩戴腰围下地活动。

3)患者坐起与卧床时,应注意侧卧 90°,双下肢放在床缘下,双手支撑床坐起或卧床,以免腰部过度受力。

4)单纯腰椎间盘切除术后 3～5 天、腰椎内固定术 5～7 天开始进行腰背肌的练习。

5)踝关节主动屈伸运动:每小时至少练习 5min,麻醉消退后即可开始练习。

6)被动直腿抬高训练:尽量伸直膝关节,将大腿抬至尽量大的角度,每组 5～10 次,每日 2～3 组。

7)直腿抬高运动:膝关节尽量伸直,抬至足跟距离床面 20cm 处,坚持 10s 后休息,间隔 15s,每组 10 次,每日 3～4 组。麻醉消退后即可开始。

8)腰背肌练习:腰背部肌肉是维持腰椎稳定性的重要结构之一,加强颈部、腰背部肌肉的锻炼,有助于维持及增强腰椎的稳定性,从而延缓腰椎劳损退变的进程,可以有效地预防急慢性腰部损伤和腰痛的发生。由于腰腿痛而卧床休息或者佩戴腰围治疗的患者,腰部不活动、不受力,长此以往可以引起腰肌的失用性萎缩和无力,因此,应当加强腰背肌的锻炼。锻炼开始的时间应遵医嘱。锻炼方法见本节"腰椎肌肉康复锻炼"。

(5)出院宣教

1)主要关注下床活动的时间,前提是先佩戴好腰围,在进行下床活动时,应由少到多、循序渐进。腰围起到保护腰椎、减轻负重的作用,但是腰围使用时间不宜超过 1 个月,以免出现腰部肌肉的萎缩;如果是两个以上节段腰椎间盘手术者,3 个月内应该在腰围保护下下床活动,避免弯腰负重。

2)日常生活中的自我保护:在日常生活中除非躺下,无论是站还是坐,都不要使腰椎保持一个姿势过久,要经常做向前挺腰的动作,动作要轻柔;要避免弯腰过久,避免搬抬重物,从地下捡东西时要先弯曲膝关节,再弯腰;如果发生了较剧烈的腰腿痛,可平卧在硬板床上局部用冰袋或热水袋(内盛冰块或热水)敷,也可以用热疗设备(如周林频谱仪或红外线灯等)做局部热疗,可以减轻和缓解症状。

(三)人工颈椎间盘置换术康复护理

1.术前护理

(1)心理护理:人工颈椎间盘置换是一项新手术,患者患病时间长,对该手术效果和成功率持怀疑态度,担心手术失败加重病情甚至危及生命,因此患者普遍存在不同程度的紧张、恐惧心理。要耐心与患者交谈,向患者及家属介绍术前麻醉方式,手术的必要性、方法、优点及术后康复程序、注意事项,向患者介绍成功病例,创造舒适的环境,取得患者及家属的配合,增强患者战胜疾病的信心。

(2)气管推移训练:人工颈椎间盘置换术中要求患者颈部轻度过伸仰卧,同时为了暴露椎体,需较长时间将气管向左侧(切口在颈前右侧)牵拉。为了适应手术中的牵拉,术前指导患者进行气管推移训练,向患者讲明气管推移训练的重要性和迫切性,指导患者用食指、中指、无名指的指尖将气管及食管持续地由右向左推移,必须过中线,每次 15～20min,循序渐进逐渐增加至 30～60min,严格训练 3～5 天,以减轻手术中牵拉气管所造成的不适及损伤,为手术创造条件。训练时注意切勿损伤皮肤。

(3)呼吸练习:因术后患者伤口疼痛,常需采取连续轻声咳嗽,以利痰液排出,术前指导患者进行咳嗽练习,同时让患者反复吹气球,进行深呼吸练习。术前需戒烟,讲解吸烟对本病的危害,取得患者的合作。如有慢性支气管炎则需治疗,以利于减少术后痰液量,缓解排痰困难。

(4)唤醒试验练习:术前训练患者听命令活动脚趾,以便术中及术后能正确理解医护人员的命令活动脚趾,以及时发现脊髓有无损伤,以减少神经系统的并发症。

2.术后护理

(1)体位护理:保持颈部制动,术后立即采取仰卧位,用颈托固定颈部,搬动患者时保持患者颈、肩、躯干在同一水平面上,即颈部自然中立位。两侧颈旁各放置自制沙袋 1 个,以固定头部。术后 24h 原则上尽量少搬动患者,翻身时需由护士协助,侧卧时颈部垫枕,避免过度屈伸和旋转,保持呼吸道通畅,如患者在翻身时出现呼吸困难,应立即将患者放平,并给予氧气吸入,观察呼吸情况。

(2)一般护理:术后第1天开始鼓励患者做深呼吸及咳嗽动作,给予雾化吸入,2次/天,防止喉头水肿及肺部并发症的发生。观察引流液的量、颜色、性质,每30~60min挤压引流管1次,确保引流通畅。正常引流液50~200mL/d,色淡红。若引流量大于200mL/d,色鲜红,应及时处理。

3.早期并发症的观察及预防

(1)脊髓神经根受损人工颈椎间盘置换稍有不慎即有可能损伤脊髓或神经根,术后也可能因水肿、血肿压迫脊髓而发生神经系统症状。术后72h内定期监测双下肢的感觉、运动功能及括约肌功能,并与术前比较。让患者活动脚趾并进行触摸,检查患者双下肢感觉和运动功能是否存在;有无恢复活动的足趾感觉、运动功能出现减退或消失的迹象,以及局部切口触压痛等。发现异常及时报告医生,及时处理。

(2)人工颈椎间盘滑脱是人工颈椎间盘置换手术失败的主要原因之一,及早向患者说明预防滑脱的重要性,使之从思想上提高认识并告知患者具体注意事项,以加强防范意识。术后2~3天病情稳定者行X线摄片,正常者佩戴颈托下床活动。颈托对术后的颈椎起到制动作用,短期内可增加颈椎的稳定性,缩短卧床时间。单节段人工颈椎间盘置换的患者颈托佩戴时间为10~15天,多节段人工颈椎间盘置换者为15~28天。

(3)人工颈椎间盘置换患者一旦发生椎间隙感染,不仅影响手术效果,同时也给患者生理、心理、经济上造成极大的影响,故应遵医嘱合理使用抗生素,并注意观察患者全身症状和生命体征变化,保持伤口敷料的干燥,动态观察切口局部状况(包括红、肿、热、痛等)。严格无菌操作,预防感染发生。

(4)颈前血肿及喉上、喉返神经损伤者,应严密观察伤口渗血情况,有无呼吸困难,了解患者的发音和吞咽情况,鼓励患者发音,判断有无声音嘶哑或音调降低、误咽引起呛咳等,及早发现异常并通知医生处理。

4.功能锻炼

术后肢体功能锻炼的目的在于调整活动协调性,改善全身机体状态,需加强早期功能锻炼,提高早期恢复的能力。

(1)术后第1天即可在颈托保护下适当坐起,进行主动或被动屈伸旋转肢体各关节,进行肌肉按摩,保持关节功能位。

(2)术后24h在颈托制动下下床活动,尽可能减少头颈部的活动次数和幅度。

(3)进行拇指对指、握拳、伸指训练,增强手的灵活性及握力,4次/天,每次20min。

(4)术后第3天在医生、护士的指导下,适度进行颈部肌肉及向左、向右、向前、向后旋转运动,指导患者进行耸肩、放松运动,4次/天,每次20min。

(5)鼓励患者进行直腿抬高及足背伸练习,增强下肢力量,活动量以不疲劳为度。

5.出院康复护理

(1)1个月内戴颈围保护颈部,避免颈部过度屈伸和旋转活动。颈部旋转活动度不宜过大,以患者耐受为宜,动作轻缓。

(2)进一步加强上肢肌力和手的训练,如针线活、写字等精细活动训练。

(3)在日常生活和工作中保持正确的姿势,伏案时间不宜过长,每隔1h进行颈部活动。

(4)术后2个月内注意乘车安全,防止紧急刹车引起的颈椎骤然过屈过伸。

三、腰椎管狭窄症患者的康复护理

（一）概述

腰椎管狭窄症(LSSS)是指腰椎管由于某些因素发生骨性纤维结构的异常,导致管腔狭窄,压迫硬脊膜和神经根引起的一系列症状,是多种原因引起的腰椎椎管、神经根管及椎间孔变形或狭窄,从而引起马尾神经根受压所出现的临床综合征。本病好发于 40 岁以上的中老年人,好发部位为 L_4～L_5,其次为 L_5～S_1。按国际分类法,腰椎管狭窄分为脊椎退变所致的狭窄、复合因素所致的狭窄、脊椎滑脱症(退化性)与骨溶解病所致的狭窄、医源性狭窄、损伤性狭窄。患者主要症状是长期反复的腰腿痛和间歇性跛行。疼痛性质为酸痛或灼痛,有的可放射到大腿外侧或前方等处,多为双侧,可左、右腿交替出现症状。当站立和行走时,出现腰腿痛或麻木无力,疼痛和跛行逐渐加重,甚至不能继续行走,休息后症状好转,骑自行车无妨碍。病情严重者,可引起尿急或排尿困难。部分患者可出现下肢肌肉萎缩,以胫前肌及伸肌最明显,肢体痛觉减退,膝或跟腱反射迟钝,直腿抬高试验阳性。但也有部分患者主诉多没有任何阳性体征。拍摄腰椎正、侧、斜位 X 线片有助于诊断,常在 L_4～L_5、L_5～S_1 之间可见椎间隙狭窄、骨质增生、椎体滑脱、腰骶角增大、小关节突肥大等改变。椎管内造影、CT、MRI 检查,可帮助明确诊断。

（二）治疗进展

腰椎管狭窄症先天性椎管狭窄可由于椎管发育狭窄、软骨发育不良和骶裂等所致,后天性椎管狭窄主要因椎管结构退行性变、脊柱滑脱和手术后医源性狭窄所致,两者均可导致椎管压力增加,马尾缺血、神经根受压,引起马尾神经症状或神经根症状。临床上腰椎管狭窄分为中央型椎管狭窄、侧隐窝狭窄、神经根管道狭窄三种类型。治疗上以非手术疗法为主,少数需手术治疗。

【非手术治疗】

腰椎管狭窄症为慢性疾病,有急性加重者常因走路过多、负重或手提重物、劳累而引起,腰椎管内软组织及马尾神经根可能有水肿,卧床休息、腰部理疗、按摩等有助于水肿消退,而慢性腰椎管狭窄症者,可练习腹肌,使腰椎间盘生理前突得到暂时减轻,从而缓解症状,此仅对早期病例有效,如伴有急性腰椎间盘突出症,除休息外,可行牵引治疗,应明白,对于单独腰椎管狭窄症牵引并无效果。

【手术治疗】

腰椎管狭窄症发展到一定程度,需要进行手术治疗。患者对症状缓解的要求并不一致,有的患者仅能步行数十米,下肢痛较重,需手术缓解,而另一些患者能走数百米,但其要求更高,希望恢复到正常活动,也需要手术缓解,故一旦确定腰椎管狭窄症的诊断,患者有要求缓解症状,即是手术适应证,因非手术方法不能彻底缓解症状,有侧隐窝狭窄症者,也是手术适应证。

1.扩大半椎板切除减压术　适用于中央型椎管狭窄和侧隐窝狭窄症。

2.腰椎间开窗潜行扩大减压术　患者俯卧位显露各椎板间隙后,切除黄韧带,然后对椎板内壁行潜行扩大切除,用椎板咬骨钳或侧方咬骨钳,重点切除椎板上半的骨嵴,需双侧减压。此手术同样起到减压作用,其机制与前手术相同。但须双侧操作,以保证腰椎的稳定性。

3.复杂的腰椎管狭窄症　复杂的腰椎管狭窄症,是除了有腰椎管狭窄症状之外,还伴有其他可能需要处理的问题,具体如下。

(1)伴有腰椎退变性侧弯的腰椎管狭窄症,退变性腰椎侧弯主要见于老年人。

(2)伴有椎间不稳定的腰椎管狭窄症,大多主张于椎板切除减压的同时,行不稳定节段的植骨融合,至于是否用内固定,则意见不一致。应用内固定可以提高植骨的融合率,但不一定提高治疗效果。

（3）退变性腰椎管狭窄症合并有退变性滑脱,多数学者认为,若无不稳定征象,可行单纯减压治疗,若存在不稳定征象,则需于减压的同时予以融合。

（4）椎间孔狭窄:见于腰椎管减压术后仍有疼痛者,影像学检查侧隐窝处并无压迫,可为椎间孔出口处有纤维组织或骨性增生所压迫,如以椎间孔开大减压术处理,虽可缓解症状,但一侧关节突切除将导致椎间不稳定,现在借助于椎管镜或椎间盘镜,在腰侧部插至椎间孔处,在内镜下除去压迫神经根的纤维条或骨唇。

近年来,倾向于采用有限减压的术式,以保留脊椎后部稳定成分,降低短期并发症,但是,由于狭窄复发和邻近平面狭窄的发展,产生远期失败率却较高。对腰椎管狭窄合并退行性腰椎侧凸和滑脱时,已有充分的证据表明,在减压术后同时行融合术是妥当的。减压后行椎弓根短期固定,可提高融合率,避免了长范围固定。最好的方法是选择对患者有利的术式,以降低手术并发症和提高疗效,但这是有待继续研究的课题。

（三）康复护理

【术前护理】

1.心理护理　患者病情较重,病程长,易出现焦虑、悲观情绪,对手术持怀疑态度,担心术后其肢体恢复程度,劳动能力是否丧失,针对不同患者的心理特点,可给予患者关心、理解和安慰,使之产生亲近感和信任感。

2.排便训练　术前3天开始训练患者在床上大小便。向患者讲述训练卧床排便的目的、意义和方法,指导患者便盆的使用方法,并督促患者练习床上大小便。

3.俯卧位训练　为配合手术顺利进行,耐受术中体位,术前2～3天嘱患者做俯卧位训练。协助患者俯卧,头偏向一侧,两腿平放于床上,两手放于头部两侧舒适位置,每天练习1次或2次,每次1～2h,注意呼吸调控,尽量使全身放松。

4.术前指导及采取正确的卧位　向患者说明术前需要备皮、禁食、禁水、禁烟酒。教会患者做深呼吸、咳嗽及扩胸运动,以锻炼肺功能,防止坠积性肺炎。嘱患者卧硬板床休息,抬高床头20°,膝关节微屈曲,放松背部肌肉,教会患者床上锻炼腰背肌及直腿抬高功能锻炼。

【术后护理】

1.病情观察　患者术后返回病房,要严密观察生命体征,特别是双下肢运动、感觉情况,如有异常及时处理。鼓励患者深呼吸、咳嗽、咳痰,保持呼吸道通畅。观察小便情况,小便不能自解可行留置导尿管。观察双下肢感觉运动功能,观察四肢麻木及活动障碍与术前相比有无减轻,以判断脊髓受压是否改善。

2.体位护理　一般卧床3～4周,术后初次翻身在麻醉清醒后3～5h进行,防止过早翻身引起伤口活动性出血;在此之前护士应注意护理骶尾部及其他受压部位皮肤,防止压疮。翻身时由护士协助患者,一手置于患者肩部,一手置于髂嵴部,两手同时用力,进行轴线翻身,动作应稳而准,避免脊柱过度扭曲造成术后伤口出血,一般平卧2～3h,侧卧15～30min。

3.皮肤护理　患者返回病房平卧6h后即可根据病情协助患者每2～4h翻身一次,受压处皮肤可垫海绵或防压疮水垫,注意观察皮肤受压情况,经常按摩,防止发生压疮。

4.伤口引流护理　为防止伤口内渗血积聚成血肿而发生粘连,伤口内置引流管负压引流。应保持引流管通畅,防止扭曲、受压及脱出。观察伤口敷料渗血、渗液,注意观察引流液的颜色、量的变化并做好记录,一般手术当日引流液为红色血性液,量大于100mL属于正常,术后引流液应逐渐减少,量大于300mL,则应考虑脑脊液漏的可能,应立即通知医生,采取相应的治疗和护理措施。

5.饮食护理　伤后1～2周:进食高维生素、清淡可口、易消化、富含胶原纤维、促进肠蠕动、有利于排便的食物。如新鲜蔬菜、香蕉、豆制品、米粥,理气食物如萝卜、蔗糖均可刺激肠蠕动,蜂蜜有润肠通便作用。应忌生冷、辛辣、油腻、煎炸食物。伤后3～4周:进食富含蛋白质(每日量100～150g)、维生素和磷、钙质的食物,膳食中应多采用动物肝、瘦肉、牛奶、鸡蛋、排骨汤、鱼及海产品、蔬菜等。如在正常饭菜中,早餐可增加鸡蛋或鸭蛋1个,午餐、晚餐可增加蛋白质约40g。伤后5～10周:应以补气养血、调养肝肾为原则,如骨头汤、鸡汤、豆制品、动物肝脏、新鲜蔬菜、水果等。

6.并发症的护理　术后主要并发症为尿潴留,常为患者不习惯床上小便而引起。腰椎管狭窄症患者的后期护理具有重要意义。病程在2～3个月后,患者的一些症状逐渐消失,部分功能逐渐恢复。一般来说随着病程的推进,其功能改善的速度就越慢,此时患者容易产生不能恢复,就此致残的绝望心情。此时护士的关心和家人的心理转变尤为重要。护士应告诉患者此类疾病的功能恢复需要一个漫长的过程,在取得家属及患者配合的情况下,给患者制订一个行之有效的康复训练计划,讲解预期目标,增强患者的信心,使其能积极主动地参与功能锻炼。

【功能锻炼】

功能锻炼的原则是先慢后快,先小幅度后大幅度,先局部后整体,先轻后重、循序渐进、持之以恒。床上锻炼的目的是预防患者因长期卧床导致的肌肉萎缩。具体方法如下。

1.直腿抬高锻炼　主要锻炼腘绳肌和股四头肌。患者平卧于床上,双腿交替抬高、放下,反复进行,抬腿时应尽量使下肢与身体成直角。

2.侧卧位梨状肌舒缩锻炼　患者侧卧于床上,上边的腿抬高,抬腿时应尽量使两腿之间的角度为直角,两腿交替进行。此方法可使下肢的外展肌群和臀部得到锻炼。

3.五点支撑法　患者仰卧于床上,双脚掌、双肘部、后枕部着床,小腿与床垂直用力,使身体其他部位离床拱起。此方法可使脊柱两侧腰背肌得到锻炼。

4.飞燕点水式背伸肌锻炼　患者取俯卧位,使腹部着床,四肢、头部抬起像飞燕一样。此方法同样可以使腰背肌得到锻炼。

【分阶段康复指导】

1.术后第1天　嘱患者行扩胸运动、深呼吸、咳嗽,预防坠积性肺炎的发生。同时指导患者早期行直腿抬高训练以减少神经根周围血肿压迫和粘连,显著提高手术效果,这是一种经济实用而有效的办法。术后1天开始协助患者做直腿抬高运动,患者取平卧位,膝关节伸直,脚上举,幅度适当逐渐增加直腿抬高的度数,先单腿后双腿,每天3次,每次3～5min。3天后逐步使抬腿的幅度达到患者正常状态,逐渐增加直腿抬高的次数和度数,坚持1个月。其目的是防止术后神经根粘连及双下肢肌肉萎缩。术后1周进行腰背肌锻炼,方法为俯卧抬头,动作不宜过度。平卧位时配合直腿抬高练习。各项活动交替,有计划、有步骤地进行。同时观察患者的一般情况,不可疲劳过度。

2.术后第2天　①除继续行以上功能锻炼外,同时教患者行股四头肌静态收缩,指导患者平卧,尽量伸膝并背伸踝关节,持续5s后再放松为一下,每次50下,每天4次。②留置导尿管者应鼓励多饮水,保持引流通畅,定时开放,输液时每2h开放1次,不输液时4h开放1次,促进逼尿肌反射的早期恢复,以利于拔除导尿管。③切口疼痛时可做深呼吸、听音乐、看书等以转移注意力,缓解疼痛。

3.术后第3天　①如切口引流量少于50mL,切口无渗出时可拔除引流管。②指导患者多吃新鲜的水果和蔬菜,晚上睡觉前喝一杯蜂蜜水;经常顺时针按摩腹部,促进肠蠕动,防止发生便秘。③继续行术后第1天及第2天所教的功能锻炼;指导患者行四肢各关节主动、被动活动及双下肢被动直腿抬高训练,每天练习3次或4次,每次20～30min。

4.术后4～10天　嘱患者继续行床上主动、被动功能锻炼。经常检查、督促功能锻炼计划实施情况,了解执行情况。根据伤口情况拆除缝线。

5.术后第 5 周 患者佩戴腰围下地不负重行走,活动量以自己能承受为准,量力而行,不可太疲劳,循序渐进。同时腰部固定要牢固,腰围 6 个月后解除。康复期锻炼以增强腰部动力性稳定为目的,因动力性稳定破坏少,康复期患者可利用机械器具如哑铃、健身器、助跑器等配合各种功能锻炼,但康复护理时注意不要让患者施行暴力,特别是腰部,定期复查,及时接受康复指导,直至骨性愈合。

6.出院康复指导 3 个月内不进行重体力或负重活动,不做上伸下屈及过度扭曲动作,尽量减少脊柱活动,3 个月后逐渐恢复正常活动,腰背肌锻炼应持续 6～12 个月或以上,佩戴腰围 6 个月,嘱患者定期到医院复查。

(董立红)

第三节　人工髋关节置换术与高位截瘫患者的护理

一、人工髋关节置换术的护理

人体髋关节是由股骨头、髋臼和周围的软组织构成。人工髋关节置换术就是利用生物相容性与机械性能良好的人工材料将人体的股骨头和髋臼置换,是帮助患者消除疼痛和重建关节功能,以提高生活质量的一种重要手段。

(一)人工髋关节置换的类型

【股骨头置换术】

人工股骨头置换术是用人工材料将病变的股骨头置换。

1.适应证

(1)75 岁以上髋臼无病变的股骨颈头下型骨折。

(2)老年移位明显的股骨颈骨折,一般情况较差且活动量小,需要尽早下地活动者或老年患者因长期卧床而引起并发症。

(3)股骨颈骨折患者合并有偏瘫、帕金森病或精神障碍等疾病,不能很好配合治疗者。

(4)股骨头颈部位的良性肿瘤,不能行刮除植骨术者。

(5)股骨近端恶性肿瘤髋臼未累及者。

2.禁忌证

(1)老年体弱,不能耐受手术者。

(2)有严重的内科疾病,如糖尿病、高血压、心脏病、肝肾肺功能不全者。

(3)关节及临近部位有未治愈的感染病灶者。

(4)髋臼软骨已有破坏或伤前已有病理性改变者。

【人工全髋关节置换术】

人工全髋关节置换术是利用人工材料将人体的股骨头和髋臼置换。具有解除关节疼痛,保持关节活动度、关节稳定性和不影响或修复肢体长度的综合优点。

1.适应证

(1)原发性或继发性骨关节炎。

（2）类风湿性关节炎。

（3）强直性脊柱炎引起的髋关节强直。

（4）成人股骨头无菌性坏死。

（5）创伤性骨关节炎。

（6）股骨颈骨折有移位的头下型或经颈型，年龄＞55岁。

2.禁忌证

（1）各种炎症，包括有全身或局部的化脓性感染灶。

（2）神经性病变，术后不能恢复运动功能。

（3）臀部肌力不足。

（4）骨骼发育未成熟。

（5）严重冠心病，未控制的高血压或糖尿病，心、脑、肺、肾功能不全不能耐受大手术。

（6）严重骨质疏松。

【髋关节表面置换术】

髋关节表面置换术于20世纪70年代重新兴起。优点是创伤小、出血少、恢复快、疗效好、费用低，股骨头颈不用切除，保留了较多的骨质，不影响未来行全髋关节置换术。

1.适应证

（1）创伤性、医源性或继发性股骨头缺血性坏死年龄较轻。

（2）髋关节骨性关节炎、关节疼痛，活动受限。

2.禁忌证

（1）股骨头颈破坏缺损较多。

（2）髋关节有化脓性感染。

（3）类风湿关节炎、强直性脊柱炎引起的髋关节强直。

（二）护理

【术前护理】

1.心理护理　患者大多数需要家属的照顾，生活质量明显下降，容易产生沮丧、自卑、绝望心理；再加上对疾病知识的缺乏，对手术治疗的顾虑，容易出现焦虑、恐惧感。应根据患者的年龄、职业、文化程度针对性地做好患者的精神安慰和心理疏导，讲解关节置换术的有关知识，介绍同种病例康复期患者的现身说法，以增加患者对手术的认识和信心。同时倡导尊重和关爱护理，寻求社会支持系统的帮助，对于患者来说，家庭和社会的关心无疑是一副良药。护士要充分利用和发挥家庭及社会支持系统的功能，鼓励家属多陪伴患者，减少孤独感，争取社会、家人的支持，做好家属的思想工作，不在患者面前流露出厌烦的情绪。并告诉家属不要在患者面前表现不快，避免患者情绪波动，使患者顺利度过围手术期，尽早康复。

2.特殊准备

（1）患者身体状况的准备糖尿病、心脏病、高血压等经系统的内科治疗，病情平稳；类风湿性关节炎的患者，血沉和C反应蛋白检测指标较好，停用非甾体药物，如阿司匹林、芬必得、双氯芬酸（扶他林）、戴芬、英太青等以防止出血或对肾功能的影响；全身隐匿性感染病灶，如龋齿、中耳炎、鼻窦炎等经治疗已控制。

（2）患者心理状况的准备

向自愿接受人工髋关节置换术患者提供有关手术及康复训练的资料，使其了解手术的意义、结果，帮助树立信心。一般患者入院后即可发给"人工髋关节置换术科普宣教与康复指导手册"供阅读。让患者了解术前各项准备工作，使其产生一种参与感，以缓解紧张心理。

（3）制订功能锻炼计划要使患者认识锻炼的重要性，指导患者进行功能训练，包括关节活动、肌力、步态的训练及拐杖或助行器的使用方法。

（4）术前训练帮助患者训练体位、深呼吸、有效咳痰、床上大小便等，有助于避免术后髋关节脱位、坠积性肺炎、尿潴留、便秘等并发症的发生。

3.一般准备

（1）根据患者的年龄、全身情况，评估患者对手术的耐受情况，术前做好各项常规检查，包括血，大小便，肝、肾功能，血电解质，空腹血糖，出凝血时间，心电图，胸片，骨盆正位片，髋关节正侧位片，以及根据内科病史所需要的特殊检查。

（2）常规术前准备备皮、备血，做好青霉素和普鲁卡因皮试。

（3）围手术期用药根据医嘱术前半小时使用抗生素一次。

【术后护理】

1.生命体征的观察　由于手术创伤较大，术后24h内应密切观察患者意识、生命体征的变化，有条件时使用床边心电监护仪，0.5～1h监测血压、脉搏、呼吸、经皮血氧饱和度一次，持续吸氧4～6L/min，防止窒息、失血性休克、心律失常的发生。

2.切口引流管的观察　由于手术创口大，术后要密切观察切口敷料的渗血情况和引流液的色、质、量。为了达到术后创腔既充分引流又避免过多失血，采用手术当天非负压引流，术后一天改为持续负压引流。在引流过程中要保持引流管的通畅，防止扭曲、折叠和堵塞，定时挤压记录一次，如发现引流液流速过快（>100ml/h时），应通知主刀医生，必要时予夹管30min后放开，并要注意观察腹股沟、髋部和大腿外侧有无肿胀，防止引流液积聚在创腔。术后24h引流量<10ml即予拔管。要保持切口敷料的清洁干燥，一旦污染及时更换；按医嘱正确及时使用抗生素，防止手术切口感染。

3.体位护理　术后予去枕平卧6h，在双腿间放置一个三角形垫防止髋部内收及外旋，并可减轻疼痛，患肢保持外展15°～30°中立位，膝部垫一薄软枕，防止髋关节脱位和避免皮肤、神经的不必要的压迫。6h后可适当摇高床头15°～30°。术后1天，可半卧位休息，但屈髋不能大于90°；避免患侧卧位，健侧卧位时两腿间置枕定位，保持患肢外展位，避免过度屈髋内收。术后3～5天，可扶步行器或双拐下地部分负重行走；术后1月可用单拐行走，至逐步弃拐行走。

4.患肢肢端血循的观察　密切注意观察患肢感觉、活动和肢端皮温、肤色，出现异常及时通知医生处理。

（三）术后并发症的护理

髋关节置换术后并发症按出现时间的先后可以分为早、中、晚期并发症。早期并发症是指发生在术中或术后3周以内，如术中血管、神经的损伤，出血及血肿的形成，肢体不等长等；中期并发症是指发生在术后3周至3月之间，如转子不愈合和移位等；晚期并发症是指发生在术后3个月以后，如异位骨化、假体松动等。有一些并发症可发生于早、中、晚各期，如感染、脱位和股骨骨折，还有一些并发症可见于早期和中期，如血栓栓塞等。

1.全身并发症的观察和护理　肺部并发症在老年患者围手术期很常见，包括肺不张、肺水肿和肺炎，表现为一定程度的肺功能不全，如呼吸急促、发热、咳嗽和心动过速，而且年龄越高发生肺部并发症的危险性越高；心脏并发症常见为心绞痛、心肌梗死、充血性心力衰竭和心律不齐。应用与甲基丙烯酸甲酯有关的骨水泥植入综合征主要表现为术中低血压，严重的可出现心搏停止；胃肠道并发症最常见是术后麻痹性肠梗阻，应激性胃出血；肾和尿道并发症主要由电解质紊乱（最常见的是低钠血症）、尿潴留和尿道感染。要密切观察患者的体温、呼吸、心律变化；按医嘱正确及时使用抗生素；做好饮食护理，根据个体差异选择食物,一般应清淡宜消化,适当增加蛋白质、维生素、粗纤维食物,注意有无腹胀、恶心、呕吐及呕吐物的性质和量;要鼓励患者多饮水(2000～3000ml/d),对老年患者要严格掌握和控制液体量、速度,记录24h尿量,动态监测血电解质的变化,保持进出量和电解质的平衡。

2.血管和神经损伤的观察和护理　在髋关节置换术中,发生血管损伤十分罕见,但可发生坐骨神经、股神经、闭孔神经和腓神经损伤。原因有手术的直接损伤、肢体延长时的牵拉伤、骨水泥的灼热伤和血肿的压迫伤等。术后要密切观察患者的肢体感觉、活动情况,尽早通知医生给予营养神经等对症处理,必要时手术探查粘连松懈,一般预后较好。

3.骨折的观察和护理　骨折的并发症可发生在髋关节置换术中或术后,如髋关节脱位、股骨髓腔准备和股骨假体插入、髋关节复位操作中均可发生股骨劈裂或骨折,发生率为3.4%～8.2%。股骨干骨折也可发生在髋关节置换术后数月至数年,如术后肢体活动量增加引起的应力性骨折、失用性骨质疏松、外伤引起的骨折。术后要密切观察患肢肢端血运、活动、感觉情况,有异常及时汇报医生,尽早摄片明确诊断,及时处理。对近端假体周围骨折,骨折若无错位,稳定性良好,患者可早期下地,但避免负重,一般8～12周后骨折自行愈合;对不稳定性近端假体周围骨折,需解剖复位钢丝捆绑环扎,将骨折部位固定;对远端假体周围骨折或假体远外骨折,一般采用长柄假体。对术后发生的骨折,治疗的关键在于预防,平时要多做户外活动,预防骨质疏松的发生,日常生活要注意安全防外伤。

4.出血和血肿形成的观察和护理　髋关节置换术后出血常发生在术后24h内,血肿形成发生在术后第一个48～72h内。原因有患者凝血功能下降、术中止血不彻底和创口各层间隙内引流不畅。所以对于出血和血肿形成的关键是预防,术前要仔细询问患者有无家族出血倾向,既往有无出血病史、肝病史及最近有无水杨酸类药物、激素、抗凝药物的应用等,遵医嘱停用非甾体类抗炎药至少2周,控制肝病,对血小板减少及贫血患者应与血液科会诊治疗后才考虑手术;术中要预防损伤大血管,止血要彻底;术后创口引流要通畅,尽可能将创口内血液引出。要密切观察患肢腹股沟及大腿外侧有无肿胀、波动感、皮肤发紧、发紫等,有异常情况及时通知医生处理。必要时行穿刺引流和手术切开引流,穿刺引流通常在术后第8～15日进行,穿刺后用髋人字弹性绷带加压包扎24h。当怀疑为感染性血肿或出现继发性血色素下降、并出现大腿紧张和疼痛时,一般采用手术切开引流,在原手术切口切开并开放关节,清理血肿,彻底引流。

5.肢体不等长的护理　肢体不等长多发生在手术侧肢体被延长,患者主诉较多,一方面要做好解释和心理安慰,使患者克服心理障碍;另一方面建议其加高短侧患肢鞋垫,以矫正残留的双下肢不等长,训练正确的步态,随着步态的熟练、骨盆倾斜的矫正,患者的症状也随之改善。

6.脱位的观察及护理　其处理关键是找到原因。Bernasek等分析一组因脱位而需翻修的病例后发现,37%由于假体撞击,30%由于软组织张力因素,28%是因为假体的位置改变。多位学者发现后路手术入路与脱位的发生存在一定的关系。因此强调后侧软组织及关节囊(保留者)的修复非常重要。至于用大直径的股骨头假体是否可以降低脱位的发生率还存在争议。

搬运患者及使用便盆时要特别注意,应将骨盆整个托起,切忌屈髋动作。指导患者翻身、取物、下床的动作应遵循一个原则——避免内收屈髋。注意观察双下肢是否等长、肢体有无内旋或外旋、局部有无疼痛和异物突出感,如有上述异常情况应及时报告医生,明确有无脱位,及时给予复位。

7.深静脉血栓形成的观察及护理　为最常见的并发症,发生率为50%～70%。在欧美国家这是THA最常见的并发症。关于它的争论主要集中于何种预防或治疗方法是最有效的。Freedman等的研究结果显示华法林和低分子肝素具有一定的优势,但是使用低分子肝素有较高的出血并发症,并且认为定剂量的肝素风险最高。对于具体给药方法尚未达成共识,新药的研究也在开展。Pitto等通过改进手术技巧(植入假体时采用bone-vacuum方法)降低髓腔压力来降低静脉血栓的发生,取得了较满意的效果。

术后应积极预防深静脉血栓的形成,应注意观察肢体有无肿胀情况,肢端皮肤颜色、温度及有无异常感觉、有无被动牵拉足趾痛,有无胸闷、呼吸困难,发现以上情况应警惕下肢深静脉血栓形成或继发肺栓塞。高龄、肥胖、心功能不全、长期制动等是血栓形成的危险因素,对此类患者可使用下肢静脉泵、足底泵或口服阿司匹林、华法林、低分子右旋糖酐、肝素等药物预防。同时要密切观察皮肤黏膜的出血情况,定时检测凝血酶原时间,预防突发性出血。

8.感染的观察和护理　感染是髋关节置换术后最严重的并发症,发生率为0.5%～1%。根据患者首发症状出现的时间和感染的临床原因分为3期:Ⅰ期感染发生于术后急性期,包括典型的暴发性切口感染、深部血肿感染及表浅感染扩散形成的深部感染;Ⅱ期感染为深部迟发性感染,病情发展缓慢,手术后6～8个月症状逐渐明显;Ⅲ期感染为晚期感染,发生在术后2年以上,一般认为是血源性感染。研究表明:近来此类患者中HIV感染者的情况受到广泛的关注。Lehman等在他们进行的29例HIV阳性或静脉吸毒的THA或TKA患者中18%发生深部感染,患者感染的危险性明显增加。THA感染的患者最常用处理原则为两步再植入法,先行抗生素骨水泥旷置约3个月,复查血常规,CRP正常后再次手术,术中组织冰冻切片确认无感染征象后再植入假体。

术后要密切观察切口有无红、肿、热、痛等局部感染症状,保持伤口敷料的清洁干燥,避免被大小便污染。如术后体温持续升高,3天后切口疼痛加剧,血实验室检查提示白细胞、中性粒细胞百分比升高,虽胸部X线正常,也应考虑切口感染。预防术后感染要严格手术操作和手术室环境,围手术期正规使用抗生素,尽量避免或缩短插导尿管时间;出院时要告知患者防止髋关节的远期感染,及时治疗牙周炎、扁桃体炎、呼吸道感染、泌尿生殖系和皮肤感染。术后感染的治疗措施包括:抗生素治疗、髋部切开引流、清创和改良关节切除成形术、一期或分期全髋关节翻修术。

晚期并发症还有假体松动、异位骨化、骨吸收、骨溶解、假体柄损坏等。

(四)健康宣教

【功能锻炼】

主要以肌力、关节活动度和步态训练为主,分三个阶段进行。

1.第一阶段　为了促进血液循环,防止下肢深静脉血栓的形成,术后1～2天,主要以患肢肌肉的静力收缩运动和远端关节的活动为主,包括如下活动:

(1)踝关节主动背伸、跖屈运动患者仰卧位,最大限度地进行踝关节背伸及跖屈活动,每个动作保持10s后,再放松。

(2)股四头肌、腘绳肌训练患者仰卧位,患肢外展300保持中立位,膝下可垫以软枕,主动下压膝关节,足跟尽量向前,保持大腿肌肉收缩状态10s,然后放松。

(3)臀肌收缩运动患者平卧位伸直腿,上肢舒适地放在身体的两侧,收缩臀部肌肉,保持10s,放松。以上每组动作持续做10～15min/次,2～3次/d。

2.第二阶段　为了增强股四头肌和腘绳肌的肌力,改善关节活动范围,使患肢在不负重或部分负重的情况下借助步行器开始行走,术后3～5天,主要以患肢肌肉力量和髋、膝关节活动度的训练。包括如下活动:

(1)直腿抬高运动患者平卧位,患肢伸直向上抬起,要求足跟离开床面20cm以上,在空中能滞留5～10min,以患者不感到疲劳为宜。

(2)屈髋、屈膝运动患者平卧位,移去膝下软枕,医护人员一手托在患者膝下,一手托住足跟,在不引起患者疼痛的情况下行屈髋、屈膝活动,幅度由小到大,活动量由少到多,逐渐过渡到主动屈髋、屈膝锻炼,但屈髋不能>90°。

（3）髋关节伸直练习患者平卧位,屈曲健侧髋、膝关节,做患肢髋关节主动伸直动作,充分伸展屈髋肌及关节囊前部。

（4）髋部外展练习仰卧位,使患肢向外滑向床沿,然后慢慢恢复原位。以上动作 10～20 次/组,2 组/d 为宜。

3.第三阶段　为了增加患者身体的平衡性和肢体的协调性,防止意外的发生,术后 6 天～3 个月,在锻炼髋关节活动度和加强股四头肌力量训练的同时做好下床和步态的训练。包括如下活动:

（1）从卧位到坐位的训练嘱患者双手拉住床上拉手或用力在床上撑起,屈健肢伸患肢,移动身体至健侧床沿,护士在健侧协助,拖住患肢移至床边让小腿自然下垂。注意屈髋不能＞90°,患肢外展。

（2）坐位到站位训练护士站在患侧扶住患者,让其健肢用力着地,递给拐杖或步行器,利用双手和健肢的支撑力站起,患肢根据个体差异可不负重或部分负重,负重的力量逐渐递增,从开始的 20～30kg（不超过自身体重的 50%）,直到可以完全负重。

（3）站位到行走训练行走时健肢在前先行,患肢跟上,再移动步行器向前。

（4）平衡能力训练为了患者的安全,在行走前让患者在床尾或用两手扶步行器站立,两腿分开与肩同宽,护士在患者身后左右摇晃其腰部,以了解患者的平衡能力,然后借助步行器行走。整个过程速度要慢,应防止体位性低血压和休克的发生。

（5）上、下楼梯拐杖行走法上楼梯时健肢先上,拐杖和患肢留在原阶;下楼梯时患肢和拐杖先下,再则是健肢跟下,但不宜登高。

（6）训练日常生活自理能力指导患者独立完成各项日常生活所必需的动作,如穿裤、穿鞋、穿袜、上下床等,增强患者日常生活的自理能力。

值得注意的是:在指导患者康复训练过程中不可操之过急,要注意幅度、强度和整体协调性,防止强硬牵拉,避免引起患者的疼痛和骨折,以免影响手术治疗效果和术后康复。尤其对有骨质疏松、强直性脊柱炎和发育性髋关节脱位行股骨粗隆下截骨术的患者,建议术后第 1～2 个月内使用步行器或双拐,第 3 个月使用单拐,第 3 个月后可弃拐或用手杖行走。负重的力量逐渐递增,从开始的 20～30kg（不超过自身体重的 50%）,直到可以完全负重。此阶段许多患者术侧膝关节在站立位时始终处于伸直状态,随着步态的熟练,步伐的加快,术侧膝关节的活动多能自然过渡到正常。

【出院指导】

1.休息　术后 2～3 个月内以平卧或半卧为主,避免患侧卧位,向健侧卧位时,需用外展垫或两个普通枕头分隔双下肢;屈髋不宜大于 90°,避免两下肢交叉动作、髋后伸时外旋肢体和髋屈曲时内收肢体。不坐低矮沙发和凳子;坐在椅子上时不要将身体前倾;一次连续坐位时间宜＜45min,不要弯腰捡地上物品或屈膝坐在床上。

2.饮食　指导患者加强营养,多进含蛋白质、维生素、钙、铁丰富的食物,增加自身抵抗力,但要控制体重的增加,以减少对关节的负重。

3.复查　术后 3 个月内每月复诊一次;6 个月内每 3 个月复诊一次,以后每 6 个月复诊一次,按时去医院复查。患肢出现胀痛,肢体位置异常或感觉髋关节脱白,局部切口出现红肿、热、痛等情况应及时就诊。

二、创伤性高位截瘫患者的护理

由于脊髓是支配人体感觉、运动等的低级中枢,脊髓损伤后患者大多合并有不同程度的四肢或双下肢、马尾的功能障碍,临床上称为"截瘫"。颈椎骨折、脱位合并颈髓 1～4 节段损伤,脊髓断裂造成损伤平面以下一切感觉、运动及自主神经功能消失,称高位截瘫。

(一)病因及发病机制

【病因】

脊髓损伤是脊柱骨折或者脱位直接导致的后果,脊髓损伤的程度取决于椎体受伤移位压迫的情况。当椎体骨折脱位或附件骨折时,移位的椎体、碎骨片、椎间盘等组织突入椎管,可直接压迫脊髓引起局部水肿和缺血变性等改变。根据不同程度的损伤,可造成不完全性瘫痪和完全性瘫痪。重度损伤,可发生硬脊膜外血肿,随着血肿的被吸收,大部分功能可恢复,仅留有少部分后遗症。极严重的损伤,可发生脊髓完全横断,神经细胞受损,神经纤维断裂,造成不可恢复的终身瘫痪。据估计,全世界每年新发生脊髓损伤约 50万人,其中交通伤 40%～50%、运动和娱乐意外 10%～25%、坠落伤 20%、工作意外伤 10%～25%、暴力伤10%～25%。

【脊髓损伤机制】

脊髓损伤根据发生的急缓可以分为急性脊髓损伤和慢性脊髓损伤,前者主要是各种急性脊柱创伤引起的,包括脊髓神经组织的出血、水肿、挫裂伤、牵拉伤,甚至脊髓连续性完全中断;后者主要有脊髓慢性压迫或缺血性损伤,包括脊柱退变、肿瘤及炎症破坏引起的慢性压迫,缺血性损伤是由于局部血供的中断或者血管栓塞等原因造成。

脊髓损伤包含脊髓组织原发损伤和一系列组织代谢障碍所致的继发性损伤,原发性损伤是指脊髓组织遭受机械性外力损伤后瞬间引起的组织损害;继发性损伤在原发性损伤后较长一段时间内起作用,是一种细胞和分子水平的主动调节过程,具有可逆性,其组织破坏程度甚至超过原发性损伤。目前研究较多的参与机制有:血管机制、自由基学说、氨基酸学说、钙介导机制、电介质失衡、炎症及细胞凋亡等。

(二)脊髓损伤分类和分级

【脊髓损伤分类】

脊髓损伤早期很难确定损伤分类及判断预后,在伤后 24～48h 内可以表现为脊髓休克。在脊髓休克期后,再次神经学检查可以确定损伤程度和病理类型。

1.脊髓震荡与休克　脊髓震荡为轻度脊髓损伤,脊髓功能处于生理停滞状态,脊髓实质无损伤,损伤平面以下感觉、运动及反射消失,于数小时内开始恢复,至 6 周可完全恢复。脊髓休克是脊髓与高级中枢的联系中断后,断面以下脊髓处于无反应状态,损伤后不久也可逐渐恢复,脊髓休克很少超过 24h,但也有持续数天至数周不等。在恢复过程中,原始简单的反射先恢复,复杂高级的反射后恢复。球海绵体反射阳性或肛门反射的恢复是脊髓休克的标志。

2.完全性脊髓损伤　脊髓实质完全性横贯性损害,损伤平面以下感觉、运动完全丧失,包括骶段感觉和运动(括约肌收缩)丧失。

3.不完全脊髓损伤　损伤平面以下感觉、运动不完全丧失,骶段感觉存在,可分为:

(1)前脊髓损伤:脊髓前侧受损,多见于椎体爆裂骨折,骨折块移位进入椎管,损伤或压迫前部脊髓,表现为受伤平面以下大多数运动功能丧失,而下肢深感觉和位置觉存在。

(2)后脊髓损伤:见于椎板骨折下陷压迫脊髓后部,受伤平面以下感觉障碍较运动障碍严重。

(3)中央脊髓损伤:见于脊柱过伸性损伤,园上肢的皮质脊髓束的躯干纤维组成近中央,故特征是上肢功能丧失重,下肢功能丧失轻,肛门周围感觉存在,括约肌可无障碍或轻度障碍。

(4)脊髓半切综合征(Brown-Sequared 综合征):损伤平面以下同侧运动障碍,对侧感觉障碍,括约肌功能多存在。

(5)混合性脊髓损伤:临床上脊髓不完全性损伤并不具有上述损伤的典型表现,临床表现可能是多种不完全损伤的综合。

4.圆锥损伤 脊髓圆锥属于骶髓部分,位于胸12～腰1水平,脊髓终端位于腰1～2椎间隙。圆锥损伤发生于胸腰段脊柱损伤,可以单独发生或者合并马尾损伤,圆锥损伤表现为马鞍区感觉丧失、会阴部肌肉弛缓性麻痹,直肠、膀胱和性功能障碍。如果球海绵体反射和肛门反射消失,说明损伤是不可逆的。单纯的圆锥损伤容易被忽略。

5.马尾神经损伤 可分为完全性和不完全性马尾神经损伤,完全性马尾神经损伤表现为平面以下感觉运动丧失,肛门反射和跟腱反射消失,病理反射不能引出,阴茎勃起也有障碍;不完全性马尾神经损伤则仅表现为损伤的神经根支配区的肌肉运动和感觉区功能障碍。应该明确的是,圆锥损伤无再生能力,遗留永久功能障碍,而马尾作为周围神经具有一定再生能力,只要神经根丝未完全断裂或毁损,就有功能恢复的可能。

【脊髓损伤分级】

对治疗前脊髓损伤程度和治疗后神经功能恢复情况进行准确、科学的评估仍是脊髓损伤临床研究中必不可少的,神经损伤功能评价、Frankel 分级或 ASIA 分级是国际公认的脊髓神经功能损伤评价标准。

1.Frankel 脊髓损伤分类法 Frankel 分类方法由 Frankel 在 1969 年提出的,一直沿用至今。Frankel 脊髓损伤分类法对脊髓损伤程度进行了粗略的分级,对脊髓损伤治疗前后的神经功能评估和比较有重要价值,在临床上广为使用。

2.ASIA 脊髓损伤分级系统 ASIA 分级系统是 1982 年由美国脊髓损伤协会提出的脊髓损伤分类方法,并在 1997 年进行修订,是目前国际上最为精确和全面的脊髓损伤分类方法,可以进行量化分析和比较,包括损伤水平和损伤程度的评价。

(三)临床表现及诊断

【临床表现】

严重外伤后,脊髓损伤平面以下的感觉、运动、反射、括约肌和自主神经功能均出现障碍。脊髓损伤的部位与所造成的残障程度有着密切的关系,如第三颈椎和第四颈椎损伤后表现为四肢瘫痪,会影响到呼吸功能而导致死亡;颈椎 5 平面以下损伤,由于膈神经未受累,所以仍可维持呼吸,而上肢活动功能丧失;颈椎 6 平面损伤,肩部能活动,能屈肘,但不能伸肘、伸腕,手指不能活动。颈椎 7 平面损伤,则颈 8 胸 1 神经受累,该神经支配的小鱼际肌肉瘫痪,能伸肘、伸腕,不能屈无名指、小指和对掌。

【诊断】

诊断脊髓损伤的严重程度是确定治疗方案和判断预后的重要依据,对评价各种治疗方法的实际价值也有重要意义。

1.神经学检查 包括截瘫指数法,Frankel 分级法,国际脊髓损伤神经分类标准等。

2.影像学检查 在所有影像学检查中,MRI 能准确评价损伤范围,对脊髓损伤提供最直接的、有价值的资料。脊髓损伤后 MRI 信号变化可分为出血型、水肿型、混合型。

3.诱发电位检查 包括体感诱发电位、运动诱发电位、皮层体感诱发电位等检查。

(四)治疗原则

根据脊髓损伤病理改变,目前认为伤后 6h 内是治疗黄金时期,24h 内为急性期,故应遵循尽早治疗的原则,根据病史,查体以及影像学检查,确定脊柱和脊髓损伤程度,结合药物及手术等综合方法治疗脊髓损伤,并预防和治疗并发症,后期行功能重建。

1.全身治疗 对减少早期病死率非常重要。在全身治疗中保持呼吸道通畅、保证供氧、预防并发症、维持血液循环和水电解质平衡是早期应重视的处理。

2.药物治疗

(1)皮质激素损:伤8h内应用可明显改善完全性和不完全性脊髓神经损伤的功能。常大剂量应用甲泼尼龙,首次剂量可达30mg/kg体重,15min内静脉滴入,隔45min后采用5.4mg/kg静脉点滴,维持24h。

(2)渗透性利尿:可排除脊髓损伤后细胞外水肿。常用20%甘露醇或50%葡萄糖。

(3)神经节甘酯:在颈脊髓损伤48～72h后给予100mg/d,持续3～4周。

(4)其他:如神经营养因子、氧化剂和自由基清除剂、钙离子阻滞剂等。

3.高压氧治疗　在损伤早期4～6h为治疗黄金期。可提高组织含氧量,促进脊髓中胶原形成。

4.手术治疗　有颈椎前路减压植骨融合术、脊椎后路手术、胸腰段骨折前路手术、胸腰段骨折后路手术等。手术目的是解除脊髓压迫,重建脊椎稳定性、生理曲度及其高度,为恢复脊髓功能创造条件。

(五)护理

【术前护理】

1.现场急救　要注意防止脊髓损伤加重。搬动前首先检查肢体活动及感觉有否异常,如无异常,可在头颈部固定位置下搬运患者,平卧于硬板上,头颈部两侧加垫避免摆动;如检查有神经症状,固定并轻轻牵引头颈纵轴方向移至硬板上,迅速转送。

2.病情观察　损伤早期生命体征变化很大,需密切观察体温、脉搏、呼吸、血压,对C_4平面以上的脊髓损伤尤其注意呼吸和血氧饱和度的变化;观察患者的神志、情绪,注意有无烦躁不安和淡漠等异常状态;评估瘫痪肢体活动及感觉变化、运动及反射等功能的恢复情况,并详细记录对照。观察瘫痪肢体的功能位及皮肤的颜色、温度。

3.心理护理　颈椎外伤合并高位脊髓损伤伴截瘫是一种严重的创伤性损伤,伤情常较严重而复杂,导致患者恐惧、悲哀、绝望的心理。因此,护士应多巡视病房,用鼓励性的语言,多与之交谈,给予安慰和必要的病情解释,稳定其情绪,使他们树立战胜疾病的信心。

4.并发症的护理　多数患者并非死于颈椎骨折本身,而是由于各类并发症所导致。因此,并发症的护理极其重要,很大程度上决定了颈椎外伤的治疗结局。

(1)中枢性高热的护理:颈椎骨折脱位造成高位截瘫时,可引起体温调节中枢障碍,且植物神经功能障碍影响出汗散热,故可发生中枢性高热,常在伤后一周内出现。应保持病室通风,调节室温20～23℃,鼓励多饮水,补充足够的水、电解质。温水擦浴或酒精擦浴,头部置冰帽,腋窝、腹股沟等大血管部位放置冰袋。综合物理降温时注意密切观察病情变化及降温效果,注意观察是否有面色苍白、口唇发绀、四肢冰冷、皮肤发花、寒战等寒冷反应症状,出现症状应暂停物理降温。使用冰袋不得置于前胸、腹部及后颈等部位,因这些部位对冷刺激敏感,以防发生冻疮及反射性心率减慢、腹泻等并发症。

(2)呼吸道梗阻和感染:呼吸道梗阻和感染是截瘫患者早期死亡的主要原因。高位截瘫患者因呼吸肌麻痹,长期卧床,呼吸道分泌物不易排出而易发生肺部感染。因此需要保持室内空气新鲜、对流、温湿度适宜,定期进行室内空气消毒,采用湿式打扫。鼓励患者进行有效的深呼吸、咳嗽、咳痰,每2h协助患者翻身拍背,以助排痰。对于气管切开患者应正确吸痰、湿化气道、清洁口腔等护理,用双层湿纱布覆盖气管口,雾化吸入2次/d。

(3)应激性溃疡:脊髓损伤后,胃肠道的交感和副交感神经支配失调,受患者紧张及抑郁情绪的影响,以及医源性因素如大剂量激素的应用,易发生应激性溃疡。因此,应重视患者主诉,密切观察有无腹痛、恶心、呕吐物及大便的颜色、量、性状的变化,及早发现出血症状,及时处理。

(4)深静脉血栓:脊髓损伤后,患者长期卧床静脉血液淤滞,血液处于高凝状态,以及外伤同时使静脉血管内膜损伤,血小板黏附发生聚集并释放生物活性物质,促进血栓形成。药物预防的应用:①间接凝血酶阻滞剂如普通肝素或未分级肝素。②直接凝血酶阻滞剂如水蛭素、华法林及阿司匹林等。③其他如低分子右旋糖酐。机械性预防措施有早期运动、等级弹力袜、间歇气体加压装置、足底静脉泵等。注意早期观察双下肢有无色泽、皮温改变、水肿、浅静脉怒张,必要时测量比较两下肢周径,若相差 0.5cm 以上及时通知医生。一旦血栓形成,患肢应制动,禁止热敷、按摩、膝下不垫枕,下肢垫不要太硬。饮食宜进低脂、富纤维素食物,保持大便通畅。进行溶栓治疗的同时应监测生命体征,尤其注意呼吸,以防发生肺栓塞;定时检查身体其他部位出血情况,患肢情况,定期复查凝血功能。

(5)低钠血症:颈髓损伤后出现低钠血症多尿原因:颈髓损伤后使视丘脑下部受到刺激或轻微损伤,植物神经调节发生障碍,迷走神经支配占优势,截瘫平面以下血管张力低下,有效循环血量减少,使抗利尿激素分泌增加;住院期间使用呋塞米、甘露醇脱水治疗发挥利尿作用;受伤后进食量减少导致钠的摄入量减少。低钠血症多于伤后 2~15 天发生,尿钠在低钠血症前 6~12h 就明显上升。因此,颈髓损伤后患者入院后立即予血钠和尿钠的检测。尿的检查包括 24h 尿钠、尿密度的测定,记 24h 尿量。发现患者有倦怠、淡漠、恶心呕吐,就应疑为低钠。出现低钠血症颈髓损伤后患者多表现为头晕、烦躁、易激惹,夜间重,白天轻,有时镇静剂也难控制。血钠在 130mmol/L 以下时,会出现脉搏细速、血压不稳定或下降、脉压变小等症状。低钠血症程度与脊髓损伤程度及发热明显相关,血钠在 125~135mmol/L 时,可口服补钠,喝含盐汤类,少喝白开水,每日入水量少于 1000ml;血钠<125mmol/L,应限制饮水,采用静脉输液补钠。一般预防剂量的静脉补钠 4~8g/d。如发生低钠血症者,根据血钠降低的严重程度,静脉补钠 12.5~21.08g/d。补纳速度不宜过快,一般用 3%氯化钠注射液,速度为 5ml/min。

(6)泌尿系感染与结石:高位截瘫患者因神经系统受损,膀胱失去收缩功能,逼尿肌麻痹,内括约肌收缩,外括约肌松弛而发生尿潴留,长期留置导尿易造成泌尿系感染与结石。鼓励患者多饮水,不输液的患者每日饮水达 3000~4000ml,清洗会阴部 2 次/d,保持局部清洁、干燥,并用 5% PVP-I 消毒尿道口 2 次。男性患者清洗后可用 1 块纱布缠绕龟头以避免被褥污染。集尿袋每周更换 1~2 次,每月更换导尿管并妥善固定,定时开放导尿管,训练膀胱括约肌舒缩功能,开始间歇时间可为 2~3h,逐渐延长至 4~6h 开放 1次。观察记录尿液的性质、量、颜色,定期做尿常规检查,发现问题及时处理。

(7)压疮:截瘫患者由于全身抵抗力下降,皮肤弹性降低,局部组织长期受压缺血缺氧而易发生压疮。翻身是预防压疮的根本措施。保持床单位干燥、平整无皱折。每 2h 翻身一次,避免拖、拉、拽而损伤皮肤,患者可卧特制翻身床、气垫床、明胶床等。慎用热水袋,勿用热水浸泡手脚以防烫伤。同时给予高蛋白、高热量、高维生素饮食,增加机体免疫力。已发生褥疮应分析原因,避免继续受压,定时用周林频谱仪照射,改善局部血供,使创面干燥早日愈合。

5.功能锻炼　截瘫患者由于损伤平面以下的躯体运动功能丧失,易发生肌肉萎缩、关节强直或屈曲挛缩等。功能锻炼应与治疗同时进行,可行推拿、按摩、被动活动四肢各个关节,向心性按摩下肢,3~5 次/d,30min/次。四肢各个关节置于功能位,保持踝关节 90°位,预防足下垂畸形。根据患者的肌力水平、截瘫平面,与患者家属共同制订锻炼计划,逐渐增加锻炼强度,增加肌肉力量和神经系统的协调锻炼。

【术后护理】

1.生命体征监测　术后入复苏室待完全清醒后回病室,持续心电监护 72h,每 15~30min 监测血压、心率、心律、呼吸和血氧饱和度,每小时观察呼吸频率、深浅度及呼吸的音调有无异常,有无憋气、呼吸困难、血氧饱和度下降等症状。重视患者的主诉,夜间加强巡视,警惕呼吸睡眠暂停综合征;当呼吸≤10 次/min,及时唤醒患者。并要注意创面有无渗血、出血及引流量,记录尿量评估出入量是否平衡,观察患者有无血容量不足早期征象,如面色改变、烦躁、哈欠、头晕等。

2.脊髓神经功能观察　术后要重视观察患者截瘫平面、四肢感觉、运动及肌力情况,评估手术减压效果。多数患者术后脊髓压迫症状有不同程度改善,也有患者术后四肢肌力、感觉、运动有所减退,多与术后脊髓水肿有关。可于术后 3 天内预防性静脉使用 20%甘露醇 250ml,2 次/d,或用甲泼尼龙 40mg 微泵静推 2 次/d。如发现有麻木加重、活动障碍及时通知医生,以免脊髓受压过久造成不可逆的损伤。

3.切口引流管的护理　颈椎术后为避免创面渗血对脊髓、气管造成压迫,常规放置引流管行负压引流。引流管一般放置 24~48h。应严密观察切口有无红肿、渗液、渗血等情况,检查切口周围皮肤张力有无增高,当发现张力增高时应通知医生,给予脱水消肿治疗。保持负压引流有效,防止堵管及逆行感染。记录引流物量、颜色和性状,如血性引流液每小时>100ml,持续 3h 提示有出血可能,需立即报告医生并去负压引流;如引流物颜色为淡血性或洗肉水样,24h 引流量超过 500ml,应考虑有脑脊液漏。

4.体位护理　由于颈椎手术的解剖特殊性,尤其颈椎减压术后,以及内固定不确切者,术后尤其要重视体位护理。

(1)正确搬运:协助患者佩戴颈围,搬运时至少有三人以保证头颈中立位。由一名医生专门负责患者头部,其他人员将患者身体水平抬起,同时用力移至病床,取平卧位,两侧头颈砂袋制动。

(2)术后 6h 内去枕平卧,颈部沙袋制动,6h 后协助仰卧和 45°半侧卧,每 2 小时交替轴向翻身,保持头、颈、胸一直线。术后第 1 天,可摇高床头 15°,或垫薄枕保持颈椎生理前凸。第 2 天拔除颈部伤口引流管,拍片复查内固定位置良好,可予颈围固定,鼓励患者半坐位活动。按照先 90°坐位→床旁坐位→床旁站立→床周行走→病室内行走的顺序进行。起床活动时必须佩戴颈托,确保颈部不扭曲、避免剧烈旋转,以防内固定松动。护士在旁指导和保护。

(3)支具穿戴护理:颈椎骨折行后路寰枢融合术,虽然固定疗效确切,能明显提高寰枢段前后方向的稳定性,但抗侧弯和抗旋转能力较差。为提高植骨融合率并保证内固定的可靠性,仅依靠颈围保护不能达到固定效果,术后 5 天为患者量身定做头颈胸支具,以确保头颈中立位不前屈不旋转,鼓励患者在支具保护下早期离床活动。穿戴支具时必须松紧合宜,并在枕后、下颌、肩胛等骨隆突处加海绵衬垫以免皮肤破损。护士教会患者家属正确的穿戴方法。

5.饮食护理　颈椎前路手术由于术中牵拉气管食管或麻醉鼻插管引起鼻咽部黏膜损伤水肿,患者可出现一过性咽喉痛及吞咽困难。因此,术后 24~48h 内指导患者多食冷饮,以减轻咽喉部的充血水肿;进清淡易消化半流质饮食,避免辛辣刺激食物及甜食,以减少患者呛咳和痰液,同时注意食物温度不宜过烫,以免加重咽喉部水肿,待疼痛减轻后进普食。对于进食少和病情危重的患者应给予静脉营养支持。

【术后并发症护理】

1.颈部血肿　是颈前路手术较危急的并发症,处理不及时可造成患者窒息死亡。主要由于血管结扎不牢固、止血不彻底、术后引流不畅,或患者凝血功能不良所致的创口出血而引起的血肿。因此在手术后48h,尤其是在 12h 内,除严密观察生命体征外,应密切注意颈部外形是否肿胀,引流管是否通畅和引流量,有无呼吸异常等,另外要认真听取患者主诉,严密观察,及时巡视。对有高血压病史者,应注意控制血压,预防和减少创口出血。

2.喉上、喉返神经损伤　喉返神经位于气管、食管沟内,在手术暴露过程中,颈部粗短暴露颈椎间盘较困难,或有些患者本身解剖变异、特殊体质等,因为手术暴露过程误夹、误切、牵拉过久所致。表现为声音嘶哑、憋气,应做好解释安慰,解除顾虑。喉上神经损伤表现为术后出现一过性呛咳,不能进水等流质,发现患者进流食出现呛咳,应告知患者暂禁食流质,并报告医生给予增加输液量;根据情况给予固体食物,嘱咐慢嚼细吞,一般都能自行恢复。

3.脊髓损伤加重和神经根损伤　多见于手术止血不彻底,血肿压迫引起或减压时操作的震动对脊髓的冲击、基础疾病影响;神经根的损害多源于器械的刺激、直接挫伤或对神经的牵引过度引起。该类手术患者妥善安置后,应及时观察四肢的感觉活动及大小便情况,以便及时发现异常,报告医生处理。

4.脑脊液漏　为后纵韧带与硬膜囊粘连严重,手术分离或切除后纵韧带时损伤硬膜囊所致。发现上述情况后,立即将切口负压引流改普通引流袋引流,去枕平卧,术后采取严格的颈部制动、切口局部用1kg砂袋加压。对头晕、呕吐患者,抬高床尾30°～45°,予头低脚高位。同时报告医生,遵医嘱静脉滴注平衡液,必要时予拔管,切口加密缝合。

5.植骨块部分滑脱　与术后颈椎前屈后伸幅度较大,挤压植骨块向前移位;植骨块过大、重击后嵌入椎间隙;骨块碎裂后易移位;搬运不当、颈部制动控制不严有关。术后回病房在搬运、翻身时要保持脊柱一条直线,避免颈椎前屈、后伸幅度过大。另外选择合适的颈托或颈部外固定支架固定颈部,固定时间为3个月。严格限制颈部活动,平卧时颈部两侧用砂袋制动。严密观察,如影响吞咽及时告知医生,必要时行手术治疗。

6.供骨处感染及血肿　主要与供骨处为松质骨,容易渗血;患者早期剧烈活动等有关。对于感染患者应加强换药,保持创口敷料的清洁干燥,延长起床活动时间,从5天延长至10天,以减少活动,指导合理营养。发热者做好发热护理,进行对症处理,遵医嘱全身应用抗生素。血糖偏高者监测血糖,积极进行糖尿病治疗以控制血糖。对于血肿患者,拆除缝线,清除积血并切开引流,积极抗感染治疗。供骨处有引流者要保持引流通畅。

7.肺部感染　是颈椎前路手术患者死亡的主要原因,发生率高。注意保持呼吸道通畅,及时清除分泌物,予吸氧、雾化吸入、沐舒坦口服或静脉滴注化痰治疗。指导、鼓励患者做深呼吸,有效咳嗽。对于呼吸肌麻痹患者,在患者吸气末用双手从胸廓两侧向内挤压向上推,并指导患者做咳嗽动作,以协助排痰;同时使用抗生素控制感染。预防肺部感染的最好方法是让患者尽早从床上坐起,如戴好颈围或定制的颈部外固定支架支托坐起,有利于患者呼吸道通畅,便于排痰。

【康复教育】

1.功能锻炼和重建　近年来人们也用功能重组来解释脊髓损伤后肢体运动功能的恢复问题。即认为在正常情况下脊髓内已经存在的神经网络,在脊髓损伤后通过一定的功能锻炼可以发生功能重组,但应强调,这种功能重组具有"功能依赖性"也就是依赖于功能锻炼,否则就不能出现肢体运动功能的恢复。要做好患者及家属的思想工作,充分调动患者积极性,持之以恒,使患者的功能损害减少到最低限度,早日回归社会。

2.泌尿系统的康复　脊髓损伤后膀胱括约肌失去神经支配后发生尿潴留、尿路感染,严重者可导致患者死亡。脊髓损伤患者神经性膀胱治疗的最终目的是尽早建立自主排尿节律,不施行或少施行导尿,尽可能提高患者生活质量。目前常采用手法训练,在拔除导尿管后,要定时按摩下腹部膀胱区,由轻到重从上腹部慢慢向下推按,直到膀胱内尿液全部排出为止。在发达国家,普遍采用间歇性导尿,已成为急慢性脊髓损伤患者最常见的方法。间歇性导尿可使患者相对处于不带导尿管,以便膀胱周期性扩张刺激膀胱功能的恢复。

3.呼吸系统的康复　脊髓损伤患者长期卧床或呼吸肌运动障碍,呼吸道分泌物排出不畅,可引起肺部感染。应每天勤做深呼吸和有效咳嗽。

胃肠功能的康复可提供足够的热量、蛋白质以恢复细胞免疫功能,增强肌体免疫力,减少伤后感染的发生。如患者无明显腹胀,应尽可能在伤后1～2天开始进食,并辅以静脉营养,以维持肠黏膜的完整性和免疫功能。患者因脊髓神经损伤和长期卧床,肠蠕动减慢而易发生便秘,鼓励患者保持每日饮水量在1500ml以上、多食富含粗纤维的蔬菜、水果,教会家属以脐为中心顺时针方向环形按摩腹部3min,4次/d;也可给予热敷,养成定时排便的习惯,保证每2～3天解大便1次,必要时可应用润滑剂或缓泻剂。

4.心理康复　几乎所有的脊髓损伤患者在伤后均有严重的心理障碍,包括极度抑郁、烦躁,甚至发生精神分裂症。因此必须与家属协同向患者进行细致耐心的沟通,多给予鼓励性语言,帮助患者建立信心。同时加强安全防护,应特别对家属强调截瘫患者因皮肤感觉丧失,加上行动不便,在家中不仅要防止烫伤、冻伤、跌伤、碰伤等意外伤害,而且要预防自伤、自杀等情况。

（董立红）

第四节　骨科疾病介入治疗的护理

一、概述

与外科技术相比,介入治疗以其最大的优势"可重复性强,操作相对简便和创伤较小等"而在骨关节、创伤骨科、脊柱外科等领域被越来越多地应用,实现以最小的侵袭和最小的生理干扰达到最佳手术疗效。同时,介入治疗还常常与外科手术密切配合,如骨肿瘤在术前行栓塞治疗,可减少术中出血、缩短手术时间、提高肿瘤切除率;创伤出血患者可通过介入技术行紧急止血来挽救生命,而后再行原病变的手术处理。因此介入治疗已成为临床上不可或缺的治疗手段。目前骨科疾病的介入治疗主要有血管内和非血管技术两类。

(一)血管内技术

选择性血管插管技术是实施介入治疗的基本和必要技术。骨科常规挑选的靶动脉有椎动脉、肋间动脉(9 对)、旋肱前后动脉、肱深动脉、桡动脉、尺动脉、腰动脉(4 对)、闭孔动脉、臀上下动脉、髂腰动脉、旋股内外侧动脉、股深动脉、胫前及胫后动脉、腓动脉等。

1.经导管动脉内药物灌注　有资料证实,药物直接经靶动脉内注入,路途捷近,到达靶器官时的药物蛋白结合率较静脉给药低得多,药物效价可提高 2～22 倍,疗效提高 4～10 倍,且靶动脉内给药又可减少全身给药的不良反应。目前,采用药物和碘化油混悬液或碘化油乳化剂等以增加药物在靶器官的沉积存留,使药效维持较长时间。注药方法:①单次注药,一次性将药物注入靶动脉后拔管。骨肿瘤可用较大剂量的联合化疗药物做单次冲击化疗,间隔一段时间后再重复给药。②长期连续或间断注药,对骨髓炎及骨(关节)结核可一次插管后将导管保留 3～15d 或行导管药盒系统置入术,每天经导管给用足量有效的抗生素或抗结核药,尤以急性期的骨髓炎及活动期的结核为最宜。

2.经导管靶动脉栓塞　栓塞物经导管进入预期需要被栓塞的靶血管,就可达到诸如止血、阻断肿瘤血供抑制其生长、减少术中出血等目的。骨盆骨折出血或盆腔内出血即便手术也很难处理,且出血多来自髂内动脉的分支。髂内动脉的任何 1 支或所有的分支出血,目前都能施行栓塞治疗。当出血来自髂总或髂外动脉时,栓塞治疗危险性较大,可暂行球囊导管阻塞术,以换取手术探查的宝贵时间。如若出血部位难以寻觅,在肯定盆腔出血时,也可行双侧髂内动脉栓塞治疗,采用明胶海绵微粒栓塞髂内动脉,既能栓塞 1mm 以上的肌性动脉,导致从血管分叉处至毛细血管前小动脉不同平面侧支循环暂时或持久的闭塞而获得可靠的止血,又保证前毛细血管小动脉丛的血流通畅,从而避免了臀肌和皮肤的坏死。恶性骨肿瘤要尽可能完全彻底的栓塞肿瘤血管床以造成最大程度的肿瘤缺血坏死,但由于此类病变的血供来源复杂,血流动力学改变不同,所在和邻近器官可能受影响的程度以及受超选择插管水平等影响,完全阻塞几乎难以达到。

3.经导管动脉再通　血栓形成与栓子脱落是引起血管闭塞及其组织器官缺血的重要原因,并能导致严重的并发症。吻合血管术后血栓形成经超选靶动脉行溶栓药物的冲击灌注(压力不宜大)往往可意外地再通。血管狭窄造成不通或不畅通者可行腔内血管成形或血管内支架置入术。

(二)非血管技术

非血管技术相对血管内技术而言。对肿瘤的供养动脉闭塞,无法实施动脉内药物灌注或动静脉给药难以控制其生长的病例,则可经皮局部药物注射。其他,如经皮椎间隙内注射药物行病变椎间盘的髓核溶解、切吸突出的椎间盘组织、髓核成形、经皮椎体成形等均为骨科常见的介入治疗手段。

二、股骨头无菌坏死介入治疗护理

(一)概述

股骨头无菌坏死(ANFH)又称股骨头缺血性坏死,是由于各种原因造成单侧或双侧股骨头供血障碍引起的股骨头活性成分(骨细胞、骨髓细胞、脂肪细胞等)坏死的常见外科疾病。ANFH的非手术治疗和手术治疗方法较多,但疗效往往不确切。介入治疗是基于非手术治疗而开展的新方法,是一种微创治疗手段,针对缺血坏死的病理过程给死骨一个可修复的治疗环境。股骨头局部血液循环障碍,微血管血栓或外来栓子可使髓内微循环淤滞、静脉回流障碍,引起骨内压增高,再加上动脉血管痉挛灌注不足,最终导致股骨头缺血性坏死。将复方丹参、低分子右旋糖酐、尿激酶等药物超选择性注入旋骨内动脉,可解除血管痉挛,动脉栓子溶通,促进静脉回流,增加动脉灌注,降低骨内压,使有效循环量增加,重建坏死股骨头的血运,创造有利新生骨生长、修复骨坏死的微循环,从而有效治疗ANFH。

(二)病因

ANFH的发生与长期大量饮酒、长期超量使用激素、糖尿病、陈旧性骨折外伤等原因有关。创伤性股骨头缺血性坏死是因为股骨头的血液循环破坏而发生;非创伤性股骨头缺血性坏死,一般是由于骨质与骨髓内血管被栓塞所致。

(三)ANFH介入治疗的适应证及禁忌证

1.适应证　ANFH介入治疗可以缓解大多数患者的疼痛症状,延缓病程进度,推迟人工关节置换年龄,可适用于激素、乙醇、外伤(非骨折性)及其他各种原因引起的股骨头缺血性坏死。

2.禁忌证

(1)对比剂过敏。

(2)出血倾向。

(3)活动性出血(如溃疡病等)。

(4)近期有手术或外伤史(2周内)。

(5)近期发生过脑血管意外。

(6)重度全身性感染或穿刺部位有炎症。

(7)孕妇。

(8)严重高血压(血压>180/100mmHg)。

(9)对比剂使用高危,如严重的心、肝、肾功能不全,恶性甲状腺功能亢进(甲亢),多发性骨髓瘤等。

(四)术前护理

1.心理护理　介入治疗是一种新的治疗方法,患者往往对治疗术后并发症及预后产生顾虑、紧张情绪,因此术前必须向患者讲明介入术是一项新技术,采用股动脉穿刺,出血少、创伤小、不需缝针,见效快,说明介入治疗的必要性、治疗方法、术前辅助检查的目的及术后注意事项、医师的技术水平及同类患者痊愈情况等,以增强患者战胜疾病的信心,使其配合治疗及护理,对女患者,尽量避开月经期。

2.术前准备

(1)完善各项检查,如血常规、凝血酶原时间、出凝血时间、肝肾功能及 X 线、心电图检查等。

(2)做碘和普鲁卡因过敏试验,普鲁卡因阳性者采用利多卡因麻醉。

(3)做好穿刺部位的皮肤准备,备皮范围:脐下至双大腿上 1/3,剃净汗毛、阴毛。

(4)进食易消化食物,避免术后便秘致腹压增高引起穿刺点出血。

(5)向患者讲解引起本病的有关因素,以引起患者及其家属的重视,对烟酒嗜好者劝其戒烟酒以消除致病因素。

(6)训练床上大小便,以适应术后卧床需要。

(7)嘱患者术前 4h 禁食、禁水。

(8)术前 30min 应用镇静药。

(五)术中配合

1.麻醉及手术体位　股骨头坏死介入治疗一般在局麻下进行。患者取仰卧位。

2.常用器材和物品

(1)股骨头坏死介入治疗手术包:注射器、聚维酮碘棉球、无菌纱布及无菌手套。

(2)股骨头坏死介入治疗器械:穿刺针、导管鞘、导管及超滑亲水导丝。

3.手术操作途径

(1)股动脉路径:经对侧股动脉穿刺→髂总动脉→腹主动脉→患侧髂总动脉→患侧髂内外动脉→患侧旋骨内外动脉及闭孔动脉。

(2)肱动脉路径:经肱动脉穿刺→锁骨下动脉→主动脉弓→降主动脉→腹主动脉→患侧髂总动脉→患侧髂内外动脉→患侧旋骨内外动脉及闭孔动脉。如为双侧病变,做完一侧后将导管抽至腹主动脉,再进入另一侧髂总动脉、髂内外动脉、旋骨内外动脉及闭孔动脉。

(六)术后护理

1.体位与病情观察

(1)术后 24h 内要严密观察体温、脉搏、呼吸、血压的变化,观察测量每 2h 1 次,连测 6 次,平稳后改为每 4h 1 次,监测 2d 并做好记录。

(2)术后给予术肢外展、内旋、伸直、制动,保持关节的功能状态,垫高约 15°,以利静脉回流。

(3)术后 24h 绝对卧床休息、患肢制动,穿刺部位沙袋加压,以压迫止血,避免穿刺点渗血。

(4)注意患肢疼痛、麻木改善情况,发现足背动脉搏动减弱或消失,说明有动脉血栓形成,应及时通知医师紧急处理。

2.用药护理　静脉滴注抗生素 3d,预防感染。静脉滴注血管扩张药和溶栓药 1 周。用药期间严密观察有否出血情况,如有无皮下、牙龈出血,有无腹痛、呕血、便血等,发现异常及时通知医师。坚持服用肠溶阿司匹林、钙片、鱼肝油等 3～6 个月。

3.预防并发症　动脉血栓形成是该手术最主要的并发症,可因多次反复穿刺使血管内膜严重破坏,内壁不光滑,或术后穿刺处长时间压迫止血等因素所致。主要表现为患肢疼痛,肤色苍白,肢体发凉,足背动脉搏动减弱或消失。因此,术中避免在一处反复穿刺,穿刺处加压包扎时压力适中,至 24h 撤除;加压包扎期间观察患肢皮肤颜色,足背动脉搏动强弱。

4.饮食护理　术后 6h 患者可进易消化、富营养的少量饮食,鼓励患者多喝水(每天至少 1500～

2000ml),以加快对比剂的排出。非创伤性 ANFH 的发生与长期饮酒及高脂蛋白有关,因此,治疗期间应禁酒,进低脂饮食,以减少脂蛋白血浆浓度,保持血液低脂状态。指导患者加强补钙,如口服钙片,多食鱼、奶、豆制品等食物,以促进死骨的修复,增强机体的抵抗力,促进新生骨质的生长。多吃新鲜的蔬菜水果,保持大便通畅,戒烟,忌辛辣、刺激性食物或饮料。

5.功能锻炼指导　介入术 24h 后,指导患者在床上行不负重患肢功能锻炼,行膝或髋伸、屈运动,每天 3～4 次,第 1～3 天每次 3～5min,以后每次 5～10min。1 周后扶拐下地活动,每天 1～2 次,每次 5～10min;2 周后视恢复状况逐渐增加活动次数及适当延长活动时间,每天 2～3 次,但不可负重,以免引起股骨头塌陷。坚持以上活动和锻炼 1～3 个月,3 个月后弃拐开始慢慢行走,逐渐负重。

6.疼痛护理　患者麻醉消失后,常感切口疼痛不适,应多与患者进行交谈,以分散其注意力,并用温和的语言向患者解释,一般术后 2d 疼痛缓解或消失,必要时给予镇痛药物。

7.加强生活护理　指导协助患者定时翻身拍背、抬臀,按摩臀部及骶尾部等受压部位,防止压疮、坠积性肺炎和下肢静脉栓塞等并发症。

(七)健康指导

1.功能锻炼指导

(1)应指导患者坚持进行功能锻炼,指导患者进行抗阻训练,如每天早晚进行蹬车、慢跑、打太极拳等,以增强肌力和耐力。但要禁止剧烈活动,如蹦跳、登山、打球等,6 个月内不从事重体力劳动和不进行负重练习或长时间行走,注意劳逸结合。

(2)向患者讲解术后进行功能锻炼对治疗本病的重要性,"三分治疗,七分锻炼",告知其不间断地、循序渐进地进行肌力、关节活动训练,可建立周围组织的稳定性,保护关节,促进早日康复。灌输"珍爱关节,终身康复"的理念,使其自觉进行锻炼。让患者正确认识"动"与"静"、"练"与"养"的关系,养成科学的生活方式。

2.其他　合理膳食,禁烟禁酒,加强营养,多食水果、蔬菜,以促进肠蠕动,保持大便通畅。告知患者及其家属复查时间,若有异常,应随时就诊,定期门诊复查。

三、经皮椎体成形术介入治疗的护理

(一)概述

经皮椎体成形术(PVP)是近年来脊柱外科发展的一项微创技术,即在影像导引下,通过将穿刺针经皮穿刺到病变椎体后,向椎体内注入人工骨(主要成分为骨水泥),以达到增强椎体强度和稳定性,防止塌陷,缓解腰背疼痛,甚至部分恢复椎体高度的目的。经过近 20 年的发展,PVP 已成为骨质疏松性椎体压缩性骨折、脊椎转移瘤、骨髓瘤的重要治疗手段,其疼痛缓解率达 80%～95%,多数患者在术后 6～72h 即起效。

(二)PVP 的适应证及禁忌证

【适应证】

1.骨质疏松致压缩性骨折患者中有如下情况

(1)卧床休息及药物治疗 3～4 周无效。

(2)不能耐受镇痛药物。

(3)年龄较大(>65 岁)有疼痛症状。

2.椎体恶性肿瘤致压缩性骨折患者中有如下情况

(1)椎体塌陷程度不超过原有椎体高度的 2/3,对椎体压缩高度超过 70% 的选择有争议。

（2）椎体的后缘不一定完整，但无脊髓压迫和硬膜外侵犯。

（3）疼痛不是主要由神经受压迫引起。

3.侵袭性椎体血管瘤患者中有如下情况

（1）有疼痛的临床症状但无 X 线表现，可选择性行椎体成形术，缓解疼痛。人瘤组织配合椎体成形术。

（2）无临床症状但 X 线见骨质破坏，可暂时随访观察。

4.椎体转移瘤患者中有如下情况

（1）转移瘤所致椎体塌陷引起严重的腰背疼痛，需卧床休息和服用镇痛药来缓解。

（2）放疗前为防止椎体塌陷。

（3）放疗或化疗后疼痛不能缓解。

（4）转移瘤所致脊椎稳定性下降。

（5）有手术禁忌证或不愿手术。

（6）需要手术治疗，术前行 PVP 可增加椎体的强度，栓塞部分动脉，减少术中出血。

【禁忌证】

1.绝对禁忌证

（1）无症状的稳定骨折。

（2）凝血功能障碍。

（3）药物等其他方法治疗有效。

（4）椎体骨髓炎。

（5）对 PVP 中所需材料过敏。

（6）非骨质疏松的急性创伤性骨折。

2.相对禁忌证

（1）椎体骨折线越过椎体后缘或椎体后缘骨质破坏、不完整。

（2）椎弓根骨折。

（3）严重压缩性骨折：上胸椎压缩比例超过 50%，腰椎压缩比例超过 75%。

（4）严重心肺疾病、体质极度虚弱，不能耐受手术。

（5）成骨性转移性肿瘤。

（6）合并神经损伤、病变已经侵及脊髓造成截瘫无疼痛症状。

（7）存在活动性感染（非原发病引起）。

（8）1 次对 3 个以上椎体行 PVP 时，大量被栓塞的髓质有引起肺栓塞的可能，也应被视为相对禁忌。

（三）术前护理

1.完善术前检查　常规进行心、肝、肺、肾及凝血功能检查，备血，药物过敏试验（包括碘过敏试验），椎体正、侧位 X 线摄片和 CT 检查，必要时行 MRI 检查。若有高血压、糖尿病等基础疾病需积极控制后方可手术。协助医师签好知情同意及手术同意书。

2.术前体位护理　入院后常规卧硬板床，外出检查时佩戴腰围，用平车护送。PVP 多取俯卧位，且要求患者在术中保持固定体位。术前体位训练至关重要，可增强患者耐受力，防止术中体位移动，避免穿刺过程偏差失误，有利于观察骨水泥在椎体内的填充分布及渗漏情况。要求从术前 3d 开始进行俯卧位训练，循序渐进，强调轴线翻身，动作轻柔，每天 2～3 次，从 30min 开始逐渐过渡到 2h 以上。俯卧时胸部垫软枕，注意患者呼吸有无不适，在两餐之间及睡前进行，防止饥饿或过饱时训练，饥饿时训练容易引起低血糖，饱餐时俯卧位脊椎伸展过度，十二指肠及肠系膜上动脉易受压迫，可引起自主神经功能紊乱、胃张力减低和排空延迟,使患者恶心、呕吐及上腹部不适。

3.心理护理　患者多存在不同程度的腰背部疼痛,且生活自理能力下降,又因为缺乏对介入知识的了解和对预后的担心,往往产生恐惧、焦虑的心理。护士应根据患者情况,利用自己已掌握的知识,耐心向患者解释手术的方法、优点、适应证、手术疗效等,可列举一些此类患者手术成功的例子,现身说法更具说服力,从而消除患者的各种顾虑和不良情绪的影响,使患者更有信心。

4.疼痛护理　对于疼痛剧烈、难以翻身俯卧的患者,术前联系麻醉医师帮助术中镇痛以便于安全完成PVP。还可采用支持疗法缓解疼痛,如分散注意力减轻疼痛知觉,或是事先进行疼痛知识的教育,改变疼痛反应,鼓励患者保持良好的心态,有利于增加对疼痛的耐受性。

5.皮肤准备　由于椎体压缩性骨折及脊柱肿瘤的患者多有长期卧床史,因此需要检查与手术相关的皮肤是否完整,有无脓点及感染性创面,如有局部感染征象,应行局部治疗或必要的全身治疗并择期手术。

6.床上排便训练　术前2d起开始训练床上大小便,以防止尿潴留,适应术后早期卧床的需要。

(四)术中配合

1.麻醉及手术体位

(1)麻醉方式:常采用局部麻醉以利患者舒适和放松,通常不需要静脉麻醉。无论哪种局部麻醉都应对穿刺点、穿刺途径和骨膜做充分的药物浸润。对疼痛严重不能俯卧或有精神疾病的患者应给予全身麻醉。

(2)手术体位:患者取俯卧位于手术床上,用软枕垫于患者胸前及骨盆以保持呼吸道通畅及良好的手术体位。

2.常用器材和物品

(1)PVP包:小治疗巾、剖腹单、中单、卵圆钳、一次性塑料碗及小纱布。

(2)PVP器材:穿刺针、心电监护仪、2%利多卡因、手套、对比剂、无菌钡粉、骨水泥、骨水泥穿刺套装、1ml专用注射器、定位金属条、聚维酮碘、10ml注射器、记号笔、计时器、三通开关及外科不锈钢锤。

3.手术操作途径

(1)穿刺途径:椎弓根途径、椎弓根外途径、后外侧途径(仅用于腰椎)及前外侧途径(仅用于颈椎)。多数PVP的经典途径是椎弓根途径。它具有的优点有明确的解剖标志,可使穿刺器械有效地置入椎体内,可避免其他途径可能造成的损伤(如神经根、肺等)。

(2)椎弓根途径:在C形臂X线机透视下,将穿刺针尖置于病椎椎弓根的外上象限(左侧为10点钟位置,右侧为2点钟位置),调整穿刺针方向,缓慢钻入椎弓根至椎体前中1/3交界处,并将针尖斜面朝向对侧,将针芯退出,注入少量对比剂,观察静脉回流情况。

(五)术后护理

1.一般护理

(1)搬运:患者由手术室回病房,应用3人搬运法将患者平移至床上。搬运者分别位于病床与患者的外侧,托起肩背部、腰臀部及下肢,保持身体轴线平直,同时用力将患者平放在床上。

(2)体位护理:术后去枕平卧4～6h,以压迫伤口,利于止血,以后轴线翻身每2h1次,防止脊柱扭曲。卧床24h后鼓励患者下床活动。

(3)病情观察:术后24h密切监测生命体征变化,测血压、脉搏、呼吸、血氧饱和度1/h,注意患者神志情况,警惕肺栓塞。观察患者双下肢的感觉运动情况,发现异常及时报告医师。高血压、糖尿病患者的血压、血糖应控制在正常范围内。

(4)伤口护理:观察伤口出血情况,切口敷料有无渗湿,观察渗出液量、颜色、性状。敷料渗湿后及时更换,以防感染。

(5)疼痛护理:由于手术时间短、切口小以及骨水泥加固椎体病变后有很好的镇痛效果,故术后即停用镇痛药物,以利于评价PVP的疗效。但PVP术后也可能出现疼痛,主要原因有2个方面:①穿刺本身所致的损伤,PVP的穿刺针较粗,对周围组织的损伤也较大;②由于骨水泥在聚合时会发生散热效应,由此产生的热量可使骨水泥周围的温度达60～70℃,最高可达90℃,从而影响相邻神经、血管、韧带、肌肉等组织,一方面有镇痛作用,同时也可造成邻近神经的激惹和周围组织的炎性反应,使部分患者术后数小时内发生一过性疼痛加重或发热。护士要加强巡视,耐心解释疼痛或发热的原因及持续时间,消除患者顾虑,并遵医嘱对症处理。

2.并发症的观察和护理

(1)脊髓、神经根损伤:术中骨水泥注入椎体时,如漏入硬膜外、椎间孔、椎间盘,会引起对脊髓、神经根的压迫。因此,手术操作应在C形臂X线机和透视下进行,并定时做唤醒试验,术后严密观察患者双下肢的感觉运动情况,并与术前进行比较,如出现双下肢麻木、疼痛、活动障碍等情况,及时报告医师,必要时做好手术减压的准备。

(2)肺栓塞:骨水泥微粒进入椎旁静脉丛,形成栓子进入肺循环引起肺栓塞,一旦发生肺栓塞,病死率很高,故应及早发现及时处理。密切观察病情变化,尤其是呼吸情况,警惕肺栓塞的发生。若患者突然出现胸闷、咳嗽、发绀、呼吸困难,立即给予吸氧并通知医师进行救治。

3.功能锻炼　术后根据患者腰腿痛恢复情况指导功能锻炼及佩戴腰围离床活动。术后2h患者腰腿痛症状缓解,即可指导患者加强下肢肌肉锻炼。①第1～3天:术后24h即可进行直腿抬高锻炼,防止神经根粘连。方法:身体平卧,两腿伸直,医护人员用手将患者下肢抬起,不断抬高抬腿高度,并教会患者自己掌握抬腿方法,进行主动练习,每天2～3组,5～10次/组,双腿交替进行。指导患者进行股四头肌等长收缩,每天2次,每次30min;②第4～6天:增加屈膝、屈髋的被动活动,以增加双下肢肌肉的力量,循序渐进地进行;③第7天,腰背部伤口愈合良好,损伤软组织基本愈合,即可进行腰背肌功能锻炼。从5点式开始,逐渐过渡到3点式。

(六)健康教育

1.生活指导

(1)向患者及其家属讲解功能锻炼的重要性,适当参加户外活动,多接受阳光照射,促进机体钙质的吸收和沉积。对于存在骨质疏松的患者,指导科学饮食,多食高钙食物,如奶类、虾皮、豆制品、骨头汤等,必要时在医师指导下服用抗骨质疏松药物。

(2)卧硬板床,下床活动必须佩戴腰围。注意纠正日常生活中不正确的姿势和习惯,比如不要久坐,提物时将重量平均到两侧手臂,避免过度弯腰或劳累,拾物时宜屈膝下蹲而不是弯腰去捡,夏天不要贪凉,应避免空调、电扇直对着腰背部吹等。

2.随访　发生病情变化及时随诊,术后3、6、12个月门诊随访。

四、经皮穿刺腰椎间盘切割术介入治疗的护理

(一)概述

椎间盘突出是指髓核组织通过薄弱或破裂的纤维环膨出或突出的状态。如这种膨出或突出的组织压迫或直接刺激椎间盘细小的纤维环神经或脊神经根引起腰痛或腿痛,称之为腰椎间盘突出症。目前,椎间盘突出症的治疗较为复杂,而且效果不佳。开放手术,往往容易合并周围组织损伤、术后恢复较慢、患者难

以接受等不足。近年来,采用微创介入技术已成为这类疾病治疗的热点之一。自 20 世纪 90 年代起,我国部分医院开展了细针经皮穿刺椎间盘切割抽吸的微创介入治疗方法,这种方法是在 X 线透视的引导下,将一根细针经皮插入到病变的腰椎间盘内,通过微型的螺旋切割刀进行椎间盘开窗减压并将髓核切碎和抽吸出体外,降低椎间盘内压力,使突出部分得到回纳,从而减轻对神经根及椎间盘周围痛觉感受器的压迫性刺激,解除了椎间盘突出的症状。这种方法的优点是创伤小,皮肤上只有一个小针眼;恢复快,痛苦小,越来越受到广大患者的欢迎。

（二）病因

腰椎间盘突出的主要原因是椎间盘的退行性变所致,而作用于腰部的外伤虽可引起骨折脱位,但却很少引起髓核突出;反之,某些稍许增加腹压的因素,或是在毫无外力的情况下,却可出现髓核突出。其原因主要是在椎间盘退行性变的基础上,某种可诱发椎间压力突然升高的因素致使已变性、薄化的纤维环破裂,髓核突出或脱出。常见诱因包括腹压增高、诸如剧烈咳嗽、屏气、用力大便等;腰部姿势不良,如弯腰体位尤其再伴有腰部扭转时;思想准备不足时腰部负荷增高引起髓核突出甚至脱出。

（三）经皮穿刺腰椎间盘切割术适应证和禁忌证

1.适应证

(1)主诉坐骨神经痛和(或)腰痛,一侧或双侧下肢活动受限、跛行。

(2)有下肢特定区域的皮区感觉异常。

(3)有轻瘫、马尾神经受压症状、失用性肌萎缩或腱反射改变等体征。

(4)至少 4 周的保守治疗无效。

(5)CT 或 MRI 检查诊断为腰椎间盘突出,并与临床症状和体征相一致。

2.禁忌证

(1)有椎间盘突出但无神经根性疼痛。

(2)慢性椎间盘源性疼痛。

(3)非椎间盘病变所致的腰腿痛,如严重椎管狭窄症、晚期脊椎退行性改变或关节突增生、脊柱不稳。

(4)中央型椎间盘突出但有严重钙化。

(5)神经周围粘连的复发椎间盘突出。

(6)马尾神经综合征。

(7)有游离的移位明显的椎间盘突出。

(8)脊柱病理性改变和妊娠。

（四）术前护理

1.心理护理　椎间盘突出症多见于青壮年,他们常因患此病不能从事体力劳动和伏案工作,患者非常痛苦,心理负担重。而一旦决定手术患者又常常产生焦虑、恐惧、精神紧张等反应。因此,护理人员要合理、恰当地向患者说明手术方式、麻醉方法、手术经过以及术中如何配合等,增加患者的安全感。其次,用现身说法帮助患者消除紧张心理,让其和做过该手术的患者交谈,这对他们具有影响力和说服力。在交谈过程中,鼓励患者提出不同问题,然后有针对性地进行解释和安慰,使患者思想上彻底放松。

2.术前准备

(1)指导患者练习床上大小便,以免术后不习惯床上大小便而影响疾病的恢复。

(2)完善术前常规查,如血常规,出、凝血时间,心肺功能检查等,做好药物过敏试验。

(3)术前 30min 肌内注射苯巴比妥(鲁米那)100mg,地西泮 10mg 镇静。准备 CT 片带入手术室。

（五）术中配合

1.麻醉及手术体位　2%利多卡因 10ml 局部浸润麻醉。患者取侧卧位,患侧在上,腰部垫平。

2.常用器材和物品

(1)椎间盘手术器械:后颅凹撑开器、甲状腺拉钩、椎板拉钩、角形神经拉钩、椎板咬骨钳,棘突咬骨钳、枪式咬骨钳、髓核钳、骨膜剥离器、硬膜剥离子、锤子、骨凿、刮匙、爱迪森镊、有齿镊、吸引头、血管钳、持针器等。

(2)椎间盘切割器:椎间盘切割器分为可移动深度标志器及抽吸式集腔两部分组成。

3.手术操作途径　选择安全可靠的进针路径是手术成功的关键,包括经皮后外侧椎间孔途径、经皮椎板间隙途径与后侧旁正中途径。后侧旁正中途径为标准的脊柱旁手术入路。按照不同椎间盘部位并结合CT和MRI横断面图像来确定进针的穿刺点和角度,一般穿刺点距后正中线10~18cm,进针呈5°~30°。取侧位椎间盘前2/3与后1/3交界点同腰部表面穿刺点连线为进针路径,此线与椎间盘大致平行,便于对髓核的切割。若工作通道靠近头侧,则可显露穿过该椎间孔的出口根以及由它构成的"工作三角区";其前边界为穿出的神经根—出口根,下界为下方椎体的上缘终板,内缘为行走神经根、硬膜囊和硬膜外脂肪组织,后方为下位椎体的关节突和相邻节段的关节突关节。

(六)术后护理

1.一般护理

(1)伤口护理:注意穿刺伤口渗血,保持敷料清洁、干燥。如伤口处出血,应用拇指按压穿刺点,直至出血停止,及时更换敷料。

(2)卧床休息:术后绝对卧床5~7d,可减轻纤维环周围软组织的出血、水肿,防止纤维环进一步损伤。选择卧硬板床,指导患者翻身时采取轴线翻身,可在床上滚动,保持腰背部直位。以取仰卧位或侧卧位为宜,以保持脊柱自然曲度,降低椎间盘内压力。

(3)病情观察:询问患者腰腿疼痛改善情况,了解手术效果。注意血压、体温、腰痛情况,防止椎间盘感染。

(4)保持大小便通畅:必要时使用缓泻药,防止因用力排便致腹压增大,髓核脱出。

2.加强腰背肌锻炼　可增强纤维后纵韧带的弹力,利于突出髓核的回纳,从而减轻对神经根的压力。术后3d开始指导患者床上锻炼腰背肌,功能锻炼应先慢后快、先小幅度后大幅度、循序渐进、持之以恒。锻炼的形式及内容如下。

(1)直腿抬高锻炼:以避免神经粘连。

(2)仰卧位梨状肌舒缩锻炼:仰卧抬足,做空中蹬车活动。

(3)仰卧位拱桥式背伸肌锻炼:①5点支撑法,取仰卧位,双侧屈肘,屈膝,以头、双足、双肘5点作支撑,用力拱腰锻炼。②3点支撑法,以头及双足3点作支撑,用力拱腰锻炼。锻炼次数及负荷视病情及身体状况而定,一般以不感疲劳、能耐受为宜。

(七)健康指导

1.生活指导

(1)饮食指导:创伤后,能量消耗可增加100%~200%。因此,在手术前后补充充足的营养,以改善患者的营养状态,促进康复。应多饮水,保证每天1500~2000ml。多吃蔬菜、水果及营养丰富的食物,如鸡蛋、鱼类、牛奶、西红柿等。保证每天1杯鲜牛奶及1枚鸡蛋以满足身体的需要量,增强机体免疫力,促进伤口愈合。

(2)注意事项:指导患者采取正确的站立姿势和坐位姿势,防止复发。避免腰椎间盘突出的诱发因素,预防呼吸道感染,防止便秘,避免搬重物。注意要卧硬板床,3个月内尽可能多卧床休息,不负重,不弯腰,并佩戴腰围。起床后、工作前后适当活动腰部,以增加腰肌的协调性和脊柱关节的灵活性。搬重物时,物体要靠近身体,取下蹲屈髋屈膝姿势。

（3）劝患者少吸烟,防止烟中尼古丁致使椎体内血容量减少而加快椎间盘退行性变。

2.腰背肌功能锻炼　力求练成自身的肌肉腰围,以加强脊柱的外源性稳定。同时正确使用腰围,每天间断佩戴腰围,睡觉、吃饭时取下腰围。恢复后期,腰围只用于久坐或弯腰负重时,防止腰背肌萎缩。

3.不同工作者的恢复时间　脑力劳动者,2～3个月后可恢复正常工作。体力劳动者,4～5个月后才可恢复正常工作。

五、经皮腰椎间盘溶解术介入治疗的护理

（一）概述

胶原酶溶解术是将胶原酶注入病变的椎间盘内或突出物的周围,依靠胶原酶分解胶原纤维的药理作用来溶解胶原组织,使突出物减小或消失,以缓解或消除其对神经组织的压迫,从而使患者的临床症状得到改善。胶原酶是一种主要溶解胶原蛋白的酶,能有效地溶解髓核和纤维环中的Ⅰ型和Ⅱ型胶原,与人体组织渗透压相等的胶原酶溶液不破坏组织细胞和神经细胞,对血红蛋白、乳酪蛋白、硫酸角质素等蛋白无损害,能在正常的生理环境和酸碱度下分解胶原纤维,使其降解为相关的氨基酸并被血浆所吸收。

椎间盘髓核组织主要由黏多糖、胶原蛋白构成。瑞典学者 Carl Hirsch 于 1959 年进行了木瓜凝乳蛋白酶(木瓜酶)溶解髓核的试验,试验结果表明,木瓜酶能使髓核组织脱水萎缩。1963 年,Smith 在综合他人和自己动物实验的基础上,首次将木瓜酶注入人体的腰椎间盘内,开创了使用化学方法溶解治疗椎间盘突出症的先河,并命名为"化学溶核术"。在临床被逐步推广应用。

可用于腰椎间盘盘内及盘外注射治疗椎间盘突出症的药物有木瓜凝乳蛋白酶、胶原酶、多糖酶、糜蛋白酶、透明质酸酶和软骨素酶 ABC 等。国外常用的有木瓜酶和胶原酶。国内主要使用胶原酶。目前,各国生产的胶原酶主要是从溶组织的梭状芽孢杆菌中提取的。鉴于木瓜酶本身的毒性反应,同时考虑到椎间盘的主要成分是胶原纤维,1968 年美国学者 Sussman 使用胶原酶进行了椎间盘组织的体外溶解试验,在动物试验成功的基础上,于 1969 年首次使用胶原酶治疗腰椎间盘突出症。

国内使用胶原酶椎间盘溶解术作为治疗腰椎间盘突出症的病例大约 35 万,治疗单位约 3000 家医院,治疗科室由原来的骨科,普及至麻醉科、疼痛科、理疗科、康复科、介入放射科等。注射方法由原来的单一椎间盘内注射发展至椎间盘内、外联合注射,椎间孔、经骶裂孔硬膜外腔前间隙、侧隐窝、骶后孔注射等 20余种。注射部位由过去的单纯腰部椎间盘,发展至颈、胸、腰、骶及椎管的任何部位。已成为我国治疗椎间盘突出症的有效手段之一。

（二）经皮腰椎间盘溶解术适应证和禁忌证

1.适应证　目前,国内外公认的标准,凡具备下列条件之一者,可考虑施行胶原酶椎间盘溶解术。

（1）单侧腰腿痛,并有明显的神经根压迫症状。

（2）符合手术切除指征。

（3）经 3 个月正规非手术治疗无效。

胶原酶椎间盘溶解术的适应证相对较窄。对于存在第二诊断(椎管狭窄、椎体滑脱等)的患者则治疗效果不佳。

2.禁忌证　施行胶原酶椎间盘溶解术则应谨慎。

（1）过敏体质。

（2）马尾神经综合征。

（3）代谢性疾病。

（4）椎间盘炎或椎间隙感染。

（5）有心理变态。

（6）骨性腰椎管狭窄并腰腿痛。

（7）非椎间盘源性腰腿痛。

（8）妊娠和年龄＜14岁。

（9）突出物游离于腰椎管外。

（10）突出物已钙化或骨化。

（三）术前护理

胶原酶溶解术属于微创性介入治疗，其操作本身就具有很大的盲目性，技术上要求较高，治疗的对象多为老年患者，故全身和局部抗感染力差。再者，由于一次用药剂量为1200～1600U，费用较高，且治疗效果难以预测，多数患者在术前有很大的心理负担。

1.心理护理　骶管硬膜囊前间隙注射胶原酶是一种微创手术，患者对新开展的手术并不了解，常顾忌安全性和有效性，难免出现多种心理问题，如焦虑、担心、恐惧等，这些不良心理对手术不利。护士应首先了解患者的心理状况，针对性地实施心理护理、健康教育。解释此种手术的优越性，即创伤小、手术时间短、出血量少、恢复快，避免开放性手术的一些并发症。动员刚接受手术且疗效显著，尚未出院的患者进行现身说法，减少患者的顾虑，提高自信心，更好地配合手术。

2.大小便护理　由于该手术的患者术后需绝对卧床休息24h，一般性的卧床休息1～2周，在此阶段内，大小便必须在床上进行。因此，术前就应训练患者在床上排大小便。在此基础上，术后方能顺利地解决大小便问题。

3.术前准备　开放静脉通道，常规静脉输液，遵医嘱静脉注射地塞米松5mg，并按时按量给予抗生素，以抗过敏和防止感染的发生。嘱患者术前3d禁食海鲜类饮食，以减少过敏反应的发生。协助麻醉医师备齐各种抢救仪器及抢救药品，随时监测血压、脉搏、呼吸等生命体征，必要时可监测SpO_2和ECG。

（四）术中配合

1.麻醉方法和体位　1％利多卡因局部麻醉。取俯卧位或侧卧位。

2.手术器材

（1）硬膜外穿刺包：穿刺针、针头、弯盘、硬膜外导管、洞巾、注射器、血管钳及纱布。

（2）经皮椎体成形术手术器材：硬膜外穿刺包、C形臂X线机、1.3％利多卡因重比重液、空针、胶原酶、对比剂、心电监护仪。

3.手术操作途径　胶原酶可行椎间盘内注射、椎间盘外注射或椎间盘内外联合注射，及采用其他可以注射到椎间盘突出部位的任何途径来治疗椎间盘突出症。胶原酶盘外溶解术常用方法有骶裂孔前间隙法：经骶裂孔穿刺；后路前、侧间隙法：经后正中棘突间隙穿刺至病变相应节段的硬膜外。只有根据患者出现的不同临床症状及椎间盘突出的不同部位来选择注射治疗的方法，才能获得良好的治疗效果。

（1）骶裂孔前间隙法：使用15cm长、18号针经骶裂孔穿刺成功后，置入带钢丝硬膜外导管置入深度13～19cm。拔出钢丝后回抽无血液、脑脊液，遂开始注入对比剂，经正侧位椎管造影，确定导管位于硬膜外前间隙，并与病变椎间盘节段相符，即注入1.3％利多卡因重比重液3ml，15min后无脊麻现象，随后注入曲安奈德（康宁克痛A）注射液1ml，胶原酶2～4ml（1200～2400U）。置入硬膜外导管深度计算方法，从病变椎间盘平面的棘突间隙至穿刺针入口处的距离加3cm。注入胶原酶后，患者取俯卧位或患侧卧位8h。术前静脉注射地塞米松5mg，手术当日开始口服阿司咪唑（息斯敏）10mg/d，服用3d，以预防过敏反应。

（2）后路前、侧间隙法：经后正中棘突间隙穿刺至病变相应节段的硬膜外后间隙回抽无血液、脑脊液。

插入硬膜外导管(不带钢丝)向患者侧间隙置管 2～3cm,导管遇有骨性感,表明导管前端抵达椎体后缘,然后注入 2ml 对比剂,行正侧位椎管造影摄像,确定导管位于硬膜外前间隙或侧间隙(接近侧隐窝),注入 1.3%利多卡因重比重液 3ml,15min 除外脊麻征象,即可注入曲安奈德 40mg 和胶原酶液(2～4ml)。

(3)椎间孔硬膜外腔置管注射法:患者取俯卧位,腹下垫 1 个 20cm 厚软枕,1%利多卡因局部麻醉,将 18 号硬膜外腔穿刺针从 CT 指示的最佳进针点刺入皮肤,垂直向下进针。如遇到骨质,稍向外倾斜针体刺入;如未遇到骨质,进针到预定深度,即 CT 扫描所测健康人深度均值或稍深(5mm),仍无阻力消失感及硬膜外穿刺成功的指征出现,稍退针 10mm,再向内倾斜针体刺入,多可顺利穿刺成功。至有突破感后,连接注射器回抽无液体及血液,注气无阻力有回弹,注水有气、水泡涌出等硬膜外腔穿刺成功的指征明显后,将硬膜外腔穿刺针的勺状面对向椎间孔,插入硬膜外导管 30mm,退针后固定留管。注入 1.3%利多卡因 3ml,观察 5～10min 无全脊髓麻醉的现象出现,腰腿痛征象减轻或消失,或穿刺相应椎间孔神经支配区有麻木感,确认硬膜外导管置入突出椎间盘压迫神经根处后,送患者回病房,并置患侧(置管侧)向上侧卧位 1h,将胶原酶粉剂 1200U 溶于胶原酶稀释液 4ml 内注入硬膜外腔,观察 1h 后无过敏及其他并发症后,置患侧向上侧卧位 12h,注药后 24～96h 如有疼痛,可再从留置硬膜外导管内注入胶原酶稀释液 4ml 镇痛。绝对卧床 1 周后拔除硬膜外导管。

(五)术后护理

1.一般护理

(1)体位护理:术后俯卧位 8h 后,转成仰卧位,绝对卧床 24h。之后平卧休息 1～2 周。

(2)饮食指导:多食用易消化的粗纤维食物,以增加肠蠕动,防止肠麻痹。禁食海鲜类饮食 1 周。

(3)尿潴留护理:此种不良反应偶见于椎间盘内注射的患者,若发生尿潴留可轻揉患者的下腹部,听流水声,必要时使用小剂量的利尿药或导尿。

2.疼痛护理　疼痛作为第 5 生命体征,已越来越受到重视。疼痛是个体的主观感受,是一种不愉快的感觉及情绪体验,常与真实的或潜在的组织伤害有关。手术后的疼痛和术前相比,在麻醉药尚未失效前只有减轻,可以配合心理疏导、放松疗法。用理解和同情的态度去关爱患者,支持患者,耐心倾听其主诉,主动与患者建立并维持良好的护患关系。对强烈克制的患者给予鼓励,并让其呻吟,以转移疼痛,提供舒适的环境,减少一切不良刺激,分散注意力。疼痛比较剧烈者,不能忍受,在诊断明确病因后可给予药物镇痛,如哌替啶或曲马朵等,在使用镇痛药期间,掌握镇痛药物使用的适应证、作用机制、用法、用药间隔时间及使用时的注意事项。在使用多种药物时,注意配伍禁忌,定时评估疼痛情况及观察药物不良反应。

3.严密监护　注意观察患者的生命体征及有无不良反应,首先,注意皮肤有无毛发运动反应及头晕、恶心、皮肤瘙痒及荨麻疹等;严重的过敏反应有低血压和呼吸困难,此时应立即肌内注射或静脉注射肾上腺素 1mg。

4.预防椎间隙感染　椎间隙感染是腰椎手术后严重并发症之一,手术各环节应注意无菌操作,术后严密观察针眼处,注意观察体温变化。1 周内尽量不淋浴,以防污水浸入针眼引起感染。

5.控制腹压　做好饮食指导,以清淡、易消化的流食或半流食为主,少量多餐,多饮水,养成定时排便的习惯。有咳嗽症状者定时做深呼吸,指导患者进行有效的咳嗽,多饮水,有利于痰液的稀释,将痰液排出。多翻身、叩背,加强排痰,必要时给予体位引流、雾化吸入,每天 2 次;有烟、酒嗜好者应及时戒掉,有利于早日康复。注意控制和去除喷嚏、咳嗽、用力大便、提举重物和便秘等造成腹压增高的因素。术后第 1 次大便常规使用开塞露,并预防感冒。

(六)健康教育

1.生活指导

(1)出院后 1～2 周尽可能卧床休息,腰围保护 2～3 个月,环境良好,空气清新,温度湿度适宜。

（2）腰椎间盘突出症患者，术后大量的康复指导尤其重要，胶原酶溶解术虽然创伤小，但要如同刚做手术后一样重视。正确掌握站、坐、行和劳动姿态，避免急转身、扭腰动作，尽量少向前弯腰，站后不久要活动腰和膝。6个月内不做负重等体力劳动，不要剧烈扭腰和弯腰。

（3）逐渐腰背肌锻炼，加强肌肉、骨骼锻炼，促进血液循环，增加肌肉收缩力量，对脊柱能起到一定的稳定与保护作用。经常按摩受压部位，并清洁皮肤，以助气血通畅。

2.随访　3个月评价中期疗效，此期可轻微工作，6个月至1年后评价远期疗效，定期随访患者。

六、脊髓血管畸形介入治疗的护理

（一）概述

脊髓血管畸形发病率较低，是一种少见病，但常导致严重的临床症状。主要表现为疼痛、感觉障碍、括约肌症状、自发性蛛网膜下腔出血。由于脊髓血管畸形常引起脊髓梗死或脊椎管内出血，导致脊髓神经损害，使患者出现大小便失禁或尿潴留、便秘，间歇性跛行，瘫痪等，造成青壮年劳动力的丧失，给家庭及患者带来巨大的经济压力及精神压力。脊髓血管畸形系先天性病变，在MRI及选择性脊髓血管造影的基础上，结合大体病理所见将脊髓血管畸形分为4种主要类型（表28-1）。

表 28-1　脊髓血管畸形的分类

类型	血管情况	部位
Ⅰa	脊髓硬膜动静脉畸形（单一滋养血管）	硬膜
Ⅰb	脊髓硬膜动静脉畸形（多条滋养血管）	硬膜
Ⅱ	球形畸形	髓内
Ⅲ	未成熟畸形	髓内（也可涉及硬膜和硬膜内结构）
Ⅳa	髓周动静脉瘘（单滋养动脉，低血流量）	硬膜内脊髓周围
Ⅳb	髓周动静脉瘘（多滋养动脉，高血流量）	硬膜内脊髓周围
Ⅳc	髓周动静脉瘘（多滋养动脉，高血流量，海绵状血管畸形）	硬膜内脊髓周围、髓内

依据脊髓血管畸形位于硬膜外和硬膜内的部位不同，其临床表现不同。硬膜外脊髓血管畸形属于Ⅰ型，硬膜内血管畸形分为髓内和髓外，分类属于Ⅱ、Ⅲ、Ⅳ型，另包括海绵状血管畸形。

1.Ⅰ型　脊髓硬脊膜动静脉畸形，男性多于女性，男女比例为4∶1，患者的平均年龄为40～50岁，病变多发于胸腰段，无明显的家族发病倾向。人口统计资料显示，脊髓硬脊膜动静脉畸形可能为获得性疾病，这些病变可能与创伤性因素有关。疼痛是脊髓动静脉畸形患者最常见的症状，胸腰段背部或臀部的疼痛可能为其主要症状，有时患者可出现神经根性痛，Aminoff和10gue的报道显示，42%的患者主诉疼痛为其主要症状，33%的患者有感觉障碍而非疼痛，一些患者常常在针刺感觉降低区的邻近有皮节分布区感觉过敏，有轻触觉和位置觉的缺失。脊髓硬膜动静脉畸形中1/3的患者有运动功能障碍的表现，这些患者通常有上运动神经元和与腰骶部脊髓有关的下运动神经元的混合功能障碍体征，臀肌和腓肠肌的萎缩常合并下肢的反射亢进。体力劳动、长时间站立和各种俯身、弯腰、伸展或屈曲等姿势加重了静脉的充血可使症状加重。

2.Ⅱ、Ⅲ型　发生于硬膜内的脊髓血管畸形包括Ⅱ、Ⅲ、Ⅳ型，其中Ⅱ型（球状血管畸形）和Ⅲ型（未成熟型或广泛血管畸形）位于脊髓内。髓内病变占所有脊髓血管畸形的10%～15%，与脊髓硬膜动静脉畸形相比，髓内病变在性别分布上近似，髓内病变也可发生于年轻患者。国外研究报道显示，75%的髓内病变患者年龄低于 40 岁。46％的病变发生于颈段脊髓,44％发生于胸腰段脊髓。髓内动静脉畸形患者的临床表现与硬膜动静脉畸形明显不同,髓内动静脉畸形的患者常发生髓内和蛛网膜下腔出血,可同时伴有或没有急性神经功能障碍,76％的患者在某一时期曾经有出血,24％的患者因出血出现神经功能障碍,髓内出血似乎在颈髓动静脉畸形中更常见,一些患者表现为进行性逐步发展的无力,感觉障碍,括约肌功能异常,常合并有髓内出血,约 20％的髓内动静脉畸形患者可发生髓内动脉瘤,这些脊髓动脉瘤常常位于供给髓内动静脉畸形的主要滋养血管,病变位于中胸段的患者比病变位于其他部位的患者预后要差,这可能与该区段侧支血管少有关,病变位于颈段的患者预后较好。

3.Ⅳ型 Ⅳ型病变很少见,Ⅳ型病变的患者通常比Ⅰ型病变患者年轻,常在 40 岁以前出现症状,在国外研究报道中,动静脉血管畸形 so％为Ⅳa 型病变,大多数患者表现为进行性发展的脊髓病并有疼痛,无力感和括约肌功能障碍,或者蛛网膜下腔出血,其分布在男女之间无差别。

4.海绵状血管畸形 这些病变据估计占所有脊髓血管畸形的 5％～12％,它们可能是家族性的或多发的,海绵状血管畸形在中枢神经系统内发病率为 0.2％～0.4％,估计有 3％～5％的脑脊髓海绵状血管畸形发生于椎管内。脊髓海绵状血管畸形患者的平均年龄为 35 岁,患者可表现为急性神经功能障碍,这常常与出血有关,由于血管的急性扩张,常并发出血,其他患者可以表现为进行性的,逐步发展的神经功能障碍,并有一种在较严重功能障碍发作以后出现神经功能改善的趋势,也可能发生反复出血,出血后神经功能的恶化可持续数小时或数天。

随着神经介入技术的飞速发展及新型介入材料的应用,脊髓血管畸形的介入治疗已经成为主要的检查治疗方法。

(二)脊髓血管畸形的介入治疗适应证及禁忌证

1.适应证 包括脊髓动静脉畸形、硬脊膜动静脉瘘及椎体和椎旁血管病变,血管造影可见明显的供血动脉。

2.非适应证 血管造影无明显供血动脉的血管病变,如海绵状血管瘤。

3.禁忌证 有严重出血倾向,治疗仍无法纠正者。

(三)术前护理

1.常规护理 完成血常规、尿常规、出凝血时间、凝血酶原时间、肝肾功能、X 线胸片及心电图、MRI 等检查,术前行青霉素和普鲁卡因皮试,剃除会阴部毛发,清洁皮肤,禁食、禁水 4～6h。MRI 提示脊髓水肿患者,手术前 24h 给予皮质激素治疗或甘露醇脱水治疗。

2.心理护理 介入治疗患者及其家属均有不同的忧郁、恐惧等心理,需向患者及其家属介绍操作方法及目的,耐心讲解相关知识、治疗效果以及可能出现的并发症,使患者及其家属减轻焦虑,以良好的心态接受治疗。

3.脊髓功能评分 患者在手术前及手术后 3 个月均要进行 Aminoff-10gue 脊髓功能评分。疗效评价标准:步态及排尿状况手术前后分级无变化为无效,分级提高 1 级为改善,分级提高≥2 级为显著改善。

脊髓的功能主要体现在步态和排尿两个方面。准确评分对观察介入治疗的效果、早期发现并及时处理并发症均十分重要。加强术前和术后的脊髓功能评分表内容的观察,熟悉相关内容可为临床诊断治疗提供宝贵资料。

(四)术中配合

1.麻醉及手术体位 根据患者情况选择局部麻醉、镇静或全身麻醉。患者取俯卧位于手术床上,用软枕垫于患者胸前及骨盆以保持呼吸道通畅及良好的手术体位。

2.常用器材和物品

(1)脊髓血管畸形介入治疗手术包:敷料、消毒钳、止血钳、不锈钢盘、手术刀及刀柄、小药杯、弯盘、不锈钢盘。

(2)脊髓血管畸形介入治疗手术器材:动脉造影机、seldinger's穿刺器械、动脉造影器械、注射器、连接管、导引导管、微导管及导丝、显影剂碘苯酯或钽粉、栓塞材料、Y形接头及三通接头。

3.手术操作途径 行全脊髓血管造影,包括双椎动脉、肋颈干、甲状颈干、肋间动脉及腰动脉、髂内动脉等,了解病变的部位、供血动脉、引流静脉、显影时间及病变与正常动脉的关系等情况。将导引导管导入患侧椎动脉或肋间动脉等动脉内,通过导引导管向病变部位送入微导管。

4.注意事项

(1)由动脉鞘或静脉通路给予肝素进行系统抗凝约60U/(kg·h)。给药后检查激活全血凝固时间(ACT)1/h,控制ACT为正常的2~2.5倍,患者发生出血情况时,立即停用肝素,并用同等剂量鱼精蛋白中和肝素(1支2ml的肝素为12500U)。急性出血期只行管腔内肝素盐水冲洗,不行全身肝素化。

(2)造影证实微导管的位置后对病变进行栓塞治疗,正确把握栓塞程度,力求达到最佳栓塞效果而将并发症发生的可能降到最低程度。

(五)术后护理

由于脊髓血管畸形的复杂性,有时介入治疗中不强求完全"影像学"治愈,只要畸形血管血流减缓、盗血减轻,同样可以收到良好的效果;但由于动静脉瘘口的"唧筒"效应仍未消除,有时需要多次治疗。

1.一般护理

(1)密切观察病情变化,观察记录神志、瞳孔、生命体征及GLS评分,观察穿刺部位有无渗血情况,伤口加压包扎24~48h,保持干燥。

(2)体位:搬动患者要保持脊髓水平位,避免震动。颈髓栓塞取半卧位,颈髓以下部位栓塞取仰卧位。患者卧硬板床,取平卧位,翻身时,应保持头、颈、脊柱呈一直线轴线翻动,切勿扭转。

(3)呼吸道管理:保持呼吸道通畅,吸氧2L/min,鼓励患者自主咳痰,给予雾化吸入,及时清除分泌物,防止脑缺氧的发生。

(4)饮食护理:进食丰富,便于消化的食物,鼓励患者口服蜂蜜水,多食水果蔬菜、多食含粗纤维的食物,预防便秘。

2.观察四肢肌力恢复情况 采用脊髓功能评分评价介入手术的治疗效果,侧重于四肢肌力及感觉状况,观察四肢麻木及活动障碍加重或减轻程度与术前比较(评价时间一般为术后第2天、1周、3周、出院前、出院后3个月、6个月、2年和5年)。

(六)健康教育

1.心理护理 了解患者的心理反应,给予鼓励,使之增强恢复期的信心,说明功能期的恢复存在各种可能,如痊愈,好转,部分好转,也有恶化的可能,使患者及其家属思想上有准备。

2.生活指导

(1)指导患者肢体功能锻炼,主动运动与被动运动相结合,注意劳逸结合。

(2)教育患者自我护理的方法,按期服药,生活有规律,饮食有节,加强营养,进食高蛋白、高热量、高维生素的饮食。多食水果、蔬菜,以增加肠蠕动,保持大便通畅。

3.其他 告诉患者及其家属复查时间,若有异常,应随时就诊,定期门诊随访。

(董立红)

参 考 文 献

1.陈孝平,汪建平.外科学(第8版).北京:人民卫生出版社,2014

2.吴肇汉,秦新裕,丁强.实用外科学(第4版).北京:人民卫生出版社,2017

3.赵玉沛,陈孝平.外科学(第3版).北京:人民卫生出版社,2015

4.科特尼,彭吉润,王杉.克氏外科学(第19版).北京:北京大学医学出版社,2015

5.王志伟,查文章,陆玉华.外科学.北京:科学出版社,2016

6.谢建兴.外科学.北京:中国中医药出版社,2016

7.张相安.外科学(第8版).西安:第四军医大学出版社,2013

8.张忠涛.普通外科围术期管理及并发症处理经典病例解析.北京:人民卫生出版社,2017

9.杨春明.实用普通外科手术学.北京:人民卫生出版社,2014

10.李德爱,陈俊强,罗华友.普外科疾病围术期药物的安全应用.北京:人民卫生出版社,2017

11.徐健,胡志前.普外科医师查房手册.北京:化学工业出版社,2016

12.朱上林,黄育万.普外科手术并发症的早期诊断和处理.北京:世界图书出版社,2013

13.李卡,许瑞华,龚姝.普外科护理手册(第2版).北京:科学出版社,2017

14.李乃卿.实用中西医结合外科学.北京:科学技术文献出版社,2010

15.王跃东,叶再元.实用普通外科内镜手术学.湖北:华中科技大学出版社,2012

16.田姣,李哲.实用普外科护理手册.北京:化学工业出版社,2017

17.方国恩,毕建威.普外科手册(第3版).上海:上海科学技术出版社,2014

18.朱正纲.实用普外科医师手册.上海:上海科学技术出版社,2013

19.李敬东,王崇树.实用临床普通外科学教程.北京:科学出版社,2017

20.甄莉,宋慧娟,叶新梅.普通外科护理健康教育.北京:科学出版社,2017

21.付俊.普外科优质护理服务指南.湖北:湖北科学技术出版社,2012

22.陈孝平,易继林.普通外科疾病诊疗指南(第3版).北京:科学出版社,2017

23.王春生.胸心外科手术彩色图解.江苏:江苏科学技术出版社,2013

24.赵珩,高文.胸外科手术学.北京:人民卫生出版社,2017

25.王建军,李单青.胸外科手术要点难点及对策.北京:科学出版社,2017

26 王俊.胸外科疑难病例诊疗分析精粹(第2版).北京:北京大学医学出版社,2016

27.姜宗来.胸心外科临床解剖学.山东:山东科学技术出版社,2010

28 王俊.胸腔镜外科学(第2版).北京:人民卫生出版社,2017

29.(美)马克·K.费古逊,王海峰,姜格宁,费苛.胸外科疑难病症诊断决策.北京:人民卫生出版社,2016

30.张力建,朱彦君.胸外科诊疗技术精要.北京:北京科学技术出版社,2016

31.付向宁.胸外科疾病诊疗指南(第3版).北京:科学出版社,2017

32.何建行.微创胸外科基本手术与机械缝合图解.广东:广东科技出版社,2011

33.施建新,叶波.普胸外科医师手册.上海:上海科学普及出版社,2017

34.郑如恒.胸外科手术步骤点评.北京:科学技术文献出版社,2010

35.森来庆,尹红,范国华.胸外科疾病并发症鉴别诊断与治疗.北京:科学技术文献出版社,2012

36.胡盛寿.心胸外科学高级教程.北京:中华医学电子音像出版社,2016

37.任华,戈烽.实用胸腔镜外科手术学.北京:中国协和医科大学出版社,2011

38.张元芳,孙颖浩.实用泌尿外科和男科学.北京:科学出版社,2017

39.那彦群,李鸣.泌尿外科学高级教程.北京:中华医学电子音像出版社,2016

40.曾甫清.泌尿外科手术要点难点及对策.北京:科学出版社,2017

41.王林辉.泌尿外科住院医师手册.上海:上海科学技术出版社,2016

42.张旭.泌尿外科腹腔镜与机器人手术学(第2版).北京:人民卫生出版社,2015

43.张雪培.泌尿外科腹腔镜手术图解.河南:河南科学技术出版社,2014

44.史沛清.当代泌尿外科热点聚焦.北京:人民卫生出版社,2014

45.朱有华.泌尿外科诊疗手册(第4版).北京:人民卫生出版社,2013

46.谭新华.中医药学高级丛书·中医外科学(第2版).北京:人民卫生出版社,2011

47.陆德铭,陆金根.实用中医外科学(第2版).上海:上海科学技术出版社,2010

48.何清湖,秦国政.中医外科学(第3版).北京:人民卫生出版社,2016

49.陈德宁.中医外科临证治要.北京:学苑出版社,2012